Inhalt

Inhalt

Pharma Kodex Sonderband 2016/17

Aktuelle Änderungen durch das Vierte Gesetz zur Änderung arzneimittelrechtlicher und anderer Vorschriften vom 20. Dezember 2016 sowie weitere Änderungsgesetze

- Gesetz über den Verkehr mit Arzneimitteln (AMG)
- Arzneimittel- und Wirkstoffherstellungsverordnung (AMWHV)
- Apothekenbetriebsordnung
- Arzneimittelfarbstoffverordnung
- Verordnung über radioaktive oder mit ionisierenden Strahlen behandelte Arzneimittel
- Heilmittelwerbegesetz (HWG)

➤ BPI-Synopse: Alle Änderungen auf einen Blick

➤ Gesetzesbegründung

BPI Service GmbH

Herausgeber:
BPI Service GmbH, Berlin
Redaktion: Prof. Dr. Barbara Sickmüller (Senior Adviser), Ulf Zumdick,
Dr. Jana Knauer, Christine Lietz, Yvonne Kaser
(alle Bundesverband der Pharmazeutischen Industrie e.V., BPI, Berlin)
Lektorat: Gerhard Schuler
Satz: BPI e.V., Berlin; BPI Service GmbH;
Barbara Reiser | Grafik-Design, Mainz-Bischofsheim
Herstellung: Druckerei Zeidler GmbH & Co. KG, Mainz-Kastel
1. Auflage: Januar 2017

ISBN 978-3-9814054-8-4

Print CO_2 kompensiert Id-Nr. 1761918 www.bvdm-online.de

Dieses Klimaschutzmodell der Druckindustrie sieht eine Kompensation unvermeidbarer CO_2-Emissionen bei der Produktion von Druckerzeugnissen vor.

Vorwort

Teil 1
Einführung: Anpassung an die Verordnung (EU) Nr. 536/2014 und an andere Gesetze

Mit dem Vierten Gesetz zur Änderung arzneimittelrechtlicher und anderer Vorschriften vom 20. Dezember 2016 (BGBl. I S. 3048 – Viertes AMG-ÄndG) sind **Anpassungen im Arzneimittelgesetz** (AMG) und die **Aufhebung der GCP-Verordnung** (GCP-V) vorgenommen worden. Diese nationalen Maßnahmen sind durch die Verordnung (EU) Nr. 536/2014 des Europäischen Parlaments und des Rates vom 16. April 2014 über klinische Prüfungen mit Humanarzneimitteln und zur Aufhebung der Richtlinie 2001/20/EG (ABl. L 158 vom 27.5.2914, S. 1) erforderlich. Infolge der Änderungen im AMG und der Aufhebung der GCP werden Folgeänderungen in der Arzneimittel- und Wirkstoffherstellungsverordnung (AMWHV), der Verordnung über radioaktive oder mit ionisierenden Strahlen behandelte Arzneimittel (AMRadV), der Apothekenbetriebsordnung (ApBtrO) und in der Arzneimittelfarbstoffverordnung (AMFarbV) vorgenommen.

Im AMG werden die erforderlichen Vorschriften geschaffen, um die **Zuständigkeiten der nationalen Verfahren** im Rahmen der in der EU-Verordnung geregelten europäischen Verfahren zu regeln. Dabei besteht nationaler Gestaltungsspielraum insbesondere im Bereich des **Zusammenwirkens der Bundesoberbehörden** mit den öffentlich-rechtlichen **Ethik-Kommissionen** der Länder. Zudem werden besondere Schutzvorschriften für die von der klinischen Prüfung betroffenen Personen, insbesondere für Minderjährige, für nicht einwilligungsfähige Personen sowie für gerichtliche oder behördliche Anordnung in einer Anstalt untergebrachte Personen, und die Sonderregelungen für gentechnisch veränderte Organismen oder Kombinationen von gentechnisch veränderten Organismen sowie xenogenen Arzneimitteln aufrechterhalten.

Darüber hinaus machen weitere europäische Vorschriften, wie die Richtlinie 2010/13/EU **(Richtlinie über audiovisuelle Mediendienste),** Änderungen im **Heilmittelwerbegesetz** sowie weitere praktische Erfahrungen Änderungen im AMG, in der Bundesapothekerordnung und in der AMG-Zivilschutzausnahmeverordnung erforderlich.

Ferner sind mit diesem Sonderband weitere Gesetze eingearbeitet worden:

- Gesetz zur **Aktualisierung der Strukturreform des Gebührenrechts des Bundes** vom 18. Juli 2016 (BGBl. I S. 1666),
- Gesetz zur Umsetzung der Richtlinien (EU) 2015/566 und (EU) 2015/565 zur **Einfuhr und zur Kodierung menschlicher Gewebe und Gewebezubereitungen** vom 21. November 2016 (BGBl. I S. 2623),
- Gesetz zur **Weiterentwicklung der Versorgung und der Vergütung für psychiatrische und psychosomatische Leistungen** (PsychVVG) vom 19. Dezember 2016 (BGBl. I S. 2986).

Teil 2
Änderungen anlässlich der Verordnung (EU) Nr. 536/2014

Mit der Verordnung (EU) Nr. 536/2014 wird die **Architektur der klinischen Prüfung in Europa** neu geregelt. Die Verordnung ist unmittelbar geltendes Recht, jedoch bedarf sie einer nationalen Anpassung, insbesondere wegen einer Reihe von **Öffnungsklauseln,** die die Mitgliedstaaten verpflichten, eigene Regelungen in Durchführungsgesetzen zu treffen. So bestimmt beispielsweise Artikel 4 Unterabsatz 2 der Verordnung (EU) Nr. 536/2014, dass die ethische Überprüfung der klinischen Prüfung durch eine Ethik-Kommission gemäß dem Recht des betroffenen Mitgliedstaats erfolgt.

Das **Genehmigungsverfahren** wird zukünftig in einem Teil I (Artikel 6, durch die zuständige Bundesoberbehörde) und in einem Teil II (Artikel 7, durch die zuständige Ethik-Kommission) durchgeführt. Der nationale Gesetzgeber legt in einer noch zu erstellenden **Verfahrensordnung** die Zusammenarbeit der Institutionen auf der Grundlage von Artikel 41b Abs. 1 AMG fest. Diese Vorschrift in Artikel 1 des Änderungsgesetzes u. a. ist – wie Artikel 3, 7, 9, 11, 12, 12a – am **24. Dezember 2016 in Kraft getreten** (Artikel 13 Abs. 1 Viertes AMG-ÄndG). Die Regelungen in Artikel 2, 4, 5, 6, 8 und 10 treten jedoch erst in Kraft, wenn das Herzstück der neuen Verordnung, das **EU-Portal** (Artikel 82) mit der **EU-Datenbank** (Artikel 83) **funktionstüchtig** ist (Artikel 13 Abs. 2 Viertes AMG-ÄndG). Dies wird dem Vernehmen nach nicht vor dem 4. Quartal 2018 möglich sein. Mit dem neuen EU-Portal soll ein papierloses, effektives und transparentes Genehmigungsverfahren in Europa durchgeführt werden. Die Datenbank soll grundsätzlich – bis auf Ausnahmen (Artikel 81 Abs. 4, 5) – der Öffentlichkeit zur Verfügung stehen und über alle relevanten Informationen einer klinischen Prüfung verfügen.

Darüber hinaus hat der europäische Gesetzgeber in Artikel 98 der Verordnung (EU) Nr. 536/2014 **Übergangsbestimmungen** für die Zeit festgelegt, in der die Verordnung zwar schon anzuwenden ist, aber Anträge auf Genehmigung einer klinischen Prüfung vor der Geltung gestellt worden sind (Artikel 98 Abs. 1). Dann gilt eine **dreijährige Übergangsfrist,** d.h. in dieser Zeit kann die klinische Prüfung noch nach altem Recht durchgeführt werden. In Artikel 98 Abs. 2 wird bestimmt, dass der Antragsteller ein **Wahlrecht** ab dem Zeitpunkt der Geltung der Verordnung bis zwölf Monate danach ausüben kann, ob die klinische Prüfung schon nach neuem Recht durchgeführt werden soll. Für Arzneimittel, die zur klinischen Prüfung bestimmt sind, aber nicht dem Anwendungsbereich der Verordnung (EU) Nr. 536/2014 unterliegen, gilt eine **achtjährige Übergangsfrist.**

Der nationale Gesetzgeber hat die Übergangsbestimmung in der Verordnung in einer komplexen Vorschrift **(§ 148 AMG)** umgesetzt (siehe auch § 44 AMWHV, § 7 AMRadV, § 38 ApBtrO). Für den Übergangszeitraum ist weiterhin das alte Recht anzuwenden, insbesondere auch die GCP-Verordnung, die zwar gemäß Artikel 13 Abs. 4 Viertes AMG-ÄndG ab dem Zeitpunkt der Funktionstüchtigkeit außer Kraft tritt, jedoch für „Altanträge“ weiter Anwendung findet.

I. Änderungen im AMG (u.a.): Geltung mit Funktionsfähigkeit des EU-Portals

Die maßgeblichen Änderungen des Vierten AMG-ÄndG sind in Artikel 2 enthalten. Mit diesen Änderungen werden insbesondere im Arzneimittelgesetz (AMG) Anpassungen an das neue System für klinische Prüfungen mit Humanarzneimitteln in Europa getroffen. Die Änderungen gelten jedoch nicht unmittelbar, sondern deren Anwendung ist an die Geltung der Verordnung (EU) Nr. 536/2014 geknüpft. Artikel 2 tritt gemäß Artikel 13 Abs. 2 sechs Monate nach der Veröffentlichung der Mitteilung der Europäischen Kommission über die **Funktionsfähigkeit des EU-Portals und der EU-Datenbank** nach Artikel 82 der Verordnung (EU) Nr. 536/2014 des Europäischen Parlaments und des Rates vom 16. April 2014 über klinische Prüfungen mit Humanarzneimitteln und zur Aufhebung der Richtlinie 2001/20/EG (ABl. L 158 vom 27.5.2014, S. 1) im Amtsblatt der Europäischen Union in Kraft (ebenso Artikel 4, 5, 6, 8 und 10).

1. Definitionen

In § 4 Abs. 23 AMG wird die Definition der **klinischen Prüfung** an die Definition des Artikels 2 Abs. 2 Nr. 2 der EU-Verordnung angepasst. Über die Pflicht einer klinischen Prüfung entscheidet auf Antrag einer zuständigen Landesbehörde weiterhin nach § 21 Abs. 4 AMG die zuständige Bundesoberbehörde. Mit Artikel 2 Abs. 2 Nr. 1 wird der Oberbegriff der **klinischen Studie** eingeführt. Dieser Begriff umfasst neben den klinischen Prüfungen auch **nichtinterventionelle Studien,** die zwar nicht in den Geltungsbereich der Verordnung (EU) Nr. 536/2014 fallen (vgl. Artikel 1 Unterabsatz 2), jedoch von der Definition der klinischen Studie erfasst werden. Der nationale Gesetzgeber passt zum einen die Terminologie an, indem die Vorschriften im AMG, die Regelungen zu nichtinterventionellen Prüfungen enthalten, nunmehr als **„Studien"** bezeichnet werden (z. B. §§ 4 Abs. 34, 63f, 63g AMG). Zum anderen entfällt die nationale Definition einer nichtinterventionellen Prüfung in § 4 Abs. 23 Satz 3 AMG.

In § 4 Abs. 24 AMG wird die Definition des **Sponsors** an die Definition des Artikels 2 Abs. 2 Nr. 14 der EU-Verordnung angepasst. Danach ist ein *„Sponsor" eine Person, ein Unternehmen, eine Einrichtung oder eine Organisation, die bzw. das die Verantwortung für die Einleitung, das Management und die Aufstellung der Finanzierung einer klinischen Prüfung übernimmt.*

In § 4 Abs. 25 AMG werden die Definitionen des **Prüfers** und des **Hauptprüfers** an die Definition des Artikels 2 Abs. 2 Nr. 15 und 16 der EU-Verordnung angepasst. Überdies wird der Begriff des Leiters der klinischen Prüfung gestrichen. Infolge dieser Streichung fällt die Duldungs- und die Mitwirkungspflicht bei der Durchführung der Überwachung nach § 64 Abs. 1 AMG für Betriebe und Einrichtungen, die Arzneimittel klinisch prüfen, gemäß § 66 Abs. 1 Satz 2 AMG nunmehr auf den Hauptprüfer und den Prüfer.

Der Begriff des durch die EU-Verordnung eingeführten **EU-Portals** wird unter Verweis auf Artikel 80 in § 4 Abs. 42 AMG definiert. Hieraus resultierend entfällt die Anzeigepflicht in § 67 Abs. 1 Satz 1 AMG, wonach die Durchführung einer klinischen Prüfung vor der Aufnahme der zuständigen Behörde und der zuständigen Bundesoberbehörde anzuzeigen ist. Die Behörden erhalten zukünftig die entsprechenden Informationen über das EU-Portal.

2. Prüf- und Hilfspräparate

Die **Herstellung und die Einfuhr** von Prüf- und Hilfspräparaten wird durch Kapitel IX der Verordnung (EU) Nr. 536/2014 unmittelbar geregelt. Der Gestaltungsspielraum für die Mitgliedstaaten ist im Kern auf die Sprachenkennzeichnung (Artikel 69) reduziert.

a. Kennzeichnung

Der Anwendungsbereich des nationalen Gesetzgebers, die Kennzeichnung von Arzneimitteln, die zur klinischen Prüfung bestimmt sind, durch Rechtsverordnung zu regeln (Artikel 12 Abs. 1b Nr. 2 AMG), wird eingeschränkt. Die Kennzeichnung von Arzneimitteln, die zur klinischen Prüfung bei Menschen bestimmt sind, wird nunmehr durch **Kapitel IX und Anhang VI** der EU-Verordnung geregelt. § 10a AMG regelt darüber hinaus – durch die Öffnungsklausel (Artikel 69) – ergänzend, dass Prüf- und Hilfspräparate in deutscher Sprache gekennzeichnet sein und Angaben in einer anderen Sprache inhaltsgleich wiedergegeben werden müssen (vgl. § 5 Abs. 6 GCP-V).

Die Ermächtigung nach § 12 Abs. 1b Nr. 2 AMG gilt nur noch für die Kennzeichnung von Arzneimitteln, die nicht in den Anwendungsbereich der EU-Verordnung fallen. Dies sind Arzneimittel, die zur klinischen Prüfung bei Tieren bestimmt sind, Blutzubereitungen im Sinne des Artikels 3 Abs. 6 der Richtlinie 2001/83/EG und Gewebezubereitungen, die unter § 21 Abs. 2 Nr. 1d und § 21a AMG fallen und die jeweils zur klinischen Prüfung bestimmt sind. Arzneimittel für neuartige Therapien (ATMP) sind von der EU-Verordnung erfasst, die als geltendes Recht vorrangig anzuwenden ist.

b. Herstellungserlaubnis

Die Änderungen zum Erfordernis einer Herstellungserlaubnis in § 13 AMG dienen der Anpassung an die entsprechenden Vorgaben der Verordnung: Nach § 13 Abs. 1a Nr. 4 bedarf die **Rekonstitution** (§ 4 Abs. 31 AMG) keiner Herstellungserlaubnis, sofern es sich nicht um klinische Prüfungen mit Arzneimitteln handelt, die außerhalb des Anwendungsbereichs der Verordnung durchgeführt werden. Für die Rekonstitution von Arzneimitteln im Anwendungsbereich der Verordnung bedarf es keiner Herstellungserlaubnis. § 13 Abs. 2 Nr. 2a AMG bestimmt die Person, die zu den nach Artikel 61 Abs. 5 der Verordnung erlaubnisfreien Herstellung berechtigt ist. Dies sind ausschließlich **Apotheken bzw. der Leiter einer Apotheke.** Die erlaubnisfreie Tätigkeit ist nur unter den in Artikel 61 Abs. 5 der EU-Verordnung näher genannten Voraussetzungen und im dort vorgesehenen Umfang zulässig. Die herzustellenden Prüfpräparate müssen ausschließlich zur Anwendung in Krankenhäusern, Gesundheitszentren oder Kliniken bestimmt sein, die an derselben klinischen Prüfung in demselben Mitgliedstaat teilnehmen und in diesen Einrichtungen zubereitet und angewendet werden. Sonstige öffentliche Apotheken können dagegen nur von der Ausnahme profitieren, sofern sie, ohne dass ein Versorgungsvertrag nach § 14 Abs. 4 des Apothekengesetzes besteht, Teil eines Krankenhauses, eines Gesundheitszentrums oder einer Klinik sind, in dem die klinische Prüfung durchgeführt wird.

Der neue Absatz 5 regelt die Erlaubniserteilung zur Herstellung von Prüf- und Hilfspräparaten durch die **zuständige Behörde nach Maßgabe von Artikel 61 Abs. 1 bis 3** der Verordnung (EU) Nr. 536/2014. Ungeachtet des Wortlauts von Artikel 61, der nur von Prüfpräparaten spricht und Hilfspräparate nicht unmittelbar erwähnt, ergibt sich aus Artikel 60 in Verbindung mit Erwägungsgrund 55 und Anhang I der EU-Verordnung, dass die Anforderungen des Kapitels IX auch für Hilfspräparate gelten sollen.

Der neue Absatz 6 bestimmt, dass der Erlaubnisinhaber verpflichtet ist, der sachkundigen Person die Erfüllung ihrer **Aufgabe** zu ermöglichen. Der nationale Gesetzgeber setzt in Bezug auf die **sachkundige Person,** auf deren Dienste der Erlaubnisinhaber nach Artikel 61 Abs. 2 lit. b der Verordnung (EU) Nr. 536/2014 stets zurückgreifen können muss, die Vorgabe des Artikels 46 lit. e der Richtlinie 2001/83/EG um. Da die Vorgaben über das Personal in der AMWHV für die Herstellung von Prüf- und Hilfspräparaten keine Anwendung mehr finden, bedarf es einer Sonderregelung im Arzneimittelgesetz.

c. Einfuhrerlaubnis

Der neue § 72 Abs. 2a AMG trifft eine Sonderregelung zur Erteilung der Einfuhrerlaubnis für Prüf- und Hilfspräparate. Inhaltlich entspricht diese Regelung den Anforderungen an die Erteilung einer Herstellungserlaubnis (siehe § 13 Abs. 5 AMG).

d. Einfuhrzertifikate

In Ergänzung der für Prüfpräparate und für Compassionate Use-Präparate bestehenden Ausnahmeregelung, vom Erfordernis der Vorlage eines Einfuhrzertifikates befreit zu sein (§ 72a Abs. 1a Nr. 1 AMG), wird nunmehr auch für Hilfspräparate vorgesehen, dass für sie kein Einfuhrzertifikat erforderlich ist.

e. Verbringungsverbot

Die Ausnahmeregelung vom Verbringungsverbot in § 73 Abs. 2 Nr. 2 AMG für Prüfpräparate wird aufgehoben. Da Arzneimittel, die zur klinischen Prüfung bei Menschen bestimmt sind, nach § 21 Abs. 2 Nr. 2 AMG nicht der Zulassungspflicht und somit nicht dem Verbringungsverbot des § 73 Abs. 1 AMG unterliegen, hatte die Ausnahme nur rein deklaratorischen Charakter. Stattdessen wird die Ausnahmeregelung um Hilfspräparate erweitert. Nach § 73 Abs. 2 Nr. 2 AMG (neu) können Hilfspräparte in den Geltungsbereich des AMG verbracht werden, wenn sie zugelassen sind, in der Union kein zugelassenes Präparat zur Verfügung steht oder vom Sponsor billigerweise nicht erwartet werden kann, dass er ein zugelassenes Präparat verwendet (Artikel 59 Abs. 2 der Verordnung (EU) Nr. 536/2014).

3. Verfahren zur Genehmigung einer klinischen Prüfung

§ 40 konkretisiert das in Kapitel II der EU-Verordnung geregelte Verfahren zur Genehmigung einer klinischen Prüfung. Absatz 1 stellt klar, dass für die Durchführung einer klinischen Prüfung (weiterhin) eine **Genehmigung der zuständigen Bundesoberbehörde** erforderlich ist. Die Genehmigung nach Artikel 8 der Verordnung (EU) Nr. 536/2014 kann nur erteilt werden, wenn die Voraussetzungen der Verordnung und die Voraussetzungen der §§ 40a, 40b AMG vorliegen. Absatz2 sieht vor, dass das Antragsdossier in deutscher oder in englischer Sprache abgefasst sein muss.

Absatz 3 weist die Zuständigkeit für die **Validierung des Antrags** der zuständigen Bundesoberbehörde zu. Die Zuständigkeitszuweisung umfasst sowohl die Validierung selbst als berichterstattender Mitgliedstaat als auch die Mitteilung von Anmerkungen, die für die Validierung als betroffener Mitgliedstaat von Belang sind. Weiterhin wird die Beteiligung der zuständigen Ethik-Kommission geregelt. Zu der Bewertung des Antrags zu Teil I durch die zuständige Bundesoberbehörde nimmt die zuständige Ethik-Kommission insbesondere zur Nutzen-Risiko-Bewertung Stellung (§ 40 Abs. 4 Satz 2 AMG). Durch diese Regelung wird sichergestellt, dass die Bundesoberbehörden und die Ethik-Kommissionen ihre jeweiligen Aufgaben eigenverantwortlich wahrnehmen.

Die zuständige Bundesoberbehörde erhebt nach Absatz 6 eine **Gesamtgebühr** im Sinne der Artikel 86 und 87 der Verordnung (EU) Nr. 536/2014. Die zuständige Ethik-Kommission berechnet ihre Gebühr nach Maßgabe von § 41b Abs. 1 AMG. Im Ergebnis erhält der Gebührenschuldner **nur einen Gebührenbescheid** durch die zuständige Bundesoberbehörde. Absatz 8 sieht vor, dass die zuständige Bundesoberbehörde den Bescheid über die Genehmigung, eine Genehmigung unter Auflagen oder die Versagung einer klinischen Prüfung nach Artikel 8 der Verordnung (EU) Nr. 536/2014, gegebenenfalls unter Bezugnahme auf den Bewertungsbericht, in englischer Sprache, über das EU-Portal übermittelt.

4. Allgemeine Voraussetzungen für die klinische Prüfung

Die Voraussetzungen für die Durchführung einer klinischen Prüfung ergeben sich zunächst aus der EU-Verordnung selbst. Darüber hinaus legt § 40a AMG nationale Voraussetzungen fest. Mit der Nummer 1 wird die bisherige Rechtslage hinsichtlich rein nationaler, in Deutschland oder in Drittstaaten durchgeführter klinischer Prüfungen beibehalten, d. h. eine klinische Prüfung darf nur durchgeführt werden, wenn ein **Sponsor** oder sein Vertreter seinen **Sitz** in der **EU/EWR** hat.

Mit der Nummer 3 in Satz 1 wird die bisherige Rechtslage zur **Probandenversicherung** beibehalten. Der Sponsor muss nicht zwangsläufig selbst eine Versicherung abschließen; er ist aber dafür verantwortlich, dass ausreichend Versicherungsschutz existieren muss, bevor mit der klinischen Prüfung begonnen wird. Einer Versicherung bedarf es nicht für minimalinterventionelle klinische Prüfungen, sofern ein anderweitiger Versicherungsschutz bei Prüfer und Sponsor besteht (§ 40a Satz 3 AMG). Mit der Nummer 4 in Satz 1 wird die bisherige Rechtslage für **gentechnisch veränderte Organismen** oder Kombinationen von gentechnisch veränderten Organismen beibehalten.

5. Besondere Voraussetzungen für die klinische Prüfung

Ergänzend zu Artikel 29 der Verordnung (EU) Nr. 536/2014 enthält § 40b AMG besondere Voraussetzungen für die klinische Prüfung. Mit Absatz 2 wird der **Arztvorbehalt** für das **Aufklärungsgespräch** beibehalten.

Mit § 40b Abs. 4 wird unter Bezugnahme auf Artikel 31 der Verordnung (EU) Nr. 536/2014 erstmals die sogenannte gruppennützige klinische Prüfung in Deutschland rechtlich zulässig. Durch diese Regelung soll vor allem die Demenzforschung in Deutschland ermöglicht werden. Im Gesetzentwurf war vorgesehen, dass klinische Studien an nicht einwilligungsfähigen Erwachsenen zulässig sein sollen, wenn die Betroffenen selbst keine Vorteile aus den Forschungsergebnissen (mehr) gewinnen können. Hiernach war eine **gruppennützige klinische Prüfung in Deutschland** unter den Voraussetzungen des Artikels 31 der Verordnung (EU) Nr. 536/2014 **zulässig,** wenn zusätzlich eine Patientenverfügung, die die betroffenene Person im einwilligungsfähigen Zustand herbeiführen müsste (§ 1901a BGB), dies gestatten würde. Diese Regelung wird im Kern in dem Gesetz vom 20. Dezember 2016 beibehalten. Es sind **Ergänzungen** hinzugekommen, die der Deutsche Bundestag in einer gesonderten Beratung debattiert hat.

In **Zweiter Lesung** hat der **Deutsche Bundestag** am 9. November 2016 insgesamt vier Änderungsanträge beraten. Letztlich erhielten die Änderungsanträge „MdB Nüßlein" und „MdB Hüppe" eine Mehrheit, d.h. zukünftig wird die gruppennützige klinische Forschung in Deutschland grundsätzlich unter folgenden Voraussetzungen zulässig sein:

- Voraussetzungen von Artikel 31 der Verordnung (EU) Nr. 536/2014 müssen vorliegen: insbesondere muss eine lebensbedrohliche Erkrankung des volljährigen Prüfungsteilnehmers gegeben sein und er ist nur einem minimalen Risiko und minimaler Belastung ausgesetzt;
- Vorliegen einer schriftlichen Erklärung nach ärztlicher Aufklärung im einwilligungsfähigen Zustand, dass einer Teilnahme in einer gruppennützigen klinischen Prüfung im Fall der Einwilligungsunfähigkeit zugestimmt wird;
- Aufklärung über Wesen, Ziele, Nutzen, die Folgen, die Risiken und die Nachteile klinischer Prüfungen im einwilligungsfähigen Zustand;
- zum Zeitpunkt der Festlegung steht eine gruppennützige klinische Prüfung noch nicht unmittelbar bevor;
- Prüfung des Betreuers des Einwilligungsunfähigen, dass die Festlegungen im einwilligungsfähigen Zustand auf die aktuelle Situation zutreffen;
- Einwilligung kann jederzeit widerrufen werden.

In § 40b Abs. 4 Satz 9 AMG wird klargestellt, dass bei Minderjährigen, die nach Erreichen der Volljährigkeit nicht in der Lage sein werden, Wesen, Bedeutung und Tragweite der klinischen Prüfung zu erkennen und ihren Willen hiernach auszurichten, eine gruppennützige klinische Prüfung nicht durchgeführt werden darf. Die Voraussetzungen werden sowohl von der Bundesoberbehörde als auch von der Ethik-Kommission geprüft.

Mit Absatz 6 wird die bisherige Rechtslage nach § 40 Abs. 1 Satz 3 lit. c, Abs. 2a AMG hinsichtlich des **Datenschutzes** grundsätzlich aufrechterhalten. Nach Artikel 28 Abs. 3 Satz 2 der EU-Verordnung hat der **Widerruf der Einwilligung** nach Aufklärung keine Auswirkung auf Tätigkeiten, die auf der Grundlage der Einwilligung bereits vor deren Widerruf durchgeführt wurden oder auf die Verwendung der auf dieser Grundlage erhobenen Daten.

6. Verfahren bei Hinzufügung eines Mitgliedstaates

Absatz 1 regelt das Verfahren zur späteren **Hinzufügung** eines **zusätzlichen betroffenen Mitgliedstaats** sowie das Verfahren zur Genehmigung einer **wesentlichen Änderung** einer klinischen Prüfung. In beiden Verfahren hat die zuständige Bundesoberbehörde die zuständige Ethik-Kommission zu den in Teil I und Teil II zu behandelnden Aspekten des Bewertungsberichts entsprechend dem Genehmigungsverfahren zu beteiligen. Absatz 2 regelt die Einbeziehung der Bewertung der zuständigen Ethik-Kommission im Rahmen der Bewertung von Nebenwirkungsmeldungen nach Artikel 42 der Verordnung (EU) Nr. 536/2014 und der Bewertung der jährlichen Berichterstattung nach Artikel 43.

7. Stellungnahme der Ethik-Kommissionen

Aus der Stellungnahme muss klar hervorgehen, ob die Ethik-Kommission der Durchführung der klinischen Prüfung zustimmt, eine Zustimmung mit Auflagen erteilt oder sie ablehnt. Nach § 41 Abs. 3 AMG muss die zuständige Bundesoberbehörde die Stellungnahme der Ethik-Kommission bei ihrer Entscheidung maßgeblich berücksichtigen (§ 40 Abs. 4 Satz 1 AMG). „Maßgeblich berücksichtigen" bedeutet, dass die Stellungnahme **ausschlaggebend und richtungsweisend** für die Entscheidung der Bundesoberbehörde ist, d.h. die Vorgabe bewirkt, dass die Bundesoberbehörde grundsätzlich der Stellungnahme der Ethik-Kommission zu folgen hat.

8. Ergebnisberichte klinischer Prüfungen

Der Anwendungsbereich in § 42b Abs. 1 AMG wird auf Ergebnisberichte klinischer Prüfungen beschränkt, die in **Drittstaaten** durchgeführt werden. Nur sofern klinische Prüfungen ausschließlich in Drittstaaten durchgeführt werden, behält § 42 Abs. 1 AMG eigenständige Bedeutung. Zukünftig wird die Einreichung der Ergebnisberichte klinischer Prüfungen über Artikel 37 der Verordnung (EU) Nr. 536/2014 geregelt. Artikel 37 Abs. 4 regelt die Einreichung der Ergebnisse der klinischen Prüfung an die öffentlich zugängliche EU-Datenbank. Demzufolge wird die nationale Regelung in § 42b Abs. 2 AMG obsolet und entfällt.

9. Inspektionen

Wegen der Aufhebung der GCP-Verordnung und der in § 15 GCP-V geregelten **Zuständigkeitsverteilung** für Inspektionen bedarf es einer **Neuregelung in § 42c AMG.** Inspektionen nach Artikel 78 der Verordnung (EU) Nr. 536/2014 können sich auf laufende oder abgeschlossene klinische Prüfungen beziehen und grundsätzlich alle Einrichtungen betreffen, die Tätigkeiten im Rahmen einer klinischen Prüfung durchführen, d.h. zum Beispiel Sponsor, Prüfer, Prüfeinrichtung, Auftragsforschungsunternehmen (CRO) oder beteiligte Labore.

Für solche Inspektionen, die die Überprüfung der Genehmigungsbedingungen oder die Übereinstimmung mit Angaben von Zulassungsunterlagen betreffen, sowie für Inspektionen in Drittstaaten soll wie bisher die zuständige Bundesoberbehörde zuständig sein. Für sonstige Inspektionen zur Überwachung der Einhaltung der Vorgaben der EU-Verordnung, z.B. Herstellungstätigkeiten von Präparaten oder der Durchführung einer klinischen Prüfung beim Sponsor, CRO oder Prüfer, sind die Landesbehörden zuständig.

II. Änderungen im AMG: Geltung seit 24. Dezember 2016

1. Registrierungsverfahren für Ethik-Kommissionen

Die Vorschrift des § 41a AMG regelt das Verfahren der Registrierung der Ethik-Kommissionen, die Stellungnahmen und Bewertungsberichte für die Genehmigung klinischer Prüfungen abgeben. Es können nur **öffentlich-rechtliche Ethik-Kommissionen** der Länder, die registriert sind, mitwirken. Nach Absatz 3 genehmigt das Bundesinstitut für Arzneimittel und Medizinprodukte (BfArM) den Antrag auf Registrierung im Einvernehmen mit dem Paul-Ehrlich-Institut (PEI), wenn das Vorliegen der Voraussetzungen für die Registrierung nach § 41a Abs. 3 Nr. 1 bis 7 AMG durch geeignete Unterlagen nachgewiesen wird.

2. Verfahrensordnung und Geschäftsverteilungsplan

In § 41b AMG ist vorgesehen, dass die Bundesregierung eine Rechtsverordnung mit Zustimmung des Bundesrates über eine Verfahrensordnung der Zusammenarbeit der Bundesoberbehörden und der registrierten Ethik-Kommission erlässt. Die registrierten Ethik-Kommissionen geben sich einen **Geschäftsverteilungsplan.** Nach Absatz 1 soll die Verfahrensordnung neben den Einzelheiten der Organisation und der Durchführung des Registrierungsverfahrens insbesondere die Fristen für die Stellungnahmen und Bewertungsberichte der Ethik-Kommissionen festlegen. Zudem sollen Gebührensätze für die Stellungnahmen und Bewertungsberichte der Ethik-Kommission bestimmt werden.

Nach Absatz 2 müssen sich die Ethik-Kommissionen bis zum **30. September 2017** registrieren lassen und bis zum **1. Januar 2018** einen Geschäftsverteilungsplan erlassen. Dieser ist jährlich zum 1. Januar zu aktualisieren. Die Stichtagsregelung und die Fristsetzung ist notwendig, da der Geschäftsverteilungsplan Grundlage der Anzahl der Kapazitäten der für die Bewertung von Anträgen zur Verfügung stehenden Ethik-Kommission ist und rechtzeitig erstellt werden muss, bevor die EU-Verordnung Anwendung findet. Das BfArM ist verpflichtet, den jeweils aktuellen Geschäftsverteilungsplan zu veröffentlichen.

3. Bundes-Ethik-Kommission

Für den Fall, dass nicht ausreichend nach Landesrecht gebildete Ethik-Kommissionen registriert sind, ist vorgesehen, dass das Bundesministerium für Gesundheit durch Rechtsverordnung ohne Zustimmung des Bundesrates eine Bundes-Ethik-Kommission einrichten kann. Von der Ermächtigung soll jedoch nur Gebrauch gemacht werden, wenn dies erforderlich ist, um die Bearbeitung der geregelten Verfahren sicherzustellen (§ 41c Satz 1 letzter Halbsatz AMG).

Teil 3
Sonstige Änderungen: Geltung seit 24. Dezember 2016

I. Änderungen im AMG

1. Nennvolumen vs. Rauminhalt

In der Praxis hat die Verwendung der Begriffe „Rauminhalt" und „Nennfüllmenge" in § 10 AMG zu Zweifeln im Hinblick darauf geführt, ob diese Begriffe unterschiedlich auszulegen sind. Eine Unterscheidung ist laut dem Gesetzgeber nicht angezeigt. Die Richtlinie 2001/83/EG verwendet durchgängig den Begriff „Volumen". Insofern wird in Anlehnung an die Richtlinie nunmehr einheitlich der Begriff **„Nennvolumen"** verwendet (siehe auch Folgeänderung § 14 Abs. 1 ApBtrO).

2. Umfüllen Sauerstoff/Großhändler

Die Herstellungserlaubnispflicht des Großhändlers für das Umfüllen und das Kennzeichnen von flüssigem Sauerstoff wird teilweise aufgehoben. Mit der Änderung werden die Voraussetzungen für die Fälle, in denen ein Großhändler ein mobiles Kleinbehältnis für Patienten in Krankenhäusern oder bei Ärzten befüllt, den Fällen angeglichen, in denen ein Einzelhändler die gleiche Tätigkeit direkt beim Patienten ausausübt.

3. Schulungsmaterial

Aus Gründen der Arzneimitteltherapiesicherheit soll nunmehr neben der Packungsbeilage, der Fachinformation, dem öffentlichen Beurteilungsbericht und den Zusammenfassungen der Risiko-Management-Pläne auch das für eine sichere Anwendung des Arzneimittels erforderliche und durch die nationale Zulassungsbehörde **genehmigte Schulungsmaterial** veröffentlicht werden (§ 34 Abs. 1f AMG). Die in das Ermessen der Bundesoberbehörden gestellte Regelung soll gewährleisten, dass das Schulungsmaterial für Patienten wie für Fachkreise, insbesondere für die Ärzte- und Apothekerschaft jederzeit, schnell, sicher und dauerhaft verfügbar ist. Durch Ergänzungen in § 1 Abs. 8 HWG wird klargestellt, dass auch die Übermittlung behördlich genehmigten und zur Verfügung gestellten Schulungsmaterials für Arzneimittel und die Bereitstellung im Internet **nicht** in den **Anwendungsbereich** des **Heilmittelwerbegesetzes** fallen.

4. Information über Chargenfreigabe

Es wird eine Rechtsgrundlage durch § 34 Abs. 1g AMG für die Information durch die zuständige Bundesoberbehörde über die in Deutschland prinzipiell verfügbare Zahl an nach § 32 Abs. 1 AMG freigegebenen Chargen geschaffen. Dies ist vor allem bei Liefer- und Versorgungsengpässen von Impfstoffen bedeutsam.

5. Abgabe von Rx-Arzneimitteln

In § 48 Abs. 1 Satz 2, 3 AMG wird klargestellt, dass eine Abgabe von verschreibungspflichtigen Arzneimitteln grundsätzlich nur erfolgen darf, wenn die Verschreibung nach einem **direkten Arzt-Patienten-Kontakt** ausgestellt wurde. Die Patienten sollen vor Risiken, die bei der Abgabe eines Arzneimittels bestehen, das ohne Inaugenscheinnahme verschrieben wurde, geschützt werden. Die Regelung flankiert die im ärztlichen Berufsrecht niedergelegten Regelungen. Nach § 7 Abs. 4 der (Muster-)Berufsordnung für die in Deutschland tätigen Ärztinnen und Ärzte (MBO-Ä) ist es nicht gestattet, die ärztliche Behandlung ausschließlich über Print- und Kommunikationsmedien durchzuführen. Eine ausschließliche Fernbehandlung ist danach verboten. In **begründeten Ausnahmefällen** ist eine Abgabe aufgrund einer Verordnung von Arzneimitteln ohne persönlichen Patientenkontakt zulässig. Dies ist insbesondere dann der Fall, wenn der Patient der verschreibenden Person aus einem vorangegangenen direkten Kontakt hinreichend bekannt ist oder es sich lediglich um die Wiederholung der Verschreibung handelt.

6. Biologische Arzneimittel

Auf der Grundlage des Artikels 102 lit. e der Richtlinie 2001/83/EG erhalten die zuständigen Bundesoberbehörden in § 62 Abs. 2 Satz 3 AMG den gesetzlichen Auftrag, im Fall von **Nebenwirkungsmeldungen** bei **biologischen Arzneimitteln** gegebenenfalls durch **Nachverfolgung** einer nicht vollständigen Meldung für eine Komplettierung der Meldung zu sorgen.

7. Nichtinterventionelle Unbedenklichkeitsprüfungen/ Anwendungsbeobachtungen

Der Gesetzgeber hat Ergänzungen bei den Regelungen über nichtinterventionelle Unbedenklichkeitsstudien (§ 63f AMG) und Anwendungsbeobachtungen (§ 67 Abs. 6 AMG) vorgenommen: Es soll klargestellt werden, dass **Änderungen** der anzugebenden Informationen in § 67 Abs. 6 Satz 4 AMG bzw. § 63f Abs. 4 Satz 3 AMG **(Angaben über Entschädigungsleistungen an beteiligte Ärzte:** tatsächlich geleistete Entschädigungen, Ausfertigung der Verträge, Darstellung des Aufwandes und Begründung für die Angemessenheit der Entschädigung) vollständig zu übermitteln sind. Ferner werden die Kassenärztliche Bundesvereinigung (KBV) u. a. ermächtigt, einheitliche Formatvorgaben für die **elektronische Übermittlung** vorzugeben (§ 67 Abs. 6 Satz 13 AMG bzw. § 63f Abs. 4 Satz 6 AMG). Eine einheitliche elektronische Übermittlung dient insbesondere der Vereinfachung der bereits bestehenden Anzeige.

II. AMG-Zivilschutzausnahmeverordnung

Vor dem Hintergrund der Erfahrung bei der Bekämpfung des **Ebolafiebers** in Afrika wird klargestellt, dass die Ausnahmeregelungen des AMG und der AMG-Zivilschutzausnahmeverordnung auch zum Zwecke einer Beteiligung an internationalen Hilfsaktionen im Bereich des Zivil- und Katastrophenschutzes greifen.

III. Änderungen im HWG

In Umsetzung der Richtlinie 2010/13/EU (Richtlinie über audiovisuelle Mediendienste) wird eine Definition des Teleshopping eingeführt. Das Teleshopping stellt eine besondere Ausprägung der Werbung dar. Die Definition in § 1 Abs. 3a HWG erfasst sowohl den **entgeltlichen Absatz** von Arzneimitteln als auch die **entgeltliche Erbringung** von Behandlungen und Verfahren durch Ärzte, Zahnärzte und Tierärzte. Erfasst von der Definition ist nur die direkte Sendung von Angeboten an die Öffentlichkeit. Erforderlich ist demnach ein **konkretes Angebot** im Rahmen eines audiovisuellen Mediendienstes. Ferner wird in Umsetzung der verpflichtenden Vorgaben des Artikels 21 der Richtlinie 2010/13/EU im Heilmittelwerbegesetz geregelt, dass nicht nur die Werbung für das Teleshopping, sondern auch das Teleshopping selbst als besondere Ausprägung der Werbung verboten ist (§ 8 Satz 1 HWG).

Hinweis: Zur Verbesserung der Transparenz sind in dem vorliegenden Sonderband Änderungen, die bereits Gesetzeskraft erlangt haben, mit einer Linie hervorgehoben. Änderungen, die erst zu einem späteren Zeitpunkt unter bestimmten Voraussetzungen in Kraft treten, sind auf Raster gestellt und mit einer entsprechenden Fußnote versehen. Auf diesem Rastertext sind zudem die neu eingefügten Passagen mit einer Linie kenntlich gemacht.

Bekanntmachung der Neufassung des Arzneimittelgesetzes

Vom 12. Dezember 2005
(BGBl. I S. 3394),
zuletzt geändert durch Artikel 1 und 2 des Vierten Gesetzes
zur Änderung arzneimittelrechtlicher und anderer Vorschriften
vom 20. Dezember 2016*)
(BGBl. I S. 3048)

Auf Grund des Artikels 7 des Vierzehnten Gesetzes zur Änderung des Arzneimittelgesetzes vom 29. August 2005 (BGBl. I S. 2570) und des § 3 Abs. 2 des Zuständigkeitsanpassungsgesetzes vom 16. August 2002 (BGBl. I S. 3165) in Verbindung mit dem Organisationserlass vom 22. November 2005 (BGBl. I S. 3197) wird nachstehend der Wortlaut des Arzneimittelgesetzes in der vom 1. Dezember 2005 an geltenden Fassung bekannt gemacht. Die Neufassung berücksichtigt:

1. die Fassung der Bekanntmachung des Gesetzes vom 11. Dezember 1998 (BGBl. I S. 3586),
2. den am 31. Juli 1999 in Kraft getretenen Artikel 1 des Gesetzes vom 26. Juli 1999 (BGBl. I S. 1666),
3. den am 12. Juli 2000 in Kraft getretenen Artikel 1 des Gesetzes vom 4. Juli 2000 (BGBl. I S. 1002),
4. den am 26. Juli 2000 in Kraft getretenen Artikel 2 des Gesetzes vom 20. Juli 2000 (BGBl. I S. 1040),
5. den am 1. Januar 2001 in Kraft getretenen Artikel 2 § 10 des Gesetzes vom 20. Juli 2000 (BGBl. I S. 1045),
6. den am 1. Januar 2002 in Kraft getretenen Artikel 3 des Gesetzes vom 23. Oktober 2001 (BGBl. I S. 2702),
7. den am 1. Januar 2002 in Kraft getretenen Artikel 3 des Gesetzes vom 13. Dezember 2001 (BGBl. I S. 3586),

*) Dieses Gesetz dient der Durchführung der Verordnung (EU) Nr. 536/2014 des Europäischen Parlaments und des Rates vom 16. April 2014 über klinische Prüfungen mit Humanarzneimitteln und zur Aufhebung der Richtlinie 2001/20/EG (ABl. L 158 vom 27.5.2014, S. 1).

8. den am 28. Juni 2002 in Kraft getretenen Artikel 2 des Gesetzes vom 20. Juni 2002 (BGBl. I S. 2076),
9. den am 1. August 2002 in Kraft getretenen Artikel 1 des Gesetzes vom 19. Juli 2002 (BGBl. I S. 2674),
10. den am 1. November 2002 in Kraft getretenen Artikel 8 § 1 des Gesetzes vom 6. August 2002 (BGBl. I S. 3082),
11. das am 1. November 2002 in Kraft getretene Gesetz vom 21. August 2002 (BGBl. I S. 3348),
12. den am 28. August 2002 in Kraft getretenen Artikel 2 des Gesetzes vom 21. August 2002 (BGBl. I S. 3352),
13. den am 1. Januar 2004 in Kraft getretenen Artikel 23 des Gesetzes vom 14. November 2003 (BGBl. I S. 2190),
14. den teils am 6. August 2004, teils am 14. August 2004, teils am 1. März 2005 in Kraft getretenen und teils am 1. September 2006 in Kraft tretenden Artikel 1 des Gesetzes vom 30. Juli 2004 (BGBl. I S. 2031),
15. den am 15. Dezember 2004 in Kraft getretenen Artikel 1 des Gesetzes vom 9. Dezember 2004 (BGBl. I S. 3214),
16. den am 19. Februar 2005 in Kraft getretenen, teils am 1. März 2006 in Kraft tretenden Artikel 2 des Gesetzes vom 10. Februar 2005 (BGBl. I S. 234),
17. den am 27. April 2005 in Kraft getretenen Artikel 1 des Gesetzes vom 15. April 2005 (BGBl. I S. 1068),
18. den am 1. Juli 2005 in Kraft getretenen Artikel 17 des Gesetzes vom 21. Juni 2005 (BGBl. I S. 1818),
19. das am 2. September 2005 in Kraft getretene Gesetz vom 29. August 2005 (BGBl. I S. 2555),
20. den am 6. September 2005 in Kraft getretenen Artikel 1 des Gesetzes vom 29. August 2005 (BGBl. I S. 2570),
21. den am 7. September 2005 in Kraft getretenen Artikel 2 § 3 Abs. 7 des Gesetzes vom 1. September 2005 (BGBl. I S. 2618).

Bonn, den 12. Dezember 2005

Die Bundesministerin für Gesundheit
Ulla Schmidt

Gesetz zur Neuordnung des Arzneimittelrechts

Vom 24. August 1976
(BGBl. I S. 2445, 2448),
geändert durch

Gesetz über Regelungen auf dem Arzneimittelmarkt vom 24. August 1976 (BGBl. I S. 2483),

Erstes Gesetz zur Änderung des Arzneimittelgesetzes vom 24. Februar 1983 (BGBl. I S. 169),

Zweites Gesetz zur Änderung des Arzneimittelgesetzes vom 16. August 1986 (BGBl. I S. 1296),

Dritte Zuständigkeitsanpassungs-Verordnung vom 26. November 1986 (BGBl. I S. 2089),

Drittes Gesetz zur Änderung des Arzneimittelgesetzes vom 20. Juli 1988 (BGBl. I S. 1050),

Gesetz zur Änderung des Gesetzes zur Neuordnung des Arzneimittelrechts vom 22. Dezember 1989 (BGBl. I S. 2462),

Viertes Gesetz zur Änderung des Arzneimittelgesetzes vom 11. April 1990 (BGBl. I S. 717),

Anlage I Kapitel X Sachgebiet D (Gesundheitspolitik) Abschnitt II Nrn. 23 bis 25 des Einigungsvertrages vom 31. August 1990 i.V. m. Artikel 1 des Gesetzes vom 23. September 1990 – Einigungsvertragsgesetz – (BGBl. II S. 885, 1084),

Gesetz zur Sicherung und Strukturverbesserung der gesetzlichen Krankenversicherung (Gesundheitsstrukturgesetz – GSG) vom 21. Dezember 1992 (BGBl. I S. 2266, 2327),

Fünfte Zuständigkeitsanpassungs-Verordnung vom 26. Februar 1993 (BGBl. I S. 278, 279),

Gesetz zur Ausführung des Abkommens vom 2. Mai 1992 über den Europäischen Wirtschaftsraum (EWR-Ausführungsgesetz) vom 27. April 1993 (BGBl. I S. 512, 514),

Gesetz über die Neuordnung zentraler Einrichtungen des Gesundheitswesens (Gesundheitseinrichtungen-Neuordnungsgesetz – GNG) vom 24. Juni 1994 (BGBl. I S. 1416, 1418),

Gesetz über Medizinprodukte (Medizinproduktegesetz – MPG) vom 2. August 1994 (BGBl. I S. 1963, 1982),

Fünftes Gesetz zur Änderung des Arzneimittelgesetzes vom 9. August 1994 (BGBl. I S. 2071),

Bekanntmachung der Neufassung des Arzneimittelgesetzes (AMG 1976) vom 19. Oktober 1994 (BGBl. I S. 3018),

Entscheidung des Bundesverfassungsgerichts vom 9. August 1995 (BGBl. I S. 1220),

Entscheidung des Bundesverfassungsgerichts vom 12. März 1996 (BGBl. I S. 682),

Entscheidung des Bundesverfassungsgerichts vom 23. August 1996 (BGBl. I S. 1720),

Sechstes Gesetz zur Änderung des Arzneimittelgesetzes vom 20. Dezember 1996 (BGBl. I S. 2084),

Entscheidung des Bundesverfassungsgerichts vom 25. Februar 1997 (BGBl. I S. 786),

Entscheidung des Bundesverfassungsgerichts vom 21. August 1997 (BGBl. I S. 2387),

Sechste Zuständigkeitsanpassungs-Verordnung vom 21. September 1997 (BGBl. I S. 2390),

Gesetz über die Spende, Entnahme und Übertragung von Organen (Transplantationsgesetz – TPG) vom 5. November 1997 (BGBl. I S. 2631),

Siebtes Gesetz zur Änderung des Arzneimittelgesetzes vom 25. Februar 1998 (BGBl. I S. 374),

Entscheidung des Bundesverfassungsgerichts vom 10. März 1998 (BGBl. I S. 802),

Gesetz zur Regelung des Transfusionswesens (Transfusionsgesetz – TFG) vom 1. Juli 1998 (BGBl. I S. 1752),

Erstes Gesetz zur Änderung des Medizinproduktegesetzes (1. MPG-ÄndG) vom 6. August 1998 (BGBl. I S. 2005),

Entscheidung des Bundesverfassungsgerichts vom 31. August 1998 (BGBl. I S. 3126),

Achtes Gesetz zur Änderung des Arzneimittelgesetzes vom 7. September 1998 (BGBl. I S. 2649),

Bekanntmachung der Neufassung des Arzneimittelgesetzes (AMG 1976) vom 11. Dezember 1998 (BGBl. I S. 3586),

Neuntes Gesetz zur Änderung des Arzneimittelgesetzes vom 26. Juli 1999 (BGBl. I S. 1666),

Entscheidung des Bundesverfassungsgerichts vom 16. August 1999 (BGBl. I S. 2031),

Entscheidung des Bundesverfassungsgerichts vom 8. März 2000 (BGBl. I S. 444),

Zehntes Gesetz zur Änderung des Arzneimittelgesetzes vom 4. Juli 2000 (BGBl. I S. 1002),

Viertes Gesetz zur Änderung des Futtermittelgesetzes vom 20. Juli 2000 (BGBl. I S. 1040),

Gesetz zur Neuordnung seuchenrechtlicher Vorschriften (Seuchenrechtsneuordnungsgesetz) vom 20. Juli 2000 (BGBl. I S. 1045),

Entscheidung des Bundesverfassungsgerichts vom 4. September 2000 (BGBl. I S. 1474),

Gesetz zur Umstellung von Gesetzen und anderen Vorschriften auf dem Gebiet des Gesundheitswesens auf Euro (Achtes Euro-Einführungsgesetz) vom 23. Oktober 2001 (BGBl. I S. 2702),

Zweites Gesetz zur Änderung des Medizinproduktegesetzes (2. MPG-ÄndG) vom 13. Dezember 2001 (BGBl. I S. 3586),

Gesetz zur Umsetzung der Richtlinie 98/8/EG des Europäischen Parlaments und des Rates vom 16. Februar 1998 über das Inverkehrbringen von Biozid-Produkten (Biozidgesetz) vom 20. Juni 2002 (BGBl. I S. 2076),

Zweites Gesetz zur Änderung schadensersatzrechtlicher Vorschriften vom 19. Juli 2002 (BGBl. I S. 2674),

Gesetz zur Neuorganisation des gesundheitlichen Verbraucherschutzes und der Lebensmittelsicherheit vom 6. August 2002 (BGBl. I S. 3082),

Elftes Gesetz zur Änderung des Arzneimittelgesetzes vom 21. August 2002 (BGBl. I S. 3348),

Gesetz zur Änderung des Apothekengesetzes vom 21. August 2002 (BGBl. I S. 3352),

Entscheidung des Bundesverfassungsgerichts vom 11. Februar 2003 (BGBl. I S. 455),

Gesetz zur Modernisierung der gesetzlichen Krankenversicherung (GKV-Modernisierungsgesetz – GMG) vom 14. November 2003 (BGBl. I S. 2190),

Zwölftes Gesetz zur Änderung des Arzneimittelgesetzes vom 30. Juli 2004 (BGBl. I S. 2031),

Gesetz zur Anpassung von Verjährungsvorschriften an das Gesetz zur Modernisierung des Schuldrechts vom 9. Dezember 2004 (BGBI. I S. 3214),

Erstes Gesetz zur Änderung des Transfusionsgesetzes und arzneimittelrechtlicher Vorschriften vom 10. Februar 2005 (BGBI. I S. 234),

Gesetz zur Änderung arzneimittelrechtlicher Vorschriften vom 15. April 2005 (BGBl. I S. 1068),

Gesetz zur Umbenennung des Bundesgrenzschutzes in Bundespolizei vom 21. Juni 2005 (BGBl. I S. 1818),

Dreizehntes Gesetz zur Änderung des Arzneimittelgesetzes vom 29. August 2005 (BGBl. I S. 2555),

Vierzehntes Gesetz zur Änderung des Arzneimittelgesetzes vom 29. August 2005 (BGBl. I S. 2570),

Gesetz zur Neuordnung des Lebensmittel- und des Futtermittelrechts vom 1. September 2005 (BGBl. I S. 2618),

Bekanntmachung der Neufassung des Arzneimittelgesetzes (AMG 1976) vom 12. Dezember 2005 (BGBl. I S. 3394),

Gesetz über die Bereinigung von Bundesrecht im Zuständigkeitsbereich des Bundesministeriums für Arbeit und Soziales und des Bundesministeriums für Gesundheit vom 14. August 2006 (BGBl. I S. 1869),

Gesetz zur Neuordnung des Tierzuchtrechts sowie zur Änderung des Tierseuchengesetzes, des Tierschutzgesetzes und des Arzneimittelgesetzes vom 21. Dezember 2006 (BGBl. I S. 3294),

Gesetz über die Durchsetzung der Verbraucherschutzgesetze bei innergemeinschaftlichen Verstößen vom 21. Dezember 2006 (BGBl. I S. 3367),

Gesetz zur Stärkung des Wettbewerbs in der gesetzlichen Krankenversicherung (GKV-WSG) vom 26. März 2007 (BGBl. I S. 378),

Gesetz zur Änderung medizinprodukterechtlicher und anderer Vorschriften vom 14. Juni 2007 (BGBl. I S. 1066),

Gesetz über Qualität und Sicherheit von menschlichen Geweben und Zellen (Gewebegesetz) vom 20. Juli 2007 (BGBl. I S. 1574),

Gesetz zur Verbesserung der Bekämpfung des Dopings im Sport vom 24. Oktober 2007 (BGBl. I S. 2510),

Gesetz zur Reform des Versicherungsvertragsrechts vom 23. November 2007 (BGBl. I S. 2631),

Gesetz zur diamorphingestützten Substitutionsbehandlung vom 15. Juli 2009 (BGBl. I S. 1801),

Gesetz zur Änderung arzneimittelrechtlicher und anderer Vorschriften vom 17. Juli 2009 (BGBl. I S. 1990),

Verordnung zur Bestimmung von Dopingmitteln und Festlegung der nicht geringen Mengen vom 28. September 2009 (BGBl. I S. 3172),

Berichtigung des Gesetzes zur Änderung arzneimittelrechtlicher und anderer Vorschriften vom 9. Oktober 2009 (BGBl. I S. 3578),

Verordnung zur Bestimmung von Dopingmitteln und zur Festlegung der nicht geringen Menge vom 29. November 2010 (BGBl. I S. 1752),

Gesetz zur Neuordnung des Arzneimittelmarktes in der gesetzlichen Krankenversicherung (Arzneimittelmarktneuordnungsgesetz – AMNOG) vom 22. Dezember 2010 (BGBl. I S. 2273),

Fünfzehntes Gesetz zur Änderung des Arzneimittelgesetzes vom 25. Mai 2011 (BGBl. I S. 946),

Erste Verordnung zur Änderung EU-rechtlicher Verweisungen im Arzneimittelgesetz vom 19. Juli 2011 (BGBl. I. S. 1398),

Gesetz zur Verbesserung der Versorgungsstrukturen in der gesetzlichen Krankenversicherung (GKV-Versorgungsstrukturgesetz – GKV-VStG) vom 22. Dezember 2011 (BGBl. I S. 2983),

Zweites Gesetz zur Änderung arzneimittelrechtlicher und anderer Vorschriften vom 19. Oktober 2012 (BGBl. I S. 2192),

Gesetz zur Durchführung der Internationalen Gesundheitsvorschriften (2005) und zur Änderung weiterer Gesetze vom 21. März 2013 (BGBl. I S. 566),

Dritte Verordnung zur Änderung EU-rechtlicher Verweisungen im Arzneimittelgesetz vom 25. März 2013 (BGBl. I S. 627),

Gesetz zur Umsetzung des Seearbeitsübereinkommens 2006 der Internationalen Arbeitsorganisation vom 20. August 2013 (BGBl. I S. 915),

Zweite Verordnung zur Bestimmung von Dopingmitteln und zur Festlegung der nicht geringen Menge vom 24. Juni 2013 (BGBl. I S. 1687),

Gesetz zur Förderung der Sicherstellung des Notdienstes von Apotheken (Apothekennotdienstsicherstellungsgesetz – ANSG) vom 15. Juli 2013 (BGBl. I S. 2420),

Vierte Verordnung zur Änderung EU-rechtlicher Verweisungen im Arzneimittelgesetz vom 12. Juli 2013 (BGBl. I S. 2439),

Gesetz zur Durchführung der Verordnung (EU) Nr. 528/2012 vom 23. Juli 2013 (BGBl. I S. 2565),

Drittes Gesetz zur Änderung arzneimittelrechtlicher und anderer Vorschriften vom 7. August 2013 (BGBl. I S. 3108),

Gesetz zur Strukturreform des Gebührenrechts des Bundes vom 7. August 2013 (BGBl. I S. 3154),

Sechzehntes Gesetz zur Änderung des Arzneimittelgesetzes vom 10. Oktober 2013 (BGBl. I S. 3813),

Vierzehntes Gesetz zur Änderung des Fünften Buches Sozialgesetzbuch (14. SGB V-Änderungsgesetz) vom 27. März 2014 (BGBl. I S. 261),

Berichtigung des Sechzehnten Gesetzes zur Änderung des Arzneimittelgesetzes vom 24. März 2014 (BGBl. I S. 272),

Erstes Gesetz zur Stärkung der pflegerischen Versorgung und zur Änderung weiterer Vorschriften (Erstes Pflegestärkungsgesetz – PSG I) vom 17. Dezember 2014 (BGBl. I S. 2222),

Zehnte Zuständigkeitsanpassungsverordnung vom 31. August 2015 (BGBl. I S. 1474),

Gesetz zur Bekämpfung von Doping im Sport (Anti-Doping-Gesetz) vom 10. Dezember 2015 (BGBl. I S. 2210),

Gesetz zur Umsetzung der Richtlinie über Tabakerzeugnisse und verwandte Erzeugnisse (Tabakerzeugnisgesetz – TabakerzG) vom 4. April 2016 (BGBl. I S. 569),

Gesetz zur Aktualisierung der Strukturreform des Gebührenrechts des Bundes vom 18. Juli 2016 (BGBl. I S. 1666),

Gesetz zur Umsetzung der Richtlinien (EU) 2015/566 und (EU) 2015/565 zur Einfuhr und zur Kodierung menschlicher Gewebe und Gewebezubereitungen vom 21. November 2016 (BGBl. I S. 2623),

Gesetz zur Weiterentwicklung der Versorgung und der Vergütung für psychiatrische und psychosomatische Leistungen (PsychVVG) vom 19. Dezember 2016 (BGBl. I S. 2986),

Viertes Gesetz zur Änderung arzneimittelrechtlicher und anderer Vorschriften vom 20. Dezember 2016 (BGBl. I S. 3048).

Gesetz über den Verkehr mit Arzneimitteln (Arzneimittelgesetz – AMG)

Inhaltsübersicht

*) Nach § 10 wird § 10a eingefügt; der Text ist auf Raster gestellt. Er tritt in Kraft, sobald die in Fußnote**) genannten Voraussetzungen erfüllt sind.

**) § 10a tritt sechs Monate nach der Veröffentlichung der Mitteilung der Europäischen Kommission über die Funktionsfähigkeit des EU-Portals und der Datenbank nach Artikel 82 der Verordnung (EU) Nr. 536/2014 des Europäischen Parlaments und des Rates vom 16. April 2014 über klinische Prüfungen mit Humanarzneimitteln und zur Aufhebung der Richtlinie 2001/20/EG (ABl. L 158 vom 27.5.2014, S. 1) im Amtsblatt der Europäischen Union in Kraft.

Seite

3. Abschnitt
Herstellung von Arzneimitteln ... 76

4. Abschnitt
Zulassung der Arzneimittel ... 91

*) Die Überschrift von § 33 wird gemäß Artikel 4 Abs. 11 des Gesetzes zur Strukturreform des Gebührenrechts des Bundes vom 7. August 2013 (BGBl. I 2013 vom 14. August 2013, S. 3154) ab **14. August 2018** wie folgt gefasst: „§ 33: Aufwendungsersatz und Entgelte".

*) Der Sechste Abschnitt „Schutz des Menschen bei der klinischen Prüfung“ wurde durch Artikel 1 und 2 des Vierten Gesetzes zur Änderung arzneimittelrechtlicher und anderer Vorschriften vom 20. Dezember 2016 (BGBl. I S. 3048) neu gefasst (siehe die auf Raster gestellte Inhaltsangabe). Allerdings treten die mit einem Sternchen versehenen §§ 40, 40a bis 40d, 41, 42, 42a, 42b sowie 42c erst sechs Monate nach der Veröffentlichung der Mitteilung der Europäischen Kommission über die Funktionsfähigkeit des EU-Portals und der Datenbank nach Artikel 82 der Verordnung (EU) Nr. 536/2014 des Europäischen Parlaments und des Rates vom 16. April 2014 über klinische Prüfungen mit Humanarzneimitteln und zur Aufhebung der Richtlinie 2001/20/EG (ABl. L 158 vom 27.5.2014, S. 1) im Amtsblatt der Europäischen Union in Kraft. Dagegen erlangten die §§ 41a bis 41c bereits am Tag nach der Verkündung des 4. AMG-Änderungsgesetzes am 24. Dezember 2016 Gesetzeskraft. Zur besseren Übersicht ist der gesamte Sechste Abschnitt auf Raster gestellt (s. S. 161 ff.).

Seite

7. Abschnitt

8. Abschnitt

9. Abschnitt

*) Hinweis der Redaktion: Die §§ 58a bis 58g sowie § 83b wurden bereits mit dem Sechzehnten Gesetz zur Änderung des Arzneimittelgesetzes vom 10. Oktober 2013 (BGBl. I S. 3813) in das AMG eingefügt. Die entsprechende Änderung der Inhaltsübersicht wurde jedoch im BGBl. nicht vorgenommen und nun im 4. AMG-Änderungsgesetz vom 20. Dezember 2016 (BGBl. I S. 3048) offensichtlich formell nachgeholt.

Seite

*) Die Überschriften der §§ 63f und 63g werden neu gefasst; der Text ist auf Raster gestellt. Er tritt in Kraft, sobald die in Fußnote**) genannten Voraussetzungen erfüllt sind.

**) Die neu gefassten Überschriften der §§ 63f und 63g treten sechs Monate nach der Veröffentlichung der Mitteilung der Europäischen Kommission über die Funktionsfähigkeit des EU-Portals und der Datenbank nach Artikel 82 der Verordnung (EU) Nr. 536/2014 des Europäischen Parlaments und des Rates vom 16. April 2014 über klinische Prüfungen mit Humanarzneimitteln und zur Aufhebung der Richtlinie 2001/20/EG (ABl. L 158 vom 27.5.2014, S. 1) im Amtsblatt der Europäischen Union in Kraft.

*) § 67 wird neu gefasst; der Text ist auf Raster gestellt (s. S. 246ff.). Er tritt in Kraft sobald die in Fußnote****) genannten Voraussetzungen erfüllt sind.

**) § 67 tritt sechs Monate nach der Veröffentlichung der Mitteilung der Europäischen Kommission über die Funktionsfähigkeit des EU-Portals und der Datenbank nach Artikel 82 der Verordnung (EU) Nr. 536/2014 des Europäischen Parlaments und des Rates vom 16. April 2014 über klinische Prüfungen mit Humanarzneimitteln und zur Aufhebung der Richtlinie 2001/20/EG (ABl. L 158 vom 27.5.2014, S. 1) im Amtsblatt der Europäischen Union in Kraft.

***) § 67b sowie weitere Änderungen im AMG wurden gemäß dem Gesetz zur Umsetzung der Richtlinien (EU) 2015/566 und (EU) 2015/565 zur Einfuhr und zur Kodierung menschlicher Gewebe und Gewebezubereitungen vom 21. November 2016 (BGBl. I, Nr. 55 vom 25. November 2016, S. 2623) eingefügt und ergänzt.

Seite

*) Siehe Fußnote S. 34.

*) Der Zwanzigste Unterabschnitt tritt sechs Monate nach der Veröffentlichung der Mitteilung der Europäischen Kommission über die Funktionsfähigkeit des EU-Portals und der Datenbank nach Artikel 82 der Verordnung (EU) Nr. 536/2014 des Europäischen Parlaments und des Rates vom 16. April 2014 über klinische Prüfungen mit Humanarzneimitteln und zur Aufhebung der Richtlinie 2001/20/EG (ABl. L 158 vom 27.5.2014, S. 1) im Amtsblatt der Europäischen Union in Kraft.

Erster Abschnitt
Zweck des Gesetzes und Begriffsbestimmungen, Anwendungsbereich

§ 1
Zweck des Gesetzes

Es ist der Zweck dieses Gesetzes, im Interesse einer ordnungsgemäßen Arzneimittelversorgung von Mensch und Tier für die Sicherheit im Verkehr mit Arzneimitteln, insbesondere für die Qualität, Wirksamkeit und Unbedenklichkeit der Arzneimittel nach Maßgabe der folgenden Vorschriften zu sorgen.

§ 2
Arzneimittelbegriff

(1) Arzneimittel sind Stoffe oder Zubereitungen aus Stoffen,

1. die zur Anwendung im oder am menschlichen oder tierischen Körper bestimmt sind und als Mittel mit Eigenschaften zur Heilung oder Linderung oder zur Verhütung menschlicher oder tierischer Krankheiten oder krankhafter Beschwerden bestimmt sind oder
2. die im oder am menschlichen oder tierischen Körper angewendet oder einem Menschen oder einem Tier verabreicht werden können, um entweder
   a) die physiologischen Funktionen durch eine pharmakologische, immunologische oder metabolische Wirkung wiederherzustellen, zu korrigieren oder zu beeinflussen oder
   b) eine medizinische Diagnose zu erstellen.

(2) Als Arzneimittel gelten

1. Gegenstände, die ein Arzneimittel nach Absatz 1 enthalten oder auf die ein Arzneimittel nach Absatz 1 aufgebracht ist und die dazu bestimmt sind, dauernd oder vorübergehend mit dem menschlichen oder tierischen Körper in Berührung gebracht zu werden,

1a. tierärztliche Instrumente, soweit sie zur einmaligen Anwendung bestimmt sind und aus der Kennzeichnung hervorgeht, dass sie einem Verfahren zur Verminderung der Keimzahl unterzogen worden sind,

2. Gegenstände, die, ohne Gegenstände nach Nummer 1 oder 1a zu sein, dazu bestimmt sind, zu den in Absatz 1 bezeichneten Zwecken in den tierischen Körper dauernd oder vorübergehend eingebracht zu werden, ausgenommen tierärztliche Instrumente,

3. Verbandstoffe und chirurgische Nahtmaterialien, soweit sie zur Anwendung am oder im tierischen Körper bestimmt und nicht Gegenstände der Nummer 1, 1a oder 2 sind,
4. Stoffe und Zubereitungen aus Stoffen, die, auch im Zusammenwirken mit anderen Stoffen oder Zubereitungen aus Stoffen, dazu bestimmt sind, ohne am oder im tierischen Körper angewendet zu werden, die Beschaffenheit, den Zustand oder die Funktionen des tierischen Körpers erkennen zu lassen oder der Erkennung von Krankheitserregern bei Tieren zu dienen.

(3) Arzneimittel sind nicht

1. Lebensmittel im Sinne des § 2 Abs. 2 des Lebensmittel- und Futtermittelgesetzbuches,
2. kosmetische Mittel im Sinne des § 2 Abs. 5 des Lebensmittel- und Futtermittelgesetzbuches,
3. Erzeugnisse im Sinne des § 2 Nr. 1 des Tabakerzeugnisgesetzes,
4. Stoffe oder Zubereitungen aus Stoffen, die ausschließlich dazu bestimmt sind, äußerlich am Tier zur Reinigung oder Pflege oder zur Beeinflussung des Aussehens oder des Körpergeruchs angewendet zu werden, soweit ihnen keine Stoffe oder Zubereitungen aus Stoffen zugesetzt sind, die vom Verkehr außerhalb der Apotheke ausgeschlossen sind,
5. Biozid-Produkte nach Artikel 3 Abs. 1 Buchstabe a der Verordnung (EU) Nr. 528/2012 des Europäischen Parlaments und des Rates vom 22. Mai 2012 über die Bereitstellung auf dem Markt und die Verwendung von Biozidprodukten (ABl. L 167 vom 27.6.2012, S. 1),
6. Futtermittel im Sinne des § 3 Nr. 12 bis 16 des Lebensmittel- und Futtermittelgesetzbuches,
7. Medizinprodukte und Zubehör für Medizinprodukte im Sinne des § 3 des Medizinproduktegesetzes, es sei denn, es handelt sich um Arzneimittel im Sinne des § 2 Abs. 1 Nr. 2 Buchstabe b,
8. Organe im Sinne des § 1a Nr. 1 des Transplantationsgesetzes, wenn sie zur Übertragung auf menschliche Empfänger bestimmt sind.

(3a) Arzneimittel sind auch Erzeugnisse, die Stoffe oder Zubereitungen aus Stoffen sind oder enthalten, die unter Berücksichtigung aller Eigenschaften des Erzeugnisses unter eine Begriffsbestimmung des Absatzes 1 fallen und zugleich unter die Begriffsbestimmung eines Erzeugnisses nach Absatz 3 fallen können.

(4) [1]Solange ein Mittel nach diesem Gesetz als Arzneimittel zugelassen oder registriert oder durch Rechtsverordnung von der Zulassung oder Registrierung freigestellt ist, gilt es als Arzneimittel. [2]Hat die zuständige Bundesoberbehörde die Zulassung oder Registrierung eines Mittels mit der Begründung abgelehnt, dass es sich um kein Arzneimittel handelt, so gilt es nicht als Arzneimittel.

§ 3
Stoffbegriff

Stoffe im Sinne dieses Gesetzes sind

1. chemische Elemente und chemische Verbindungen sowie deren natürlich vorkommende Gemische und Lösungen,
2. Pflanzen, Pflanzenteile, Pflanzenbestandteile, Algen, Pilze und Flechten in bearbeitetem oder unbearbeitetem Zustand,
3. Tierkörper, auch lebender Tiere, sowie Körperteile, -bestandteile und Stoffwechselprodukte von Mensch oder Tier in bearbeitetem oder unbearbeitetem Zustand,
4. Mikroorganismen einschließlich Viren sowie deren Bestandteile oder Stoffwechselprodukte.

§ 4
Sonstige Begriffsbestimmungen

(1) [1]Fertigarzneimittel sind Arzneimittel, die im Voraus hergestellt und in einer zur Abgabe an den Verbraucher bestimmten Packung in den Verkehr gebracht werden oder andere zur Abgabe an Verbraucher bestimmte Arzneimittel, bei deren Zubereitung in sonstiger Weise ein industrielles Verfahren zur Anwendung kommt oder die, ausgenommen in Apotheken, gewerblich hergestellt werden. [2]Fertigarzneimittel sind nicht Zwischenprodukte, die für eine weitere Verarbeitung durch einen Hersteller bestimmt sind.

(2) Blutzubereitungen sind Arzneimittel, die aus Blut gewonnene Blut-, Plasma- oder Serumkonserven, Blutbestandteile oder Zubereitungen aus Blutbestandteilen sind oder als Wirkstoffe enthalten.

(3) [1]Sera sind Arzneimittel im Sinne des § 2 Abs. 1, die Antikörper, Antikörperfragmente oder Fusionsproteine mit einem funktionellen Antikörperbestandteil als Wirkstoff enthalten und wegen dieses Wirkstoffs angewendet werden. [2]Sera gelten

nicht als Blutzubereitungen im Sinne des Absatzes 2 oder als Gewebezubereitungen im Sinne des Absatzes 30.

(4) Impfstoffe sind Arzneimittel im Sinne des § 2 Abs. 1, die Antigene oder rekombinante Nukleinsäuren enthalten und die dazu bestimmt sind, bei Mensch oder Tier zur Erzeugung von spezifischen Abwehr- und Schutzstoffen angewendet zu werden und, soweit sie rekombinante Nukleinsäuren enthalten, ausschließlich zur Vorbeugung oder Behandlung von Infektionskrankheiten bestimmt sind.

(5) Allergene sind Arzneimittel im Sinne des § 2 Abs. 1, die Antigene oder Haptene enthalten und dazu bestimmt sind, bei Mensch oder Tier zur Erkennung von spezifischen Abwehr- oder Schutzstoffen angewendet zu werden (Testallergene) oder Stoffe enthalten, die zur antigenspezifischen Verminderung einer spezifischen immunologischen Überempfindlichkeit angewendet werden (Therapieallergene).

(6) Testsera sind Arzneimittel im Sinne des § 2 Abs. 2 Nr. 4, die aus Blut, Organen, Organteilen oder Organsekreten gesunder, kranker, krank gewesener oder immunisatorisch vorbehandelter Lebewesen gewonnen werden, spezifische Antikörper enthalten und die dazu bestimmt sind, wegen dieser Antikörper verwendet zu werden, sowie die dazu gehörenden Kontrollsera.

(7) Testantigene sind Arzneimittel im Sinne des § 2 Abs. 2 Nr. 4, die Antigene oder Haptene enthalten und die dazu bestimmt sind, als solche verwendet zu werden.

(8) Radioaktive Arzneimittel sind Arzneimittel, die radioaktive Stoffe sind oder enthalten und ionisierende Strahlen spontan aussenden und die dazu bestimmt sind, wegen dieser Eigenschaften angewendet zu werden; als radioaktive Arzneimittel gelten auch für die Radiomarkierung anderer Stoffe vor der Verabreichung hergestellte Radionuklide (Vorstufen) sowie die zur Herstellung von radioaktiven Arzneimitteln bestimmten Systeme mit einem fixierten Mutterradionuklid, das ein Tochterradionuklid bildet (Generatoren).

(9) Arzneimittel für neuartige Therapien sind Gentherapeutika, somatische Zelltherapeutika oder biotechnologisch bearbeitete Gewebeprodukte nach Artikel 2 Abs. 1 Buchstabe a der Verordnung (EG) Nr. 1394/2007 des Europäischen Parlaments und des Rates vom 13. November 2007 über Arzneimittel für neuartige Therapien und zur Änderung der Richtlinie 2001/83/EG und der Verordnung (EG) Nr. 726/2004 (ABl. L 324 vom 10.12.2007, S. 121).

(10) Fütterungsarzneimittel sind Arzneimittel in verfütterungsfertiger Form, die aus Arzneimittel-Vormischungen und Mischfuttermitteln hergestellt werden und die dazu bestimmt sind, zur Anwendung bei Tieren in den Verkehr gebracht zu werden.

(11) [1]Arzneimittel-Vormischungen sind Arzneimittel, die ausschließlich dazu bestimmt sind, zur Herstellung von Fütterungsarzneimitteln verwendet zu werden. [2]Sie gelten als Fertigarzneimittel.

(12) Die Wartezeit ist die Zeit, die bei bestimmungsgemäßer Anwendung des Arzneimittels nach der letzten Anwendung des Arzneimittels bei einem Tier bis zur Gewinnung von Lebensmitteln, die von diesem Tier stammen, zum Schutz der öffentlichen Gesundheit einzuhalten ist und die sicherstellt, dass Rückstände in diesen Lebensmitteln die im Anhang der Verordnung (EU) Nr. 37/2010 der Kommission vom 22. Dezember 2009 über pharmakologisch wirksame Stoffe und ihre Einstufung hinsichtlich der Rückstandshöchstmengen in Lebensmitteln tierischen Ursprungs (ABl. L 15 vom 20.1.2010, S. 1) in der jeweils geltenden Fassung festgelegten zulässigen Höchstmengen für pharmakologisch wirksame Stoffe nicht überschreiten.

(13) [1]Nebenwirkungen sind bei Arzneimitteln, die zur Anwendung bei Menschen bestimmt sind, schädliche und unbeabsichtigte Reaktionen auf das Arzneimittel. [2]Nebenwirkungen sind bei Arzneimitteln, die zur Anwendung bei Tieren bestimmt sind, schädliche und unbeabsichtigte Reaktionen bei bestimmungsgemäßem Gebrauch. [3]Schwerwiegende Nebenwirkungen sind Nebenwirkungen, die tödlich oder lebensbedrohend sind, eine stationäre Behandlung oder Verlängerung einer stationären Behandlung erforderlich machen, zu bleibender oder schwerwiegender Behinderung, Invalidität, kongenitalen Anomalien oder Geburtsfehlern führen. [4]Für Arzneimittel, die zur Anwendung bei Tieren bestimmt sind, sind schwerwiegend auch Nebenwirkungen, die ständig auftretende oder lang anhaltende Symptome hervorrufen. [5]Unerwartete Nebenwirkungen sind Nebenwirkungen, deren Art, Ausmaß oder Ergebnis von der Fachinformation des Arzneimittels abweichen.

(14) Herstellen ist das Gewinnen, das Anfertigen, das Zubereiten, das Be- oder Verarbeiten, das Umfüllen einschließlich Abfüllen, das Abpacken, das Kennzeichnen und die Freigabe; nicht als Herstellen gilt das Mischen von Fertigarzneimitteln mit Futtermitteln durch den Tierhalter zur unmittelbaren Verabreichung an die von ihm gehaltenen Tiere.

(15) Qualität ist die Beschaffenheit eines Arzneimittels, die nach Identität, Gehalt, Reinheit, sonstigen chemischen, physikalischen, biologischen Eigenschaften oder durch das Herstellungsverfahren bestimmt wird.

(16) Eine Charge ist die jeweils aus derselben Ausgangsmenge in einem einheitlichen Herstellungsvorgang oder bei einem kontinuierlichen Herstellungsverfahren in einem bestimmten Zeitraum erzeugte Menge eines Arzneimittels.

(17) Inverkehrbringen ist das Vorrätighalten zum Verkauf oder zu sonstiger Abgabe, das Feilhalten, das Feilbieten und die Abgabe an andere.

(18) Der pharmazeutische Unternehmer ist bei zulassungs- oder registrierungspflichtigen Arzneimitteln der Inhaber der Zulassung oder Registrierung. Pharmazeutischer Unternehmer ist auch, wer Arzneimittel unter seinem Namen in den Verkehr bringt, außer in den Fällen des § 9 Abs. 1 Satz 2.

(19) Wirkstoffe sind Stoffe, die dazu bestimmt sind, bei der Herstellung von Arzneimitteln als arzneilich wirksame Bestandteile verwendet zu werden oder bei ihrer Verwendung in der Arzneimittelherstellung zu arzneilich wirksamen Bestandteilen der Arzneimittel zu werden.

(20) (aufgehoben)

(21) Xenogene Arzneimittel sind zur Anwendung im oder am Menschen bestimmte Arzneimittel, die lebende tierische Gewebe oder Zellen sind oder enthalten.

(22) Großhandel mit Arzneimitteln ist jede berufs- oder gewerbsmäßige zum Zwecke des Handeltreibens ausgeübte Tätigkeit, die in der Beschaffung, der Lagerung, der Abgabe oder Ausfuhr von Arzneimitteln besteht, mit Ausnahme der Abgabe von Arzneimitteln an andere Verbraucher als Ärzte, Zahnärzte, Tierärzte oder Krankenhäuser.

(22a) Arzneimittelvermittlung ist jede berufs- oder gewerbsmäßig ausgeübte Tätigkeit von Personen, die, ohne Großhandel zu betreiben, selbstständig und im fremden Namen mit Arzneimitteln im Sinne des § 2 Abs. 1 oder Abs. 2 Nr. 1, die zur Anwendung bei Menschen bestimmt sind, handeln, ohne tatsächliche Verfügungsgewalt über diese Arzneimittel zu erlangen.

(23)*) [1] Klinische Prüfung bei Menschen ist jede am Menschen durchgeführte Untersuchung, die dazu bestimmt ist, klinische oder pharmakologische Wirkungen von Arzneimitteln zu erforschen oder nachzuweisen oder Nebenwirkungen festzustellen oder die Resorption, die Verteilung, den Stoffwechsel oder die Ausscheidung zu untersuchen, mit dem Ziel, sich von der Unbedenklichkeit oder Wirksamkeit der Arzneimittel zu überzeugen. [2] Satz 1 gilt nicht für eine Untersuchung, die eine nicht-

*) Die Absätze 23 bis 25 werden neu gefasst; der Text ist auf Raster gestellt (s. S. 48). Sie treten in Kraft, sobald die in Fußnote**) genannten Voraussetzungen erfüllt sind.

**) Die Absätze 23 bis 25 treten sechs Monate nach der Veröffentlichung der Mitteilung der Europäischen Kommission über die Funktionsfähigkeit des EU-Portals und der Datenbank nach Artikel 82 der Verordnung (EU) Nr. 536/2014 des Europäischen Parlaments und des Rates vom 16. April 2014 über klinische Prüfungen mit Humanarzneimitteln und zur Aufhebung der Richtlinie 2001/20/EG (ABl. L 158 vom 27.5.2014, S. 1) im Amtsblatt der Europäischen Union in Kraft.

interventionelle Prüfung ist. [3]Nichtinterventionelle Prüfung ist eine Untersuchung, in deren Rahmen Erkenntnisse aus der Behandlung von Personen mit Arzneimitteln anhand epidemiologischer Methoden analysiert werden; dabei folgt die Behandlung einschließlich der Diagnose und Überwachung nicht einem vorab festgelegten Prüfplan, sondern ausschließlich der ärztlichen Praxis; soweit es sich um ein zulassungspflichtiges oder nach § 21a Abs. 1 genehmigungspflichtiges Arzneimittel handelt, erfolgt dies ferner gemäß den in der Zulassung oder der Genehmigung festgelegten Angaben für seine Anwendung.

(23) [1]Klinische Prüfung bei Menschen ist eine solche im Sinne des Artikels 2 Abs. 2 Nr. 2 der Verordnung (EU) Nr. 536/2014 des Europäischen Parlaments und des Rates vom 16. April 2014 über klinische Prüfungen mit Humanarzneimitteln und zur Aufhebung der Richtlinie 2001/20/EG (ABl. L 158 vom 27.5.2014, S. 1). [2]Keine klinische Prüfung ist eine nichtinterventionelle Studie im Sinne des Artikels 2 Abs. 2 Nr. 4 der Verordnung (EU) Nr. 536/2014.

(24)*) Sponsor ist eine natürliche oder juristische Person, die die Verantwortung für die Veranlassung, Organisation und Finanzierung einer klinischen Prüfung bei Menschen übernimmt.

(24) Sponsor ist eine Person, ein Unternehmen, eine Einrichtung oder eine Organisation im Sinne des Artikels 2 Abs. 2 Nr. 14 der Verordnung (EU) Nr. 536/2014.

(25)*) [1]Prüfer ist in der Regel ein für die Durchführung der klinischen Prüfung bei Menschen in einer Prüfstelle verantwortlicher Arzt oder in begründeten Ausnahmefällen eine andere Person, deren Beruf aufgrund seiner wissenschaftlichen Anforderungen und der seine Ausübung voraussetzenden Erfahrungen in der Patientenbetreuung für die Durchführung von Forschungen am Menschen qualifiziert. [2]Wird eine klinische Prüfung in einer Prüfstelle von einer Gruppe von Personen durchgeführt, so ist der Prüfer der für die Durchführung verantwortliche Leiter dieser Gruppe. [3]Wird eine Prüfung in mehreren Prüfstellen durchgeführt, wird vom Sponsor ein Prüfer als Leiter der klinischen Prüfung benannt.

(25) Prüfer ist eine Person im Sinne des Artikels 2 Abs. 2 Nr. 15 der Verordnung (EU) Nr. 536/2014. Hauptprüfer ist eine Person im Sinne des Artikels 2 Abs. 2 Nr. 16 der Verordnung (EU) Nr. 536/2014.

(26) [1]Homöopathisches Arzneimittel ist ein Arzneimittel, das nach einem im Europäischen Arzneibuch oder, in Ermangelung dessen, nach einem in den offiziell gebräuchlichen Pharmakopöen der Mitgliedstaaten der Europäischen Union be-

*) Siehe Fußnote S. 47.

schriebenen homöopathischen Zubereitungsverfahren hergestellt worden ist. [2]Ein homöopathisches Arzneimittel kann auch mehrere Wirkstoffe enthalten.

(27) Ein mit der Anwendung des Arzneimittels verbundenes Risiko ist

a) jedes Risiko im Zusammenhang mit der Qualität, Sicherheit oder Wirksamkeit des Arzneimittels für die Gesundheit der Patienten oder die öffentliche Gesundheit, bei zur Anwendung bei Tieren bestimmten Arzneimitteln für die Gesundheit von Mensch oder Tier,

b) jedes Risiko unerwünschter Auswirkungen auf die Umwelt.

(28) Das Nutzen-Risiko-Verhältnis umfasst eine Bewertung der positiven therapeutischen Wirkungen des Arzneimittels im Verhältnis zu dem Risiko nach Absatz 27 Buchstabe a, bei zur Anwendung bei Tieren bestimmten Arzneimitteln auch nach Absatz 27 Buchstabe b.

(29) Pflanzliche Arzneimittel sind Arzneimittel, die als Wirkstoff ausschließlich einen oder mehrere pflanzliche Stoffe oder eine oder mehrere pflanzliche Zubereitungen oder eine oder mehrere solcher pflanzlichen Stoffe in Kombination mit einer oder mehreren solcher pflanzlichen Zubereitungen enthalten.

(30) [1]Gewebezubereitungen sind Arzneimittel, die Gewebe im Sinne von § 1a Nr. 4 des Transplantationsgesetzes sind oder aus solchen Geweben hergestellt worden sind. [2]Menschliche Samen- und Eizellen (Keimzellen) sowie imprägnierte Eizellen und Embryonen sind weder Arzneimittel noch Gewebezubereitungen.

(30a) Einheitlicher Europäischer Code oder „SEC“ ist die eindeutige Kennnummer für in der Europäischen Union verteilte Gewebe oder Gewebezubereitungen gemäß Anhang VII der Richtlinie 2006/86/EG der Kommission vom 24. Oktober 2006 zur Umsetzung der Richtlinie 2004/23/EG des Europäischen Parlaments und des Rates hinsichtlich der Anforderungen an die Rückverfolgbarkeit, der Meldung schwerwiegender Zwischenfälle und unerwünschter Reaktionen sowie bestimmter technischer Anforderungen an die Kodierung, Verarbeitung, Konservierung, Lagerung und Verteilung von menschlichen Geweben und Zellen (ABl. L 294 vom 25.10.2006, S. 32), die zuletzt durch die Richtlinie (EU) 2015/565 (ABl. L 93 vom 9.4.2015, S. 43) geändert worden ist.

(30b) [1]EU-Gewebeeinrichtungs-Code ist die eindeutige Kennnummer für Gewebeeinrichtungen in der Europäischen Union. [2]Für den Geltungsbereich dieses Gesetzes gilt er für alle Einrichtungen, die erlaubnispflichtige Tätigkeiten mit Geweben, Gewebezubereitungen oder mit hämatopoetischen Stammzellen oder Stammzellzubereitungen aus dem peripheren Blut oder aus dem Nabelschnurblut durchführen. [3]Der EU-Gewebeeinrichtungs-Code besteht gemäß Anhang VII der Richtlinie 2006/86/EG aus einem ISO-Ländercode und der Gewebeeinrichtungsnummer des EU-Kompendiums der Gewebeeinrichtungen.

(30c) [1]EU-Kompendium der Gewebeeinrichtungen ist das Register, in dem alle von den zuständigen Behörden der Mitgliedstaaten der Europäischen Union genehmigten, lizenzierten, benannten oder zugelassenen Gewebeeinrichtungen enthalten sind und das die Informationen über diese Einrichtungen gemäß Anhang VIII der Richtlinie 2006/86/EG in der jeweils geltenden Fassung enthält. [2]Für den Geltungsbereich dieses Gesetzes enthält das Register alle Einrichtungen, die erlaubnispflichtige Tätigkeiten mit Geweben, Gewebezubereitungen oder mit hämatopoetischen Stammzellen oder Stammzellzubereitungen aus dem peripheren Blut oder aus dem Nabelschnurblut durchführen.

(30d) EU-Kompendium der Gewebe- und Zellprodukte ist das Register aller in der Europäischen Union in Verkehr befindlichen Arten von Geweben, Gewebezubereitungen oder von hämatopoetischen Stammzellen oder Stammzellzubereitungen aus dem peripheren Blut oder aus dem Nabelschnurblut mit den jeweiligen Produktcodes.

(31) Rekonstitution eines Fertigarzneimittels zur Anwendung beim Menschen ist die Überführung in seine anwendungsfähige Form unmittelbar vor seiner Anwendung gemäß den Angaben der Packungsbeilage oder im Rahmen der klinischen Prüfung nach Maßgabe des Prüfplans.

(32) [1]Verbringen ist jede Beförderung in den, durch den oder aus dem Geltungsbereich des Gesetzes. [2]Einfuhr ist die Überführung von unter das Arzneimittelgesetz fallenden Produkten aus Drittstaaten, die nicht Vertragsstaaten des Abkommens über den Europäischen Wirtschaftsraum sind, in den zollrechtlich freien Verkehr. [3]Produkte gemäß Satz 2 gelten als eingeführt, wenn sie entgegen den Zollvorschriften in den Wirtschaftskreislauf überführt wurden. [4]Ausfuhr ist jedes Verbringen in Drittstaaten, die nicht Vertragsstaaten des Abkommens über den Europäischen Wirtschaftsraum sind.

(33) Anthroposophisches Arzneimittel ist ein Arzneimittel, das nach der anthroposophischen Menschen- und Naturerkenntnis entwickelt wurde, nach einem im Europäischen Arzneibuch oder, in Ermangelung dessen, nach einem in den offiziell gebräuchlichen Pharmakopöen der Mitgliedstaaten der Europäischen Union beschriebenen homöopathischen Zubereitungsverfahren oder nach einem besonderen anthroposophischen Zubereitungsverfahren hergestellt worden ist und das bestimmt ist, entsprechend den Grundsätzen der anthroposophischen Menschen- und Naturerkenntnis angewendet zu werden.

(34)*) Eine Unbedenklichkeitsprüfung bei einem Arzneimittel, das zur Anwendung bei Menschen bestimmt ist, ist jede Prüfung zu einem zugelassenen Arzneimittel, die durchgeführt wird, um ein Sicherheitsrisiko zu ermitteln, zu beschreiben oder zu quantifizieren, das Sicherheitsprofil eines Arzneimittels zu bestätigen oder die Effizienz von Risikomanagement-Maßnahmen zu messen.

(34) Eine Unbedenklichkeitsstudie bei einem Arzneimittel, das zur Anwendung bei Menschen bestimmt ist, ist jede Studie zu einem zugelassenen Arzneimittel, die durchgeführt wird, um ein Sicherheitsrisiko zu ermitteln, zu beschreiben oder zu quantifizieren, das Sicherheitsprofil eines Arzneimittels zu bestätigen oder die Effizienz von Risikomanagement-Maßnahmen zu messen.

(35) Eine Unbedenklichkeitsprüfung bei einem Arzneimittel, das zur Anwendung bei Tieren bestimmt ist, ist eine pharmakoepidemiologische Studie oder klinische Prüfung entsprechend den Bedingungen der Zulassung mit dem Ziel, eine Gesundheitsgefahr im Zusammenhang mit einem zugelassenen Tierarzneimittel festzustellen und zu beschreiben.

(36) Das Risikomanagement-System umfasst Tätigkeiten im Bereich der Pharmakovigilanz und Maßnahmen, durch die Risiken im Zusammenhang mit einem Arzneimittel ermittelt, beschrieben, vermieden oder minimiert werden sollen; dazu gehört auch die Bewertung der Wirksamkeit derartiger Tätigkeiten und Maßnahmen.

(37) Der Risikomanagement-Plan ist eine detaillierte Beschreibung des Risikomanagement-Systems.

(38) Das Pharmakovigilanz-System ist ein System, das der Inhaber der Zulassung und die zuständige Bundesoberbehörde anwenden, um insbesondere den im Zehnten Abschnitt aufgeführten Aufgaben und Pflichten nachzukommen, und das der Überwachung der Sicherheit zugelassener Arzneimittel und der Entdeckung sämtlicher Änderungen des Nutzen-Risiko-Verhältnisses dient.

(39) Die Pharmakovigilanz-Stammdokumentation ist eine detaillierte Beschreibung des Pharmakovigilanz-Systems, das der Inhaber der Zulassung auf eines oder mehrere zugelassene Arzneimittel anwendet.

*) Absatz 34 wird neu gefasst; der Text ist auf Raster gestellt. Er tritt in Kraft, sobald die in Fußnote**) genannten Voraussetzungen erfüllt sind.

**) Absatz 34 tritt sechs Monate nach der Veröffentlichung der Mitteilung der Europäischen Kommission über die Funktionsfähigkeit des EU-Portals und der Datenbank nach Artikel 82 der Verordnung (EU) Nr. 536/2014 des Europäischen Parlaments und des Rates vom 16. April 2014 über klinische Prüfungen mit Humanarzneimitteln und zur Aufhebung der Richtlinie 2001/20/EG (ABl. L 158 vom 27.5.2014, S. 1) im Amtsblatt der Europäischen Union in Kraft.

(40) Ein gefälschtes Arzneimittel ist ein Arzneimittel mit falschen Angaben über

1. die Identität, einschließlich seiner Verpackung, seiner Kennzeichnung, seiner Bezeichnung oder seiner Zusammensetzung in Bezug auf einen oder mehrere seiner Bestandteile, einschließlich der Hilfsstoffe und des Gehalts dieser Bestandteile,
2. die Herkunft, einschließlich des Herstellers, das Herstellungsland, das Herkunftsland und den Inhaber der Genehmigung für das Inverkehrbringen oder den Inhaber der Zulassung oder
3. den in Aufzeichnungen und Dokumenten beschriebenen Vertriebsweg.

(41)*) Ein gefälschter Wirkstoff ist ein Wirkstoff, dessen Kennzeichnung auf dem Behältnis nicht den tatsächlichen Inhalt angibt oder dessen Begleitdokumentation nicht alle beteiligten Hersteller oder nicht den tatsächlichen Vertriebsweg widerspiegelt.

(42) EU-Portal ist das gemäß Artikel 80 der Verordnung (EU) Nr. 536/2014 auf EU-Ebene eingerichtete und unterhaltene Portal für die Übermittlung von Daten und Informationen im Zusammenhang mit klinischen Prüfungen.

§ 4a
Ausnahmen vom Anwendungsbereich

[1] Dieses Gesetz findet keine Anwendung auf

1. Arzneimittel, die unter Verwendung von Krankheitserregern oder auf biotechnischem Wege hergestellt werden und zur Verhütung, Erkennung oder Heilung von Tierseuchen bestimmt sind,
2. die Gewinnung und das Inverkehrbringen von Keimzellen zur künstlichen Befruchtung bei Tieren,
3. Gewebe, die innerhalb eines Behandlungsvorgangs einer Person entnommen werden, um auf diese ohne Änderung ihrer stofflichen Beschaffenheit rückübertragen zu werden.

[2] Satz 1 Nr. 1 gilt nicht für § 55.

*) Dem Absatz 41 wird Absatz 42 angefügt; der Text ist auf Raster gestellt. Er tritt in Kraft, sobald die in Fußnote**) genannten Voraussetzungen erfüllt sind.

**) Absatz 42 tritt sechs Monate nach der Veröffentlichung der Mitteilung der Europäischen Kommission über die Funktionsfähigkeit des EU-Portals und der Datenbank nach Artikel 82 der Verordnung (EU) Nr. 536/2014 des Europäischen Parlaments und des Rates vom 16. April 2014 über klinische Prüfungen mit Humanarzneimitteln und zur Aufhebung der Richtlinie 2001/20/EG (ABl. L 158 vom 27.5.2014, S. 1) im Amtsblatt der Europäischen Union in Kraft.

§ 4b
Sondervorschriften für Arzneimittel für neuartige Therapien

(1) [1]Für Arzneimittel für neuartige Therapien, die im Geltungsbereich dieses Gesetzes

1. als individuelle Zubereitung für einen einzelnen Patienten ärztlich verschrieben,
2. nach spezifischen Qualitätsnormen nicht routinemäßig hergestellt und
3. in einer spezialisierten Einrichtung der Krankenversorgung unter der fachlichen Verantwortung eines Arztes angewendet

werden, finden der Vierte Abschnitt, mit Ausnahme des § 33, und der Siebte Abschnitt dieses Gesetzes keine Anwendung. [2]Die übrigen Vorschriften des Gesetzes sowie Artikel 14 Abs. 1 und Artikel 15 Abs. 1 bis 6 der Verordnung (EG) Nr. 1394/2007 gelten entsprechend mit der Maßgabe, dass die dort genannten Amtsaufgaben und Befugnisse entsprechend den ihnen nach diesem Gesetz übertragenen Aufgaben von der zuständigen Behörde oder der zuständigen Bundesoberbehörde wahrgenommen werden und an die Stelle des Inhabers der Zulassung im Sinne dieses Gesetzes oder des Inhabers der Genehmigung für das Inverkehrbringen im Sinne der Verordnung (EG) Nr. 1394/2007 der Inhaber der Genehmigung nach Absatz 3 Satz 1 tritt.

(2) Nicht routinemäßig hergestellt im Sinne von Absatz 1 Satz 1 Nr. 2 werden insbesondere Arzneimittel,

1. die in geringem Umfang hergestellt werden, und bei denen auf der Grundlage einer routinemäßigen Herstellung Abweichungen im Verfahren vorgenommen werden, die für einen einzelnen Patienten medizinisch begründet sind, oder
2. die noch nicht in ausreichender Anzahl hergestellt worden sind, so dass die notwendigen Erkenntnisse für ihre umfassende Beurteilung noch nicht vorliegen.

(3) [1]Arzneimittel nach Absatz 1 Satz 1 dürfen nur an andere abgegeben werden, wenn sie durch die zuständige Bundesoberbehörde genehmigt worden sind. [2]§ 21a Abs. 2 bis 8 gilt entsprechend. [3]Die Genehmigung kann befristet werden. [4]Können die erforderlichen Angaben und Unterlagen nach § 21a Abs. 2 Nr. 6 nicht erbracht werden, kann der Antragsteller die Angaben und Unterlagen über die Wirkungsweise, die voraussichtliche Wirkung und mögliche Risiken beifügen. [5]Der Inhaber der Genehmigung hat der zuständigen Bundesoberbehörde in bestimmten Zeitabstän-

den, die die zuständige Bundesoberbehörde durch Anordnung festlegt, über den Umfang der Herstellung und über die Erkenntnisse für die umfassende Beurteilung des Arzneimittels zu berichten. [6]Die Genehmigung ist zurückzunehmen, wenn nachträglich bekannt wird, dass eine der Voraussetzungen von Absatz 1 Satz 1 nicht vorgelegen hat; sie ist zu widerrufen, wenn eine der Voraussetzungen nicht mehr gegeben ist. [7]§ 22 Abs. 4 gilt entsprechend.

(4) [1]Über Anfragen zur Genehmigungspflicht eines Arzneimittels für neuartige Therapien entscheidet die zuständige Behörde im Benehmen mit der zuständigen Bundesoberbehörde. [2]§ 21 Abs. 4 gilt entsprechend.

Zweiter Abschnitt
Anforderungen an die Arzneimittel

§ 5
Verbot bedenklicher Arzneimittel

(1) Es ist verboten, bedenkliche Arzneimittel in den Verkehr zu bringen oder bei einem anderen Menschen anzuwenden.

(2) Bedenklich sind Arzneimittel, bei denen nach dem jeweiligen Stand der wissenschaftlichen Erkenntnisse der begründete Verdacht besteht, dass sie bei bestimmungsgemäßem Gebrauch schädliche Wirkungen haben, die über ein nach den Erkenntnissen der medizinischen Wissenschaft vertretbares Maß hinausgehen.

§ 6
Ermächtigung zum Schutz der Gesundheit

(1) [1]Das Bundesministerium für Gesundheit (Bundesministerium) wird ermächtigt, durch Rechtsverordnung mit Zustimmung des Bundesrates die Verwendung bestimmter Stoffe, Zubereitungen aus Stoffen oder Gegenstände bei der Herstellung von Arzneimitteln vorzuschreiben, zu beschränken oder zu verbieten und das Inverkehrbringen und die Anwendung von Arzneimitteln, die nicht nach diesen Vorschriften hergestellt sind, zu untersagen, soweit es zur Risikovorsorge oder zur Abwehr einer unmittelbaren oder mittelbaren Gefährdung der Gesundheit von Mensch oder Tier durch Arzneimittel geboten ist. [2]Die Rechtsverordnung nach Satz 1 wird vom Bundesministerium für Ernährung und Landwirtschaft im Einvernehmen mit dem Bundesministerium erlassen, soweit es sich um Arzneimittel handelt, die zur Anwendung bei Tieren bestimmt sind.

(2) Die Rechtsverordnung nach Absatz 1 ergeht im Einvernehmen mit dem Bundesministerium für Umwelt, Naturschutz, Bau und Reaktorsicherheit, soweit es

sich um radioaktive Arzneimittel und um Arzneimittel handelt, bei deren Herstellung ionisierende Strahlen verwendet werden.

§ 6a (aufgehoben)

§ 7 Radioaktive und mit ionisierenden Strahlen behandelte Arzneimittel

(1) Es ist verboten, radioaktive Arzneimittel oder Arzneimittel, bei deren Herstellung ionisierende Strahlen verwendet worden sind, in den Verkehr zu bringen, es sei denn, dass dies durch Rechtsverordnung nach Absatz 2 zugelassen ist.

(2) [1]Das Bundesministerium wird ermächtigt, im Einvernehmen mit dem Bundesministerium für Umwelt, Naturschutz, Bau und Reaktorsicherheit durch Rechtsverordnung mit Zustimmung des Bundesrates das Inverkehrbringen radioaktiver Arzneimittel oder bei der Herstellung von Arzneimitteln die Verwendung ionisierender Strahlen zuzulassen, soweit dies nach dem jeweiligen Stand der wissenschaftlichen Erkenntnisse zu medizinischen Zwecken geboten und für die Gesundheit von Mensch oder Tier unbedenklich ist. [2]In der Rechtsverordnung können für die Arzneimittel der Vertriebsweg bestimmt sowie Angaben über die Radioaktivität auf dem Behältnis, der äußeren Umhüllung und der Packungsbeilage vorgeschrieben werden. [3]Die Rechtsverordnung wird vom Bundesministerium für Ernährung und Landwirtschaft im Einvernehmen mit dem Bundesministerium und dem Bundesministerium für Umwelt, Naturschutz, Bau und Reaktorsicherheit erlassen, soweit es sich um Arzneimittel handelt, die zur Anwendung bei Tieren bestimmt sind.

§ 8 Verbote zum Schutz vor Täuschung

(1) [1]Es ist verboten, Arzneimittel oder Wirkstoffe herzustellen oder in den Verkehr zu bringen, die

1. durch Abweichung von den anerkannten pharmazeutischen Regeln in ihrer Qualität nicht unerheblich gemindert sind oder

1a. (aufgehoben)

2. mit irreführender Bezeichnung, Angabe oder Aufmachung versehen sind. [2]Eine Irreführung liegt insbesondere dann vor, wenn
   a) Arzneimitteln eine therapeutische Wirksamkeit oder Wirkungen oder Wirkstoffen eine Aktivität beigelegt werden, die sie nicht haben,

b) fälschlich der Eindruck erweckt wird, dass ein Erfolg mit Sicherheit erwartet werden kann oder dass nach bestimmungsgemäßem oder längerem Gebrauch keine schädlichen Wirkungen eintreten,

c) zur Täuschung über die Qualität geeignete Bezeichnungen, Angaben oder Aufmachungen verwendet werden, die für die Bewertung des Arzneimittels oder Wirkstoffs mitbestimmend sind.

(2) Es ist verboten, gefälschte Arzneimittel oder gefälschte Wirkstoffe herzustellen, in den Verkehr zu bringen oder sonst mit ihnen Handel zu treiben.

(3) Es ist verboten, Arzneimittel, deren Verfalldatum abgelaufen ist, in den Verkehr zu bringen.

§ 9
Der Verantwortliche für das Inverkehrbringen

(1) [1]Arzneimittel, die im Geltungsbereich dieses Gesetzes in den Verkehr gebracht werden, müssen den Namen oder die Firma und die Anschrift des pharmazeutischen Unternehmers tragen. [2]Dies gilt nicht für Arzneimittel, die zur klinischen Prüfung bei Menschen bestimmt sind.

(2) [1]Arzneimittel dürfen im Geltungsbereich dieses Gesetzes nur durch einen pharmazeutischen Unternehmer in den Verkehr gebracht werden, der seinen Sitz im Geltungsbereich dieses Gesetzes, in einem anderen Mitgliedstaat der Europäischen Union oder in einem anderen Vertragsstaat des Abkommens über den Europäischen Wirtschaftsraum hat. [2]Bestellt der pharmazeutische Unternehmer einen örtlichen Vertreter, entbindet ihn dies nicht von seiner rechtlichen Verantwortung.

§ 10*)
Kennzeichnung

(1) [1]Fertigarzneimittel, die Arzneimittel im Sinne des § 2 Abs. 1 oder Abs. 2 Nr. 1 und nicht zur klinischen Prüfung bei Menschen bestimmt oder nach § 21 Abs. 2 Nr. 1a, 1b oder 6 von der Zulassungspflicht freigestellt sind, dürfen im Geltungs-

*) Nach § 10 wird § 10a eingefügt; der Text ist auf Raster gestellt (s. S. 64). Er tritt in Kraft, sobald die in Fußnote**) genannten Voraussetzungen erfüllt sind.

**) § 10a tritt sechs Monate nach der Veröffentlichung der Mitteilung der Europäischen Kommission über die Funktionsfähigkeit des EU-Portals und der Datenbank nach Artikel 82 der Verordnung (EU) Nr. 536/2014 des Europäischen Parlaments und des Rates vom 16. April 2014 über klinische Prüfungen mit Humanarzneimitteln und zur Aufhebung der Richtlinie 2001/20/EG (ABl. L 158 vom 27.5.2014, S. 1) im Amtsblatt der Europäischen Union in Kraft.

bereich dieses Gesetzes nur in den Verkehr gebracht werden, wenn auf den Behältnissen und, soweit verwendet, auf den äußeren Umhüllungen in gut lesbarer Schrift, allgemeinverständlich in deutscher Sprache und auf dauerhafte Weise und in Übereinstimmung mit den Angaben nach § 11a angegeben sind

1. der Name oder die Firma und die Anschrift des pharmazeutischen Unternehmers und, soweit vorhanden, der Name des von ihm benannten örtlichen Vertreters,

2. die Bezeichnung des Arzneimittels, gefolgt von der Angabe der Stärke und der Darreichungsform, und soweit zutreffend, dem Hinweis, dass es zur Anwendung für Säuglinge, Kinder oder Erwachsene bestimmt ist, es sei denn, dass diese Angaben bereits in der Bezeichnung enthalten sind; enthält das Arzneimittel bis zu drei Wirkstoffe, muss der internationale Freiname (INN) aufgeführt werden oder, falls dieser nicht existiert, die gebräuchliche Bezeichnung; dies gilt nicht, wenn in der Bezeichnung die Wirkstoffbezeichnung nach Nummer 8 enthalten ist,

3. die Zulassungsnummer mit der Abkürzung „Zul.-Nr.“,

4. die Chargenbezeichnung, soweit das Arzneimittel in Chargen in den Verkehr gebracht wird, mit der Abkürzung „Ch.-B.“, soweit es nicht in Chargen in den Verkehr gebracht werden kann, das Herstellungsdatum,

5. die Darreichungsform,

6. der Inhalt nach Gewicht, Nennvolumen oder Stückzahl,

7. die Art der Anwendung,

8. die Wirkstoffe nach Art und Menge und sonstige Bestandteile nach der Art, soweit dies durch Auflage der zuständigen Bundesoberbehörde nach § 28 Abs. 2 Nr. 1 angeordnet oder durch Rechtsverordnung nach § 12 Abs. 1 Nr. 4, auch in Verbindung mit Abs. 2, oder nach § 36 Abs. 1 vorgeschrieben ist; bei Arzneimitteln zur parenteralen oder zur topischen Anwendung, einschließlich der Anwendung am Auge, alle Bestandteile nach der Art,

8a. bei gentechnologisch gewonnenen Arzneimitteln der Wirkstoff und die Bezeichnung des bei der Herstellung verwendeten gentechnisch veränderten Organismus oder die Zelllinie,

9. das Verfalldatum mit dem Hinweis „verwendbar bis“,

10. bei Arzneimitteln, die nur auf ärztliche, zahnärztliche oder tierärztliche Verschreibung abgegeben werden dürfen, der Hinweis „Verschreibungspflichtig", bei sonstigen Arzneimitteln, die nur in Apotheken an Verbraucher abgegeben werden dürfen, der Hinweis „Apothekenpflichtig",
11. bei Mustern der Hinweis „Unverkäufliches Muster",
12. der Hinweis, dass Arzneimittel unzugänglich für Kinder aufbewahrt werden sollen, es sei denn, es handelt sich um Heilwässer,
13. soweit erforderlich besondere Vorsichtsmaßnahmen für die Beseitigung von nicht verwendeten Arzneimitteln oder sonstige besondere Vorsichtsmaßnahmen, um Gefahren für die Umwelt zu vermeiden,
14. Verwendungszweck bei nicht verschreibungspflichtigen Arzneimitteln.

[2]Sofern die Angaben nach Satz 1 zusätzlich in einer anderen Sprache wiedergegeben werden, müssen in dieser Sprache die gleichen Angaben gemacht werden. [3]Ferner ist Raum für die Angabe der verschriebenen Dosierung vorzusehen; dies gilt nicht für die in Absatz 8 Satz 3 genannten Behältnisse und Ampullen und für Arzneimittel, die dazu bestimmt sind, ausschließlich durch Angehörige der Heilberufe angewendet zu werden. [4]Arzneimittel, die nach einer homöopathischen Verfahrenstechnik hergestellt werden und nach § 25 zugelassen sind, sind zusätzlich mit einem Hinweis auf die homöopathische Beschaffenheit zu kennzeichnen. [5]Weitere Angaben, die nicht durch eine Verordnung der Europäischen Gemeinschaft oder der Europäischen Union vorgeschrieben oder bereits nach einer solchen Verordnung zulässig sind, sind zulässig, soweit sie mit der Anwendung des Arzneimittels im Zusammenhang stehen, für die gesundheitliche Aufklärung der Patienten wichtig sind und den Angaben nach § 11a nicht widersprechen.

(1a) (aufgehoben)

(1b)*) [1]Bei Arzneimitteln, die zur Anwendung bei Menschen bestimmt sind, ist die Bezeichnung des Arzneimittels auf den äußeren Umhüllungen auch in Blindenschrift anzugeben. [2]Die in Absatz 1 Satz 1 Nr. 2 genannten sonstigen Angaben zur Darreichungsform und zu der Personengruppe, für die das Arzneimittel bestimmt ist, müssen nicht in Blindenschrift aufgeführt werden; dies gilt auch dann, wenn diese Angaben in der Bezeichnung enthalten sind. [3]Satz 1 gilt nicht für Arzneimittel,

*) Nach Absatz 1b wird gemäß Artikel 1 Nr. 7c des Zweiten Gesetzes zur Änderung arzneimittelrechtlicher und anderer Vorschriften vom 19. Oktober 2012 (BGBl. I 2012, Nr. 50 vom 25. Oktober 2012, S. 2192) am **9. Februar 2019** Absatz 1c eingefügt; der Text ist auf Raster gestellt (s. S. 59).
Absatz 1c tritt am 9. Februar 2019 in Kraft; vgl. Artikel 12a des Vierten Gesetzes zur Änderung arzneimittelrechtlicher und anderer Vorschriften vom 20. Dezember 2016 (BGBl. I S. 3048).

1. die dazu bestimmt sind, ausschließlich durch Angehörige der Heilberufe angewendet zu werden oder
2. die in Behältnissen von nicht mehr als 20 Milliliter Nennvolumen oder einer Inhaltsmenge von nicht mehr als 20 Gramm in Verkehr gebracht werden.

(1c) Bei Arzneimitteln, die zur Anwendung bei Menschen bestimmt sind, sind auf den äußeren Umhüllungen Sicherheitsmerkmale sowie eine Vorrichtung zum Erkennen einer möglichen Manipulation der äußeren Umhüllung anzubringen, sofern dies durch Artikel 54a der Richtlinie 2001/83/EG des Europäischen Parlaments und des Rates vom 6. November 2001 zur Schaffung eines Gemeinschaftskodexes für Humanarzneimittel (ABl. L 311 vom 28.11.2001, S. 67), die zuletzt durch die Richtlinie 2011/62/EU (ABl. L 174 vom 1.7.2011, S. 74) geändert worden ist, vorgeschrieben oder auf Grund von Artikel 54a der Richtlinie 2001/83/EG festgelegt wird.

(2) Es sind ferner Warnhinweise, für die Verbraucher bestimmte Aufbewahrungshinweise und für die Fachkreise bestimmte Lagerhinweise anzugeben, soweit dies nach dem jeweiligen Stand der wissenschaftlichen Erkenntnisse erforderlich oder durch Auflagen der zuständigen Bundesoberbehörde nach § 28 Abs. 2 Nr. 1 angeordnet oder durch Rechtsverordnung vorgeschrieben ist.

(3) Bei Sera ist auch die Art des Lebewesens, aus dem sie gewonnen sind, bei Virusimpfstoffen das Wirtssystem, das zur Virusvermehrung gedient hat, anzugeben.

(4) [1]Bei Arzneimitteln, die in das Register für homöopathische Arzneimittel eingetragen sind, sind anstelle der Angaben nach Absatz 1 Satz 1 Nr. 1 bis 14 und außer dem deutlich erkennbaren Hinweis „Homöopathisches Arzneimittel“ die folgenden Angaben zu machen:

1. Ursubstanzen nach Art und Menge und der Verdünnungsgrad; dabei sind die Symbole aus den offiziell gebräuchlichen Pharmakopöen zu verwenden; die wissenschaftliche Bezeichnung der Ursubstanz kann durch einen Phantasienamen ergänzt werden,
2. Name und Anschrift des pharmazeutischen Unternehmers und, soweit vorhanden, seines örtlichen Vertreters,
3. Art der Anwendung,
4. Verfalldatum; Absatz 1 Satz 1 Nr. 9 und Absatz 7 finden Anwendung,
5. Darreichungsform,
6. der Inhalt nach Gewicht, Nennvolumen oder Stückzahl,
7. Hinweis, dass Arzneimittel unzugänglich für Kinder aufbewahrt werden sollen, weitere besondere Vorsichtsmaßnahmen für die Aufbewahrung und Warn-

hinweise, einschließlich weiterer Angaben, soweit diese für eine sichere Anwendung erforderlich oder nach Absatz 2 vorgeschrieben sind,

8. Chargenbezeichnung,
9. Registrierungsnummer mit der Abkürzung „Reg.-Nr." und der Angabe „Registriertes homöopathisches Arzneimittel, daher ohne Angabe einer therapeutischen Indikation",
10. der Hinweis an den Anwender, bei während der Anwendung des Arzneimittels fortdauernden Krankheitssymptomen medizinischen Rat einzuholen,
11. bei Arzneimitteln, die nur in Apotheken an Verbraucher abgegeben werden dürfen, der Hinweis „Apothekenpflichtig",
12. bei Mustern der Hinweis „Unverkäufliches Muster".

2 Satz 1 gilt entsprechend für Arzneimittel, die nach § 38 Abs. 1 Satz 3 von der Registrierung freigestellt sind; Absatz 1b findet keine Anwendung.

(4a) 1 Bei traditionellen pflanzlichen Arzneimitteln nach § 39a müssen zusätzlich zu den Angaben in Absatz 1 folgende Hinweise aufgenommen werden:

1. Das Arzneimittel ist ein traditionelles Arzneimittel, das ausschließlich auf Grund langjähriger Anwendung für das Anwendungsgebiet registriert ist, und
2. der Anwender sollte bei fortdauernden Krankheitssymptomen oder beim Auftreten anderer als der in der Packungsbeilage erwähnten Nebenwirkungen einen Arzt oder eine andere in einem Heilberuf tätige qualifizierte Person konsultieren.

2 An die Stelle der Angabe nach Absatz 1 Satz 1 Nr. 3 tritt die Registrierungsnummer mit der Abkürzung „Reg.-Nr.".

(5) 1 Bei Arzneimitteln, die zur Anwendung bei Tieren bestimmt sind, gelten die Absätze 1 und 1a mit der Maßgabe, dass anstelle der Angaben nach Absatz 1 Satz 1 Nr. 1 bis 14 und Absatz 1a die folgenden Angaben zu machen sind:

1. Bezeichnung des Arzneimittels, gefolgt von der Angabe der Stärke, der Darreichungsform und der Tierart, es sei denn, dass diese Angaben bereits in der Bezeichnung enthalten sind; enthält das Arzneimittel nur einen Wirkstoff, muss die internationale Kurzbezeichnung der Weltgesundheitsorganisation angegeben werden oder, soweit eine solche nicht vorhanden ist, die gebräuchliche Bezeichnung, es sei denn, dass die Angabe des Wirkstoffs bereits in der Bezeichnung enthalten ist,

2. die Wirkstoffe nach Art und Menge und sonstige Bestandteile nach der Art, soweit dies durch Auflage der zuständigen Bundesoberbehörde nach § 28 Abs. 2 Nr. 1 angeordnet oder durch Rechtsverordnung nach § 12 Abs. 1 Nr. 4 auch in Verbindung mit Abs. 2 oder nach § 36 Abs. 1 vorgeschrieben ist,
3. die Chargenbezeichnung,
4. die Zulassungsnummer mit der Abkürzung „Zul.-Nr.“,
5. der Name oder die Firma und die Anschrift des pharmazeutischen Unternehmers und, soweit vorhanden, der Name des von ihm benannten örtlichen Vertreters,
6. die Tierarten, bei denen das Arzneimittel angewendet werden soll,
7. die Art der Anwendung,
8. die Wartezeit, soweit es sich um Arzneimittel handelt, die zur Anwendung bei Tieren bestimmt sind, die der Gewinnung von Lebensmitteln dienen,
9. das Verfalldatum entsprechend Absatz 7,
10. soweit erforderlich, besondere Vorsichtsmaßnahmen für die Beseitigung von nicht verwendeten Arzneimitteln,
11. der Hinweis, dass Arzneimittel unzugänglich für Kinder aufbewahrt werden sollen, weitere besondere Vorsichtsmaßnahmen für die Aufbewahrung und Warnhinweise, einschließlich weiterer Angaben, soweit diese für eine sichere Anwendung erforderlich oder nach Absatz 2 vorgeschrieben sind,
12. der Hinweis „Für Tiere“,
13. die Darreichungsform,
14. der Inhalt nach Gewicht, Nennvolumen oder Stückzahl,
15. bei Arzneimitteln, die nur auf tierärztliche Verschreibung abgegeben werden dürfen, der Hinweis „Verschreibungspflichtig“, bei sonstigen Arzneimitteln, die nur in Apotheken an den Verbraucher abgegeben werden dürfen, der Hinweis „Apothekenpflichtig“,
16. bei Mustern der Hinweis „Unverkäufliches Muster“.

2 Arzneimittel zur Anwendung bei Tieren, die in das Register für homöopathische Arzneimittel eingetragen sind, sind mit dem deutlich erkennbaren Hinweis „Homöopathisches Arzneimittel“ zu versehen; anstelle der Angaben nach Satz 1 Nr. 2

und 4 sind die Angaben nach Absatz 4 Satz 1 Nr. 1, 9 und 10 zu machen. 3 Die Sätze 1 und 2 gelten entsprechend für Arzneimittel, die nach § 38 Abs. 1 Satz 3 oder nach § 60 Abs. 1 von der Registrierung freigestellt sind. 4 Bei traditionellen pflanzlichen Arzneimitteln zur Anwendung bei Tieren ist anstelle der Angabe nach Satz 1 Nr. 4 die Registrierungsnummer mit der Abkürzung „Reg.-Nr." zu machen; ferner sind die Hinweise nach Absatz 4a Satz 1 Nr. 1 und entsprechend der Anwendung bei Tieren nach Nummer 2 anzugeben. 5 Die Angaben nach Satz 1 Nr. 13 und 14 brauchen, sofern eine äußere Umhüllung vorhanden ist, nur auf der äußeren Umhüllung zu stehen.

(6) Für die Bezeichnung der Bestandteile gilt Folgendes:

1. Zur Bezeichnung der Art sind die internationalen Kurzbezeichnungen der Weltgesundheitsorganisation oder, soweit solche nicht vorhanden sind, gebräuchliche wissenschaftliche Bezeichnungen zu verwenden; das Bundesinstitut für Arzneimittel und Medizinprodukte bestimmt im Einvernehmenmit dem Paul-Ehrlich-Institut und dem Bundesamt für Verbraucherschutz und Lebensmittelsicherheit die zu verwendenden Bezeichnungen und veröffentlicht diese in einer Datenbank nach § 67a;
2. zur Bezeichnung der Menge sind Maßeinheiten zu verwenden; sind biologische Einheiten oder andere Angaben zur Wertigkeit wissenschaftlich gebräuchlich, so sind diese zu verwenden.

(7) Das Verfalldatum ist mit Monat und Jahr anzugeben.

(8) 1 Durchdrückpackungen sind mit dem Namen oder der Firma des pharmazeutischen Unternehmers, der Bezeichnung des Arzneimittels, der Chargenbezeichnung und dem Verfalldatum zu versehen. 2 Auf die Angabe von Namen und Firma eines Parallelimporteurs kann verzichtet werden. 3 Bei Behältnissen von nicht mehr als 10 Milliliter Nennvolumen und bei Ampullen, die nur eine einzige Gebrauchseinheit enthalten, brauchen die Angaben nach den Absätzen 1, 2 bis 5 nur auf den äußeren Umhüllungen gemacht zu werden; jedoch müssen sich auf den Behältnissen und Ampullen mindestens die Angaben nach Absatz 1 Satz 1 Nr. 2 erster Halbsatz, 4, 6, 7, 9 sowie nach den Absätzen 3 und 5 Satz 1 Nr. 1, 3, 7, 9, 12, 14 befinden; es können geeignete Abkürzungen verwendet werden. 4 Satz 3 findet auch auf andere kleine Behältnisse als die dort genannten Anwendung, sofern in Verfahren nach § 25b abweichende Anforderungen an kleine Behältnisse zugrunde gelegt werden.

(8a) 1 Bei Frischplasmazubereitungen und Zubereitungen aus Blutzellen müssen mindestens die Angaben nach Absatz 1 Satz 1 Nr. 1, 2, ohne die Angabe der Stärke,

Darreichungsform und der Personengruppe, Nr. 3 oder die Genehmigungsnummer mit der Abkürzung „Gen.-Nr.“, Nummer 4, 6, 7 und 9 gemacht sowie die Bezeichnung und das Volumen der Antikoagulans- und, soweit vorhanden, der Additivlösung, die Lagertemperatur, die Blutgruppe und bei allogenen Zubereitungen aus roten Blutkörperchen zusätzlich die Rhesusformel, bei Thrombozytenkonzentraten und autologen Zubereitungen aus roten Blutkörperchen zusätzlich der Rhesusfaktor angegeben werden. [2]Bei autologen Blutzubereitungen muss zusätzlich die Angabe „Nur zur Eigenbluttransfusion“ gemacht und bei autologen und gerichteten Blutzubereitungen zusätzlich ein Hinweis auf den Empfänger gegeben werden. [3]Bei hämatopoetischen Stammzellzubereitungen aus dem peripheren Blut oder aus dem Nabelschnurblut muss der Einheitliche Europäische Code mit der Abkürzung „SEC“ angegeben werden.

(8b) [1]Bei Gewebezubereitungen müssen mindestens die Angaben nach Absatz 1 Satz 1 Nr. 1 und 2 ohne die Angabe der Stärke der Darreichungsform und der Personengruppe, Nr. 3 oder die Genehmigungsnummer mit der Abkürzung „Gen.Nr.“, Nr. 4, 6 und 9, der Einheitliche Europäische Code mit der Abkürzung „SEC“ sowie die Angabe „Biologische Gefahr“ im Falle festgestellter Infektiosität gemacht werden. [2]Bei autologen Gewebezubereitungen müssen zusätzlich die Angabe „Nur zur autologen Anwendung“ gemacht und bei autologen und gerichteten Gewebezubereitungen zusätzlich ein Hinweis auf den Empfänger gegeben werden.

(9) [1]Bei den Angaben nach den Absätzen 1 bis 5 dürfen im Verkehr mit Arzneimitteln übliche Abkürzungen verwendet werden. [2]Die Firma nach Absatz 1 Nr. 1 darf abgekürzt werden, sofern das Unternehmen aus der Abkürzung allgemein erkennbar ist.

(10) [1]Für Arzneimittel, die zur Anwendung bei Tieren und zur klinischen Prüfung oder zur Rückstandsprüfung bestimmt sind, finden Absatz 5 Satz 1 Nr. 1, 3, 5, 7, 8, 13 und 14 sowie die Absätze 8 und 9, soweit sie sich hierauf beziehen, Anwendung. [2]Diese Arzneimittel sind soweit zutreffend mit dem Hinweis „Zur klinischen Prüfung bestimmt“ oder „Zur Rückstandsprüfung bestimmt“ zu versehen. [3]Durchdrückpackungen sind mit der Bezeichnung, der Chargenbezeichnung und dem Hinweis nach Satz 2 zu versehen.

(11) [1]Aus Fertigarzneimitteln entnommene Teilmengen, die zur Anwendung bei Menschen bestimmt sind, dürfen nur mit einer Kennzeichnung abgegeben werden, die mindestens den Anforderungen nach Absatz 8 Satz 1 entspricht. [2]Absatz 1b findet keine Anwendung.

§ 10a*)
Kennzeichnung von Prüf- und Hilfspräparaten für klinische Prüfungen bei Menschen

(1) Prüf- und Hilfspräparate für klinische Prüfungen bei Menschen müssen in deutscher Sprache gekennzeichnet sein.

(2) Angaben, die zusätzlich in einer anderen Sprache wiedergegeben werden, müssen in beiden Sprachversionen inhaltsgleich sein.

§ 11
Packungsbeilage

(1) [1]Fertigarzneimittel, die Arzneimittel im Sinne des § 2 Abs. 1 oder Abs. 2 Nr. 1 sind und die nicht zur klinischen Prüfung oder Rückstandsprüfung bestimmt oder nach § 21 Abs. 2 Nr. 1a, 1b oder 6 von der Zulassungspflicht freigestellt sind, dürfen im Geltungsbereich dieses Gesetzes nur mit einer Packungsbeilage in den Verkehr gebracht werden, die die Überschrift „Gebrauchsinformation" trägt sowie folgende Angaben in der nachstehenden Reihenfolge allgemeinverständlich in deutscher Sprache, in gut lesbarer Schrift und in Übereinstimmung mit den Angaben nach § 11a enthalten muss:

1. zur Identifizierung des Arzneimittels:
   a) die Bezeichnung des Arzneimittels, § 10 Abs. 1 Satz 1 Nr. 2 finden entsprechende Anwendung,
   b) die Stoff- oder Indikationsgruppe oder die Wirkungsweise;
2. die Anwendungsgebiete;
3. eine Aufzählung von Informationen, die vor der Einnahme des Arzneimittels bekannt sein müssen:
   a) Gegenanzeigen,
   b) entsprechende Vorsichtsmaßnahmen für die Anwendung,
   c) Wechselwirkungen mit anderen Arzneimitteln oder anderen Mitteln, soweit sie die Wirkung des Arzneimittels beeinflussen können,

*) Nach § 10 wird § 10a eingefügt; der Text ist auf Raster gestellt. Er tritt in Kraft, sobald die in Fußnote**) genannten Voraussetzungen erfüllt sind.

**) § 10a tritt sechs Monate nach der Veröffentlichung der Mitteilung der Europäischen Kommission über die Funktionsfähigkeit des EU-Portals und der Datenbank nach Artikel 82 der Verordnung (EU) Nr. 536/2014 des Europäischen Parlaments und des Rates vom 16. April 2014 über klinische Prüfungen mit Humanarzneimitteln und zur Aufhebung der Richtlinie 2001/20/EG (ABl. L 158 vom 27.5.2014, S. 1) im Amtsblatt der Europäischen Union in Kraft.

   d) Warnhinweise, insbesondere soweit dies durch Auflage der zuständigen Bundesoberbehörde nach § 28 Abs. 2 Nr. 2 angeordnet oder auf Grund von § 7 des Anti-Doping-Gesetzes oder durch Rechtsverordnung nach § 12 Abs. 1 Nr. 3 vorgeschrieben ist;

4. die für eine ordnungsgemäße Anwendung erforderlichen Anleitungen über
   a) Dosierung,
   b) Art der Anwendung,
   c) Häufigkeit der Verabreichung, erforderlichenfalls mit Angabe des genauen Zeitpunkts, zu dem das Arzneimittel verabreicht werden kann oder muss,

   sowie, soweit erforderlich und je nach Art des Arzneimittels,
   d) Dauer der Behandlung, falls diese festgelegt werden soll,
   e) Hinweise für den Fall der Überdosierung, der unterlassenen Einnahme oder Hinweise auf die Gefahr von unerwünschten Folgen des Absetzens,
   f) die ausdrückliche Empfehlung, bei Fragen zur Klärung der Anwendung den Arzt oder Apotheker zu befragen;
5. eine Beschreibung der Nebenwirkungen, die bei bestimmungsgemäßem Gebrauch des Arzneimittels eintreten können; bei Nebenwirkungen zu ergreifende Gegenmaßnahmen, soweit dies nach dem jeweiligen Stand der wissenschaftlichen Erkenntnis erforderlich ist; bei allen Arzneimitteln, die zur Anwendung bei Menschen bestimmt sind, ist zusätzlich ein Standardtext aufzunehmen, durch den die Patienten ausdrücklich aufgefordert werden, jeden Verdachtsfall einer Nebenwirkung ihren Ärzten, Apothekern, Angehörigen von Gesundheitsberufen oder unmittelbar der zuständigen Bundesoberbehörde zu melden, wobei die Meldung in jeder Form, insbesondere auch elektronisch, erfolgen kann;
6. einen Hinweis auf das auf der Verpackung angegebene Verfalldatum sowie
   a) Warnung davor, das Arzneimittel nach Ablauf dieses Datums anzuwenden,
   b) soweit erforderlich besondere Vorsichtsmaßnahmen für die Aufbewahrung und die Angabe der Haltbarkeit nach Öffnung des Behältnisses oder nach Herstellung der gebrauchsfertigen Zubereitung durch den Anwender,
   c) soweit erforderlich Warnung vor bestimmten sichtbaren Anzeichen dafür, dass das Arzneimittel nicht mehr zu verwenden ist,
   d) vollständige qualitative Zusammensetzung nach Wirkstoffen und sonstigen Bestandteilen sowie quantitative Zusammensetzung nach Wirkstoffen unter

Verwendung gebräuchlicher Bezeichnungen für jede Darreichungsform des Arzneimittels, § 10 Abs. 6 findet Anwendung,

e) Darreichungsform und Inhalt nach Gewicht, Nennvolumen oder Stückzahl für jede Darreichungsform des Arzneimittels,

f) Name und Anschrift des pharmazeutischen Unternehmers und, soweit vorhanden, seines örtlichen Vertreters,

g) Name und Anschrift des Herstellers oder des Einführers, der das Fertigarzneimittel für das Inverkehrbringen freigegeben hat;

7. bei einem Arzneimittel, das unter anderen Bezeichnungen in anderen Mitgliedstaaten der Europäischen Union nach den Artikeln 28 bis 39 der Richtlinie 2001/83/EG des Europäischen Parlaments und des Rates vom 6. November 2001 zur Schaffung eines Gemeinschaftskodexes für Humanarzneimittel (ABl. L 311 vom 28.11.2001, S. 67), die zuletzt durch die Richtlinie 2012/26/EU (ABl. L 299 vom 27.10.2012, S. 1) geändert worden ist, für das Inverkehrbringen genehmigt ist, ein Verzeichnis der in den einzelnen Mitgliedstaaten genehmigten Bezeichnungen;

8. das Datum der letzten Überarbeitung der Packungsbeilage.

[2]Für Arzneimittel, die zur Anwendung bei Menschen bestimmt sind und sich auf der Liste gemäß Artikel 23 der Verordnung (EG) Nr. 726/2004 des Europäischen Parlaments und des Rates vom 31. März 2004 zur Festlegung von Gemeinschaftsverfahren für die Genehmigung und Überwachung von Human- und Tierarzneimitteln und zur Errichtung einer Europäischen Arzneimittel-Agentur (ABl. L 136 vom 30.4.2004, S. 1), die zuletzt durch die Verordnung (EU) Nr. 1027/2012 (ABl. L 316 vom 14.11.2012, S. 38) geändert worden ist, befinden, muss ferner folgende Erklärung aufgenommen werden: „Dieses Arzneimittel unterliegt einer zusätzlichen Überwachung.“ [3]Dieser Erklärung muss ein schwarzes Symbol vorangehen und ein geeigneter standardisierter erläuternder Text nach Artikel 23 Abs. 4 der Verordnung (EG) Nr. 726/2004 folgen. [4]Erläuternde Angaben zu den in Satz 1 genannten Begriffen sind zulässig. [5]Sofern die Angaben nach Satz 1 in der Packungsbeilage zusätzlich in einer anderen Sprache wiedergegeben werden, müssen in dieser Sprache die gleichen Angaben gemacht werden. [6]Satz 1 gilt nicht für Arzneimittel, die nach § 21 Abs. 2 Nr. 1 einer Zulassung nicht bedürfen. [7]Weitere Angaben, die nicht durch eine Verordnung der Europäischen Gemeinschaft oder der Europäischen Union vorgeschrieben oder bereits nach einer solchen Verordnung zulässig sind, sind zulässig, soweit sie mit der Anwendung des Arzneimittels im Zusammenhang stehen, für die gesundheitliche Aufklärung der Patienten wichtig sind und den Angaben nach § 11a nicht widersprechen. [8]Bei den Angaben nach Satz 1 Nr. 3 Buch-

stabe a bis d ist, soweit dies nach dem jeweiligen Stand der wissenschaftlichen Erkenntnisse erforderlich ist, auf die besondere Situation bestimmter Personengruppen, wie Kinder, Schwangere oder stillende Frauen, ältere Menschen oder Personen mit spezifischen Erkrankungen einzugehen; ferner sind, soweit erforderlich, mögliche Auswirkungen der Anwendung auf die Fahrtüchtigkeit oder die Fähigkeit zur Bedienung bestimmter Maschinen anzugeben. 9 Der Inhaber der Zulassung ist verpflichtet, die Packungsbeilage auf aktuellem wissenschaftlichen Kenntnisstand zu halten, zu dem auch die Schlussfolgerungen aus Bewertungen und die Empfehlungen gehören, die auf dem nach Artikel 26 der Verordnung (EG) Nr. 726/2004 eingerichteten europäischen Internetportal für Arzneimittel veröffentlicht werden.

(1a) Ein Muster der Packungsbeilage und geänderter Fassungen ist der zuständigen Bundesoberbehörde unverzüglich zu übersenden, soweit nicht das Arzneimittel von der Zulassung oder Registrierung freigestellt ist.

(1b) Die nach Absatz 1 Satz 1 Nr. 5 und Satz 3 erforderlichen Standardtexte werden von der zuständigen Bundesoberbehörde im Bundesanzeiger bekannt gemacht.

(2) Es sind ferner in der Packungsbeilage Hinweise auf Bestandteile, deren Kenntnis für eine wirksame und unbedenkliche Anwendung des Arzneimittels erforderlich ist, und für die Verbraucher bestimmte Aufbewahrungshinweise anzugeben, soweit dies nach dem jeweiligen Stand der wissenschaftlichen Erkenntnisse erforderlich oder durch Auflage der zuständigen Bundesoberbehörde nach § 28 Abs. 2 Nr. 2 angeordnet oder durch Rechtsverordnung vorgeschrieben ist.

(2a) Bei radioaktiven Arzneimitteln gilt Absatz 1 entsprechend mit der Maßgabe, dass die Vorsichtsmaßnahmen aufzuführen sind, die der Verwender und der Patient während der Zubereitung und Verabreichung des Arzneimittels zu ergreifen haben, sowie besondere Vorsichtsmaßnahmen für die Entsorgung des Transportbehälters und nicht verwendeter Arzneimittel.

(3) 1 Bei Arzneimitteln, die in das Register für homöopathische Arzneimittel eingetragen sind, gilt Absatz 1 entsprechend mit der Maßgabe, dass die in § 10 Abs. 4 vorgeschriebenen Angaben, ausgenommen die Angabe der Chargenbezeichnung, des Verfalldatums und des bei Mustern vorgeschriebenen Hinweises zu machen sind sowie der Name und die Anschrift des Herstellers anzugeben sind, der das Fertigarzneimittel für das Inverkehrbringen freigegeben hat, soweit es sich dabei nicht um den pharmazeutischen Unternehmer handelt. 2 Satz 1 gilt entsprechend für Arzneimittel, die nach § 38 Abs. 1 Satz 3 von der Registrierung freigestellt sind.

(3a) Bei Sera gilt Absatz 1 entsprechend mit der Maßgabe, dass auch die Art des Lebewesens, aus dem sie gewonnen sind, bei Virusimpfstoffen das Wirtssystem, das zur Virusvermehrung gedient hat, und bei Arzneimitteln aus humanem Blutplasma zur Fraktionierung das Herkunftsland des Blutplasmas anzugeben ist.

(3b) [1] Bei traditionellen pflanzlichen Arzneimitteln nach § 39a gilt Absatz 1 entsprechend mit der Maßgabe, dass bei den Angaben nach Absatz 1 Satz 1 Nr. 2 anzugeben ist, dass das Arzneimittel ein traditionelles Arzneimittel ist, das ausschließlich auf Grund langjähriger Anwendung für das Anwendungsgebiet registriert ist. [2] Zusätzlich ist in die Packungsbeilage der Hinweis nach § 10 Abs. 4a Satz 1 Nr. 2 aufzunehmen.

(3c) Der Inhaber der Zulassung hat dafür zu sorgen, dass die Packungsbeilage auf Ersuchen von Patientenorganisationen bei Arzneimitteln, die zur Anwendung bei Menschen bestimmt sind, in Formaten verfügbar ist, die für blinde und sehbehinderte Personen geeignet sind.

(3d) [1] Bei Heilwässern können unbeschadet der Verpflichtungen nach Absatz 2 die Angaben nach Absatz 1 Satz 1 Nr. 3 Buchstabe b, Nr. 4 Buchstabe e und f, Nr. 5, soweit der dort angegebene Hinweis vorgeschrieben ist, und Nr. 6 Buchstabe c entfallen. [2] Ferner kann bei Heilwässern von der in Absatz 1 vorgeschriebenen Reihenfolge abgewichen werden.

(4) [1] Bei Arzneimitteln, die zur Anwendung bei Tieren bestimmt sind, gilt Absatz 1 mit der Maßgabe, dass anstelle der Angaben nach Absatz 1 Satz 1 die folgenden Angaben nach Maßgabe von Absatz 1 Satz 2 und 3 in der nachstehenden Reihenfolge allgemein verständlich in deutscher Sprache, in gut lesbarer Schrift und in Übereinstimmung mit den Angaben nach § 11a gemacht werden müssen:

1. Name und Anschrift des pharmazeutischen Unternehmers, soweit vorhanden seines örtlichen Vertreters, und des Herstellers, der das Fertigarzneimittel für das Inverkehrbringen freigegeben hat;
2. Bezeichnung des Arzneimittels, gefolgt von der Angabe der Stärke und Darreichungsform; die gebräuchliche Bezeichnung des Wirkstoffes wird aufgeführt, wenn das Arzneimittel nur einen einzigen Wirkstoff enthält und sein Name ein Phantasiename ist; bei einem Arzneimittel, das unter anderen Bezeichnungen in anderen Mitgliedstaaten der Europäischen Union nach den Artikeln 31 bis 43 der Richtlinie 2001/82/EG des Europäischen Parlaments und des Rates zur Schaffung eines Gemeinschaftskodexes für Tierarzneimittel vom 6. November 2001 (ABl. EG Nr. L 311 S. 1), geändert durch die Richtlinie 2004/28/EG (ABl. EU Nr. L 136 S. 58), für das Inverkehrbringen genehmigt ist, ein Verzeichnis der in den einzelnen Mitgliedstaaten genehmigten Bezeichnungen;

3. Anwendungsgebiete;
4. Gegenanzeigen und Nebenwirkungen, soweit diese Angaben für die Anwendung notwendig sind; können hierzu keine Angaben gemacht werden, so ist der Hinweis „keine bekannt“ zu verwenden; der Hinweis, dass der Anwender oder Tierhalter aufgefordert werden soll, dem Tierarzt oder Apotheker jede Nebenwirkung mitzuteilen, die in der Packungsbeilage nicht aufgeführt ist;
5. Tierarten, für die das Arzneimittel bestimmt ist, Dosierungsanleitung für jede Tierart, Art und Weise der Anwendung, soweit erforderlich Hinweise für die bestimmungsgemäße Anwendung;
6. Wartezeit, soweit es sich um Arzneimittel handelt, die zur Anwendung bei Tieren bestimmt sind, die der Gewinnung von Lebensmitteln dienen; ist die Einhaltung einer Wartezeit nicht erforderlich, so ist dies anzugeben;
7. besondere Vorsichtsmaßnahmen für die Aufbewahrung;
8. besondere Warnhinweise, insbesondere soweit dies durch Auflage der zuständigen Bundesoberbehörde angeordnet oder durch Rechtsverordnung vorgeschrieben ist;
9. soweit dies nach dem jeweiligen Stand der wissenschaftlichen Erkenntnisse erforderlich ist, besondere Vorsichtsmaßnahmen für die Beseitigung von nicht verwendeten Arzneimitteln oder sonstige besondere Vorsichtsmaßnahmen, um Gefahren für die Umwelt zu vermeiden.

[2]Das Datum der letzten Überarbeitung der Packungsbeilage ist anzugeben. [3]Bei Arzneimittel-Vormischungen sind Hinweise für die sachgerechte Herstellung der Fütterungsarzneimittel und Angaben über die Dauer der Haltbarkeit der Fütterungsarzneimittel aufzunehmen. [4]Weitere Angaben sind zulässig, soweit sie mit der Anwendung des Arzneimittels im Zusammenhang stehen, für den Anwender oder Tierhalter wichtig sind und den Angaben nach § 11a nicht widersprechen. [5]Bei Arzneimitteln zur Anwendung bei Tieren, die in das Register für homöopathische Arzneimittel eingetragen sind, oder die nach § 38 Abs. 1 Satz 3 oder nach § 60 Abs. 1 von der Registrierung freigestellt sind, gelten die Sätze 1, 2 und 4 entsprechend mit der Maßgabe, dass die in § 10 Abs. 4 vorgeschriebenen Angaben mit Ausnahme der Angabe der Chargenbezeichnung, des Verfalldatums und des bei Mustern vorgeschriebenen Hinweises zu machen sind. [6]Bei traditionellen pflanzlichen Arzneimitteln zur Anwendung bei Tieren ist zusätzlich zu den Hinweisen nach Absatz 3b Satz 1 ein der Anwendung bei Tieren entsprechender Hinweis nach § 10 Abs. 4a Satz 1 Nr. 2 anzugeben.

(5) [1]Können die nach Absatz 1 Satz 1 Nr. 3 Buchstabe a und c sowie Nr. 5 vorgeschriebenen Angaben nicht gemacht werden, so ist der Hinweis „keine bekannt" zu verwenden. [2]Werden auf der Packungsbeilage weitere Angaben gemacht, so müssen sie von den Angaben nach den Absätzen 1 bis 4 deutlich abgesetzt und abgegrenzt sein.

(6) [1]Die Packungsbeilage kann entfallen, wenn die nach den Absätzen 1 bis 4 vorgeschriebenen Angaben auf dem Behältnis oder auf der äußeren Umhüllung stehen. [2]Absatz 5 findet entsprechende Anwendung.

(7) [1]Aus Fertigarzneimitteln entnommene Teilmengen, die zur Anwendung bei Menschen bestimmt sind, dürfen nur zusammen mit einer Ausfertigung der für das Fertigarzneimittel vorgeschriebenen Packungsbeilage abgegeben werden. [2]Absatz 6 Satz 1 gilt entsprechend. [3]Abweichend von Satz 1 müssen bei der im Rahmen einer Dauermedikation erfolgenden regelmäßigen Abgabe von aus Fertigarzneimitteln entnommenen Teilmengen in neuen, patientenindividuell zusammengestellten Blistern Ausfertigungen der für die jeweiligen Fertigarzneimittel vorgeschriebenen Packungsbeilagen erst dann erneut beigefügt werden, wenn sich diese gegenüber den zuletzt beigefügten geändert haben.

§ 11a
Fachinformation

(1) [1]Der pharmazeutische Unternehmer ist verpflichtet, Ärzten, Zahnärzten, Tierärzten, Apothekern und, soweit es sich nicht um verschreibungspflichtige Arzneimittel handelt, anderen Personen, die die Heilkunde oder Zahnheilkunde berufsmäßig ausüben, für Fertigarzneimittel, die der Zulassungspflicht unterliegen oder von der Zulassung freigestellt sind, Arzneimittel im Sinne des § 2 Abs. 1 oder Abs. 2 Nr. 1 und für den Verkehr außerhalb der Apotheken nicht freigegeben sind, auf Anforderung eine Gebrauchsinformation für Fachkreise (Fachinformation) zur Verfügung zu stellen. [2]Diese muss die Überschrift „Fachinformation" tragen und folgende Angaben in gut lesbarer Schrift in Übereinstimmung mit der im Rahmen der Zulassung genehmigten Zusammenfassung der Merkmale des Arzneimittels und in der nachstehenden Reihenfolge enthalten:

1. die Bezeichnung des Arzneimittels, gefolgt von der Stärke und der Darreichungsform;
2. qualitative und quantitative Zusammensetzung nach Wirkstoffen und den sonstigen Bestandteilen, deren Kenntnis für eine zweckgemäße Verabreichung

des Mittels erforderlich ist, unter Angabe der gebräuchlichen oder chemischen Bezeichnung; § 10 Abs. 6 findet Anwendung;

3. Darreichungsform;
4. klinische Angaben:
   a) Anwendungsgebiete,
   b) Dosierung und Art der Anwendung bei Erwachsenen und, soweit das Arzneimittel zur Anwendung bei Kindern bestimmt ist, bei Kindern,
   c) Gegenanzeigen,
   d) besondere Warn- und Vorsichtshinweise für die Anwendung und bei immunologischen Arzneimitteln alle besonderen Vorsichtsmaßnahmen, die von Personen, die mit immunologischen Arzneimitteln in Berührung kommen und von Personen, die diese Arzneimittel Patienten verabreichen, zu treffen sind, sowie von dem Patienten zu treffenden Vorsichtsmaßnahmen, soweit dies durch Auflagen der zuständigen Bundesoberbehörde nach § 28 Abs. 2 Nr. 1 Buchstabe a angeordnet oder auf Grund von § 7 des Anti-Doping-Gesetzes oder durch Rechtsverordnung vorgeschrieben ist,
   e) Wechselwirkungen mit anderen Arzneimitteln oder anderen Mitteln, soweit sie die Wirkung des Arzneimittels beeinflussen können,
   f) Verwendung bei Schwangerschaft und Stillzeit,
   g) Auswirkungen auf die Fähigkeit zur Bedienung von Maschinen und zum Führen von Kraftfahrzeugen,
   h) Nebenwirkungen bei bestimmungsgemäßem Gebrauch,
   i) Überdosierung: Symptome, Notfallmaßnahmen, Gegenmittel;
5. pharmakologische Eigenschaften:
   a) pharmakodynamische Eigenschaften,
   b) pharmakokinetische Eigenschaften,
   c) vorklinische Sicherheitsdaten;
6. pharmazeutische Angaben:
   a) Liste der sonstigen Bestandteile,
   b) Hauptinkompatibilitäten,

c) Dauer der Haltbarkeit und, soweit erforderlich, die Haltbarkeit bei Herstellung einer gebrauchsfertigen Zubereitung des Arzneimittels oder bei erstmaliger Öffnung des Behältnisses,

d) besondere Vorsichtsmaßnahmen für die Aufbewahrung,

e) Art und Inhalt des Behältnisses,

f) besondere Vorsichtsmaßnahmen für die Beseitigung von angebrochenen Arzneimitteln oder der davon stammenden Abfallmaterialien, um Gefahren für die Umwelt zu vermeiden;

7. Inhaber der Zulassung;
8. Zulassungsnummer;
9. Datum der Erteilung der Zulassung oder der Verlängerung der Zulassung;
10. Datum der Überarbeitung der Fachinformation.

[3]Bei allen Arzneimitteln, die zur Anwendung bei Menschen bestimmt sind, ist ein Standardtext aufzunehmen, durch den die Angehörigen von Gesundheitsberufen ausdrücklich aufgefordert werden, jeden Verdachtsfall einer Nebenwirkung an die zuständige Bundesoberbehörde zu melden, wobei die Meldung in jeder Form, insbesondere auch elektronisch, erfolgen kann. [4]Für Arzneimittel, die zur Anwendung bei Menschen bestimmt sind und sich auf der Liste gemäß Artikel 23 der Verordnung (EG) Nr. 726/2004 befinden, muss ferner folgende Erklärung aufgenommen werden: „Dieses Arzneimittel unterliegt einer zusätzlichen Überwachung." [5]Dieser Erklärung muss ein schwarzes Symbol vorangehen und ein geeigneter standardisierter erläuternder Text nach Artikel 23 Abs. 4 der Verordnung (EG) Nr. 726/2004 folgen. [6]Weitere Angaben, die nicht durch eine Verordnung der Europäischen Gemeinschaft oder der Europäischen Union vorgeschrieben oder bereits nach dieser Verordnung zulässig sind, sind zulässig, wenn sie mit der Anwendung des Arzneimittels im Zusammenhang stehen und den Angaben nach Satz 2 nicht widersprechen; sie müssen von den Angaben nach Satz 2 deutlich abgesetzt und abgegrenzt sein. [7]Satz 1 gilt nicht für Arzneimittel, die nach § 21 Abs. 2 einer Zulassung nicht bedürfen oder nach einer homöopathischen Verfahrenstechnik hergestellt sind. [8]Der Inhaber der Zulassung ist verpflichtet, die Fachinformation auf dem aktuellen wissenschaftlichen Kenntnisstand zu halten, zu dem auch die Schlussfolgerungen aus Bewertungen und die Empfehlungen gehören, die auf dem nach Artikel 26 der Verordnung (EG) Nr. 726/2004 eingerichteten europäischen Internetportal für Arzneimittel veröffentlicht werden. [9]Die nach den Sätzen 3 und 5 erforderlichen Standardtexte werden von der zuständigen Bundesoberbehörde im Bundesanzeiger bekannt gemacht.

(1a) Bei Sera ist auch die Art des Lebewesens, aus dem sie gewonnen sind, bei Virusimpfstoffen das Wirtssystem, das zur Virusvermehrung gedient hat, und bei Arzneimitteln aus humanem Blutplasma zur Fraktionierung das Herkunftsland des Blutplasmas anzugeben.

(1b) Bei radioaktiven Arzneimitteln sind ferner die Einzelheiten der internen Strahlungsdosimetrie, zusätzliche detaillierte Anweisungen für die extemporane Zubereitung und die Qualitätskontrolle für diese Zubereitung sowie, soweit erforderlich, die Höchstlagerzeit anzugeben, während der eine Zwischenzubereitung wie ein Eluat oder das gebrauchsfertige Arzneimittel seinen Spezifikationen entspricht.

(1c) [1]Bei Arzneimitteln, die zur Anwendung bei Tieren bestimmt sind, muss die Fachinformation unter der Nummer 4 „klinische Angaben" folgende Angaben enthalten:

a) Angabe jeder Zieltierart, bei der das Arzneimittel angewendet werden soll,

b) Angaben zur Anwendung mit besonderem Hinweis auf die Zieltierarten,

c) Gegenanzeigen,

d) besondere Warnhinweise bezüglich jeder Zieltierart,

e) besondere Warnhinweise für den Gebrauch, einschließlich der von der verabreichenden Person zu treffenden besonderen Sicherheitsvorkehrungen,

f) Nebenwirkungen (Häufigkeit und Schwere),

g) Verwendung bei Trächtigkeit, Eier- oder Milcherzeugung,

h) Wechselwirkungen mit anderen Arzneimitteln und andere Wechselwirkungen,

i) Dosierung und Art der Anwendung,

j) Überdosierung: Notfallmaßnahmen, Symptome, Gegenmittel, soweit erforderlich,

k) Wartezeit für sämtliche Lebensmittel, einschließlich jener, für die keine Wartezeit besteht.

[2]Die Angaben nach Absatz 1 Satz 2 Nr. 5 Buchstabe c entfallen.

(1d) Bei Arzneimitteln, die nur auf ärztliche, zahnärztliche oder tierärztliche Verschreibung abgegeben werden dürfen, ist auch der Hinweis „Verschreibungspflichtig", bei Betäubungsmitteln der Hinweis „Betäubungsmittel", bei sonstigen Arzneimitteln, die nur in Apotheken an Verbraucher abgegeben werden dürfen, der Hinweis „Apothekenpflichtig" anzugeben; bei Arzneimitteln, die einen Stoff oder eine Zubereitung nach § 48 Abs. 1 Satz 1 Nr. 3 enthalten, ist eine entsprechende Angabe zu machen.

(1e) Für Zulassungen von Arzneimitteln nach § 24b können Angaben nach Absatz 1 entfallen, die sich auf Anwendungsgebiete, Dosierungen oder andere Gegenstände eines Patents beziehen, die zum Zeitpunkt des Inverkehrbringens noch unter das Patentrecht fallen.

(2) [1] Der pharmazeutische Unternehmer ist verpflichtet, die Änderungen der Fachinformation, die für die Therapie relevant sind, den Fachkreisen in geeigneter Form zugänglich zu machen. [2] Die zuständige Bundesoberbehörde kann, soweit erforderlich, durch Auflage bestimmen, in welcher Form die Änderungen allen oder bestimmten Fachkreisen zugänglich zu machen sind.

(3) Ein Muster der Fachinformation und geänderter Fassungen ist der zuständigen Bundesoberbehörde unverzüglich zu übersenden, soweit nicht das Arzneimittel von der Zulassung freigestellt ist.

(4) [1] Die Verpflichtung nach Absatz 1 Satz 1 kann bei Arzneimitteln, die ausschließlich von Angehörigen der Heilberufe verabreicht werden, auch durch Aufnahme der Angaben nach Absatz 1 Satz 2 in der Packungsbeilage erfüllt werden. [2] Die Packungsbeilage muss mit der Überschrift „Gebrauchsinformation und Fachinformation" versehen werden.

§ 12
Ermächtigung für die Kennzeichnung, die Packungsbeilage und die Packungsgrößen

(1) Das Bundesministerium wird ermächtigt, im Einvernehmen mit dem Bundesministerium für Wirtschaft und Energie durch Rechtsverordnung mit Zustimmung des Bundesrates

1. die Vorschriften der §§ 10 bis 11a auf andere Arzneimittel und den Umfang der Fachinformation auf weitere Angaben auszudehnen,
2. vorzuschreiben, dass die in den §§ 10 und 11 genannten Angaben dem Verbraucher auf andere Weise übermittelt werden,
3. für bestimmte Arzneimittel oder Arzneimittelgruppen vorzuschreiben, dass Warnhinweise, Warnzeichen oder Erkennungszeichen auf

   a) den Behältnissen, den äußeren Umhüllungen, der Packungsbeilage oder

   b) der Fachinformation

   anzubringen sind,

4. vorzuschreiben, dass bestimmte Bestandteile nach der Art auf den Behältnissen und den äußeren Umhüllungen anzugeben sind oder auf sie in der Packungsbeilage hinzuweisen ist,

soweit es geboten ist, um einen ordnungsgemäßen Umgang mit Arzneimitteln und deren sachgerechte Anwendung im Geltungsbereich dieses Gesetzes sicherzustellen und um eine unmittelbare oder mittelbare Gefährdung der Gesundheit von Mensch oder Tier zu verhüten, die infolge mangelnder Unterrichtung eintreten könnte.

(1a) Das Bundesministerium wird ferner ermächtigt, durch Rechtsverordnung mit Zustimmung des Bundesrates für Stoffe oder Zubereitungen aus Stoffen bei der Angabe auf Behältnissen und äußeren Umhüllungen oder in der Packungsbeilage oder in der Fachinformation zusammenfassende Bezeichnungen zuzulassen, soweit es sich nicht um wirksame Bestandteile handelt und eine unmittelbare oder mittelbare Gefährdung der Gesundheit von Mensch oder Tier infolge mangelnder Unterrichtung nicht zu befürchten ist.

(1b) Das Bundesministerium wird ferner ermächtigt, im Einvernehmen mit dem Bundesministerium für Wirtschaft und Energie durch Rechtsverordnung mit Zustimmung des Bundesrates

1. die Kennzeichnung von Ausgangsstoffen, die für die Herstellung von Arzneimitteln bestimmt sind, und

2.*) die Kennzeichnung von Arzneimitteln, die zur klinischen Prüfung bestimmt sind,

2. die Kennzeichnung von Arzneimitteln, die zur klinischen Prüfung bestimmt sind und nicht in den Anwendungsbereich der Verordnung (EU) Nr. 536/2014 fallen,

zu regeln, soweit es geboten ist, um eine unmittelbare oder mittelbare Gefährdung der Gesundheit von Mensch oder Tier zu verhüten, die infolge mangelnder Kennzeichnung eintreten könnte.

(2) [1]Soweit es sich um Arzneimittel handelt, die zur Anwendung bei Tieren bestimmt sind, tritt in den Fällen des Absatzes 1, 1a, 1b oder 3 an die Stelle des Bundesministeriums das Bundesministerium für Ernährung und Landwirtschaft, das die

*) Nummer 2 wird neu gefasst; der Text ist auf Raster gestellt. Sie tritt in Kraft, sobald die in Fußnote**) genannten Voraussetzungen erfüllt sind.

**) Nummer 2 tritt sechs Monate nach der Veröffentlichung der Mitteilung der Europäischen Kommission über die Funktionsfähigkeit des EU-Portals und der Datenbank nach Artikel 82 der Verordnung (EU) Nr. 536/2014 des Europäischen Parlaments und des Rates vom 16. April 2014 über klinische Prüfungen mit Humanarzneimitteln und zur Aufhebung der Richtlinie 2001/20/EG (ABl. L 158 vom 27.5.2014, S. 1) im Amtsblatt der Europäischen Union in Kraft.

Rechtsverordnung jeweils im Einvernehmen mit dem Bundesministerium erlässt. [2]Die Rechtsverordnung nach Absatz 1, 1a oder 1b ergeht im Einvernehmen mit dem Bundesministerium für Umwelt, Naturschutz, Bau und Reaktorsicherheit, soweit es sich um radioaktive Arzneimittel und um Arzneimittel handelt, bei deren Herstellung ionisierende Strahlen verwendet werden, oder in den Fällen des Absatzes 1 Nr. 3 Warnhinweise, Warnzeichen oder Erkennungszeichen im Hinblick auf Angaben nach § 10 Abs. 1 Satz 1 Nr. 13 oder Abs. 5 Satz 1 Nr. 10, § 11 Abs. 4 Satz 1 Nr. 9 oder § 11a Abs. 1 Satz 2 Nr. 6 Buchstabe f vorgeschrieben werden.

(3) [1]Das Bundesministerium wird ferner ermächtigt, durch Rechtsverordnung ohne Zustimmung des Bundesrates zu bestimmen, dass Arzneimittel nur in bestimmten Packungsgrößen in den Verkehr gebracht werden dürfen und von den pharmazeutischen Unternehmern auf den Behältnissen oder, soweit verwendet, auf den äußeren Umhüllungen entsprechend zu kennzeichnen sind. [2]Die Bestimmung dieser Packungsgrößen erfolgt für bestimmte Wirkstoffe und berücksichtigt die Anwendungsgebiete, die Anwendungsdauer und die Darreichungsform. [3]Bei der Bestimmung der Packungsgrößen ist grundsätzlich von einer Dreiteilung auszugehen:

1. Packungen für kurze Anwendungsdauer oder Verträglichkeitstests,
2. Packungen für mittlere Anwendungsdauer,
3. Packungen für längere Anwendungsdauer.

Dritter Abschnitt
Herstellung von Arzneimitteln

§ 13
Herstellungserlaubnis

(1) [1]Wer

1. Arzneimittel im Sinne des § 2 Abs. 1 oder Abs. 2 Nr. 1,
2. Testsera oder Testantigene,
3. Wirkstoffe, die menschlicher, tierischer oder mikrobieller Herkunft sind oder die auf gentechnischem Wege hergestellt werden, oder
4. andere zur Arzneimittelherstellung bestimmte Stoffe menschlicher Herkunft

gewerbs- oder berufsmäßig herstellt, bedarf einer Erlaubnis der zuständigen Behörde. [2]Das Gleiche gilt für juristische Personen, nicht rechtsfähige Vereine und Gesellschaften bürgerlichen Rechts, die Arzneimittel zum Zwecke der Abgabe an ihre Mitglieder herstellen. [3]Satz 1 findet auf eine Prüfung, auf deren Grundlage die

Freigabe des Arzneimittels für das Inverkehrbringen erklärt wird, entsprechende Anwendung. [4]§ 14 Abs. 4 bleibt unberührt.

(1a)*) Absatz 1 findet keine Anwendung auf

1. Gewebe im Sinne von § 1a Nr. 4 des Transplantationsgesetzes, für die es einer Erlaubnis nach § 20b oder § 20c bedarf,
2. die Gewinnung und die Laboruntersuchung von autologem Blut zur Herstellung von biotechnologisch bearbeiteten Gewebeprodukten, für die es einer Erlaubnis nach § 20b bedarf,
3. Gewebezubereitungen, für die es einer Erlaubnis nach § 20c bedarf,
4. die Rekonstitution, soweit es sich nicht um Arzneimittel handelt, die zur klinischen Prüfung bestimmt sind.

4. die Rekonstitution, soweit es sich nicht um Arzneimittel handelt, die zur klinischen Prüfung außerhalb des Anwendungsbereichs der Verordnung (EU) Nr. 536/2014 bestimmt sind.

(2)*) Einer Erlaubnis nach Absatz 1 bedarf nicht

1. der Inhaber einer Apotheke für die Herstellung von Arzneimitteln im Rahmen des üblichen Apothekenbetriebs oder für die Rekonstitution oder das Abpacken einschließlich der Kennzeichnung von Arzneimitteln, die zur klinischen Prüfung bestimmt sind, sofern dies dem Prüfplan entspricht,
2. der Träger eines Krankenhauses, soweit er nach dem Gesetz über das Apothekenwesen Arzneimittel abgeben darf oder für die Rekonstitution oder das Abpacken einschließlich der Kennzeichnung von Arzneimitteln, die zur klinischen Prüfung bestimmt sind, sofern dies dem Prüfplan entspricht,

1. der Inhaber einer Apotheke für die Herstellung von Arzneimitteln im Rahmen des üblichen Apothekenbetriebs oder für die Rekonstitution oder das Abpacken einschließlich der Kennzeichnung von Arzneimitteln, die zur klinischen Prüfung außerhalb des Anwendungsbereichs der Verordnung (EU) Nr. 536/2014 bestimmt sind, sofern dies dem Prüfplan entspricht,

*) Absatz 1a Nr. 4, Absatz 2 Nr. 1 und 2 werden neu gefasst; außerdem wird nach Absatz 2 Nr. 2a eingefügt. Die Texte sind auf Raster gestellt (s. S. 77ff.). Sie treten in Kraft, sobald die in Fußnote**) genannten Voraussetzungen erfüllt sind.

**) Absatz 1a Nr. 4, Absatz 2 Nr. 1 und 2 sowie Absatz 2 Nr. 2a treten sechs Monate nach der Veröffentlichung der Mitteilung der Europäischen Kommission über die Funktionsfähigkeit des EU-Portals und der Datenbank nach Artikel 82 der Verordnung (EU) Nr. 536/2014 des Europäischen Parlaments und des Rates vom 16. April 2014 über klinische Prüfungen mit Humanarzneimitteln und zur Aufhebung der Richtlinie 2001/20/EG (ABl. L 158 vom 27.5.2014, S. 1) im Amtsblatt der Europäischen Union in Kraft.

2. der Träger eines Krankenhauses, soweit er nach dem Gesetz über das Apothekenwesen Arzneimittel abgeben darf oder für die Rekonstitution oder das Abpacken einschließlich der Kennzeichnung von Arzneimitteln, die zur klinischen Prüfung außerhalb des Anwendungsbereichs der Verordnung (EU) Nr. 536/2014 bestimmt sind, sofern dies dem Prüfplan entspricht,

2a. die Apotheke für die in Artikel 61 Abs. 5 der Verordnung (EU) Nr. 536/2014 genannten Tätigkeiten,

3. der Tierarzt im Rahmen des Betriebes einer tierärztlichen Hausapotheke für

   a) das Umfüllen, Abpacken oder Kennzeichnen von Arzneimitteln in unveränderter Form,

   b) die Herstellung von Arzneimitteln, die ausschließlich für den Verkehr außerhalb der Apotheken freigegebene Stoffe oder Zubereitungen aus solchen Stoffen enthalten,

   c) die Herstellung von homöopathischen Arzneimitteln, die, soweit sie zur Anwendung bei Tieren bestimmt sind, die der Gewinnung von Lebensmitteln dienen, ausschließlich Wirkstoffe enthalten, die im Anhang der Verordnung (EU) Nr. 37/2010 als Stoffe aufgeführt sind, für die eine Festlegung von Höchstmengen nicht erforderlich ist,

   d) das Zubereiten von Arzneimitteln aus einem Fertigarzneimittel und arzneilich nicht wirksamen Bestandteilen,

   e) das Mischen von Fertigarzneimitteln für die Immobilisation von Zoo-, Wild- und Gehegetieren,

   soweit diese Tätigkeiten für die von ihm behandelten Tiere erfolgen,

4. der Großhändler für

   a) das Umfüllen von flüssigem Sauerstoff in mobile Kleinbehältnisse für einzelne Patienten in Krankenhäusern oder bei Ärzten einschließlich der erforderlichen Kennzeichnung,

   b) das Umfüllen, Abpacken oder Kennzeichnen von sonstigen Arzneimitteln in unveränderter Form, soweit es sich nicht um Packungen handelt, die zur Abgabe an den Verbraucher bestimmt sind,

5. der Einzelhändler, der die Sachkenntnis nach § 50 besitzt, für das Umfüllen, Abpacken oder Kennzeichnen von Arzneimitteln zur Abgabe in unveränderter Form unmittelbar an den Verbraucher,

6. der Hersteller von Wirkstoffen, die für die Herstellung von Arzneimitteln bestimmt sind, die nach einer im Homöopathischen Teil des Arzneibuches beschriebenen Verfahrenstechnik hergestellt werden.

(2a)*) [1]Die Ausnahmen nach Absatz 2 gelten nicht für die Herstellung von Blutzubereitungen, Gewebezubereitungen, Sera, Impfstoffen, Allergenen, Testsera, Testantigenen, Arzneimitteln für neuartige Therapien, xenogenen und radioaktiven Arzneimitteln. [2]Satz 1 findet keine Anwendung auf die in Absatz 2 Nr. 1 oder Nr. 2 genannten Einrichtungen, soweit es sich um

1. das patientenindividuelle Umfüllen in unveränderter Form, das Abpacken oder Kennzeichnen von im Geltungsbereich dieses Gesetzes zugelassenen Sera nicht menschlichen oder tierischen Ursprungs oder
2. die Rekonstitution oder das Umfüllen, das Abpacken oder Kennzeichnen von Arzneimitteln, die zur klinischen Prüfung bestimmt sind, sofern dies dem Prüfplan entspricht, oder
3. die Herstellung von Testallergenen

handelt. [3]Tätigkeiten nach Satz 2 Nr. 1 und 3 sind der zuständigen Behörde anzuzeigen.

(2a) [1]Die Ausnahmen nach Absatz 2 Nr. 1, 2, 3 bis 6 gelten nicht für die Herstellung von Blutzubereitungen, Gewebezubereitungen, Sera, Impfstoffen, Allergenen, Testsera, Testantigenen, Arzneimitteln für neuartige Therapien, xenogenen und radioaktiven Arzneimitteln. [2]Satz 1 findet keine Anwendung auf die in Absatz 2 Nr. 1 oder Nr. 2 genannten Einrichtungen, soweit es sich um

1. das patientenindividuelle Umfüllen in unveränderter Form, das Abpacken oder Kennzeichnen von im Geltungsbereich dieses Gesetzes zugelassenen Sera nicht menschlichen oder tierischen Ursprungs oder
2. die Rekonstitution oder das Umfüllen, das Abpacken oder Kennzeichnen von Arzneimitteln, die zur klinischen Prüfung außerhalb des Anwendungsbereichs der Verordnung (EU) Nr. 536/2014 bestimmt sind, sofern dies dem Prüfplan entspricht, oder
3. die Herstellung von Testallergenen

handelt. [3]Tätigkeiten nach Satz 2 Nr. 1 und 3 sind der zuständigen Behörde anzuzeigen.

*) Absatz 2a wird neu gefasst; der Text ist auf Raster gestellt. Er tritt in Kraft, sobald die in Fußnote**) genannten Voraussetzungen erfüllt sind.

**) Absatz 2a tritt sechs Monate nach der Veröffentlichung der Mitteilung der Europäischen Kommission über die Funktionsfähigkeit des EU-Portals und der Datenbank nach Artikel 82 der Verordnung (EU) Nr. 536/2014 des Europäischen Parlaments und des Rates vom 16. April 2014 über klinische Prüfungen mit Humanarzneimitteln und zur Aufhebung der Richtlinie 2001/20/EG (ABl. L 158 vom 27.5.2014, S. 1) im Amtsblatt der Europäischen Union in Kraft.

(2b) [1]Einer Erlaubnis nach Absatz 1 bedarf ferner nicht eine Person, die Arzt ist oder sonst zur Ausübung der Heilkunde bei Menschen befugt ist, soweit die Arzneimittel unter ihrer unmittelbaren fachlichen Verantwortung zum Zwecke der persönlichen Anwendung bei einem bestimmten Patienten hergestellt werden. [2]Satz 1 findet keine Anwendung auf

1. Arzneimittel für neuartige Therapien und xenogene Arzneimittel sowie
2. Arzneimittel, die zur klinischen Prüfung bestimmt sind, soweit es sich nicht nur um eine Rekonstitution handelt.

(2c) Absatz 2b Satz 1 gilt für Tierärzte im Rahmen des Betriebes einer tierärztlichen Hausapotheke für die Anwendung bei von ihnen behandelten Tieren entsprechend.

(3) Eine nach Absatz 1 für das Umfüllen von verflüssigten medizinischen Gasen in das Lieferbehältnis eines Tankfahrzeuges erteilte Erlaubnis umfasst auch das Umfüllen der verflüssigten medizinischen Gase in unveränderter Form aus dem Lieferbehältnis eines Tankfahrzeuges in Behältnisse, die bei einem Krankenhaus oder anderen Verbrauchern aufgestellt sind.

(4)*) [1]Die Entscheidung über die Erteilung der Erlaubnis trifft die zuständige Behörde des Landes, in dem die Betriebsstätte liegt oder liegen soll. [2]Bei Blutzubereitungen, Gewebezubereitungen, Sera, Impfstoffen, Allergenen, Arzneimitteln für neuartige Therapien, xenogenen Arzneimitteln, gentechnisch hergestellten Arzneimitteln sowie Wirkstoffen und anderen zur Arzneimittelherstellung bestimmten Stoffen, die menschlicher, tierischer oder mikrobieller Herkunft sind oder die auf gentechnischem Wege hergestellt werden, ergeht die Entscheidung über die Erlaubnis im Benehmen mit der zuständigen Bundesoberbehörde.

(5) [1]Die Erlaubnis zur Herstellung von Prüf- oder Hilfspräparaten im Sinne des Artikels 2 Abs. 2 Nr. 5 und 8 der Verordnung (EU) Nr. 536/2014 wird von der zuständigen Behörde nach Maßgabe des Artikels 61 Abs. 1 bis 3 der Verordnung (EU) Nr. 536/2014 erteilt. [2]Für die Erteilung der Erlaubnis finden die §§ 16, 17 und 64 Abs. 3a Satz 2 entsprechende Anwendung.

*) Dem Absatz 4 werden die Absätze 5 und 6 angefügt; der Text ist auf Raster gestellt (s. S. 80f.). Sie treten in Kraft, sobald die in Fußnote**) genannten Voraussetzungen erfüllt sind.

**) Die Absätze 5 und 6 treten sechs Monate nach der Veröffentlichung der Mitteilung der Europäischen Kommission über die Funktionsfähigkeit des EU-Portals und der Datenbank nach Artikel 82 der Verordnung (EU) Nr. 536/2014 des Europäischen Parlaments und des Rates vom 16. April 2014 über klinische Prüfungen mit Humanarzneimitteln und zur Aufhebung der Richtlinie 2001/20/EG (ABl. L 158 vom 27.5.2014, S. 1) im Amtsblatt der Europäischen Union in Kraft.

(6) Der Inhaber der Erlaubnis nach Absatz 5 ist verpflichtet, der sachkundigen Person nach § 14 Abs. 1 Nr. 1 und § 15 die Erfüllung ihrer Aufgabe zu ermöglichen und ihr insbesondere alle erforderlichen Hilfsmittel zur Verfügung zu stellen.

§ 14
Entscheidung über die Herstellungserlaubnis

(1) Die Erlaubnis darf nur versagt werden, wenn

1. nicht mindestens eine Person mit der nach § 15 erforderlichen Sachkenntnis (sachkundige Person nach § 14) vorhanden ist, die für die in § 19 genannte Tätigkeit verantwortlich ist,
2. (aufgehoben)
3. die sachkundige Person nach Nummer 1 oder der Antragsteller die zur Ausübung ihrer Tätigkeit erforderliche Zuverlässigkeit nicht besitzt,
4. die sachkundige Person nach Nummer 1 die ihr obliegenden Verpflichtungen nicht ständig erfüllen kann,
5. (aufgehoben)

5a. in Betrieben, die Fütterungsarzneimittel aus Arzneimittel-Vormischungen herstellen, die Person, der die Beaufsichtigung des technischen Ablaufs der Herstellung übertragen ist, nicht ausreichende Kenntnisse und Erfahrungen auf dem Gebiete der Mischtechnik besitzt,

5b. der Arzt, in dessen Verantwortung eine Vorbehandlung der spendenden Person zur Separation von hämatopoetischen Stammzellen aus dem peripheren Blut oder von anderen Blutbestandteilen durchgeführt wird, nicht die erforderliche Sachkenntnis besitzt,

5c. entgegen § 4 Satz 1 Nr. 2 des Transfusionsgesetzes keine leitende ärztliche Person bestellt worden ist oder diese Person nicht die erforderliche Sachkunde nach dem Stand der medizinischen Wissenschaft besitzt oder entgegen § 4 Satz 1 Nr. 3 des Transfusionsgesetzes bei der Durchführung der Spendeentnahme von einem Menschen keine ärztliche Person vorhanden ist,

6. geeignete Räume und Einrichtungen für die beabsichtigte Herstellung, Prüfung und Lagerung der Arzneimittel nicht vorhanden sind oder

6a. der Hersteller nicht in der Lage ist zu gewährleisten, dass die Herstellung oder Prüfung der Arzneimittel nach dem Stand von Wissenschaft und Technik und bei der Gewinnung von Blut und Blutbestandteilen zusätzlich nach den Vorschriften des Zweiten Abschnitts des Transfusionsgesetzes vorgenommen wird.

(2) (aufgehoben)

(2a) Die leitende ärztliche Person nach § 4 Satz 1 Nr. 2 des Transfusionsgesetzes kann zugleich die sachkundige Person nach Absatz 1 Nr. 1 sein.

(2b) (aufgehoben)

(3) (aufgehoben)

(4) Abweichend von Absatz 1 Nr. 6 kann teilweise außerhalb der Betriebsstätte des Arzneimittelherstellers

1. die Herstellung von Arzneimitteln zur klinischen Prüfung am Menschen in einer beauftragten Apotheke,
2. die Änderung des Verfalldatums von Arzneimitteln zur klinischen Prüfung am Menschen in einer Prüfstelle durch eine beauftragte Person des Herstellers, sofern diese Arzneimittel ausschließlich zur Anwendung in dieser Prüfstelle bestimmt sind,
3. die Prüfung der Arzneimittel in beauftragten Betrieben,
4. die Gewinnung oder Prüfung, einschließlich der Laboruntersuchungen der Spenderproben, von zur Arzneimittelherstellung bestimmten Stoffen menschlicher Herkunft, mit Ausnahme von Gewebe, in anderen Betrieben oder Einrichtungen,

die keiner eigenen Erlaubnis bedürfen, durchgeführt werden, wenn bei diesen hierfür geeignete Räume und Einrichtungen vorhanden sind und gewährleistet ist, dass die Herstellung und Prüfung nach dem Stand von Wissenschaft und Technik erfolgt und die sachkundige Person nach Absatz 1 Nr. 1 ihre Verantwortung wahrnehmen kann.

(5) [1]Bei Beanstandungen der vorgelegten Unterlagen ist dem Antragsteller Gelegenheit zu geben, Mängeln innerhalb einer angemessenen Frist abzuhelfen. [2]Wird den Mängeln nicht abgeholfen, so ist die Erteilung der Erlaubnis zu versagen.

§ 15
Sachkenntnis

(1) Der Nachweis der erforderlichen Sachkenntnis als sachkundige Person nach § 14 wird erbracht durch

1. die Approbation als Apotheker oder

2. das Zeugnis über eine nach abgeschlossenem Hochschulstudium der Pharmazie, der Chemie, der Biologie, der Human- oder der Veterinärmedizin abgelegte Prüfung

sowie eine mindestens zweijährige praktische Tätigkeit auf dem Gebiet der qualitativen und quantitativen Analyse sowie sonstiger Qualitätsprüfungen von Arzneimitteln.

(2) [1]In den Fällen des Absatzes 1 Nr. 2 muss der zuständigen Behörde nachgewiesen werden, dass das Hochschulstudium theoretischen und praktischen Unterricht in mindestens folgenden Grundfächern umfasst hat und hierin ausreichende Kenntnisse vorhanden sind:

Experimentelle Physik

Allgemeine und anorganische Chemie

Organische Chemie

Analytische Chemie

Pharmazeutische Chemie

Biochemie

Physiologie

Mikrobiologie

Pharmakologie

Pharmazeutische Technologie

Toxikologie

Pharmazeutische Biologie.

[2]Der theoretische und praktische Unterricht und die ausreichenden Kenntnisse können an einer Hochschule auch nach abgeschlossenem Hochschulstudium im Sinne des Absatzes 1 Nr. 2 erworben und durch Prüfung nachgewiesen werden.

(3) [1]Für die Herstellung und Prüfung von Blutzubereitungen, Sera menschlichen oder tierischen Ursprungs, Impfstoffen, Allergenen, Testsera und Testantigenen findet Absatz 2 keine Anwendung. [2]An Stelle der praktischen Tätigkeit nach Absatz 1 muss eine mindestens dreijährige Tätigkeit auf dem Gebiet der medizinischen Serologie oder medizinischen Mikrobiologie nachgewiesen werden. [3]Abweichend von Satz 2 müssen anstelle der praktischen Tätigkeit nach Absatz 1

1. für Blutzubereitungen aus Blutplasma zur Fraktionierung eine mindestens dreijährige Tätigkeit in der Herstellung oder Prüfung in plasmaverarbeitenden Be-

trieben mit Herstellungserlaubnis und zusätzlich eine mindestens sechsmonatige Erfahrung in der Transfusionsmedizin oder der medizinischen Mikrobiologie, Virologie, Hygiene oder Analytik,

2. für Blutzubereitungen aus Blutzellen, Zubereitungen aus Frischplasma sowie für Wirkstoffe und Blutbestandteile zur Herstellung von Blutzubereitungen eine mindestens zweijährige transfusionsmedizinische Erfahrung, die sich auf alle Bereiche der Herstellung und Prüfung erstreckt,

3. für autologe Blutzubereitungen eine mindestens sechsmonatige transfusionsmedizinische Erfahrung oder eine einjährige Tätigkeit in der Herstellung autologer Blutzubereitungen,

4. für hämatopoetische Stammzellzubereitungen aus dem peripheren Blut oder aus dem Nabelschnurblut zusätzlich zu ausreichenden Kenntnissen mindestens zwei Jahre Erfahrungen in dieser Tätigkeit, insbesondere in der zugrunde liegenden Technik,

nachgewiesen werden. [4]Zur Vorbehandlung von Personen zur Separation von hämatopoetischen Stammzellen aus dem peripheren Blut oder von anderen Blutbestandteilen muss die verantwortliche ärztliche Person ausreichende Kenntnisse und eine mindestens zweijährige Erfahrung in dieser Tätigkeit nachweisen. [5]Für das Abpacken und Kennzeichnen verbleibt es bei den Voraussetzungen des Absatzes 1.

(3a) [1]Für die Herstellung und Prüfung von Arzneimitteln für neuartige Therapien, xenogenen Arzneimitteln, Gewebezubereitungen, Arzneimitteln zur In-vivo-Diagnostik mittels Markergenen, radioaktiven Arzneimitteln und Wirkstoffen findet Absatz 2 keine Anwendung. [2]Anstelle der praktischen Tätigkeit nach Absatz 1 muss

1. für Gentherapeutika und Arzneimittel zur In-vivo-Diagnostik mittels Markergenen eine mindestens zweijährige Tätigkeit auf einem medizinisch relevanten Gebiet, insbesondere der Gentechnik, der Mikrobiologie, der Zellbiologie, der Virologie oder der Molekularbiologie,

2. für somatische Zelltherapeutika und biotechnologisch bearbeitete Gewebeprodukte eine mindestens zweijährige Tätigkeit auf einem medizinisch relevanten Gebiet, insbesondere der Gentechnik, der Mikrobiologie, der Zellbiologie, der Virologie oder der Molekularbiologie,

3. für xenogene Arzneimittel eine mindestens dreijährige Tätigkeit auf einem medizinisch relevanten Gebiet, die eine mindestens zweijährige Tätigkeit auf insbesondere einem Gebiet der in Nummer 1 genannten Gebiete umfasst,

4. für Gewebezubereitungen eine mindestens zweijährige Tätigkeit auf dem Gebiet der Herstellung und Prüfung solcher Arzneimittel in Betrieben und Einrichtungen, die einer Herstellungserlaubnis nach diesem Gesetz bedürfen oder eine Genehmigung nach dem Recht der Europäischen Union besitzen,
5. für radioaktive Arzneimittel eine mindestens dreijährige Tätigkeit auf dem Gebiet der Nuklearmedizin oder der radiopharmazeutischen Chemie und
6. für andere als die unter Absatz 3 Satz 3 Nr. 2 aufgeführten Wirkstoffe eine mindestens zweijährige Tätigkeit in der Herstellung oder Prüfung von Wirkstoffen

nachgewiesen werden.

(4) Die praktische Tätigkeit nach Absatz 1 muss in einem Betrieb abgeleistet werden, für den eine Erlaubnis zur Herstellung von Arzneimitteln durch einen Mitgliedstaat der Europäischen Union, einen anderen Vertragsstaat des Abkommens über den Europäischen Wirtschaftsraum oder durch einen Staat erteilt worden ist, mit dem eine gegenseitige Anerkennung von Zertifikaten nach § 72a Satz 1 Nr. 1 vereinbart ist.

(5) Die praktische Tätigkeit ist nicht erforderlich für das Herstellen von Fütterungsarzneimitteln aus Arzneimittel-Vormischungen; Absatz 2 findet keine Anwendung.

§ 16
Begrenzung der Herstellungserlaubnis

[1]Die Erlaubnis wird dem Antragsteller für eine bestimmte Betriebsstätte und für bestimmte Arzneimittel und Darreichungsformen erteilt, in den Fällen des § 14 Abs. 4 auch für eine bestimmte Betriebsstätte des beauftragten oder des anderen Betriebes. [2]Soweit die Erlaubnis die Prüfung von Arzneimitteln oder Wirkstoffen umfasst, ist die Art der Prüfung aufzuführen.

§ 17
Fristen für die Erteilung

(1) Die zuständige Behörde hat eine Entscheidung über den Antrag auf Erteilung der Erlaubnis innerhalb einer Frist von drei Monaten zu treffen.

(2) [1]Beantragt ein Erlaubnisinhaber die Änderung der Erlaubnis in Bezug auf die herzustellenden Arzneimittel oder in Bezug auf die Räume und Einrichtungen im Sinne des § 14 Abs. 1 Nr. 6, so hat die Behörde die Entscheidung innerhalb einer

Frist von einem Monat zu treffen. 2 In Ausnahmefällen verlängert sich die Frist um weitere zwei Monate. 3 Der Antragsteller ist hiervon vor Fristablauf unter Mitteilung der Gründe in Kenntnis zu setzen.

(3) 1 Gibt die Behörde dem Antragsteller nach § 14 Abs. 5 Gelegenheit, Mängeln abzuhelfen, so werden die Fristen bis zur Behebung der Mängel oder bis zum Ablauf der nach § 14 Abs. 5 gesetzten Frist gehemmt. 2 Die Hemmung beginnt mit dem Tage, an dem dem Antragsteller die Aufforderung zur Behebung der Mängel zugestellt wird.

§ 18
Rücknahme, Widerruf, Ruhen

(1) 1 Die Erlaubnis ist zurückzunehmen, wenn nachträglich bekannt wird, dass einer der Versagungsgründe nach § 14 Abs. 1 bei der Erteilung vorgelegen hat. 2 Ist einer der Versagungsgründe nachträglich eingetreten, so ist sie zu widerrufen; an Stelle des Widerrufs kann auch das Ruhen der Erlaubnis angeordnet werden. 3 § 13 Abs. 4 findet entsprechende Anwendung.

(2) 1 Die zuständige Behörde kann vorläufig anordnen, dass die Herstellung eines Arzneimittels eingestellt wird, wenn der Hersteller die für die Herstellung und Prüfung zu führenden Nachweise nicht vorlegt. 2 Die vorläufige Anordnung kann auf eine Charge beschränkt werden.

§ 19
Verantwortungsbereiche

1 Die sachkundige Person nach § 14 ist dafür verantwortlich, dass jede Charge des Arzneimittels entsprechend den Vorschriften über den Verkehr mit Arzneimitteln hergestellt und geprüft wurde. 2 Sie hat die Einhaltung dieser Vorschriften für jede Arzneimittelcharge in einem fortlaufenden Register oder einem vergleichbaren Dokument vor deren Inverkehrbringen zu bescheinigen.

§ 20
Anzeigepflichten

1 Der Inhaber der Erlaubnis hat jede Änderung einer der in § 14 Abs. 1 genannten Angaben unter Vorlage der Nachweise der zuständigen Behörde vorher anzuzeigen. 2 Bei einem unvorhergesehenen Wechsel der sachkundigen Person nach § 14 hat die Anzeige unverzüglich zu erfolgen.

§ 20a
Geltung für Wirkstoffe und andere Stoffe

§ 13 Abs. 2 und 4 und die §§ 14 bis 20 gelten entsprechend für Wirkstoffe und für andere zur Arzneimittelherstellung bestimmte Stoffe menschlicher Herkunft, soweit ihre Herstellung oder Prüfung nach § 13 Abs. 1 einer Erlaubnis bedarf.

§ 20b
Erlaubnis für die Gewinnung von Gewebe und die Laboruntersuchungen

(1) [1]Eine Einrichtung, die zur Verwendung bei Menschen bestimmte Gewebe im Sinne von § 1a Nr. 4 des Transplantationsgesetzes gewinnen (Entnahmeeinrichtung) oder die für die Gewinnung erforderlichen Laboruntersuchungen durchführen will, bedarf einer Erlaubnis der zuständigen Behörde. [2]Gewinnung im Sinne von Satz 1 ist die direkte oder extrakorporale Entnahme von Gewebe einschließlich aller Maßnahmen, die dazu bestimmt sind, das Gewebe in einem be- oder verarbeitungsfähigen Zustand zu erhalten, eindeutig zu identifizieren und zu transportieren. [3]Die Erlaubnis darf nur versagt werden, wenn

1. eine angemessen ausgebildete Person mit der erforderlichen Berufserfahrung nicht vorhanden ist, die, soweit es sich um eine Entnahmeeinrichtung handelt, zugleich die ärztliche Person im Sinne von § 8d Abs. 1 Satz 1 des Transplantationsgesetzes sein kann,
2. weiteres mitwirkendes Personal nicht ausreichend qualifiziert ist,
3. angemessene Räume für die jeweilige Gewebegewinnung oder für die Laboruntersuchungen nicht vorhanden sind oder
4. nicht gewährleistet wird, dass die Gewebegewinnung oder die Laboruntersuchungen nach dem Stand der medizinischen Wissenschaft und Technik und nach den Vorschriften der Abschnitte 2, 3 und 3a des Transplantationsgesetzes vorgenommen werden.

[4]Von einer Besichtigung im Sinne von § 64 Abs. 3 Satz 2 kann die zuständige Behörde vor Erteilung der Erlaubnis nach dieser Vorschrift absehen. [5]Die Erlaubnis wird der Entnahmeeinrichtung von der zuständigen Behörde für eine bestimmte Betriebsstätte und für bestimmtes Gewebe und dem Labor für eine bestimmte Betriebsstätte und für bestimmte Tätigkeiten erteilt. [6]Dabei kann die zuständige Behörde die zuständige Bundesoberbehörde beteiligen.

(1a) § 20c Abs. 4 Satz 1 und 2 und Abs. 5 gilt entsprechend.

(2) [1] Einer eigenen Erlaubnis nach Absatz 1 bedarf nicht, wer diese Tätigkeiten unter vertraglicher Bindung mit einem Hersteller oder einem Be- oder Verarbeiter ausübt, der eine Erlaubnis nach § 13 oder § 20c für die Be- oder Verarbeitung von Gewebe oder Gewebezubereitungen besitzt. [2] In diesem Fall hat der Hersteller oder der Be- oder Verarbeiter die Entnahmeeinrichtung oder das Labor der für diese jeweils örtlich zuständigen Behörde anzuzeigen und der Anzeige die Angaben und Unterlagen nach Absatz 1 Satz 3 beizufügen. [3] Nach Ablauf von einem Monat nach der Anzeige nach Satz 2 hat der Hersteller oder der Be- oder Verarbeiter die Entnahmeeinrichtung oder das Labor der für ihn zuständigen Behörde anzuzeigen, es sei denn, dass die für die Entnahmeeinrichtung oder das Labor zuständige Behörde widersprochen hat. [4] In Ausnahmefällen verlängert sich die Frist nach Satz 3 um weitere zwei Monate. [5] Der Hersteller oder der Be- oder Verarbeiter ist hiervon vor Fristablauf unter Mitteilung der Gründe in Kenntnis zu setzen. [6] Hat die zuständige Behörde widersprochen, sind die Fristen in Satz 3 und 4 gehemmt, bis der Grund für den Widerspruch behoben ist. [7] Absatz 1 Satz 3 bis 6 gilt entsprechend mit der Maßgabe, dass die Erlaubnis nach Absatz 1 Satz 5 dem Hersteller oder dem Be- oder Verarbeiter erteilt wird.

(3) [1] Die Erlaubnis ist zurückzunehmen, wenn nachträglich bekannt wird, dass einer der Versagungsgründe nach Absatz 1 Satz 3 bei der Erteilung vorgelegen hat. [2] Ist einer dieser Versagungsgründe nachträglich eingetreten, so ist die Erlaubnis zu widerrufen; an Stelle des Widerrufs kann auch das Ruhen der Erlaubnis angeordnet werden. [3] Die zuständige Behörde kann die Gewinnung von Gewebe oder die Laboruntersuchungen vorläufig untersagen, wenn die Entnahmeeinrichtung, das Labor oder der Hersteller oder der Be- oder Verarbeiter die für die Gewebegewinnung oder die Laboruntersuchungen zu führenden Nachweise nicht vorlegt.

(4) Die Absätze 1 bis 3 gelten entsprechend für die Gewinnung und die Laboruntersuchung von autologem Blut für die Herstellung von biotechnologisch bearbeiteten Gewebeprodukten.

(5) [1] Der Inhaber der Erlaubnis hat der zuständigen Behörde jede Änderung der in Absatz 1 Satz 3 genannten Voraussetzungen für die Erlaubnis unter Vorlage der Nachweise vorher anzuzeigen und er darf die Änderung erst vornehmen, wenn die zuständige Behörde eine schriftliche Erlaubnis erteilt hat. [2] Bei einem unvorhergesehenen Wechsel der angemessen ausgebildeten Person nach § 20b hat die Anzeige unverzüglich zu erfolgen.

§ 20c
Erlaubnis für die Be- oder Verarbeitung, Konservierung, Prüfung, Lagerung oder das Inverkehrbringen von Gewebe oder Gewebezubereitungen

(1) [1]Eine Einrichtung, die Gewebe oder Gewebezubereitungen, die nicht mit industriellen Verfahren be- oder verarbeitet werden und deren wesentliche Be- oder Verarbeitungsverfahren in der Europäischen Union hinreichend bekannt sind, be- oder verarbeiten, konservieren, prüfen, lagern oder in den Verkehr bringen will, bedarf abweichend von § 13 Abs. 1 einer Erlaubnis der zuständigen Behörde nach den folgenden Vorschriften. [2]Dies gilt auch im Hinblick auf Gewebe oder Gewebezubereitungen, deren Be- oder Verarbeitungsverfahren neu, aber mit einem bekannten Verfahren vergleichbar sind. [3]Die Entscheidung über die Erteilung der Erlaubnis trifft die zuständige Behörde des Landes, in dem die Betriebsstätte liegt oder liegen soll, im Benehmen mit der zuständigen Bundesoberbehörde.

(2) [1]Die Erlaubnis darf nur versagt werden, wenn

1. eine Person mit der erforderlichen Sachkenntnis und Erfahrung nach Absatz 3 (verantwortliche Person nach § 20c) nicht vorhanden ist, die dafür verantwortlich ist, dass die Gewebezubereitungen und Gewebe im Einklang mit den geltenden Rechtsvorschriften be- oder verarbeitet, konserviert, geprüft, gelagert oder in den Verkehr gebracht werden,
2. weiteres mitwirkendes Personal nicht ausreichend qualifiziert ist,
3. geeignete Räume und Einrichtungen für die beabsichtigten Tätigkeiten nicht vorhanden sind,
4. nicht gewährleistet ist, dass die Be- oder Verarbeitung einschließlich der Kennzeichnung, Konservierung und Lagerung sowie die Prüfung nach dem Stand von Wissenschaft und Technik vorgenommen werden, oder
5. ein Qualitätsmanagementsystem nach den Grundsätzen der Guten fachlichen Praxis nicht eingerichtet worden ist oder nicht auf dem neuesten Stand gehalten wird.

[2]Abweichend von Satz 1 Nr. 3 kann außerhalb der Betriebsstätte die Prüfung der Gewebe und Gewebezubereitungen in beauftragten Betrieben, die keiner eigenen Erlaubnis bedürfen, durchgeführt werden, wenn bei diesen hierfür geeignete Räume und Einrichtungen vorhanden sind und gewährleistet ist, dass die Prüfung nach dem Stand von Wissenschaft und Technik erfolgt und die verantwortliche Person nach § 20c ihre Verantwortung wahrnehmen kann.

(3) Der Nachweis der erforderlichen Sachkenntnis der verantwortlichen Person nach § 20c wird erbracht durch das Zeugnis über eine nach abgeschlossenem Hochschulstudium der Humanmedizin, Biologie, Biochemie oder einem als gleichwertig anerkannten Studium abgelegte Prüfung sowie eine mindestens zweijährige praktische Tätigkeit auf dem Gebiet der Be- oder Verarbeitung von Geweben oder Gewebezubereitungen.

(4) 1 Bei Beanstandungen der vorgelegten Unterlagen ist dem Antragsteller Gelegenheit zu geben, Mängeln innerhalb einer angemessenen Frist abzuhelfen. 2 Wird den Mängeln nicht abgeholfen, so ist die Erteilung der Erlaubnis zu versagen. 3 Die Erlaubnis wird für eine bestimmte Betriebsstätte und für bestimmte Gewebe oder Gewebezubereitungen erteilt.

(5) 1 Die zuständige Behörde hat eine Entscheidung über den Antrag auf Erteilung der Erlaubnis innerhalb einer Frist von drei Monaten zu treffen. 2 Beantragt ein Erlaubnisinhaber die Änderung der Erlaubnis, so hat die Behörde die Entscheidung innerhalb einer Frist von einem Monat zu treffen. 3 In Ausnahmefällen verlängert sich die Frist um weitere zwei Monate. 4 Der Antragsteller ist hiervon vor Fristablauf unter Mitteilung der Gründe in Kenntnis zu setzen. 5 Gibt die Behörde dem Antragsteller nach Absatz 4 Satz 1 Gelegenheit, Mängeln abzuhelfen, so werden die Fristen bis zur Behebung der Mängel oder bis zum Ablauf der nach Absatz 4 Satz 1 gesetzten Frist gehemmt. 6 Die Hemmung beginnt mit dem Tag, an dem dem Antragsteller die Aufforderung zur Behebung der Mängel zugestellt wird.

(6) 1 Der Inhaber der Erlaubnis hat jede Änderung einer der in Absatz 2 genannten Angaben unter Vorlage der Nachweise der zuständigen Behörde vorher anzuzeigen und darf die Änderung erst vornehmen, wenn die zuständige Behörde eine schriftliche Erlaubnis erteilt hat. 2 Bei einem unvorhergesehenen Wechsel der verantwortlichen Person nach § 20c hat die Anzeige unverzüglich zu erfolgen.

(7) 1 Die Erlaubnis ist zurückzunehmen, wenn nachträglich bekannt wird, dass einer der Versagungsgründe nach Absatz 2 bei der Erteilung vorgelegen hat. 2 Ist einer dieser Versagungsgründe nachträglich eingetreten, so ist die Erlaubnis zu widerrufen; an Stelle des Widerrufs kann auch das Ruhen der Erlaubnis angeordnet werden. Absatz 1 Satz 3 gilt entsprechend. 3 Die zuständige Behörde kann vorläufig anordnen, dass die Be- oder Verarbeitung von Gewebe oder Gewebezubereitungen eingestellt wird, wenn der Be- oder Verarbeiter die für die Be- oder Verarbeitung zu führenden Nachweise nicht vorlegt. 4 Wird die Be- oder Verarbeitung von Geweben oder Gewebezubereitungen eingestellt, hat der Be- oder Verarbeiter dafür zu sorgen, dass noch gelagerte Gewebezubereitungen und Gewebe weiter qualitätsgesichert

gelagert und auf andere Hersteller, Be- oder Verarbeiter oder Vertreiber mit einer Erlaubnis nach Absatz 1 oder § 13 Abs. 1 übertragen werden. [5]Das gilt auch für die Daten und Angaben über die Be- oder Verarbeitung, die für die Rückverfolgung dieser Gewebezubereitungen und Gewebe benötigt werden.

§ 20d
Ausnahme von der Erlaubnispflicht für Gewebe und Gewebezubereitungen

[1]Einer Erlaubnis nach § 20b Abs. 1 und § 20c Abs. 1 bedarf nicht eine Person, die Arzt ist oder sonst zur Ausübung der Heilkunde bei Menschen befugt ist und die dort genanntenTätigkeiten mit Ausnahme des Inverkehrbringens ausübt, um das Gewebe oder die Gewebezubereitung persönlich bei ihren Patienten anzuwenden. [2]Dies gilt nicht für Arzneimittel, die zur klinischen Prüfung bestimmt sind.

Vierter Abschnitt
Zulassung der Arzneimittel

§ 21
Zulassungspflicht

(1)*) [1]Fertigarzneimittel, die Arzneimittel im Sinne des § 2 Abs. 1 oder Abs. 2 Nr. 1 sind, dürfen im Geltungsbereich dieses Gesetzes nur in den Verkehr gebracht werden, wenn sie durch die zuständige Bundesoberbehörde zugelassen sind oder wenn für sie die Europäische Gemeinschaft oder die Europäischen Union eine Genehmigung für das Inverkehrbringen gemäß Artikel 3 Abs. 1 oder 2 der Verordnung (EG) Nr. 726/2004 auch in Verbindung mit der Verordnung (EG) Nr. 1901/2006 des Europäischen Parlaments und des Rates vom 12. Dezember 2006 über Kinderarzneimittel und zur Änderung der Verordnung (EWG) Nr. 1768/92, der Richtlinien 2001/20/EG und 2001/83/EG sowie der Verordnung (EG) Nr. 726/2004 (ABl. L 378 vom 27.12.2006, S. 1) oder der Verordnung (EG) Nr. 1394/2007 erteilt hat. [2]Das gilt auch für Arzneimittel, die keine Fertigarzneimittel und zur Anwendung bei Tieren bestimmt sind, sofern sie nicht an pharmazeutische Unternehmer

*) Absatz 1 wird neu gefasst; der Text ist auf Raster gestellt (s. S. 92). Er tritt in Kraft, sobald die in Fußnote**) genannten Voraussetzungen erfüllt sind.

**) Absatz 1 tritt sechs Monate nach der Veröffentlichung der Mitteilung der Europäischen Kommission über die Funktionsfähigkeit des EU-Portals und der Datenbank nach Artikel 82 der Verordnung (EU) Nr. 536/2014 des Europäischen Parlaments und des Rates vom 16. April 2014 über klinische Prüfungen mit Humanarzneimitteln und zur Aufhebung der Richtlinie 2001/20/EG (ABl. L 158 vom 27.5.2014, S. 1) im Amtsblatt der Europäischen Union in Kraft.

abgegeben werden sollen, die eine Erlaubnis zur Herstellung von Arzneimitteln besitzen.

(1) [1]Fertigarzneimittel, die Arzneimittel im Sinne des § 2 Abs. 1 oder Abs. 2 Nr. 1 sind, dürfen im Geltungsbereich dieses Gesetzes nur in den Verkehr gebracht werden, wenn sie durch die zuständige Bundesoberbehörde zugelassen sind oder wenn für sie die Europäische Gemeinschaft oder die Europäischen Union eine Genehmigung für das Inverkehrbringen gemäß Artikel 3 Abs. 1 oder 2 der Verordnung (EG) Nr. 726/2004 auch in Verbindung mit der Verordnung (EG) Nr. 1901/2006 des Europäischen Parlaments und des Rates vom 12. Dezember 2006 über Kinderarzneimittel und zur Änderung der Verordnung (EWG) Nr. 1768/92, der Richtlinie 2001/83/EG und der Verordnung (EU) Nr. 536/2014, der Verordnung (EG) Nr. 726/2004 (ABl. L 378 vom 27.12.2006, S. 1) oder der Verordnung (EG) Nr. 1394/2007 erteilt hat. [2]Das gilt auch für Arzneimittel, die keine Fertigarzneimittel und zur Anwendung bei Tieren bestimmt sind, sofern sie nicht an pharmazeutische Unternehmer abgegeben werden sollen, die eine Erlaubnis zur Herstellung von Arzneimitteln besitzen.

(2) Einer Zulassung bedarf es nicht für Arzneimittel, die

1. zur Anwendung bei Menschen bestimmt sind und auf Grund nachweislich häufiger ärztlicher oder zahnärztlicher Verschreibung in den wesentlichen Herstellungsschritten in einer Apotheke in einer Menge bis zu hundert abgabefertigen Packungen an einem Tag im Rahmen des üblichen Apothekenbetriebs hergestellt werden und zur Abgabe im Rahmen der bestehenden Apothekenbetriebserlaubnis bestimmt sind,

1a. Arzneimittel sind, bei deren Herstellung Stoffe menschlicher Herkunft eingesetzt werden und die entweder zur autologen oder gerichteten, für eine bestimmte Person vorgesehene Anwendung bestimmt sind oder auf Grund einer Rezeptur für einzelne Personen hergestellt werden, es sei denn, es handelt sich um Arzneimittel im Sinne von § 4 Abs. 4,

1b. andere als die in Nummer 1a genannten Arzneimittel sind und für Apotheken, denen für einen Patienten eine Verschreibung vorliegt, aus im Geltungsbereich dieses Gesetzes zugelassenen Arzneimitteln

   a) als Zytostatikazubereitung oder für die parenterale Ernährung sowie in anderen medizinisch begründeten besonderen Bedarfsfällen, sofern es für die ausreichende Versorgung des Patienten erforderlich ist und kein zugelassenes Arzneimittel zur Verfügung steht, hergestellt werden oder

   b) als Blister aus unveränderten Arzneimitteln hergestellt werden oder

   c) in unveränderter Form abgefüllt werden,

1c. zur Anwendung bei Menschen bestimmt sind, antivirale oder antibakterielle Wirksamkeit haben und zur Behandlung einer bedrohlichen übertragbaren Krankheit, deren Ausbreitung eine sofortige und das übliche Maß erheblich überschreitende Bereitstellung von spezifischen Arzneimitteln erforderlich macht, aus Wirkstoffen hergestellt werden, die von den Gesundheitsbehörden des Bundes oder der Länder oder von diesen benannten Stellen für diese Zwecke bevorratet wurden, soweit ihre Herstellung in einer Apotheke zur Abgabe im Rahmen der bestehenden Apothekenbetriebserlaubnis oder zur Abgabe an andere Apotheken erfolgt,

1d. Gewebezubereitungen sind, die der Pflicht zur Genehmigung nach den Vorschriften des § 21a Abs. 1 unterliegen,

1e. Heilwässer, Bademoore oder andere Peloide sind, die nicht im Voraus hergestellt und nicht in einer zur Abgabe an den Verbraucher bestimmten Packung in den Verkehr gebracht werden, oder die ausschließlich zur äußeren Anwendung oder zur Inhalation vor Ort bestimmt sind,

1f. medizinische Gase sind und die für einzelne Personen aus im Geltungsbereich dieses Gesetzes zugelassenen Arzneimitteln durch Abfüllen und Kennzeichnen in Unternehmen, die nach § 50 zum Einzelhandel mit Arzneimitteln außerhalb von Apotheken befugt sind, hergestellt werden,

1g. als Therapieallergene für einzelne Patienten auf Grund einer Rezeptur hergestellt werden,

2. zur klinischen Prüfung bei Menschen bestimmt sind,

3. Fütterungsarzneimittel sind, die bestimmungsgemäß aus Arzneimittel-Vormischungen hergestellt sind, für die eine Zulassung nach § 25 erteilt ist,

4. für Einzeltiere oder Tiere eines bestimmten Bestandes in Apotheken oder in tierärztlichen Hausapotheken unter den Voraussetzungen des Absatzes 2a hergestellt werden,

5. zur klinischen Prüfung bei Tieren oder zur Rückstandsprüfung bestimmt sind oder

6. unter den in Artikel 83 der Verordnung (EG) Nr. 726/2004 genannten Voraussetzungen kostenlos für eine Anwendung bei Patienten zur Verfügung gestellt werden, die an einer zu einer schweren Behinderung führenden Erkrankung leiden oder deren Krankheit lebensbedrohend ist, und die mit einem zugelassenen Arzneimittel nicht zufriedenstellend behandelt werden können; dies gilt auch für die nicht den Kategorien des Artikels 3 Abs. 1 oder 2 der Verordnung

(EG) Nr. 726/2004 zugehörigen Arzneimittel; Verfahrensregelungen werden in einer Rechtsverordnung nach § 80 bestimmt.

(2a) [1]Arzneimittel, die für den Verkehr außerhalb von Apotheken nicht freigegebene Stoffe und Zubereitungen aus Stoffen enthalten, dürfen nach Absatz 2 Nr. 4 nur hergestellt werden, wenn für die Behandlung ein zugelassenes Arzneimittel für die betreffende Tierart oder das betreffende Anwendungsgebiet nicht zur Verfügung steht, die notwendige arzneiliche Versorgung der Tiere sonst ernstlich gefährdet wäre und eine unmittelbare oder mittelbare Gefährdung der Gesundheit von Mensch und Tier nicht zu befürchten ist. [2]Die Herstellung von Arzneimitteln gemäß Satz 1 ist nur in Apotheken zulässig. [3]Satz 2 gilt nicht für das Zubereiten von Arzneimitteln aus einem Fertigarzneimittel und arzneilich nicht wirksamen Bestandteilen sowie für das Mischen von Fertigarzneimitteln zum Zwecke der Immobilisation von Zoo-, Wild- und Gehegetieren. [4]Als Herstellen im Sinne des Satzes 1 gilt nicht das Umfüllen, Abpacken oder Kennzeichnen von Arzneimitteln in unveränderter Form, soweit

1. keine Fertigarzneimittel in für den Einzelfall geeigneten Packungsgrößen im Handel verfügbar sind oder
2. in sonstigen Fällen das Behältnis oder jede andere Form der Arzneimittelverpackung, die unmittelbar mit dem Arzneimittel in Berührung kommt, nicht beschädigt wird.

[5]Die Sätze 1 bis 4 gelten nicht für registrierte oder von der Registrierung freigestellte homöopathische Arzneimittel, die, soweit sie zur Anwendung bei Tieren bestimmt sind, die der Gewinnung von Lebensmitteln dienen, ausschließlich Wirkstoffe enthalten, die im Anhang der Verordnung (EU) Nr. 37/2010 als Stoffe aufgeführt sind, für die eine Festlegung von Höchstmengen nicht erforderlich ist.

(3) [1]Die Zulassung ist vom pharmazeutischen Unternehmer zu beantragen. [2]Für ein Fertigarzneimittel, das in Apotheken oder sonstigen Einzelhandelsbetrieben auf Grund einheitlicher Vorschriften hergestellt und unter einer einheitlichen Bezeichnung an Verbraucher abgegeben wird, ist die Zulassung vom Herausgeber der Herstellungsvorschrift zu beantragen. [3]Wird ein Fertigarzneimittel für mehrere Apotheken oder sonstige Einzelhandelsbetriebe hergestellt und soll es unter deren Namen und unter einer einheitlichen Bezeichnung an Verbraucher abgegeben werden, so hat der Hersteller die Zulassung zu beantragen.

(4) [1]Die zuständige Bundesoberbehörde entscheidet ferner, unabhängig von einem Zulassungsantrag nach Absatz 3 oder von einem Genehmigungsantrag nach § 21a Abs. 1 oder § 42 Abs. 2, auf Antrag einer zuständigen Landesbehörde über die Zu-

lassungspflicht eines Arzneimittels, die Genehmigungspflicht einer Gewebezubereitung oder über die Genehmigungspflicht einer klinischen Prüfung. 2 Dem Antrag hat die zuständige Landesbehörde eine begründete Stellungnahme zur Einstufung des Arzneimittels oder der klinischen Prüfung beizufügen.

§ 21a
Genehmigung von Gewebezubereitungen

(1) 1 Gewebezubereitungen, die nicht mit industriellen Verfahren be- oder verarbeitet werden und deren wesentliche Be- oder Verarbeitungsverfahren in der Europäischen Union hinreichend bekannt und deren Wirkungen und Nebenwirkungen aus dem wissenschaftlichen Erkenntnismaterial ersichtlich sind, dürfen im Geltungsbereich dieses Gesetzes nur in den Verkehr gebracht werden, wenn sie abweichend von der Zulassungspflicht nach § 21 Abs. 1 von der zuständigen Bundesoberbehörde genehmigt worden sind. 2 Dies gilt auch im Hinblick auf Gewebezubereitungen, deren Be- oder Verarbeitungsverfahren neu, aber mit einem bekannten Verfahren vergleichbar sind. 3 Satz 1 gilt entsprechend für hämatopoetische Stammzellzubereitungen aus dem peripheren Blut oder aus dem Nabelschnurblut, die zur autologen oder gerichteten, für eine bestimmte Person vorgesehenen Anwendung bestimmt sind. 4 Die Genehmigung umfasst die Verfahren für die Gewinnung, Verarbeitung und Prüfung, die Spenderauswahl und die Dokumentation für jeden Verfahrensschritt sowie die quantitativen und qualitativen Kriterien für Gewebezubereitungen. 5 Insbesondere sind die kritischen Verarbeitungsverfahren daraufhin zu bewerten, dass die Verfahren die Gewebe nicht klinisch unwirksam oder schädlich für die Patienten machen.

(1a) Einer Genehmigung nach Absatz 1 bedarf es nicht für Gewebezubereitungen, die zur klinischen Prüfung bei Menschen bestimmt sind.

(2) Dem Antrag auf Genehmigung sind vom Antragsteller folgende Angaben und Unterlagen beizufügen:

1. der Name oder die Firma und die Anschrift des Verarbeiters,
2. die Bezeichnung der Gewebezubereitung,
3. die Anwendungsgebiete sowie die Art der Anwendung und bei Gewebezubereitungen, die nur begrenzte Zeit angewendet werden sollen, die Dauer der Anwendung,
4. Angaben über die Gewinnung und Laboruntersuchung der Gewebe sowie über die Be- oder Verarbeitung, Konservierung, Prüfung und Lagerung der Gewebezubereitung,

5. die Art der Haltbarmachung, die Dauer der Haltbarkeit und die Art der Aufbewahrung,
6. eine Beschreibung der Funktionalität und der Risiken der Gewebezubereitung,
7. Unterlagen über die Ergebnisse von mikrobiologischen, chemischen und physikalischen Prüfungen sowie die zur Ermittlung angewandten Methoden, soweit diese Unterlagen erforderlich sind, sowie
8. alle für die Bewertung des Arzneimittels zweckdienlichen Angaben und Unterlagen.

[2]§ 22 Abs. 4 gilt entsprechend.

(3) [1]Für die Angaben nach Absatz 2 Nr. 3 kann wissenschaftliches Erkenntnismaterial eingereicht werden, das auch in nach wissenschaftlichen Methoden aufbereitetem medizinischen Erfahrungsmaterial bestehen kann. [2]Hierfür kommen Studien des Herstellers der Gewebezubereitung, Daten aus Veröffentlichungen oder nachträgliche Bewertungen der klinischen Ergebnisse der hergestellten Gewebezubereitungen in Betracht.

(4) [1]Die zuständige Bundesoberbehörde hat eine Entscheidung über den Antrag auf Genehmigung innerhalb einer Frist von fünf Monaten zu treffen. [2]Wird dem Antragsteller Gelegenheit gegeben, Mängeln abzuhelfen, so werden die Fristen bis zur Behebung der Mängel oder bis zum Ablauf der für die Behebung gesetzten Frist gehemmt. [3]Die Hemmung beginnt mit dem Tag, an dem dem Antragsteller die Aufforderung zur Behebung der Mängel zugestellt wird.

(5) [1]Die zuständige Bundesoberbehörde erteilt die Genehmigung schriftlich unter Zuteilung einer Genehmigungsnummer. [2]Sie kann die Genehmigung mit Auflagen verbinden. [3]§ 28 und § 34 finden entsprechende Anwendung.

(6) Die zuständige Bundesoberbehörde darf die Genehmigung nur versagen, wenn

1. die vorgelegten Unterlagen unvollständig sind,
2. die Gewebezubereitung nicht dem Stand der wissenschaftlichen Erkenntnisse entspricht oder
3. die Gewebezubereitung nicht die vorgesehene Funktion erfüllt oder das Nutzen-Risiko-Verhältnis ungünstig ist.

(7) [1]Der Antragsteller oder nach der Genehmigung der Inhaber der Genehmigung hat der zuständigen Bundesoberbehörde unter Beifügung entsprechender Unterlagen unverzüglich Anzeige zu erstatten, wenn sich Änderungen in den Angaben und Unterlagen nach Absatz 2 und 3 ergeben. [2]Im Falle einer Änderung in den

Unterlagen nach Absatz 3 darf die Änderung erst vollzogen werden, wenn die zuständige Bundesoberbehörde zugestimmt hat.

(8) [1]Die Genehmigung ist zurückzunehmen, wenn nachträglich bekannt wird, dass einer der Versagungsgründe nach Absatz 6 Nr. 2 und 3 vorgelegen hat. [2]Sie ist zu widerrufen, wenn einer dieser Versagungsgründe nachträglich eingetreten ist. [3]In beiden Fällen kann auch das Ruhen der Genehmigung befristet angeordnet werden. [4]Vor einer Entscheidung nach den Sätzen 1 bis 3 ist der Inhaber der Genehmigung zu hören, es sei denn, dass Gefahr im Verzuge ist. [5]Ist die Genehmigung zurückgenommen oder widerrufen oder ruht die Genehmigung, so darf die Gewebezubereitung nicht in den Verkehr gebracht und nicht in den Geltungsbereich dieses Gesetzes verbracht werden.

(9) [1]Abweichend von Absatz 1 bedürfen Gewebezubereitungen, die in einem Mitgliedstaat der Europäischen Union oder in einem anderen Vertragsstaat des Abkommens über den Europäischen Wirtschaftsraum in den Verkehr gebracht werden dürfen, bei ihrem erstmaligen Verbringen zum Zweck ihrer Anwendung in den Geltungsbereich dieses Gesetzes einer Bescheinigung der zuständigen Bundesoberbehörde. [2]Vor der Erteilung der Bescheinigung hat die zuständige Bundesoberbehörde zu prüfen, ob die Be- oder Verarbeitung der Gewebezubereitungen den Anforderungen an die Entnahme- und Verarbeitungsverfahren, einschließlich der Spenderauswahlverfahren und der Laboruntersuchungen, sowie die quantitativen und qualitativen Kriterien für die Gewebezubereitungen den Anforderungen dieses Gesetzes und seiner Verordnungen entsprechen. [3]Die zuständige Bundesoberbehörde hat die Bescheinigung zu erteilen, wenn sich die Gleichwertigkeit der Anforderungen nach Satz 2 aus der Genehmigungsbescheinigung oder einer anderen Bescheinigung der zuständigen Behörde des Herkunftslandes ergibt und der Nachweis über die Genehmigung in dem Mitgliedstaat der Europäischen Union oder dem anderen Vertragsstaat des Abkommens über den Europäischen Wirtschaftsraum vorgelegt wird. [4]Eine Änderung in den Anforderungen nach Satz 2 ist der zuständigen Bundesoberbehörde rechtzeitig vor einem weiteren Verbringen in den Geltungsbereich dieses Gesetzes anzuzeigen. [5]Die Bescheinigung ist zurückzunehmen, wenn eine der Voraussetzungen nach Satz 2 nicht vorgelegen hat; sie ist zu widerrufen, wenn eine der Voraussetzungen nach Satz 2 nachträglich weggefallen ist.

§ 22
Zulassungsunterlagen

(1) Dem Antrag auf Zulassung müssen vom Antragsteller folgende Angaben beigefügt werden:

1. der Name oder die Firma und die Anschrift des Antragstellers und des Herstellers,
2. die Bezeichnung des Arzneimittels,
3. die Bestandteile des Arzneimittels nach Art und Menge; § 10 Abs. 6 findet Anwendung,
4. die Darreichungsform,
5. die Wirkungen,
6. die Anwendungsgebiete,
7. die Gegenanzeigen,
8. die Nebenwirkungen,
9. die Wechselwirkungen mit anderen Mitteln,
10. die Dosierung,
11. zur Herstellungsweise des Arzneimittels,
12. die Art der Anwendung und bei Arzneimitteln, die nur begrenzte Zeit angewendet werden sollen, die Dauer der Anwendung,
13. die Packungsgrößen,
14. die Art der Haltbarmachung, die Dauer der Haltbarkeit, die Art der Aufbewahrung, die Ergebnisse von Haltbarkeitsversuchen,
15. die Methoden zur Kontrolle der Qualität (Kontrollmethoden).

(1a) Die Angaben nach Absatz 1 Nr. 1 bis 10 müssen in deutscher, die übrigen Angaben in deutscher oder englischer Sprache beigefügt werden; andere Angaben oder Unterlagen können im Zulassungsverfahren statt in deutscher auch in englischer Sprache gemacht oder vorgelegt werden, soweit es sich nicht um Angaben handelt, die für die Kennzeichnung, die Packungsbeilage oder die Fachinformation verwendet werden.

(2) [1] Es sind ferner vorzulegen:

1. die Ergebnisse physikalischer, chemischer, biologischer oder mikrobiologischer Versuche und die zu ihrer Ermittlung angewandten Methoden (analytische Prüfung),
2. die Ergebnisse der pharmakologischen und toxikologischen Versuche,
3. die Ergebnisse der klinischen Prüfungen oder sonstigen ärztlichen, zahnärztlichen oder tierärztlichen Erprobung,

4.*) eine Erklärung, dass außerhalb der Europäischen Union durchgeführte klinische Prüfungen unter ethischen Bedingungen durchgeführt wurden, die mit den ethischen Bedingungen der Richtlinie 2001/20/EG des Parlaments und des Rates vom 4. April 2001 zur Angleichung der Rechts- und Verwaltungsvorschriften der Mitgliedstaaten über die Anwendung der guten klinischen Praxis bei der Durchführung von klinischen Prüfungen mit Humanarzneimitteln (ABl. EG Nr. L 121 vom 1.5.2001, S. 34) gleichwertig sind,

4. eine Erklärung, dass außerhalb der Europäischen Union durchgeführte klinische Prüfungen unter ethischen Bedingungen durchgeführt wurden, die mit den ethischen Bedingungen der Verordnung (EU) Nr. 536/2014 gleichwertig sind,

5. bei Arzneimitteln, die zur Anwendung bei Menschen bestimmt sind, eine zusammenfassende Beschreibung des Pharmakovigilanz-Systems des Antragstellers, die Folgendes umfassen muss:

   a) den Nachweis, dass der Antragsteller über eine qualifizierte Person nach § 63a verfügt, und die Angabe der Mitgliedstaaten, in denen diese Person ansässig und tätig ist, sowie die Kontaktangaben zu dieser Person,

   b) die Angabe des Ortes, an dem die Pharmakovigilanz-Stammdokumentation für das betreffende Arzneimittel geführt wird, und

   c) eine vom Antragsteller unterzeichnete Erklärung, dass er über die notwendigen Mittel verfügt, um den im Zehnten Abschnitt aufgeführten Aufgaben und Pflichten nachzukommen,

5a. bei Arzneimitteln, die zur Anwendung bei Menschen bestimmt sind, den Risikomanagement-Plan mit einer Beschreibung des Risikomanagement-Systems, das der Antragsteller für das betreffende Arzneimittel einführen wird, verbunden mit einer Zusammenfassung,

6. bei Arzneimitteln, die zur Anwendung bei Tieren bestimmt sind, eine detaillierte Beschreibung des Pharmakovigilanz-Systems des Antragstellers, den Nachweis, dass der Antragsteller über eine qualifizierte Person nach § 63a verfügt und, soweit erforderlich, des Risikomanagement-Systems, das der An-

*) Nummer 4 wird neu gefasst; der Text ist auf Raster gestellt. Sie tritt in Kraft, sobald die in Fußnote**) genannten Voraussetzungen erfüllt sind.

**) Nummer 4 tritt sechs Monate nach der Veröffentlichung der Mitteilung der Europäischen Kommission über die Funktionsfähigkeit des EU-Portals und der Datenbank nach Artikel 82 der Verordnung (EU) Nr. 536/2014 des Europäischen Parlaments und des Rates vom 16. April 2014 über klinische Prüfungen mit Humanarzneimitteln und zur Aufhebung der Richtlinie 2001/20/EG (ABl. L 158 vom 27.5.2014, S. 1) im Amtsblatt der Europäischen Union in Kraft.

tragsteller einführen wird, sowie den Nachweis über die notwendige Infrastruktur zur Meldung aller Verdachtsfälle von Nebenwirkungen gemäß § 63h,

7. eine Kopie jeder Ausweisung des Arzneimittels als Arzneimittel für seltene Leiden gemäß der Verordnung (EG) Nr. 141/2000 des Europäischen Parlaments und des Rates vom 16. Dezember 1999 über Arzneimittel für seltene Leiden (ABl. EG Nr. L 18 S.1),

8. bei Arzneimitteln, die zur Anwendung bei Menschen bestimmt sind, eine Bestätigung des Arzneimittelherstellers, dass er oder eine von ihm vertraglich beauftragte Person sich von der Einhaltung der Guten Herstellungspraxis bei der Wirkstoffherstellung durch eine Überprüfung vor Ort überzeugt hat; die Bestätigung muss auch das Datum des Audits beinhalten.

2 Die Ergebnisse nach Satz 1 Nr. 1 bis 3 sind durch Unterlagen so zu belegen, dass aus diesen Art, Umfang und Zeitpunkt der Prüfungen hervorgehen. 3 Dem Antrag sind alle für die Bewertung des Arzneimittels zweckdienlichen Angaben und Unterlagen, ob günstig oder ungünstig, beizufügen. 4 Dies gilt auch für unvollständige oder abgebrochene toxikologische oder pharmakologische Versuche oder klinische Prüfungen zu dem Arzneimittel.

(3) 1 An Stelle der Ergebnisse nach Absatz 2 Nr. 2 und 3 kann anderes wissenschaftliches Erkenntnismaterial vorgelegt werden, und zwar

1. bei einem Arzneimittel, dessen Wirkstoffe seit mindestens zehn Jahren in der Europäischen Union allgemein medizinisch oder tiermedizinisch verwendet wurden, deren Wirkungen und Nebenwirkungen bekannt und aus dem wissenschaftlichen Erkenntnismaterial ersichtlich sind,

2. bei einem Arzneimittel, das in seiner Zusammensetzung bereits einem Arzneimittel nach Nummer 1 vergleichbar ist,

3. bei einem Arzneimittel, das eine neue Kombination bekannter Bestandteile ist, für diese Bestandteile; es kann jedoch auch für die Kombination als solche anderes wissenschaftliches Erkenntnismaterial vorgelegt werden, wenn die Wirksamkeit und Unbedenklichkeit des Arzneimittels nach Zusammensetzung, Dosierung, Darreichungsform und Anwendungsgebieten auf Grund dieser Unterlagen bestimmbar sind.

2 Zu berücksichtigen sind ferner die medizinischen Erfahrungen der jeweiligen Therapierichtungen.

(3a) Enthält das Arzneimittel mehr als einen Wirkstoff, so ist zu begründen, dass jeder Wirkstoff einen Beitrag zur positiven Beurteilung des Arzneimittels leistet.

(3b) Bei radioaktiven Arzneimitteln, die Generatoren sind, sind ferner eine allgemeine Beschreibung des Systems mit einer detaillierten Beschreibung der Bestandteile des Systems, die die Zusammensetzung oder Qualität der Tochterradionuklidzubereitung beeinflussen können, und qualitative und quantitative Besonderheiten des Eluats oder Sublimats anzugeben.

(3c) [1]Ferner sind Unterlagen vorzulegen, mit denen eine Bewertung möglicher Umweltrisiken vorgenommen wird, und für den Fall, dass die Aufbewahrung des Arzneimittels oder seine Anwendung oder die Beseitigung seiner Abfälle besondere Vorsichts- oder Sicherheitsmaßnahmen erfordert, um Gefahren für die Umwelt oder die Gesundheit von Menschen, Tieren oder Pflanzen zu vermeiden, dies ebenfalls angegeben wird. [2]Angaben zur Verminderung dieser Gefahren sind beizufügen und zu begründen. [3]Für Arzneimittel, die für die Anwendung bei Tieren bestimmt sind, sind auch die Ergebnisse der Prüfungen zur Bewertung möglicher Umweltrisiken vorzulegen; Absatz 2 Satz 2 bis 4 findet entsprechend Anwendung.

(4) [1]Wird die Zulassung für ein im Geltungsbereich dieses Gesetzes hergestelltes Arzneimittel beantragt, so muss der Nachweis erbracht werden, dass der Hersteller berechtigt ist, das Arzneimittel herzustellen. [2]Dies gilt nicht für einen Antrag nach § 21 Abs. 3 Satz 2.

(5) Wird die Zulassung für ein außerhalb des Geltungsbereiches dieses Gesetzes hergestelltes Arzneimittel beantragt, so ist der Nachweis zu erbringen, dass der Hersteller nach den gesetzlichen Bestimmungen des Herstellungslandes berechtigt ist, Arzneimittel herzustellen, und im Falle des Verbringens aus einem Land, das nicht Mitgliedstaat der Europäischen Union oder anderer Vertragsstaat des Abkommens über den Europäischen Wirtschaftsraum ist, dass der Einführer eine Erlaubnis besitzt, die zum Verbringen des Arzneimittels in den Geltungsbereich dieses Gesetzes berechtigt.

(6) [1]Soweit eine Zulassung im Ausland erteilt worden ist, ist eine Kopie dieser Zulassung und, soweit es sich um Arzneimittel handelt, die zur Anwendung bei Menschen bestimmt sind, eine Kopie der Zusammenfassung der Unbedenklichkeitsdaten einschließlich der Daten aus den regelmäßigen aktualisierten Unbedenklichkeitsberichten, soweit verfügbar, und der Berichte über Verdachtsfälle von Nebenwirkungen beizufügen. [2]Ist eine Zulassung ganz oder teilweise versagt worden, sind die Einzelheiten dieser Entscheidung unter Darlegung ihrer Gründe mitzuteilen. [3]Wird ein Antrag auf Zulasssung in einem Mitgliedstaat oder in mehreren Mitgliedstaaten der Europäischen Union geprüft, ist dies anzugeben. [4]Kopien der von den zuständigen Behörden der Mitgliedstaaten genehmigten Zusammenfassungen der Produkt-

merkmale und der Packungsbeilagen oder, soweit diese Unterlagen noch nicht vorhanden sind, der vom Antragsteller in einem Verfahren nach Satz 3 vorgeschlagenen Fassungen dieser Unterlagen sind ebenfalls beizufügen. 5 Ferner sind, sofern die Anerkennung der Zulassung eines anderen Mitgliedstaates beantragt wird, die in Artikel 28 der Richtlinie 2001/83/EG oder in Artikel 32 der Richtlinie 2001/82/EG vorgeschriebenen Erklärungen abzugeben sowie die sonstigen dort vorgeschriebenen Angaben zu machen. 6 Satz 5 findet keine Anwendung auf Arzneimittel, die nach einer homöopathischen Verfahrenstechnik hergestellt worden sind.

(7) 1 Dem Antrag ist der Wortlaut der für das Behältnis, die äußere Umhüllung und die Packungsbeilage vorgesehenen Angaben sowie der Entwurf einer Zusammenfassung der Produktmerkmale beizufügen, bei der es sich zugleich um die Fachinformation nach § 11a Abs. 1 Satz 2 handelt, soweit eine solche vorgeschrieben ist. 2 Der zuständigen Bundesoberbehörde sind bei Arzneimitteln, die zur Anwendung bei Menschen bestimmt sind, außerdem die Ergebnisse von Bewertungen der Packungsbeilage vorzulegen, die in Zusammenarbeit mit Patienten-Zielgruppen durchgeführt wurden. 3 Die zuständige Bundesoberbehörde kann verlangen, dass ihr ein oder mehrere Muster oder Verkaufsmodelle des Arzneimittels einschließlich der Packungsbeilagen sowie Ausgangsstoffe, Zwischenprodukte und Stoffe, die zur Herstellung oder Prüfung des Arzneimittels verwendet werden, in einer für die Untersuchung ausreichenden Menge und in einem für die Untersuchung geeigneten Zustand vorgelegt werden.

§ 23
Besondere Unterlagen bei Arzneimitteln für Tiere

(1) 1 Bei Arzneimitteln, die zur Anwendung bei Tieren bestimmt sind, die der Gewinnung von Lebensmitteln dienen, ist über § 22 hinaus

1. die Wartezeit anzugeben und mit Unterlagen über die Ergebnisse der Rückstandsprüfung, insbesondere über den Verbleib der pharmakologisch wirksamen Bestandteile und deren Umwandlungsprodukte im Tierkörper und über die Beeinflussung der Lebensmittel tierischer Herkunft, soweit diese für die Beurteilung von Wartezeiten unter Berücksichtigung festgesetzter Höchstmengen erforderlich sind, zu begründen und

2. bei einem Arzneimittel, dessen pharmakologisch wirksamer Bestandteil in Tabelle 1 des Anhangs der Verordnung (EU) Nr. 37/2010 nicht aufgeführt ist, eine Bescheinigung vorzulegen, durch die bestätigt wird, dass bei der Europäischen Arzneimittel-Agentur mindestens sechs Monate vor dem Zulassungsan-

trag ein Antrag nach Artikel 3 der Verordnung (EG) Nr. 470/2009 des Europäischen Parlaments und des Rates vom 6. Mai 2009 über die Schaffung eines Gemeinschaftsverfahrens für die Festsetzung von Höchstmengen für Rückstände pharmakologisch wirksamer Stoffe in Lebensmitteln tierischen Ursprungs, zur Aufhebung der Verordnung (EWG) Nr. 2377/90 des Rates und zur Änderung der Richtlinie 2001/82/EG des Europäischen Parlaments und des Rates und der Verordnung (EG) Nr. 726/2004 des Europäischen Parlaments und des Rates (ABl. L 152 vom 16.6.2009, S. 11) in der jeweils geltenden Fassung gestellt worden ist.

2 Satz 1 Nr. 2 gilt nicht, soweit § 25 Abs. 2 Satz 5 Anwendung findet.

(2) 1 Bei Arzneimittel-Vormischungen ist das als Trägerstoff bestimmte Mischfuttermittel unter Bezeichnung des Futtermitteltyps anzugeben. 2 Es ist außerdem zu begründen und durch Unterlagen zu belegen, dass sich die Arzneimittel-Vormischungen für die bestimmungsgemäße Herstellung der Fütterungsarzneimittel eignen, insbesondere dass sie unter Berücksichtigung der bei der Mischfuttermittelherstellung zur Anwendung kommenden Herstellungsverfahren eine homogene und stabile Verteilung der wirksamen Bestandteile in den Fütterungsarzneimitteln erlauben; ferner ist zu begründen und durch Unterlagen zu belegen, für welche Zeitdauer die Fütterungsarzneimittel haltbar sind. 3 Darüber hinaus ist eine routinemäßig durchführbare Kontrollmethode, die zum qualitativen und quantitativen Nachweis der wirksamen Bestandteile in den Fütterungsarzneimitteln geeignet ist, zu beschreiben und durch Unterlagen über Prüfungsergebnisse zu belegen.

(3) 1 Aus den Unterlagen über die Ergebnisse der Rückstandsprüfung und über das Rückstandsnachweisverfahren nach Absatz 1 sowie aus den Nachweisen über die Eignung der Arzneimittel-Vormischungen für die bestimmungsgemäße Herstellung der Fütterungsarzneimittel und den Prüfungsergebnissen über die Kontrollmethoden nach Absatz 2 müssen Art, Umfang und Zeitpunkt der Prüfungen hervorgehen. 2 An Stelle der Unterlagen, Nachweise und Prüfungsergebnisse nach Satz 1 kann anderes wissenschaftliches Erkenntnismaterial vorgelegt werden.

§ 24
Sachverständigengutachten

(1) 1 Den nach § 22 Abs. 1 Nr. 15, Abs. 2 und 3 und § 23 erforderlichen Unterlagen sind Gutachten von Sachverständigen beizufügen, in denen die Kontrollmethoden, Prüfungsergebnisse und Rückstandsnachweisverfahren zusammengefasst

und bewertet werden. [2]Im Einzelnen muss aus den Gutachten insbesondere hervorgehen:

1. aus dem analytischen Gutachten, ob das Arzneimittel die nach den anerkannten pharmazeutischen Regeln angemessene Qualität aufweist, ob die vorgeschlagenen Kontrollmethoden dem jeweiligen Stand der wissenschaftlichen Erkenntnisse entsprechen und zur Beurteilung der Qualität geeignet sind,
2. aus dem pharmakologisch-toxikologischen Gutachten, welche toxischen Wirkungen und welche pharmakologischen Eigenschaften das Arzneimittel hat,
3. aus dem klinischen Gutachten, ob das Arzneimittel bei den angegebenen Anwendungsgebieten angemessen wirksam ist, ob es verträglich ist, ob die vorgesehene Dosierung zweckmäßig ist und welche Gegenanzeigen und Nebenwirkungen bestehen,
4. aus dem Gutachten über die Rückstandsprüfung, ob und wie lange nach der Anwendung des Arzneimittels Rückstände in den von den behandelten Tieren gewonnenen Lebensmitteln auftreten, wie diese Rückstände zu beurteilen sind und ob die vorgesehene Wartezeit ausreicht.

[3]Aus dem Gutachten muss ferner hervorgehen, dass die nach Ablauf der angegebenen Wartezeit vorhandenen Rückstände nach Art und Menge die im Anhang der Verordnung (EU) Nr. 37/2010 festgesetzten Höchstmengen unterschreiten.

(2) Soweit wissenschaftliches Erkenntnismaterial nach § 22 Abs. 3 und § 23 Abs. 3 Satz 2 vorgelegt wird, muss aus den Gutachten hervorgehen, dass das wissenschaftliche Erkenntnismaterial in sinngemäßer Anwendung der Arzneimittelprüfrichtlinien erarbeitet wurde.

(3) [1]Den Gutachten müssen Angaben über den Namen, die Ausbildung und die Berufstätigkeit der Sachverständigen sowie seine berufliche Beziehung zum Antragsteller beigefügt werden. [2]Die Sachverständigen haben mit Unterschrift unter Angabe des Datums zu bestätigen, dass das Gutachten von ihnen erstellt worden ist.

§ 24a
Verwendung von Unterlagen eines Vorantragstellers

[1]Der Antragsteller kann auf Unterlagen nach § 22 Abs. 2, 3, 3c und § 23 Abs. 1 einschließlich der Sachverständigengutachten nach § 24 Abs. 1 Satz 2 eines früheren Antragstellers (Vorantragsteller) Bezug nehmen, sofern er die schriftliche Zustimmung des Vorantragstellers einschließlich dessen Bestätigung vorlegt, dass die

Unterlagen, auf die Bezug genommen wird, die Anforderungen der Arzneimittelprüfrichtlinien nach § 26 erfüllen. [2]Der Vorantragsteller hat sich auf eine Anfrage auf Zustimmung innerhalb einer Frist von drei Monaten zu äußern. [3]Eine teilweise Bezugnahme ist nicht zulässig.

§ 24b
Zulassung eines Generikums, Unterlagenschutz

(1) [1]Bei einem Generikum im Sinne des Absatzes 2 kann ohne Zustimmung des Vorantragstellers auf die Unterlagen nach § 22 Abs. 2 Satz 1 Nr. 2 und 3 und § 23 Abs. 1 einschließlich der Sachverständigengutachten nach § 24 Abs. 1 Satz 2 Nr. 2 bis 4 des Arzneimittels des Vorantragstellers (Referenzarzneimittel) Bezug genommen werden, sofern das Referenzarzneimittel seit mindestens acht Jahren zugelassen ist oder vor mindestens acht Jahren zugelassen wurde; dies gilt auch für eine Zulassung in einem anderen Mitgliedstaat der Europäischen Union. [2]Ein Generikum, das gemäß dieser Bestimmung zugelassen wurde, darf frühestens nach Ablauf von zehn Jahren nach Erteilung der ersten Genehmigung für das Referenzarzneimittel in den Verkehr gebracht werden. [3]Der in Satz 2 genannte Zeitraum wird auf höchstens elf Jahre verlängert, wenn der Inhaber der Zulassung innerhalb von acht Jahren seit der Zulassung die Erweiterung der Zulassung um eines oder mehrere neue Anwendungsgebiete erwirkt, die bei der wissenschaftlichen Bewertung vor ihrer Zulassung durch die zuständige Bundesoberbehörde als von bedeutendem klinischem Nutzen im Vergleich zu bestehenden Therapien beurteilt werden.

(2) [1]Die Zulassung als Generikum nach Absatz 1 erfordert, dass das betreffende Arzneimittel die gleiche Zusammensetzung der Wirkstoffe nach Art und Menge und die gleiche Darreichungsform wie das Referenzarzneimittel aufweist und die Bioäquivalenz durch Bioverfügbarkeitsstudien nachgewiesen wurde. [2]Die verschiedenen Salze, Ester, Ether, Isomere, Mischungen von Isomeren, Komplexe oder Derivate eines Wirkstoffes gelten als ein und derselbe Wirkstoff, es sei denn, ihre Eigenschaften unterscheiden sich erheblich hinsichtlich der Unbedenklichkeit oder der Wirksamkeit. [3]In diesem Fall müssen vom Antragsteller ergänzende Unterlagen vorgelegt werden, die die Unbedenklichkeit oder Wirksamkeit der verschiedenen Salze, Ester, Ether, Isomere, Mischungen von Isomeren, Komplexe oder Derivate des Wirkstoffes belegen. [4]Die verschiedenen oralen Darreichungsformen mit sofortiger Wirkstofffreigabe gelten als ein und dieselbe Darreichungsform. [5]Der Antragsteller ist nicht verpflichtet, Bioverfügbarkeitsstudien vorzulegen, wenn er auf sonstige Weise nachweist, dass das Generikum die nach dem Stand der Wissenschaft für die Bioäquivalenz relevanten Kriterien erfüllt. [6]In den Fällen, in denen das

Arzneimittel nicht die Anforderungen eines Generikums erfüllt oder in denen die Bioäquivalenz nicht durch Bioäquivalenzstudien nachgewiesen werden kann oder bei einer Änderung des Wirkstoffs, des Anwendungsgebietes, der Stärke, der Darreichungsform oder des Verabreichungsweges gegenüber dem Referenzarzneimittel sind die Ergebnisse der geeigneten vorklinischen oder klinischen Versuche vorzulegen. 7 Bei Arzneimitteln, die zur Anwendung bei Tieren bestimmt sind, sind die entsprechenden Unbedenklichkeitsuntersuchungen, bei Arzneimitteln, die zur Anwendung bei Tieren bestimmt sind, die der Lebensmittelgewinnung dienen, auch die Ergebnisse der entsprechenden Rückstandsversuche vorzulegen.

(3) 1 Sofern das Referenzarzneimittel nicht von der zuständigen Bundesoberbehörde, sondern der zuständigen Behörde eines anderen Mitgliedstaates zugelassen wurde, hat der Antragsteller im Antragsformular den Mitgliedstaat anzugeben, in dem das Referenzarzneimittel genehmigt wurde oder ist. 2 Die zuständige Bundesoberbehörde ersucht in diesem Fall die zuständige Behörde des anderen Mitgliedstaates, binnen eines Monats eine Bestätigung darüber zu übermitteln, dass das Referenzarzneimittel genehmigt ist oder wurde, sowie die vollständige Zusammensetzung des Referenzarzneimittels und andere Unterlagen, sofern diese für die Zulassung des Generikums erforderlich sind. 3 Im Falle der Genehmigung des Referenzarzneimittels durch die Europäische Arzneimittel-Agentur ersucht die zuständige Bundesoberbehörde diese um die in Satz 2 genannten Angaben und Unterlagen.

(4) Sofern die zuständige Behörde eines anderen Mitgliedstaates, in dem ein Antrag eingereicht wird, die zuständige Bundesoberbehörde um Übermittlung der in Absatz 3 Satz 2 genannten Angaben oder Unterlagen ersucht, hat die zuständige Bundesoberbehörde diesem Ersuchen binnen eines Monats zu entsprechen, sofern mindestens acht Jahre nach Erteilung der ersten Genehmigung für das Referenzarzneimittel vergangen sind.

(5) 1 Erfüllt ein biologisches Arzneimittel, das einem biologischen Referenzarzneimittel ähnlich ist, die für Generika geltenden Anforderungen nach Absatz 2 nicht, weil insbesondere die Ausgangsstoffe oder der Herstellungsprozess des biologischen Arzneimittels sich von dem des biologischen Referenzarzneimittels unterscheiden, so sind die Ergebnisse geeigneter vorklinischer oder klinischer Versuche hinsichtlich dieser Abweichungen vorzulegen. 2 Die Art und Anzahl der vorzulegenden zusätzlichen Unterlagen müssen den nach dem Stand der Wissenschaft relevanten Kriterien entsprechen. 3 Die Ergebnisse anderer Versuche aus den Zulassungsunterlagen des Referenzarzneimittels sind nicht vorzulegen.

(6) Zusätzlich zu den Bestimmungen des Absatzes 1 wird, wenn es sich um einen Antrag für ein neues Anwendungsgebiet eines bekannten Wirkstoffes handelt, der seit mindestens zehn Jahren in der Europäischen Union allgemein medizinisch verwendet wird, eine nicht kumulierbare Ausschließlichkeitsfrist von einem Jahr für die Daten gewährt, die auf Grund bedeutender vorklinischer oder klinischer Studien im Zusammenhang mit dem neuen Anwendungsgebiet gewonnen wurden.

(7) [1]Absatz 1 Satz 3 und Absatz 6 finden keine Anwendung auf Generika, die zur Anwendung bei Tieren bestimmt sind. [2]Der in Absatz 1 Satz 2 genannte Zeitraum verlängert sich

1. bei Arzneimitteln, die zur Anwendung bei Fischen oder Bienen bestimmt sind, auf dreizehn Jahre,
2. bei Arzneimitteln, die zur Anwendung bei einer oder mehreren Tierarten, die der Gewinnung von Lebensmitteln dienen, bestimmt sind und die einen neuen Wirkstoff enthalten, der am 30. April 2004 noch nicht in der Gemeinschaft zugelassen war, bei jeder Erweiterung der Zulassung auf eine weitere Tierart, die der Gewinnung von Lebensmitteln dient, die innerhalb von fünf Jahren seit der Zulassung erteilt worden ist, um ein Jahr. [3]Dieser Zeitraum darf jedoch bei einer Zulassung für vier oder mehr Tierarten, die der Gewinnung von Lebensmitteln dienen, insgesamt dreizehn Jahre nicht übersteigen.

[4]Die Verlängerung des Zehnjahreszeitraums für ein Arzneimittel für eine Tierart, die der Lebensmittelgewinnung dient, auf elf, zwölf oder dreizehn Jahre erfolgt unter der Voraussetzung, dass der Inhaber der Zulassung ursprünglich auch die Festsetzung der Rückstandshöchstmengen für die von der Zulassung betroffenen Tierarten beantragt hat.

(8) Handelt es sich um die Erweiterung einer Zulassung für ein nach § 22 Abs. 3 zugelassenes Arzneimittel auf eine Zieltierart, die der Lebensmittelgewinnung dient, die unter Vorlage neuer Rückstandsversuche und neuer klinischer Versuche erwirkt worden ist, wird eine Ausschließlichkeitsfrist von drei Jahren nach der Erteilung der Zulassung für die Daten gewährt, für die die genannten Versuche durchgeführt wurden.

§ 24c
Nachforderungen

[1]Müssen von mehreren Zulassungsinhabern inhaltlich gleiche Unterlagen nachgefordert werden, so teilt die zuständige Bundesoberbehörde jedem Inhaber der Zulas-

sung mit, welche Unterlagen für die weitere Beurteilung erforderlich sind, sowie Namen und Anschrift der übrigen beteiligten Zulassungsinhaber. [2]Die zuständige Bundesoberbehörde gibt den beteiligten Inhabern der Zulassung Gelegenheit, sich innerhalb einer von ihr zu bestimmenden Frist zu einigen, wer die Unterlagen vorlegt. Kommt eine Einigung nicht zustande, so entscheidet die zuständige Bundesoberbehörde und unterrichtet hiervon unverzüglich alle Beteiligten. [3]Diese sind, sofern sie nicht auf die Zulassung ihres Arzneimittels verzichten, verpflichtet, sich jeweils mit einem der Zahl der beteiligten Inhaber der Zulassung entsprechenden Bruchteil an den Aufwendungen für die Erstellung der Unterlagen zu beteiligen; sie haften als Gesamtschuldner. [4]Die Sätze 1 bis 4 gelten entsprechend für die Nutzer von Standardzulassungen sowie, wenn inhaltlich gleiche Unterlagen von mehreren Antragstellern in laufenden Zulassungsverfahren gefordert werden.

§ 24d
Allgemeine Verwertungsbefugnis

Die zuständige Bundesoberbehörde kann bei Erfüllung ihrer Aufgaben nach diesem Gesetz ihr vorliegende Unterlagen mit Ausnahme der Unterlagen nach § 22 Abs. 1 Nr. 11, 14 und 15 sowie Abs. 2 Nr. 1 und des Gutachtens nach § 24 Abs. 1 Satz 2 Nr. 1 verwerten, sofern die erstmalige Zulassung des Arzneimittels in einem Mitgliedstaat der Europäischen Union länger als acht Jahre zurückliegt oder ein Verfahren nach § 24c noch nicht abgeschlossen ist oder soweit nicht die §§ 24a und 24b speziellere Vorschriften für die Bezugnahme auf Unterlagen eines Vorantragstellers enthalten.

§ 25
Entscheidung über die Zulassung

(1) [1]Die zuständige Bundesoberbehörde erteilt die Zulassung schriftlich unter Zuteilung einer Zulassungsnummer. [2]Die Zulassung gilt nur für das im Zulassungsbescheid aufgeführte Arzneimittel und bei Arzneimitteln, die nach einer homöopathischen Verfahrenstechnik hergestellt sind, auch für die in einem nach § 25 Abs. 7 Satz 1 in der vor dem 17. August 1994 geltenden Fassung bekannt gemachten Ergebnis genannten und im Zulassungsbescheid aufgeführten Verdünnungsgrade.

(2) [1]Die zuständige Bundesoberbehörde darf die Zulassung nur versagen, wenn

1. die vorgelegten Unterlagen, einschließlich solcher Unterlagen, die auf Grund einer Verordnung der Europäischen Gemeinschaft oder der Europäischen Union vorzulegen sind, unvollständig sind,

2. das Arzneimittel nicht nach dem jeweils gesicherten Stand der wissenschaftlichen Erkenntnisse ausreichend geprüft worden ist oder das andere wissenschaftliche Erkenntnismaterial nach § 22 Abs. 3 nicht dem jeweils gesicherten Stand der wissenschaftlichen Erkenntnisse entspricht,
3. das Arzneimittel nicht nach den anerkannten pharmazeutischen Regeln hergestellt wird oder nicht die angemessene Qualität aufweist,
4. dem Arzneimittel die vom Antragsteller angegebene therapeutische Wirksamkeit fehlt oder diese nach dem jeweils gesicherten Stand der wissenschaftlichen Erkenntnisse vom Antragsteller unzureichend begründet ist,
5. das Nutzen-Risiko-Verhältnis ungünstig ist,

5a. bei einem Arzneimittel, das mehr als einen Wirkstoff enthält, eine ausreichende Begründung fehlt, dass jeder Wirkstoff einen Beitrag zur positiven Beurteilung des Arzneimittels leistet, wobei die Besonderheiten der jeweiligen Arzneimittel in einer risikogestuften Bewertung zu berücksichtigen sind,

6. die angegebene Wartezeit nicht ausreicht,

6a. bei Arzneimittel-Vormischungen die zum qualitativen und quantitativen Nachweis der Wirkstoffe in den Fütterungsarzneimitteln angewendeten Kontrollmethoden nicht routinemäßig durchführbar sind,

6b. das Arzneimittel zur Anwendung bei Tieren bestimmt ist, die der Gewinnung von Lebensmitteln dienen, und einen pharmakologisch wirksamen Bestandteil enthält, der nicht in Tabelle 1 des Anhangs der Verordnung (EU) Nr. 37/2010 enthalten ist,

7. das Inverkehrbringen des Arzneimittels oder seine Anwendung bei Tieren gegen gesetzliche Vorschriften oder gegen eine Verordnung oder eine Richtlinie oder eine Entscheidung oder einen Beschluss der Europäischen Gemeinschaft oder der Europäischen Union verstoßen würde.

[2] Die Zulassung darf nach Satz 1 Nr. 4 nicht deshalb versagt werden, weil therapeutische Ergebnisse nur in einer beschränkten Zahl von Fällen erzielt worden sind. [3] Die therapeutische Wirksamkeit fehlt, wenn der Antragsteller nicht entsprechend dem jeweils gesicherten Stand der wissenschaftlichen Erkenntnisse nachweist, dass sich mit dem Arzneimittel therapeutische Ergebnisse erzielen lassen. [4] Die medizinischen Erfahrungen der jeweiligen Therapierichtung sind zu berücksichtigen. [5] Die Zulassung darf nach Satz 1 Nr. 6b nicht versagt werden, wenn das Arzneimittel zur Behandlung einzelner Einhufer bestimmt ist, bei denen die in Artikel 6 Abs. 3 der

Richtlinie 2001/82/EG genannten Voraussetzungen vorliegen, und es die übrigen Voraussetzungen des Artikels 6 Abs. 3 der Richtlinie 2001/82/EG erfüllt.

(3) [1] Die Zulassung ist für ein Arzneimittel zu versagen, das sich von einem zugelassenen oder bereits im Verkehr befindlichen Arzneimittel gleicher Bezeichnung in der Art oder der Menge der Wirkstoffe unterscheidet. [2] Abweichend von Satz 1 ist ein Unterschied in der Menge der Wirkstoffe unschädlich, wenn sich die Arzneimittel in der Darreichungsform unterscheiden.

(4) [1] Ist die zuständige Bundesoberbehörde der Auffassung, dass eine Zulassung auf Grund der vorgelegten Unterlagen nicht erteilt werden kann, teilt sie dies dem Antragsteller unter Angabe von Gründen mit. [2] Dem Antragsteller ist dabei Gelegenheit zu geben, Mängeln innerhalb einer angemessenen Frist, jedoch höchstens innerhalb von sechs Monaten abzuhelfen. [3] Wird den Mängeln nicht innerhalb dieser Frist abgeholfen, so ist die Zulassung zu versagen. [4] Nach einer Entscheidung über die Versagung der Zulassung ist das Einreichen von Unterlagen zur Mängelbeseitigung ausgeschlossen.

(5) [1] Die Zulassung ist auf Grund der Prüfung der eingereichten Unterlagen und auf der Grundlage der Sachverständigengutachten zu erteilen. [2] Zur Beurteilung der Unterlagen kann die zuständige Bundesoberbehörde eigene wissenschaftliche Ergebnisse verwerten, Sachverständige beiziehen oder Gutachten anfordern. [3] Die zuständige Bundesoberbehörde kann in Betrieben und Einrichtungen, die Arzneimittel entwickeln, herstellen, prüfen oder klinisch prüfen, zulassungsbezogene Angaben und Unterlagen, auch im Zusammenhang mit einer Genehmigung für das Inverkehrbringen gemäß Artikel 3 Abs. 1 oder 2 der Verordnung (EG) Nr. 726/2004, überprüfen. [4] Zu diesem Zweck können Beauftragte der zuständigen Bundesoberbehörde im Benehmen mit der zuständigen Behörde Betriebs- und Geschäftsräume zu den üblichen Geschäftszeiten betreten, Unterlagen einsehen sowie Auskünfte verlangen. [5] Die zuständige Bundesoberbehörde kann ferner die Beurteilung der Unterlagen durch unabhängige Gegensachverständige durchführen lassen und legt deren Beurteilung der Zulassungsentscheidung und, soweit es sich um Arzneimittel handelt, die der Verschreibungspflicht nach § 48 Abs. 2 Nr. 1 unterliegen, dem der Zulassungskommission nach Absatz 6 Satz 1 vorzulegenden Entwurf der Zulassungsentscheidung zugrunde. [6] Als Gegensachverständiger nach Satz 5 kann von der zuständigen Bundesoberbehörde beauftragt werden, wer die erforderliche Sachkenntnis und die zur Ausübung der Tätigkeit als Gegensachverständiger erforderliche Zuverlässigkeit besitzt. [7] Dem Antragsteller ist auf Antrag Einsicht in die Gutachten zu gewähren. [8] Verlangt der Antragsteller, von ihm gestellte Sachver-

ständige beizuziehen, so sind auch diese zu hören. 9 Für die Berufung als Sachverständiger, Gegensachverständiger und Gutachter gilt Absatz 6 Satz 5 und 6 entsprechend.

(5a) 1 Die zuständige Bundesoberbehörde erstellt ferner einen Beurteilungsbericht über die eingereichten Unterlagen zur Qualität, Unbedenklichkeit und Wirksamkeit und gibt darin eine Stellungnahme hinsichtlich der Ergebnisse von pharmazeutischen und vorklinischen Versuchen sowie klinischen Prüfungen sowie bei Arzneimitteln, die zur Anwendung bei Menschen bestimmt sind, auch zum Risikomanagement- und zum Pharmakovigilanz-System ab; bei Arzneimitteln, die zur Anwendung bei Tieren bestimmt sind, die der Gewinnung von Lebensmitteln dienen, bezieht sich der Beurteilungsbericht auch auf die Ergebnisse der Rückstandsprüfung. 2 Der Beurteilungsbericht ist zu aktualisieren, wenn hierzu neue Informationen verfügbar werden.

(5b) Absatz 5a findet keine Anwendung auf Arzneimittel, die nach einer homöopathischen Verfahrenstechnik hergestellt werden, sofern diese Arzneimittel dem Artikel 16 Abs. 2 der Richtlinie 2001/83/EG oder dem Artikel 19 Abs. 2 der Richtlinie 2001/82/EG unterliegen.

(6) 1 Vor der Entscheidung über die Zulassung eines Arzneimittels, das den Therapierichtungen Phytotherapie, Homöopathie oder Anthroposophie zuzurechnen ist und das der Verschreibungspflicht nach § 48 Abs. 2 Nr. 1 unterliegt, ist eine Zulassungskommission zu hören. 2 Die Anhörung erstreckt sich auf den Inhalt der eingereichten Unterlagen, der Sachverständigengutachten, der angeforderten Gutachten, die Stellungnahmen der beigezogenen Sachverständigen, das Prüfungsergebnis und die Gründe, die für die Entscheidung über die Zulassung wesentlich sind, oder die Beurteilung durch die Gegensachverständigen. 3 Weicht die Bundesoberbehörde bei der Entscheidung über den Antrag von dem Ergebnis der Anhörung ab, so hat sie die Gründe für die abweichende Entscheidung darzulegen. 4 Das Bundesministerium beruft, soweit es sich um zur Anwendung bei Tieren bestimmte Arzneimittel handelt im Einvernehmen mit dem Bundesministerium für Ernährung und Landwirtschaft, die Mitglieder der Zulassungskommission unter Berücksichtigung von Vorschlägen der Kammern der Heilberufe, der Fachgesellschaften der Ärzte, Zahnärzte, Tierärzte, Apotheker, Heilpraktiker sowie der für die Wahrnehmung ihrer Interessen gebildeten maßgeblichen Spitzenverbände der pharmazeutischen Unternehmer, Patienten und Verbraucher. 5 Bei der Berufung sind die jeweiligen Besonderheiten der Arzneimittel zu berücksichtigen. 6 In die Zulassungskommissionen werden Sachverständige berufen, die auf den jeweiligen Anwendungsgebieten und in der jeweiligen Therapierichtung (Phytotherapie, Homöopathie, Anthroposophie)

über wissenschaftliche Kenntnisse verfügen und praktische Erfahrungen gesammelt haben.

(7) [1]Für Arzneimittel, die nicht der Verschreibungspflicht nach § 48 Abs. 2 Nr. 1 unterliegen, werden bei der zuständigen Bundesoberbehörde Kommissionen für bestimmte Anwendungsgebiete oder Therapierichtungen gebildet. [2]Absatz 6 Satz 4 bis 6 findet entsprechende Anwendung. [3]Die zuständige Bundesoberbehörde kann zur Vorbereitung der Entscheidung über die Verlängerung von Zulassungen nach § 105 Abs. 3 Satz 1 die zuständige Kommission beteiligen. [4]Betrifft die Entscheidung nach Satz 3 Arzneimittel einer bestimmten Therapierichtung (Phytotherapie, Homöopathie, Anthroposophie), ist die zuständige Kommission zu beteiligen, sofern eine vollständige Versagung der Verlängerung nach § 105 Abs. 3 Satz 1 beabsichtigt oder die Entscheidung von grundsätzlicher Bedeutung ist; sie hat innerhalb von zwei Monaten Gelegenheit zur Stellungnahme. [5]Soweit die Bundesoberbehörde bei der Entscheidung nach Satz 4 die Stellungnahme der Kommission nicht berücksichtigt, legt sie die Gründe dar.

(7a) [1]Zur Verbesserung der Arzneimittelsicherheit für Kinder und Jugendliche wird beim Bundesinstitut für Arzneimittel und Medizinprodukte eine Kommission für Arzneimittel für Kinder und Jugendliche gebildet. [2]Absatz 6 Satz 4 bis 6 findet entsprechende Anwendung. [3]Zur Vorbereitung der Entscheidung über den Antrag auf Zulassung eines Arzneimittels, das auch zur Anwendung bei Kindern oder Jugendlichen bestimmt ist, beteiligt die zuständige Bundesoberbehörde die Kommission. [4]Die zuständige Bundesoberbehörde kann ferner zur Vorbereitung der Entscheidung über den Antrag auf Zulassung eines anderen als in Satz 3 genannten Arzneimittels, bei dem eine Anwendung bei Kindern oder Jugendlichen in Betracht kommt, die Kommission beteiligen. [5]Die Kommission hat Gelegenheit zur Stellungnahme. [6]Soweit die Bundesoberbehörde bei der Entscheidung die Stellungnahme der Kommission nicht berücksichtigt, legt sie die Gründe dar. [7]Die Kommission kann ferner zu Arzneimitteln, die nicht für die Anwendung bei Kindern oder Jugendlichen zugelassen sind, den anerkannten Stand der Wissenschaft dafür feststellen, unter welchen Voraussetzungen diese Arzneimittel bei Kindern oder Jugendlichen angewendet werden können. [8]Für die Arzneimittel der Phytotherapie, Homöopathie und anthroposophischen Medizin werden die Aufgaben und Befugnisse nach den Sätzen 3 bis 7 von den Kommissionen nach Absatz 7 Satz 4 wahrgenommen.

(8) [1]Bei Sera, Impfstoffen, Blutzubereitungen, Gewebezubereitungen, Allergenen, xenogenen Arzneimitteln, die keine Arzneimittel nach § 4 Abs. 9 sind, erteilt die zuständige Bundesoberbehörde die Zulassung entweder auf Grund der Prüfung der

eingereichten Unterlagen oder auf Grund eigener Untersuchungen oder auf Grund der Beobachtung der Prüfungen des Herstellers. [2]Dabei können Beauftragte der zuständigen Bundesoberbehörde im Benehmen mit der zuständigen Behörde Betriebs- und Geschäftsräume zu den üblichen Geschäftszeiten betreten und in diesen sowie in den dem Betrieb dienenden Beförderungsmitteln Besichtigungen vornehmen. [3]Auf Verlangen der zuständigen Bundesoberbehörde hat der Antragsteller das Herstellungsverfahren mitzuteilen. [4]Bei diesen Arzneimitteln finden die Absätze 6, 7 und 7a keine Anwendung.

(8a) Absatz 8 Satz 1 bis 3 findet entsprechende Anwendung auf Kontrollmethoden nach § 23 Abs. 2 Satz 3.

(9) [1]Werden verschiedene Stärken, Darreichungsformen, Verabreichungswege oder Ausbietungen eines Arzneimittels beantragt, so können diese auf Antrag des Antragstellers Gegenstand einer einheitlichen umfassenden Zulassung sein; dies gilt auch für nachträgliche Änderungen und Erweiterungen. [2]Dabei ist eine einheitliche Zulassungsnummer zu verwenden, der weitere Kennzeichen zur Unterscheidung der Darreichungsformen oder Konzentrationen hinzugefügt werden müssen. [3]Für Zulassungen nach § 24b Abs. 1 gelten Einzelzulassungen eines Referenzarzneimittels als einheitliche umfassende Zulassung.

(10) Die Zulassung lässt die zivil- und strafrechtliche Verantwortlichkeit des pharmazeutischen Unternehmers unberührt.

§ 25a
Vorprüfung

(1) [1]Die zuständige Bundesoberbehörde kann den Zulassungsantrag durch unabhängige Sachverständige auf Vollständigkeit und daraufhin prüfen lassen, ob das Arzneimittel nach dem jeweils gesicherten Stand der wissenschaftlichen Erkenntnisse ausreichend geprüft worden ist. [2]§ 25 Abs. 6 Satz 5 findet entsprechende Anwendung.

(2) Bei Beanstandungen im Sinne des Absatzes 1 hat der Sachverständige dem Antragsteller Gelegenheit zu geben, Mängeln innerhalb von drei Monaten abzuhelfen.

(3) [1]Ist der Zulassungsantrag nach Ablauf der Frist unter Zugrundelegung der abschließenden Stellungnahme des Sachverständigen weiterhin unvollständig oder mangelhaft im Sinne des § 25 Abs. 2 Nr. 2, so ist die Zulassung zu versagen. [2]§ 25 Abs. 4 und 6 findet auf die Vorprüfung keine Anwendung.

(4) Stellt die zuständige Bundesoberbehörde fest, dass ein gleich lautender Zulassungsantrag in einem anderen Mitgliedstaat der Europäischen Union geprüft wird, lehnt sie den Antrag ab und setzt den Antragsteller in Kenntnis, dass ein Verfahren nach § 25b Anwendung findet.

(5) Wird die zuständige Bundesoberbehörde nach § 22 unterrichtet, dass sich ein Antrag auf ein in einem anderen Mitgliedstaat der Europäischen Union bereits zugelassenes Arzneimittel bezieht, lehnt sie den Antrag ab, es sei denn, er wurde nach § 25b eingereicht.

§ 25b
Verfahren der gegenseitigen Anerkennung und dezentralisiertes Verfahren

(1) Für die Erteilung einer Zulassung oder Genehmigung in mehr als einem Mitgliedstaat der Europäischen Union hat der Antragsteller einen auf identischen Unterlagen beruhenden Antrag in diesen Mitgliedstaaten einzureichen; dies kann in englischer Sprache erfolgen.

(2) [1]Ist das Arzneimittel zum Zeitpunkt der Antragstellung bereits in einem anderen Mitgliedstaat der Europäischen Union genehmigt oder zugelassen worden, ist diese Zulassung auf der Grundlage des von diesem Staat übermittelten Beurteilungsberichtes anzuerkennen, es sei denn, dass Anlass zu der Annahme besteht, dass die Zulassung des Arzneimittels eine schwerwiegende Gefahr für die öffentliche Gesundheit, bei Arzneimitteln zur Anwendung bei Tieren eine schwerwiegende Gefahr für die Gesundheit von Mensch oder Tier oder für die Umwelt darstellt. [2]In diesem Fall hat die zuständige Bundesoberbehörde nach Maßgabe des Artikels 29 der Richtlinie 2001/83/EG oder des Artikels 33 der Richtlinie 2001/82/EG zu verfahren.

(3) [1]Ist das Arzneimittel zum Zeitpunkt der Antragstellung noch nicht zugelassen, hat die zuständige Bundesoberbehörde, soweit sie Referenzmitgliedstaat im Sinne des Artikels 28 der Richtlinie 2001/83/EG oder des Artikels 32 der Richtlinie 2001/82/EG ist, Entwürfe des Beurteilungsberichtes, der Zusammenfassung der Merkmale des Arzneimittels und der Kennzeichnung und der Packungsbeilage zu erstellen und den zuständigen Mitgliedstaaten und dem Antragsteller zu übermitteln. [2]§ 25 Abs. 5 Satz 5 gilt entsprechend.

(4) Für die Anerkennung der Zulassung eines anderen Mitgliedstaates finden Kapitel 4 der Richtlinie 2001/83/EG und Kapitel 4 der Richtlinie 2001/82/EG Anwendung.

(5) [1]Bei einer abweichenden Entscheidung bezüglich der Zulassung, ihrer Aussetzung oder Rücknahme finden die Artikel 30, 32, 33 und 34 der Richtlinie 2001/83/EG und die Artikel 34, 36, 37 und 38 der Richtlinie 2001/82/EG Anwendung. [2]Im Falle einer Entscheidung nach Artikel 34 der Richtlinie 2001/83/EG oder nach Artikel 38 der Richtlinie 2001/82/EG ist über die Zulassung nach Maßgabe der nach diesen Artikeln getroffenen Entscheidung oder des nach diesen Artikeln getroffenen Beschlusses der Europäischen Gemeinschaft oder der Europäischen Union zu entscheiden. [3]Ein Vorverfahren nach § 68 der Verwaltungsgerichtsordnung findet bei Rechtsmitteln gegen Entscheidungen der zuständigen Bundesoberbehörden nach Satz 2 nicht statt. [4]Ferner findet § 25 Abs. 6 keine Anwendung.

(6) Die Absätze 1 bis 5 finden keine Anwendung auf Arzneimittel, die nach einer homöopathischen Verfahrenstechnik hergestellt worden sind, sofern diese Arzneimittel dem Artikel 16 Abs. 2 der Richtlinie 2001/83/EG oder dem Artikel 19 Abs. 2 der Richtlinie 2001/82/EG unterliegen.

§ 25c
Maßnahmen der zuständigen Bundesoberbehörde zu Entscheidungen oder Beschlüssen der Europäischen Gemeinschaft oder der Europäischen Union

Die zuständige Bundesoberbehörde trifft die zur Durchführung von Entscheidungen oder Beschlüssen der Europäischen Gemeinschaft oder der Europäischen Union nach Artikel 127a der Richtlinie 2001/83/EG oder nach Artikel 95b der Richtlinie 2001/82/EG erforderlichen Maßnahmen.

§ 26
Arzneimittelprüfrichtlinien

(1) [1]Das Bundesministerium wird ermächtigt, durch Rechtsverordnung mit Zustimmung des Bundesrates Anforderungen an die in den §§ 22 bis 24, auch in Verbindung mit § 38 Abs. 2 und § 39b Abs. 1 bezeichneten Angaben, Unterlagen und Gutachten sowie deren Prüfung durch die zuständige Bundesoberbehörde zu regeln. [2]Die Vorschriften müssen dem jeweils gesicherten Stand der wissenschaftlichen Erkenntnisse entsprechen und sind laufend an diesen anzupassen, insbesondere sind Tierversuche durch andere Prüfverfahren zu ersetzen, wenn dies nach dem Stand der wissenschaftlichen Erkenntnisse im Hinblick auf den Prüfungszweck vertretbar ist. [3]Die Rechtsverordnung ergeht, soweit es sich um radioaktive Arzneimittel und um Arzneimittel handelt, bei deren Herstellung ionisierende Strahlen

verwendet werden und soweit es sich um Prüfungen zur Ökotoxizität handelt, im Einvernehmen mit dem Bundesministerium für Umwelt, Naturschutz, Bau und Reaktorsicherheit und, soweit es sich um Arzneimittel handelt, die zur Anwendung bei Tieren bestimmt sind, im Einvernehmen mit dem Bundesministerium für Ernährung und Landwirtschaft.

(2) 1 Die zuständige Bundesoberbehörde und die Kommissionen nach § 25 Abs. 7 haben die Arzneimittelprüfrichtlinien sinngemäß auf das wissenschaftliche Erkenntnismaterial nach § 22 Abs. 3 und § 23 Abs. 3 Satz 2 anzuwenden, wobei die Besonderheiten der jeweiligen Arzneimittel zu berücksichtigen sind. 2 Als wissenschaftliches Erkenntnismaterial gilt auch das nach wissenschaftlichen Methoden aufbereitete medizinische Erfahrungsmaterial.

§ 27
Fristen für die Erteilung

(1) 1 Die zuständige Bundesoberbehörde hat eine Entscheidung über den Antrag auf Zulassung innerhalb einer Frist von sieben Monaten zu treffen. 2 Die Entscheidung über die Anerkennung einer Zulassung ist innerhalb einer Frist von drei Monaten nach Erhalt des Beurteilungsberichtes zu treffen. 3 Ein Beurteilungsbericht ist innerhalb einer Frist von drei Monaten zu erstellen.

(2) 1 Gibt die zuständige Bundesoberbehörde dem Antragsteller nach § 25 Abs. 4 Gelegenheit, Mängeln abzuhelfen, so werden die Fristen bis zur Behebung der Mängel oder bis zum Ablauf der nach § 25 Abs. 4 gesetzten Frist gehemmt. 2 Die Hemmung beginnt mit dem Tage, an dem dem Antragsteller die Aufforderung zur Behebung der Mängel zugestellt wird. 3 Das gleiche gilt für die Frist, die dem Antragsteller auf sein Verlangen hin eingeräumt wird, auch unter Beiziehung von Sachverständigen, Stellung zu nehmen.

(3) Bei Verfahren nach § 25b Abs. 3 verlängert sich die Frist zum Abschluss des Verfahrens entsprechend den Vorschriften in Artikel 28 der Richtlinie 2001/83/EG und Artikel 32 der Richtlinie 2001/82/EG um drei Monate.

§ 28
Auflagenbefugnis

(1) 1 Die zuständige Bundesoberbehörde kann die Zulassung mit Auflagen verbinden. 2 Bei Auflagen nach den Absätzen 2 bis 3d zum Schutz der Umwelt entscheidet die zuständige Bundesoberbehörde im Einvernehmen mit dem Umweltbundesamt, soweit Auswirkungen auf die Umwelt zu bewerten sind. 3 Hierzu übermittelt die

zuständige Bundesoberbehörde dem Umweltbundesamt die zur Beurteilung der Auswirkungen auf die Umwelt erforderlichen Angaben und Unterlagen. [4]Auflagen können auch nachträglich angeordnet werden.

(2) Auflagen nach Absatz 1 können angeordnet werden, um sicherzustellen, dass

1. die Kennzeichnung der Behältnisse und äußeren Umhüllungen den Vorschriften des § 10 entspricht; dabei kann angeordnet werden, dass angegeben werden müssen
   a) Hinweise oder Warnhinweise, soweit sie erforderlich sind, um bei der Anwendung des Arzneimittels eine unmittelbare oder mittelbare Gefährdung der Gesundheit von Mensch oder Tier zu verhüten,
   b) Aufbewahrungshinweise für den Verbraucher und Lagerhinweise für die Fachkreise, soweit sie geboten sind, um die erforderliche Qualität des Arzneimittels zu erhalten,
2. die Packungsbeilage den Vorschriften des § 11 entspricht; dabei kann angeordnet werden, dass angegeben werden müssen
   a) die in der Nummer 1 Buchstabe a genannten Hinweise oder Warnhinweise,
   b) die Aufbewahrungshinweise für den Verbraucher, soweit sie geboten sind, um die erforderliche Qualität des Arzneimittels zu erhalten,

2a. die Fachinformation den Vorschriften des § 11a entspricht; dabei kann angeordnet werden, dass angegeben werden müssen
   a) die in Nummer 1 Buchstabe a genannten Hinweise oder Warnhinweise,
   b) besondere Lager- und Aufbewahrungshinweise, soweit sie geboten sind, um die erforderliche Qualität des Arzneimittels zu erhalten,
   c) Hinweise auf Auflagen nach Absatz 3,

3. die Angaben nach den §§ 10, 11 und 11a den für die Zulassung eingereichten Unterlagen entsprechen und dabei einheitliche und allgemeinverständliche Begriffe und ein einheitlicher Wortlaut, auch entsprechend den Empfehlungen und Stellungnahmen der Ausschüsse der Europäischen Arzneimittel-Agentur, verwendet werden, wobei die Angabe weiterer Gegenanzeigen, Nebenwirkungen und Wechselwirkungen zulässig bleibt; von dieser Befugnis kann die zuständige Bundesoberbehörde allgemein aus Gründen der Arzneimittelsicherheit, der Transparenz oder der rationellen Arbeitsweise Gebrauch machen; dabei kann angeordnet werden, dass bei verschreibungspflichtigen Arzneimitteln

bestimmte Anwendungsgebiete entfallen, wenn zu befürchten ist, dass durch deren Angabe der therapeutische Zweck gefährdet wird,

4. das Arzneimittel in Packungsgrößen in den Verkehr gebracht wird, die den Anwendungsgebieten und der vorgesehenen Dauer der Anwendung angemessen sind,

5. das Arzneimittel in einem Behältnis mit bestimmter Form, bestimmtem Verschluss oder sonstiger Sicherheitsvorkehrung in den Verkehr gebracht wird, soweit es geboten ist, um die Einhaltung der Dosierungsanleitung zu gewährleisten oder um die Gefahr des Missbrauchs durch Kinder zu verhüten.

(2a) Warnhinweise nach Absatz 2 können auch angeordnet werden, um sicherzustellen, dass das Arzneimittel nur von Ärzten bestimmter Fachgebiete verschrieben und unter deren Kontrolle oder nur in Kliniken oder Spezialkliniken oder in Zusammenarbeit mit solchen Einrichtungen angewendet werden darf, wenn dies erforderlich ist, um bei der Anwendung eine unmittelbare oder mittelbare Gefährdung der Gesundheit von Menschen zu verhüten, insbesondere, wenn die Anwendung des Arzneimittels nur bei Vorhandensein besonderer Fachkunde oder besonderer therapeutischer Einrichtungen unbedenklich erscheint.

(3) [1]Die zuständige Bundesoberbehörde kann durch Auflagen ferner anordnen, dass weitere analytische, pharmakologisch-toxikologische oder klinische Prüfungen durchgeführt werden und über die Ergebnisse berichtet wird, wenn hinreichende Anhaltspunkte dafür vorliegen, dass das Arzneimittel einen großen therapeutischen Wert haben kann und deshalb ein öffentliches Interesse an seinem unverzüglichen Inverkehrbringen besteht, jedoch für die umfassende Beurteilung des Arzneimittels weitere wichtige Angaben erforderlich sind. [2]Die zuständige Bundesoberbehörde überprüft jährlich die Ergebnisse dieser Prüfungen. [3]Satz 1 gilt entsprechend für Unterlagen über das Rückstandsnachweisverfahren nach § 23 Abs. 1 Nr. 2.

(3a)*) Die zuständige Bundesoberbehörde kann bei Arzneimitteln, die zur Anwendung bei Menschen bestimmt sind, bei Erteilung der Zulassung durch Auflagen ferner anordnen,

*) Die Absätze 3a und 3b werden neu gefasst; der Text ist auf Raster gestellt (s. S. 119ff.). Sie treten in Kraft, sobald die in Fußnote**) genannten Voraussetzungen erfüllt sind.

**) Die Absätze 3a und 3b treten sechs Monate nach der Veröffentlichung der Mitteilung der Europäischen Kommission über die Funktionsfähigkeit des EU-Portals und der Datenbank nach Artikel 82 der Verordnung (EU) Nr. 536/2014 des Europäischen Parlaments und des Rates vom 16. April 2014 über klinische Prüfungen mit Humanarzneimitteln und zur Aufhebung der Richtlinie 2001/20/EG (ABl. L 158 vom 27.5.2014, S. 1) im Amtsblatt der Europäischen Union in Kraft.

1. bestimmte im Risikomanagement-System enthaltene Maßnahmen zur Gewährleistung der sicheren Anwendung des Arzneimittels zu ergreifen, wenn dies im Interesse der Arzneimittelsicherheit erforderlich ist,
2. Unbedenklichkeitsprüfungen durchzuführen, wenn dies im Interesse der Arzneimittelsicherheit erforderlich ist,
3. Verpflichtungen im Hinblick auf die Erfassung oder Meldung von Verdachtsfällen von Nebenwirkungen, die über jene des Zehnten Abschnitts hinausgehen, einzuhalten, wenn dies im Interesse der Arzneimittelsicherheit erforderlich ist,
4. sonstige erforderliche Maßnahmen hinsichtlich der sicheren und wirksamen Anwendung des Arzneimittels zu ergreifen, wenn dies im Interesse der Arzneimittelsicherheit erforderlich ist,
5. ein angemessenes Pharmakovigilanz-System einzuführen, wenn dies im Interesse der Arzneimittelsicherheit erforderlich ist,
6. soweit Bedenken bezüglich einzelner Aspekte der Wirksamkeit des Arzneimittels bestehen, die erst nach seinem Inverkehrbringen beseitigt werden können, Wirksamkeitsprüfungen nach der Zulassung durchzuführen, die den Vorgaben in Artikel 21a Satz 1 Buchstabe f der Richtlinie 2001/83/EG entsprechen.

(3a) Die zuständige Bundesoberbehörde kann bei Arzneimitteln, die zur Anwendung bei Menschen bestimmt sind, bei Erteilung der Zulassung durch Auflagen ferner anordnen,

1. bestimmte im Risikomanagement-System enthaltene Maßnahmen zur Gewährleistung der sicheren Anwendung des Arzneimittels zu ergreifen, wenn dies im Interesse der Arzneimittelsicherheit erforderlich ist,
2. Unbedenklichkeitsstudien durchzuführen, wenn dies im Interesse der Arzneimittelsicherheit erforderlich ist,
3. Verpflichtungen im Hinblick auf die Erfassung oder Meldung von Verdachtsfällen von Nebenwirkungen, die über jene des Zehnten Abschnitts hinausgehen, einzuhalten, wenn dies im Interesse der Arzneimittelsicherheit erforderlich ist,
4. sonstige erforderliche Maßnahmen hinsichtlich der sicheren und wirksamen Anwendung des Arzneimittels zu ergreifen, wenn dies im Interesse der Arzneimittelsicherheit erforderlich ist,
5. ein angemessenes Pharmakovigilanz-System einzuführen, wenn dies im Interesse der Arzneimittelsicherheit erforderlich ist,
6. soweit Bedenken bezüglich einzelner Aspekte der Wirksamkeit des Arzneimittels bestehen, die erst nach seinem Inverkehrbringen beseitigt werden können, Wirksamkeitsstudien nach der Zulassung durchzuführen, die den Vorgaben in Artikel 21a Satz 1 Buchstabe f der Richtlinie 2001/83/EG entsprechen.

(3b)*) [1]Die zuständige Bundesoberbehörde kann bei Arzneimitteln, die zur Anwendung bei Menschen bestimmt sind, nach Erteilung der Zulassung ferner durch Auflagen anordnen,

1. ein Risikomanagement-System und einen Risikomanagement-Plan einzuführen, wenn dies im Interesse der Arzneimittelsicherheit erforderlich ist,
2. Unbedenklichkeitsprüfungen durchzuführen, wenn dies im Interesse der Arzneimittelsicherheit erforderlich ist,
3. eine Wirksamkeitsprüfung durchzuführen, wenn Erkenntnisse über die Krankheit oder die klinische Methodik darauf hindeuten, dass frühere Bewertungen der Wirksamkeit erheblich korrigiert werden müssen; die Verpflichtung, diese Wirksamkeitsprüfung nach der Zulassung durchzuführen, muss den Vorgaben nach Artikel 22a Abs. 1 Buchstabe b Satz 2 der Richtlinie 2001/83/EG entsprechen.

[2]Liegen die Voraussetzungen für eine Auflage nach Satz 1 Nr. 2 für mehr als ein Arzneimittel vor und sind dies Arzneimittel, die in mehreren Mitgliedstaaten zugelassen sind, empfiehlt die zuständige Bundesoberbehörde nach Befassung des Ausschusses für Risikobewertung im Bereich der Pharmakovigilanz nach Artikel 56 Abs. 1 Doppelbuchstabe aa der Verordnung (EG) Nr. 726/2004 den betroffenen Inhabern der Zulassung, eine gemeinsame Unbedenklichkeitsprüfung nach der Zulassung durchzuführen.

(3b) [1]Die zuständige Bundesoberbehörde kann bei Arzneimitteln, die zur Anwendung bei Menschen bestimmt sind, nach Erteilung der Zulassung ferner durch Auflagen anordnen,

1. ein Risikomanagement-System und einen Risikomanagement-Plan einzuführen, wenn dies im Interesse der Arzneimittelsicherheit erforderlich ist,
2. Unbedenklichkeitsstudien durchzuführen, wenn dies im Interesse der Arzneimittelsicherheit erforderlich ist,
3. eine Wirksamkeitsstudie durchzuführen, wenn Erkenntnisse über die Krankheit oder die klinische Methodik darauf hindeuten, dass frühere Bewertungen der Wirksamkeit erheblich korrigiert werden müssen; die Verpflichtung, diese Wirksamkeitsstudie nach der Zulassung durchzuführen, muss den Vorgaben nach Artikel 22a Abs. 1 Buchstabe b Satz 2 der Richtlinie 2001/83/EG entsprechen.

[2]Liegen die Voraussetzungen für eine Auflage nach Satz 1 Nr. 2 für mehr als ein Arzneimittel vor und sind dies Arzneimittel, die in mehreren Mitgliedstaaten zugelassen sind, empfiehlt die zuständige Bundesoberbehörde nach Befassung des Ausschusses für Risikobewertung im Bereich der Pharmakovigilanz nach Artikel 56 Abs. 1 Doppelbuchstabe aa der Verordnung

*) Siehe Fußnote S. 118.

(EG) Nr. 726/2004 den betroffenen Inhabern der Zulassung, eine gemeinsame Unbedenklichkeitsstudie nach der Zulassung durchzuführen.

(3c) [1]Die zuständige Bundesoberbehörde kann durch Auflage ferner anordnen, dass bei der Herstellung und Kontrolle solcher Arzneimittel und ihrer Ausgangsstoffe, die biologischer Herkunft sind oder auf biotechnischem Wege hergestellt werden,

1. bestimmte Anforderungen eingehalten und bestimmte Maßnahmen und Verfahren angewendet werden,
2. Unterlagen vorgelegt werden, die die Eignung bestimmter Maßnahmen und Verfahren begründen, einschließlich von Unterlagen über die Validierung,
3. die Einführung oder Änderung bestimmter Anforderungen, Maßnahmen und Verfahren der vorherigen Zustimmung der zuständigen Bundesoberbehörde bedarf,

soweit es zur Gewährleistung angemessener Qualität oder zur Risikovorsorge geboten ist. [2]Die angeordneten Auflagen sind sofort vollziehbar. [3]Widerspruch und Anfechtungsklage haben keine aufschiebende Wirkung.

(3d) [1]Bei Arzneimitteln, die zur Anwendung bei Tieren bestimmt sind, kann die zuständige Bundesoberbehörde in begründeten Einzelfällen ferner anordnen, dass weitere Unterlagen, mit denen eine Bewertung möglicher Umweltrisiken vorgenommen wird, und weitere Ergebnisse von Prüfungen zur Bewertung möglicher Umweltrisiken vorgelegt werden, sofern dies für die umfassende Beurteilung der Auswirkungen des Arzneimittels auf die Umwelt erforderlich ist. [2]Die zuständige Bundesoberbehörde überprüft die Erfüllung einer Auflage nach Satz 1 unverzüglich nach Ablauf der Vorlagefrist. [3]Absatz 1 Satz 2 und 3 findet entsprechende Anwendung.

(3e) Die zuständige Bundesoberbehörde kann, wenn dies im Interesse der Arzneimittelsicherheit erforderlich ist, bei Arzneimitteln, die zur Anwendung beim Tier bestimmt sind, durch Auflagen ferner anordnen, dass nach der Zulassung ein Risikomanagement-System eingeführt wird, das die Zusammenstellung von Tätigkeiten und Maßnahmen im Bereich der Pharmakovigilanz beschreibt, einschließlich der Bewertung der Effizienz derartiger Maßnahmen, und dass nach der Zulassung Erkenntnisse bei der Anwendung des Arzneimittels systematisch gesammelt, dokumentiert und ausgewertet werden und ihr über die Ergebnisse dieser Untersuchung innerhalb einer bestimmten Frist berichtet wird.

(3f) [1]Bei Auflagen nach den Absätzen 3, 3a, 3b und 3e kann die zuständige Bundesoberbehörde Art, Umfang und Zeitrahmen der Studien oder Prüfungen sowie Tätigkeiten, Maßnahmen und Bewertungen im Rahmen des Risikomanagement-

Systems bestimmen. [2]Die Ergebnisse sind durch Unterlagen so zu belegen, dass aus diesen Art, Umfang und Zeitpunkt der Studien oder Prüfungen hervorgehen.

(3g) [1]Der Inhaber der Zulassung eines Arzneimittels, das zur Anwendung bei Menschen bestimmt ist, hat alle Auflagen nach den Absätzen 3, 3a und 3b in sein Risikomanagement-System aufzunehmen. [2]Die zuständige Bundesoberbehörde unterrichtet die Europäische Arzneimittel-Agentur über die Zulassungen, die unter den Auflagen nach den Absätzen 3, 3a und 3b erteilt wurden.

(3h) Die zuständige Bundesoberbehörde kann bei biologischen Arzneimitteln, die zur Anwendung bei Menschen bestimmt sind, geeignete Maßnahmen zur besseren Identifizierbarkeit von Nebenwirkungsmeldungen anordnen.

(4) [1]Soll die Zulassung mit einer Auflage verbunden werden, so wird die in § 27 Abs. 1 vorgesehene Frist bis zum Ablauf einer dem Antragsteller gewährten Frist zur Stellungnahme gehemmt. [2]§ 27 Abs. 2 findet entsprechende Anwendung.

§ 29
Anzeigepflicht, Neuzulassung

(1) [1]Der Antragsteller hat der zuständigen Bundesoberbehörde unter Beifügung entsprechender Unterlagen unverzüglich Anzeige zu erstatten, wenn sich Änderungen in den Angaben und Unterlagen nach den §§ 22 bis 24a und 25b ergeben. [2]Die Verpflichtung nach Satz 1 hat nach Erteilung der Zulassung der Inhaber der Zulassung zu erfüllen.

(1a) [1]Der Inhaber der Zulassung hat der zuständigen Bundesoberbehörde unverzüglich alle Verbote oder Beschränkungen durch die zuständigen Behörden jedes Landes, in dem das betreffende Arzneimittel in Verkehr gebracht wird, sowie alle anderen neuen Informationen mitzuteilen, die die Beurteilung des Nutzens und der Risiken des betreffenden Arzneimittels beeinflussen könnten. [2]Zu diesen Informationen gehören bei Arzneimitteln, die zur Anwendung bei Menschen bestimmt sind, sowohl positive als auch negative Ergebnisse von klinischen Prüfungen oder anderen Studien, die sich nicht nur auf die in der Zulassung genannten, sondern auf alle Indikationen und Bevölkerungsgruppen beziehen können, sowie Angaben über eine Anwendung des Arzneimittels, die über die Bestimmungen der Zulassung hinausgeht. [3]Er hat auf Verlangen der zuständigen Bundesoberbehörde auch alle Angaben und Unterlagen vorzulegen, die belegen, dass das Nutzen-Risiko-Verhältnis weiterhin günstig zu bewerten ist. [4]Die zuständige Bundesoberbehörde kann bei Arzneimitteln, die zur Anwendung bei Menschen bestimmt sind, jederzeit die Vorlage einer Kopie der Pharmakovigilanz-Stammdokumentation verlangen. [5]Diese hat der

Inhaber der Zulassung spätestens sieben Tage nach Zugang der Aufforderung vorzulegen. [6]Die Sätze 1 bis 3 gelten nicht für den Parallelimporteur.

(1b) Der Inhaber der Zulassung hat der zuständigen Bundesoberbehörde den Zeitpunkt für das Inverkehrbringen des Arzneimittels unter Berücksichtigung der unterschiedlichen zugelassenen Darreichungsformen und Stärken unverzüglich mitzuteilen.

(1c) [1]Der Inhaber der Zulassung hat der zuständigen Bundesoberbehörde nach Maßgabe des Satzes 2 anzuzeigen, wenn das Inverkehrbringen des Arzneimittels vorübergehend oder endgültig eingestellt wird. [2]Die Anzeige hat spätestens zwei Monate vor der Einstellung des Inverkehrbringens zu erfolgen. [3]Dies gilt nicht, wenn Umstände vorliegen, die der Inhaber der Zulassung nicht zu vertreten hat.

(1d) Der Inhaber der Zulassung hat alle Daten im Zusammenhang mit der Absatzmenge des Arzneimittels sowie alle ihm vorliegenden Daten im Zusammenhang mit dem Verschreibungsvolumen mitzuteilen, sofern die zuständige Bundesoberbehörde dies aus Gründen der Arzneimittelsicherheit fordert.

(1e) [1]Der Inhaber der Zulassung hat der zuständigen Bundesoberbehörde die in dem Verfahren nach Artikel 107c Abs. 4, 5 oder 6 der Richtlinie 2001/83/EG geänderten Stichtage oder Intervalle für die Vorlage von regelmäßigen aktualisierten Unbedenklichkeitsberichten anzuzeigen. [2]Etwaige Änderungen des in der Zulassung angegebenen Stichtags oder des Intervalls auf Grund von Satz 1 werden sechs Monate nach ihrer Veröffentlichung über das europäische Internetportal wirksam.

(1f) Der Inhaber der Zulassung ist bei Arzneimitteln, die zur Anwendung beim Menschen bestimmt sind, verpflichtet, die zuständige Bundesoberbehörde und die Europäische Arzneimittel-Agentur zu informieren, falls neue oder veränderte Risiken bestehen oder sich das Nutzen-Risiko-Verhältnis von Arzneimitteln geändert hat.

(1g) [1]Der Inhaber der Zulassung eines Arzneimittels, das zur Anwendung bei Menschen bestimmt ist, hat der zuständigen Bundesoberbehörde unverzüglich die Gründe für das vorübergehende oder endgültige Einstellen des Inverkehrbringens, den Rückruf, den Verzicht auf die Zulassung oder die Nichtbeantragung der Verlängerung der Zulassung mitzuteilen. [2]Er hat insbesondere zu erklären, ob die Maßnahme nach Satz 1 auf einem der Gründe des § 25 Abs. 2 Satz 1 Nr. 3, 4 oder Nr. 5, § 30 Abs. 2 Satz 1 Nr. 1 oder § 69 Abs. 1 Satz 2 Nr. 4 oder Nr. 5 beruht. [3]Die Mitteilung nach Satz 1 hat auch dann zu erfolgen, wenn die Maßnahme in einem Drittland getroffen wird und auf einem der in Satz 2 genannten Gründe beruht. [4]Beruht eine Maßnahme nach Satz 1 oder Satz 3 auf einem der in Satz 2 genannten Gründe, hat der Inhaber der Zulassung dies darüber hinaus der Europäischen Arzneimittel-Agentur mitzuteilen.

(2) [1]Bei einer Änderung der Bezeichnung des Arzneimittels ist der Zulassungsbescheid entsprechend zu ändern. [2]Das Arzneimittel darf unter der alten Bezeichnung vom pharmazeutischen Unternehmer noch ein Jahr, von den Groß- und Einzelhändlern noch zwei Jahre, beginnend mit dem auf die Bekanntmachung der Änderung im Bundesanzeiger folgenden 1. Januar oder 1. Juli, in den Verkehr gebracht werden.

(2a) [1]Eine Änderung

1. der Angaben nach den §§ 10, 11 und 11a über die Dosierung, die Art oder die Dauer der Anwendung, die Anwendungsgebiete, soweit es sich nicht um die Zufügung einer oder Veränderung in eine Indikation handelt, die einem anderen Therapiegebiet zuzuordnen ist, eine Einschränkung der Gegenanzeigen, Nebenwirkungen oder Wechselwirkungen mit anderen Mitteln,
2. der wirksamen Bestandteile, ausgenommen der arzneilich wirksamen Bestandteile,
3. in eine mit der zugelassenen vergleichbaren Darreichungsform,

3a. in der Behandlung mit ionisierenden Strahlen,

4. im Zusammenhang mit erheblichen Änderungen des Herstellungsverfahrens, der Darreichungsform, der Spezifikation oder des Verunreinigungsprofils des Wirkstoffs oder des Arzneimittels, die sich deutlich auf die Qualität, Unbedenklichkeit oder Wirksamkeit des Arzneimittels auswirken können, sowie jede Änderung gentechnologischer Herstellungsverfahren; bei Sera, Impfstoffen, Blutzubereitungen, Allergenen, Testsera und Testantigenen jede Änderung des Herstellungs- oder Prüfverfahrens oder die Angabe einer längeren Haltbarkeitsdauer,
5. der Packungsgröße und
6. der Wartezeit eines zur Anwendung bei Tieren bestimmten Arzneimittels

darf erst vollzogen werden, wenn die zuständige Bundesoberbehörde zugestimmt hat. [2]Satz 1 Nr. 1 gilt auch für eine Erweiterung der Zieltierarten bei Arzneimitteln, die nicht zur Anwendung bei Tieren bestimmt sind, die der Gewinnung von Lebensmitteln dienen. [3]Die Zustimmung gilt als erteilt, wenn der Änderung nicht innerhalb einer Frist von drei Monaten widersprochen worden ist.

(2b) Abweichend von Absatz 1 kann

1. der Wegfall eines Standortes für die Herstellung des Arzneimittels oder seines Wirkstoffs oder für die Verpackung oder die Chargenfreigabe,

2. eine geringfügige Änderung eines genehmigten physikalisch-chemischen Prüfverfahrens, wenn durch entsprechende Validierungsstudien nachgewiesen werden kann, dass das aktualisierte Prüfverfahren mindestens gleichwertig ist,
3. eine Änderung der Spezifikation eines Wirkstoffs oder anderen Stoffs zur Arzneimittelherstellung zwecks Anpassung an eine Monographie des Arzneibuchs, wenn die Änderung ausschließlich zur Übereinstimmung mit dem Arzneibuch vorgenommen wird und die Spezifikationen in Bezug auf produktspezifische Eigenschaften unverändert bleiben,
4. eine Änderung des Verpackungsmaterials, wenn dieses mit dem Arzneimittel nicht in Berührung kommt und die Abgabe, Verabreichung, Unbedenklichkeit oder Haltbarkeit des Arzneimittels nachweislich nicht beeinträchtigt wird, oder
5. eine Änderung im Zusammenhang mit der Verschärfung der Spezifikationsgrenzwerte, wenn die Änderung nicht Folge einer Verpflichtung auf Grund früherer Beurteilungen zur Überprüfung der Spezifikationsgrenzwerte ist und nicht auf unerwartete Ereignisse im Verlauf der Herstellung zurückgeht,

innerhalb von zwölf Monaten nach ihrer Einführung der zuständigen Bundesoberbehörde angezeigt werden.

(3) [1] Eine neue Zulassung ist in folgenden Fällen zu beantragen:

1. bei einer Änderung der Zusammensetzung der Wirkstoffe nach Art oder Menge,
2. bei einer Änderung der Darreichungsform, soweit es sich nicht um eine Änderung nach Absatz 2a Nr. 3 handelt,
3. bei einer Erweiterung der Anwendungsgebiete, soweit es sich nicht um eine Änderung nach Absatz 2a Nr. 1 handelt, und

3a. bei der Einführung gentechnologischer Herstellungsverfahren.

[2] Über die Zulassungspflicht nach Satz 1 entscheidet die zuständige Bundesoberbehörde.

(4) [1] Die Absätze 1, 1a Satz 4 und 5, die Absätze 1e bis 1g, 2, 2a bis 3 finden keine Anwendung auf Arzneimittel, für die von der Europäischen Gemeinschaft oder der Europäischen Union eine Genehmigung für das Inverkehrbringen erteilt worden ist. [2] Für diese Arzneimittel gelten die Verpflichtungen des pharmazeutischen Unternehmers nach der Verordnung (EG) Nr. 726/2004 mit der Maßgabe, dass im Geltungsbereich des Gesetzes die Verpflichtung zur Mitteilung an die Mitgliedstaaten oder zur Unterrichtung der Mitgliedstaaten gegenüber der jeweils zuständigen Bundesoberbehörde besteht.

(5) [1]Die Absätze 2a bis 3 finden keine Anwendung für Arzneimittel, die der Verordnung (EG) Nr. 1234/2008 der Kommission vom 24. November 2008 über die Prüfung von Änderungen der Zulassungen von Human- und Tierarzneimitteln (ABl. L 334 vom 12.12.2008, S. 7) in der jeweils geltenden Fassung unterliegen. [2]Die Absätze 2a bis 3 gelten

1. für zulassungspflichtige homöopathische Arzneimittel, die zur Anwendung am Menschen bestimmt sind und die vor dem 1. Januar 1998 zugelassen worden sind oder als zugelassen galten,
2. für die in Artikel 3 Nr. 6 der Richtlinie 2001/83/EG genannten Blutzubereitungen und
3. für nach § 21 zugelassene Gewebezubereitungen, es sei denn, es kommt bei ihrer Herstellung ein industrielles Verfahren zur Anwendung.

§ 30
Rücknahme, Widerruf, Ruhen

(1) [1]Die Zulassung ist zurückzunehmen, wenn nachträglich bekannt wird, dass einer der Versagungsgründe des § 25 Abs. 2 Nr. 2, 3, 5, 5a, 6 oder 7 bei der Erteilung vorgelegen hat; sie ist zu widerrufen, wenn einer der Versagungsgründe des § 25 Abs. 2 Nr. 3, 5, 5a, 6 oder 7 nachträglich eingetreten ist. [2]Die Zulassung ist ferner zurückzunehmen oder zu widerrufen, wenn

1. sich herausstellt, dass dem Arzneimittel die therapeutische Wirksamkeit fehlt,
2. in den Fällen des § 28 Abs. 3 die therapeutische Wirksamkeit nach dem jeweiligen Stand der wissenschaftlichen Erkenntnisse unzureichend begründet ist.

[3]Die therapeutische Wirksamkeit fehlt, wenn feststeht, dass sich mit dem Arzneimittel keine therapeutischen Ergebnisse erzielen lassen. [4]In den Fällen des Satzes 1 kann auch das Ruhen der Zulassung befristet angeordnet werden.

(1a) [1]Die Zulassung ist ferner ganz oder teilweise zurückzunehmen oder zu widerrufen, soweit dies erforderlich ist, um einer Entscheidung oder einem Beschluss der Europäischen Gemeinschaft oder der Europäischen Union nach Artikel 34 der Richtlinie 2001/83/EG oder nach Artikel 38 der Richtlinie 2001/82/EG zu entsprechen. [2]Ein Vorverfahren nach § 68 der Verwaltungsgerichtsordnung findet bei Rechstmitteln gegen Entscheidungen der zuständigen Bundesoberbehörde nach-Satz 1 nicht statt. [3]In den Fällen des Satzes 1 kann auch das Ruhen der Zulassung befristet angeordnet werden.

(2) [1]Die zuständige Bundesoberbehörde kann die Zulassung

1. zurücknehmen, wenn in den Unterlagen nach den §§ 22, 23 oder 24 unrichtige oder unvollständige Angaben gemacht worden sind oder wenn einer der Versagungsgründe des § 25 Abs. 2 Nr. 6a oder 6b bei der Erteilung vorgelegen hat,
2. widerrufen, wenn einer der Versagungsgründe des § 25 Abs. 2 Nr. 2, 6a oder 6b nachträglich eingetreten ist oder wenn eine der nach § 28 angeordneten Auflagen nicht eingehalten und diesem Mangel nicht innerhalb einer von der zuständigen Bundesoberbehörde zu setzenden angemessenen Frist abgeholfen worden ist; dabei sind Auflagen nach § 28 Abs. 3 und 3a jährlich zu überprüfen,
3. im Benehmen mit der zuständigen Behörde widerrufen, wenn die für das Arzneimittel vorgeschriebenen Prüfungen der Qualität nicht oder nicht ausreichend durchgeführt worden sind,
4. im Benehmen mit der zuständigen Behörde widerrufen, wenn sich herausstellt, dass das Arzneimittel nicht nach den anerkannten pharmazeutischen Regeln hergestellt worden ist.

[2]In diesen Fällen kann auch das Ruhen der Zulassung befristet angeordnet werden.

(2a) [1]In den Fällen der Absätze 1 und 1a ist die Zulassung zu ändern, wenn dadurch der in Absatz 1 genannte betreffende Versagungsgrund entfällt oder der in Absatz 1a genannten Entscheidung entsprochen wird. [2]In den Fällen des Absatzes 2 kann die Zulassung durch Auflage geändert werden, wenn dies ausreichend ist, um den Belangen der Arzneimittelsicherheit zu entsprechen.

(3) [1]Vor einer Entscheidung nach den Absätzen 1 bis 2a muss der Inhaber der Zulassung gehört werden, es sei denn, dass Gefahr im Verzuge ist. [2]Das gilt auch, wenn eine Entscheidung der zuständigen Bundesoberbehörde über die Änderung der Zulassung, Auflagen zur Zulassung, den Widerruf, die Rücknahme oder das Ruhen der Zulassung auf einer Einigung der Koordinierungsgruppe nach Artikel 107g, 107k oder Artikel 107q der Richtlinie 2001/83/EG beruht. [3]Ein Vorverfahren nach § 68 der Verwaltungsgerichtsordnung findet in den Fällen des Satzes 2 nicht statt. [4]In den Fällen des § 25 Abs. 2 Nr. 5 ist die Entscheidung sofort vollziehbar. [5]Widerspruch und Anfechtungsklage haben keine aufschiebende Wirkung.

(4) [1]Ist die Zulassung für ein Arzneimittel zurückgenommen oder widerrufen oder ruht die Zulassung, so darf es

1. nicht in den Verkehr gebracht und
2. nicht in den Geltungsbereich dieses Gesetzes verbracht werden.

[2] Die Rückgabe des Arzneimittels an den pharmazeutischen Unternehmer ist unter entsprechender Kenntlichmachung zulässig. [3] Die Rückgabe kann von der zuständigen Behörde angeordnet werden.

§ 31
Erlöschen, Verlängerung

(1) [1] Die Zulassung erlischt

1. wenn das zugelassene Arzneimittel innerhalb von drei Jahren nach Erteilung der Zulassung nicht in den Verkehr gebracht wird oder wenn sich das zugelassene Arzneimittel, das nach der Zulassung in den Verkehr gebracht wurde, in drei aufeinander folgenden Jahren nicht mehr im Verkehr befindet,
2. durch schriftlichen Verzicht,
3. nach Ablauf von fünf Jahren seit ihrer Erteilung, es sei denn, dass
    a) bei Arzneimitteln, die zur Anwendung bei Menschen bestimmt sind, spätestens neun Monate,
    b) bei Arzneimitteln, die zur Anwendung bei Tieren bestimmt sind, spätestens sechs Monate

    vor Ablauf der Frist ein Antrag auf Verlängerung gestellt wird,

3a. bei einem Arzneimittel, das zur Anwendung bei Tieren bestimmt ist, die der Gewinnung von Lebensmitteln dienen, und das einen pharmakologisch wirksamen Bestandteil enthält, der in die Tabelle 2 des Anhangs der Verordnung (EU) Nr. 37/2010 aufgenommen wurde, nach Ablauf einer Frist von 60 Tagen nach Veröffentlichung im Amtsblatt der Europäischen Union, sofern nicht innerhalb dieser Frist auf die Anwendungsgebiete bei Tieren, die der Gewinnung von Lebensmitteln dienen, nach § 29 Abs. 1 verzichtet worden ist; im Falle einer Änderungsanzeige nach § 29 Abs. 2a, die die Herausnahme des betreffenden pharmakologisch wirksamen Bestandteils bezweckt, ist die 60-Tage-Frist bis zur Entscheidung der zuständigen Bundesoberbehörde oder bis zum Ablauf der Frist nach § 29 Abs. 2a Satz 2 gehemmt und es ruht die Zulassung nach Ablauf der 60-Tage-Frist während dieses Zeitraums; die Halbsätze 1 und 2 gelten entsprechend, soweit für die Änderung des Arzneimittels die Verordnung (EG) Nr. 1234/2008 Anwendung findet,

4. wenn die Verlängerung der Zulassung versagt wird.

[2] In den Fällen des Satzes 1 Nr. 1 kann die zuständige Bundesoberbehörde Ausnahmen gestatten, sofern dies aus Gründen des Gesundheitsschutzes für Mensch oder Tier erforderlich ist.

(1a) Eine Zulassung, die verlängert wird, gilt ohne zeitliche Begrenzung, es sei denn, dass die zuständige Bundesoberbehörde bei der Verlängerung nach Absatz 1 Satz 1 Nr. 3 eine weitere Verlängerung um fünf Jahre nach Maßgabe der Vorschriften in Absatz 1 Satz 1 Nr. 3 in Verbindung mit Absatz 2 auch unter Berücksichtigung einer zu geringen Anzahl von Patienten, bei denen das betreffende Arzneimittel, das zur Anwendung bei Menschen bestimmt ist, angewendet wurde, als erforderlich beurteilt und angeordnet hat, um das sichere Inverkehrbringen des Arzneimittels weiterhin zu gewährleisten.

(2) [1] Der Antrag auf Verlängerung ist durch einen Bericht zu ergänzen, der Angaben darüber enthält, ob und in welchem Umfang sich die Beurteilungsmerkmale für das Arzneimittel innerhalb der letzten fünf Jahre geändert haben. [2] Der Inhaber der Zulassung hat der zuständigen Bundesoberbehörde dazu eine überarbeitete Fassung der Unterlagen in Bezug auf die Qualität, Unbedenklichkeit und Wirksamkeit vorzulegen, in der alle seit der Erteilung der Zulassung vorgenommenen Änderungen berücksichtigt sind; bei Arzneimitteln, die zur Anwendung bei Tieren bestimmt sind, ist anstelle der überarbeiteten Fassung eine konsolidierte Liste der Änderungen vorzulegen. [3] Bei Arzneimitteln, die zur Anwendung bei Tieren bestimmt sind, die der Gewinnung von Lebensmitteln dienen, kann die zuständige Bundesoberbehörde ferner verlangen, dass der Bericht Angaben über Erfahrungen mit dem Rückstandsnachweisverfahren enthält.

(3) [1] Die Zulassung ist in den Fällen des Absatzes 1 Satz 1 Nr. 3 oder des Absatzes 1a auf Antrag nach Absatz 2 Satz 1 innerhalb von sechs Monaten vor ihrem Erlöschen um fünf Jahre zu verlängern, wenn kein Versagungsgrund nach § 25 Abs. 2 Nr. 3, 5, 5a, 6, 6a oder 6b, 7 vorliegt oder die Zulassung nicht nach § 30 Abs. 1 Satz 2 zurückzunehmen oder zu widerrufen ist oder wenn von der Möglichkeit der Rücknahme nach § 30 Abs. 2 Nr. 1 oder des Widerrufs nach § 30 Abs. 2 Nr. 2 kein Gebrauch gemacht werden soll. [2] § 25 Abs. 5 Satz 5 und Abs. 5a gilt entsprechend. [3] Bei der Entscheidung über die Verlängerung ist auch zu überprüfen, ob Erkenntnisse vorliegen, die Auswirkungen auf die Unterstellung unter die Verschreibungspflicht haben.

(4) [1] Erlischt die Zulassung nach Absatz 1 Nr. 2 oder 3, so darf das Arzneimittel noch zwei Jahre, beginnend mit dem auf die Bekanntmachung des Erlöschens nach § 34 folgenden 1. Januar oder 1. Juli, in den Verkehr gebracht werden. [2] Das gilt nicht, wenn die zuständige Bundesoberbehörde feststellt, dass eine Voraussetzung

für die Rücknahme oder den Widerruf nach § 30 vorgelegen hat; § 30 Abs. 4 findet Anwendung.

§ 32
Staatliche Chargenprüfung

(1) [1]Die Charge eines Serums, eines Impfstoffes oder eines Allergens darf unbeschadet der Zulassung nur in den Verkehr gebracht werden, wenn sie von der zuständigen Bundesoberbehörde freigegeben ist. [2]Die Charge ist freizugeben, wenn eine Prüfung (staatliche Chargenprüfung) ergeben hat, dass die Charge nach Herstellungs- und Kontrollmethoden, die dem jeweiligen Stand der wissenschaftlichen Erkenntnisse entsprechen, hergestellt und geprüft worden ist und dass sie die erforderliche Qualität, Wirksamkeit und Unbedenklichkeit aufweist. [3]Die Charge ist auch dann freizugeben, soweit die zuständige Behörde eines anderen Mitgliedstaates der Europäischen Union nach einer experimentellen Untersuchung festgestellt hat, dass die in Satz 2 genannten Voraussetzungen vorliegen.

(1a) [1]Die zuständige Bundesoberbehörde hat eine Entscheidung nach Absatz 1 innerhalb einer Frist von zwei Monaten nach Eingang der zu prüfenden Chargenprobe zu treffen. [2]§ 27 Abs. 2 findet entsprechende Anwendung.

(2) [1]Das Bundesministerium erlässt nach Anhörung von Sachverständigen aus der medizinischen und pharmazeutischen Wissenschaft und Praxis allgemeine Verwaltungsvorschriften über die von der Bundesoberbehörde an die Herstellungs- und Kontrollmethoden nach Absatz 1 zu stellenden Anforderungen und macht diese als Arzneimittelprüfrichtlinien im Bundesanzeiger bekannt. [2]Die Vorschriften müssen dem jeweiligen Stand der wissenschaftlichen Erkenntnisse entsprechen und sind laufend an diesen anzupassen.

(3) Auf die Durchführung der staatlichen Chargenprüfung finden § 25 Abs. 8 und § 22 Abs. 7 Satz 3 entsprechende Anwendung.

(4) Der Freigabe nach Absatz 1 Satz 1 bedarf es nicht, soweit die dort bezeichneten Arzneimittel durch Rechtsverordnung nach § 35 Abs. 1 Nr. 4 oder von der zuständigen Bundesoberbehörde freigestellt sind; die zuständige Bundesoberbehörde soll freistellen, wenn die Herstellungs- und Kontrollmethoden des Herstellers einen Entwicklungsstand erreicht haben, bei dem die erforderliche Qualität, Wirksamkeit und Unbedenklichkeit gewährleistet sind.

(5) Die Freigabe nach Absatz 1 oder die Freistellung durch die zuständige Bundesoberbehörde nach Absatz 4 ist zurückzunehmen, wenn eine ihrer Voraussetzungen nicht vorgelegen hat; sie ist zu widerrufen, wenn eine der Voraussetzungen nachträglich weggefallen ist.

§ 33
Gebühren und Auslagen*)**)

(1)***) Die zuständige Bundesoberbehörde erhebt für die Entscheidungen über die Zulassung, über die Genehmigung von Gewebezubereitungen, über die Genehmigung von Arzneimitteln für neuartige Therapien, über die Freigabe von Chargen, für die Bearbeitung von Anträgen, für die Tätigkeit im Rahmen der Sammlung und Bewertung von Arzneimittelrisiken, für das Widerspruchsverfahren gegen einen auf Grund dieses Gesetzes erlassenen Verwaltungsakt oder gegen die auf Grund einer Rechtsverordnung nach Absatz 2 Satz 1 oder § 39 Abs. 3 Satz 1 oder § 39d Abs. 9 erfolgte Festsetzung von Gebühren sowie für andere individuell zurechenbare öffentliche Leistungen einschließlich selbständiger Beratungen und selbständiger Auskünfte, soweit es sich nicht um mündliche und einfache schriftliche Auskünfte im Sinne des § 7 Nr. 1 des Bundesgebührengesetzes handelt, nach diesem Gesetz und nach der Verordnung (EG) Nr. 1234/2008 Gebühren und Auslagen.

(1)****) Die zuständige Bundesoberbehörde erhebt für die Entscheidungen über die Zulassung, über die Genehmigung von Gewebezubereitungen, über die Genehmigung von Arzneimitteln für neuartige Therapien, über die Freigabe von Chargen, für die Bearbeitung von Anträgen, für die Tätigkeit im Rahmen der Sammlung und Bewertung von Arzneimittelrisiken, für das Widerspruchsverfahren gegen einen auf Grund dieses Gesetzes oder nach der Verordnung (EG) Nr. 1234/2008 oder der Verordnung (EU) Nr. 536/2014 erlassenen Verwaltungsakt oder gegen die auf Grund einer Rechtsverordnung nach Absatz 2 Satz 1 oder § 39 Abs. 3 Satz 1 oder § 39d Abs. 9 erfolgte Festsetzung von Gebühren sowie für andere individuell zurechenbare öffentliche Leistungen einschließlich selbständiger Beratungen und selbständiger Auskünfte, soweit es sich nicht um mündliche und einfache schriftliche Auskünfte im Sinne des § 7 Nr. 1 des Bundesgebührengesetzes handelt, nach diesem Gesetz, nach der Verordnung (EG) Nr. 1234/2008 und nach der Verordnung (EU) Nr. 536/2014 Gebühren und Auslagen.

*) § 33 wird gemäß Artikel 4 Abs. 11 des Gesetzes zur Strukturreform des Gebührenrechts des Bundes vom 7. August 2013 (BGBl. I 2013, Nr. 48 vom 14. August 2013, S. 3154) ab **14. August 2018** neu gefasst; der Text ist auf Raster gestellt (s. S. 133).

) § 33 wird gemäß Artikel 4 Abs. 11 des Gesetzes zur Aktualisierung der Strukturreform des Gebührenrechts des Bundes vom 18. Juli 2016 (BGBl. I Nr. 35 vom 22. Juli 2016, S. 1666) ab **1. Oktober 2021 erneut neu gefasst; der Text ist auf Raster gestellt (s. S. 133f.).

) Absatz 1 wird neu gefasst; der Text ist auf Raster gestellt. Er tritt in Kraft, sobald die in Fußnote*) genannten Voraussetzungen erfüllt sind.

****) Absatz 1 tritt sechs Monate nach der Veröffentlichung der Mitteilung der Europäischen Kommission über die Funktionsfähigkeit des EU-Portals und der Datenbank nach Artikel 82 der Verordnung (EU) Nr. 536/2014 des Europäischen Parlaments und des Rates vom 16. April 2014 über klinische Prüfungen mit Humanarzneimitteln und zur Aufhebung der Richtlinie 2001/20/EG (ABl. L 158 vom 27. 5. 2014, S. 1) im Amtsblatt der Europäischen Union in Kraft.

(2) [1]Das Bundesministerium wird ermächtigt, im Einvernehmen mit dem Bundesministerium für Wirtschaft und Energie und, soweit es sich um zur Anwendung bei Tieren bestimmte Arzneimittel handelt, auch mit dem Bundesministerium für Ernährung und Landwirtschaft durch Rechtsverordnung, die der Zustimmung des Bundesrates nicht bedarf, die gebührenpflichtigen Tatbestände näher zu bestimmen und dabei feste Sätze oder Rahmensätze sowie die Erstattung von Auslagen auch abweichend von den Regelungen des Verwaltungskostengesetzes vorzusehen. [2]Die Höhe der Gebühren für die Entscheidungen über die Zulassung, über die Genehmigung von Gewebezubereitungen, über die Genehmigung von Arzneimitteln für neuartige Therapien, über die Freigabe von Chargen sowie für andere individuell zurechenbare öffentliche Leistungen bestimmt sich jeweils nach dem Personal- und Sachaufwand, zu dem insbesondere der Aufwand für das Zulassungsverfahren, bei Sera, Impfstoffen und Allergenen auch der Aufwand für die Prüfungen und für die Entwicklung geeigneter Prüfungsverfahren gehört. [3]Die Höhe der Gebühren für die Entscheidung über die Freigabe einer Charge bestimmt sich nach dem durchschnittlichen Personal- und Sachaufwand; daneben ist die Bedeutung, der wirtschaftliche Wert oder der sonstige Nutzen der Freigabe für den Gebührenschuldner angemessen zu berücksichtigen.

(3) Abweichend von § 18 Abs. 1 Satz 1 des Bundesgebührengesetzes verjährt der Anspruch auf Zahlung von Gebühren und Auslagen, die nach § 33 Abs. 1 in Verbindung mit der Therapieallergene-Verordnung zu erheben sind, drei Jahre nach der Bekanntgabe der abschließenden Entscheidung über die Zulassung.

(4) Soweit ein Widerspruch nach Absatz 1 erfolgreich ist, werden notwendige Aufwendungen im Sinne von § 80 Abs. 1 des Verwaltungsverfahrensgesetzes bis zur Höhe der in einer Rechtsverordnung nach Absatz 2 Satz 1 oder § 39 Abs. 3 Satz 1 oder § 39d Abs. 9 für die Zurückweisung eines entsprechenden Widerspruchs vorgesehenen Gebühren, bei Rahmengebühren bis zu deren Mittelwert, erstattet.

(5) [1]Für die Nutzung von Monographien für Arzneimittel, die nach § 36 von der Pflicht zur Zulassung freigestellt sind, verlangt das Bundesinstitut für Arzneimittel und Medizinprodukte Entgelte. [2]Dabei können pauschale Entgeltvereinbarungen mit den Verbänden, denen die Nutzer angehören, getroffen werden. [3]Für die Bemessung der Entgelte findet Absatz 2 Satz 3 entsprechende Anwendung.

(6) Die zuständige Behörde des Landes hat der zuständigen Bundesoberbehörde die dieser im Rahmen der Mitwirkungshandlungen nach diesem Gesetz entstehenden Kosten zu erstatten, soweit diese Kosten vom Verursacher getragen werden.

*) § 33 wird gemäß Artikel 4 Abs. 11 des Gesetzes zur Strukturreform des Gebührenrechts des Bundes vom 7. August 2013 (BGBl. I 2013, Nr. 48 vom 14. August 2013, S. 3154) ab **14. August 2018** wie folgt gefasst:

§ 33
Aufwendungsersatz und Entgelte

(1) Abweichend von § 18 Abs. 1 Satz 1 des Bundesgebührengesetzes verjährt der Anspruch auf Zahlung von Gebühren und Auslagen, die nach § 33 Abs. 1 Arzneimittelgesetz in der bis zum 14. August 2013 geltenden Fassung in Verbindung mit der Therapieallergene-Verordnung zu erheben sind, drei Jahre nach der Bekanntgabe der abschließenden Entscheidung über die Zulassung.

(2) Soweit ein Widerspruch gegen einen auf Grund dieses Gesetzes erlassenen Verwaltungsakt oder gegen die Festsetzung von Gebühren für eine individuell zurechenbare öffentliche Leistung nach diesem Gesetz erfolgreich ist, werden notwendige Aufwendungen im Sinne von § 80 Abs. 1 des Verwaltungsverfahrensgesetzes bis zur Höhe der für die Zurückweisung eines entsprechenden Widerspruchs vorgesehenen Gebühren, bei Rahmengebühren bis zu deren Mittelwert, erstattet.

(3) [1] Für die Nutzung von Monographien für Arzneimittel, die nach § 36 von der Pflicht zur Zulassung freigestellt sind, verlangt das Bundesinstitut für Arzneimittel und Medizinprodukte Entgelte. [2] Dabei können pauschale Entgeltvereinbarungen mit den Verbänden, denen die Nutzer angehören, getroffen werden. [3] Für die Bemessung der Entgelte finden die für Gebühren geltenden Regelungen entsprechende Anwendung.

(4) Die zuständige Behörde des Landes hat der zuständigen Bundesoberbehörde die dieser im Rahmen der Mitwirkungshandlungen nach diesem Gesetz entstehenden Kosten zu erstatten, soweit diese Kosten vom Verursacher getragen werden.

) § 33 wird gemäß Artikel 4 Abs. 11 des Gesetzes zur Aktualisierung der Strukturreform des Gebührenrechts des Bundes vom 18. Juli 2016 (BGBl. I Nr. 35 vom 22. Juli 2016, S. 1666) ab **1. Oktober 2021 wie folgt gefasst:

§ 33
Aufwendungsersatz und Entgelte

(1) Abweichend von § 18 Abs. 1 Satz 1 des Bundesgebührengesetzes verjährt der Anspruch auf Zahlung von Gebühren und Auslagen, die nach § 33 Abs. 1 Arzneimittelgesetz in der bis zum 14. August 2013 geltenden Fassung in Verbindung mit der Therapieallergene-Verordnung zu erheben sind, drei Jahre nach der Bekanntgabe der abschließenden Entscheidung über die Zulassung.

(2) Wenn ein Widerspruch gegen einen auf Grund dieses Gesetzes erlassenen Verwaltungsakt oder gegen die Festsetzung von Gebühren für eine individuell zurechenbare öffentliche Leistung nach diesem Gesetz erfolgreich ist, werden notwendige Aufwendungen im Sinne von § 80 Abs. 1 des Verwaltungsverfahrensgesetzes bis zur Höhe der für die Zurückweisung

eines entsprechenden Widerspruchs vorgesehenen Gebühren, bei Rahmengebühren bis zu deren Mittelwert, erstattet.

(3) [1] Für die Nutzung von Monographien für Arzneimittel, die nach § 36 von der Pflicht zur Zulassung freigestellt sind, verlangt das Bundesinstitut für Arzneimittel und Medizinprodukte Entgelte. [2] Dabei können pauschale Entgeltvereinbarungen mit den Verbänden, denen die Nutzer angehören, getroffen werden. [3] Für die Bemessung der Entgelte finden die für Gebühren geltenden Regelungen entsprechende Anwendung.

(4) Die zuständige Behörde des Landes hat der zuständigen Bundesoberbehörde die dieser im Rahmen der Mitwirkungshandlungen nach diesem Gesetz entstehenden Kosten zu erstatten, soweit diese Kosten vom Verursacher getragen werden.

§ 34
Information der Öffentlichkeit

(1) [1] Die zuständige Bundesoberbehörde hat im Bundesanzeiger bekannt zu machen:

1. die Erteilung und Verlängerung einer Zulassung,
2. die Rücknahme einer Zulassung,
3. den Widerruf einer Zulassung,
4. das Ruhen einer Zulassung,
5. das Erlöschen einer Zulassung,
6. die Feststellung nach § 31 Abs. 4 Satz 2,
7. die Änderung der Bezeichnung nach § 29 Abs. 2,
8. die Rücknahme oder den Widerruf der Freigabe einer Charge nach § 32 Abs. 5,
9. eine Entscheidung zur Verlängerung einer Schutzfrist nach § 24b Abs. 1 Satz 3 oder Abs. 7 oder zur Gewährung einer Schutzfrist nach § 24b Abs. 6 oder 8.

[2] Satz 1 Nr. 1 bis 5 und Nr. 7 gilt entsprechend für Entscheidungen oder Beschlüsse der Europäischen Gemeinschaft oder der Europäischen Union.

(1a) [1] Für Arzneimittel, die zur Anwendung bei Menschen bestimmt sind, stellt die zuständige Bundesoberbehörde der Öffentlichkeit über ein Internetportal und erforderlichenfalls auch auf andere Weise folgende Informationen unverzüglich zur Verfügung:

1. Informationen über die Erteilung der Zulassung zusammen mit der Packungsbeilage und der Fachinformation in der jeweils aktuell genehmigten Fassung,

2. den öffentlichen Beurteilungsbericht, der Informationen nach § 25 Abs. 5a für jedes beantragte Anwendungsgebiet sowie eine allgemeinverständlich formulierte Zusammenfassung mit einem Abschnitt über die Bedingungen der Anwendung des Arzneimittels enthält,
3. Zusammenfassungen von Risikomanagement-Plänen,
4. Informationen über Auflagen zusammen mit Fristen und Zeitpunkten für die Erfüllung,
5. Bedenken aus dem Pharmakovigilanz-Bereich.

[2]Bei den Informationen nach Satz 1 Nr. 2 und 5 sind Betriebs- und Geschäftsgeheimnisse und personenbezogene Daten zu streichen, es sei denn, ihre Offenlegung ist für den Schutz der öffentlichen Gesundheit erforderlich. [3]Betreffen die Pharmakovigilanz-Bedenken nach Satz 1 Nr. 5 Arzneimittel, die in mehreren Mitgliedstaaten zugelassen wurden, so erfolgt die Veröffentlichung in Abstimmung mit der Europäischen Arzneimittel-Agentur. [4]Bei Arzneimitteln, die zur Anwendung bei Tieren bestimmt sind, stellt die zuständige Bundesoberbehörde der Öffentlichkeit Informationen über die Erteilung der Zulassung zusammen mit der Fachinformation, den Beurteilungsbericht nach Satz 1 Nr. 2 und, wenn sich das Anwendungsgebiet des Arzneimittels auf Tiere bezieht, die der Gewinnung von Lebensmitteln dienen, auch von Rückstandsuntersuchungen unter Streichung von Betriebs- und Geschäftsgeheimnissen, unverzüglich zur Verfügung. [5]Die Sätze 1 und 4 betreffen auch Änderungen der genannten Informationen.

(1b) [1]Für Arzneimittel, die zur Anwendung bei Menschen bestimmt sind, sind die Rücknahme eines Zulassungsantrags sowie die Versagung der Zulassung und die Gründe hierfür öffentlich zugänglich zu machen. [2]Ferner sind Entscheidungen über den Widerruf, die Rücknahme oder das Ruhen einer Zulassung öffentlich zugänglich zu machen. [3]Die Bundesoberbehörde ist befugt, bei Arzneimitteln, die zur Anwendung bei Menschen bestimmt sind, Auskunft über den Eingang eines ordnungsgemäßen Zulassungsantrags, den Eingang eines ordnungsgemäßen Antrags auf Genehmigung einer konfirmatorischen klinischen Prüfung sowie über die Genehmigung oder die Versagung einer konfirmatorischen klinischen Prüfung zu geben.

(1c) Die Absätze 1a und 1b Satz 1 und 2 finden keine Anwendung auf Arzneimittel, die nach der Verordnung (EG) Nr. 726/2004 genehmigt sind.

(1d) [1]Die zuständige Bundesoberbehörde stellt die Informationen nach den Absätzen 1a, 1b und 1f elektronisch zur Verfügung. [2]Die zuständige Bundesoberbehörde stellt die Informationen nach den Absätzen 1 und 1b mit Erlass der Entscheidung unter Hinweis auf die fehlende Bestandskraft zur Verfügung.

(1e) Die zuständige Bundesoberbehörde hat über das Internetportal für Arzneimittel nach § 67a Abs. 2 zusätzlich zu den Informationen in Abs. 1a Satz 1 Nr. 1 bis 4 und Abs. 1a Satz 2 mindestens folgende weitere Informationen zu veröffentlichen:

1. die Liste der Arzneimittel nach Artikel 23 der Verordnung (EG) Nr. 726/2004,
2. Informationen über die Meldewege für Verdachtsfälle von Nebenwirkungen von Arzneimitteln an die zuständige Bundesoberbehörde durch Angehörige der Gesundheitsberufe und Patienten, einschließlich der von der zuständigen Bundesoberbehörde bereitgestellten Internet-Formulare.

(1f) Für Arzneimittel, die zur Anwendung bei Menschen bestimmt sind, kann die zuständige Bundesoberbehörde genehmigtes Schulungsmaterial der Öffentlichkeit über ein Internetportal und erforderlichenfalls auch auf andere Weise zur Verfügung stellen, soweit dies im Interesse der sicheren Anwendung der Arzneimittel erforderlich ist.

(1g) Für Arzneimittel, die zur Anwendung bei Menschen bestimmt sind und der staatlichen Chargenprüfung nach § 32 unterliegen, kann die zuständige Bundesoberbehörde Informationen über die Anzahl der freigegebenen Chargen bekannt geben. Angaben zur Größe der freigegebenen Chargen können bekannt gegeben werden, soweit dies zum Schutz der öffentlichen Gesundheit erforderlich ist.

(2) 1 Die zuständige Bundesoberbehörde kann einen Verwaltungsakt, der auf Grund dieses Gesetzes ergeht, im Bundesanzeiger öffentlich bekannt machen, wenn von dem Verwaltungsakt mehr als 50 Adressaten betroffen sind. 2 Dieser Verwaltungsakt gilt zwei Wochen nach dem Erscheinen des Bundesanzeigers als bekannt gegeben. 3 Sonstige Mitteilungen der zuständigen Bundesoberbehörde einschließlich der Schreiben, mit denen den Beteiligten Gelegenheit zur Äußerung nach § 28 Abs. 1 des Verwaltungsverfahrensgesetzes gegeben wird, können gleichfalls im Bundesanzeiger bekannt gemacht werden, wenn mehr als 50 Adressaten davon betroffen sind. 4 Satz 2 gilt entsprechend.

§ 35
Ermächtigungen zur Zulassung und Freistellung

(1) Das Bundesministerium wird ermächtigt, durch Rechtsverordnung mit Zustimmung des Bundesrates

1. (aufgehoben)
2. die Vorschriften über die Zulassung auf Arzneimittel, die nicht der Zulassungspflicht nach § 21 Abs. 1 unterliegen, sowie auf Arzneimittel, die nach § 21

Abs. 2 Nr. 1g von der Zulassung freigestellt sind, auszudehnen, soweit es geboten ist, um eine unmittelbare oder mittelbare Gefährdung der Gesundheit von Mensch und Tier zu verhüten,

3. die Vorschriften über die Freigabe einer Charge und die staatliche Chargenprüfung auf andere Arzneimittel, die in ihrer Zusammensetzung oder in ihrem Wirkstoffgehalt Schwankungen unterworfen sind, auszudehnen, soweit es geboten ist, um eine unmittelbare oder mittelbare Gefährdung der Gesundheit von Mensch oder Tier zu verhüten,
4. bestimmte Arzneimittel von der staatlichen Chargenprüfung freizustellen, wenn das Herstellungsverfahren und das Prüfungsverfahren des Herstellers einen Entwicklungsstand erreicht haben, bei dem die Qualität, Wirksamkeit und Unbedenklichkeit gewährleistet sind.

(2) Die Rechtsverordnungen nach Absatz 1 Nr. 2 bis 4 ergehen im Einvernehmen mit dem Bundesministerium für Wirtschaft und Energie und, soweit es sich um radioaktive Arzneimittel und um Arzneimittel handelt, bei deren Herstellung ionisierende Strahlen verwendet werden, im Einvernehmen mit dem Bundesministerium für Umwelt, Naturschutz, Bau und Reaktorsicherheit und, soweit es sich um Arzneimittel handelt, die zur Anwendung bei Tieren bestimmt sind, im Einvernehmen mit dem Bundesministerium für Ernährung und Landwirtschaft.

§ 36
Ermächtigung für Standardzulassungen

(1) [1] Das Bundesministerium wird ermächtigt, nach Anhörung von Sachverständigen durch Rechtsverordnung mit Zustimmung des Bundesrates bestimmte Arzneimittel oder Arzneimittelgruppen oder Arzneimittel in bestimmten Abgabeformen von der Pflicht zur Zulassung freizustellen, soweit eine unmittelbare oder mittelbare Gefährdung der Gesundheit von Mensch oder Tier nicht zu befürchten ist, weil die Anforderungen an die erforderliche Qualität, Wirksamkeit und Unbedenklichkeit erwiesen sind. [2] Die Freistellung kann zum Schutz der Gesundheit von Mensch oder Tier von einer bestimmten Herstellung, Zusammensetzung, Kennzeichnung, Packungsbeilage, Fachinformation oder Darreichungsform abhängig gemacht sowie auf bestimmte Anwendungsarten, Anwendungsgebiete oder Anwendungsbereiche beschränkt werden. [3] Die Angabe weiterer Gegenanzeigen, Nebenwirkungen und Wechselwirkungen durch den pharmazeutischen Unternehmer ist zulässig.

(2) [1] Bei der Auswahl der Arzneimittel, die von der Pflicht zur Zulassung freigestellt werden, muss den berechtigten Interessen der Arzneimittelverbraucher, der Heilbe-

rufe und der pharmazeutischen Industrie Rechnung getragen werden. [2]In der Wahl der Bezeichnung des Arzneimittels ist der pharmazeutische Unternehmer frei.

(3) Die Rechtsverordnung nach Absatz 1 ergeht im Einvernehmen mit dem Bundesministerium für Wirtschaft und Energie und, soweit es sich um radioaktive Arzneimittel und um Arzneimittel handelt, bei deren Herstellung ionisierende Strahlen verwendet werden, im Einvernehmen mit dem Bundesministerium für Umwelt, Naturschutz, Bau und Reaktorsicherheit und, soweit es sich um Arzneimittel handelt, die zur Anwendung bei Tieren bestimmt sind, im Einvernehmen mit dem Bundesministerium für Ernährung und Landwirtschaft.

(4) [1]Vor Erlass der Rechtsverordnung nach Absatz 1 bedarf es nicht der Anhörung von Sachverständigen und der Zustimmung des Bundesrates, soweit dies erforderlich ist, um Angaben zu Gegenanzeigen, Nebenwirkungen, Wechselwirkungen, Dosierungen, Packungsgrößen und Vorsichtsmaßnahmen für die Anwendung unverzüglich zu ändern und die Geltungsdauer der Rechtsverordnung auf längstens ein Jahr befristet ist. [2]Die Frist kann bis zu einem weiteren Jahr einmal verlängert werden, wenn das Verfahren nach Absatz 1 innerhalb der Jahresfrist nicht abgeschlossen werden kann.

(5) [1]Die der Rechtsverordnung nach Absatz 1 zugrunde liegenden Monographien sind von der zuständigen Bundesoberbehörde regelmäßig zu überprüfen und soweit erforderlich, an den jeweils gesicherten Stand der Wissenschaft und Technik anzupassen. [2]Dabei sind die Monographien darauf hin zu prüfen, ob die Anforderungen an die erforderliche Qualität, Wirksamkeit und Unbedenklichkeit einschließlich eines positiven Nutzen-Risiko-Verhältnisses, für die von der Pflicht zur Zulassung freigestellten Arzneimittel, weiterhin als erwiesen gelten können.

§ 37
Genehmigung der Europäischen Gemeinschaft oder der Europäischen Union für das Inverkehrbringen, Zulassungen von Arzneimitteln aus anderen Staaten

(1) [1]Die von der Europäischen Gemeinschaft oder der Europäischen Union gemäß der Verordnung (EG) Nr. 726/2004 auch in Verbindung mit der Verordnung (EG) Nr. 1901/2006 oder der Verordnung (EG) Nr. 1394/2007 erteilte Genehmigung für das Inverkehrbringen steht, soweit in den §§ 11a, 13 Abs. 2a, § 21 Abs. 2 und 2a, §§ 40, 56, 56a, 58, 59, 67, 69, 73, 84 oder 94 auf eine Zulassung abgestellt wird, einer nach § 25 erteilten Zulassung gleich. [2]Als Zulassung im Sinne des § 21 gilt auch die von einem anderen Staat für ein Arzneimittel erteilte Zulassung, soweit dies durch Rechtsverordnung des Bundesministeriums bestimmt wird.

(2) [1]Das Bundesministerium wird ermächtigt, eine Rechtsverordnung nach Absatz 1, die nicht der Zustimmung des Bundesrates bedarf, zu erlassen, um eine Richtlinie des Rates durchzuführen oder soweit in internationalen Verträgen die Zulassung von Arzneimitteln gegenseitig als gleichwertig anerkannt wird. [2]Die Rechtsverordnung ergeht im Einvernehmen mit dem Bundesministerium für Ernährung und Landwirtschaft, soweit es sich um Arzneimittel handelt, die zur Anwendung bei Tieren bestimmt sind.

Fünfter Abschnitt
Registrierung von Arzneimitteln

§ 38
Registrierung homöopatischer Arzneimittel

(1) [1]Fertigarzneimittel, die Arzneimittel im Sinne des § 2 Abs. 1 oder Abs. 2 Nr. 1 sind, dürfen als homöopathische Arzneimittel im Geltungsbereich dieses Gesetzes nur in den Verkehr gebracht werden, wenn sie in ein bei der zuständigen Bundesoberbehörde zu führendes Register für homöopathische Arzneimittel eingetragen sind (Registrierung). [2]Einer Zulassung bedarf es nicht; § 21 Abs. 1 Satz 2 und Abs. 3 findet entsprechende Anwendung. [3]Einer Registrierung bedarf es nicht für Arzneimittel, die von einem pharmazeutischen Unternehmer in Mengen bis zu 1000 Packungen in einem Jahr in den Verkehr gebracht werden, es sei denn, es handelt sich um Arzneimittel,

1. die Zubereitungen aus Stoffen gemäß § 3 Nr. 3 oder 4 enthalten,
2. die mehr als den hundertsten Teil der in nicht homöopathischen, der Verschreibungspflicht nach § 48 unterliegenden Arzneimitteln verwendeten kleinsten Dosis enthalten oder
3. bei denen die Tatbestände des § 39 Abs. 2 Nr. 3, 4, 5, 6, 7 oder 9 vorliegen.

(2) [1]Dem Antrag auf Registrierung sind die in den §§ 22 bis 24 bezeichneten Angaben, Unterlagen und Gutachten beizufügen. [2]Das gilt nicht für die Angaben über die Wirkungen und Anwendungsgebiete, für die Unterlagen und Gutachten über die klinische Prüfung sowie für Angaben nach § 22 Abs. 2 Nr. 5 und 5a und Abs. 7 Satz 2. [3]Die Unterlagen über die pharmakologisch-toxikologische Prüfung sind vorzulegen, soweit sich die Unbedenklichkeit des Arzneimittels nicht anderweitig, insbesondere durch einen angemessen hohen Verdünnungsgrad ergibt. [4]§ 22 Abs. 1a gilt entsprechend.

§ 39
Entscheidung über die Registrierung homöopatischer Arzneimittel, Verfahrensvorschriften

(1) [1]Die zuständige Bundesoberbehörde hat das homöopathische Arzneimittel zu registrieren und dem Antragsteller die Registrierungsnummer schriftlich zuzuteilen. [2]§ 25 Abs. 4 und 5 Satz 5 findet entsprechende Anwendung. [3]Die Registrierung gilt nur für das im Bescheid aufgeführte homöopathische Arzneimittel und seine Verdünnungsgrade. [4]Die zuständige Bundesoberbehörde kann den Bescheid über die Registrierung mit Auflagen verbinden. [5]Auflagen können auch nachträglich angeordnet werden. [6]§ 28 Abs. 2 und 4 findet Anwendung.

(2) Die zuständige Bundesoberbehörde hat die Registrierung zu versagen, wenn

1. die vorgelegten Unterlagen unvollständig sind,

2. das Arzneimittel nicht nach dem jeweils gesicherten Stand der wissenschaftlichen Erkenntnisse ausreichend analytisch geprüft worden ist,

3. das Arzneimittel nicht die nach den anerkannten pharmazeutischen Regeln angemessene Qualität aufweist,

4. bei dem Arzneimittel der begründete Verdacht besteht, dass es bei bestimmungsgemäßem Gebrauch schädliche Wirkungen hat, die über ein nach den Erkenntnissen der medizinischen Wissenschaft vertretbares Maß hinausgehen,

4a. das Arzneimittel zur Anwendung bei Tieren bestimmt ist, die der Gewinnung von Lebensmitteln dienen, und es einen pharmakologisch wirksamen Bestandteil enthält, der nicht im Anhang der Verordnung (EU) Nr. 37/2010 als Stoff aufgeführt ist, für den eine Festlegung von Höchstmengen nicht erforderlich ist,

5. die angegebene Wartezeit nicht ausreicht,

5a. das Arzneimittel, sofern es zur Anwendung bei Menschen bestimmt ist, nicht zur Einnahme und nicht zur äußerlichen Anwendung bestimmt ist,

5b. das Arzneimittel mehr als einen Teil pro Zehntausend der Ursubstanz oder bei Arzneimitteln, die zur Anwendung bei Menschen bestimmt sind, mehr als den hundertsten Teil der in allopathischen der Verschreibungspflicht nach § 48 unterliegenden Arzneimitteln verwendeten kleinsten Dosis enthält,

6. das Arzneimittel der Verschreibungspflicht unterliegt; es sei denn, dass es ausschließlich Stoffe enthält, die im Anhang der Verordnung (EU) Nr. 37/2010 als

Stoffe aufgeführt ist, für den eine Festlegung von Höchstmengen nicht erforderlich ist,

7. das Arzneimittel nicht nach einer im Homöopathischen Teil des Arzneibuches beschriebenen Verfahrenstechnik hergestellt ist,

7a. wenn die Anwendung der einzelnen Wirkstoffe als homöopathisches oder anthroposophisches Arzneimittel nicht allgemein bekannt ist,

8. für das Arzneimittel eine Zulassung erteilt ist,

9. das Inverkehrbringen des Arzneimittels oder seine Anwendung bei Tieren gegen gesetzliche Vorschriften verstoßen würde.

(2a) [1]Ist das Arzneimittel bereits in einem anderen Mitgliedstaat der Europäischen Union oder in einem anderen Vertragsstaat des Abkommens über den Europäischen Wirtschaftsraum registriert worden, ist die Registrierung auf der Grundlage dieser Entscheidung zu erteilen, es sei denn, dass ein Versagungsgrund nach Absatz 2 vorliegt. [2]Für die Anerkennung der Registrierung eines anderen Mitgliedstaates findet Kapitel 4 der Richtlinie 2001/83/EG und für Arzneimittel, die zur Anwendung bei Tieren bestimmt sind, Kapitel 4 der Richtlinie 2001/82/EG entsprechende Anwendung; Artikel 29 Abs. 4, 5 und 6 und die Artikel 30 bis 34 der Richtlinie 2001/83/EG sowie Artikel 33 Abs. 4, 5 und 6 und die Artikel 34 bis 38 der Richtlinie 2001/82/EG finden keine Anwendung.

(2b) [1]Der Antragsteller hat der zuständigen Bundesoberbehörde unter Beifügung entsprechender Unterlagen unverzüglich Anzeige zu erstatten, wenn sich Änderungen in den Angaben und Unterlagen nach § 38 Abs. 2 Satz 1 ergeben. [2]§ 29 Abs. 1a, 1e, 1f und 2 bis 2b gilt entsprechend. [3]Die Verpflichtung nach Satz 1 hat nach Erteilung der Registrierung der Inhaber der Registrierung zu erfüllen. [4]Eine neue Registrierung ist in folgenden Fällen zu beantragen:

1. bei einer Änderung der Zusammensetzung der Wirkstoffe nach Art oder Menge, einschließlich einer Änderung der Potenzstufe,

2. bei einer Änderung der Darreichungsform, soweit es sich nicht um eine Änderung nach § 29 Abs. 2a Satz 1 Nr. 3 handelt.

(2c) [1]Die Registrierung erlischt nach Ablauf von fünf Jahren seit ihrer Erteilung, es sei denn, dass spätestens neun Monate vor Ablauf der Frist ein Antrag auf Verlängerung gestellt wird. [2]Für das Erlöschen und die Verlängerung der Registrierung gilt § 31 entsprechend mit der Maßgabe, dass die Versagungsgründe nach Absatz 2 Nr. 3 bis 9 Anwendung finden.

(2d) Für Rücknahme, Widerruf und Ruhen der Registrierung gilt § 30 Abs. 1 Satz 1, Abs. 2, 2a, 3 und 4 entsprechend mit der Maßgabe, dass die Versagungsgründe nach Abs. 2 Nr. 2 bis 9 Anwendung finden.

(2e) § 34 Abs. 1 Satz 1 Nr. 1 bis 7, Abs. 1a Satz 1 Nr. 1, 4 und 5, Abs. 1a Satz 4, Abs. 1b und 1d gilt entsprechend.

(3)*) [1]Das Bundesministerium wird ermächtigt, für homöopathische Arzneimittel entsprechend den Vorschriften über die Zulassung durch Rechtsverordnung ohne Zustimmung des Bundesrates Vorschriften über die Gebühren und Auslagen und die Freistellung von der Registrierung zu erlassen. [2]Die Rechtsverordnung ergeht im Einvernehmen mit dem Bundesministerium für Ernährung, Landwirtschaft und Verbraucherschutz, soweit es sich um Arzneimittel handelt, die zur Anwendung bei Tieren bestimmt sind. [3]§ 36 Abs. 4 gilt für die Änderung einer Rechtsverordnung über die Freistellung von der Registrierung entsprechend.

(3) [1]Das Bundesministerium wird ermächtigt, für homöopathische Arzneimittel entsprechend den Vorschriften über die Zulassung durch Rechtsverordnung ohne Zustimmung des Bundesrates Vorschriften über die Freistellung von der Registrierung zu erlassen. [2]Die Rechtsverordnung ergeht im Einvernehmen mit dem Bundesministerium für Ernährung und Landwirtschaft, soweit es sich um Arzneimittel handelt, die zur Anwendung bei Tieren bestimmt sind. [3]§ 36 Abs. 4 gilt für die Änderung einer Rechtsverordnung über die Freistellung von der Registrierung entsprechend.

§ 39a
Registrierung traditioneller pflanzlicher Arzneimittel

[1]Fertigarzneimittel, die pflanzliche Arzneimittel und Arzneimittel im Sinne des § 2 Abs. 1 sind, dürfen als traditionelle pflanzliche Arzneimittel nur in den Verkehr gebracht werden, wenn sie durch die zuständige Bundesoberbehörde registriert sind. [2]Dies gilt auch für pflanzliche Arzneimittel, die Vitamine oder Mineralstoffe enthalten, sofern die Vitamine oder Mineralstoffe die Wirkung der traditionellen pflanzlichen Arzneimittel im Hinblick auf das Anwendungsgebiet oder die Anwendungsgebiete ergänzen.

*) Absatz 3 wird gemäß Artikel 4 Abs. 11 des Gesetzes zur Aktualisierung des Gebührenrechts des Bundes vom 18. Juli 2016 (BGBl. I Nr. 35 vom 22. Juli 2016, S. 1666) ab **1. Oktober 2021** neu gefasst; der Text ist auf Raster gestellt.

§ 39b
Registrierungsunterlagen für traditionelle pflanzliche Arzneimittel

(1) [1]Dem Antrag auf Registrierung müssen vom Antragsteller folgende Angaben und Unterlagen beigefügt werden:

1. die in § 22 Abs.1, 3c, 4, 5 und 7 und § 24 Abs. 1 Nr. 1 genannten Angaben und Unterlagen,
2. die in § 22 Abs. 2 Satz 1 Nr. 1 genannten Ergebnisse der analytischen Prüfung,
3. die Zusammenfassung der Merkmale des Arzneimittels mit den in § 11a Abs. 1 genannten Angaben unter Berücksichtigung, dass es sich um ein traditionelles pflanzliches Arzneimittel handelt,
4. bibliographische Angaben über die traditionelle Anwendung oder Berichte von Sachverständigen, aus denen hervorgeht, dass das betreffende oder ein entsprechendes Arzneimittel zum Zeitpunkt der Antragstellung seit mindestens 30 Jahren, davon mindestens 15 Jahre in der Europäischen Union, medizinisch oder tiermedizinisch verwendet wird, das Arzneimittel unter den angegebenen Anwendungsbedingungen unschädlich ist und dass die pharmakologischen Wirkungen oder die Wirksamkeit des Arzneimittels auf Grund langjähriger Anwendung und Erfahrung plausibel sind,
5. bibliographischer Überblick betreffend die Angaben zur Unbedenklichkeit zusammen mit einem Sachverständigengutachten gemäß § 24 und, soweit zur Beurteilung der Unbedenklichkeit des Arzneimittels erforderlich, die dazu notwendigen weiteren Angaben und Unterlagen,
6. Registrierungen oder Zulassungen, die der Antragsteller in einem anderen Mitgliedstaat oder in einem Drittland für das Inverkehrbringen des Arzneimittels erhalten hat, sowie Einzelheiten etwaiger ablehnender Entscheidungen über eine Registrierung oder Zulassung und die Gründe für diese Entscheidungen.

[2]Der Nachweis der Verwendung über einen Zeitraum von 30 Jahren gemäß Satz 1 Nr. 4 kann auch dann erbracht werden, wenn für das Inverkehrbringen keine spezielle Genehmigung für ein Arzneimittel erteilt wurde. [3]Er ist auch dann erbracht, wenn die Anzahl oder Menge der Wirkstoffe des Arzneimittels während dieses Zeitraums herabgesetzt wurde. [4]Ein Arzneimittel ist ein entsprechendes Arzneimittel im Sinne des Satzes 1 Nr. 4, wenn es ungeachtet der verwendeten Hilfsstoffe dieselben oder vergleichbare Wirkstoffe, denselben oder einen ähnlichen Verwen-

dungszweck, eine äquivalente Stärke und Dosierung und denselben oder einen ähnlichen Verabreichungsweg wie das Arzneimittel hat, für das der Antrag auf Registrierung gestellt wird.

(1a) Die Angaben nach § 22 Abs. 1 Satz 1 Nr. 1 bis 10 müssen in deutscher, die übrigen Angaben in deutscher oder englischer Sprache beigefügt werden; andere Angaben oder Unterlagen können im Registrierungsverfahren statt in deutscher auch in englischer Sprache gemacht oder vorgelegt werden, soweit es sich nicht um Angaben handelt, die für die Kennzeichnung, die Packungsbeilage oder die Fachinformation verwendet werden.

(2) Anstelle der Vorlage der Angaben und Unterlagen nach Absatz 1 Satz 1 Nr. 4 und 5 kann bei Arzneimitteln zur Anwendung am Menschen auch Bezug genommen werden auf eine gemeinschaftliche oder unionsrechtliche Pflanzenmonographie nach Artikel 16h Abs. 3 der Richtlinie 2001/83/EG oder eine Listenposition nach Artikel 16f der Richtlinie 2001/83/EG.

(3) 1 Enthält das Arzneimittel mehr als einen pflanzlichen Wirkstoff oder Stoff nach § 39a Satz 2, sind die in Absatz 1 Satz 1 Nr. 4 genannten Angaben für die Kombination vorzulegen. 2 Sind die einzelnen Wirkstoffe nicht hinreichend bekannt, so sind auch Angaben zu den einzelnen Wirkstoffen zu machen.

§ 39c
Entscheidung über die Registrierung traditioneller pflanzlicher Arzneimittel

(1) 1 Die zuständige Bundesoberbehörde hat das traditionelle pflanzliche Arzneimittel zu registrieren und dem Antragsteller die Registrierungsnummer schriftlich mitzuteilen. 2 § 25 Abs. 4 sowie 5 Satz 5 findet entsprechende Anwendung. 3 Die Registrierung gilt nur für das im Bescheid aufgeführte traditionelle pflanzliche Arzneimittel. 4 Die zuständige Bundesoberbehörde kann den Bescheid über die Registrierung mit Auflagen verbinden. 5 Auflagen können auch nachträglich angeordnet werden. 6 § 28 Abs. 2 und 4 findet entsprechende Anwendung.

(2) 1 Die zuständige Bundesoberbehörde hat die Registrierung zu versagen, wenn der Antrag nicht die in § 39b vorgeschriebenen Angaben und Unterlagen enthält oder

1. die qualitative oder quantitative Zusammensetzung nicht den Angaben nach § 39b Abs. 1 entspricht oder sonst die pharmazeutische Qualität nicht angemessen ist,

2. die Anwendungsgebiete nicht ausschließlich denen traditioneller pflanzlicher Arzneimittel entsprechen, die nach ihrer Zusammensetzung und dem Zweck ihrer Anwendung dazu bestimmt sind, am Menschen angewandt zu werden, ohne dass es der ärztlichen Aufsicht im Hinblick auf die Stellung einer Diagnose, die Verschreibung oder die Überwachung der Behandlung bedarf,
3. das Arzneimittel bei bestimmungsgemäßem Gebrauch schädlich sein kann,
4. die Unbedenklichkeit von Vitaminen oder Mineralstoffen, die in dem Arzneimittel enthalten sind, nicht nachgewiesen ist,
5. die Angaben über die traditionelle Anwendung unzureichend sind, insbesondere die pharmakologischen Wirkungen oder die Wirksamkeit auf der Grundlage der langjährigen Anwendung und Erfahrung nicht plausibel sind,
6. das Arzneimittel nicht ausschließlich in einer bestimmten Stärke und Dosierung zu verabreichen ist,
7. das Arzneimittel nicht ausschließlich zur oralen oder äußerlichen Anwendung oder zur Inhalation bestimmt ist,
8. die nach § 39b Abs. 1 Satz 1 Nr. 4 erforderliche zeitliche Vorgabe nicht erfüllt ist,
9. für das traditionelle pflanzliche Arzneimittel oder ein entsprechendes Arzneimittel eine Zulassung gemäß § 25 oder eine Registrierung nach § 39 erteilt wurde,
10. das Inverkehrbringen des Arzneimittels oder seine Anwendung bei Tieren gegen gesetzliche Vorschriften verstoßen würde.

[2] Für Arzneimittel, die zur Anwendung bei Tieren bestimmt sind, gilt Satz 1 entsprechend.

(3) [1] Die Registrierung erlischt nach Ablauf von fünf Jahren seit ihrer Erteilung, es sei denn, dass spätestens neun Monate vor Ablauf der Frist ein Antrag auf Verlängerung gestellt wird. [2] Für das Erlöschen und die Verlängerung der Registrierung gilt § 31 entsprechend mit der Maßgabe, dass die Versagungsgründe nach Absatz 2 Anwendung finden.

§ 39d
Sonstige Verfahrensvorschriften für traditionelle pflanzliche Arzneimittel

(1) Die zuständige Bundesoberbehörde teilt dem Antragsteller, sowie bei Arzneimitteln, die zur Anwendung am Menschen bestimmt sind, der Europäischen Kommission und der zuständigen Behörde eines Mitgliedstaates der Europäischen Union auf Anforderung eine von ihr getroffene ablehnende Entscheidung über die Registrierung als traditionelles Arzneimittel und die Gründe hierfür mit.

(2) [1]Für Arzneimittel, die Artikel 16d Abs. 1 der Richtlinie 2001/83/EG entsprechen, gilt § 25b entsprechend. [2]Für die in Artikel 16d Abs. 2 der Richtlinie 2001/83/EG genannten Arzneimittel ist eine Registrierung eines anderen Mitgliedstaates gebührend zu berücksichtigen.

(3) Die zuständige Bundesoberbehörde kann den nach Artikel 16h der Richtlinie 2001/83/EG eingesetzten Ausschuss für pflanzliche Arzneimittel auf Antrag um eine Stellungnahme zum Nachweis der traditionellen Anwendung ersuchen, wenn Zweifel über das Vorliegen der Voraussetzungen nach § 39b Abs. 1 Satz 1 Nr. 4 bestehen.

(4) Wenn ein Arzneimittel zur Anwendung bei Menschen seit weniger als 15 Jahren innerhalb der Europäischen Union angewendet worden ist, aber ansonsten die Voraussetzungen einer Registrierung nach den §§ 39a bis 39c vorliegen, hat die zuständige Bundesoberbehörde das nach Artikel 16c Abs. 4 der Richtlinie 2001/83/EG vorgesehene Verfahren unter Beteiligung des Ausschusses für pflanzliche Arzneimittel einzuleiten.

(5) Wird ein pflanzlicher Stoff, eine pflanzliche Zubereitung oder eine Kombination davon in der Liste nach Artikel 16f der Richtlinie 2001/83/EG gestrichen, so sind Registrierungen, die diesen Stoff enthaltende traditionelle pflanzliche zur Anwendung bei Menschen bestimmte Arzneimittel betreffen und die unter Bezugnahme auf § 39b Abs. 2 vorgenommen wurden, zu widerrufen, sofern nicht innerhalb von drei Monaten die in § 39b Abs. 1 genannten Angaben und Unterlagen vorgelegt werden.

(6) § 34 Abs. 1 Satz 1 Nr. 1 bis 7, Abs. 1a Satz 1 Nr. 1, 4 und 5, Abs. 1a Satz 4, Abs. 1b und 1d gilt entsprechend.

(7) [1]Der Antragsteller hat der zuständigen Bundesoberbehörde unter Beifügung entsprechender Unterlagen unverzüglich Anzeige zu erstatten, wenn sich Änderungen in den Angaben und Unterlagen nach § 39b Abs. 1 Satz 1 in Verbindung mit Abs. 2 ergeben. [2]§ 29 Abs. 1a, 1e, 1f und 2 bis 2b gilt entsprechend. [3]Die Verpflich-

tung nach Satz 1 hat nach Erteilung der Registrierung der Inhaber der Registrierung zu erfüllen. [4]Eine neue Registrierung ist in folgenden Fällen zu beantragen:

1. bei einer Änderung der Anwendungsgebiete, soweit es sich nicht um eine Änderung nach § 29 Abs. 2a Satz 1 Nr. 1 handelt,
2. bei einer Änderung der Zusammensetzung der Wirkstoffe nach Art oder Menge,
3. bei einer Änderung der Darreichungsform, soweit es sich nicht um eine Änderung nach § 29 Abs. 2a Satz 1 Nr. 3 handelt.

(8) Für Rücknahme, Widerruf und Ruhen der Registrierung gilt § 30 Abs. 1 Satz 1, Abs. 2, 2a, 3 und 4 entsprechend mit der Maßgabe, dass die Versagungsgründe nach § 39c Abs. 2 Anwendung finden.

(9)*) [1]Das Bundesministerium wird ermächtigt, für traditionelle pflanzliche Arzneimittel entsprechend den Vorschriften der Zulassung durch Rechtsverordnung ohne Zustimmung des Bundesrates Vorschriften über die Gebühren und Auslagen der Registrierung zu erlassen. [2]Die Rechtsverordnung ergeht im Einvernehmen mit dem Bundesministerium für Ernährung und Landwirtschaft, soweit es sich um Arzneimittel handelt, die zur Anwendung bei Tieren bestimmt sind.

Sechster Abschnitt
Schutz des Menschen bei der klinischen Prüfung**)

§ 40
Allgemeine Voraussetzungen der klinischen Prüfung

(1) [1]Der Sponsor, der Prüfer und alle weiteren an der klinischen Prüfung beteiligten Personen haben bei der Durchführung der klinischen Prüfung eines Arzneimittels

*) § 39d Abs. 9 wird gemäß Artikel 4 Abs. 11 des Gesetzes zur Aktualisierung der Strukturreform des Gebührenrechts des Bundes vom 18. Juli 2016 (BGBl. I Nr. 35 vom 22. Juli 2016, S. 1666) am **1. Oktober 2021** aufgehoben.

**) Der Sechste Abschnitt „Schutz des Menschen bei der klinischen Prüfung“ wurde durch Artikel 1 und 2 des Vierten Gesetzes zur Änderung arzneimittelrechtlicher und anderer Vorschriften vom 20. Dezember 2016 (BGBl. I S. 3048) neu gefasst. Allerdings treten die mit einem Sternchen versehenen §§ 40, 40a bis 40d, 41, 42, 42a, 42b sowie 42c, (s. S. 161ff.) erst sechs Monate nach der Veröffentlichung der Mitteilung der Europäischen Kommission über die Funktionsfähigkeit des EU-Portals und der Datenbank nach Artikel 82 der Verordnung (EU) Nr. 536/2014 des Europäischen Parlaments und des Rates vom 16. April 2014 über klinische Prüfungen mit Humanarzneimitteln und zur Aufhebung der Richtlinie 2001/20/EG (ABl. L 158 vom 27.5.2014, S. 1) im Amtsblatt der Europäischen Union in Kraft. Dagegen erlangten die §§ 41a bis 41c bereits am 24. Dezember 2016 Gesetzeskraft. Zur besseren Übersicht ist der gesamte Sechste Abschnitt auf Raster gestellt (s. S. 161ff.).

bei Menschen die Anforderungen der guten klinischen Praxis nach Maßgabe des Artikels 1 Abs. 3 der Richtlinie 2001/20/EG einzuhalten. [2]Die klinische Prüfung eines Arzneimittels bei Menschen darf vom Sponsor nur begonnen werden, wenn die zuständige Ethik-Kommission diese nach Maßgabe des § 42 Abs. 1 zustimmend bewertet und die zuständige Bundesoberbehörde diese nach Maßgabe des § 42 Abs. 2 genehmigt hat. [3]Die klinische Prüfung eines Arzneimittels darf bei Menschen nur durchgeführt werden, wenn und solange

1. ein Sponsor oder ein Vertreter des Sponsors vorhanden ist, der seinen Sitz in einem Mitgliedstaat der Europäischen Union oder in einem anderen Vertragsstaat des Abkommens über den Europäischen Wirtschaftsraum hat,
2. die vorhersehbaren Risiken und Nachteile gegenüber dem Nutzen für die Person, bei der sie durchgeführt werden soll (betroffene Person), und der voraussichtlichen Bedeutung des Arzneimittels für die Heilkunde ärztlich vertretbar sind,

2a. nach dem Stand der Wissenschaft im Verhältnis zum Zweck der klinischen Prüfung eines Arzneimittels, das aus einem gentechnisch veränderten Organismus oder einer Kombination von gentechnisch veränderten Organismen besteht oder solche enthält, unvertretbare schädliche Auswirkungen auf

   a) die Gesundheit Dritter und

   b) die Umwelt

   nicht zu erwarten sind,

3. die betroffene Person,

   a) volljährig und in der Lage ist, Wesen, Bedeutung und Tragweite der klinischen Prüfung zu erkennen und ihren Willen hiernach auszurichten,

   b) nach Absatz 2 Satz 1 aufgeklärt worden ist und schriftlich eingewilligt hat, soweit in Absatz 4 oder in § 41 nichts Abweichendes bestimmt ist und

   c) nach Absatz 2a Satz 1 und 2 informiert worden ist und schriftlich eingewilligt hat; die Einwilligung muss sich ausdrücklich auch auf die Erhebung und Verarbeitung von Angaben über die Gesundheit beziehen,

4. die betroffene Person nicht auf gerichtliche oder behördliche Anordnung in einer Anstalt untergebracht ist,
5. sie in einer geeigneten Einrichtung von einem angemessen qualifizierten Prüfer verantwortlich durchgeführt wird und die Prüfung von einem Prüfer mit mindestens zweijähriger Erfahrung in der klinischen Prüfung von Arzneimitteln geleitet wird,

6. eine dem jeweiligen Stand der wissenschaftlichen Erkenntnisse entsprechende pharmakologisch-toxikologische Prüfung des Arzneimittels durchgeführt worden ist,
7. jeder Prüfer durch einen für die pharmakologisch-toxikologische Prüfung verantwortlichen Wissenschaftler über deren Ergebnisse und die voraussichtlich mit der klinischen Prüfung verbundenen Risiken informiert worden ist,
8. für den Fall, dass bei der Durchführung der klinischen Prüfung ein Mensch getötet oder der Körper oder die Gesundheit eines Menschen verletzt wird, eine Versicherung nach Maßgabe des Absatzes 3 besteht, die auch Leistungen gewährt, wenn kein anderer für den Schaden haftet, und
9. für die medizinische Versorgung der betroffenen Person ein Arzt oder bei zahnmedizinischer Behandlung ein Zahnarzt verantwortlich ist.

[4] Kann die betroffene Person nicht schreiben, so kann in Ausnahmefällen statt der in Satz 3 Nr. 3 Buchstabe b und c geforderten schriftlichen Einwilligung eine mündliche Einwilligung in Anwesenheit von mindestens einem Zeugen, der auch bei der Information der betroffenen Person einbezogen war, erteilt werden. [5] Der Zeuge darf keine bei der Prüfstelle beschäftigte Person und kein Mitglied der Prüfgruppe sein. [6] Die mündlich erteilte Einwilligung ist schriftlich zu dokumentieren, zu datieren und von dem Zeugen zu unterschreiben.

(1a) [1] Der Prüfer bestimmt angemessen qualifizierte Mitglieder der Prüfgruppe. [2] Er hat sie anzuleiten und zu überwachen sowie ihnen die für ihre Tätigkeit im Rahmen der Durchführung der klinischen Prüfung erforderlichen Informationen, insbesondere den Prüfplan und die Prüferinformation, zur Verfügung zu stellen. [3] Der Prüfer hat mindestens einen Stellvertreter mit vergleichbarer Qualifikation zu benennen.

(1b) Einer Versicherung nach Absatz 1 Satz 3 Nr. 8 bedarf es nicht bei klinischen Prüfungen mit zugelassenen Arzneimitteln, wenn die Anwendung gemäß den in der Zulassung festgelegten Angaben erfolgt und Risiken und Belastungen durch zusätzliche Untersuchungen oder durch den Therapievergleich gering sind und soweit eine anderweitige Versicherung für Prüfer und Sponsor besteht.

(2) [1] Die betroffene Person ist durch einen Prüfer, der Arzt oder, bei zahnmedizinischer Prüfung, Zahnarzt ist, oder durch ein Mitglied der Prüfgruppe, das Arzt oder, bei zahnmedizinischer Prüfung, Zahnarzt ist, über Wesen, Bedeutung, Risiken und Tragweite der klinischen Prüfung sowie über ihr Recht aufzuklären, die Teilnahme an der klinischen Prüfung jederzeit zu beenden; ihr ist eine allgemein verständliche Aufklärungsunterlage auszuhändigen. [2] Der betroffenen Person ist ferner Gelegen-

heit zu einem Beratungsgespräch mit einem Prüfer oder einem Mitglied der Prüfgruppe, das Arzt oder, bei zahnmedizinischer Prüfung, Zahnarzt ist, über die sonstigen Bedingungen der Durchführung der klinischen Prüfung zu geben. 3 Eine nach Absatz 1 Satz 3 Nr. 3 Buchstabe b erklärte Einwilligung in die Teilnahme an einer klinischen Prüfung kann jederzeit gegenüber dem Prüfer oder einem Mitglied der Prüfgruppe schriftlich oder mündlich widerrufen werden, ohne dass der betroffenen Person dadurch Nachteile entstehen dürfen.

(2a) 1 Die betroffene Person ist über Zweck und Umfang der Erhebung und Verwendung personenbezogener Daten, insbesondere von Gesundheitsdaten zu informieren. 2 Sie ist insbesondere darüber zu informieren, dass

1. die erhobenen Daten soweit erforderlich
   a) zur Einsichtnahme durch die Überwachungsbehörde oder Beauftragte des Sponsors zur Überprüfung der ordnungsgemäßen Durchführung der klinischen Prüfung bereitgehalten werden,
   b) pseudonymisiert an den Sponsor oder eine von diesem beauftragte Stelle zum Zwecke der wissenschaftlichen Auswertung weitergegeben werden,
   c) im Falle eines Antrags auf Zulassung pseudonymisiert an den Antragsteller und die für die Zulassung zuständige Behörde weitergegeben werden,
   d) im Falle unerwünschter Ereignisse des zu prüfenden Arzneimittels pseudonymisiert an den Sponsor und die zuständige Bundesoberbehörde sowie von dieser an die Europäische Datenbank weitergegeben werden,
2. die Einwilligung nach Absatz 1 Satz 3 Nr. 3 Buchstabe c unwiderruflich ist,
3. im Falle eines Widerrufs der nach Absatz 1 Satz 3 Nr. 3 Buchstabe b erklärten Einwilligung die gespeicherten Daten weiterhin verwendet werden dürfen, soweit dies erforderlich ist, um
   a) Wirkungen des zu prüfenden Arzneimittels festzustellen,
   b) sicherzustellen, dass schutzwürdige Interessen der betroffenen Person nicht beeinträchtigt werden,
   c) der Pflicht zur Vorlage vollständiger Zulassungsunterlagen zu genügen,
4. die Daten bei den genannten Stellen für die auf Grund des § 42 Abs. 3 bestimmten Fristen gespeichert werden.

3 Im Falle eines Widerrufs der nach Absatz 1 Satz 3 Nr. 3 Buchstabe b erklärten Einwilligung haben die verantwortlichen Stellen unverzüglich zu prüfen, inwieweit

die gespeicherten Daten für die in Satz 2 Nr. 3 genannten Zwecke noch erforderlich sein können. [4]Nicht mehr benötigte Daten sind unverzüglich zu löschen. [5]Im Übrigen sind die erhobenen personenbezogenen Daten nach Ablauf der auf Grund des § 42 Abs. 3 bestimmten Fristen zu löschen, soweit nicht gesetzliche, satzungsmäßige oder vertragliche Aufbewahrungsfristen entgegenstehen.

(3) [1]Die Versicherung nach Absatz 1 Satz 3 Nr. 8 muss zugunsten der von der klinischen Prüfung betroffenen Personen bei einem in einem Mitgliedstaat der Europäischen Union oder einem anderen Vertragsstaat des Abkommens über den Europäischen Wirtschaftsraum zum Geschäftsbetrieb zugelassenen Versicherer genommen werden. [2]Ihr Umfang muss in einem angemessenen Verhältnis zu den mit der klinischen Prüfung verbundenen Risiken stehen und auf der Grundlage der Risikoabschätzung so festgelegt werden, dass für jeden Fall des Todes oder der dauernden Erwerbsunfähigkeit einer von der klinischen Prüfung betroffenen Person mindestens 500 000 Euro zur Verfügung stehen. [3]Soweit aus der Versicherung geleistet wird, erlischt ein Anspruch auf Schadensersatz.

(4) [1]Auf eine klinische Prüfung bei Minderjährigen finden die Absätze 1 bis 3 mit folgender Maßgabe Anwendung:

1. Das Arzneimittel muss zum Erkennen oder zum Verhüten von Krankheiten bei Minderjährigen bestimmt und die Anwendung des Arzneimittels nach den Erkenntnissen der medizinischen Wissenschaft angezeigt sein, um bei dem Minderjährigen Krankheiten zu erkennen oder ihn vor Krankheiten zu schützen. [2]Angezeigt ist das Arzneimittel, wenn seine Anwendung bei dem Minderjährigen medizinisch indiziert ist.

2. [3]Die klinische Prüfung an Erwachsenen oder andere Forschungsmethoden dürfen nach den Erkenntnissen der medizinischen Wissenschaft keine ausreichenden Prüfergebnisse erwarten lassen.

3. [4]Die Einwilligung wird durch den gesetzlichen Vertreter abgegeben, nachdem er entsprechend Absatz 2 aufgeklärt worden ist. [5]Sie muss dem mutmaßlichen Willen des Minderjährigen entsprechen, soweit ein solcher feststellbar ist. [6]Der Minderjährige ist vor Beginn der klinischen Prüfung von einem im Umgang mit Minderjährigen erfahrenen Prüfer, der Arzt oder, bei zahnmedizinischer Prüfung, Zahnarzt ist, oder einem entsprechend erfahrenen Mitglied der Prüfgruppe, das Arzt oder, bei zahnmedizinischer Prüfung, Zahnarzt ist, über die Prüfung, die Risiken und den Nutzen aufzuklären, soweit dies im Hinblick auf sein Alter und seine geistige Reife möglich ist; erklärt der Minderjährige, nicht an der klinischen Prüfung teilnehmen zu wollen, oder bringt er dies in sons-

tiger Weise zum Ausdruck, so ist dies zu beachten. 7 Ist der Minderjährige in der Lage, Wesen, Bedeutung und Tragweite der klinischen Prüfung zu erkennen und seinen Willen hiernach auszurichten, so ist auch seine Einwilligung erforderlich. 8 Eine Gelegenheit zu einem Beratungsgespräch nach Absatz 2 Satz 2 ist neben dem gesetzlichen Vertreter auch dem Minderjährigen zu eröffnen.

4. 9 Die klinische Prüfung darf nur durchgeführt werden, wenn sie für die betroffene Person mit möglichst wenig Belastungen und anderen vorhersehbaren Risiken verbunden ist; sowohl der Belastungsgrad als auch die Risikoschwelle müssen im Prüfplan eigens definiert und vom Prüfer ständig überprüft werden.

5. 10 Vorteile mit Ausnahme einer angemessenen Entschädigung dürfen nicht gewährt werden.

(5) 1 Der betroffenen Person, ihrem gesetzlichen Vertreter oder einem von ihr Bevollmächtigten steht eine zuständige Kontaktstelle zur Verfügung, bei der Informationen über alle Umstände, denen eine Bedeutung für die Durchführung einer klinischen Prüfung beizumessen ist, eingeholt werden können. 2 Die Kontaktstelle ist bei der jeweils zuständigen Bundesoberbehörde einzurichten.

§ 41
Besondere Voraussetzungen der klinischen Prüfung

(1) 1 Auf eine klinische Prüfung bei einer volljährigen Person, die an einer Krankheit leidet, zu deren Behandlung das zu prüfende Arzneimittel angewendet werden soll, findet § 40 Abs. 1 bis 3 mit folgender Maßgabe Anwendung:

1. Die Anwendung des zu prüfenden Arzneimittels muss nach den Erkenntnissen der medizinischen Wissenschaft angezeigt sein, um das Leben dieser Person zu retten, ihre Gesundheit wiederherzustellen oder ihr Leiden zu erleichtern, oder
2. sie muss für die Gruppe der Patienten, die an der gleichen Krankheit leiden wie diese Person, mit einem direkten Nutzen verbunden sein.

2 Kann die Einwilligung wegen einer Notfallsituation nicht eingeholt werden, so darf eine Behandlung, die ohne Aufschub erforderlich ist, um das Leben der betroffenen Person zu retten, ihre Gesundheit wiederherzustellen oder ihr Leiden zu erleichtern, umgehend erfolgen. 3 Die Einwilligung zur weiteren Teilnahme ist einzuholen, sobald dies möglich und zumutbar ist.

(2) [1]Auf eine klinische Prüfung bei einem Minderjährigen, der an einer Krankheit leidet, zu deren Behandlung das zu prüfende Arzneimittel angewendet werden soll, findet § 40 Abs. 1 bis 4 mit folgender Maßgabe Anwendung:

1. Die Anwendung des zu prüfenden Arzneimittels muss nach den Erkenntnissen der medizinischen Wissenschaft angezeigt sein, um das Leben der betroffenen Person zu retten, ihre Gesundheit wiederherzustellen oder ihr Leiden zu erleichtern, oder
2. a) die klinische Prüfung muss für die Gruppe der Patienten, die an der gleichen Krankheit leiden wie die betroffene Person, mit einem direkten Nutzen verbunden sein,
   b) die Forschung muss für die Bestätigung von Daten, die bei klinischen Prüfungen an anderen Personen oder mittels anderer Forschungsmethoden gewonnen wurden, unbedingt erforderlich sein,
   c) die Forschung muss sich auf einen klinischen Zustand beziehen, unter dem der betroffene Minderjährige leidet und
   d) die Forschung darf für die betroffene Person nur mit einem minimalen Risiko und einer minimalen Belastung verbunden sein; die Forschung weist nur ein minimales Risiko auf, wenn nach Art und Umfang der Intervention zu erwarten ist, dass sie allenfalls zu einer sehr geringfügigen und vorübergehenden Beeinträchtigung der Gesundheit der betroffenen Person führen wird; sie weist eine minimale Belastung auf, wenn zu erwarten ist, dass die Unannehmlichkeiten für die betroffene Person allenfalls vorübergehend auftreten und sehr geringfügig sein werden.

[2]Satz 1 Nr. 2 gilt nicht für Minderjährige, für die nach Erreichen der Volljährigkeit Absatz 3 Anwendung finden würde.

(3) [1]Auf eine klinische Prüfung bei einer volljährigen Person, die nicht in der Lage ist, Wesen, Bedeutung und Tragweite der klinischen Prüfung zu erkennen und ihren Willen hiernach auszurichten und die an einer Krankheit leidet, zu deren Behandlung das zu prüfende Arzneimittel angewendet werden soll, findet § 40 Abs. 1 bis 3 mit folgender Maßgabe Anwendung:

1. Die Anwendung des zu prüfenden Arzneimittels muss nach den Erkenntnissen der medizinischen Wissenschaft angezeigt sein, um das Leben der betroffenen Person zu retten, ihre Gesundheit wiederherzustellen oder ihr Leiden zu erleichtern; außerdem müssen sich derartige Forschungen unmittelbar auf einen lebensbedrohlichen oder sehr geschwächten klinischen Zustand beziehen, in

dem sich die betroffene Person befindet, und die klinische Prüfung muss für die betroffene Person mit möglichst wenig Belastungen und anderen vorhersehbaren Risiken verbunden sein; sowohl der Belastungsgrad als auch die Risikoschwelle müssen im Prüfplan eigens definiert und vom Prüfer ständig überprüft werden. [2]Die klinische Prüfung darf nur durchgeführt werden, wenn die begründete Erwartung besteht, dass der Nutzen der Anwendung des Prüfpräparates für die betroffene Person die Risiken überwiegt oder keine Risiken mit sich bringt.

2. [3]Die Einwilligung wird durch den gesetzlichen Vertreter oder Bevollmächtigten abgegeben, nachdem er entsprechend § 40 Abs. 2 aufgeklärt worden ist. [4]§ 40 Abs. 4 Nr. 3 Satz 2, 3 und 5 gilt entsprechend.
3. [5]Die Forschung muss für die Bestätigung von Daten, die bei klinischen Prüfungen an zur Einwilligung nach Aufklärung fähigen Personen oder mittels anderer Forschungsmethoden gewonnen wurden, unbedingt erforderlich sein. [6]§ 40 Abs. 4 Nr. 2 gilt entsprechend.
4. [7]Vorteile mit Ausnahme einer angemessenen Entschädigung dürfen nicht gewährt werden.

§ 42
Verfahren bei der Ethik-Kommission, Genehmigungsverfahren bei der Bundesoberbehörde

(1) [1]Die nach § 40 Abs. 1 Satz 2 erforderliche zustimmende Bewertung der Ethik-Kommission ist vom Sponsor bei der nach Landesrecht für den Prüfer zuständigen unabhängigen interdisziplinär besetzten Ethik-Kommission zu beantragen. [2]Wird die klinische Prüfung von mehreren Prüfern durchgeführt, so ist der Antrag bei der für den Leiter der klinischen Prüfung zuständigen unabhängigen Ethik-Kommission zu stellen. [3]Das Nähere zur Bildung, Zusammensetzung und Finanzierung der Ethik-Kommission wird durch Landesrecht bestimmt. [4]Der Sponsor hat der Ethik-Kommission alle Angaben und Unterlagen vorzulegen, die diese zur Bewertung benötigt. [5]Zur Bewertung der Unterlagen kann die Ethik-Kommission eigene wissenschaftliche Erkenntnisse verwerten, Sachverständige beiziehen oder Gutachten anfordern. [6]Sie hat Sachverständige beizuziehen oder Gutachten anzufordern, wenn es sich um eine klinische Prüfung bei Minderjährigen handelt und sie nicht über eigene Fachkenntnisse auf dem Gebiet der Kinderheilkunde, einschließlich ethischer und psychosozialer Fragen der Kinderheilkunde, verfügt oder wenn es sich um eine klinische Prüfung von xenogenen Arzneimitteln oder Gentherapeutika handelt. [7]Die zustimmende Bewertung darf nur versagt werden, wenn

1. die vorgelegten Unterlagen auch nach Ablauf einer dem Sponsor gesetzten angemessenen Frist zur Ergänzung unvollständig sind,

2. die vorgelegten Unterlagen einschließlich des Prüfplans, der Prüferinformation und der Modalitäten für die Auswahl der Prüfungsteilnehmer nicht dem Stand der wissenschaftlichen Erkenntnisse entsprechen, insbesondere die klinische Prüfung ungeeignet ist, den Nachweis der Unbedenklichkeit oder Wirksamkeit eines Arzneimittels einschließlich einer unterschiedlichen Wirkungsweise bei Frauen und Männern zu erbringen, oder

3. die in § 40 Abs. 1 Satz 3 Nr. 2 bis 9, Abs. 4 und § 41 geregelten Anforderungen nicht erfüllt sind.

[8] Das Nähere wird in der Rechtsverordnung nach Absatz 3 bestimmt. [9] Die Ethik-Kommission hat eine Entscheidung über den Antrag nach Satz 1 innerhalb einer Frist von höchstens 60 Tagen nach Eingang der erforderlichen Unterlagen zu übermitteln, die nach Maßgabe der Rechtsverordnung nach Absatz 3 verlängert oder verkürzt werden kann; für die Prüfung xenogener Arzneimittel gibt es keine zeitliche Begrenzung für den Genehmigungszeitraum.

(2) [1] Die nach § 40 Abs. 1 Satz 2 erforderliche Genehmigung der zuständigen Bundesoberbehörde ist vom Sponsor bei der zuständigen Bundesoberbehörde zu beantragen. [2] Der Sponsor hat dabei alle Angaben und Unterlagen vorzulegen, die diese zur Bewertung benötigt, insbesondere die Ergebnisse der analytischen und der pharmakologisch-toxikologischen Prüfung sowie den Prüfplan und die klinischen Angaben zum Arzneimittel einschließlich der Prüferinformation. [3] Die Genehmigung darf nur versagt werden, wenn

1. die vorgelegten Unterlagen auch nach Ablauf einer dem Sponsor gesetzten angemessenen Frist zur Ergänzung unvollständig sind,

2. die vorgelegten Unterlagen, insbesondere die Angaben zum Arzneimittel und der Prüfplan einschließlich der Prüferinformation nicht dem Stand der wissenschaftlichen Erkenntnisse entsprechen, insbesondere die klinische Prüfung ungeeignet ist, den Nachweis der Unbedenklichkeit oder Wirksamkeit eines Arzneimittels einschließlich einer unterschiedlichen Wirkungsweise bei Frauen und Männern zu erbringen,

3. die in § 40 Abs. 1 Satz 3 Nr. 1, 2, 2a und 6, bei xenogenen Arzneimitteln auch die in Nummer 8 geregelten Anforderungen insbesondere im Hinblick auf eine Versicherung von Drittrisiken nicht erfüllt sind,

4. der zuständigen Bundesoberbehörde Erkenntnisse vorliegen, dass die Prüfeinrichtung für die Durchführung der klinischen Prüfung nicht geeignet ist oder dass von dieser die in Nummer 2 bezeichneten Anforderungen an die klinische Prüfung nicht eingehalten werden können oder

5. die in § 40 Abs. 4 oder § 41 geregelten Anforderungen nicht erfüllt sind.

4 Die Genehmigung gilt als erteilt, wenn die zuständige Bundesoberbehörde dem Sponsor innerhalb von höchstens 30 Tagen nach Eingang der Antragsunterlagen keine mit Gründen versehenen Einwände übermittelt. 5 Wenn der Sponsor auf mit Gründen versehene Einwände den Antrag nicht innerhalb einer Frist von höchstens 90 Tagen entsprechend abgeändert hat, gilt der Antrag als abgelehnt. 6 Das Nähere wird in der Rechtsverordnung nach Absatz 3 bestimmt. 7 Abweichend von Satz 4 darf die klinische Prüfung von Arzneimitteln,

1. die unter die Nummer 1 des Anhangs der Verordnung (EG) Nr. 726/2004 fallen,

2. die Arzneimittel für neuartige Therapien, xenogene Arzneimittel sind,

3. die genetisch veränderte Organismen enthalten oder

4. deren Wirkstoff ein biologisches Produkt menschlichen oder tierischen Ursprungs ist oder biologische Bestandteile menschlichen oder tierischen Ursprungs enthält oder zu seiner Herstellung derartige Bestandteile erfordert,

nur begonnen werden, wenn die zuständige Bundesoberbehörde dem Sponsor eine schriftliche Genehmigung erteilt hat. 8 Die zuständige Bundesoberbehörde hat eine Entscheidung über den Antrag auf Genehmigung von Arzneimitteln nach Satz 7 Nr. 2 bis 4 innerhalb einer Frist von höchstens 60 Tagen nach Eingang der in Satz 2 genannten erforderlichen Unterlagen zu treffen, die nach Maßgabe einer Rechtsverordnung nach Absatz 3 verlängert oder verkürzt werden kann; für die Prüfung xenogener Arzneimittel gibt es keine zeitliche Begrenzung für den Genehmigungszeitraum.

(2a) 1 Die für die Genehmigung einer klinischen Prüfung nach Absatz 2 zuständige Bundesoberbehörde unterrichtet die nach Absatz 1 zuständige Ethik-Kommission, sofern ihr Informationen zu anderen klinischen Prüfungen vorliegen, die für die Bewertung der von der Ethik-Kommission begutachteten Prüfung von Bedeutung sind; dies gilt insbesondere für Informationen über abgebrochene oder sonst vorzeitig beendete Prüfungen. 2 Dabei unterbleibt die Übermittlung personenbezogener Daten, ferner sind Betriebs- und Geschäftsgeheimnisse dabei zu wahren.

(3) [1] Das Bundesministerium wird ermächtigt, durch Rechtsverordnung mit Zustimmung des Bundesrates Regelungen zur Gewährleistung der ordnungsgemäßen Durchführung der klinischen Prüfung und der Erzielung dem wissenschaftlichen Erkenntnisstand entsprechender Unterlagen zu treffen. [2] In der Rechtsverordnung können insbesondere Regelungen getroffen werden über:

1. die Aufgaben und Verantwortungsbereiche des Sponsors, der Prüfer oder anderer Personen, die die klinische Prüfung durchführen oder kontrollieren einschließlich von Anzeige-, Dokumentations- und Berichtspflichten insbesondere über Nebenwirkungen und sonstige unerwünschte Ereignisse, die während der Studie auftreten und die Sicherheit der Studienteilnehmer oder die Durchführung der Studie beeinträchtigen könnten,

2. die Aufgaben der und das Verfahren bei Ethik-Kommissionen einschließlich der einzureichenden Unterlagen, auch mit Angaben zur angemessenen Beteiligung von Frauen und Männern als Prüfungsteilnehmerinnen und Prüfungsteilnehmer, der Unterbrechung oder Verlängerung oder Verkürzung der Bearbeitungsfrist und der besonderen Anforderungen an die Ethik-Kommissionen bei klinischen Prüfungen nach § 40 Abs. 4 und § 41 Abs. 2 und 3,

3. die Aufgaben der zuständigen Behörden und das behördliche Genehmigungsverfahren einschließlich der einzureichenden Unterlagen, auch mit Angaben zur angemessenen Beteiligung von Frauen und Männern als Prüfungsteilnehmerinnen und Prüfungsteilnehmer, und der Unterbrechung oder Verlängerung oder Verkürzung der Bearbeitungsfrist, das Verfahren zur Überprüfung von Unterlagen in Betrieben und Einrichtungen sowie die Voraussetzungen und das Verfahren für Rücknahme, Widerruf und Ruhen der Genehmigung oder Untersagung einer klinischen Prüfung,

4. die Anforderungen an die Prüfeinrichtung und an das Führen und Aufbewahren von Nachweisen,

5. die Übermittlung von Namen und Sitz des Sponsors und des verantwortlichen Prüfers und nicht personenbezogener Angaben zur klinischen Prüfung sowie Ergebnissen der klinischen Prüfung von der zuständigen Behörde an eine europäische Datenbank,

6. die Befugnisse zur Erhebung und Verwendung personenbezogener Daten, soweit diese für die Durchführung und Überwachung der klinischen Prüfung erforderlich sind; dies gilt auch für die Verarbeitung von Daten, die nicht in Dateien verarbeitet oder genutzt werden,

7. soweit Arzneimittel betroffen sind, die aus einem gentechnisch veränderten Organismus oder einer Kombination von gentechnisch veränderten Organismen bestehen oder solche enthalten,

   a) die Erhebung und Verwendung personenbezogener Daten, soweit diese für die Abwehr von Gefahren für die Gesundheit Dritter oder für die Umwelt in ihrem Wirkungsgefüge erforderlich sind,

   b) die Aufgaben und Befugnisse der Behörden zur Abwehr von Gefahren für die Gesundheit Dritter und für die Umwelt in ihrem Wirkungsgefüge,

   c) die Übermittlung von Daten in eine öffentlich zugängliche europäische Datenbank und

   d) den Informationsaustausch mit der Europäischen Kommission;

ferner kann die Weiterleitung von Unterlagen und Ausfertigungen der Entscheidungen an die zuständigen Behörden und die für die Prüfer zuständigen Ethik-Kommissionen bestimmt sowie vorgeschrieben werden, dass Unterlagen auf elektronischen Speichermedien eingereicht werden. 3 In der Rechtsverordnung sind für zugelassene Arzneimittel Ausnahmen entsprechend der Richtlinie 2001/20/EG vorzusehen.

§ 42a
Rücknahme, Widerruf und Ruhen der Genehmigung oder der zustimmenden Bewertung

(1) 1 Die Genehmigung ist zurückzunehmen, wenn bekannt wird, dass ein Versagungsgrund nach § 42 Abs. 2 Satz 3 Nr. 1, Nr. 2 oder Nr. 3 bei der Erteilung vorgelegen hat; sie ist zu widerrufen, wenn nachträglich Tatsachen eintreten, die die Versagung nach § 42 Abs. 2 Satz 3 Nr. 2, Nr. 3, Nr. 4 oder Nr. 5 rechtfertigen würden. 2 In den Fällen des Satzes 1 kann auch das Ruhen der Genehmigung befristet angeordnet werden.

(2) 1 Die zuständige Bundesoberbehörde kann die Genehmigung widerrufen, wenn die Gegebenheiten der klinischen Prüfung nicht mit den Angaben im Genehmigungsantrag übereinstimmen oder wenn Tatsachen Anlass zu Zweifeln an der Unbedenklichkeit oder der wissenschaftlichen Grundlage der klinischen Prüfung geben. 2 In diesem Fall kann auch das Ruhen der Genehmigung befristet angeordnet werden. 3 Die zuständige Bundesoberbehörde unterrichtet unter Angabe der Gründe unverzüglich die anderen für die Überwachung zuständigen Behörden und Ethik-Kommissionen sowie die Europäische Kommission und die Europäische Arzneimittel-Agentur.

(3) [1]Vor einer Entscheidung nach den Absätzen 1 und 2 ist dem Sponsor Gelegenheit zur Stellungnahme innerhalb einer Frist von einer Woche zu geben. § 28 Abs. 2 Nr. 1 des Verwaltungsverfahrensgesetzes gilt entsprechend. [2]Ordnet die zuständige Bundesoberbehörde die sofortige Unterbrechung der Prüfung an, so übermittelt sie diese Anordnung unverzüglich dem Sponsor. [3]Widerspruch und Anfechtungsklage gegen den Widerruf, die Rücknahme oder die Anordnung des Ruhens der Genehmigung sowie gegen Anordnungen nach Absatz 5 haben keine aufschiebende Wirkung.

(4) Ist die Genehmigung einer klinischen Prüfung zurückgenommen oder widerrufen oder ruht sie, so darf die klinische Prüfung nicht fortgesetzt werden.

(4a) [1]Die zustimmende Bewertung durch die zuständige Ethik-Kommission ist zurückzunehmen, wenn die Ethik-Kommission nachträglich davon Kenntnis erlangt, dass ein Versagungsgrund nach § 42 Abs. 1 Satz 7 vorgelegen hat; sie ist zu widerrufen, wenn die Ethik-Kommission davon Kenntnis erlangt, dass nachträglich

1. die Anforderungen an die Eignung des Prüfers, seines Stellvertreters oder der Prüfstelle nicht mehr gegeben sind,
2. keine ordnungsgemäße Probandenversicherung mehr besteht oder die Voraussetzungen für eine Ausnahme von der Versicherungspflicht nicht mehr vorliegen,
3. die Modalitäten für die Auswahl der Prüfungsteilnehmer nicht mehr dem Stand der medizinischen Erkenntnisse entsprechen, insbesondere die klinische Prüfung ungeeignet ist, den Nachweis der Unbedenklichkeit oder der Wirksamkeit eines Arzneimittels einschließlich einer unterschiedlichen Wirkungsweise bei Frauen und Männern zu erbringen, oder
4. die Voraussetzungen für die Einbeziehung von Personen nach § 40 Abs. 4 oder § 41 nicht mehr gegeben sind.

[2]Die Absätze 3 und 4 gelten entsprechend. [3]Die zuständige Ethik-Kommission unterrichtet unter Angabe der Gründe unverzüglich die zuständige Bundesoberbehörde und die anderen für die Überwachung zuständigen Behörden.

(5) [1]Wenn der zuständigen Bundesoberbehörde im Rahmen ihrer Tätigkeit Tatsachen bekannt werden, die die Annahme rechtfertigen, dass der Sponsor, ein Prüfer oder ein anderer Beteiligter seine Verpflichtungen im Rahmen der ordnungsgemäßen Durchführung der klinischen Prüfung nicht mehr erfüllt, informiert die zuständige Bundesoberbehörde die betreffende Person unverzüglich und ordnet die

von dieser Person durchzuführenden Abhilfemaßnahmen an; betrifft die Maßnahme nicht den Sponsor, so ist dieser von der Anordnung zu unterrichten. 2 Maßnahmen der zuständigen Überwachungsbehörde gemäß § 69 bleiben davon unberührt.

§ 42b
Veröffentlichung der Ergebnisse klinischer Prüfungen

(1) 1 Pharmazeutische Unternehmer, die im Geltungsbereich dieses Gesetzes ein Arzneimittel in den Verkehr bringen, das der Pflicht zur Zulassung oder Genehmigung für das Inverkehrbringen unterliegt und zur Anwendung bei Menschen bestimmt ist, haben Berichte über alle Ergebnisse konfirmatorischer klinischer Prüfungen zum Nachweis der Wirksamkeit und Unbedenklichkeit der zuständigen Bundesoberbehörde zur Eingabe in die Datenbank nach § 67a Abs. 2 zur Verfügung zu stellen. 2 Diese Berichte sind innerhalb von sechs Monaten nach Erteilung oder Änderung, soweit die Änderung auf konfirmatorischen klinischen Prüfungen beruht, der Zulassung oder der Genehmigung für das Inverkehrbringen zur Verfügung zu stellen.

(2) 1 Wird eine klinische Prüfung mit einem bereits zugelassenen oder für das Inverkehrbringen genehmigten Arzneimittel durchgeführt und wird dieses nicht als Vergleichspräparat eingesetzt, hat der Sponsor die Ergebnisse der klinischen Prüfung innerhalb eines Jahres nach ihrer Beendigung entsprechend Absatz 1 zur Verfügung zu stellen.

(3) 1 Die Berichte nach den Absätzen 1 und 2 müssen alle Ergebnisse der klinischen Prüfungen unabhängig davon, ob sie günstig oder ungünstig sind, enthalten. 2 Es sind ferner Aussagen zu nachträglichen wesentlichen Prüfplanänderungen sowie Unterbrechungen und Abbrüchen der klinischen Prüfung in den Bericht aufzunehmen. 3 Im Übrigen ist der Ergebnisbericht gemäß den Anforderungen der Guten Klinischen Praxis abzufassen. 4 Mit Ausnahme des Namens und der Anschrift des pharmazeutischen Unternehmers oder des Sponsors sowie der Angabe des Namens und der Anschrift von nach § 4a des Bundesdatenschutzgesetzes einwilligender Prüfärzte dürfen die Berichte nach Satz 1 keine personenbezogenen, insbesondere patientenbezogenen Daten enthalten. 5 Der Bericht kann in deutscher oder englischer Sprache verfasst sein. 6 § 63b Abs. 3 Satz 1 ist nicht anzuwenden. 7 Die Vorschriften zum Schutz des geistigen Eigentums und zum Schutz von Betriebs- und Geschäftsgeheimnissen bleiben ebenso wie die §§ 24a und 24b unberührt.

Sechster Abschnitt
Schutz des Menschen bei der klinischen Prüfung*)

§ 40*)
Verfahren zur Genehmigung einer klinischen Prüfung

(1) Mit der klinischen Prüfung von Arzneimitteln bei Menschen darf nur begonnen werden, wenn die zuständige Bundesoberbehörde die klinische Prüfung nach Artikel 8 der Verordnung (EU) Nr. 536/2014 genehmigt hat.

(2) [1]Der nach Artikel 5 Abs. 1 der Verordnung (EU) Nr. 536/2014 zu stellende Antrag auf Genehmigung einer klinischen Prüfung ist über das EU-Portal in deutscher oder englischer Sprache einzureichen. [2]Die Unterlagen, die für die betroffene Person oder deren gesetzlichen Vertreter bestimmt sind, sind in deutscher Sprache einzureichen.

(3) [1]Der Antrag wird nach Artikel 5 Abs. 3 der Verordnung (EU) Nr. 536/2014 durch die zuständige Bundesoberbehörde validiert. [2]Die nach dem Geschäftsverteilungsplan nach § 41b Abs. 2 zuständige Ethik-Kommission nimmt zu den Antragsunterlagen hinsichtlich der Voraussetzungen nach Artikel 6 Abs. 1 Buchstabe a, b und e der Verordnung (EU) Nr. 536/2014 sowie nach § 40a Satz 1 Nr. 4 und § 40b Abs. 4 Satz 3 Stellung. [3]Für die Stellungnahme gilt die in der Verfahrensordnung nach § 41b Abs. 1 festgelegte Frist. [4]§ 41 Abs. 3 Satz 1 gilt entsprechend. [5]Bei der Validierung des Antrags hinsichtlich der Voraussetzungen nach Artikel 7 der Verordnung (EU) Nr. 536/2014, auch in Verbindung mit Artikel 11 der Verordnung (EU) Nr. 536/2014, sowie nach § 40a Satz 1 Nr. 2, 3 und 5, Satz 2 und 3 und § 40b Abs. 2, 3, Satz 1, Abs. 4 Satz 1 und 9, Abs. 5 und 6 ist die Bundesoberbehörde an die Bewertung der nach dem Geschäftsverteilungsplan nach § 41b Abs. 2 zuständigen Ethik-Kommission gebunden.

(4) [1]Die zuständige Bundesoberbehörde nimmt die Aufgaben nach Artikel 6 der Verordnung (EU) Nr. 536/2014, auch in Verbindung mit Artikel 11 der Verordnung (EU) Nr. 536/2014, wahr und prüft die Voraussetzungen des § 40a Satz 1 Nr. 1 und 4 und des § 40b Abs. 4 Satz 3 hinsichtlich der Nutzen-Risiko-Bewertung nach Artikel 6 Abs. 1 Buchstabe b der Verordnung (EU) Nr. 536/2014. [2]Die nach dem Geschäftsverteilungsplan nach § 41b Abs. 2 zuständige Ethik-Kommission nimmt zu den Voraussetzungen nach Artikel 6 Abs. 1 Buch-

*) Der Sechste Abschnitt „Schutz des Menschen bei der klinischen Prüfung" wurde durch Artikel 1 und 2 des Vierten Gesetzes zur Änderung arzneimittelrechtlicher und anderer Vorschriften vom 20. Dezember 2016 (BGBl. I S. 3048) neu gefasst. Allerdings treten die mit einem Sternchen versehenen §§ 40, 40a bis 40d, 41, 42, 42a, 42b sowie 42c (s. S. 161ff.) erst sechs Monate nach der Veröffentlichung der Mitteilung der Europäischen Kommission über die Funktionsfähigkeit des EU-Portals und der Datenbank nach Artikel 82 der Verordnung (EU) Nr. 536/2014 des Europäischen Parlaments und des Rates vom 16. April 2014 über klinische Prüfungen mit Humanarzneimitteln und zur Aufhebung der Richtlinie 2001/20/EG (ABl. L 158 vom 27.5.2014, S. 1) im Amtsblatt der Europäischen Union in Kraft. Dagegen erlangten die §§ 41a bis 41c bereits am Tag nach der Verkündung des 4. AMG-Änderungsgesetzes am 24. Dezember 2016 Gesetzeskraft. Zur besseren Übersicht ist der gesamte Sechste Abschnitt auf Raster gestellt (s. S. 161ff.).

stabe a, b und e der Verordnung (EU) Nr. 536/2014 sowie nach § 40a Satz 1 Nr. 4 und § 40b Abs. 4 Satz 3 hinsichtlich der Nutzen-Risiko-Bewertung nach Artikel 6 Abs. 1 Buchstabe b der Verordnung (EU) Nr. 536/2014 Stellung. 3 Für die Stellungnahme gilt die in der Verfahrensordnung nach § 41b Abs. 1 festgelegte Frist.

(5) 1 Die nach dem Geschäftsverteilungsplan nach § 41b Abs. 2 zuständige Ethik-Kommission nimmt die Aufgaben nach Artikel 7 der Verordnung (EU) Nr. 536/2014, auch in Verbindung mit Artikel 11 der Verordnung (EU) Nr. 536/2014, wahr und prüft die Voraussetzungen des § 40a Satz 1 Nr. 2, 3 und 5, Satz 2 und 3 und des § 40b Abs. 2, 3 Satz 1, Abs. 4 Satz 1, Satz 3 hinsichtlich der Festlegung der Einwilligung, Satz 4 bis 9, Abs. 5 und 6. 2 § 41 Abs. 2 gilt entsprechend.

(6) 1 Die zuständige Bundesoberbehörde erhebt eine Gesamtgebühr im Sinne der Artikel 86 und 87 der Verordnung (EU) Nr. 536/2014. 2 Die zuständige Ethik-Kommission erhebt eine Gebühr für die Bearbeitung eines Antrags nach Maßgabe der Rechtsverordnung nach § 41b Abs. 1 und teilt diese der zuständigen Bundesoberbehörde mit. 3 Diese Gebühr ist in den Gebührenbescheid über die Gesamtgebühr nach Satz 1 aufzunehmen.

(7) 1 Bei Prüfpräparaten, die aus einem gentechnisch veränderten Organismus oder einer Kombination von gentechnisch veränderten Organismen bestehen oder solche enthalten, sind zusätzlich zu dem nach Absatz 2 einzureichenden Antrag bei der zuständigen Bundesoberbehörde folgende Unterlagen gemäß den Anhängen II und III zur Richtlinie 2001/18/EG des Europäischen Parlaments und des Rates vom 12. März 2001 über die absichtliche Freisetzung genetisch veränderter Organismen in die Umwelt und zur Aufhebung der Richtlinie 90/220/EWG des Rates (ABl. L 106 vom 17.4.2001, S. 1), die zuletzt durch die Richtlinie (EU) 2015/412 (ABl. L 68 vom 13.3.2015, S. 1) geändert worden ist, einzureichen:

1. eine Darlegung und Bewertung der Risiken für die Gesundheit nicht betroffener Personen und die Umwelt sowie eine Darlegung der vorgesehenen Vorkehrungen,
2. Informationen über den gentechnisch veränderten Organismus, über die Bedingungen der klinischen Prüfung und über die den gentechnisch veränderten Organismus möglicherweise aufnehmende Umwelt sowie Informationen über die Wechselwirkungen zwischen dem gentechnisch veränderten Organismus und der Umwelt,
3. einen Beobachtungsplan zur Ermittlung der Auswirkungen auf die Gesundheit nicht betroffener Personen und die Umwelt sowie eine Beschreibung der geplanten Überwachungsmaßnahmen und Angaben über entstehende Reststoffe und ihre Behandlung sowie über Notfallpläne.

2 Der Sponsor kann insoweit auch auf Unterlagen Bezug nehmen, die ein Dritter in einem vorangegangenen Verfahren vorgelegt hat, sofern es sich nicht um vertrauliche Angaben handelt. 3 Die zuständige Bundesoberbehörde stellt das Benehmen mit dem Bundesamt für Verbraucherschutz und Lebensmittelsicherheit her. 4 Die Genehmigung der klinischen Prüfung durch die zuständige Bundesoberbehörde umfasst die Genehmigung der Freisetzung dieser gentechnisch veränderten Organismen im Rahmen der klinischen Prüfung.

(8) [1]Die zuständige Bundesoberbehörde übermittelt die Entscheidung nach Artikel 8 Abs. 1 Unterabsatz 1 der Verordnung (EU) Nr. 536/2014 über das EU-Portal an den Sponsor. [2]Sie ist dabei an den Bewertungsbericht der Ethik-Kommission nach Absatz 5 gebunden. [3]Weicht die Bundesoberbehörde von der Stellungnahme der Ethik-Kommission nach Absatz 4 Satz 2 ab, so bezeichnet sie die zuständige Ethik-Kommission, gibt das Ergebnis der Stellungnahme der Ethik-Kommission wieder und begründet ihr Abweichen von dieser Stellungnahme. [4]In der Begründung kann auf in englischer Sprache abgefasste Bewertungsberichte Bezug genommen werden. [5]Die zuständige Bundesoberbehörde übermittelt die Entscheidung nach Artikel 8 Abs. 2 Unterabsatz 3 der Verordnung (EU) Nr. 536/2014.

§ 40a*)
Allgemeine Voraussetzungen für die klinische Prüfung

[1]Über die Voraussetzungen nach der Verordnung (EU) Nr. 536/2014 hinaus darf eine klinische Prüfung bei Menschen nur durchgeführt werden, solange

1. ein Sponsor oder ein Vertreter des Sponsors bei rein nationalen sowie bei national und in Drittstaaten durchgeführten klinischen Prüfungen vorhanden ist, der seinen Sitz in einem Mitgliedstaat der Europäischen Union oder in einem anderen Vertragsstaat des Abkommens über den Europäischen Wirtschaftsraum hat,
2. die Person, bei der die klinische Prüfung durchgeführt werden soll (betroffene Person), nicht auf gerichtliche oder behördliche Anordnung in einer Anstalt untergebracht ist,
3. für den Fall, dass bei der Durchführung der klinischen Prüfung ein Mensch getötet oder der Körper oder die Gesundheit eines Menschen verletzt wird, eine Versicherung, die auch Leistungen gewährt, wenn kein anderer für den Schaden haftet, nach folgenden Maßgaben besteht:
   a) die Versicherung muss zugunsten der von der klinischen Prüfung betroffenen Person bei einem in einem Mitgliedstaat der Europäischen Union oder einem anderen Vertragsstaat des Abkommens über den Europäischen Wirtschaftsraum zum Geschäftsbetrieb zugelassenen Versicherer genommen werden,
   b) der Umfang der Versicherung muss in einem angemessenen Verhältnis zu den mit einer klinischen Prüfung verbundenen Risiken stehen und auf der Grundlage der Risikoabschätzung so festgelegt werden, dass für jeden Fall des Todes oder der fortdauernden Erwerbsunfähigkeit einer von der klinischen Prüfung betroffenen Person mindestens 500 000 Euro zur Verfügung stehen,
4. nach dem Stand der Wissenschaft im Verhältnis zum Zweck der klinischen Prüfung eines Arzneimittels, das aus einem gentechnisch veränderten Organismus oder einer Kombination von gentechnisch veränderten Organismen besteht oder solche enthält, unvertretbare schädliche Auswirkungen nicht zu erwarten sind auf

*) Siehe Fußnote S. 161.

    a) die Gesundheit Dritter und
    b) die Umwelt,
5. sie in einer nach Artikel 50 in Verbindung mit Anhang I Nr. 67 der Verordnung (EU) Nr. 536/2014 geeigneten Einrichtung stattfindet.

[2]Bei xenogenen Arzneimitteln müssen die Anforderungen nach Satz 1 Nr. 3 im Hinblick auf eine Versicherung von Drittrisiken erfüllt sein. [3]Einer Versicherung nach Satz 1 Nr. 3 bedarf es nicht bei einer minimalinterventionellen klinischen Prüfung nach Artikel 2 Abs. 2 Nr. 3 der Verordnung (EU) Nr. 536/2014, soweit eine anderweitige Versicherung für Prüfer und Sponsor besteht. [4]Soweit aus der Versicherung nach Satz 1 Nr. 3 geleistet wird, erlischt ein Anspruch auf Schadensersatz.

§ 40b*)
Besondere Voraussetzungen für die klinische Prüfung

(1) Ergänzend zu Artikel 29 der Verordnung (EU) Nr. 536/2014 gelten für die Einwilligung der betroffenen Person oder, falls diese nicht in der Lage ist, eine Einwilligung nach Aufklärung zu erteilen, ihres gesetzlichen Vertreters die Vorgaben nach den Absätzen 2 bis 5.

(2) Die betroffene Person oder, falls diese nicht in der Lage ist, eine Einwilligung nach Aufklärung zu erteilen, ihr gesetzlicher Vertreter ist durch einen Prüfer, der Arzt oder, bei einer zahnmedizinischen Prüfung, Zahnarzt ist, oder durch ein Mitglied des Prüfungsteams, das Arzt oder, bei einer zahnmedizinischen Prüfung, Zahnarzt ist, im Rahmen des Gesprächs nach Artikel 29 Abs. 2 Buchstabe c der Verordnung (EU) Nr. 536/2014 aufzuklären.

(3) [1]Eine klinische Prüfung darf bei einem Minderjährigen, der in der Lage ist, das Wesen, die Bedeutung und die Tragweite der klinischen Prüfung zu erkennen und seinen Willen hiernach auszurichten, nur durchgeführt werden, wenn auch seine schriftliche Einwilligung nach Aufklärung gemäß Artikel 29 der Verordnung (EU) Nr. 536/2014 zusätzlich zu der schriftlichen Einwilligung, die sein gesetzlicher Vertreter nach Aufklärung erteilt hat, vorliegt. [2]Erklärt ein Minderjähriger, der nicht in der Lage ist, Wesen, Bedeutung und Tragweite der klinischen Prüfung zu erkennen und seinen Willen hiernach auszurichten, nicht an der klinischen Prüfung teilnehmen zu wollen, oder bringt er dies in sonstiger Weise zum Ausdruck, so gilt dies als ausdrücklicher Wunsch im Sinne des Artikels 31 Abs. 1 Buchstabe c der Verordnung (EU) Nr. 536/2014.

(4) [1]Eine klinische Prüfung mit einer Person, die nicht in der Lage ist, Wesen, Bedeutung und Tragweite der klinischen Prüfung zu erkennen und ihren Willen hiernach auszurichten, darf nur durchgeführt werden, wenn

1. die Voraussetzungen des Artikels 31 Abs. 1 der Verordnung (EU) Nr. 536/2014 und
2. die Voraussetzungen des Artikels 31 Abs. 3 der Verordnung (EU) Nr. 536/2014

vorliegen.

*) Siehe Fußnote S. 161.

2 Erklärt eine Person, die nicht in der Lage ist, Wesen, Bedeutung und Tragweite der klinischen Prüfung zu erkennen und ihren Willen hiernach auszurichten, nicht an der klinischen Prüfung teilnehmen zu wollen, oder bringt sie dies in sonstiger Weise zum Ausdruck, so gilt dies als ausdrücklicher Wunsch im Sinne des Artikels 31 Abs. 1 Buchstabe c der Verordnung (EU) Nr. 536/2014. 3 Bei einer volljährigen Person, die nicht in der Lage ist, Wesen, Bedeutung und Tragweite der klinischen Prüfung zu erkennen und ihren Willen hiernach auszurichten, darf eine klinische Prüfung im Sinne des Artikels 31 Abs. 1 Buchstabe g Ziffer ii der Verordnung (EU) Nr. 536/2014, die ausschließlich einen Nutzen für die repräsentierte Bevölkerungsgruppe, zu der die betroffene Person gehört, zur Folge haben wird (gruppennützige klinische Prüfung), nur durchgeführt werden, soweit die betroffene Person als einwilligungsfähige volljährige Person für den Fall ihrer Einwilligungsunfähigkeit schriftlich nach ärztlicher Aufklärung festgelegt hat, dass sie in bestimmte, zum Zeitpunkt der Festlegung noch nicht unmittelbar bevorstehende gruppennützige klinische Prüfungen einwilligt. 4 Der Betreuer prüft, ob diese Festlegungen auf die aktuelle Situation zutreffen. 5 Die Erklärung kann jederzeit formlos widerrufen werden. 6 § 1901a Abs. 1, 4 und 5 des Bürgerlichen Gesetzbuches gilt im Übrigen entsprechend. 7 Die betroffene Person ist über sämtliche für die Einwilligung wesentlichen Umstände aufzuklären. 8 Dazu gehören insbesondere die Aufklärung über das Wesen, die Ziele, den Nutzen, die Folgen, die Risiken und die Nachteile klinischer Prüfungen, die unter den Bedingungen des Artikels 31 der Verordnung (EU) Nr. 536/2014 stattfinden, sowie die in Artikel 29 Abs. 2 Buchstabe a Ziffer ii und iv der Verordnung (EU) Nr. 536/2014 angeführten Inhalte. 9 Bei Minderjährigen, für die nach Erreichen der Volljährigkeit Satz 1 gelten würde, darf eine solche gruppennützige klinische Prüfung nicht durchgeführt werden.

(5) Eine klinische Prüfung darf in Notfällen nur durchgeführt werden, wenn die Voraussetzungen des Artikels 35 der Verordnung (EU) Nr. 536/2014 vorliegen.

(6) 1 Die betroffene Person oder, falls diese nicht in der Lage ist, eine Einwilligung nach Aufklärung zu erteilen, ihr gesetzlicher Vertreter muss schriftlich und ausdrücklich in die Erhebung, Verarbeitung und Nutzung von personenbezogenen Daten, insbesondere von Gesundheitsdaten, einwilligen. 2 Sie ist über Zweck und Umfang der Erhebung und Verwendung dieser Daten aufzuklären. 3 Sie ist insbesondere darüber zu informieren, dass

1. die erhobenen Daten, soweit erforderlich,
    a) zur Einsichtnahme durch die Überwachungsbehörde oder Beauftragte des Sponsors zur Überprüfung der ordnungsgemäßen Durchführung der klinischen Prüfung bereitgehalten werden,
    b) pseudonymisiert an den Sponsor oder eine von diesem beauftragte Stelle zum Zwecke der wissenschaftlichen Auswertung weitergegeben werden,
    c) im Fall eines Antrags auf Zulassung pseudonymisiert an den Antragsteller und die für die Zulassung zuständige Behörde weitergegeben werden,

d) im Fall unerwünschter Ereignisse und schwerwiegender unerwünschter Ereignisse nach Artikel 41 Abs. 1, 2 und 4 der Verordnung (EU) Nr. 536/2014 pseudonymisiert vom Prüfer an den Sponsor weitergegeben werden,

e) im Fall mutmaßlicher unerwarteter schwerwiegender Nebenwirkungen nach Artikel 42 der Verordnung (EU) Nr. 536/2014 pseudonymisiert vom Sponsor an die Datenbank nach Artikel 40 Abs. 1 der Verordnung (EU) Nr. 536/2014 weitergegeben werden,

f) im Fall unerwarteter Ereignisse nach Artikel 53 Abs. 1 der Verordnung (EU) Nr. 536/2014 pseudonymisiert vom Sponsor an das EU-Portal weitergegeben werden,

2. im Fall eines Widerrufs der nach Satz 1 und Absatz 1 erklärten Einwilligungen die gespeicherten Daten weiterhin verwendet werden dürfen, soweit dies erforderlich ist, um
   a) Wirkungen des zu prüfenden Arzneimittels festzustellen,
   b) sicherzustellen, dass schutzwürdige Interessen der betroffenen Person nicht beeinträchtigt werden,
   c) der Pflicht zur Vorlage vollständiger Zulassungsunterlagen zu genügen,
3. die Daten bei Prüfer und Sponsor für die aufgrund des Artikels 58 Unterabsatz 1 der Verordnung (EU) Nr. 536/2014 bestimmte Frist gespeichert werden.

(7) Die Kontaktstelle im Sinne des Artikels 28 Abs. 1 Buchstabe g der Verordnung (EU) Nr. 536/2014 ist bei der nach § 77 zuständigen Bundesoberbehörde einzurichten.

§ 40c*)
Verfahren bei Hinzufügung eines Mitgliedstaates, bei Änderungen sowie bei Bewertungsverfahren

(1) Für die Verfahren zur späteren Hinzufügung eines zusätzlichen betroffenen Mitgliedstaates der Europäischen Union nach Artikel 14 der Verordnung (EU) Nr. 536/2014 und zur Genehmigung einer wesentlichen Änderung einer klinischen Prüfung nach den Artikeln 15 bis 24 der Verordnung (EU) Nr. 536/2014 gelten die §§ 40 bis 40b entsprechend.

(2) Im Rahmen des Bewertungsverfahrens nach Artikel 44 der Verordnung (EU) Nr. 536/2014 wird die Bewertung der zuständigen Ethik-Kommission einbezogen.

(3) [1]Änderungen einer von der zuständigen Bundesoberbehörde genehmigten klinischen Prüfung mit Arzneimitteln, die aus gentechnisch veränderten Organismen bestehen oder diese enthalten und die geeignet sind, die Risikobewertung für die Gesundheit nicht betroffener Personen und die Umwelt zu verändern, darf der Sponsor nur vornehmen, wenn diese Änderungen von der zuständigen Bundesoberbehörde genehmigt wurden. [2]Die Genehmigung ist bei der zuständigen Bundesoberbehörde zu beantragen. [3]Der Antrag ist zu begründen.

*) Siehe Fußnote S. 161.

§ 40d*)
Besondere Pflichten des Prüfers, des Sponsors und der zuständigen Bundesoberbehörde

Bei klinischen Prüfungen mit Arzneimitteln, die aus einem gentechnisch veränderten Organismus oder einer Kombination von gentechnisch veränderten Organismen bestehen oder die solche Organismen enthalten:

1. treffen der Sponsor und der Prüfer unabhängig vom Vorliegen einer Genehmigung nach § 40c Abs. 3 alle Maßnahmen, die zum Schutz der Gesundheit nicht betroffener Personen und der Umwelt vor unmittelbarer Gefahr geboten sind;
2. unterrichtet der Prüfer den Sponsor unverzüglich über Beobachtungen von in der Risikobewertung nicht vorgesehenen etwaigen schädlichen Auswirkungen auf die Gesundheit nicht betroffener Personen und die Umwelt;
3. teilt der Sponsor der zuständigen Bundesoberbehörde unverzüglich alle ihm bekannt gewordenen neuen Informationen über Gefahren für die Gesundheit nicht betroffener Personen und für die Umwelt mit;
4. informiert der Sponsor die zuständige Bundesoberbehörde unmittelbar nach Abschluss der klinischen Prüfung über die Ergebnisse in Bezug auf die Gefahren für die menschliche Gesundheit oder die Umwelt;
5. unterrichtet die zuständige Bundesoberbehörde die Öffentlichkeit über den hinreichenden Verdacht einer Gefahr für die Gesundheit Dritter oder für die Umwelt in ihrem Wirkungsgefüge einschließlich der zu treffenden Vorsichtsmaßnahmen; wird die Genehmigung zurückgenommen oder widerrufen, das befristete Ruhen der Genehmigung oder eine Änderung der Bedingungen für die klinische Prüfung angeordnet und ist diese Maßnahme unanfechtbar geworden oder sofort vollziehbar, so soll die Öffentlichkeit von der zuständigen Bundesoberbehörde auch hierüber unterrichtet werden; die §§ 17a und 28a Abs. 2 Satz 2 und 3, Abs. 3 und 4 des Gentechnikgesetzes gelten entsprechend.

§ 41*)
Stellungnahme der Ethik-Kommission

(1) Die Stellungnahme der Ethik-Kommission nach § 40 Abs. 4 Satz 2 muss ein klares Votum im Sinne einer Zustimmung, einer Zustimmung mit Auflagen im Sinne des Artikels 8 Abs. 1 Unterabsatz 3 der Verordnung (EU) Nr. 536/2014 oder einer Ablehnung der Vertretbarkeit der Durchführung der klinischen Prüfung sowie eine entsprechende Begründung enthalten.

(2) [1]Die Ethik-Kommission kann eigene wissenschaftliche Erkenntnisse verwerten, Sachverständige hinzuziehen oder Gutachten von Sachverständigen anfordern. [2]Sie hat Sachverständige beizuziehen oder Gutachten anzufordern, wenn es sich um eine klinische Prüfung von xenogenen Arzneimitteln oder Gentherapeutika handelt.

*) Siehe Fußnote S. 161.

(3) [1]Die Stellungnahme ist von den zuständigen Bundesoberbehörden bei der Erfüllung ihrer Aufgaben nach § 40 Abs. 4 Satz 1 maßgeblich zu berücksichtigen. [2]Weicht die zuständige Bundesoberbehörde von dem Votum der Ethik-Kommission ab, so hat sie dies gegenüber der Ethik-Kommission schriftlich zu begründen.

§ 41a
Registrierungsverfahren für Ethik-Kommissionen

(1)*) An dem Verfahren zur Bewertung eines Antrags auf Genehmigung einer klinischen Prüfung nach der Verordnung (EU) Nr. 536/2014 des Europäischen Parlaments und des Rates vom 16. April 2014 über klinische Prüfungen mit Humanarzneimitteln und zur Aufhebung der Richtlinie 2001/20/EG (ABl. L 158 vom 27.5.2014, S. 1) dürfen nur öffentlich-rechtliche Ethik-Kommissionen der Länder teilnehmen, die nach Landesrecht für die Prüfung und Bewertung klinischer Prüfungen bei Menschen zuständig sind und nach den Absätzen 2 bis 5 registriert sind.

(1) An dem Verfahren zur Bewertung einer Anfrage auf Genehmigung einer klinischen Prüfung nach der Verordnung (EU) Nr. 536/2014 dürfen nur öffentlich-rechtliche Ethik-Kommissionen der Länder teilnehmen, die nach Landesrecht für die Prüfung und Bewertung klinischer Prüfungen bei Menschen zuständig sind und nach den Absätzen 2 bis 5 registriert sind.

(2) Der Antrag auf Registrierung ist vom jeweiligen Träger der öffentlich-rechtlichen Ethik-Kommissionen der Länder bei dem Bundesinstitut für Arzneimittel und Medizinprodukte zu stellen.

(3) Im Einvernehmen mit dem Paul-Ehrlich-Institut genehmigt das Bundesinstitut für Arzneimittel und Medizinprodukte den Antrag auf Registrierung, wenn folgende Voraussetzungen durch geeignete Unterlagen nachgewiesen werden:

1. die erforderliche aktuelle wissenschaftliche Expertise der Mitglieder sowie der externen Sachverständigen,
2. die interdisziplinäre Zusammensetzung der Ethik-Kommission unter Beteiligung von je mindestens einem Juristen, einer Person mit wissenschaftlicher oder beruflicher Erfahrung auf dem Gebiet der Ethik in der Medizin, einer Person mit Erfahrung auf dem Gebiet der Versuchsplanung und Statistik, drei Ärzten, die über Erfahrungen in der klinischen Medizin verfügen, davon ein Facharzt für klinische Pharmakologie oder für Pharmakologie und Toxikologie, sowie einem Laien,

*) Absatz 1 wird neu gefasst; der darunter platzierte Text ist auf Raster gestellt. Er tritt in Kraft, sobald die in Fußnote**) genannten Voraussetzungen erfüllt sind.

**) Absatz 1 tritt sechs Monate nach der Veröffentlichung der Mitteilung der Europäischen Kommission über die Funktionsfähigkeit des EU-Portals und der Datenbank nach Artikel 82 der Verordnung (EU) Nr. 536/2014 des Europäischen Parlaments und des Rates vom 16. April 2014 über klinische Prüfungen mit Humanarzneimitteln und zur Aufhebung der Richtlinie 2001/20/EG (ABl. L 158 vom 27.5.2014, S. 1) im Amtsblatt der Europäischen Union in Kraft.

3. der Ethik-Kommission gehören weibliche und männliche Mitglieder an und bei der Auswahl der Mitglieder und externen Sachverständigen werden Frauen und Männer mit dem Ziel der gleichberechtigten Teilhabe gleichermaßen berücksichtigt,
4. eine Geschäftsordnung, die insbesondere verpflichtende Regelungen zur Arbeitsweise der Ethik-Kommission trifft; dazu gehören insbesondere Regelungen zur Geschäftsführung, zum Vorsitz, zur Vorbereitung von Beschlüssen, zur Beschlussfassung sowie zur Ehrenamtlichkeit und Verschwiegenheitspflicht der Mitglieder und externen Sachverständigen,
5. eine Geschäftsstelle mit dem für die Organisation der Aufgaben der Ethik-Kommission erforderlichen qualifizierten Personal,
6. eine sachliche Ausstattung, die es ermöglicht, kurzfristig Abstimmungsverfahren durchzuführen und fristgerecht Stellungnahmen und Bewertungsberichte zu erstellen,
7. die Ethik-Kommission holt zu jedem Antrag Unabhängigkeitserklärungen der beteiligten Mitglieder und externen Sachverständigen ein, die beinhalten, dass diese keine finanziellen oder persönlichen Interessen, die Auswirkungen auf ihre Unparteilichkeit haben könnten, haben.

(4) Registrierte Ethik-Kommissionen teilen dem Bundesinstitut für Arzneimittel und Medizinprodukte Änderungen, die die Voraussetzungen der Registrierung betreffen, unverzüglich mit.

(5) Das Bundesinstitut für Arzneimittel und Medizinprodukte kann im Einvernehmen mit dem Paul-Ehrlich-Institut das Ruhen der Registrierung anordnen oder die Registrierung aufheben, wenn bekannt wird, dass die Voraussetzungen zur Registrierung nicht oder nicht mehr vorliegen oder wenn ein Verstoß gegen die nach § 41b Abs. 1 festgelegte Verfahrensordnung vorliegt.

(6) [1] Das Bundesinstitut für Arzneimittel und Medizinprodukte veröffentlicht eine Liste der registrierten Ethik-Kommissionen im Bundesanzeiger. [2] Personenbezogene Daten dürfen nur mit Einwilligung der jeweiligen Person veröffentlicht werden. [3] Die Liste ist regelmäßig zu aktualisieren.

§ 41b
Verfahrensordnung und Geschäftsverteilungsplan

(1) [1] Das Bundesministerium erstellt durch Rechtsverordnung mit Zustimmung des Bundesrates eine Verfahrensordnung über die Zusammenarbeit der Bundesoberbehörden und der registrierten Ethik-Kommissionen bei der Bearbeitung von Anträgen auf die Genehmigung von klinischen Prüfungen nach der Verordnung (EU) Nr. 536/2014. [2] In der Verfahrensordnung werden insbesondere die Einzelheiten des Registrierungsverfahrens, die Fristen für die Stellungnahmen der registrierten Ethik-Kommissionen, die festen Gebührensätze oder Rahmensätze jeweils nach dem Personal- und Sachaufwand für die Stellungnahmen

und Bewertungsberichte der registrierten Ethik-Kommissionen, die Kriterien für einen Geschäftsverteilungsplan einschließlich der für die Verteilung der zu bearbeitenden Anträge maßgeblichen Faktoren sowie die Zuständigkeiten bestimmt, vom Sponsor zusätzliche Informationen nach der Verordnung (EU) Nr. 536/2014 zu ersuchen.

(2) [1]Die bis zum 30. September 2017 registrierten Ethik-Kommissionen oder eine von ihnen benannte Stelle erlassen bis zum 1. Januar 2018 einen gemeinsamen Geschäftsverteilungsplan für alle registrierten Ethik-Kommissionen. [2]Dieser ist jährlich zum 1. Januar zu aktualisieren. [3]Der Geschäftsverteilungsplan kann in besonderen Fällen abweichend von Satz 2 aktualisiert und geändert werden. [4]Das Bundesinstitut für Arzneimittel und Medizinprodukte veröffentlicht den jeweils aktuellen Geschäftsverteilungsplan. [5]Personenbezogene Daten dürfen nur mit Einwilligung der jeweiligen Person veröffentlicht werden.

§ 41c
Verordnungsermächtigung

[1]Das Bundesministerium wird ermächtigt, durch Rechtsverordnung, die nicht der Zustimmung des Bundesrates bedarf, eine Bundes-Ethik-Kommission bei dem Bundesinstitut für Arzneimittel und Medizinprodukte und dem Paul-Ehrlich-Institut einzurichten, wenn dies erforderlich ist, um die Bearbeitung der in der Verordnung (EU) Nr. 536/2014 geregelten Verfahren sicherzustellen. [2]Für die Bundes-Ethik-Kommission gelten die Vorgaben dieses Abschnitts mit der Maßgabe, dass die Bundes-Ethik-Kommission als registriert gilt, entsprechend.

§ 42*)
Korrekturmaßnahmen

(1) Die zuständige Bundesoberbehörde ergreift die in Artikel 77 der Verordnung (EU) Nr. 536/2014 genannten Korrekturmaßnahmen nach Maßgabe der folgenden Absätze.

(2) [1]Die Genehmigung einer klinischen Prüfung ist zurückzunehmen, wenn bekannt wird, dass die Voraussetzungen der Verordnung (EU) Nr. 536/2014 oder die Voraussetzungen des § 40a oder des § 40b Abs. 2 bis 6 bei der Erteilung der Genehmigung nicht vorlagen. [2]In diesem Fall kann auch das Ruhen der Genehmigung befristet angeordnet werden.

(3) [1]Die Genehmigung ist zu widerrufen, wenn bekannt wird, dass die in Absatz 2 genannten Voraussetzungen nicht mehr vorliegen. [2]Die Genehmigung kann widerrufen werden, wenn die Gegebenheiten der klinischen Prüfung nicht mit den Angaben im Genehmigungsantrag übereinstimmen oder wenn Tatsachen Anlass zu Zweifeln an der Unbedenklichkeit oder der wissenschaftlichen Grundlage der klinischen Prüfung geben. [3]In den Fällen der Sätze 1 und 2 kann auch das Ruhen der Genehmigung befristet angeordnet werden.

(4) [1]Wenn der zuständigen Bundesoberbehörde im Rahmen ihrer Tätigkeit Tatsachen bekannt werden, die die Annahme rechtfertigen, dass die Voraussetzungen der Verordnung

*) Siehe Fußnote S. 161.

(EU) Nr. 536/2014 oder des § 40a oder des § 40b Abs. 2 bis 6 nicht mehr vorliegen, kann sie den Sponsor dazu auffordern, Aspekte der klinischen Prüfung zu ändern. [2]Maßnahmen der zuständigen Überwachungsbehörde gemäß § 69 bleiben davon unberührt.

(5) [1]In den Fällen der Absätze 2 bis 4 nimmt die zuständige Ethik-Kommission vor der Entscheidung der zuständigen Bundesoberbehörde Stellung, es sei denn, es ist Gefahr im Verzug. [2]Soll die Korrekturmaßnahme aufgrund des Fehlens von Voraussetzungen nach Artikel 6 Abs. 1 Buchstabe a, b und e der Verordnung (EU) Nr. 536/2014 oder von Voraussetzungen nach § 40a Satz 1 Nr. 4 oder nach § 40b Abs. 4 Satz 3 ergehen, so gilt § 41 Abs. 3 Satz 1 entsprechend. [3]Soll die Korrekturmaßnahme aufgrund des Fehlens von Voraussetzungen nach Artikel 7 der Verordnung (EU) Nr. 536/2014 oder von Voraussetzungen nach § 40a Satz 1 Nr. 2, 3 und 5, Satz 2 und 3 oder nach § 40b Abs. 2, 3, 4 Satz 1, 2 und 9, Abs. 5 und 6 ergehen, so ist die Bundesoberbehörde an die Stellungnahme der Ethik-Kommission gebunden.

(6) Ist die Genehmigung einer klinischen Prüfung zurückgenommen oder widerrufen oder ruht sie, so darf die klinische Prüfung nicht fortgesetzt werden.

(7) Die zuständige Bundesoberbehörde kann die sofortige Unterbrechung der klinischen Prüfung anordnen; in diesem Fall übermittelt sie diese Anordnung unverzüglich dem Sponsor.

(8) Widerspruch und Anfechtungsklage gegen den Widerruf, die Rücknahme, die Anordnung des Ruhens der Genehmigung, die Anordnung der sofortigen Unterbrechung der klinischen Prüfung sowie gegen Anordnungen nach Absatz 4 haben keine aufschiebende Wirkung.

§ 42a*)
Datenschutz

Personenbezogene Daten sind vor ihrer Übermittlung nach Artikel 41 Abs. 2 und 4 der Verordnung (EU) Nr. 536/2014 durch den Prüfer oder nach Artikel 42 oder Artikel 53 Abs. 1 der Verordnung (EU) Nr. 536/2014 durch den Sponsor unter Verwendung des Identifizierungscodes der betroffenen Person zu pseudonymisieren.

§ 42b*)
Veröffentlichung der Ergebnisse klinischer Prüfungen

(1) [1]Pharmazeutische Unternehmer, die im Geltungsbereich dieses Gesetzes ein Arzneimittel in den Verkehr bringen, das der Pflicht zur Zulassung oder Genehmigung für das Inverkehrbringen unterliegt und zur Anwendung bei Menschen bestimmt ist, haben Berichte über alle Ergebnisse konfirmatorischer klinischer Prüfungen in Drittstaaten zum Nachweis der Wirksamkeit und Unbedenklichkeit der zuständigen Bundesoberbehörde zur Eingabe in die Datenbank nach § 67a Abs. 2 zur Verfügung zu stellen. [2]Diese Berichte sind in-

*) Siehe Fußnote S. 161.

nerhalb von sechs Monaten nach Erteilung oder Änderung, soweit die Änderung auf konfirmatorischen klinischen Prüfungen beruht, der Zulassung oder der Genehmigung für das Inverkehrbringen zur Verfügung zu stellen.

(2) [1]Die Berichte nach Absatz 1 müssen alle Ergebnisse der klinischen Prüfungen unabhängig davon, ob sie günstig oder ungünstig sind, enthalten. [2]Es sind ferner Aussagen zu nachträglichen wesentlichen Prüfplanänderungen sowie Unterbrechungen und Abbrüchen der klinischen Prüfung in den Bericht aufzunehmen. [3]Im Übrigen ist der Ergebnisbericht gemäß den Anforderungen der Guten Klinischen Praxis abzufassen. [4]Mit Ausnahme des Namens und der Anschrift des pharmazeutischen Unternehmers oder des Sponsors sowie der Angabe des Namens und der Anschrift von nach § 4a des Bundesdatenschutzgesetzes einwilligender Prüfärzte dürfen die Berichte nach Satz 1 keine personenbezogenen, insbesondere patientenbezogenen Daten enthalten. [5]Der Bericht kann in deutscher oder englischer Sprache verfasst sein. [6]§ 63b Abs. 3 Satz 1 ist nicht anzuwenden. [7]Die Vorschriften zum Schutz des geistigen Eigentums und zum Schutz von Betriebs- und Geschäftsgeheimnissen bleiben ebenso wie die §§ 24a und 24b unberührt.

§ 42c*)
Inspektionen

[1]Die folgenden Inspektionen nach Artikel 78 der Verordnung (EU) Nr. 536/2014 werden durch die zuständige Bundesoberbehörde durchgeführt:

1. Inspektionen zur Überprüfung der Übereinstimmung der klinischen Prüfung mit
   a) den Angaben und Unterlagen der Genehmigung,
   b) den Angaben eines Zulassungsantrags nach der Verordnung (EG) Nr. 726/2004 oder
   c) den Unterlagen nach § 22 Abs. 2 Nr. 3,
2. Inspektionen in Drittstaaten,
3. Inspektionen zur Überprüfung der Meldepflicht nach Artikel 52 der Verordnung (EU) Nr. 536/2014 sowie
4. Inspektionen zur Entscheidung über Maßnahmen nach Artikel 77 der Verordnung (EU) Nr. 536/2014, die die Genehmigung einer klinischen Prüfung betreffen.

[2]Alle anderen Inspektionen nach Artikel 78 der Verordnung (EU) Nr. 536/2014 zur Überwachung der Einhaltung der Verordnung (EU) Nr. 536/2014 werden durch die zuständige Behörde durchgeführt. [3]Soweit in Durchführungsrechtsakten nach Artikel 78 Abs. 7 der Verordnung (EU) Nr. 536/2014 nicht anders bestimmt, hat die Bundesoberbehörde zur Durchführung der Inspektion die Befugnisse nach § 64 Abs. 4 Nr. 1 bis 3 und Abs. 4a, die im Benehmen mit der zuständigen Behörde ausgeübt werden. [4]Die zuständige Behörde hat zur Durchführung der Inspektion die Befugnisse nach § 64 Abs. 4 und 4a. [5]Das Grundrecht auf Unverletzlichkeit der Wohnung (Artikel 13 Abs. 1 des Grundgesetzes) wird insoweit eingeschränkt.

*) Siehe Fußnote S. 161.

Siebter Abschnitt
Abgabe von Arzneimitteln

§ 43
Apothekenpflicht, Inverkehrbringen durch Tierärzte

(1) [1]Arzneimittel im Sinne des § 2 Abs. 1 oder Abs. 2 Nr. 1, die nicht durch die Vorschriften des § 44 oder der nach § 45 Abs. 1 erlassenen Rechtsverordnung für den Verkehr außerhalb der Apotheken freigegeben sind, dürfen außer in den Fällen des § 47 berufs- oder gewerbsmäßig für den Endverbrauch nur in Apotheken und ohne behördliche Erlaubnis nicht im Wege des Versandes in den Verkehr gebracht werden; das Nähere regelt das Apothekengesetz. [2]Außerhalb der Apotheken darf außer in den Fällen des Absatzes 4 und des § 47 Abs. 1 mit den nach Satz 1 den Apotheken vorbehaltenen Arzneimitteln kein Handel getrieben werden. [3]Die Angaben über die Ausstellung oder Änderung einer Erlaubnis zum Versand von Arzneimitteln nach Satz 1 sind in die Datenbank nach § 67a einzugeben.

(2) Die nach Absatz 1 Satz 1 den Apotheken vorbehaltenen Arzneimittel dürfen von juristischen Personen, nicht rechtsfähigen Vereinen und Gesellschaften des bürgerlichen Rechts und des Handelsrechts an ihre Mitglieder nicht abgegeben werden, es sei denn, dass es sich bei den Mitgliedern um Apotheken oder um die in § 47 Abs. 1 genannten Personen und Einrichtungen handelt und die Abgabe unter den dort bezeichneten Voraussetzungen erfolgt.

(3) [1]Auf Verschreibung dürfen Arzneimittel im Sinne des § 2 Abs. 1 oder Abs. 2 Nr. 1 nur von Apotheken abgegeben werden. [2]§ 56 Abs. 1 bleibt unberührt.

(4) [1]Arzneimittel im Sinne des § 2 Abs. 1 oder Abs. 2 Nr. 1 dürfen ferner im Rahmen des Betriebes einer tierärztlichen Hausapotheke durch Tierärzte an Halter der von ihnen behandelten Tiere abgegeben und zu diesem Zweck vorrätig gehalten werden. [2]Dies gilt auch für die Abgabe von Arzneimitteln zur Durchführung tierärztlich gebotener und tierärztlich kontrollierter krankheitsvorbeugender Maßnahmen bei Tieren, wobei der Umfang der Abgabe den auf Grund tierärztlicher Indikation festgestellten Bedarf nicht überschreiten darf. [3]Weiterhin dürfen Arzneimittel im Sinne des § 2 Abs. 1 oder Abs. 2 Nr. 1, die zur Durchführung tierseuchenrechtlicher Maßnahmen bestimmt und nicht verschreibungspflichtig sind, in der jeweils erforderlichen Menge durch Veterinärbehörden an Tierhalter abgegeben werden. [4]Mit der Abgabe ist dem Tierhalter eine schriftliche Anweisung über Art, Zeitpunkt und Dauer der Anwendung auszuhändigen.

(5) [1] Zur Anwendung bei Tieren bestimmte Arzneimittel, die nicht für den Verkehr außerhalb der Apotheken freigegeben sind, dürfen an den Tierhalter oder an andere in § 47 Abs. 1 nicht genannte Personen nur in der Apotheke oder tierärztlichen Hausapotheke oder durch den Tierarzt ausgehändigt werden. [2] Dies gilt nicht für Fütterungsarzneimittel und für Arzneimittel im Sinne des Absatzes 4 Satz 3. [3] Abweichend von Satz 1 dürfen Arzneimittel, die ausschließlich zur Anwendung bei Tieren, die nicht der Gewinnung von Lebensmitteln dienen, zugelassen sind, von Apotheken, die eine behördliche Erlaubnis nach Absatz 1 haben, im Wege des Versandes abgegeben werden. [4] Ferner dürfen in Satz 3 bezeichnete Arzneimittel im Rahmen des Betriebs einer tierärztlichen Hausapotheke im Einzelfall in einer für eine kurzfristige Weiterbehandlung notwendigen Menge für vom Tierarzt behandelte Einzeltiere im Wege des Versandes abgegeben werden. [5] Sonstige Vorschriften über die Abgabe von Arzneimitteln durch Tierärzte nach diesem Gesetz und der Verordnung über tierärztliche Hausapotheken bleiben unberührt.

(6) Arzneimittel dürfen im Rahmen der Übergabe einer tierärztlichen Praxis an den Nachfolger im Betrieb der tierärztlichen Hausapotheke abgegeben werden.

§ 44
Ausnahme von der Apothekenpflicht

(1) Arzneimittel, die von dem pharmazeutischen Unternehmer ausschließlich zu anderen Zwecken als zur Beseitigung oder Linderung von Krankheiten, Leiden, Körperschäden oder krankhaften Beschwerden zu dienen bestimmt sind, sind für den Verkehr außerhalb der Apotheken freigegeben.

(2) Ferner sind für den Verkehr außerhalb der Apotheken freigegeben:

1. a) natürliche Heilwässer sowie deren Salze, auch als Tabletten oder Pastillen,
   b) künstliche Heilwässer sowie deren Salze, auch als Tabletten oder Pastillen, jedoch nur, wenn sie in ihrer Zusammensetzung natürlichen Heilwässern entsprechen,
2. Heilerde, Bademoore und andere Peloide, Zubereitungen zur Herstellung von Bädern, Seifen zum äußeren Gebrauch,
3. mit ihren verkehrsüblichen deutschen Namen bezeichnete
   a) Pflanzen und Pflanzenteile, auch zerkleinert,
   b) Mischungen aus ganzen oder geschnittenen Pflanzen oder Pflanzenteilen als Fertigarzneimittel,
   c) Destillate aus Pflanzen und Pflanzenteilen,

d) Presssäfte aus frischen Pflanzen und Pflanzenteilen, sofern sie ohne Lösungsmittel mit Ausnahme von Wasser hergestellt sind,

4. Pflaster,

5. ausschließlich oder überwiegend zum äußeren Gebrauch bestimmte Desinfektionsmittel sowie Mund- und Rachendesinfektionsmittel.

(3) Die Absätze 1 und 2 gelten nicht für Arzneimittel, die

1. nur auf ärztliche, zahnärztliche oder tierärztliche Verschreibung abgegeben werden dürfen oder

2. durch Rechtsverordnung nach § 46 vom Verkehr außerhalb der Apotheken ausgeschlossen sind.

§ 45
Ermächtigung zu weiteren Ausnahmen von der Apothekenpflicht

(1) [1]Das Bundesministerium wird ermächtigt, im Einvernehmen mit dem Bundesministerium für Wirtschaft und Energie nach Anhörung von Sachverständigen durch Rechtsverordnung mit Zustimmung des Bundesrates Stoffe, Zubereitungen aus Stoffen oder Gegenstände, die dazu bestimmt sind, teilweise oder ausschließlich zur Beseitigung oder Linderung von Krankheiten, Leiden, Körperschäden oder krankhaften Beschwerden zu dienen, für den Verkehr außerhalb der Apotheken freizugeben,

1. soweit sie nicht nur auf ärztliche, zahnärztliche oder tierärztliche Verschreibung abgegeben werden dürfen,

2. soweit sie nicht wegen ihrer Zusammensetzung oder Wirkung die Prüfung, Aufbewahrung und Abgabe durch eine Apotheke erfordern,

3. soweit nicht durch ihre Freigabe eine unmittelbare oder mittelbare Gefährdung der Gesundheit von Mensch oder Tier, insbesondere durch unsachgemäße Behandlung, zu befürchten ist oder

4. soweit nicht durch ihre Freigabe die ordnungsgemäße Arzneimittelversorgung gefährdet wird.

[2]Die Rechtsverordnung wird vom Bundesministerium für Ernährung und Landwirtschaft im Einvernehmen mit dem Bundesministerium und dem Bundesministerium für Wirtschaft und Energie erlassen, soweit es sich um Arzneimittel handelt, die zur Anwendung bei Tieren bestimmt sind.

(2) Die Freigabe kann auf Fertigarzneimittel, auf bestimmte Dosierungen, Anwendungsgebiete oder Darreichungsformen beschränkt werden.

(3) Die Rechtsverordnung ergeht im Einvernehmen mit dem Bundesministerium für Umwelt, Naturschutz, Bau und Reaktorsicherheit, soweit es sich um radioaktive Arzneimittel und um Arzneimittel handelt, bei deren Herstellung ionisierende Strahlen verwendet werden.

§ 46
Ermächtigung zur Ausweitung der Apothekenpflicht

(1) [1]Das Bundesministerium wird ermächtigt, im Einvernehmen mit dem Bundesministerium für Wirtschaft und Energie nach Anhörung von Sachverständigen durch Rechtsverordnung mit Zustimmung des Bundesrates Arzneimittel im Sinne des § 44 vom Verkehr außerhalb der Apotheken auszuschließen, soweit auch bei bestimmungsgemäßem oder bei gewohnheitsmäßigem Gebrauch eine unmittelbare oder mittelbare Gefährdung der Gesundheit von Mensch oder Tier zu befürchten ist. [2]Die Rechtsverordnung wird vom Bundesministerium für Ernährung und Landwirtschaft im Einvernehmen mit dem Bundesministerium und dem Bundesministerium für Wirtschaft und Energie erlassen, soweit es sich um Arzneimittel handelt, die zur Anwendung bei Tieren bestimmt sind.

(2) Die Rechtsverordnung nach Absatz 1 kann auf bestimmte Dosierungen, Anwendungsgebiete oder Darreichungsformen beschränkt werden.

(3) Die Rechtsverordnung ergeht im Einvernehmen mit dem Bundesministerium für Umwelt, Naturschutz, Bau und Reaktorsicherheit, soweit es sich um radioaktive Arzneimittel und um Arzneimittel handelt, bei deren Herstellung ionisierende Strahlen verwendet werden.

§ 47
Vertriebsweg

(1) [1]Pharmazeutische Unternehmer und Großhändler dürfen Arzneimittel, deren Abgabe den Apotheken vorbehalten ist, außer an Apotheken nur abgeben an

1. andere pharmazeutische Unternehmer und Großhändler,
2. Krankenhäuser und Ärzte, soweit es sich handelt um
   a) aus menschlichem Blut gewonnene Blutzubereitungen oder gentechnologisch hergestellte Blutbestandteile, die, soweit es sich um Gerinnungsfaktorenzubereitungen handelt, von dem hämostaseologisch qualifizierten Arzt

im Rahmen der ärztlich kontrollierten Selbstbehandlung von Blutern an seine Patienten abgegeben werden dürfen,

b) Gewebezubereitungen oder tierisches Gewebe,

c) Infusionslösungen in Behältnissen mit mindestens 500 ml, die zum Ersatz oder zur Korrektur von Körperflüssigkeit bestimmt sind, sowie Lösungen zur Hämodialyse und Peritonealdialyse, die, soweit es sich um Lösungen zur Peritonealdialyse handelt, auf Verschreibung des nephrologisch qualifizierten Arztes im Rahmen der ärztlich kontrollierten Selbstbehandlung seiner Dialysepatienten an diese abgegeben werden dürfen,

d) Zubereitungen, die ausschließlich dazu bestimmt sind, die Beschaffenheit, den Zustand oder die Funktion des Körpers oder seelische Zustände erkennen zu lassen,

e) medizinische Gase, bei denen auch die Abgabe an Heilpraktiker zulässig ist,

f) radioaktive Arzneimittel,

g) Arzneimittel, die mit dem Hinweis „Zur klinischen Prüfung bestimmt" versehen sind, sofern sie kostenlos zur Verfügung gestellt werden,

h) Blutegel und Fliegenlarven, bei denen auch die Abgabe an Heilpraktiker zulässig ist, oder

i) Arzneimittel, die im Falle des § 21 Abs. 2 Nr. 6 zur Verfügung gestellt werden,

3. Krankenhäuser, Gesundheitsämter und Ärzte, soweit es sich um Impfstoffe handelt, die dazu bestimmt sind, bei einer unentgeltlichen auf Grund des § 20 Abs. 5, 6 oder 7 des Infektionsschutzgesetzes vom 20. Juli 2000 (BGBl. I S. 1045) durchgeführten Schutzimpfung angewendet zu werden oder soweit eine Abgabe von Impfstoffen zur Abwendung einer Seuchen- oder Lebensgefahr erforderlich ist,

3a. spezielle Gelbfieber-Impfstellen gemäß § 7 des Gesetzes zur Durchführung der Internationalen Gesundheitsvorschriften (2005), soweit es sich um Gelbfieberimpfstoff handelt,

3b. Krankenhäuser und Gesundheitsämter, soweit es sich um Arzneimittel mit antibakterieller oder antiviraler Wirkung handelt, die dazu bestimmt sind, auf Grund des § 20 Abs. 5, 6 oder 7 des Infektionsschutzgesetzes zur spezifischen Prophylaxe gegen übertragbare Krankheiten angewendet zu werden,

3c. Gesundheitsbehörden des Bundes oder der Länder oder von diesen im Einzelfall benannte Stellen, soweit es sich um Arzneimittel handelt, die für den Fall einer bedrohlichen übertragbaren Krankheit, deren Ausbreitung eine sofortige und das übliche Maß erheblich überschreitende Bereitstellung von spezifischen Arzneimitteln erforderlich macht, bevorratet werden,

4. Veterinärbehörden, soweit es sich um Arzneimittel handelt, die zur Durchführung öffentlich-rechtlicher Maßnahmen bestimmt sind,

5. auf gesetzlicher Grundlage eingerichtete oder im Benehmen mit dem Bundesministerium von der zuständigen Behörde anerkannte zentrale Beschaffungsstellen für Arzneimittel,

6. Tierärzte im Rahmen des Betriebes einer tierärztlichen Hausapotheke, soweit es sich um Fertigarzneimittel handelt, zur Anwendung an den von ihnen behandelten Tieren und zur Abgabe an deren Halter,

7. zur Ausübung der Zahnheilkunde berechtigte Personen, soweit es sich um Fertigarzneimittel handelt, die ausschließlich in der Zahnheilkunde verwendet und bei der Behandlung am Patienten angewendet werden,

8. Einrichtungen von Forschung und Wissenschaft, denen eine Erlaubnis nach § 3 des Betäubungsmittelgesetzes erteilt worden ist, die zum Erwerb des betreffenden Arzneimittels berechtigt,

9. Hochschulen, soweit es sich um Arzneimittel handelt, die für die Ausbildung der Studierenden der Pharmazie und der Veterinärmedizin benötigt werden.

[2] Die Anerkennung der zentalen Beschaffungsstelle nach Satz 1 Nr. 5 erfolgt, soweit es sich um zur Anwendung bei Tieren bestimmte Arzneimittel handelt, im Benehmen mit dem Bundesministerium für Ernährung und Landwirtschaft.

(1a) Pharmazeutische Unternehmer und Großhändler dürfen Arzneimittel, die zur Anwendung bei Tieren bestimmt sind, an die in Absatz 1 Nr. 1 oder 6 bezeichneten Empfänger erst abgeben, wenn diese ihnen eine Bescheinigung der zuständigen Behörde vorgelegt haben, dass sie ihrer Anzeigepflicht nach § 67 nachgekommen sind.

(1b) Pharmazeutische Unternehmer und Großhändler haben über den Bezug und die Abgabe zur Anwendung bei Tieren bestimmter verschreibungspflichtiger Arzneimittel, die nicht ausschließlich zur Anwendung bei anderen Tieren als solchen, die der Gewinnung von Lebensmitteln dienen, bestimmt sind, Nachweise zu führen, aus denen gesondert für jedes dieser Arzneimittel zeitlich geordnet die Menge des

Bezugs unter Angabe des oder der Lieferanten und die Menge der Abgabe unter Angabe des oder der Bezieher nachgewiesen werden kann, und diese Nachweise der zuständigen Behörde auf Verlangen vorzulegen.

(1c) [1]Pharmazeutische Unternehmer und Großhändler haben bis zum 31. März jedes Kalenderjahres nach Maßgabe einer Rechtsverordnung nach Satz 2 elektronisch Mitteilung an das zentrale Informationssystem über Arzneimittel nach § 67a Abs. 1 zu machen über Art und Menge der von ihnen im vorangegangenen Kalenderjahr an Tierärzte abgegebenen Arzneimittel, die

1. Stoffe mit antimikrobieller Wirkung,
2. in Tabelle 2 des Anhangs der Verordnung (EU) Nr. 37/2010 aufgeführte Stoffe oder
3. in einer der Anlagen der Verordnung über Stoffe mit pharmakologischer Wirkung aufgeführte Stoffe

enthalten. [2]Das Bundesministerium für Ernährung und Landwirtschaft wird ermächtigt, im Einvernehmen mit dem Bundesministerium, durch Rechtsverordnung mit Zustimmung des Bundesrates

1. Näheres über Inhalt und Form der Mitteilungen nach Satz 1 zu regeln und
2. vorzuschreiben, dass
   a) in den Mitteilungen die Zulassungsnummer des jeweils abgegebenen Arzneimittels anzugeben ist,
   b) die Mitteilung der Menge des abgegebenen Arzneimittels nach den ersten beiden Ziffern der Postleitzahl der Anschrift der Tierärzte aufzuschlüsseln ist.

[3]In Rechtsverordnungen nach Satz 2 können ferner Regelungen in entsprechender Anwendung des § 67a Abs. 3 und 3a getroffen werden.

(2) [1]Die in Absatz 1 Nr. 5 bis 9 bezeichneten Empfänger dürfen die Arzneimittel nur für den eigenen Bedarf im Rahmen der Erfüllung ihrer Aufgaben beziehen. [2]Die in Absatz 1 Nr. 5 bezeichneten zentralen Beschaffungsstellen dürfen nur anerkannt werden, wenn nachgewiesen wird, dass sie unter fachlicher Leitung eines Apothekers oder, soweit es sich um zur Anwendung bei Tieren bestimmte Arzneimittel handelt, eines Tierarztes stehen und geeignete Räume und Einrichtungen zur Prüfung, Kontrolle und Lagerung der Arzneimittel vorhanden sind.

(3) [1]Pharmazeutische Unternehmer dürfen Muster eines Fertigarzneimittels abgeben oder abgeben lassen an

1. Ärzte, Zahnärzte oder Tierärzte,
2. andere Personen, die die Heilkunde oder Zahnheilkunde berufsmäßig ausüben, soweit es sich nicht um verschreibungspflichtige Arzneimittel handelt,
3. Ausbildungsstätten für die Heilberufe.

[2]Pharmazeutische Unternehmer dürfen Muster eines Fertigarzneimittels an Ausbildungsstätten für die Heilberufe nur in einem dem Zweck der Ausbildung angemessenen Umfang abgeben oder abgeben lassen. [3]Muster dürfen keine Stoffe oder Zubereitungen

1. im Sinne des § 2 des Betäubungsmittelgesetzes, die als solche in Anlage II oder III des Betäubungsmittelgesetzes aufgeführt sind, oder
2. die nach § 48 Abs. 2 Satz 3 nur auf Sonderrezept verschrieben werden dürfen,

enthalten.

(4) [1]Pharmazeutische Unternehmer dürfen Muster eines Fertigarzneimittels an Personen nach Absatz 3 Satz 1 nur auf jeweilige schriftliche Anforderung, in der kleinsten Packungsgröße und in einem Jahr von einem Fertigarzneimittel nicht mehr als zwei Muster abgeben oder abgeben lassen. [2]Mit den Mustern ist die Fachinformation, soweit diese nach § 11a vorgeschrieben ist, zu übersenden. [3]Das Muster dient insbesondere der Information des Arztes über den Gegenstand des Arzneimittels. [4]Über die Empfänger von Mustern sowie über Art, Umfang und Zeitpunkt der Abgabe von Mustern sind gesondert für jeden Empfänger Nachweise zu führen und auf Verlangen der zuständigen Behörde vorzulegen.

§ 47a
Sondervertriebsweg, Nachweispflichten

(1) [1]Pharmazeutische Unternehmer dürfen ein Arzneimittel, das zur Vornahme eines Schwangerschaftsabbruchs zugelassen ist, nur an Einrichtungen im Sinne des § 13 des Schwangerschaftskonfliktgesetzes vom 27. Juli 1992 (BGBl. I S. 1398), geändert durch Artikel 1 des Gesetzes vom 21. August 1995 (BGBl. I S. 1050), und nur auf Verschreibung eines dort behandelnden Arztes abgeben. [2]Andere Personen dürfen die in Satz 1 genannten Arzneimittel nicht in den Verkehr bringen.

(2) [1]Pharmazeutische Unternehmer haben die zur Abgabe bestimmten Packungen der in Absatz 1 Satz 1 genannten Arzneimittel fortlaufend zu nummerieren; ohne diese Kennzeichnung darf das Arzneimittel nicht abgegeben werden. [2]Über die Ab-

gabe haben pharmazeutische Unternehmer, über den Erhalt und die Anwendung haben die Einrichtung und der behandelnde Arzt Nachweise zu führen und diese Nachweise auf Verlangen der zuständigen Behörde zur Einsichtnahme vorzulegen.

(2a) Pharmazeutische Unternehmer sowie die Einrichtung haben die in Absatz 1 Satz 1 genannten Arzneimittel, die sich in ihrem Besitz befinden, gesondert aufzubewahren und gegen unbefugte Entnahme zu sichern.

(3) Die §§ 43 und 47 finden auf die in Absatz 1 Satz 1 genannten Arzneimittel keine Anwendung.

§ 47b
Sondervertriebsweg Diamorphin

(1) [1]Pharmazeutische Unternehmer dürfen ein diamorphinhaltiges Fertigarzneimittel, das zur substitutionsgestützten Behandlung zugelassen ist, nur an anerkannte Einrichtungen im Sinne des § 13 Abs. 3 Satz 2 Nr. 2a des Betäubungsmittelgesetzes und nur auf Verschreibung eines dort behandelnden Arztes abgeben. [2]Andere Personen dürfen die in Satz 1 genannten Arzneimittel nicht in Verkehr bringen.

(2) Die §§ 43 und 47 finden auf die in Absatz 1 Satz 1 genannten Arzneimittel keine Anwendung.

§ 48
Verschreibungspflicht

(1) [1]Arzneimittel, die

1. durch Rechtsverordnung nach Absatz 2, auch in Verbindung mit den Absätzen 4 und 5, bestimmte Stoffe, Zubereitungen aus Stoffen oder Gegenstände sind oder denen solche Stoffe oder Zubereitungen aus Stoffen zugesetzt sind,
2. nicht unter Nummer 1 fallen und zur Anwendung bei Tieren, die der Gewinnung von Lebensmitteln dienen, bestimmt sind oder
3. Arzneimittel im Sinne des § 2 Abs. 1 oder Abs. 2 Nr. 1 sind, die Stoffe mit in der medizinischen Wissenschaft nicht allgemein bekannten Wirkungen oder Zubereitungen solcher Stoffe enthalten,

dürfen nur bei Vorliegen einer ärztlichen, zahnärztlichen oder tierärztlichen Verschreibung an Verbraucher abgegeben werden. [2]Eine Abgabe von Arzneimitteln, die zur Anwendung bei Menschen bestimmt sind, darf nicht erfolgen, wenn vor der ärztlichen oder zahnärztlichen Verschreibung offenkundig kein direkter Kontakt zwischen dem Arzt oder Zahnarzt und der Person, für die das Arzneimittel verschrieben wird, stattgefunden hat. [3]Hiervon darf nur in begründeten Ausnahmefällen abgewichen werden, insbesondere, wenn die Person dem Arzt oder Zahnarzt aus einem vorangegangenen direkten Kontakt hinreichend bekannt ist und es sich lediglich um die Wiederholung oder die Fortsetzung der Behandlung handelt. [4]Satz 1 Nr. 1 und Satz 2 gelten nicht für die Abgabe durch Apotheken zur Ausstattung der Kauffahrteischiffe im Hinblick auf die Arzneimittel, die auf Grund seearbeitsrechtlicher Vorschriften für den Schutz der Gesundheit der Personen an Bord und deren unverzügliche angemessene medizinische Betreuung an Bord erforderlich sind. [5]Satz 1 Nr. 3 gilt auch für Arzneimittel, die Zubereitungen aus in ihren Wirkungen allgemein bekannten Stoffen sind, wenn die Wirkungen dieser Zubereitungen in der medizinischen Wissenschaft nicht allgemein bekannt sind, es sei denn, dass die Wirkungen nach Zusammensetzung, Dosierung, Darreichungsform oder Anwendungsgebiet der Zubereitung bestimmbar sind. [6]Satz 1 Nr. 3 gilt nicht für Arzneimittel, die Zubereitungen aus Stoffen bekannter Wirkungen sind, soweit diese außerhalb der Apotheken abgegeben werden dürfen. [7]An die Stelle der Verschreibungspflicht nach Satz 1 Nr. 3 tritt mit der Aufnahme des betreffenden Stoffes oder der betreffenden Zubereitung in die Rechtsverordnung nach Absatz 2 Nr. 1 die Verschreibungspflicht nach der Rechtsverordnung.

(2) [1]Das Bundesministerium wird ermächtigt, im Einvernehmen mit dem Bundesministerium für Wirtschaft und Energie durch Rechtsverordnung mit Zustimmung des Bundesrates

1. Stoffe oder Zubereitungen aus Stoffen zu bestimmen, bei denen die Voraussetzungen nach Absatz 1 Satz 1 Nr. 3 auch in Verbindung mit Absatz 1 Satz 5 vorliegen,
2. Stoffe, Zubereitungen aus Stoffen oder Gegenstände zu bestimmen,
   a) die die Gesundheit des Menschen oder, sofern sie zur Anwendung bei Tieren bestimmt sind die Gesundheit des Tieres, des Anwenders oder die Umwelt auch bei bestimmungsgemäßem Gebrauch unmittelbar oder mittelbar gefährden können, wenn sie ohne ärztliche, zahnärztliche oder tierärztliche Überwachung angewendet werden,
   b) die häufig in erheblichem Umfang nicht bestimmungsgemäß gebraucht werden, wenn dadurch die Gesundheit von Mensch oder Tier unmittelbar oder mittelbar gefährdet werden kann, oder
   c) sofern sie zur Anwendung bei Tieren bestimmt sind, deren Anwendung eine vorherige tierärztliche Diagnose erfordert oder Auswirkungen haben kann, die die späteren diagnostischen oder therapeutischen Maßnahmen erschweren oder überlagern,

3. die Verschreibungspflicht für Arzneimittel aufzuheben, wenn auf Grund der bei der Anwendung des Arzneimittels gemachten Erfahrungen die Voraussetzungen nach Nummer 2 nicht oder nicht mehr vorliegen, bei Arzneimitteln nach Nummer 1 kann frühestens drei Jahre nach Inkrafttreten der zugrunde liegenden Rechtsverordnung die Verschreibungspflicht aufgehoben werden,

4. für Stoffe oder Zubereitungen aus Stoffen vorzuschreiben, dass sie nur abgegeben werden dürfen, wenn in der Verschreibung bestimmte Höchstmengen für den Einzel- und Tagesgebrauch nicht überschritten werden oder wenn die Überschreitung vom Verschreibenden ausdrücklich kenntlich gemacht worden ist,

5. zu bestimmen, dass ein Arzneimittel auf eine Verschreibung nicht wiederholt abgegeben werden darf,

6. vorzuschreiben, dass ein Arzneimittel nur auf eine Verschreibung von Ärzten eines bestimmten Fachgebietes oder zur Anwendung in für die Behandlung mit dem Arzneimittel zugelassenen Einrichtungen abgegeben werden darf oder über die Verschreibung, Abgabe und Anwendung Nachweise geführt werden müssen,

7. Vorschriften über die Form und den Inhalt der Verschreibung, einschließlich der Verschreibung in elektronischer Form, zu erlassen,

8. zu bestimmen, in welchen Fällen Ausnahmen von der Vorgabe nach Absatz 1 Satz 2 bestehen.

[2]Die Rechtsverordnungen nach Satz 1 Nr. 2 bis 7 werden nach Anhörungen von Sachverständigen erlassen, es sei denn, es handelt sich um Arzneimittel, die nach Artikel 3 Abs. 1 oder 2 der Verordnung (EG) Nr. 726/2004 zugelassen sind oder die solchen Arzneimitteln im Hinblick auf Wirkstoff, Indikation, Wirkstärke und Darreichungsform entsprechen. [3]In der Rechtsverordnung nach Satz 1 Nr. 7 kann für Arzneimittel, deren Verschreibung die Beachtung besonderer Sicherheitsanforderungen erfordert, vorgeschrieben werden, dass

1. die Verschreibung nur auf einem amtlichen Formblatt (Sonderrezept), das von der zuständigen Bundesoberbehörde auf Anforderung eines Arztes ausgegeben wird, erfolgen darf,

2. das Formblatt Angaben zur Anwendung sowie Bestätigungen enthalten muss, insbesondere zu Aufklärungspflichten über Anwendung und Risiken des Arzneimittels, und

3. eine Durchschrift der Verschreibung durch die Apotheke an die zuständige Bundesoberbehörde zurückzugeben ist.

(3) [1] Die Rechtsverordnung nach Absatz 2, auch in Verbindung mit den Absätzen 4 und 5, kann auf bestimmte Dosierungen, Potenzierungen, Darreichungsformen, Fertigarzneimittel oder Anwendungsbereiche beschränkt werden. [2] Ebenso kann eine Ausnahme von der Verschreibungspflicht für die Abgabe an Hebammen und Entbindungspfleger vorgesehen werden, soweit dies für eine ordnungsgemäße Berufsausübung erforderlich ist. [3] Die Beschränkung auf bestimmte Fertigarzneimittel zur Anwendung am Menschen nach Satz 1 erfolgt, wenn gemäß Artikel 74a der Richtlinie 2001/83/EG die Aufhebung der Verschreibungspflicht auf Grund signifikanter vorklinischer oder klinischer Versuche erfolgt ist; dabei ist der nach Artikel 74a vorgesehene Zeitraum von einem Jahr zu beachten.

(4) Die Rechtsverordnung wird vom Bundesministerium für Ernährung und Landwirtschaft im Einvernehmen mit dem Bundesministerium und dem Bundesministerium für Wirtschaft und Energie erlassen, soweit es sich um Arzneimittel handelt, die zur Anwendung bei Tieren bestimmt sind.

(5) Die Rechtsverordnung ergeht im Einvernehmen mit dem Bundesministerium für Umwelt, Naturschutz, Bau und Reaktorsicherheit, soweit es sich um radioaktive Arzneimittel und um Arzneimittel handelt, bei deren Herstellung ionisierende Strahlen verwendet werden.

(6) Das Bundesministerium für Ernährung und Landwirtschaft wird ermächtigt, im Einvernehmen mit dem Bundesministerium durch Rechtsverordnung mit Zustimmung des Bundesrates im Falle des Absatzes 1 Satz 1 Nr. 2 Arzneimittel von der Verschreibungspflicht auszunehmen, soweit die auf Grund des Artikels 67 Doppelbuchstabe aa der Richtlinie 2001/82/EG festgelegten Anforderungen eingehalten sind.

§ 49 (aufgehoben)

§ 50
Einzelhandel mit freiverkäuflichen Arzneimitteln

(1) [1] Einzelhandel außerhalb von Apotheken mit Arzneimitteln im Sinne des § 2 Abs. 1 oder Abs. 2 Nr. 1, die zum Verkehr außerhalb der Apotheken freigegeben sind, darf nur betrieben werden, wenn der Unternehmer, eine zur Vertretung des Unternehmens gesetzlich berufene oder eine von dem Unternehmer mit der Leitung des Unternehmens oder mit dem Verkauf beauftragte Person die erforder-

liche Sachkenntnis besitzt. [2]Bei Unternehmen mit mehreren Betriebsstellen muss für jede Betriebsstelle eine Person vorhanden sein, die die erforderliche Sachkenntnis besitzt.

(2) [1]Die erforderliche Sachkenntnis besitzt, wer Kenntnisse und Fertigkeiten über das ordnungsgemäße Abfüllen, Abpacken, Kennzeichnen, Lagern und Inverkehrbringen von Arzneimitteln, die zum Verkehr außerhalb der Apotheken freigegeben sind, sowie Kenntnisse über die für diese Arzneimittel geltenden Vorschriften nachweist. [2]Das Bundesministerium wird ermächtigt, im Einvernehmen mit dem Bundesministerium für Wirtschaft und Energie und dem Bundesministerium für Bildung und Forschung durch Rechtsverordnung mit Zustimmung des Bundesrates Vorschriften darüber zu erlassen, wie der Nachweis der erforderlichen Sachkenntnis zu erbringen ist, um einen ordnungsgemäßen Verkehr mit Arzneimitteln zu gewährleisten. [3]Es kann dabei Prüfungszeugnisse über eine abgeleistete berufliche Aus- oder Fortbildung als Nachweis anerkennen. [4]Es kann ferner bestimmen, dass die Sachkenntnis durch eine Prüfung vor der zuständigen Behörde oder einer von ihr bestimmten Stelle nachgewiesen wird und das Nähere über die Prüfungsanforderungen und das Prüfungsverfahren regeln. [5]Die Rechtsverordnung wird, soweit es sich um Arzneimittel handelt, die zur Anwendung bei Tieren bestimmt sind, vom Bundesministerium für Ernährung und Landwirtschaft im Einvernehmen mit dem Bundesministerium, dem Bundesministerium für Wirtschaft und Energie und dem Bundesministerium für Bildung und Forschung erlassen.

(3) Einer Sachkenntnis nach Absatz 1 bedarf nicht, wer Fertigarzneimittel im Einzelhandel in den Verkehr bringt, die

1. im Reisegewerbe abgegeben werden dürfen,
2. zur Verhütung der Schwangerschaft oder von Geschlechtskrankheiten beim Menschen bestimmt sind,
3. (aufgehoben)
4. ausschließlich zum äußeren Gebrauch bestimmte Desinfektionsmittel oder
5. Sauerstoff sind.

§ 51
Abgabe im Reisegewerbe

(1) Das Feilbieten von Arzneimitteln und das Aufsuchen von Bestellungen auf Arzneimittel im Reisegewerbe sind verboten; ausgenommen von dem Verbot sind für den Verkehr außerhalb der Apotheken freigegebene Fertigarzneimittel, die

1. mit ihren verkehrsüblichen deutschen Namen bezeichnete, in ihren Wirkungen allgemein bekannte Pflanzen oder Pflanzenteile oder Presssäfte aus frischen Pflanzen oder Pflanzenteilen sind, sofern diese mit keinem anderen Lösungsmittel als Wasser hergestellt wurden, oder

2. Heilwässer und deren Salze in ihrem natürlichen Mischungsverhältnis oder ihre Nachbildungen sind.

(2) [1] Das Verbot des Absatzes 1 erster Halbsatz findet keine Anwendung, soweit der Gewerbetreibende andere Personen im Rahmen ihres Geschäftsbetriebes aufsucht, es sei denn, dass es sich um Arzneimittel handelt, die für die Anwendung bei Tieren in land- und forstwirtschaftlichen Betrieben, in gewerblichen Tierhaltungen sowie in Betrieben des Gemüse-, Obst-, Garten- und Weinbaus, der Imkerei und der Fischerei feilgeboten oder dass bei diesen Betrieben Bestellungen auf Arzneimittel, deren Abgabe den Apotheken vorbehalten ist, aufgesucht werden. [2] Dies gilt auch für Handlungsreisende und andere Personen, die im Auftrag und im Namen eines Gewerbetreibenden tätig werden.

§ 52
Verbot der Selbstbedienung

(1) Arzneimittel im Sinne des § 2 Abs. 1 oder Abs. 2 Nr. 1 dürfen

1. nicht durch Automaten und

2. nicht durch andere Formen der Selbstbedienung in den Verkehr gebracht werden.

(2) Absatz 1 gilt nicht für Fertigarzneimittel, die

1. im Reisegewerbe abgegeben werden dürfen,

2. zur Verhütung der Schwangerschaft oder von Geschlechtskrankheiten beim Menschen bestimmt und zum Verkehr außerhalb der Apotheken freigegeben sind,

3. (aufgehoben)

4. ausschließlich zum äußeren Gebrauch bestimmte Desinfektionsmittel oder

5. Sauerstoff sind.

(3) Absatz 1 Nr. 2 gilt ferner nicht für Arzneimittel, die für den Verkehr außerhalb der Apotheken freigegeben sind, wenn eine Person, die die Sachkenntnis nach § 50 besitzt, zur Verfügung steht.

§ 52a
Großhandel mit Arzneimitteln

(1) [1]Wer Großhandel mit Arzneimitteln im Sinne des § 2 Abs. 1 oder Abs. 2 Nr. 1, Testsera oder Testantigenen betreibt, bedarf einer Erlaubnis. [2]Ausgenommen von dieser Erlaubnispflicht sind die in § 51 Abs. 1 Nr. 2 genannten und für den Verkehr außerhalb von Apotheken freigegebenen Fertigarzneimittel.

(2) Mit dem Antrag hat der Antragsteller

1. die bestimmte Betriebsstätte sowie die Tätigkeiten und die Arzneimittel zu benennen, für die die Erlaubnis erteilt werden soll,
2. Nachweise darüber vorzulegen, dass er über geeignete und ausreichende Räumlichkeiten, Anlagen und Einrichtungen verfügt, um eine ordnungsgemäße Lagerung und einen ordnungsgemäßen Vertrieb und, soweit vorgesehen, ein ordnungsgemäßes Umfüllen, Abpacken und Kennzeichnen von Arzneimitteln zu gewährleisten,
3. eine verantwortliche Person zu benennen, die die zur Ausübung der Tätigkeit erforderliche Sachkenntnis besitzt, und
4. eine Erklärung beizufügen, in der er sich schriftlich verpflichtet, die für den ordnungsgemäßen Betrieb eines Großhandels geltenden Regelungen einzuhalten.

(3) [1]Die Entscheidung über die Erteilung der Erlaubnis trifft die zuständige Behörde des Landes, in dem die Betriebsstätte liegt oder liegen soll. [2]Die zuständige Behörde hat eine Entscheidung über den Antrag auf Erteilung der Erlaubnis innerhalb einer Frist von drei Monaten zu treffen. [3]Verlangt die zuständige Behörde vom Antragsteller weitere Angaben zu den Voraussetzungen nach Absatz 2, so wird die in Satz 2 genannte Frist so lange ausgesetzt, bis die erforderlichen ergänzenden Angaben der zuständigen Behörde vorliegen.

(4) Die Erlaubnis darf nur versagt werden, wenn

1. die Voraussetzungen nach Absatz 2 nicht vorliegen,
2. Tatsachen die Annahme rechtfertigen, dass der Antragsteller oder die verantwortliche Person nach Absatz 2 Nr. 3 die zur Ausübung ihrer Tätigkeit erforderliche Zuverlässigkeit nicht besitzt oder
3. der Großhändler nicht in der Lage ist, zu gewährleisten, dass die für den ordnungsgemäßen Betrieb geltenden Regelungen eingehalten werden.

(5) [1]Die Erlaubnis ist zurückzunehmen, wenn nachträglich bekannt wird, dass einer der Versagungsgründe nach Absatz 4 bei der Erteilung vorgelegen hat. [2]Die Erlaubnis ist zu widerrufen, wenn die Voraussetzungen für die Erteilung der Erlaubnis nicht mehr vorliegen; anstelle des Widerrufs kann auch das Ruhen der Erlaubnis angeordnet werden.

(6) Eine Erlaubnis nach § 13 oder § 72 umfasst auch die Erlaubnis zum Großhandel mit den Arzneimitteln, auf die sich die Erlaubnis nach § 13 oder § 72 erstreckt.

(7) Die Absätze 1 bis 5 gelten nicht für die Tätigkeit der Apotheken im Rahmen des üblichen Apothekenbetriebes.

(8) [1]Der Inhaber der Erlaubnis hat jede Änderung der in Absatz 2 genannten Angaben sowie jede wesentliche Änderung der Großhandelstätigkeit unter Vorlage der Nachweise der zuständigen Behörde vorher anzuzeigen. [2]Bei einem unvorhergesehenen Wechsel der verantwortlichen Person nach Absatz 2 Nr. 3 hat die Anzeige unverzüglich zu erfolgen.

§ 52b
Bereitstellung von Arzneimitteln

(1) Pharmazeutische Unternehmer und Betreiber von Arzneimittelgroßhandlungen, die im Geltungsbereich dieses Gesetzes ein tatsächlich in Verkehr gebrachtes und zur Anwendung im oder am Menschen bestimmtes Arzneimittel vertreiben, das durch die zuständige Bundesoberbehörde zugelassen worden ist oder für das durch die Europäische Gemeinschaft oder durch die Europäische Union eine Genehmigung für das Inverkehrbringen gemäß Artikel 3 Abs. 1 oder 2 der Verordnung (EG) Nr. 726/2004 erteilt worden ist, stellen eine angemessene und kontinuierliche Bereitstellung des Arzneimittels sicher, damit der Bedarf von Patienten im Geltungsbereich dieses Gesetzes gedeckt ist.

(2) [1]Pharmazeutische Unternehmer müssen im Rahmen ihrer Verantwortlichkeit eine bedarfsgerechte und kontinuierliche Belieferung vollversorgender Arzneimittelgroßhandlungen gewährleisten. [2]Vollversorgende Arzneimittelgroßhandlungen sind Großhandlungen, die ein vollständiges, herstellerneutral gestaltetes Sortiment an apothekenpflichtigen Arzneimitteln unterhalten, das nach Breite und Tiefe so beschaffen ist, dass damit der Bedarf von Patienten von den mit der Großhandlung in Geschäftsbeziehung stehenden Apotheken werktäglich innerhalb angemessener Zeit gedeckt werden kann; die vorzuhaltenden Arzneimittel müssen dabei mindestens dem durchschnittlichen Bedarf für zwei Wochen entsprechen. [3]Satz 1 gilt nicht für Arzneimittel, die dem Vertriebsweg des § 47 Abs. 1 Satz 1 Nr. 2 bis 9 oder des

§ 47a unterliegen oder die aus anderen rechtlichen oder tatsächlichen Gründen nicht über den Großhandel ausgeliefert werden können.

(3) [1]Vollversorgende Arzneimittelgroßhandlungen müssen im Rahmen ihrer Verantwortlichkeit eine bedarfsgerechte und kontinuierliche Belieferung der mit ihnen in Geschäftsbeziehung stehenden Apotheken gewährleisten. [2]Satz 1 gilt entsprechend für andere Arzneimittelgroßhandlungen im Umfang der von ihnen jeweils vorgehaltenen Arzneimittel.

(4) Die Vorschriften des Gesetzes gegen Wettbewerbsbeschränkungen bleiben unberührt.

§ 52c
Arzneimittelvermittlung

(1) Ein Arzneimittelvermittler darf im Geltungsbereich dieses Gesetzes nur tätig werden, wenn er seinen Sitz im Geltungsbereich dieses Gesetzes, in einem anderen Mitgliedstaat der Europäischen Union oder in einem anderen Vertragsstaat des Abkommens über den Europäischen Wirtschaftsraum hat.

(2) [1]Der Arzneimittelvermittler darf seine Tätigkeit erst nach Anzeige gemäß § 67 Abs. 1 Satz 1 bei der zuständigen Behörde und Registrierung durch die Behörde in eine öffentliche Datenbank nach § 67a oder einer Datenbank eines anderen Mitgliedstaates der Europäischen Union oder eines anderen Vertragsstaates des Abkommens über den Europäischen Wirtschaftsraum aufnehmen. [2]In der Anzeige sind vom Arzneimittelvermittler die Art der Tätigkeit, der Name und die Adresse anzugeben. [3]Zuständige Behörde nach Satz 1 ist die Behörde, in deren Zuständigkeitsbereich der Arzneimittelvermittler seinen Sitz hat.

(3) Erfüllt der Arzneimittelvermittler nicht die nach diesem Gesetz oder die nach einer auf Grund dieses Gesetzes erlassenen Verordnung vorgegebenen Anforderungen, kann die zuständige Behörde die Registrierung in der Datenbank versagen oder löschen.

§ 53
Anhörung von Sachverständigen

(1) [1]Soweit nach § 36 Abs. 1, § 45 Abs. 1 und § 46 Abs. 1 vor Erlass von Rechtsverordnungen Sachverständige anzuhören sind, errichtet hierzu das Bundesministerium durch Rechtsverordnung ohne Zustimmung des Bundesrates einen Sachverständigen-Ausschuss. [2]Dem Ausschuss sollen Sachverständige aus der medizini-

schen und pharmazeutischen Wissenschaft, den Krankenhäusern, den Heilberufen, den beteiligten Wirtschaftskreisen und den Sozialversicherungsträgern angehören. [3]In der Rechtsverordnung kann das Nähere über die Zusammensetzung, die Berufung der Mitglieder und das Verfahren des Ausschusses bestimmt werden. [4]Die Rechtsverordnung wird vom Bundesministerium für Ernährung und Landwirtschaft im Einvernehmen mit dem Bundesministerium erlassen, soweit es sich um Arzneimittel handelt, die zur Anwendung bei Tieren bestimmt sind.

(2) [1]Soweit nach § 48 Abs. 2 vor Erlass der Rechtsverordnung Sachverständige anzuhören sind, gilt Absatz 1 entsprechend mit der Maßgabe, dass dem Ausschuss Sachverständige aus der medizinischen und pharmazeutischen Wissenschaft sowie Sachverständige der Arzneimittelkommissionen der Ärzte, Tierärzte und Apotheker angehören sollen. [2]Die Vertreter der medizinischen und pharmazeutischen Praxis und der pharmazeutischen Industrie nehmen ohne Stimmrecht an den Sitzungen teil.

Achter Abschnitt
Sicherung und Kontrolle der Qualität

§ 54
Betriebsverordnungen

(1) [1]Das Bundesministerium wird ermächtigt, im Einvernehmen mit dem Bundesministerium für Wirtschaft und Energie durch Rechtsverordnung mit Zustimmung des Bundesrates Betriebsverordnungen für Betriebe oder Einrichtungen zu erlassen, die Arzneimittel in den Geltungsbereich dieses Gesetzes verbringen oder in denen Arzneimittel entwickelt, hergestellt, geprüft, gelagert, verpackt oder in den Verkehr gebracht werden oder in denen sonst mit Arzneimitteln Handel getrieben wird, soweit es geboten ist, um einen ordnungsgemäßen Betrieb und die erforderliche Qualität der Arzneimittel sowie die Pharmakovigilanz sicherzustellen; dies gilt entsprechend für Wirkstoffe und andere zur Arzneimittelherstellung bestimmte Stoffe sowie für Gewebe. [2]Die Rechtsverordnung wird vom Bundesministerium für Ernährung und Landwirtschaft im Einvernehmen mit dem Bundesministerium und dem Bundesministerium für Wirtschaft und Energie erlassen, soweit es sich um Arzneimittel handelt, die zur Anwendung bei Tieren bestimmt sind. [3]Die Rechtsverordnung ergeht jeweils im Einvernehmen mit dem Bundesministerium für Umwelt, Naturschutz, Bau und Reaktorsicherheit, soweit es sich um radioaktive Arzneimittel oder um Arzneimittel handelt, bei deren Herstellung ionisierende Strahlen verwendet werden.

(2) In der Rechtsverordnung nach Absatz 1 können insbesondere Regelungen getroffen werden über die

1. Entwicklung, Herstellung, Prüfung, Lagerung, Verpackung, Qualitätssicherung, den Erwerb, die Bereitstellung, die Bevorratung und das Inverkehrbringen,
2. Führung und Aufbewahrung von Nachweisen über die in der Nummer 1 genannten Betriebsvorgänge,
3. Haltung und Kontrolle der bei der Herstellung und Prüfung der Arzneimittel verwendeten Tiere und die Nachweise darüber,
4. Anforderungen an das Personal,
5. Beschaffenheit, Größe und Einrichtung der Räume,
6. Anforderungen an die Hygiene,
7. Beschaffenheit der Behältnisse,
8. Kennzeichnung der Behältnisse, in denen Arzneimittel und deren Ausgangsstoffe vorrätig gehalten werden,
9. Dienstbereitschaft für Arzneimittelgroßhandelsbetriebe,
10. Zurückstellung von Chargenproben sowie deren Umfang und Lagerungsdauer,
11. Kennzeichnung, Absonderung oder Vernichtung nicht verkehrsfähiger Arzneimittel,
12. Voraussetzungen für und die Anforderungen an die in Nummer 1 bezeichneten Tätigkeiten durch den Tierarzt (Betrieb einer tierärztlichen Hausapotheke) sowie die Anforderungen an die Anwendung von Arzneimitteln durch den Tierarzt an den von ihm behandelten Tieren.

(2a) (aufgehoben)

(3) Die in den Absätzen 1 und 2 getroffenen Regelungen gelten auch für Personen, die die in Absatz 1 genannten Tätigkeiten berufsmäßig ausüben.

(4) Die Absätze 1 und 2 gelten für Apotheken im Sinne des Gesetzes über das Apothekenwesen, soweit diese einer Erlaubnis nach § 13, § 52a oder § 72 bedürfen.

§ 55
Arzneibuch

(1) [1]Das Arzneibuch ist eine vom Bundesinstitut für Arzneimittel und Medizinprodukte im Einvernehmen mit dem Paul-Ehrlich-Institut und dem Bundesamt für

Verbraucherschutz und Lebensmittelsicherheit bekannt gemachte Sammlung anerkannter pharmazeutischer Regeln über die Qualität, Prüfung, Lagerung, Abgabe und Bezeichnung von Arzneimitteln und den bei ihrer Herstellung verwendeten Stoffen. [2]Das Arzneibuch enthält auch Regeln für die Beschaffenheit von Behältnissen und Umhüllungen.

(2) [1]Die Regeln des Arzneibuches werden von der Deutschen Arzneibuch-Kommission oder der Europäischen Arzneibuch-Kommission beschlossen. [2]Die Bekanntmachung der Regeln kann aus rechtlichen oder fachlichen Gründen abgelehnt oder rückgängig gemacht werden.

(3) Die Deutsche Arzneibuch-Kommission hat die Aufgabe, über die Regeln des Arzneibuches zu beschließen und die zuständige Bundesoberbehörde bei den Arbeiten im Rahmen des Übereinkommens über die Ausarbeitung eines Europäischen Arzneibuches zu unterstützen.

(4) [1]Die Deutsche Arzneibuch-Kommission wird beim Bundesinstitut für Arzneimittel und Medizinprodukte gebildet. [2]Das Bundesinstitut für Arzneimittel und Medizinprodukte beruft im Einvernehmen mit dem Paul-Ehrlich-Institut und dem Bundesamt für Verbraucherschutz und Lebensmittelsicherheit die Mitglieder der Deutschen Arzneibuch-Kommission aus Sachverständigen der medizinischen und pharmazeutischen Wissenschaft, der Heilberufe, der beteiligten Wirtschaftskreise und der Arzneimittelüberwachung im zahlenmäßig gleichen Verhältnis, stellt den Vorsitz und erlässt eine Geschäftsordnung. [3]Die Geschäftsordnung bedarf der Zustimmung des Bundesministeriums im Einvernehmen mit dem Bundesministerium für Ernährung und Landwirtschaft. [4]Die Mitglieder sind zur Verschwiegenheit verpflichtet.

(5) [1]Die Deutsche Arzneibuch-Kommission soll über die Regeln des Arzneibuches grundsätzlich einstimmig beschließen. [2]Beschlüsse, denen nicht mehr als drei Viertel der Mitglieder der Kommission zugestimmt haben, sind unwirksam. [3]Das Nähere regelt die Geschäftsordnung.

(6) Die Absätze 2 bis 5 finden auf die Tätigkeit der Deutschen Homöopathischen Arzneibuch-Kommission entsprechende Anwendung.

(7) [1]Die Bekanntmachung erfolgt im Bundesanzeiger. [2]Sie kann sich darauf beschränken, auf die Bezugsquelle der Fassung des Arzneibuches und den Beginn der Geltung der Neufassung hinzuweisen.

(8) [1]Bei der Herstellung von Arzneimitteln dürfen nur Stoffe und die Behältnisse und Umhüllungen, soweit sie mit den Arzneimitteln in Berührung kommen, ver-

wendet werden und nur Darreichungsformen angefertigt werden, die den anerkannten pharmazeutischen Regeln entsprechen. [2]Satz 1 findet bei Arzneimitteln, die ausschließlich für den Export hergestellt werden, mit der Maßgabe Anwendung, dass die im Empfängerland geltenden Regelungen berücksichtigt werden können.

(9) Abweichend von Absatz 1 Satz 1 erfolgt die Bekanntmachung durch das Bundesamt für Verbraucherschutz und Lebensmittelsicherheit im Einvernehmen mit dem Bundesinstitut für Arzneimittel und Medizinprodukte und dem Paul-Ehrlich-Institut, soweit es sich um Arzneimittel handelt, die zur Anwendung bei Tieren bestimmt sind.

§ 55a
Amtliche Sammlung von Untersuchungsverfahren

[1]Die zuständige Bundesoberbehörde veröffentlicht eine amtliche Sammlung von Verfahren zur Probenahme und Untersuchung von Arzneimitteln und ihren Ausgangsstoffen. [2]Die Verfahren werden unter Mitwirkung von Sachkennern aus den Bereichen der Überwachung, der Wissenschaft und der pharmazeutischen Unternehmer festgelegt. [3]Die Sammlung ist laufend auf dem neuesten Stand zu halten.

Neunter Abschnitt
Sondervorschriften für Arzneimittel, die bei Tieren angewendet werden

§ 56
Fütterungsarzneimittel

(1) [1]Fütterungsarzneimittel dürfen abweichend von § 47 Abs. 1, jedoch nur auf Verschreibung eines Tierarztes, vom Hersteller nur unmittelbar an Tierhalter abgegeben werden; dies gilt auch, wenn die Fütterungsarzneimittel in einem anderen Mitgliedstaat der Europäischen Union oder in einem anderen Vertragsstaat des Abkommens über den Europäischen Wirtschaftsraum unter Verwendung im Geltungsbereich dieses Gesetzes zugelassener Arzneimittel-Vormischungen oder solcher Arzneimittel-Vormischungen, die die gleiche qualitative und eine vergleichbare quantitative Zusammensetzung haben wie im Geltungsbereich dieses Gesetzes zugelassene Arzneimittel-Vormischungen, hergestellt werden, die sonstigen im Geltungsbereich dieses Gesetzes geltenden arzneimittelrechtlichen Vorschriften beachtet werden und den Fütterungsarzneimitteln eine Begleitbescheinigung nach dem vom Bundesministerium für Ernährung und Landwirtschaft bekannt gemachten Muster beigegeben ist. [2]Im Falle des Satzes 1 zweiter Halbsatz hat der verschreibende Tierarzt der nach § 64 Abs. 1 für die Überwachung der Einhaltung der arzneimittelrechtlichen

Vorschriften durch den Tierhalter zuständigen Behörde unverzüglich eine Kopie der Verschreibung zu übersenden. [3]Die wiederholte Abgabe auf eine Verschreibung ist nicht zulässig. [4]Das Bundesministerium für Ernährung und Landwirtschaft wird ermächtigt, im Einvernehmen mit dem Bundesministerium und dem Bundesministerium für Wirtschaft und Energie durch Rechtsverordnung Vorschriften über Form und Inhalt der Verschreibung zu erlassen.

(2) [1]Zur Herstellung eines Fütterungsarzneimittels darf nur eine nach § 25 Abs. 1 zugelassene oder auf Grund des § 36 Abs. 1 von der Pflicht zur Zulassung freigestellte Arzneimittel-Vormischung verwendet werden. [2]Auf Verschreibung darf abweichend von Satz 1 ein Fütterungsarzneimittel aus höchstens drei Arzneimittel-Vormischungen, die jeweils zur Anwendung bei der zu behandelnden Tierart zugelassen sind, hergestellt werden, sofern

1. für das betreffende Anwendungsgebiet eine zugelassene Arzneimittel-Vormischung nicht zur Verfügung steht,
2. im Einzelfall im Fütterungsarzneimittel nicht mehr als zwei Arzneimittel-Vormischungen mit jeweils einem antimikrobiell wirksamen Stoff enthalten sind oder höchstens eine Arzneimittel-Vormischung mit mehreren solcher Stoffe enthalten ist und
3. eine homogene und stabile Verteilung der wirksamen Bestandteile in dem Fütterungsarzneimittel gewährleistet ist.

(3) Werden Fütterungsarzneimittel hergestellt, so muss das verwendete Mischfuttermittel vor und nach der Vermischung den futtermittelrechtlichen Vorschriften entsprechen und es darf kein Antibiotikum oder Kokzidiostatikum als Futtermittelzusatzstoff enthalten.

(4) [1]Der Hersteller des Fütterungsarzneimittels hat sicherzustellen, dass die Arzneimitteltagesdosis in einer Menge in dem Mischfuttermittel enthalten ist, die die tägliche Futterration der behandelten Tiere, bei Wiederkäuern den täglichen Bedarf an Ergänzungsfuttermitteln, ausgenommen Mineralfutter, mindestens zur Hälfte deckt. [2]Der Hersteller des Fütterungsarzneimittels hat die verfütterungsfertige Mischung vor der Abgabe so zu kennzeichnen, dass auf dem Etikett das Wort „Fütterungsarzneimittel“ und die Angabe darüber, zu welchem Prozentsatz sie den Futterbedarf nach Satz 1 zu decken bestimmt ist, deutlich sichtbar sind.

(5) [1]Der Tierarzt darf Fütterungsarzneimittel nur verschreiben,

1. wenn sie zur Anwendung an den von ihm behandelten Tieren bestimmt sind,

2. wenn sie für die in den Packungsbeilagen der Arzneimittel-Vormischungen bezeichneten Tierarten und Anwendungsgebiete bestimmt sind,
3. wenn ihre Anwendung nach Anwendungsgebiet und Menge nach dem Stand der veterinärmedizinischen Wissenschaft gerechtfertigt ist, um das Behandlungsziel zu erreichen, und
4. wenn die zur Anwendung bei Tieren, die der Gewinnung von Lebensmitteln dienen, verschriebene Menge von Fütterungsarzneimitteln, die
   a) vorbehaltlich des Buchstaben b, verschreibungspflichtige Arzneimittel-Vormischungen enthalten, zur Anwendung innerhalb der auf die Abgabe folgenden 31 Tage bestimmt ist, oder
   b) antimikrobiell wirksame Stoffe enthalten, zur Anwendung innerhalb der auf die Abgabe folgenden sieben Tage bestimmt ist,

   sofern die Zulassungsbedingungen der Arzneimittel-Vormischung nicht eine längere Anwendungsdauer vorsehen.

[2] § 56a Abs. 2 gilt für die Verschreibung von Fütterungsarzneimitteln entsprechend. [3] Im Falle der Verschreibung von Fütterungsarzneimitteln nach Satz 1 Nr. 4 gilt zusätzlich § 56a Abs. 1 Satz 2 entsprechend.

§ 56a
Verschreibung, Abgabe und Anwendung von Arzneimitteln durch Tierärzte

(1) [1] Der Tierarzt darf für den Verkehr außerhalb der Apotheken nicht freigegebene Arzneimittel dem Tierhalter vorbehaltlich besonderer Bestimmungen auf Grund des Absatzes 3 nur verschreiben oder an diesen nur abgeben, wenn

1. sie für die von ihm behandelten Tiere bestimmt sind,
2. sie zugelassen sind oder sie auf Grund des § 21 Abs. 2 Nr. 4 in Verbindung mit Abs. 1 in Verkehr gebracht werden dürfen oder in den Anwendungsbereich einer Rechtsverordnung nach § 36 oder § 39 Abs. 3 Satz 1 Nr. 2 fallen oder sie nach § 38 Abs. 1 in den Verkehr gebracht werden dürfen,
3. sie nach der Zulassung für das Anwendungsgebiet bei der behandelten Tierart bestimmt sind,
4. ihre Anwendung nach Anwendungsgebiet und Menge nach dem Stand der veterinärmedizinischen Wissenschaft gerechtfertigt ist, um das Behandlungsziel in dem betreffenden Fall zu erreichen, und

5. die zur Anwendung bei Tieren, die der Gewinnung von Lebensmitteln dienen,

   a) vorbehaltlich des Buchstaben b, verschriebene oder abgegebene Menge verschreibungspflichtiger Arzneimittel zur Anwendung innerhalb der auf die Abgabe folgenden 31 Tage bestimmt ist, oder

   b) verschriebene oder abgegebene Menge von Arzneimitteln, die antimikrobiell wirksame Stoffe enthalten und nach den Zulassungsbedingungen nicht ausschließlich zur lokalen Anwendung vorgesehen sind, zur Anwendung innerhalb der auf die Abgabe folgenden sieben Tage bestimmt ist,

   sofern die Zulassungsbedingungen nicht eine längere Anwendungsdauer vorsehen.

[2] Der Tierarzt darf verschreibungspflichtige Arzneimittel zur Anwendung bei Tieren, die der Gewinnung von Lebensmitteln dienen, für den jeweiligen Behandlungsfall erneut nur abgeben oder verschreiben, sofern er in einem Zeitraum von 31 Tagen vor dem Tag der entsprechend seiner Behandlungsanweisung vorgesehenen letzten Anwendung der abzugebenden oder zu verschreibenden Arzneimittel die behandelten Tiere oder den behandelten Tierbestand untersucht hat. [3] Satz 1 Nr. 2 bis 4 gilt für die Anwendung durch den Tierarzt entsprechend. [4] Abweichend von Satz 1 darf der Tierarzt dem Tierhalter Arzneimittel-Vormischungen weder verschreiben noch an diesen abgeben.

(1a) Absatz 1 Satz 3 gilt nicht, soweit ein Tierarzt Arzneimittel bei einem von ihm behandelten Tier anwendet und die Arzneimittel ausschließlich zu diesem Zweck von ihm hergestellt worden sind.

(2) [1] Soweit die notwendige arzneiliche Versorgung der Tiere ansonsten ernstlich gefährdet wäre und eine unmittelbare oder mittelbare Gefährdung der Gesundheit von Mensch und Tier nicht zu befürchten ist, darf der Tierarzt bei Einzeltieren oder Tieren eines bestimmten Bestandes abweichend von Absatz 1 Satz 1 Nr. 3, auch in Verbindung mit Absatz 1 Satz 3, nachfolgend bezeichnete zugelassene oder von der Zulassung freigestellte Arzneimittel verschreiben, anwenden oder abgeben:

1. soweit für die Behandlung ein zugelassenes Arzneimittel für die betreffende Tierart und das betreffende Anwendungsgebiet nicht zur Verfügung steht, ein Arzneimittel mit der Zulassung für die betreffende Tierart und ein anderes Anwendungsgebiet;

2. soweit ein nach Nummer 1 geeignetes Arzneimittel für die betreffende Tierart nicht zur Verfügung steht, ein für eine andere Tierart zugelassenes Arzneimittel;

3. soweit ein nach Nummer 2 geeignetes Arzneimittel nicht zur Verfügung steht, ein zur Anwendung beim Menschen zugelassenes Arzneimittel oder, auch abweichend von Absatz 1 Satz 1 Nr. 2, auch in Verbindung mit Absatz 1 Satz 3, ein Arzneimittel, das in einem Mitgliedstaat der Europäischen Union oder einem anderen Vertragsstaat des Abkommens über den Europäischen Wirtschaftsraum zur Anwendung bei Tieren zugelassen ist; im Falle von Tieren, die der Gewinnung von Lebensmitteln dienen, jedoch nur solche Arzneimittel aus anderen Mitgliedstaaten der Europäischen Union oder anderen Vertragsstaaten des Abkommens über den Europäischen Wirtschaftsraum, die zur Anwendung bei Tieren, die der Gewinnung von Lebensmitteln dienen, zugelassen sind;

4. soweit ein nach Nummer 3 geeignetes Arzneimittel nicht zur Verfügung steht, ein in einer Apotheke oder durch den Tierarzt nach § 13 Abs. 2 Satz 1 Nr. 3 Buchstabe d hergestelltes Arzneimittel.

[2]Bei Tieren, die der Gewinnung von Lebensmitteln dienen, darf das Arzneimittel jedoch nur durch den Tierarzt angewendet oder unter seiner Aufsicht verabreicht werden und nur pharmakologisch wirksame Stoffe enthalten, die in Tabelle 1 des Anhangs der Verordnung (EU) Nr. 37/2010 aufgeführt sind. [3]Der Tierarzt hat die Wartezeit anzugeben; das Nähere regelt die Verordnung über tierärztliche Hausapotheken. [4]Die Sätze 1 bis 3 gelten entsprechend für Arzneimittel, die nach § 21 Abs. 2 Nr. 4 in Verbindung mit Abs. 2a hergestellt werden. [5]Registrierte oder von der Registrierung freigestellte homöopathische Arzneimittel dürfen abweichend von Absatz 1 Satz 1 Nr. 3 verschrieben, abgegeben und angewendet werden; dies gilt für Arzneimittel, die zur Anwendung bei Tieren bestimmt sind, die der Gewinnung von Lebensmitteln dienen, nur dann, wenn sie ausschließlich Wirkstoffe enthalten, die im Anhang der Verordnung (EU) Nr. 37/2010 als Stoffe aufgeführt sind, für die eine Festlegung von Höchstmengen nicht erforderlich ist.

(2a) Abweichend von Absatz 2 Satz 2 dürfen Arzneimittel für Einhufer, die der Gewinnung von Lebensmitteln dienen und für die nichts anderes in Abschnitt IX Teil II des Equidenpasses im Sinne der Verordnung (EG) Nr. 504/2008 der Kommission vom 6. Juni 2008 zur Umsetzung der Richtlinie 90/426/EWG des Rates in Bezug auf Methoden zur Identifizierung von Equiden (ABl. L 149 vom 7.6.2008, S. 3) in der jeweils geltenden Fassung festgelegt ist, auch verschrieben, abgegeben oder angewendet werden, wenn sie Stoffe, die in der Verordnung (EG) Nr. 1950/2006 der Kommission vom 13. Dezember 2006 zur Erstellung eines Verzeichnisses von für die Behandlung von Equiden wesentlichen Stoffen gemäß der Richtlinie 2001/82/EG des Europäischen Parlaments und des Rates zur Schaffung eines Gemeinschaftskodexes für Tierarzneimittel (ABl. L 367 vom 22.12.2006, S. 33) aufgeführt sind, enthalten.

(3) [1] Das Bundesministerium für Ernährung und Landwirtschaft wird ermächtigt, im Einvernehmen mit dem Bundesministerium durch Rechtsverordnung mit Zustimmung des Bundesrates

1. Anforderungen an die Abgabe und die Verschreibung von Arzneimitteln zur Anwendung an Tieren, auch im Hinblick auf die Behandlung, festzulegen,
2. vorbehaltlich einer Rechtsverordnung nach Nummer 5 zu verbieten, bei der Verschreibung, der Abgabe oder der Anwendung von zur Anwendung bei Tieren bestimmten Arzneimitteln, die antimikrobiell wirksame Stoffe enthalten, von den in § 11 Abs. 4 Satz 1 Nr. 3 und 5 genannten Angaben der Gebrauchsinformation abzuweichen, soweit dies zur Verhütung einer unmittelbaren oder mittelbaren Gefährdung der Gesundheit von Mensch oder Tier durch die Anwendung dieser Arzneimittel erforderlich ist,
3. vorzuschreiben, dass der Tierarzt im Rahmen der Behandlung bestimmter Tiere in bestimmten Fällen eine Bestimmung der Empfindlichkeit der eine Erkrankung verursachenden Erreger gegenüber bestimmten antimikrobiell wirksamen Stoffen zu erstellen oder erstellen zu lassen hat,
4. vorzuschreiben, dass
   a) Tierärzte über die Abgabe, Verschreibung und Anwendung, auch im Hinblick auf die Behandlung, von für den Verkehr außerhalb der Apotheken nicht freigegebenen Arzneimitteln Nachweise führen müssen,
   b) bestimmte Arzneimittel nur durch den Tierarzt selbst angewendet werden dürfen, wenn diese Arzneimittel
      aa) die Gesundheit von Mensch oder Tier auch bei bestimmungsgemäßem Gebrauch unmittelbar oder mittelbar gefährden können, sofern sie nicht fachgerecht angewendet werden,
      bb) wiederholt in erheblichem Umfang nicht bestimmungsgemäß gebraucht werden und dadurch die Gesundheit von Mensch oder Tier unmittelbar oder mittelbar gefährdet werden kann,
5. vorzuschreiben, dass der Tierarzt abweichend von Absatz 2 bestimmte Arzneimittel, die bestimmte antimikrobiell wirksame Stoffe enthalten, nur
   a) für die bei der Zulassung vorgesehenen Tierarten oder Anwendungsgebiete abgeben oder verschreiben oder

b) bei den bei der Zulassung vorgesehenen Tierarten oder in den dort vorgesehenen Anwendungsgebieten anwenden

darf, soweit dies erforderlich ist, um die Wirksamkeit der antimikrobiell wirksamen Stoffe für die Behandlung von Mensch und Tier zu erhalten.

2 In Rechtsverordnungen nach Satz 1 können ferner

1. im Fall des Satzes 1 Nr. 3 Anforderungen an die Probenahme, die zu nehmenden Proben, das Verfahren der Untersuchung sowie an die Nachweisführung festgelegt werden,
2. im Fall des Satzes 1 Nr. 4 Buchstabe a
   a) Art, Form und Inhalt der Nachweise sowie die Dauer der Aufbewahrung geregelt werden,
   b) vorgeschrieben werden, dass Nachweise auf Anordnung der zuständigen Behörde nach deren Vorgaben vom Tierarzt zusammengefasst und ihr zur Verfügung gestellt werden, soweit dies zur Sicherung einer ausreichenden Überwachung der Anwendung von Arzneimitteln bei Tieren, die der Gewinnung von Lebensmitteln dienen, erforderlich ist.

3 In Rechtsverordnungen nach Satz 1 Nr. 2, 3 und 5 ist Vorsorge dafür zu treffen, dass die Tiere jederzeit die notwendige arzneiliche Versorgung erhalten. 4 Die Nachweispflicht kann auf bestimmte Arzneimittel, Anwendungsbereiche oder Darreichungsformen beschränkt werden.

(4) Der Tierarzt darf durch Rechtsverordnung nach Absatz 3 Satz 1 Nr. 4 Buchstabe b bestimmte Arzneimittel dem Tierhalter weder verschreiben noch an diesen abgeben.

(5) 1 Das Bundesministerium für Ernährung und Landwirtschaft wird ermächtigt, im Einvernehmen mit dem Bundesministerium durch Rechtsverordnung mit Zustimmung des Bundesrates eine Tierarzneimittelanwendungskommission zu errichten. 2 Die Tierarzneimittelanwendungskommission beschreibt in Leitlinien den Stand der veterinärmedizinischen Wissenschaft, insbesondere für die Anwendung von Arzneimitteln, die antimikrobiell wirksame Stoffe enthalten. 3 In der Rechtsverordnung ist das Nähere über die Zusammensetzung, die Berufung der Mitglieder und das Verfahren der Tierarzneimittelanwendungskommission zu bestimmen. 4 Ferner können der Tierarzneimittelanwendungskommission durch Rechtsverordnung weitere Aufgaben übertragen werden.

(6) Es wird vermutet, dass eine Rechtfertigung nach dem Stand der veterinärmedizinischen Wissenschaft im Sinne des Absatzes 1 Satz 1 Nr. 4 oder des § 56 Abs. 5

Satz 1 Nr. 3 gegeben ist, sofern die Leitlinien der Tierarzneimittelanwendungskommission nach Absatz 5 Satz 2 beachtet worden sind.

§ 56b
Ausnahmen

Das Bundesministerium für Ernährung und Landwirtschaft wird ermächtigt, im Einvernehmen mit dem Bundesministerium durch Rechtsverordnung mit Zustimmung des Bundesrates Ausnahmen von § 56a zuzulassen, soweit die notwendige arzneiliche Versorgung der Tiere sonst ernstlich gefährdet wäre.

§ 57
Erwerb und Besitz durch Tierhalter, Nachweise

(1) [1]Der Tierhalter darf Arzneimittel, die zum Verkehr außerhalb der Apotheken nicht freigegeben sind, zur Anwendung bei Tieren nur in Apotheken, bei dem den Tierbestand behandelnden Tierarzt oder in den Fällen des § 56 Abs. 1 bei Herstellern erwerben. [2]Andere Personen, die in § 47 Abs. 1 nicht genannt sind, dürfen solche Arzneimittel nur in Apotheken erwerben. [3]Satz 1 gilt nicht für Arzneimittel im Sinne des § 43 Abs. 4 Satz 3. [4]Die Sätze 1 und 2 gelten nicht, soweit Arzneimittel, die ausschließlich zur Anwendung bei Tieren, die nicht der Gewinnung von Lebensmitteln dienen, zugelassen sind,

a) vom Tierhalter im Wege des Versandes nach § 43 Abs. 5 Satz 3 oder 4 oder

b) von anderen Personen, die in § 47 Abs. 1 nicht genannt sind, im Wege des Versandes nach § 43 Abs. 5 Satz 3

oder nach § 73 Abs. 1 Nr. 1a erworben werden. [5]Abweichend von Satz 1 darf der Tierhalter Arzneimittel-Vormischungen nicht erwerben.

(1a) [1]Tierhalter dürfen Arzneimittel, bei denen durch Rechtsverordnung vorgeschrieben ist, dass sie nur durch den Tierarzt selbst angewendet werden dürfen, nicht im Besitz haben. [2]Dies gilt nicht, wenn die Arzneimittel für einen anderen Zweck als zur Anwendung bei Tieren bestimmt sind oder der Besitz nach der Richtlinie 96/22/EG des Rates vom 29. April 1996 über das Verbot der Verwendung bestimmter Stoffe mit hormonaler beziehungsweise thyreostatischer Wirkung und von ß-Agonisten in der tierischen Erzeugung und zur Aufhebung der Richtlinien 81/602/EWG, 88/146/EWG und 88/299/EWG (ABl. EG Nr. L 125 S. 3) erlaubt ist.

(2) [1]Das Bundesministerium für Ernährung und Landwirtschaft wird ermächtigt, im Einvernehmen mit dem Bundesministerium durch Rechtsverordnung mit Zustimmung des Bundesrates vorzuschreiben, dass

1. Betriebe oder Personen, die Tiere halten, die der Gewinnung von Lebensmitteln dienen, und diese oder von diesen stammende Erzeugnisse in Verkehr bringen, und

2. andere Personen, die in § 47 Abs. 1 nicht genannt sind,

Nachweise über den Erwerb, die Aufbewahrung und den Verbleib der Arzneimittel und Register oder Nachweise über die Anwendung der Arzneimittel zu führen haben, soweit es geboten ist, um eine ordnungsgemäße Anwendung von Arzneimitteln zu gewährleisten und sofern es sich um Betriebe oder Personen nach Nummer 1 handelt, dies zur Durchführung von Rechtsakten der Europäischen Gemeinschaft oder der Europäischen Union auf diesem Gebiet erforderlich ist. [2]In der Rechtsverordnung können Art, Form und Inhalt der Register und Nachweise sowie die Dauer ihrer Aufbewahrung geregelt werden. [3]In der Rechtsverordnung kann ferner vorgeschrieben werden, dass Nachweise auf Anordnung der zuständigen Behörde nach deren Vorgaben vom Tierhalter zusammenzufassen sind und ihr zur Verfügung gestellt werden, soweit dies zur Sicherung einer ausreichenden Überwachung im Zusammenhang mit der Anwendung von Arzneimitteln bei Tieren, die der Gewinnung von Lebensmitteln dienen, erforderlich ist.

(3) [1]Das Bundesministerium für Ernährung und Landwirtschaft wird ermächtigt, im Einvernehmen mit dem Bundesministerium durch Rechtsverordnung mit Zustimmung des Bundesrates vorzuschreiben, dass Betriebe oder Personen, die

1. Tiere in einem Tierheim oder in einer ähnlichen Einrichtung halten oder

2. gewerbsmäßig Wirbeltiere, ausgenommen Tiere, die der Gewinnung von Lebensmitteln dienen, züchten oder halten oder vorübergehend für andere Betriebe oder Personen betreuen,

Nachweise über den Erwerb verschreibungspflichtiger Arzneimittel zu führen haben, die für die Behandlung der in den Nummern 1 und 2 bezeichneten Tiere erworben worden sind. [2]In der Rechtsverordnung können Art, Form und Inhalt der Nachweise sowie die Dauer ihrer Aufbewahrung geregelt werden.

§ 57a
Anwendung durch Tierhalter

Tierhalter und andere Personen, die nicht Tierärzte sind, dürfen verschreibungspflichtige Arzneimittel bei Tieren nur anwenden, soweit die Arzneimittel von dem Tierarzt verschrieben oder abgegeben worden sind, bei dem sich die Tiere in Behandlung befinden.

§ 58
Anwendung bei Tieren, die der Gewinnung von Lebensmitteln dienen

(1) [1]Zusätzlich zu der Anforderung des § 57a dürfen Tierhalter und andere Personen, die nicht Tierärzte sind, verschreibungspflichtige Arzneimittel oder andere vom Tierarzt verschriebene oder erworbene Arzneimittel bei Tieren, die der Gewinnung von Lebensmitteln dienen, vorbehaltlich einer Maßnahme der zuständigen Behörde nach § 58d Abs. 3 Satz 2 Nr. 2 nur nach einer tierärztlichen Behandlungsanweisung für den betreffenden Fall anwenden. [2]Nicht verschreibungspflichtige Arzneimittel, die nicht für den Verkehr außerhalb der Apotheken freigegeben sind und deren Anwendung nicht auf Grund einer tierärztlichen Behandlungsanweisung erfolgt, dürfen nur angewendet werden,

1. wenn sie zugelassen sind oder in den Anwendungsbereich einer Rechtsverordnung nach § 36 oder § 39 Abs. 3 Satz 1 Nr. 2 fallen oder sie nach § 38 Abs. 1 in den Verkehr gebracht werden dürfen,
2. für die in der Kennzeichnung oder Packungsbeilage der Arzneimittel bezeichneten Tierarten und Anwendungsgebiete und
3. in einer Menge, die nach Dosierung und Anwendungsdauer der Kennzeichnung des Arzneimittels entspricht.

[3]Abweichend von Satz 2 dürfen Arzneimittel im Sinne des § 43 Abs. 4 Satz 3 nur nach der veterinärbehördlichen Anweisung nach § 43 Abs. 4 Satz 4 angewendet werden.

(2) Das Bundesministerium für Ernährung und Landwirtschaft wird ermächtigt, im Einvernehmen mit dem Bundesministerium durch Rechtsverordnung mit Zustimmung des Bundesrates zu verbieten, dass Arzneimittel, die zur Anwendung bei Tieren bestimmt sind, die der Gewinnung von Lebensmitteln dienen, für bestimmte Anwendungsgebiete oder -bereiche in den Verkehr gebracht oder zu diesen Zwecken angewendet werden, soweit es geboten ist, um eine mittelbare Gefährdung der Gesundheit des Menschen zu verhüten.

(3) Das Bundesministerium für Ernährung und Landwirtschaft wird ferner ermächtigt, im Einvernehmen mit dem Bundesministerium durch Rechtsverordnung mit Zustimmung des Bundesrates Einzelheiten zu technischen Anlagen für die orale Anwendung von Arzneimitteln bei Tieren, die Instandhaltung und Reinigung dieser Anlagen und zu Sorgfaltspflichten des Tierhalters festzulegen, um eine Verschleppung antimikrobiell wirksamer Stoffe zu verringern.

§ 58a
Mitteilungen über Tierhaltungen

(1) Wer Rinder (Bos taurus), Schweine (Sus scrofa domestica), Hühner (Gallus gallus) oder Puten (Meleagris gallopavo) berufs- oder gewerbsmäßig hält, hat der zuständigen Behörde nach Maßgabe des Absatzes 2 das Halten dieser Tiere bezogen auf die jeweilige Tierart und den Betrieb, in dem die Tiere gehalten werden (Tierhaltungsbetrieb), spätestens 14 Tage nach Beginn der Haltung mitzuteilen. Die Mitteilung hat ferner folgende Angaben zu enthalten:

1. den Namen des Tierhalters,
2. die Anschrift des Tierhaltungsbetriebes und die nach Maßgabe tierseuchenrechtlicher Vorschriften über den Verkehr mit Vieh für den Tierhaltungsbetrieb erteilte Registriernummer,
3. bei der Haltung
   a) von Rindern ergänzt durch die Angabe, ob es sich um Mastkälber bis zu einem Alter von acht Monaten oder um Mastrinder ab einem Alter von acht Monaten,
   b) von Schweinen ergänzt durch die Angabe, ob es sich um Ferkel bis einschließlich 30 kg oder um Mastschweine über 30 kg

   (Nutzungsart) handelt.

(2) Die Mitteilungspflicht nach Absatz 1 Satz 1 gilt

1. für zum Zweck der Fleischerzeugung (Mast) bestimmte Hühner oder Puten und ab dem Zeitpunkt des jeweiligen Schlüpfens dieser Tiere und
2. für zum Zweck der Mast bestimmte Rinder oder Schweine und ab dem Zeitpunkt, ab dem die jeweiligen Tiere vom Muttertier abgesetzt sind.

(3) Derjenige, der am 1. April 2014 Tiere im Sinne des Absatzes 1 Satz 1 hält, hat die Mitteilung nach Absatz 1 Satz 1 und 2 spätestens bis zum 1. Juli 2014 zu machen.

(4) 1 Wer nach Absatz 1 oder 3 zur Mitteilung verpflichtet ist, hat Änderungen hinsichtlich der mitteilungspflichtigen Angaben innerhalb von 14 Werktagen mitzuteilen. 2 Die Mitteilung nach Absatz 1 oder 3, jeweils auch in Verbindung mit Satz 1, hat elektronisch oder schriftlich zu erfolgen. 3 Die vorgeschriebenen Mitteilungen können durch Dritte vorgenommen werden, soweit der Tierhalter dies unter Nennung des Dritten der zuständigen Behörde angezeigt hat. 4 Die Absätze 1 und 3 sowie Satz 1 gelten nicht, soweit die verlangten Angaben nach tierseuchenrechtlichen Vorschriften über den Verkehr mit Vieh mitgeteilt worden sind. 5 In diesen Fällen übermittelt die für die Durchführung der tierseuchenrechtlichen Vorschriften über den Verkehr mit Vieh zuständige Behörde der für die Durchführung der Absätze 1 und 3 sowie des Satzes 1 zuständigen Behörde die verlangten Angaben. 6 Die Übermittlung nach Satz 5 kann nach Maßgabe des § 10 des Datenschutzgesetzes im automatisierten Abrufverfahren erfolgen.

§ 58b
Mitteilungen über Arzneimittelverwendung

(1) 1 Wer Tiere, für die nach § 58a Mitteilungen über deren Haltung zu machen sind, hält, hat der zuständigen Behörde im Hinblick auf Arzneimittel, die antibakteriell wirksame Stoffe enthalten und bei den von ihm gehaltenen Tieren angewendet worden sind, für jeden Tierhaltungsbetrieb, für den ihm nach den tierseuchenrechtlichen Vorschriften über den Verkehr mit Vieh eine Registriernummer zugeteilt worden ist, unter Berücksichtigung der Nutzungsart halbjährlich für jede Behandlung mitzuteilen

1. die Bezeichnung des angewendeten Arzneimittels,
2. die Anzahl und die Art der behandelten Tiere,
3. vorbehaltlich des Absatzes 3 die Anzahl der Behandlungstage,
4. die insgesamt angewendete Menge von Arzneimitteln, die antibakteriell wirksame Stoffe enthalten,
5. für jedes Halbjahr die Anzahl der Tiere der jeweiligen Tierart, die
   a) in jedem Halbjahr zu Beginn im Betrieb gehalten,
   b) im Verlauf eines jeden Halbjahres in den Betrieb aufgenommen,

c) im Verlauf eines jeden Halbjahres aus dem Betrieb abgegeben

worden sind.

²Die Mitteilungen nach Satz 1 Nr. 5 Buchstabe b und c sind unter Angabe des Datums der jeweiligen Handlung zu machen. ³Die Mitteilung ist jeweils spätestens am 14. Tag desjenigen Monats zu machen, der auf den letzten Monat des Halbjahres folgt, in dem die Behandlung erfolgt ist. ⁴§ 58a Abs. 4 Satz 2 und 3 gilt entsprechend.

(2) ¹Abweichend von Absatz 1 Satz 1 können die in Absatz 1 Satz 1 Nr. 1 bis 4 genannten Angaben durch nachfolgende Angaben ersetzt werden:

1. die Bezeichnung des für die Behandlung vom Tierarzt erworbenen oder verschriebenen Arzneimittels,
2. die Anzahl und Art der Tiere, für die eine Behandlungsanweisung des Tierarztes ausgestellt worden ist,
3. die Identität der Tiere, für die eine Behandlungsanweisung des Tierarztes ausgestellt worden ist, sofern sich aus der Angabe die Nutzungsart ergibt,
4. vorbehaltlich des Absatzes 3 die Dauer der verordneten Behandlung in Tagen,
5. die vom Tierarzt insgesamt angewendete oder abgegebene Menge des Arzneimittels.

²Satz 1 gilt nur, wenn derjenige, der Tiere hält,

1. gegenüber dem Tierarzt zum Zeitpunkt des Erwerbs oder der Verschreibung der Arzneimittel schriftlich versichert hat, von der Behandlungsanweisung nicht ohne Rücksprache mit dem Tierarzt abzuweichen, und
2. bei der Abgabe der Mitteilung nach Absatz 1 Satz 1 an die zuständige Behörde schriftlich versichert, dass bei der Behandlung nicht von der Behandlungsanweisung des Tierarztes abgewichen worden ist.

³§ 58a Abs. 4 Satz 2 und 3 gilt hinsichtlich des Satzes 1 entsprechend.

(3) ¹Bei Arzneimitteln, die antibakterielle Stoffe enthalten und einen therapeutischen Wirkstoffspiegel von mehr als 24 Stunden aufweisen, teilt der Tierarzt dem Tierhalter die Anzahl der Behandlungstage im Sinne des Absatzes 1 Satz 1 Nr. 3, ergänzt um die Anzahl der Tage, in denen das betroffene Arzneimittel seinen therapeutischen Wirkstoffspiegel behält, mit. ²Ergänzend zu Absatz 1 Satz 1 Nr. 3 teilt der Tierhalter diese Tage auch als Behandlungstage mit.

§ 58c
Ermittlung der Therapiehäufigkeit

(1) Die zuständige Behörde ermittelt für jedes Halbjahr die durchschnittliche Anzahl der Behandlungen mit antibakteriell wirksamen Stoffen, bezogen auf den jeweiligen Betrieb, für den nach den tierseuchenrechtlichen Vorschriften über den Verkehr mit Vieh eine Registriernummer zugeteilt worden ist, und die jeweilige Art der gehaltenen Tiere unter Berücksichtigung der Nutzungsart, indem sie nach Maßgabe des Berechnungsverfahrens zur Ermittlung der Therapiehäufigkeit vom 21. Februar 2013 (BAnz AT 22.02.2013 B2)

1. für jeden angewendeten Wirkstoff die Anzahl der behandelten Tiere mit der Anzahl der Behandlungstage multipliziert und die so errechnete Zahl jeweils für alle verabreichten Wirkstoffe des Halbjahres addiert und

2. die nach Nummer 1 ermittelte Zahl anschließend durch die Anzahl der Tiere der betroffenen Tierart, die durchschnittlich in dem Halbjahr gehalten worden sind, dividiert

(betriebliche halbjährliche Therapiehäufigkeit).

(2) [1]Spätestens bis zum Ende des zweiten Monats des Halbjahres, das auf die Mitteilungen des vorangehenden Halbjahres nach § 58b Abs. 1 Satz 1 folgt, teilt die zuständige Behörde dem Bundesamt für Verbraucherschutz und Lebensmittelsicherheit für die Zwecke des Absatzes 4 und des § 77 Abs. 3 Satz 2 in anonymisierter Form die nach Absatz 1 jeweils ermittelte halbjährliche betriebliche Therapiehäufigkeit mit. [2]Darüber hinaus teilt die zuständige Behörde dem Bundesinstitut für Risikobewertung jeweils auf dessen Verlangen in anonymisierter Form die nach Absatz 1 jeweils ermittelte halbjährliche Therapiehäufigkeit sowie die in § 58b Abs. 1 Satz 1 Nr. 4 genannten Angaben mit, soweit dies für die Durchführung einer Risikobewertung des Bundesinstitutes für Risikobewertung auf dem Gebiet der Antibiotikaresistenz erforderlich ist. [3]Die Mitteilungen nach den Sätzen 1 und 2 können nach Maßgabe des § 10 des Bundesdatenschutzgesetzes im automatisierten Abrufverfahren erfolgen.

(3) [1]Soweit die Länder für die Zwecke des Absatzes 1 eine gemeinsame Stelle einrichten, sind die in den §§ 58a und 58b genannten Angaben dieser Stelle zu übermitteln; diese ermittelt die halbjährliche betriebliche Therapiehäufigkeit nach Maßgabe des in Absatz 1 genannten Berechnungsverfahrens zur Ermittlung der Therapiehäufigkeit und teilt sie den in Absatz 2 Satz 1 und 2 genannten Behörden mit. [2]Absatz 2 Satz 3 gilt entsprechend.

(4) [1]Das Bundesamt für Verbraucherschutz und Lebensmittelsicherheit ermittelt aus den ihm mitgeteilten Angaben zur jeweiligen halbjährlichen betrieblichen Therapiehäufigkeit

1. als Kennzahl 1 den Median (Wert, unter dem 50 Prozent aller erfassten halbjährlichen Therapiehäufigkeiten liegen) und

2. als Kennzahl 2 das dritte Quartil (Wert, unter dem 75 Prozent aller erfassten halbjährlichen betrieblichen Therapiehäufigkeiten liegen)

der bundesweiten halbjährlichen Therapiehäufigkeit für jede in § 58a Abs. 1 bezeichnete Tierart. [2]Das Bundesamt für Verbraucherschutz und Lebensmittelsicherheit macht diese Kennzahlen bis zum Ende des dritten Monats des Halbjahres, das auf die Mitteilungen des vorangehenden Halbjahres nach § 58b Abs. 1 folgt, für das jeweilige abgelaufene Halbjahr im Bundesanzeiger bekannt und schlüsselt diese unter Berücksichtigung der Nutzungsart auf.

(5) [1]Die zuständige Behörde oder die gemeinsame Stelle nach Absatz 3 teilt dem Tierhalter die nach Absatz 1 ermittelte betriebliche halbjährliche Therapiehäufigkeit für die jeweilige Tierart der von ihm gehaltenen Tiere im Sinne des § 58a Abs. 1 unter Berücksichtigung der Nutzungsart mit. [2]Der Tierhalter kann ferner Auskunft über die nach den §§ 58a und 58b erhobenen, gespeicherten oder sonst verarbeiteten Daten verlangen, soweit sie seinen Betrieb betreffen.

(6) [1]Die nach den §§ 58a und 58b erhobenen oder nach Absatz 5 mitgeteilten und jeweils bei der zuständigen Behörde oder der gemeinsamen Stelle nach Absatz 3 gespeicherten Daten sind für die Dauer von sechs Jahren aufzubewahren. [2]Die Frist beginnt mit Ablauf des 30. Juni oder 31. Dezember desjenigen Halbjahres, in dem die bundesweite halbjährliche Therapiehäufigkeit nach Absatz 4 bekannt gegeben worden ist. [3]Nach Ablauf dieser Frist sind die Daten zu löschen.

§ 58d
Verringerung der Behandlung mit antibakteriell wirksamen Stoffen

(1) Um zur wirksamen Verringerung der Anwendung von Arzneimitteln, die antibakteriell wirksame Stoffe enthalten, beizutragen, hat derjenige, der Tiere im Sinne des § 58a Abs. 1 Satz 1 berufs- oder gewerbsmäßig hält,

1. jeweils zwei Monate nach einer Bekanntmachung der Kennzahlen der bundesweiten halbjährlichen Therapiehäufigkeit nach § 58c Abs. 4 Satz 2 festzustellen, ob im abgelaufenen Zeitraum seine betriebliche halbjährliche Therapiehäufig-

keit bei der jeweiligen Tierart der von ihm gehaltenen Tiere unter Berücksichtigung der Nutzungsart bezogen auf den Tierhaltungsbetrieb, für den ihm nach den tierseuchenrechtlichen Vorschriften über den Verkehr mit Vieh eine Registriernummer zugeteilt worden ist, oberhalb der Kennzahl 1 oder der Kennzahl 2 der bundesweiten halbjährlichen Therapiehäufigkeit liegt,

2. die Feststellung nach Nummer 1 unverzüglich nach ihrer Feststellung in seinen betrieblichen Unterlagen aufzuzeichnen.

(2) [1] Liegt die betriebliche halbjährliche Therapiehäufigkeit eines Tierhalters bezogen auf den Tierhaltungsbetrieb, für den ihm nach den tierseuchenrechtlichen Vorschriften über den Verkehr mit Vieh eine Registriernummer zugeteilt worden ist,

1. oberhalb der Kennzahl 1 der bundesweiten halbjährlichen Therapiehäufigkeit, hat der Tierhalter unter Hinzuziehung eines Tierarztes zu prüfen, welche Gründe zu dieser Überschreitung geführt haben können und wie die Behandlung der von ihm gehaltenen Tiere im Sinne des § 58a Abs. 1 mit Arzneimitteln, die antibakteriell wirksame Stoffe enthalten, verringert werden kann, oder
2. oberhalb der Kennzahl 2 der bundesweiten halbjährlichen Therapiehäufigkeit, hat der Tierhalter auf der Grundlage einer tierärztlichen Beratung innerhalb von zwei Monaten nach dem sich aus Absatz 1 Nr. 1 ergebenden Datum einen schriftlichen Plan zu erstellen, der Maßnahmen enthält, die eine Verringerung der Behandlung mit Arzneimitteln, die antibakteriell wirksame Stoffe enthalten, zum Ziel haben.

[2] Ergibt die Prüfung des Tierhalters nach Satz 1 Nr. 1, dass die Behandlung mit den betroffenen Arzneimitteln verringert werden kann, hat der Tierhalter Schritte zu ergreifen, die zu einer Verringerung führen können. [3] Der Tierhalter hat dafür Sorge zu tragen, dass die Maßnahme nach Satz 1 Nr. 1 und die in dem Plan nach Satz 1 Nr. 2 aufgeführten Schritte unter Gewährleistung der notwendigen arzneilichen Versorgung der Tiere durchgeführt werden. [4] Der Plan nach Satz 1 Nr. 2 ist um einen Zeitplan zu ergänzen, wenn die nach dem Plan zu ergreifenden Maßnahmen nicht innerhalb von sechs Monaten erfüllt werden können.

(3) [1] Der Plan nach Absatz 2 Satz 1 Nr. 2 ist der zuständigen Behörde unaufgefordert spätestens zwei Monate nach dem sich aus Absatz 1 Nr. 1 ergebenden Datum zu übermitteln. [2] Soweit es zur wirksamen Verringerung der Behandlung mit Arzneimitteln, die antibakteriell wirksame Stoffe enthalten, erforderlich ist, kann die zuständige Behörde gegenüber dem Tierhalter

1. anordnen, dass der Plan zu ändern oder zu ergänzen ist,

2. unter Berücksichtigung des Standes der veterinärmedizinischen Wissenschaft zur Verringerung der Behandlung mit Arzneimitteln, die antibakteriell wirksame Stoffe enthalten, Anordnungen treffen, insbesondere hinsichtlich
   a) der Beachtung von allgemein anerkannten Leitlinien über die Anwendung von Arzneimitteln, die antibakteriell wirksame Mittel enthalten, oder Teilen davon sowie
   b) einer Impfung der Tiere,
3. im Hinblick auf die Vorbeugung vor Erkrankungen unter Berücksichtigung des Standes der guten fachlichen Praxis in der Landwirtschaft oder der guten hygienischen Praxis in der Tierhaltung Anforderungen an die Haltung der Tiere anordnen, insbesondere hinsichtlich der Fütterung, der Hygiene, der Art und Weise der Mast einschließlich der Mastdauer, der Ausstattung der Ställe sowie deren Einrichtung und der Besatzdichte,
4. anordnen, dass Arzneimittel, die antibakteriell wirksame Stoffe enthalten, für einen bestimmten Zeitraum in einem Tierhaltungsbetrieb nur durch den Tierarzt angewendet werden dürfen, wenn die für die jeweilige von einem Tierhalter gehaltene Tierart, unter Berücksichtigung der Nutzungsart, festgestellte halbjährliche Therapiehäufigkeit zweimal in Folge erheblich oberhalb der Kennzahl 2 der bundesweiten Therapiehäufigkeit liegt.

[3]In der Anordnung nach Satz 2 Nr. 1 ist das Ziel der Änderung oder Ergänzung des Planes anzugeben. [4]In Anordnungen nach Satz 2 Nr. 2, 3 und 4 ist Vorsorge dafür zu treffen, dass die Tiere jederzeit die notwendige arzneiliche Versorgung erhalten. [5]Die zuständige Behörde kann dem Tierhalter gegenüber Maßnahmen nach Satz 2 Nr. 3 auch dann anordnen, wenn diese Rechte des Tierhalters aus Verwaltungsakten widerrufen oder aus anderen Rechtsvorschriften einschränken, sofern die erforderliche Verringerung der Behandlung mit Arzneimitteln, die antibakteriell wirksame Stoffe enthalten, nicht durch andere wirksame Maßnahmen erreicht werden kann und der zuständigen Behörde tatsächliche Erkenntnisse über die Wirksamkeit der weitergehenden Maßnahmen vorliegen. [6]Satz 5 gilt nicht, soweit unmittelbar geltende Rechtsvorschriften der Europäischen Gemeinschaft oder der Europäischen Union entgegenstehen.

(4) [1]Hat der Tierhalter Anordnungen nach Absatz 3 Satz 2 Nr. 1 bis 4, im Fall der Nummer 3 auch in Verbindung mit Satz 5, nicht befolgt und liegt die für die jeweilige von einem Tierhalter gehaltene Tierart unter Berücksichtigung der Nutzungsart festgestellte halbjährliche Therapiehäufigkeit deshalb wiederholt oberhalb der Kennzahl 2 der bundesweiten Therapiehäufigkeit, kann die zuständige Behörde das Ru-

hen der Tierhaltung im Betrieb des Tierhalters für einen bestimmten Zeitraum, längstens für drei Jahre, anordnen. [2]Die Anordnung des Ruhens der Tierhaltung ist aufzuheben, sobald sichergestellt ist, dass die in Satz 1 bezeichneten Anordnungen befolgt werden.

§ 58e Verordnungsermächtigungen

(1) [1]Das Bundesministerium für Ernährung und Landwirtschaft wird ermächtigt, im Einvernehmen mit dem Bundesministerium durch Rechtsverordnung mit Zustimmung des Bundesrates das Nähere über Art, Form und Inhalt der Mitteilungen des Tierhalters nach § 58a Abs. 1 oder § 58b zu regeln. [2]In der Rechtsverordnung nach Satz 1 kann vorgesehen werden, dass

1. die Mitteilungen nach § 58b Abs. 1 oder 3 durch die Übermittlung von Angaben oder Aufzeichnungen ersetzt werden können, die auf Grund anderer arzneimittelrechtlicher Vorschriften, insbesondere auf Grund einer Verordnung nach § 57 Abs. 2, vorzunehmen sind,
2. Betriebe bis zu einer bestimmten Bestandsgröße von den Anforderungen nach § 58a und § 58b ausgenommen werden.

[3]Eine Rechtsverordnung nach Satz 2 Nr. 2 darf nur erlassen werden, soweit

1. durch die Ausnahme der Betriebe das Erreichen des Zieles der Verringerung der Behandlung mit Arzneimitteln, die antibakteriell wirksame Stoffe enthalten, nicht gefährdet wird und
2. die Repräsentativität der Ermittlung der Kennzahlen der bundesweiten halbjährlichen Therapiehäufigkeit erhalten bleibt.

(2) Das Bundesministerium für Ernährung und Landwirtschaft wird ermächtigt, im Einvernehmen mit dem Bundesministerium durch Rechtsverordnung mit Zustimmung des Bundesrates

1. zum Zweck der Ermittlung des Medians und der Quartile der bundesweiten halbjährlichen Therapiehäufigkeit Anforderungen und Einzelheiten der Berechnung der Kennzahlen festzulegen,
2. die näheren Einzelheiten einschließlich des Verfahrens zur
   a) Auskunftserteilung nach § 58c Abs. 5,
   b) Löschung der Daten nach § 58c Abs. 6

zu regeln.

(3) Das Bundesministerium für Ernährung und Landwirtschaft wird ermächtigt, im Einvernehmen mit dem Bundesministerium durch Rechtsverordnung mit Zustimmung des Bundesrates die näheren Einzelheiten über

1. die Aufzeichnung nach § 58d Abs. 1 Nr. 2,
2. Inhalt und Umfang des in § 58d Abs. 2 Satz 1 Nr. 2 genannten Planes zur Verringerung der Behandlung mit Arzneimitteln, die antibakteriell wirksame Stoffe enthalten, sowie
3. die Anforderung an die Übermittlung einschließlich des Verfahrens nach § 58d Abs. 3 Satz 1

zu regeln.

(4) [1]Das Bundesministerium für Ernährung und Landwirtschaft wird ermächtigt, im Einvernehmen mit dem Bundesministerium durch Rechtsverordnung mit Zustimmung des Bundesrates Fische, die der Gewinnung von Lebensmitteln dienen, in den Anwendungsbereich der §§ 58a bis 58f und der zur Durchführung dieser Vorschriften erlassenen Rechtsverordnungen einzubeziehen, soweit dies für das Erreichen des Zieles der Verringerung der Behandlung mit Arzneimitteln, die antibakteriell wirksame Stoffe enthalten, erforderlich ist. [2]Eine Rechtsverordnung nach Satz 1 darf erstmals erlassen werden, wenn die Ergebnisse eines bundesweit durchgeführten behördlichen oder im Auftrag einer Behörde bundesweit durchgeführten Forschungsvorhabens über die Behandlung mit Arzneimitteln, die antibakteriell wirksame Stoffe enthalten, bei Fischen, die der Gewinnung von Lebensmitteln dienen, im Bundesanzeiger veröffentlicht worden sind.

§ 58f
Verwendung von Daten

[1]Die Daten nach den §§ 58a bis 58d dürfen ausschließlich zum Zweck der Ermittlung und der Berechnung der Therapiehäufigkeit, der Überwachung der Einhaltung der §§ 58a bis 58d und zur Verfolgung und Ahndung von Verstößen gegen arzneimittelrechtliche Vorschriften verarbeitet und genutzt werden. [2]Abweichend von Satz 1 darf die zuständige Behörde, soweit sie Grund zu der Annahme hat, dass ein Verstoß gegen das Lebensmittel- und Futtermittelrecht, das Tierschutzrecht oder das Tierseuchenrecht vorliegt, die Daten nach den §§ 58a bis 58d an die für die Verfolgung von Verstößen zuständigen Behörden übermitteln, soweit diese Daten für die Verfolgung des Verstoßes erforderlich sind.

§ 58g
Evaluierung

Das Bundesministerium für Ernährung und Landwirtschaft berichtet dem Deutschen Bundestag fünf Jahre nach Inkrafttreten dieses Gesetzes über die Wirksamkeit der nach den §§ 58a bis 58d getroffenen Maßnahmen.

§ 59
Klinische Prüfung und Rückstandsprüfung bei Tieren, die der Lebensmittelgewinnung dienen

(1) Ein Arzneimittel im Sinne des § 2 Abs. 1 oder Abs. 2 Nr. 1 darf abweichend von § 56a Abs. 1 vom Hersteller oder in dessen Auftrag zum Zweck der klinischen Prüfung und der Rückstandsprüfung angewendet werden, wenn sich die Anwendung auf eine Prüfung beschränkt, die nach Art und Umfang nach dem jeweiligen Stand der wissenschaftlichen Erkenntnisse erforderlich ist.

(2) [1]Von den Tieren, bei denen diese Prüfungen durchgeführt werden, dürfen Lebensmittel nicht gewonnen werden. [2]Satz 1 gilt nicht, wenn die zuständige Bundesoberbehörde eine angemessene Wartezeit festgelegt hat. [3]Die Wartezeit muss

1. mindestens der Wartezeit nach der Verordnung über tierärztliche Hausapotheken entsprechen und gegebenenfalls einen Sicherheitsfaktor einschließen, mit dem die Art des Arzneimittels berücksichtigt wird, oder,
2. wenn Höchstmengen für Rückstände im Anhang der Verordnung (EU) Nr. 37/2010 festgelegt wurden, sicherstellen, dass diese Höchstmengen in den Lebensmitteln, die von den Tieren gewonnen werden, nicht überschritten werden.

[4]Der Hersteller hat der zuständigen Bundesoberbehörde Prüfungsergebnisse über Rückstände der angewendeten Arzneimittel und ihrer Umwandlungsprodukte in Lebensmitteln unter Angabe der angewandten Nachweisverfahren vorzulegen.

(3) Wird eine klinische Prüfung oder Rückstandsprüfung bei Tieren durchgeführt, die der Gewinnung von Lebensmitteln dienen, muss die Anzeige nach § 67 Abs. 1 Satz 1 zusätzlich folgende Angaben enthalten:

1. Name und Anschrift des Herstellers und der Personen, die in seinem Auftrag Prüfungen durchführen,
2. Art und Zweck der Prüfung,
3. Art und Zahl der für die Prüfung vorgesehenen Tiere,

4. Ort, Beginn und voraussichtliche Dauer der Prüfung,
5. Angaben zur vorgesehenen Verwendung der tierischen Erzeugnisse, die während oder nach Abschluss der Prüfung gewonnen werden.

(4) Über die durchgeführten Prüfungen sind Aufzeichnungen zu führen, die der zuständigen Behörde auf Verlangen vorzulegen sind.

§ 59a
Verkehr mit Stoffen und Zubereitungen aus Stoffen

(1) [1]Personen, Betriebe und Einrichtungen, die in § 47 Abs. 1 aufgeführt sind, dürfen Stoffe oder Zubereitungen aus Stoffen, die auf Grund einer Rechtsverordnung nach § 6 bei der Herstellung von Arzneimitteln für Tiere nicht verwendet werden dürfen, zur Herstellung solcher Arzneimittel oder zur Anwendung bei Tieren nicht erwerben und für eine solche Herstellung oder Anwendung nicht anbieten, lagern, verpacken, mit sich führen oder in den Verkehr bringen. [2]Tierhalter sowie andere Personen, Betriebe und Einrichtungen, die in § 47 Abs. 1 nicht aufgeführt sind, dürfen solche Stoffe oder Zubereitungen nicht erwerben, lagern, verpacken oder mit sich führen, es sei denn, dass sie für eine durch Rechtsverordnung nach § 6 nicht verbotene Herstellung oder Anwendung bestimmt sind.

(2) [1]Tierärzte dürfen Stoffe oder Zubereitungen aus Stoffen, die nicht für den Verkehr außerhalb der Apotheken freigegeben sind, zur Anwendung bei Tieren nur beziehen und solche Stoffe oder Zubereitungen dürfen an Tierärzte nur abgegeben werden, wenn sie als Arzneimittel zugelassen sind oder sie auf Grund des § 21 Abs. 2 Nr. 3 oder 5 oder auf Grund einer Rechtsverordnung nach § 36 ohne Zulassung in den Verkehr gebracht werden dürfen. [2]Tierhalter dürfen sie für eine Anwendung bei Tieren nur erwerben oder lagern, wenn sie von einem Tierarzt als Arzneimittel verschrieben oder durch einen Tierarzt abgegeben worden sind. [3]Andere Personen, Betriebe und Einrichtungen, die in § 47 Abs. 1 nicht aufgeführt sind, dürfen durch Rechtsverordnung nach § 48 bestimmte Stoffe oder Zubereitungen aus Stoffen nicht erwerben, lagern, verpacken, mit sich führen oder in den Verkehr bringen, es sei denn, dass die Stoffe oder Zubereitungen für einen anderen Zweck als zur Anwendung bei Tieren bestimmt sind.

(3) Die futtermittelrechtlichen Vorschriften bleiben unberührt.

§ 59b
Stoffe zur Durchführung von Rückstandskontrollen

[1] Der pharmazeutische Unternehmer hat für Arzneimittel, die zur Anwendung bei Tieren bestimmt sind, die der Gewinnung von Lebensmitteln dienen, der zuständigen Behörde die zur Durchführung von Rückstandskontrollen erforderlichen Stoffe auf Verlangen in ausreichender Menge gegen eine angemessene Entschädigung zu überlassen. [2] Für Arzneimittel, die von dem pharmazeutischen Unternehmer nicht mehr in den Verkehr gebracht werden, gelten die Verpflichtungen nach Satz 1 bis zum Ablauf von drei Jahren nach dem Zeitpunkt des letztmaligen Inverkehrbringens durch den pharmazeutischen Unternehmer, höchstens jedoch bis zu dem nach § 10 Abs. 7 angegebenen Verfalldatum der zuletzt in Verkehr gebrachten Charge.

§ 59c
Nachweispflichten für Stoffe, die als Tierarzneimittel verwendet werden können

[1] Betriebe und Einrichtungen, die Stoffe oder Zubereitungen aus Stoffen, die als Tierarzneimittel oder zur Herstellung von Tierarzneimitteln verwendet werden können und anabole, infektionshemmende, parasitenabwehrende, entzündungshemmende, hormonale oder psychotrope Eigenschaften aufweisen, herstellen, lagern, einführen oder in den Verkehr bringen, haben Nachweise über den Bezug oder die Abgabe dieser Stoffe oder Zubereitungen aus Stoffen zu führen, aus denen sich Vorlieferant oder Empfänger sowie die jeweils erhaltene oder abgegebene Menge ergeben, diese Nachweise mindestens drei Jahre aufzubewahren und auf Verlangen der zuständigen Behörde vorzulegen. [2] Satz 1 gilt auch für Personen, die diese Tätigkeiten berufsmäßig ausüben. [3] Soweit es sich um Stoffe oder Zubereitungen aus Stoffen mit thyreostatischer, östrogener, androgener oder gestagener Wirkung oder ß-Agonisten mit anaboler Wirkung handelt, sind diese Nachweise in Form eines Registers zu führen, in dem die hergestellten oder erworbenen Mengen sowie die zur Herstellung von Arzneimitteln veräußerten oder verwendeten Mengen chronologisch unter Angabe des Vorlieferanten und Empfängers erfasst werden.

§ 59d
Verabreichung pharmakologisch wirksamer Stoffe an Tiere, die der Lebensmittelgewinnung dienen

[1] Pharmakologisch wirksame Stoffe, die

1. als verbotene Stoffe in Tabelle 2 des Anhangs der Verordnung (EU) Nr. 37/2010 der Kommission vom 22. Dezember 2009 über pharmakologisch wirksame

Stoffe und ihre Einstufung hinsichtlich der Rückstandshöchstmengen in Lebensmitteln tierischen Ursprungs (ABl. L 15 vom 20.1.2010, S. 1), die zuletzt durch die Durchführungsverordnung (EU) Nr. 489/2013 (ABl. L 141 vom 28.5.2013, S. 4) geändert worden ist, oder

2. nicht im Anhang der Verordnung (EU) Nr. 37/2010

aufgeführt sind, dürfen einem der Lebensmittelgewinnung dienenden Tier nicht verabreicht werden. [2]Satz 1 gilt nicht in den Fällen des § 56a Abs. 2a und des Artikels 16 Abs. 2 der Verordnung (EG) Nr. 470/2009 sowie für die Verabreichung von Futtermitteln, die zugelassene Futtermittelzusatzstoffe enthalten.

§ 60
Heimtiere

(1) Auf Arzneimittel, die ausschließlich zur Anwendung bei Zierfischen, Zier- oder Singvögeln, Brieftauben, Terrarientieren, Kleinnagern, Frettchen oder nicht der Gewinnung von Lebensmitteln dienenden Kaninchen bestimmt und für den Verkehr außerhalb der Apotheken zugelassen sind, finden die Vorschriften der §§ 21 bis 39d und 50 keine Anwendung.

(2) Die Vorschriften über die Herstellung von Arzneimitteln finden mit der Maßgabe Anwendung, dass der Nachweis einer zweijährigen praktischen Tätigkeit nach § 15 Abs. 1 entfällt.

(3) Das Bundesministerium für Ernährung und Landwirtschaft wird ermächtigt, im Einvernehmen mit dem Bundesministerium für Wirtschaft und Energie und dem Bundesministerium durch Rechtsverordnung mit Zustimmung des Bundesrates die Vorschriften über die Zulassung auf Arzneimittel für die in Absatz 1 genannten Tiere auszudehnen, soweit es geboten ist, um eine unmittelbare oder mittelbare Gefährdung der Gesundheit von Mensch oder Tier zu verhüten.

(4) Die zuständige Behörde kann Ausnahmen von § 43 Abs. 5 Satz 1 zulassen, soweit es sich um die Arzneimittelversorgung der in Absatz 1 genannten Tiere handelt.

§ 61
Befugnisse tierärztlicher Bildungsstätten

Einrichtungen der tierärztlichen Bildungsstätten im Hochschulbereich, die der Arzneimittelversorgung der dort behandelten Tiere dienen und von einem Tierarzt oder Apotheker geleitet werden, haben die Rechte und Pflichten, die ein Tierarzt nach den Vorschriften dieses Gesetzes hat.

Zehnter Abschnitt
Pharmakovigilanz

§ 62
Organisation des Pharmakovigilanz-Systems der zuständigen Bundesoberbehörde

(1) [1]Die zuständige Bundesoberbehörde hat zur Verhütung einer unmittelbaren oder mittelbaren Gefährdung der Gesundheit von Mensch oder Tier die bei der Anwendung von Arzneimitteln auftretenden Risiken, insbesondere Nebenwirkungen, Wechselwirkungen mit anderen Mitteln, Risiken durch gefälschte Arzneimittel oder gefälschte Wirkstoffe sowie potenzielle Risiken für die Umwelt aufgrund der Anwendung eines Tierarzneimittels, zentral zu erfassen, auszuwerten und die nach diesem Gesetz zu ergreifenden Maßnahmen zu koordinieren. [2]Sie wirkt dabei mit den Dienststellen der Weltgesundheitsorganisation, der Europäischen Arzneimittel-Agentur, den Arzneimittelbehörden anderer Länder, den Gesundheits- und Veterinärbehörden der Bundesländer, den Arzneimittelkommissionen der Kammern der Heilberufe, nationalen Pharmakovigilanzzentren sowie mit anderen Stellen zusammen, die bei der Durchführung ihrer Aufgaben Arzneimittelrisiken erfassen. [3]Die zuständige Bundesoberbehörde kann die Öffentlichkeit über Arzneimittelrisiken und beabsichtigte Maßnahmen informieren. [4]Die Bundesoberbehörde betreibt ein Pharmakovigilanz-System. [5]Soweit sie für Arzneimittel, die zur Anwendung bei Menschen bestimmt sind, zuständig ist, führt sie regelmäßig Audits ihres Pharmakovigilanz-Systems durch und erstattet der Europäischen Kommission alle zwei Jahre Bericht, erstmals zum 21. September 2013.

(2) [1]Die zuständige Bundesoberbehörde erfasst alle Verdachtsfälle von Nebenwirkungen, von denen sie Kenntnis erlangt. [2]Meldungen von Patienten und Angehörigen der Gesundheitsberufe können in jeder Form, insbesondere auch elektronisch, erfolgen. [3]Meldungen von Inhabern der Zulassung nach § 63c erfolgen elektronisch. [4]Die zuständige Bundesoberbehörde stellt durch Sammeln von Informationen und erforderlichenfalls durch Nachverfolgung von Berichten über vermutete Nebenwirkungen sicher, dass alle geeigneten Maßnahmen getroffen werden, um sämtliche biologische Arzneimittel, die im Geltungsbereich dieses Gesetzes verschrieben, abgegeben oder verkauft werden und über die Verdachtsfälle von Nebenwirkungen berichtet wurden, klar zu identifizieren, wobei der Name des Arzneimittels und die Nummer der Herstellungscharge genau angegeben werden sollen.

(3)*) 1Die zuständige Bundesoberbehörde hat bei Arzneimitteln, die zur Anwendung bei Menschen bestimmt sind, jeden ihr gemeldeten und im Inland aufgetretenen Verdachtsfall einer schwerwiegenden Nebenwirkung innerhalb von 15 Tagen und jeden ihr gemeldeten und im Inland aufgetretenen Verdachtsfall einer nicht schwerwiegenden Nebenwirkung innerhalb von 90 Tagen elektronisch an die Datenbank nach Artikel 24 der Verordnung (EG) Nr. 726/2004 (EudraVigilance-Datenbank) und erforderlichenfalls an den Inhaber der Zulassung zu übermitteln. 2Die zuständige Bundesoberbehörde hat bei Arzneimitteln, die zur Anwendung bei Tieren bestimmt sind, jeden ihr gemeldeten und im Inland aufgetretenen Verdachtsfall einer schwerwiegenden Nebenwirkung unverzüglich, spätestens aber innerhalb von 15 Tagen nach Bekanntwerden, an die Europäische Arzneimittel-Agentur und an den Inhaber der Zulassung, wenn dieser noch keine Kenntnis hat, zu übermitteln. 3Die zuständige Bundesoberbehörde arbeitet mit der Europäischen Arzneimittel-Agentur und dem Inhaber der Zulassung zusammen, um insbesondere Doppelerfassungen von Verdachtsmeldungen festzustellen. 4Die zuständige Bundesoberbehörde beteiligt, soweit erforderlich, auch Patienten, Angehörige der Gesundheitsberufe oder den Inhaber der Zulassung an der Nachverfolgung der erhaltenen Meldungen.

(4) Die zuständige Bundesoberbehörde kontrolliert die Verwaltung der Mittel für die Tätigkeiten im Zusammenhang mit der Pharmakovigilanz, dem Betrieb der Kommunikationsnetze und der Marktüberwachung, damit ihre Unabhängigkeit bei der Durchführung dieser Pharmakovigilanz-Tätigkeiten gewahrt bleibt.

(5) Bei Arzneimitteln, die zur Anwendung bei Menschen bestimmt sind, trifft die zuständige Bundesoberbehörde in Zusammenarbeit mit der Europäischen Arzneimittel-Agentur insbesondere folgende Maßnahmen:

1. sie überwacht die Ergebnisse von Maßnahmen zur Risikominimierung, die Teil von Risikomanagement-Plänen sind, und die Auflagen nach § 28 Abs. 3, 3a und 3b,
2. sie beurteilt Aktualisierungen des Risikomanagement-Systems,

*) In § 62 Abs. 3 Satz 1 werden die Wörter *„und erforderlichenfalls an den Inhaber der Zulassung“* bei Beibehaltung des Wortlautes des (neuen) Absatzes 3 sechs Monate, nachdem die Europäische Arzneimittel-Agentur bekannt gegeben hat, dass die Datenbank nach Artikel 24 der Verordnung (EG) Nr. 726/2004 über die erforderliche Funktion nach Artikel 2 Abs. 3 der Richtlinie 2010/84/EU verfügt, gestrichen. (Anmerkung der Redaktion: Art. 2 Nr. 1 Zweites AMG-Änderungsgesetz 2012 vom 19.10.2012, BGBl. I S. 2192 ist – nach Angaben des Gesetzgebers – demzufolge entsprechend dieser Auslegung zu interpretieren).

3. sie wertet Daten in der EudraVigilance-Datenbank aus, um zu ermitteln, ob es neue oder veränderte Risiken gibt und ob das Nutzen-Risiko-Verhältnis von Arzneimitteln davon beeinflusst wird.

(6) 1 Die zuständige Bundesoberbehörde kann in Betrieben und Einrichtungen, die Arzneimittel herstellen oder in den Verkehr bringen oder klinisch prüfen, die Sammlung und Auswertung von Arzneimittelrisiken und die Koordinierung notwendiger Maßnahmen überprüfen. 2 Zu diesem Zweck können Beauftragte der zuständigen Bundesoberbehörde im Benehmen mit der zuständigen Behörde Betriebs- und Geschäftsräume zu den üblichen Geschäftszeiten betreten, Unterlagen einschließlich der Pharmakovigilanz-Stammdokumentation einsehen sowie Auskünfte verlangen. 3 Satz 1 gilt auch für von Betrieben und Einrichtungen nach Satz 1 beauftragte Unternehmen. 4 Über die Inspektion ist ein Bericht zu erstellen. 5 Der Bericht ist den Betrieben und Einrichtungen nach Satz 1 zur Stellungnahme zu geben. 6 Führt eine Inspektion zu dem Ergebnis, dass der Zulassungsinhaber die Anforderungen des Pharmakovigilanz-Systems, wie in der Pharmakovigilanz-Stammdokumentation beschrieben, und insbesondere die Anforderungen des Zehnten Abschnitts nicht erfüllt, so weist die zuständige Bundesoberbehörde den Zulassungsinhaber auf die festgestellten Mängel hin und gibt ihm Gelegenheit zur Stellungnahme. 7 Die zuständige Bundesoberbehörde informiert in solchen Fällen, sofern es sich um Betriebe und Einrichtungen handelt, die Arzneimittel zur Anwendung beim Menschen herstellen, in Verkehr bringen oder prüfen, die zuständigen Behörden anderer Mitgliedstaaten, die Europäische Arzneimittel-Agentur und die Europäische Kommission.

§ 63
Stufenplan

1 Die Bundesregierung erstellt durch allgemeine Verwaltungsvorschrift mit Zustimmung des Bundesrates zur Durchführung der Aufgaben nach § 62 einen Stufenplan. 2 In diesem werden die Zusammenarbeit der beteiligten Behörden und Stellen auf den verschiedenen Gefahrenstufen, die Einschaltung der pharmazeutischen Unternehmer sowie die Beteiligung der oder des Beauftragten der Bundesregierung für die Belange der Patientinnen und Patienten näher geregelt und die jeweils nach den Vorschriften dieses Gesetzes zu ergreifenden Maßnahmen bestimmt. 3 In dem Stufenplan können ferner Informationsmittel und -wege bestimmt werden.

§ 63a
Stufenplanbeauftragter

(1) [1]Wer als pharmazeutischer Unternehmer Fertigarzneimittel, die Arzneimittel im Sinne des § 2 Abs. 1 oder Abs. 2 Nr. 1 sind, in den Verkehr bringt, hat eine in einem Mitgliedstaat der Europäischen Union ansässige qualifizierte Person mit der erforderlichen Sachkenntnis und der zur Ausübung ihrer Tätigkeit erforderlichen Zuverlässigkeit (Stufenplanbeauftragter) zu beauftragen, ein Pharmakovigilanzsystem einzurichten, zu führen und bekannt gewordene Meldungen über Arzneimittelrisiken zu sammeln, zu bewerten und die notwendigen Maßnahmen zu koordinieren. [2]Satz 1 gilt nicht für Personen, soweit sie nach § 13 Abs. 2 Satz 1 Nr. 1, 2, 3, 5 oder Abs. 2b keiner Herstellungserlaubnis bedürfen. [3]Der Stufenplanbeauftragte ist für die Erfüllung von Anzeigepflichten verantwortlich, soweit sie Arzneimittelrisiken betreffen. [4]Er hat ferner sicherzustellen, dass auf Verlangen der zuständigen Bundesoberbehörde weitere Informationen für die Beurteilung des Nutzen-Risiko-Verhältnisses eines Arzneimittels, einschließlich eigener Bewertungen, unverzüglich und vollständig übermittelt werden. [5]Das Nähere regelt die Arzneimittel- und Wirkstoffherstellungsverordnung. [6]Andere Personen als in Satz 1 bezeichnet dürfen eine Tätigkeit als Stufenplanbeauftragter nicht ausüben.

(2) Der Stufenplanbeauftragte kann gleichzeitig sachkundige Person nach § 14 oder verantwortliche Person nach § 20c sein.

(3) [1]Der pharmazeutische Unternehmer hat der zuständigen Behörde und der zuständigen Bundesoberbehörde den Stufenplanbeauftragten und jeden Wechsel vorher mitzuteilen. [2]Bei einem unvorhergesehenen Wechsel des Stufenplanbeauftragten hat die Mitteilung unverzüglich zu erfolgen.

§ 63b
Allgemeine Pharmakovigilanz-Pflichten des Inhabers der Zulassung

(1) Der Inhaber der Zulassung ist verpflichtet, ein Pharmakovigilanz-System einzurichten und zu betreiben.

(2) Der Inhaber der Zulassung ist verpflichtet, bei Arzneimitteln, die zur Anwendung bei Menschen bestimmt sind,

1. anhand seines Pharmakovigilanz-Systems sämtliche Informationen wissenschaftlich auszuwerten, Möglichkeiten der Risikominimierung und -vermeidung zu prüfen und erforderlichenfalls unverzüglich Maßnahmen zur Risikominimierung und -vermeidung zu ergreifen,
2. sein Pharmakovigilanz-System regelmäßig in angemessenen Intervallen Audits zu unterziehen; dabei hat er die wichtigsten Ergebnisse in seiner Pharmako-

vigilanz-Stammdokumentation zu vermerken und sicherzustellen, dass Maßnahmen zur Mängelbeseitigung ergriffen werden; wenn die Maßnahmen zur Mängelbeseitigung vollständig durchgeführt sind, kann der Vermerk gelöscht werden,

3. eine Pharmakovigilanz-Stammdokumentation zu führen und diese auf Anfrage zur Verfügung zu stellen,
4. ein Risikomanagement-System für jedes einzelne Arzneimittel zu betreiben, das nach dem 26. Oktober 2012 zugelassen worden ist oder für das eine Auflage nach § 28 Abs. 3b Satz 1 Nr. 1 erteilt worden ist,
5. die Ergebnisse von Maßnahmen zur Risikominimierung zu überwachen, die Teil des Risikomanagement-Plans sind oder die als Auflagen nach § 28 Abs. 3, 3a bis 3c genannt worden sind, und
6. das Risikomanagement-System zu aktualisieren und Pharmakovigilanz-Daten zu überwachen, um zu ermitteln, ob es neue Risiken gibt, sich bestehende Risiken verändert haben oder sich das Nutzen-Risiko-Verhältnis von Arzneimitteln geändert hat.

(3) [1]Der Inhaber der Zulassung darf im Zusammenhang mit dem zugelassenen Arzneimittel keine die Pharmakovigilanz betreffenden Informationen ohne vorherige oder gleichzeitige Mitteilung an die zuständige Bundesoberbehörde sowie bei Arzneimitteln, die zur Anwendung bei Menschen bestimmt sind, auch an die Europäische Arzneimittel-Agentur und die Europäische Kommission öffentlich bekannt machen. [2]Er stellt sicher, dass solche Informationen in objektiver und nicht irreführender Weise dargelegt werden.

§ 63c
Dokumentations- und Meldepflichten des Inhabers der Zulassung für Arzneimittel, die zur Anwendung bei Menschen bestimmt sind, für Verdachtsfälle von Nebenwirkungen

(1) Der Inhaber der Zulassung hat Unterlagen über alle Verdachtsfälle von Nebenwirkungen sowie Angaben über abgegebene Mengen zu führen.

(2)*)**) [1]Der Inhaber der Zulassung hat ferner

1. jeden ihm bekannt gewordenen Verdachtsfall einer schwerwiegenden Nebenwirkung, der im Inland aufgetreten ist, zu erfassen und der zuständigen Bundesoberbehörde unverzüglich, spätestens aber innerhalb von 15 Tagen nach Bekanntwerden,

2. jeden ihm bekannt gewordenen Verdachtsfall einer schwerwiegenden Nebenwirkung, der in einem Drittland aufgetreten ist, zu erfassen und der zuständigen Bundesoberbehörde sowie der Europäischen Arzneimittel-Agentur unverzüglich, spätestens aber innerhalb von 15 Tagen nach Bekanntwerden

elektronisch anzuzeigen. [2]Die zuständige Bundesoberbehörde kann vom Inhaber der Zulassung verlangen, auch Verdachtsfälle von nicht schwerwiegenden Nebenwirkungen, die im Inland aufgetreten sind, zu erfassen und ihr unverzüglich, spätestens aber innerhalb von 90 Tagen nach Bekanntwerden, elektronisch anzuzeigen.

*) § 63c Abs. 2 tritt gemäß Artikel 14 Abs. 2 des Zweiten Gesetzes zur Änderung arzneimittelrechtlicher und anderer Vorschriften vom 19. Oktober 2012 (BGBl. I 2012, Nr. 50 vom 25. Oktober 2012, S. 2192) sechs Monate, nachdem die Europäische Arzneimittel-Agentur bekannt gegeben hat, dass die Datenbank nach Artikel 24 der Verordnung (EG) Nr. 726/2004 über die erforderliche Funktion nach Artikel 2 Abs. 3 der Richtlinie 2010/84/EU, der auf Artikel 107 Abs. 3 der Richtlinie 2001/83/EG Bezug nimmt, verfügt, außer Kraft.

**) § 63c Abs. 2 wird gemäß Artikel 15 Abs. 7 und Artikel 2 Nr. 2 des Zweiten Gesetzes zur Änderung arzneimittelrechtlicher und anderer Vorschriften vom 19. Oktober 2012 (BGBl. I 2012, Nr. 50 vom 25. Oktober 2012, S. 2192) sechs Monate, nachdem die Europäische Arzneimittel-Agentur bekannt gegeben hat, dass die Datenbank nach Artikel 24 der Verordnung (EG) Nr. 726/2004 über die erforderliche Funktion nach Artikel 2 Abs. 3 der Richtlinie 2010/84/EU verfügt, wie folgt gefasst:

(2) [1]Der Inhaber der Zulassung übermittelt alle Informationen über sämtliche Verdachtsfälle von

1. schwerwiegenden Nebenwirkungen, die im In- oder Ausland auftreten, innerhalb von 15 Tagen,
2. nicht schwerwiegenden Nebenwirkungen, die im Inland oder einem Mitgliedstaat der Europäischen Union auftreten, innerhalb von 90 Tagen

nach Bekanntwerden elektronisch an die EudraVigilance-Datenbank nach Artikel 24 der Verordnung (EG) Nr. 726/2004. [2]Bei Arzneimitteln mit Wirkstoffen, auf die sich die Liste von Veröffentlichungen bezieht, die die Europäische Arzneimittel-Agentur gemäß Artikel 27 der Verordnung (EG) Nr. 726/2004 auswertet, muss der Inhaber der Zulassung die in der angeführten medizinischen Fachliteratur verzeichneten Verdachtsfälle von Nebenwirkungen nicht an die EudraVigilance-Datenbank übermitteln; er muss aber die anderweitige medizinische Fachliteratur auswerten und alle Verdachtsfälle über Nebenwirkungen entsprechend Satz 1 melden. [3]Inhaber der Registrierung nach § 38 oder § 39a oder pharmazeutische Unternehmer, die nicht Inhaber der Registrierung nach § 38 oder nach § 39a sind und die ein von der Pflicht zur Registrierung freigestelltes homöopathisches Arzneimittel oder ein traditionell pflanzliches Arzneimittel in den Verkehr bringen, übermitteln Informationen nach Satz 1 an die zuständige Bundesoberbehörde.

(3) Der Inhaber der Zulassung muss gewährleisten, dass alle Verdachtsmeldungen von Nebenwirkungen bei Arzneimitteln, die zur Anwendung bei Menschen bestimmt sind, bei einer zentralen Stelle im Unternehmen in der Europäischen Union verfügbar sind.

(4) [1]Die Absätze 1 bis 3, § 62 Abs. 6 und § 63b gelten entsprechend

1. für den Inhaber der Registrierung nach § 39a,
2. für einen pharmazeutischen Unternehmer, der nicht Inhaber der Zulassung oder Inhaber der Registrierung nach § 39a ist und der ein zulassungspflichtiges oder ein von der Pflicht zur Zulassung freigestelltes oder ein traditionelles pflanzliches Arzneimittel in den Verkehr bringt.

[2]Die Absätze 1 bis 3 gelten entsprechend

1. für den Inhaber der Registrierung nach § 38,
2. für einen pharmazeutischen Unternehmer, der nicht Inhaber der Registrierung nach § 38 ist und ein registrierungspflichtiges oder von der Pflicht zur Registrierung freigestelltes homöopathisches Arzneimittel in den Verkehr bringt,
3. für den Antragsteller vor Erteilung der Zulassung.

[3]Die Absätze 1 bis 3 gelten unabhängig davon, ob sich das Arzneimittel noch im Verkehr befindet oder die Zulassung oder die Registrierung noch besteht. [4]Die Erfüllung der Verpflichtungen nach den Absätzen 1 bis 3 kann durch schriftliche Vereinbarung zwischen dem Inhaber der Zulassung und dem pharmazeutischen Unternehmer, der nicht Inhaber der Zulassung ist, ganz oder teilweise auf den Inhaber der Zulassung übertragen werden.

(5)*) [1]Die Absätze 1 bis 4 finden keine Anwendung auf Arzneimittel, für die von der Europäischen Gemeinschaft oder der Europäischen Union eine Genehmigung für das Inverkehrbringen erteilt worden ist. [2]Für diese Arzneimittel gelten die Verpflichtungen des pharmazeutischen Unternehmers nach der Verordnung (EG)

*) In § 63c Abs. 5 Satz 2 werden die Wörter „mit der Maßgabe, dass im Geltungsbereich des Gesetzes die Verpflichtung zur Mitteilung an die Mitgliedstaaten oder zur Unterrichtung der Mitgliedstaaten gegenüber der jeweils zuständigen Bundesoberbehörde besteht" sechs Monate, nachdem die Europäische Arzneimittel-Agentur bekannt gegeben hat, dass die Datenbank nach Artikel 24 der Verordnung (EG) Nr. 726/2004 über die erforderliche Funktion nach Artikel 2 Abs. 3 der Richtlinie 2010/84/EU verfügt, gestrichen.

Nr. 726/2004 in der jeweils geltenden Fassung mit der Maßgabe, dass im Geltungsbereich des Gesetzes die Verpflichtung zur Mitteilung an die Mitgliedstaaten oder zur Unterrichtung der Mitgliedstaaten gegenüber der jeweils zuständigen Bundesoberbehörde besteht. [3]Bei Arzneimitteln, bei denen eine Zulassung der zuständigen Bundesoberbehörde Grundlage der gegenseitigen Anerkennung ist oder bei denen eine Bundesoberbehörde Berichterstatter in einem Schiedsverfahren nach Artikel 32 der Richtlinie 2001/83/EG ist, übernimmt die zuständige Bundesoberbehörde die Verantwortung für die Analyse und Überwachung aller Verdachtsfälle schwerwiegender Nebenwirkungen, die in der Europäischen Union auftreten; dies gilt auch für Arzneimittel, die im dezentralisierten Verfahren zugelassen worden sind.

§ 63d
Regelmäßige aktualisierte Unbedenklichkeitsberichte

(1) Der Inhaber der Zulassung übermittelt regelmäßige aktualisierte Unbedenklichkeitsberichte, die Folgendes enthalten:

1. Zusammenfassungen von Daten, die für die Beurteilung des Nutzens und der Risiken eines Arzneimittels von Interesse sind, einschließlich der Ergebnisse aller Prüfungen, die Auswirkungen auf die Zulassung haben können,
2. eine wissenschaftliche Bewertung des Nutzen-Risiko-Verhältnisses des Arzneimittels, die auf sämtlichen verfügbaren Daten beruht, auch auf Daten aus klinischen Prüfungen für Indikationen und Bevölkerungsgruppen, die nicht der Zulassung entsprechen,
3. alle Daten im Zusammenhang mit der Absatzmenge des Arzneimittels sowie alle ihm vorliegenden Daten im Zusammenhang mit dem Verschreibungsvolumen, einschließlich einer Schätzung der Anzahl der Personen, die das Arzneimittel anwenden.

(2)*)**) Die Unbedenklichkeitsberichte sind elektronisch an die zuständige Bundesoberbehörde zu übermitteln.

*) § 63d Abs. 2 tritt gemäß Artikel 14 Abs. 3 des Zweiten Gesetzes zur Änderung arzneimittelrechtlicher und anderer Vorschriften vom 19. Oktober 2012 (BGBl. I 2012, Nr. 50 vom 25. Oktober 2012, S. 2192) zwölf Monate, nachdem die Europäische Arzneimittel-Agentur bekannt gegeben hat, dass der Datenspeicher über seine Funktionsfähigkeit verfügt, außer Kraft.

**) § 63d Abs. 2 wird gemäß Artikel 15 Abs. 8 und Artikel 2 Nr. 3 des Zweiten Gesetzes zur Änderung arzneimittelrechtlicher und anderer Vorschriften vom 19. Oktober 2012

(BGBl. I 2012, Nr. 50 vom 25. Oktober 2012, S. 2192) zwölf Monate, nach Bekanntgabe durch die Europäische Arzneimittel-Agentur, dass das Datenarchiv nach Artikel 25a der Verordnung (EG) Nr. 726/2004 über seine Funktionsfähigkeit verfügt, wie folgt gefasst:

(2) Die Übermittlung der regelmäßigen aktualisierten Unbedenklichkeitsberichte hat elektronisch zu erfolgen

1. bei Arzneimitteln, bei denen Vorlageintervall und -termine in der Zulassung oder gemäß dem Verfahren nach Artikel 107c Abs. 4, 5 und 6 der Richtlinie 2001/83/EG festgelegt sind, an die Europäische Arzneimittel-Agentur,
2. bei Arzneimitteln, die vor dem 26. Oktober 2012 zugelassen wurden und bei denen Vorlageintervall und -termine nicht in der Zulassung festgelegt sind, an die zuständige Bundesoberbehörde,
3. bei Arzneimitteln, die nur im Inland zugelassen wurden und bei denen nicht nach Artikel 107c Abs. 4 der Richtlinie 2001/83/EG Vorlageintervall und -termine in der Zulassung festgelegt sind, an die zuständige Bundesoberbehörde.

(3) [1]Das Vorlageintervall für regelmäßige aktualisierte Unbedenklichkeitsberichte nach Absatz 1 wird in der Zulassung angegeben. [2]Der Termin für die Vorlage wird ab dem Datum der Erteilung der Zulassung berechnet. [3]Vorlageintervall und -termine können in der Europäischen Union nach dem Verfahren nach Artikel 107c Abs. 4 der Richtlinie 2001/83/EG festgelegt werden. [4]Der Inhaber der Zulassung kann beim Ausschuss für Humanarzneimittel oder bei der Koordinierungsgruppe nach Artikel 27 der Richtlinie 2001/83/EG beantragen, dass ein einheitlicher Stichtag nach Artikel 107c Abs. 6 der Richtlinie 2001/83/EG in der Europäischen Union festgelegt oder das Vorlageintervall regelmäßiger aktualisierter Unbedenklichkeitsberichte geändert wird. [5]Für Arzneimittel, die vor dem 26. Oktober 2012 oder die nur im Inland zugelassen sind und für die Vorlageintervall und -termine nicht in der Zulassung oder nach Artikel 107c Abs. 4, 5 oder 6 der Richtlinie 2001/83/EG festgelegt sind, übermittelt der Inhaber der Zulassung regelmäßige aktualisierte Unbedenklichkeitsberichte nach Absatz 1 unverzüglich nach Aufforderung oder in folgenden Fällen:

1. wenn ein Arzneimittel noch nicht in den Verkehr gebracht worden ist: mindestens alle sechs Monate nach der Zulassung und bis zum Inverkehrbringen,
2. wenn ein Arzneimittel in den Verkehr gebracht worden ist: mindestens alle sechs Monate während der ersten beiden Jahre nach dem ersten Inverkehrbringen, einmal jährlich in den folgenden zwei Jahren und danach im Abstand von drei Jahren.

(4) [1]Abweichend von Absatz 1 werden für Arzneimittel, die nach § 22 Abs. 3 oder nach § 24b Abs. 2 zugelassen sind, regelmäßige aktualisierte Unbedenklichkeitsberichte nur in folgenden Fällen übermittelt,

1. wenn eine Auflage nach § 28 Abs. 3 oder 3a erteilt worden ist,
2. wenn sie von der zuständigen Bundesoberbehörde für einen Wirkstoff nach Erteilung der Zulassung wegen Bedenken im Zusammenhang mit Pharmakovigilanz-Daten oder wegen Bedenken auf Grund nicht ausreichend vorliegender regelmäßiger aktualisierter Unbedenklichkeitsberichte angefordert werden oder
3. wenn Intervall und Termine für die Vorlage regelmäßiger aktualisierter Unbedenklichkeitsberichte gemäß Artikel 107c Abs. 4 der Richtlinie 2001/83/EG in der Zulassung bestimmt worden sind.

[2]Die zuständige Bundesoberbehörde übermittelt die Beurteilungsberichte zu den angeforderten regelmäßigen aktualisierten Unbedenklichkeitsberichten nach Satz 1 Nr. 2 dem Ausschuss für Risikobewertung im Bereich der Pharmakovigilanz, der prüft, ob die Einleitung des Verfahrens nach Artikel 107c Abs. 4 der Richtlinie 2001/83/EG notwendig ist. [3]Satz 1 Nr. 2 und 3 gilt entsprechend für den Inhaber von Registrierungen nach § 38 oder § 39a sowie für den pharmazeutischen Unternehmer, der nicht Inhaber der Zulassung oder Inhaber der Registrierung nach § 38 oder § 39a ist und der ein zulassungs- oder registrierungspflichtiges oder ein von der Pflicht zur Zulassung oder der Registrierung freigestelltes oder ein traditionelles pflanzliches Arzneimittel in den Verkehr bringt.

(5) [1]Die zuständige Bundesoberbehörde beurteilt die regelmäßigen aktualisierten Unbedenklichkeitsberichte daraufhin, ob es neue oder veränderte Risiken gibt oder sich das Nutzen-Risiko-Verhältnis von Arzneimitteln geändert hat, und ergreift die erforderlichen Maßnahmen. [2]Für Arzneimittel, für die ein einheitlicher Stichtag oder ein einheitliches Vorlageintervall nach Artikel 107c Abs. 4 der Richtlinie 2001/83/EG festgelegt worden ist, sowie für Arzneimittel, die in mehreren Mitgliedstaaten zugelassen sind und für die regelmäßige aktualisierte Unbedenklichkeitsberichte in der Zulassung festgelegt sind, gilt für die Beurteilung das Verfahren nach den Artikeln 107e und 107g.

(6) [1]Die Erfüllung der Verpflichtungen nach den Absätzen 1 bis 4 kann durch schriftliche Vereinbarung zwischen dem Inhaber der Zulassung und dem pharmazeutischen Unternehmer, der nicht Inhaber der Zulassung ist, ganz oder teilweise auf den Inhaber der Zulassung übertragen werden. [2]Die Absätze 1 bis 5 gelten nicht für einen Parallelimporteur.

§ 63e
Europäisches Verfahren

[1]In den Fällen von Artikel 107i der Richtlinie 2001/ 83/EG ergreift die zuständige Bundesoberbehörde die dort vorgesehenen Maßnahmen. [2]Für das Verfahren gelten die Artikel 107i bis 107k der Richtlinie 2001/83/ EG.

§ 63f*)
Allgemeine Voraussetzungen für nichtinterventionelle Unbedenklichkeitsprüfungen

(1) [1]Nichtinterventionelle Unbedenklichkeitsprüfungen, die vom Inhaber der Zulassung auf eigene Veranlassung durchgeführt werden, sind der zuständigen Bundesoberbehörde anzuzeigen. [2]Die zuständige Bundesoberbehörde kann vom Inhaber der Zulassung das Protokoll und die Fortschrittsberichte anfordern. [3]Innerhalb eines Jahres nach Abschluss der Datenerfassung hat der Inhaber der Zulassung der zuständigen Bundesoberbehörde den Abschlussbericht zu übermitteln.

(2) Für nichtinterventionelle Unbedenklichkeitsprüfungen, die vom Inhaber der Zulassung auf Grund einer Auflage nach § 28 Abs. 3, 3a oder 3b durchgeführt werden, gilt das Verfahren nach § 63g.

(3) Die Durchführung von Unbedenklichkeitsprüfungen nach den Absätzen 1 und 2 ist nicht zulässig, wenn

1. durch sie die Anwendung eines Arzneimittels gefördert werden soll,
2. sich Vergütungen für die Beteiligung von Angehörigen der Gesundheitsberufe an solchen Prüfungen nach ihrer Art und Höhe nicht auf den Zeitaufwand und die angefallenen Kosten beschränken oder
3. ein Anreiz für eine bevorzugte Verschreibung oder Empfehlung bestimmter Arzneimittel entsteht.

(4) [1]Der Inhaber der Zulassung hat Unbedenklichkeitsprüfungen nach den Absätzen 1 und 2 auch der Kassenärztlichen Bundesvereinigung, dem Spitzenverband Bund der Krankenkassen und dem Verband der Privaten Krankenversicherung e. V.

*) § 63f und § 63g werden neu gefasst; der Text ist auf Raster gestellt (s. S. 227ff.). Sie treten in Kraft, sobald die in Fußnote**) genannten Voraussetzungen erfüllt sind.

**) § 63f und § 63g treten sechs Monate nach der Veröffentlichung der Mitteilung der Europäischen Kommission über die Funktionsfähigkeit des EU-Portals und der Datenbank nach Artikel 82 der Verordnung (EU) Nr. 536/2014 des Europäischen Parlaments und des Rates vom 16. April 2014 über klinische Prüfungen mit Humanarzneimitteln und zur Aufhebung der Richtlinie 2001/20/EG (ABl. L 158 vom 27.5.2014, S. 1) im Amtsblatt der Europäischen Union in Kraft.

unverzüglich anzuzeigen. 2Dabei sind Ort, Zeit, Ziel und Protokoll der Prüfung sowie Name und lebenslange Arztnummer der beteiligten Ärzte anzugeben. 3Sofern beteiligte Ärzte Leistungen zu Lasten der gesetzlichen Krankenversicherung erbringen, sind bei Anzeigen nach Satz 1 auch die Art und die Höhe der jeweils an sie tatsächlich geleisteten Entschädigungen anzugeben sowie jeweils eine Ausfertigung der mit ihnen geschlossenen Verträge und jeweils eine Darstellung des Aufwandes für die beteiligten Ärzte und eine Begründung für die Angemessenheit der Entschädigung zu übermitteln. 4Sofern sich bei den in Satz 3 genannten Informationen Änderungen ergeben, sind die jeweiligen Informationen nach Satz 3 vollständig in der geänderten, aktualisierten Form innerhalb von vier Wochen nach jedem Quartalsende zu übermitteln; die tatsächlich geleisteten Entschädigungen sind mit Zuordnung zu beteiligten Ärzten namentlich mit Angabe der lebenslangen Arztnummer zu übermitteln. 5Innerhalb eines Jahres nach Abschluss der Datenerfassung sind unter Angabe der insgesamt beteiligten Ärzte die Anzahl der jeweils und insgesamt beteiligten Patienten und Art und Höhe der jeweils und insgesamt geleisteten Entschädigungen zu übermitteln. 6Die Angaben nach diesem Absatz sind entsprechend den Formatvorgaben nach § 67 Abs. 6 Satz 13 elektronisch zu übermitteln.

§ 63f
Allgemeine Voraussetzungen für nichtinterventionelle Unbedenklichkeitsstudien

(1) 1Nichtinterventionelle Unbedenklichkeitsstudien, die vom Inhaber der Zulassung auf eigene Veranlassung durchgeführt werden, sind der zuständigen Bundesoberbehörde anzuzeigen. 2Die zuständige Bundesoberbehörde kann vom Inhaber der Zulassung das Protokoll und die Fortschrittsberichte anfordern. 3Innerhalb eines Jahres nach Abschluss der Datenerfassung hat der Inhaber der Zulassung der zuständigen Bundesoberbehörde den Abschlussbericht zu übermitteln.

(2) Für nichtinterventionelle Unbedenklichkeitsstudien, die vom Inhaber der Zulassung auf Grund einer Auflage nach § 28 Abs. 3, 3a oder 3b durchgeführt werden, gilt das Verfahren nach § 63g.

(3) Die Durchführung von Unbedenklichkeitsstudien nach den Absätzen 1 und 2 ist nicht zulässig, wenn

1. durch sie die Anwendung eines Arzneimittels gefördert werden soll,
2. sich Vergütungen für die Beteiligung von Angehörigen der Gesundheitsberufe an solchen Studien nach ihrer Art und Höhe nicht auf den Zeitaufwand und die angefallenen Kosten beschränken oder
3. ein Anreiz für eine bevorzugte Verschreibung oder Empfehlung bestimmter Arzneimittel entsteht.

(4) [1]Der Inhaber der Zulassung hat Unbedenklichkeitsstudien nach den Absätzen 1 und 2 auch der Kassenärztlichen Bundesvereinigung, dem Spitzenverband Bund der Krankenkassen und dem Verband der Privaten Krankenversicherung e. V. unverzüglich anzuzeigen. [2]Dabei sind Ort, Zeit, Ziel und Protokoll der Studie sowie Name und lebenslange Arztnummer der beteiligten Ärzte anzugeben. [3]Sofern beteiligte Ärzte Leistungen zu Lasten der gesetzlichen Krankenversicherung erbringen, sind bei Anzeigen nach Satz 1 auch die Art und die Höhe der jeweils an sie tatsächlich geleisteten Entschädigungen anzugeben sowie jeweils eine Ausfertigung der mit ihnen geschlossenen Verträge und jeweils eine Darstellung des Aufwandes für die beteiligten Ärzte und eine Begründung für die Angemessenheit der Entschädigung zu übermitteln. [4]Sofern sich bei den in Satz 3 genannten Informationen Änderungen ergeben, sind die jeweiligen Informationen nach Satz 3 vollständig in der geänderten, aktualisierten Form innerhalb von vier Wochen nach jedem Quartalsende zu übermitteln; die tatsächlich geleisteten Entschädigungen sind mit Zuordnung zu beteiligten Ärzten namentlich mit Angabe der lebenslangen Arztnummer zu übermitteln. [5]Innerhalb eines Jahres nach Abschluss der Datenerfassung sind unter Angabe der insgesamt beteiligten Ärzte die Anzahl der jeweils und insgesamt beteiligten Patienten und Art und Höhe der jeweils und insgesamt geleisteten Entschädigungen zu übermitteln. [6]Die Angaben nach diesem Absatz sind entsprechend den Formatvorgaben nach § 67 Abs. 6 Satz 13 elektronisch zu übermitteln.

§ 63g*)
Besondere Voraussetzungen für angeordnete nichtinterventionelle Unbedenklichkeitsprüfungen

(1) Der Inhaber der Zulassung hat bei nichtinterventionellen Unbedenklichkeitsprüfungen, die nach § 28 Abs. 3, 3a oder 3b angeordnet wurden, den Entwurf des Prüfungsprotokolls vor Durchführung

1. der zuständigen Bundesoberbehörde, wenn es sich um eine Prüfung handelt, die nur im Inland durchgeführt wird,
2. dem Ausschuss für Risikobewertung im Bereich der Pharmakovigilanz, wenn es sich um eine Prüfung handelt, die in mehreren Mitgliedstaaten der Europäischen Union durchgeführt wird,

vorzulegen.

(2) [1]Eine nichtinterventionelle Unbedenklichkeitsprüfung nach Absatz 1 darf nur begonnen werden, wenn der Protokollentwurf bei Prüfungen nach Absatz 1 Nr. 1 durch die zuständige Bundesoberbehörde genehmigt wurde oder bei Prüfungen nach Absatz 1 Nr. 2 durch den Ausschuss für Risikobewertung im Bereich der Pharmakovigilanz genehmigt wurde und der Protokollentwurf der zuständigen Bundes-

*) Siehe Fußnote S. 226.

oberbehörde vorliegt. [2]Die zuständige Bundesoberbehörde hat nach Vorlage des Protokollentwurfs innerhalb von 60 Tagen über die Genehmigung der Prüfung zu entscheiden. [3]Eine Genehmigung ist zu versagen, wenn die Anwendung des Arzneimittels gefördert werden soll, die Ziele mit dem Prüfungsdesign nicht erreicht werden können oder es sich um eine klinische Prüfung nach § 4 Abs. 23 Satz 1 handelt.

(3) [1]Nach Beginn einer Prüfung nach Absatz 1 sind wesentliche Änderungen des Protokolls vor deren Umsetzung,

1. wenn es sich um eine Prüfung handelt, die nur im Inland durchgeführt wird, von der zuständigen Bundesoberbehörde,
2. wenn es sich um eine Prüfung handelt, die in mehreren Mitgliedstaaten der Europäischen Union durchgeführt wird, von dem Ausschuss für Risikobewertung im Bereich der Pharmakovigilanz

zu genehmigen. [2]Wird die Prüfung in den Fällen von Satz 1 Nr. 2 auch im Inland durchgeführt, unterrichtet der Inhaber der Zulassung die zuständige Bundesoberbehörde über die genehmigten Änderungen.

(4) [1]Nach Abschluss einer Prüfung nach Absatz 1 ist der abschließende Prüfungsbericht

1. in den Fällen nach Absatz 1 Nr. 1 der zuständigen Bundesoberbehörde,
2. in den Fällen nach Absatz 1 Nr. 2 dem Ausschuss für Risikobewertung im Bereich der Pharmakovigilanz

innerhalb von zwölf Monaten nach Abschluss der Datenerfassung vorzulegen, wenn nicht durch die nach Satz 1 Nr. 1 oder 2 zuständige Stelle auf die Vorlage verzichtet worden ist. [2]Der Abschlussbericht ist zusammen mit einer Kurzdarstellung der Prüfungsergebnisse elektronisch zu übermitteln.

§ 63g
Besondere Voraussetzungen für angeordnete nichtinterventionelle Unbedenklichkeitsstudien

(1) Der Inhaber der Zulassung hat bei nichtinterventionellen Unbedenklichkeitsstudien, die nach § 28 Abs. 3, 3a oder 3b angeordnet wurden, den Entwurf des Studienprotokolls vor Durchführung

1. der zuständigen Bundesoberbehörde, wenn es sich um eine Studie handelt, die nur im Inland durchgeführt wird,

2. dem Ausschuss für Risikobewertung im Bereich der Pharmakovigilanz, wenn es sich um eine Studie handelt, die in mehreren Mitgliedstaaten der Europäischen Union durchgeführt wird,

vorzulegen.

(2) [1]Eine nichtinterventionelle Unbedenklichkeitsstudie nach Absatz 1 darf nur begonnen werden, wenn der Protokollentwurf bei Studien nach Absatz 1 Nr. 1 durch die zuständige Bundesoberbehörde genehmigt wurde oder bei Studien nach Absatz 1 Nr. 2 durch den Ausschuss für Risikobewertung im Bereich der Pharmakovigilanz genehmigt wurde und der Protokollentwurf der zuständigen Bundesoberbehörde vorliegt. [2]Die zuständige Bundesoberbehörde hat nach Vorlage des Protokollentwurfs innerhalb von 60 Tagen über die Genehmigung der Studie zu entscheiden. [3]Eine Genehmigung ist zu versagen, wenn die Anwendung des Arzneimittels gefördert werden soll, die Ziele mit dem Studiendesign nicht erreicht werden können oder es sich um eine klinische Prüfung nach § 4 Abs. 23 Satz 1 handelt.

(3) [1]Nach Beginn einer Studie nach Absatz 1 sind wesentliche Änderungen des Protokolls vor deren Umsetzung,

1. wenn es sich um eine Studie handelt, die nur im Inland durchgeführt wird, von der zuständigen Bundesoberbehörde,
2. wenn es sich um eine Studie handelt, die in mehreren Mitgliedstaaten der Europäischen Union durchgeführt wird, von dem Ausschuss für Risikobewertung im Bereich der Pharmakovigilanz

zu genehmigen. [2]Wird die Studie in den Fällen von Satz 1 Nr. 2 auch im Inland durchgeführt, unterrichtet der Inhaber der Zulassung die zuständige Bundesoberbehörde über die genehmigten Änderungen.

(4) [1]Nach Abschluss einer Studie nach Absatz 1 ist der abschließende Studienbericht

1. in den Fällen nach Absatz 1 Nr. 1 der zuständigen Bundesoberbehörde,
2. in den Fällen nach Absatz 1 Nr. 2 dem Ausschuss für Risikobewertung im Bereich der Pharmakovigilanz

innerhalb von zwölf Monaten nach Abschluss der Datenerfassung vorzulegen, wenn nicht durch die nach Satz 1 Nr. 1 oder 2 zuständige Stelle auf die Vorlage verzichtet worden ist. [2]Der Abschlussbericht ist zusammen mit einer Kurzdarstellung der Studienergebnisse elektronisch zu übermitteln.

§ 63h
Dokumentations- und Meldepflichten für Arzneimittel, die zur Anwendung bei Tieren bestimmt sind

(1) Der Inhaber der Zulassung hat für Arzneimittel, die zur Anwendung bei Tieren bestimmt sind, Unterlagen über alle Verdachtsfälle von Nebenwirkungen, die in der

Europäischen Union oder einem Drittland auftreten, sowie Angaben über die abgegebenen Mengen zu führen.

(2) [1] Der Inhaber der Zulassung hat für Arzneimittel, die zur Anwendung bei Tieren bestimmt sind, ferner

1. jeden ihm bekannt gewordenen Verdachtsfall einer schwerwiegenden Nebenwirkung, der im Geltungsbereich dieses Gesetzes aufgetreten ist, zu erfassen und der zuständigen Bundesoberbehörde
2. a) jeden ihm durch einen Angehörigen eines Gesundheitsberufes bekannt gewordenen Verdachtsfall einer schwerwiegenden unerwarteten Nebenwirkung, der nicht in einem Mitgliedstaat der Europäischen Union aufgetreten ist,

   b) bei Arzneimitteln, die Bestandteile aus Ausgangsmaterial von Mensch oder Tier enthalten, jeden ihm bekannt gewordenen Verdachtsfall einer Infektion, die eine schwerwiegende Nebenwirkung ist und durch eine Kontamination dieser Arzneimittel mit Krankheitserregern verursacht wurde und nicht in einem Mitgliedstaat der Europäischen Union aufgetreten ist,

   unverzüglich, spätestens aber innerhalb von 15 Tagen nach Bekanntwerden, der zuständigen Bundesoberbehörde sowie der Europäischen Arzneimittel-Agentur, und
3. häufigen oder im Einzelfall in erheblichem Umfang beobachteten Missbrauch, wenn durch ihn die Gesundheit unmittelbar gefährdet werden kann, der zuständigen Bundesoberbehörde unverzüglich

anzuzeigen. [2] Die Anzeigepflicht nach Satz 1 Nr. 1 und 2 Buchstabe a gilt entsprechend für Nebenwirkungen bei Menschen auf Grund der Anwendung eines zur Anwendung bei Tieren bestimmten Arzneimittels.

(3) Der Inhaber der Zulassung, der die Zulassung im Wege der gegenseitigen Anerkennung oder im dezentralisierten Verfahren erhalten hat, stellt für Arzneimittel, die zur Anwendung bei Tieren bestimmt sind, ferner sicher, dass jeder Verdachtsfall

1. einer schwerwiegenden Nebenwirkung oder
2. einer Nebenwirkung bei Menschen auf Grund der Anwendung eines zur Anwendung bei Tieren bestimmten Arzneimittels,

der im Geltungsbereich dieses Gesetzes aufgetreten ist, auch der zuständigen Behörde des Mitgliedstaates zugänglich ist, dessen Zulassung Grundlage der Anerkennung war oder die im Rahmen eines Schiedsverfahrens nach Artikel 36 der Richtlinie 2001/82/EG Berichterstatter war.

(4) Der zuständigen Bundesoberbehörde sind für Arzneimittel, die zur Anwendung bei Tieren bestimmt sind, alle zur Beurteilung von Verdachtsfällen oder beobachteten Missbrauchs vorliegenden Unterlagen sowie eine wissenschaftliche Bewertung vorzulegen.

(5) [1] Der Inhaber der Zulassung hat für Arzneimittel, die zur Anwendung bei Tieren bestimmt sind, sofern nicht durch Auflage oder in Satz 5 oder 6 anderes bestimmt ist, auf der Grundlage der in Absatz 1 und in § 63a Abs. 1 genannten Verpflichtungen der zuständigen Bundesoberbehörde einen regelmäßigen aktualisierten Bericht über die Unbedenklichkeit des Arzneimittels unverzüglich nach Aufforderung oder mindestens alle sechs Monate nach der Zulassung bis zum Inverkehrbringen vorzulegen. [2] Ferner hat er solche Berichte unverzüglich nach Aufforderung oder mindestens alle sechs Monate während der ersten beiden Jahre nach dem ersten Inverkehrbringen und einmal jährlich in den folgenden zwei Jahren vorzulegen. [3] Danach hat er die Berichte in Abständen von drei Jahren oder unverzüglich nach Aufforderung vorzulegen. [4] Die regelmäßigen aktualisierten Berichte über die Unbedenklichkeit von Arzneimitteln umfassen auch eine wissenschaftliche Beurteilung des Nutzens und der Risiken des betreffenden Arzneimittels. [5] Die zuständige Bundesoberbehörde kann auf Antrag die Berichtsintervalle verlängern. [6] Bei Arzneimitteln, die nach § 36 Abs. 1 von der Zulassung freigestellt sind, bestimmt die zuständige Bundesoberbehörde den Zeitpunkt der Vorlage der regelmäßigen aktualisierten Berichte über die Unbedenklichkeit des Arzneimittels in einer Bekanntmachung, die im Bundesanzeiger veröffentlicht wird. [7] Die Sätze 1 bis 6 gelten nicht für den Parallelimporteur.

(6) [1] Die Absätze 1 bis 5, § 62 Abs. 6 und § 63b Abs. 3 gelten entsprechend

1. für den Inhaber der Registrierung nach § 39a,
2. für einen pharmazeutischen Unternehmer, der nicht Inhaber der Zulassung oder Inhaber der Registrierung nach § 39a ist und der ein zulassungspflichtiges oder ein von der Pflicht zur Zulassung freigestelltes oder ein traditionelles pflanzliches Arzneimittel in den Verkehr bringt.

[2] Die Absätze 1 bis 4 gelten entsprechend

1. für den Inhaber der Registrierung nach § 38,
2. für einen pharmazeutischen Unternehmer, der nicht Inhaber der Registrierung nach § 38 ist und ein registrierungspflichtiges oder von der Pflicht zur Registrierung freigestelltes homöopathisches Arzneimittel in den Verkehr bringt,
3. für den Antragsteller vor Erteilung der Zulassung.

[3]Die Absätze 1 bis 4 gelten unabhängig davon, ob sich das Arzneimittel noch im Verkehr befindet oder die Zulassung oder die Registrierung noch besteht. [4]Die Erfüllung der Verpflichtungen nach den Absätzen 1 bis 5 kann durch schriftliche Vereinbarung zwischen dem Inhaber der Zulassung und dem pharmazeutischen Unternehmer, der nicht Inhaber der Zulassung ist, ganz oder teilweise auf den Inhaber der Zulassung übertragen werden.

(7) [1]Die Absätze 1 bis 6 finden keine Anwendung auf Arzneimittel, für die von der Europäischen Gemeinschaft oder der Europäischen Union eine Genehmigung für das Inverkehrbringen erteilt worden ist. [2]Für diese Arzneimittel gelten die Verpflichtungen des pharmazeutischen Unternehmers nach der Verordnung (EG) Nr. 726/2004 und seine Verpflichtungen nach der Verordnung (EG) Nr. 540/95 in der jeweils geltenden Fassung mit der Maßgabe, dass im Geltungsbereich des Gesetzes die Verpflichtung zur Mitteilung an die Mitgliedstaaten oder zur Unterrichtung der Mitgliedstaaten gegenüber der jeweils zuständigen Bundesoberbehörde besteht. [3]Bei Arzneimitteln, bei denen eine Zulassung der zuständigen Bundesoberbehörde Grundlage der gegenseitigen Anerkennung ist oder bei denen eine Bundesoberbehörde Berichterstatter in einem Schiedsverfahren nach Artikel 36 der Richtlinie 2001/82/EG ist, übernimmt die zuständige Bundesoberbehörde die Verantwortung für die Analyse und Überwachung aller Verdachtsfälle schwerwiegender Nebenwirkungen, die in der Europäischen Union auftreten; dies gilt auch für Arzneimittel, die im dezentralisierten Verfahren zugelassen worden sind.

§ 63i
Dokumentations- und Meldepflichten bei Blut- und Gewebezubereitungen und Gewebe

(1) Der Inhaber einer Zulassung oder Genehmigung für Blutzubereitungen im Sinne von Artikel 3 Nr. 6 der Richtlinie 2001/83/EG oder einer Genehmigung für Gewebezubereitungen im Sinne von § 21a hat Unterlagen über Verdachtsfälle von schwerwiegenden Zwischenfällen oder schwerwiegenden unerwünschten Reaktionen, die in den Mitgliedstaaten der Europäischen Union oder in den Vertragsstaaten des Abkommens über den Europäischen Wirtschaftsraum oder in einem Drittland aufgetreten sind, sowie über die Anzahl der Rückrufe zu führen.

(2) [1]Der Inhaber einer Zulassung oder Genehmigung für Blut- oder Gewebezubereitungen im Sinne von Absatz 1 hat ferner jeden Verdacht eines schwerwiegenden Zwischenfalls und jeden Verdacht einer schwerwiegenden unerwünschten Reaktion zu dokumentieren und unverzüglich, spätestens aber innerhalb von 15 Tagen nach

Bekanntwerden, der zuständigen Bundesoberbehörde anzuzeigen. [2]Die Anzeige muss alle erforderlichen Angaben enthalten, insbesondere Name oder Firma und Anschrift des pharmazeutischen Unternehmers, Bezeichnung und Nummer oder Kennzeichnungscode der Blut- oder Gewebezubereitung, Tag und Dokumentation des Auftretens des Verdachts des schwerwiegenden Zwischenfalls oder der schwerwiegenden unerwünschten Reaktion, Tag und Ort der Blutbestandteile- oder Gewebeentnahme, belieferte Betriebe oder Einrichtungen sowie Angaben zu der spendenden Person. [3]Bei Gewebezubereitungen und hämatopoetischen Stammzellzubereitungen aus dem peripheren Blut oder aus dem Nabelschnurblut ist außerdem der EU-Gewebeeinrichtungs-Code, sofern vorhanden, und ist bei der Meldung eines Verdachts einer schwerwiegenden unerwünschten Reaktion ferner der Einheitliche Europäische Code, sofern vorhanden, anzugeben. [4]Die nach Satz 1 angezeigten Zwischenfälle oder Reaktionen sind auf ihre Ursache und Auswirkung zu untersuchen und zu bewerten und die Ergebnisse der zuständigen Bundesoberbehörde unverzüglich mitzuteilen, ebenso die Maßnahmen zur Rückverfolgung und zum Schutz der Spender und Empfänger.

(3) [1]Die Blut- und Plasmaspendeeinrichtungen oder die Gewebeeinrichtungen haben bei nicht zulassungs- oder genehmigungspflichtigen Blut- oder Gewebezubereitungen sowie bei Blut und Blutbestandteilen und bei Gewebe jeden Verdacht eines schwerwiegenden Zwischenfalls und jeden Verdacht einer schwerwiegenden unerwünschten Reaktion zu dokumentieren und unverzüglich der zuständigen Behörde zu melden. [2]Die Meldung muss alle notwendigen Angaben wie Name oder Firma und Anschrift der Spende- oder Gewebeeinrichtung, Bezeichnung und Nummer oder Kennzeichnungscode der Blut- oder Gewebezubereitung, Tag und Dokumentation des Auftretens des Verdachts des schwerwiegenden Zwischenfalls oder der schwerwiegenden unerwünschten Reaktion, Tag der Herstellung der Blut- oder Gewebezubereitung sowie Angaben zu der spendenden Person enthalten. [3]Bei Geweben und Gewebezubereitungen sowie bei hämatopoetischen Stammzellen und Stammzellzubereitungen aus dem peripheren Blut oder aus dem Nabelschnurblut ist außerdem der EU-Gewebeeinrichtungs-Code, sofern vorhanden, und ist bei der Meldung eines Verdachts einer schwerwiegenden unerwünschten Reaktion ferner der Einheitliche Europäische Code, sofern vorhanden, anzugeben. [4]Absatz 2 Satz 4 gilt entsprechend. [5]Die zuständige Behörde leitet die Meldungen nach den Sätzen 1 bis 3 sowie die Mitteilungen nach Satz 4 an die zuständige Bundesoberbehörde weiter.

(4) [1]Der Inhaber einer Zulassung oder Genehmigung für Blut- oder Gewebezubereitungen im Sinne von Absatz 1 hat auf der Grundlage der in Absatz 1 genannten

Verpflichtungen der zuständigen Bundesoberbehörde einen aktualisierten Bericht über die Unbedenklichkeit der Arzneimittel unverzüglich nach Aufforderung oder, soweit Rückrufe oder Fälle oder Verdachtsfälle schwerwiegender Zwischenfälle oder schwerwiegender unerwünschter Reaktionen betroffen sind, mindestens einmal jährlich vorzulegen. [2]Satz 1 gilt nicht für den Parallelimporteur.

(5) § 62 Abs. 6 gilt für Blut- und Plasmaspendeeinrichtungen oder für Gewebeeinrichtungen entsprechend; § 63b Abs. 3 gilt für die Inhaber einer Zulassung von Blut- oder Gewebezubereitungen entsprechend.

(6) [1]Schwerwiegender Zwischenfall im Sinne der vorstehenden Vorschriften ist jedes unerwünschte Ereignis im Zusammenhang mit der Gewinnung, Untersuchung, Aufbereitung, Be- oder Verarbeitung, Konservierung, Aufbewahrung oder Abgabe von Geweben oder Blutzubereitungen, das die Übertragung einer ansteckenden Krankheit, den Tod oder einen lebensbedrohenden Zustand, eine Behinderung oder einen Fähigkeitsverlust von Patienten zur Folge haben könnte oder einen Krankenhausaufenthalt erforderlich machen oder verlängern könnte oder zu einer Erkrankung führen oder diese verlängern könnte. [2]Als schwerwiegender Zwischenfall gilt auch jede fehlerhafte Identifizierung oder Verwechslung von Keimzellen oder imprägnierten Eizellen im Rahmen von Maßnahmen einer medizinisch unterstützten Befruchtung.

(7) Schwerwiegende unerwünschte Reaktion im Sinne der vorstehenden Vorschriften ist eine unbeabsichtigte Reaktion, einschließlich einer übertragbaren Krankheit, beim Spender oder Empfänger im Zusammenhang mit der Gewinnung von Gewebe oder Blut oder der Übertragung von Gewebe- oder Blutzubereitungen, die tödlich oder lebensbedrohend verläuft, eine Behinderung oder einen Fähigkeitsverlust zur Folge hat oder einen Krankenhausaufenthalt erforderlich macht oder verlängert oder zu einer Erkrankung führt oder diese verlängert.

§ 63j
Ausnahmen

(1) Die Regelungen des Zehnten Abschnitts finden keine Anwendung auf Arzneimittel, die im Rahmen einer klinischen Prüfung als Prüfpräparate eingesetzt werden.

(2) § 63b, mit Ausnahme der Absätze 1 und 3, die §§ 63c, 63d, 63e, 63f und 63g finden keine Anwendung auf Arzneimittel, die zur Anwendung bei Tieren bestimmt sind.

Elfter Abschnitt
Überwachung

§ 64
Durchführung der Überwachung

(1)*) [1]Betriebe und Einrichtungen, in denen Arzneimittel hergestellt, geprüft, gelagert, verpackt oder in den Verkehr gebracht werden, in denen sonst mit Arzneimitteln Handel getrieben wird oder die Arzneimittel einführen, unterliegen insoweit der Überwachung durch die zuständige Behörde; das Gleiche gilt für Betriebe und Einrichtungen, die Arzneimittel entwickeln, klinisch prüfen, einer Rückstandsprüfung unterziehen oder Arzneimittel nach § 47a Abs. 1 Satz 1 oder zur Anwendung bei Tieren bestimmte Arzneimittel erwerben oder anwenden. [2]Die Entwicklung, Herstellung, Prüfung, Lagerung, Verpackung, Einfuhr und das Inverkehrbringen von Wirkstoffen und anderen zur Arzneimittelherstellung bestimmten Stoffen und von Gewebe sowie der sonstige Handel mit diesen Wirkstoffen und Stoffen unterliegen der Überwachung, soweit sie durch eine Rechtsverordnung nach § 54, nach § 12 des Transfusionsgesetzes oder nach § 16a des Transplantationsgesetzes geregelt sind. [3]Im Falle des § 14 Abs. 4 Nr. 4 und des § 20b Abs. 2 unterliegen die Entnahmeeinrichtungen und die Labore der Überwachung durch die für sie örtlich zuständige Behörde. [4]Satz 1 gilt auch für Personen, die diese Tätigkeiten berufsmäßig ausüben oder Arzneimittel nicht ausschließlich für den Eigenbedarf mit sich führen, für den Sponsor einer klinischen Prüfung oder seinen Vertreter nach § 40 Abs. 1 Satz 3 Nr. 1 sowie für Personen oder Personenvereinigungen, die Arzneimittel für andere sammeln. [5]Satz 1 findet keine Anwendung auf die Rekonstitution, soweit es sich nicht um Arzneimittel handelt, die zur klinischen Prüfung bestimmt sind.

(1) [1]Betriebe und Einrichtungen, in denen Arzneimittel hergestellt, geprüft, gelagert, verpackt oder in den Verkehr gebracht werden, in denen sonst mit Arzneimitteln Handel getrieben wird oder die Arzneimittel einführen, unterliegen insoweit der Überwachung durch die zuständige Behörde; das Gleiche gilt für Betriebe und Einrichtungen, die Arzneimittel entwickeln, klinisch prüfen, einer Rückstandsprüfung unterziehen oder Arzneimittel nach § 47a Abs. 1 Satz 1 oder zur Anwendung bei Tieren bestimmte Arzneimittel erwerben oder anwenden. [2]Die Entwicklung, Herstellung, Prüfung, Lagerung, Verpackung, Einfuhr und das Inver-

*) Absatz 1 wird neu gefasst; der Text ist auf Raster gestellt (s. S. 236f.). Er tritt in Kraft, sobald die in Fußnote**) genannten Voraussetzungen erfüllt sind.

**) Absatz 1 tritt sechs Monate nach der Veröffentlichung der Mitteilung der Europäischen Kommission über die Funktionsfähigkeit des EU-Portals und der Datenbank nach Artikel 82 der Verordnung (EU) Nr. 536/2014 des Europäischen Parlaments und des Rates vom 16. April 2014 über klinische Prüfungen mit Humanarzneimitteln und zur Aufhebung der Richtlinie 2001/20/EG (ABl. L 158 vom 27.5.2014, S. 1) im Amtsblatt der Europäischen Union in Kraft.

kehrbringen von Wirkstoffen und anderen zur Arzneimittelherstellung bestimmten Stoffen und von Gewebe sowie der sonstige Handel mit diesen Wirkstoffen und Stoffen unterliegen der Überwachung, soweit sie durch eine Rechtsverordnung nach § 54, nach § 12 des Transfusionsgesetzes oder nach § 16a des Transplantationsgesetzes geregelt sind. [3]Im Falle des § 14 Abs. 4 Nr. 4 und des § 20b Abs. 2 unterliegen die Entnahmeeinrichtungen und die Labore der Überwachung durch die für sie örtlich zuständige Behörde. [4]Satz 1 gilt auch für Personen, die diese Tätigkeiten berufsmäßig ausüben oder Arzneimittel nicht ausschließlich für den Eigenbedarf mit sich führen, für den Sponsor einer klinischen Prüfung oder seinen Vertreter sowie für Personen oder Personenvereinigungen, die Arzneimittel für andere sammeln. [5]Satz 1 findet keine Anwendung auf die Rekonstitution, soweit es sich nicht um Arzneimittel handelt, die zur klinischen Prüfung bestimmt sind.

(2) [1]Die mit der Überwachung beauftragten Personen müssen diese Tätigkeit hauptberuflich ausüben. [2]Die zuständige Behörde kann Sachverständige beiziehen. [3]Sie soll Angehörige der zuständigen Bundesoberbehörde als Sachverständige beteiligen, soweit es sich um Blutzubereitungen, Gewebe- und Gewebezubereitungen, radioaktive Arzneimittel, gentechnisch hergestellte Arzneimittel, Sera, Impfstoffe, Allergene, Arzneimittel für neuartige Therapien, xenogene Arzneimittel oder um Wirkstoffe oder andere Stoffe, die menschlicher, tierischer oder mikrobieller Herkunft sind oder die auf gentechnischem Wege hergestellt werden, handelt. [4]Bei Apotheken, die keine Krankenhausapotheken sind oder die einer Erlaubnis nach § 13 nicht bedürfen, kann die zuständige Behörde Sachverständige mit der Überwachung beauftragen.

(3) [1]Die zuständige Behörde hat sich davon zu überzeugen, dass die Vorschriften über Arzneimittel, Wirkstoffe und andere zur Arzneimittelherstellung bestimmte Stoffe sowie über Gewebe, über die Werbung auf dem Gebiete des Heilwesens, des Zweiten Abschnitts des Transfusionsgesetzes, der Abschnitte 2, 3 und 3a des Transplantationsgesetzes und über das Apothekenwesen beachtet werden. [2]Sie hat dafür auf der Grundlage eines Überwachungssystems unter besonderer Berücksichtigung möglicher Risiken in angemessenen Zeitabständen und in angemessenem Umfang sowie erforderlichenfalls auch unangemeldet Inspektionen vorzunehmen und wirksame Folgemaßnahmen festzulegen. [3]Sie hat auch Arzneimittelproben amtlich untersuchen zu lassen.

(3a) [1]Betriebe und Einrichtungen, die einer Erlaubnis nach den §§ 13, 20c, 72, § 72b Abs. 1 oder § 72c bedürfen, sowie tierärztliche Hausapotheken sind in der Regel alle zwei Jahre nach Absatz 3 zu überprüfen. [2]Die zuständige Behörde erteilt die Erlaubnis nach den §§ 13, 20c, 52a, 72, § 72b Abs. 1 oder § 72c erst, wenn sie sich durch eine Inspektion davon überzeugt hat, dass die Voraussetzungen für die Erlaubniserteilung vorliegen.

(3b) 1 Die zuständige Behörde führt die Inspektionen zur Überwachung der Vorschriften über den Verkehr mit Arzneimitteln, die zur Anwendung bei Menschen bestimmt sind, gemäß den Leitlinien der Europäischen Kommission nach Artikel 111a der Richtlinie 2001/83/EG durch, soweit es sich nicht um die Überwachung der Durchführung klinischer Prüfung handelt. 2 Sie arbeitet mit der Europäischen Arzneimittel-Agentur durch Austausch von Informationen über geplante und durchgeführte Inspektionen sowie bei der Koordinierung von Inspektionen von Betrieben und Einrichtungen in Ländern, die nicht Mitgliedstaaten der Europäischen Union oder andere Vertragsstaaten des Abkommens über den Europäischen Wirtschaftsraum sind, zusammen.

(3c) 1 Die Inspektionen können auch auf Ersuchen eines anderen Mitgliedstaates, der Europäischen Kommission oder der Europäischen Arzneimittel-Agentur durchgeführt werden. 2 Unbeschadet etwaiger Abkommen zwischen der Europäischen Union und Ländern, die nicht Mitgliedstaaten der Europäischen Union oder andere Vertragsstaaten des Abkommens über den Europäischen Wirtschaftsraum sind, kann die zuständige Behörde einen Hersteller in dem Land, das nicht Mitgliedstaat der Union oder Vertragsstaat des Abkommens über den Europäischen Wirtschaftsraum ist, auffordern, sich einer Inspektion nach den Vorgaben der Europäischen Union zu unterziehen.

(3d) 1 Über die Inspektion ist ein Bericht zu erstellen. 2 Die zuständige Behörde, die die Inspektion durchgeführt hat, teilt den überprüften Betrieben, Einrichtungen oder Personen den Inhalt des Berichtsentwurfs mit und gibt ihnen vor dessen endgültiger Fertigstellung Gelegenheit zur Stellungnahme.

(3e) Führt die Inspektion nach Auswertung der Stellungnahme nach Absatz 3d Satz 2 zu dem Ergebnis, dass die Betriebe, Einrichtungen oder Personen den gesetzlichen Vorschriften nicht entsprechen, so wird diese Information, soweit die Grundsätze und Leitlinien der Guten Herstellungspraxis oder der Guten Vertriebspraxis des Rechts der Europäischen Union für Arzneimittel zur Anwendung beim Menschen oder die Grundsätze und Leitlinien der Guten Herstellungspraxis des Rechts der Europäischen Union für Arzneimittel zur Anwendung bei Tieren betroffen sind, in die Datenbank nach § 67a eingegeben.

(3f) 1 Innerhalb von 90 Tagen nach einer Inspektion zur Überprüfung der Guten Herstellungspraxis oder der Guten Vertriebspraxis wird den überprüften Betrieben, Einrichtungen oder Personen ein Zertifikat ausgestellt, wenn die Inspektion zu dem Ergebnis geführt hat, dass die entsprechenden Grundsätze und Leitlinien eingehalten werden. 2 <u>Die Gültigkeitsdauer des Zertifikates über die Einhaltung der Grundsätze und Leitlinien der Guten Herstellungspraxis soll drei Jahre, die des Zertifikates</u>

über die Einhaltung der Grundsätze und Leitlinien der Guten Vertriebspraxis fünf Jahre nicht überschreiten. [3]Das Zertifikat ist zurückzunehmen, wenn nachträglich bekannt wird, dass die Voraussetzungen nicht vorgelegen haben; es ist zu widerrufen, wenn die Voraussetzungen nicht mehr gegeben sind.

(3g) [1]Die Angaben über die Ausstellung, die Versagung, die Rücknahme oder den Widerruf eines Zertifikates über die Einhaltung der Grundsätze und Leitlinien der Guten Herstellungspraxis sind in eine Datenbank nach § 67a einzugeben. [2]Das gilt auch für die Erteilung, die Rücknahme, den Widerruf oder das Ruhen einer Erlaubnis nach § 13 oder § 72 Abs. 1 und 2 sowie für die Registrierung und Löschung von Arzneimittelvermittlern oder von Betrieben und Einrichtungen, die Wirkstoffe herstellen, einführen oder sonst mit ihnen Handel treiben, ohne einer Erlaubnis zu bedürfen. [3]Die Angaben über die Ausstellung, die Versagung, die Rücknahme oder den Widerruf einer Erlaubnis nach § 52a sowie eines Zertifikates über die Einhaltung der Grundsätze und Leitlinien der Guten Vertriebspraxis sind in eine Datenbank der Europäischen Arzneimittel-Agentur nach Artikel 111 Abs. 6 der Richtlinie 2001/83/EG einzugeben.

(3h)*) [1]Die Absätze 3b, 3c und 3e bis 3g finden keine Anwendung auf tierärztliche Hausapotheken sowie auf Betriebe und Einrichtungen, die ausschließlich Fütterungsarzneimittel herstellen. [2]Darüber hinaus findet Absatz 3d Satz 2 auf tierärztliche Hausapotheken keine Anwendung.

(3i) [1]Abweichend von Absatz 3c hat die zuständige Behörde über ein begründetes Ersuchen eines anderen Mitgliedstaates der Europäischen Union zu entscheiden, in den Gewebe oder Gewebezubereitungen verbracht werden sollen, die zuvor in den Geltungsbereich dieses Gesetzes eingeführt wurden, eine einführende Gewebeeinrichtung, die der Erlaubnispflicht des § 72b Abs. 1 oder des § 72c Abs. 1 unterliegt, zu inspizieren oder sonstige Überwachungsmaßnahmen durchzuführen. [2]Der andere Mitgliedstaat erhält zuvor Gelegenheit zur Stellungnahme. [3]Die Sätze 1 und 2 gelten entsprechend für ein begründetes Ersuchen eines anderen Mitgliedstaates der Europäischen Union, in den hämatopoetische Stammzellen oder Stammzellzubereitungen aus dem peripheren Blut oder aus dem Nabelschnurblut verbracht werden sollen, die zuvor in den Geltungsbereich dieses Gesetzes eingeführt wurden, eine einführende Einrichtung, die der Erlaubnispflicht nach § 72 Abs. 4 oder § 72c Abs. 4 Satz 1 in Verbindung mit Absatz 1 unterliegt, zu inspizieren oder sonstige Überwachungsmaßnahmen durchzuführen.

*) Nach Absatz 3h werden gemäß Artikel 1 Nr. 8e des Gesetzes zur Umsetzung der Richtlinien (EU) 2015/566 und (EU) 2015/565 zur Einfuhr und zur Kodierung menschlicher Gewebe und Gewebezubereitungen vom 21. November 2016 (BGBl. I Nr. 55 vom 25. November 2016, S. 2623) ab **29. April 2017** die Absätze 3i und 3j eingefügt; der Text ist auf Raster gestellt (s. S. 239f.).

(3j) [1] Im Fall einer Inspektion nach Absatz 3i kann die zuständige Behörde auf ein Ersuchen der zuständigen Behörde des anderen Mitgliedstaates der Europäischen Union gestatten, dass beauftragte Personen dieses Mitgliedstaates die Inspektion begleiten. [2] Eine Ablehnung des Ersuchens muss die zuständige Behörde gegenüber der zuständigen Behörde des anderen Mitgliedstaates begründen. [3] Die begleitenden Personen sind befugt, zusammen mit den mit der Überwachung beauftragten Personen Grundstücke, Geschäftsräume, Betriebsräume und Beförderungsmittel zu den üblichen Geschäftszeiten zu betreten und zu besichtigen.

(4) Die mit der Überwachung beauftragten Personen sind befugt,

1. Grundstücke, Geschäftsräume, Betriebsräume, Beförderungsmittel und zur Verhütung dringender Gefahr für die öffentliche Sicherheit und Ordnung auch Wohnräume zu den üblichen Geschäftszeiten zu betreten, zu besichtigen sowie in Geschäftsräumen, Betriebsräumen und Beförderungsmitteln zur Dokumentation Bildaufzeichnungen anzufertigen, in denen eine Tätigkeit nach Absatz 1 ausgeübt wird; das Grundrecht des Artikels 13 des Grundgesetzes auf Unverletzlichkeit der Wohnung wird insoweit eingeschränkt,

2. Unterlagen über Entwicklung, Herstellung, Prüfung, klinische Prüfung oder Rückstandsprüfung, Erwerb, Einfuhr, Lagerung, Verpackung, Inverkehrbringen und sonstigen Verbleib der Arzneimittel sowie über das im Verkehr befindliche Werbematerial und über die nach § 94 erforderliche Deckungsvorsorge einzusehen,

2a. Abschriften oder Ablichtungen von Unterlagen nach Nummer 2 oder Ausdrucke oder Kopien von Datenträgern, auf denen Unterlagen nach Nummer 2 gespeichert sind, anzufertigen oder zu verlangen, soweit es sich nicht um personenbezogene Daten von Patienten handelt,

3. von natürlichen und juristischen Personen und nicht rechtsfähigen Personenvereinigungen alle erforderlichen Auskünfte, insbesondere über die in Nummer 2 genannten Betriebsvorgänge zu verlangen,

4. vorläufige Anordnungen, auch über die Schließung des Betriebes oder der Einrichtung zu treffen, soweit es zur Verhütung dringender Gefahren für die öffentliche Sicherheit und Ordnung geboten ist.

(4a) Soweit es zur Durchführung dieses Gesetzes oder der auf Grund dieses Gesetzes erlassenen Rechtsverordnungen oder der Verordnung (EG) Nr. 726/2004 erforderlich ist, dürfen auch die Sachverständigen der Mitgliedstaaten der Europäischen Union, soweit sie die mit der Überwachung beauftragten Personen begleiten, Befugnisse nach Absatz 4 Nr. 1 wahrnehmen.

(5) Der zur Auskunft Verpflichtete kann die Auskunft auf solche Fragen verweigern, deren Beantwortung ihn selbst oder einen seiner in § 383 Abs. 1 Nr. 1 bis 3 der Zivilprozessordnung bezeichneten Angehörigen der Gefahr strafrechtlicher Verfolgung oder eines Verfahrens nach dem Gesetz über Ordnungswidrigkeiten aussetzen würde.

(6) [1] Das Bundesministerium wird ermächtigt, durch Rechtsverordnung mit Zustimmung des Bundesrates Regelungen über die Wahrnehmung von Überwachungsaufgaben in den Fällen festzulegen, in denen Arzneimittel von einem pharmazeutischen Unternehmer im Geltungsbereich des Gesetzes in den Verkehr gebracht werden, der keinen Sitz im Geltungsbereich des Gesetzes hat, soweit es zur Durchführung der Vorschriften über den Verkehr mit Arzneimitteln sowie über die Werbung auf dem Gebiete des Heilwesens erforderlich ist. [2] Dabei kann die federführende Zuständigkeit für Überwachungsaufgaben, die sich auf Grund des Verbringens eines Arzneimittels aus einem bestimmten Mitgliedstaat der Europäischen Union ergeben, jeweils einem bestimmten Land oder einer von den Ländern getragenen Einrichtung zugeordnet werden. [3] Die Rechtsverordnung wird vom Bundesministerium für Ernährung und Landwirtschaft im Einvernehmen mit dem Bundesministerium erlassen, soweit es sich um Arzneimittel handelt, die zur Anwendung bei Tieren bestimmt sind.

§ 65
Probenahme

(1) [1] Soweit es zur Durchführung der Vorschriften über den Verkehr mit Arzneimitteln, über die Werbung auf dem Gebiete des Heilwesens, des Zweiten Abschnitts des Transfusionsgesetzes, der Abschnitte 2, 3 und 3a des Transplantationsgesetzes und über das Apothekenwesen erforderlich ist, sind die mit der Überwachung beauftragten Personen befugt, gegen Empfangsbescheinigung Proben nach ihrer Auswahl zum Zwecke der Untersuchung zu fordern oder zu entnehmen. [2] Diese Befugnis erstreckt sich insbesondere auf die Entnahme von Proben von Futtermitteln, Tränkwasser und bei lebenden Tieren, einschließlich der dabei erforderlichen Eingriffe an diesen Tieren. [3] Soweit der pharmazeutische Unternehmer nicht ausdrücklich darauf verzichtet, ist ein Teil der Probe oder, sofern die Probe nicht oder ohne Gefährdung des Untersuchungszwecks nicht in Teile von gleicher Qualität teilbar ist, ein zweites Stück der gleichen Art, wie das als Probe entnommene, zurückzulassen.

(2) [1] Zurückzulassende Proben sind amtlich zu verschließen oder zu versiegeln. [2] Sie sind mit dem Datum der Probenahme und dem Datum des Tages zu versehen, nach dessen Ablauf der Verschluss oder die Versiegelung als aufgehoben gelten.

(3) Für Proben, die nicht bei dem pharmazeutischen Unternehmer entnommen werden, ist durch den pharmazeutischen Unternehmer eine angemessene Entschädigung zu leisten, soweit nicht ausdrücklich darauf verzichtet wird.

(4) Als privater Sachverständiger zur Untersuchung von Proben, die nach Absatz 1 Satz 2 zurückgelassen sind, kann nur bestellt werden, wer

1. die Sachkenntnis nach § 15 besitzt. Anstelle der praktischen Tätigkeit nach § 15 Abs. 1 und 4 kann eine praktische Tätigkeit in der Untersuchung und Begutachtung von Arzneimitteln in Arzneimitteluntersuchungsstellen oder in anderen gleichartigen Arzneimittelinstituten treten,
2. die zur Ausübung der Tätigkeit als Sachverständiger zur Untersuchung von amtlichen Proben erforderliche Zuverlässigkeit besitzt und
3. über geeignete Räume und Einrichtungen für die beabsichtigte Untersuchung und Begutachtung von Arzneimitteln verfügt.

§ 66
Duldungs- und Mitwirkungspflicht

(1)*) [1]Wer der Überwachung nach § 64 Abs. 1 unterliegt, ist verpflichtet, die Maßnahmen nach den §§ 64 und 65 zu dulden und die in der Überwachung tätigen Personen bei der Erfüllung ihrer Aufgaben zu unterstützen, insbesondere ihnen auf Verlangen die Räume und Beförderungsmittel zu bezeichnen, Räume, Behälter und Behältnisse zu öffnen, Auskünfte zu erteilen und die Entnahme der Proben zu ermöglichen. [2]Die gleiche Verpflichtung besteht für die sachkundige Person nach § 14, die verantwortliche Person nach § 20c, den Stufenplanbeauftragten, Informationsbeauftragten, die verantwortliche Person nach § 52a und den Leiter der klinischen Prüfung sowie deren Vertreter, auch im Hinblick auf Anfragen der zuständigen Bundesoberbehörde.

(1) [1]Wer der Überwachung nach § 64 Abs. 1 unterliegt, ist verpflichtet, die Maßnahmen nach den §§ 64 und 65 zu dulden und die in der Überwachung tätigen Personen bei der Erfüllung ihrer Aufgaben zu unterstützen, insbesondere ihnen auf Verlangen die Räume und

*) Absatz 1 wird neu gefasst; der Text ist auf Raster gestellt (s. S. 242f.). Er tritt in Kraft, sobald die in Fußnote**) genannten Voraussetzungen erfüllt sind.

**) Absatz 1 tritt sechs Monate nach der Veröffentlichung der Mitteilung der Europäischen Kommission über die Funktionsfähigkeit des EU-Portals und der Datenbank nach Artikel 82 der Verordnung (EU) Nr. 536/2014 des Europäischen Parlaments und des Rates vom 16. April 2014 über klinische Prüfungen mit Humanarzneimitteln und zur Aufhebung der Richtlinie 2001/20/EG (ABl. L 158 vom 27.5.2014, S. 1) im Amtsblatt der Europäischen Union in Kraft.

Beförderungsmittel zu bezeichnen, Räume, Behälter und Behältnisse zu öffnen, Auskünfte zu erteilen und die Entnahme der Proben zu ermöglichen. [2]Die gleiche Verpflichtung besteht für die sachkundige Person nach § 14, die verantwortliche Person nach § 20c, den Stufenplanbeauftragten, Informationsbeauftragten, die verantwortliche Person nach § 52a sowie deren Vertreter und den Hauptprüfer und den Prüfer, auch im Hinblick auf Anfragen der zuständigen Bundesoberbehörde.

(2) Die Duldungs- und Mitwirkungspflicht nach Absatz 1 findet entsprechende Anwendung auf Maßnahmen der Bundesoberbehörden nach § 25 Abs. 5 Satz 4 oder Abs. 8 Satz 2 und 3 oder nach § 62 Abs. 6.

§ 67*)
Allgemeine Anzeigepflicht

(1) [1]Betriebe und Einrichtungen, die Arzneimittel entwickeln, herstellen, klinisch prüfen oder einer Rückstandsprüfung unterziehen, prüfen, lagern, verpacken, in den Verkehr bringen oder sonst mit ihnen Handel treiben, haben dies vor der Aufnahme der Tätigkeiten der zuständigen Behörde, bei einer klinischen Prüfung bei Menschen auch der zuständigen Bundesoberbehörde, anzuzeigen. [2]Satz 1 gilt entsprechend für Einrichtungen, die Gewebe gewinnen, die die für die Gewinnung erforderliche Laboruntersuchung durchführen, Gewebe be- oder verarbeiten, konservieren, prüfen, lagern oder in Verkehr bringen. [3]Die Entwicklung von Arzneimitteln ist anzuzeigen, soweit sie durch eine Rechtsverordnung nach § 54 geregelt ist. [4]Das Gleiche gilt für Personen, die diese Tätigkeiten selbständig und berufsmäßig ausüben, sowie für Personen oder Personenvereinigungen, die Arzneimittel für andere sammeln. [5]In der Anzeige sind die Art der Tätigkeit und die Betriebsstätte anzugeben; werden Arzneimittel gesammelt, so ist das Nähere über die Art der Sammlung und über die Lagerstätte anzugeben. [6]Ist nach Satz 1 eine klinische Prüfung bei Menschen anzuzeigen, so sind der zuständigen Behörde auch deren Sponsor, sofern vorhanden dessen Vertreter nach § 40 Abs. 1 Satz 3 Nr. 1 sowie der Prüfer und sein Stellvertreter, soweit erforderlich auch mit Angabe der Stellung als Leiter der klinischen Prüfung, namentlich zu benennen. [7]Die Sätze 1 bis 4 gelten entsprechend für Betriebe und Einrichtungen, die Wirkstoffe oder andere zur Arzneimittelherstel-

*) § 67 wird neu gefasst; der Text ist auf Raster gestellt (s. S. 246ff.). Er tritt in Kraft, sobald die in Fußnote**) genannten Voraussetzungen erfüllt sind.

**) § 67 tritt sechs Monate nach der Veröffentlichung der Mitteilung der Europäischen Kommission über die Funktionsfähigkeit des EU-Portals und der Datenbank nach Artikel 82 der Verordnung (EU) Nr. 536/2014 des Europäischen Parlaments und des Rates vom 16. April 2014 über klinische Prüfungen mit Humanarzneimitteln und zur Aufhebung der Richtlinie 2001/20/EG (ABl. L 158 vom 27.5.2014, S. 1) im Amtsblatt der Europäischen Union in Kraft.

lung bestimmte Stoffe herstellen, prüfen, lagern, verpacken, in den Verkehr bringen oder sonst mit ihnen Handel treiben, soweit diese Tätigkeiten durch eine Rechtsverordnung nach § 54 geregelt sind. [8]Satz 1 findet keine Anwendung auf die Rekonstitution, soweit es sich nicht um Arzneimittel handelt, die zur klinischen Prüfung bestimmt sind.

(2) Ist die Herstellung von Arzneimitteln beabsichtigt, für die es einer Erlaubnis nach § 13 nicht bedarf, so sind die Arzneimittel mit ihrer Bezeichnung und Zusammensetzung anzuzeigen.

(3) [1]Nachträgliche Änderungen sind ebenfalls anzuzeigen. [2]Bei Betrieben und Einrichtungen, die Wirkstoffe herstellen, einführen oder sonst mit ihnen Handel treiben, genügt jährlich eine Anzeige, sofern die Änderungen keine Auswirkungen auf die Qualität oder Sicherheit der Wirkstoffe haben können.

(3a) Ist nach Absatz 1 der Beginn einer klinischen Prüfung bei Menschen anzuzeigen, so sind deren Verlauf, Beendigung und Ergebnisse der zuständigen Bundesoberbehörde mitzuteilen; das Nähere wird in der Rechtsverordnung nach § 42 bestimmt.

(4) [1]Die Absätze 1 bis 3 gelten nicht für diejenigen, die eine Erlaubnis nach § 13, § 20b, § 20c, § 52a, § 72, § 72b oder § 72c haben, und für Apotheken nach dem Gesetz über das Apothekenwesen. [2]Absatz 2 gilt nicht für tierärztliche Hausapotheken.

(5) [1]Wer als pharmazeutischer Unternehmer ein Arzneimittel, das nach § 36 Abs. 1 von der Pflicht zur Zulassung freigestellt ist, in den Verkehr bringt, hat dies zuvor der zuständigen Bundesoberbehörde und der zuständigen Behörde anzuzeigen. [2]In der Anzeige sind der Hersteller, die verwendete Bezeichnung, die verwendeten nicht wirksamen Bestandteile, soweit sie nicht in der Verordnung nach § 36 Abs. 1 festgelegt sind, sowie die tatsächliche Zusammensetzung des Arzneimittels, soweit die Verordnung nach § 36 Abs. 1 diesbezügliche Unterschiede erlaubt, anzugeben. [3]Anzuzeigen sind auch jede Änderung der Angaben und die Beendigung des Inverkehrbringens.

(6) [1]Wer Untersuchungen durchführt, die dazu bestimmt sind, Erkenntnisse bei der Anwendung zugelassener oder registrierter Arzneimittel zu sammeln, hat dies der zuständigen Bundesoberbehörde, der Kassenärztlichen Bundesvereinigung, dem Spitzenverband Bund der Krankenkassen und dem Verband der Privaten Krankenversicherung e. V. unverzüglich anzuzeigen. [2]Dabei sind Ort, Zeit, Ziel und Beobachtungsplan der Anwendungsbeobachtung anzugeben sowie gegenüber der Kassenärztlichen Bundesvereinigung und dem Spitzenverband Bund der Krankenkas-

sen die beteiligten Ärzte namentlich mit Angabe der lebenslangen Arztnummer zu benennen. 3 Entschädigungen, die an Ärzte für ihre Beteiligung an Untersuchungen nach Satz 1 geleistet werden, sind nach ihrer Art und Höhe so zu bemessen, dass kein Anreiz für eine bevorzugte Verschreibung oder Empfehlung bestimmter Arzneimittel entsteht. 4 Sofern beteiligte Ärzte Leistungen zu Lasten der gesetzlichen Krankenversicherung erbringen, sind bei Anzeigen nach Satz 1 auch die Art und die Höhe der jeweils an sie tatsächlich geleisteten Entschädigungen anzugeben sowie jeweils eine Ausfertigung der mit ihnen geschlossenen Verträge und jeweils eine Darstellung des Aufwandes für die beteiligten Ärzte und eine Begründung für die Angemessenheit der Entschädigung zu übermitteln. 5 Sofern sich bei den in Satz 4 genannten Informationen Änderungen ergeben, sind die jeweiligen Informationen nach Satz 4 vollständig in der geänderten, aktualisierten Form innerhalb von vier Wochen nach jedem Quartalsende zu übermitteln; die tatsächlich geleisteten Entschädigungen sind mit Zuordnung zu beteiligten Ärzten namentlich mit Angabe der lebenslangen Arztnummer zu übermitteln. 6 Innerhalb eines Jahres nach Abschluss der Datenerfassung sind unter Angabe der insgesamt beteiligten Ärzte die Anzahl der jeweils und insgesamt beteiligten Patienten und Art und Höhe der jeweils und insgesamt geleisteten Entschädigungen zu übermitteln. 7 Der zuständigen Bundesoberbehörde ist innerhalb eines Jahres nach Abschluss der Datenerfassung bei Untersuchungen mit Arzneimitteln, die zur Anwendung bei Menschen bestimmt sind, ein Abschlussbericht zu übermitteln. 8 § 42b Abs. 3 Satz 1 und 4 gilt entsprechend. 9 Die Angaben nach diesem Absatz sind bei Untersuchungen mit Arzneimitteln, die zur Anwendung bei Menschen bestimmt sind, elektronisch zu übermitteln. 10 Hierfür machen die zuständigen Bundesoberbehörden elektronische Formatvorgaben bekannt; die zuständige Bundesoberbehörde hat ihr übermittelte Anzeigen und Abschlussberichte der Öffentlichkeit über ein Internetportal zur Verfügung zu stellen. 11 Für die Veröffentlichung der Anzeigen gilt § 42b Abs. 3 Satz 4 entsprechend. 12 Die Sätze 4 bis 6 gelten nicht für Anzeigen gegenüber der zuständigen Bundesoberbehörde. 13 Die Kassenärztliche Bundesvereinigung, der Spitzenverband Bund der Krankenkassen und der Verband der Privaten Krankenversicherung e. V. legen einvernehmlich Formatvorgaben für die elektronische Übermittlung der an sie zu richtenden Angaben fest und geben diese bekannt. 14 Für Arzneimittel, die zur Anwendung bei Tieren bestimmt sind, sind die Anzeigen nach Satz 1 nur gegenüber der zuständigen Bundesoberbehörde zu erstatten. 15 Die Sätze 1 bis 12 und 14 gelten nicht für Unbedenklichkeitsprüfungen nach § 63f.

(7) 1 Wer beabsichtigt, gewerbs- oder berufsmäßig Arzneimittel, die in einem anderen Mitgliedstaat der Europäischen Union zum Inverkehrbringen durch einen ande-

ren pharmazeutischen Unternehmer zugelassen sind, erstmalig aus diesem Mitgliedstaat in den Geltungsbereich des Gesetzes zum Zweck des Inverkehrbringens im Geltungsbereich des Gesetzes zu verbringen, hat dies dem Inhaber der Zulassung vor der Aufnahme der Tätigkeit anzuzeigen. 2 Für Arzneimittel, für die eine Genehmigung für das Inverkehrbringen gemäß der Verordnung (EG) Nr. 726/2004 erteilt worden ist, gilt Satz 1 mit der Maßgabe, dass die Anzeige dem Inhaber der Genehmigung und der Europäischen Arzneimittel-Agentur zu übermitteln ist. 3 An die Agentur ist eine Gebühr für die Überprüfung der Einhaltung der Bedingungen, die in den unionsrechtlichen Rechtsvorschriften über Arzneimittel und den Genehmigungen für das Inverkehrbringen festgelegt sind, zu entrichten; die Bemessung der Gebühr richtet sich nach den unionsrechtlichen Rechtsvorschriften.

§ 67*)
Allgemeine Anzeigepflicht

(1) 1 Betriebe und Einrichtungen, die Arzneimittel entwickeln, herstellen, klinisch prüfen oder einer Rückstandsprüfung unterziehen, prüfen, lagern, verpacken, in den Verkehr bringen oder sonst mit ihnen Handel treiben, haben dies vor der Aufnahme der Tätigkeiten der zuständigen Behörde anzuzeigen. 2 Satz 1 gilt entsprechend für Einrichtungen, die Gewebe gewinnen, die die für die Gewinnung erforderliche Laboruntersuchung durchführen, Gewebe be- oder verarbeiten, konservieren, prüfen, lagern oder in Verkehr bringen. 3 Die Entwicklung von Arzneimitteln ist anzuzeigen, soweit sie durch eine Rechtsverordnung nach § 54 geregelt ist. 4 Das Gleiche gilt für Personen, die diese Tätigkeiten selbständig und berufsmäßig ausüben, sowie für Personen oder Personenvereinigungen, die Arzneimittel für andere sammeln. 5 In der Anzeige sind die Art der Tätigkeit und die Betriebsstätte anzugeben; werden Arzneimittel gesammelt, so ist das Nähere über die Art der Sammlung und über die Lagerstätte anzugeben. 6 Die Sätze 1 und 3 bis 5 gelten entsprechend für Betriebe und Einrichtungen, die Wirkstoffe oder andere zur Arzneimittelherstellung bestimmte Stoffe herstellen, prüfen, lagern, verpacken, in den Verkehr bringen oder sonst mit ihnen Handel treiben, soweit diese Tätigkeiten durch eine Rechtsverordnung nach § 54 geregelt sind. 7 Satz 1 findet keine Anwendung auf die Rekonstitution, soweit es sich nicht um Arzneimittel handelt, die zur klinischen Prüfung bestimmt sind.

(2) Ist die Herstellung von Arzneimitteln beabsichtigt, für die es einer Erlaubnis nach § 13 nicht bedarf, so sind die Arzneimittel mit ihrer Bezeichnung und Zusammensetzung anzuzeigen.

(3) 1 Nachträgliche Änderungen sind ebenfalls anzuzeigen. 2 Bei Betrieben und Einrichtungen, die Wirkstoffe herstellen, einführen oder sonst mit ihnen Handel treiben, genügt jährlich eine Anzeige, sofern die Änderungen keine Auswirkungen auf die Qualität oder Sicherheit der Wirkstoffe haben können.

*) Siehe Fußnote S. 243.

(3a) (aufgehoben)

(4) [1]Die Absätze 1 bis 3 gelten nicht für diejenigen, die eine Erlaubnis nach § 13, § 20b, § 20c, § 52a, § 72, § 72b oder § 72c haben, für Apotheken nach dem Gesetz über das Apothekenwesen und für klinische Prüfungen bei Menschen mit Arzneimitteln, die in den Anwendungsbereich der Verordnung (EU) Nr. 536/2014 fallen. [2]Absatz 2 gilt nicht für tierärztliche Hausapotheken.

(5) [1]Wer als pharmazeutischer Unternehmer ein Arzneimittel, das nach § 36 Abs. 1 von der Pflicht zur Zulassung freigestellt ist, in den Verkehr bringt, hat dies zuvor der zuständigen Bundesoberbehörde und der zuständigen Behörde anzuzeigen. [2]In der Anzeige sind der Hersteller, die verwendete Bezeichnung, die verwendeten nicht wirksamen Bestandteile, soweit sie nicht in der Verordnung nach § 36 Abs. 1 festgelegt sind, sowie die tatsächliche Zusammensetzung des Arzneimittels, soweit die Verordnung nach § 36 Abs. 1 diesbezügliche Unterschiede erlaubt, anzugeben. [3]Anzuzeigen sind auch jede Änderung der Angaben und die Beendigung des Inverkehrbringens.

(6) [1]Wer Untersuchungen durchführt, die dazu bestimmt sind, Erkenntnisse bei der Anwendung zugelassener oder registrierter Arzneimittel zu sammeln, hat dies der zuständigen Bundesoberbehörde, der Kassenärztlichen Bundesvereinigung, dem Spitzenverband Bund der Krankenkassen und dem Verband der Privaten Krankenversicherung e. V. unverzüglich anzuzeigen. [2]Dabei sind Ort, Zeit, Ziel und Beobachtungsplan der Anwendungsbeobachtung anzugeben sowie gegenüber der Kassenärztlichen Bundesvereinigung und dem Spitzenverband Bund der Krankenkassen die beteiligten Ärzte namentlich mit Angabe der lebenslangen Arztnummer zu benennen. [3]Entschädigungen, die an Ärzte für ihre Beteiligung an Untersuchungen nach Satz 1 geleistet werden, sind nach ihrer Art und Höhe so zu bemessen, dass kein Anreiz für eine bevorzugte Verschreibung oder Empfehlung bestimmter Arzneimittel entsteht. [4]Sofern beteiligte Ärzte Leistungen zu Lasten der gesetzlichen Krankenversicherung erbringen, sind bei Anzeigen nach Satz 1 auch die Art und die Höhe der jeweils an sie tatsächlich geleisteten Entschädigungen anzugeben sowie jeweils eine Ausfertigung der mit ihnen geschlossenen Verträge und jeweils eine Darstellung des Aufwandes für die beteiligten Ärzte und eine Begründung für die Angemessenheit der Entschädigung zu übermitteln. [5]Sofern sich bei den in Satz 4 genannten Informationen Änderungen ergeben, sind die jeweiligen Informationen nach Satz 4 vollständig in der geänderten, aktualisierten Form innerhalb von vier Wochen nach jedem Quartalsende zu übermitteln; die tatsächlich geleisteten Entschädigungen sind mit Zuordnung zu beteiligten Ärzten namentlich mit Angabe der lebenslangen Arztnummer zu übermitteln. [6]Innerhalb eines Jahres nach Abschluss der Datenerfassung sind unter Angabe der insgesamt beteiligten Ärzte die Anzahl der jeweils und insgesamt beteiligten Patienten und Art und Höhe der jeweils und insgesamt geleisteten Entschädigungen zu übermitteln. [7]Der zuständigen Bundesoberbehörde ist innerhalb eines Jahres nach Abschluss der Datenerfassung bei Untersuchungen mit Arzneimitteln, die zur Anwendung bei Menschen bestimmt sind, ein Abschlussbericht zu übermitteln. [8]§ 42b Abs. 2 Satz 1 und 4 gilt entsprechend. [9]Die Angaben nach diesem Absatz sind bei Untersuchungen mit

Arzneimitteln, die zur Anwendung bei Menschen bestimmt sind, elektronisch zu übermitteln. [10] Hierfür machen die zuständigen Bundesoberbehörden elektronische Formatvorgaben bekannt; die zuständige Bundesoberbehörde hat ihr übermittelte Anzeigen und Abschlussberichte der Öffentlichkeit über ein Internetportal zur Verfügung zu stellen. [11] Für die Veröffentlichung der Anzeigen gilt § 42b Abs. 2 Satz 4 entsprechend. [12] Die Sätze 4 bis 6 gelten nicht für Anzeigen gegenüber der zuständigen Bundesoberbehörde. [13] Die Kassenärztliche Bundesvereinigung, der Spitzenverband Bund der Krankenkassen und der Verband der Privaten Krankenversicherung e. V. legen einvernehmlich Formatvorgaben für die elektronische Übermittlung der an sie zu richtenden Angaben fest und geben diese bekannt. [14] Für Arzneimittel, die zur Anwendung bei Tieren bestimmt sind, sind die Anzeigen nach Satz 1 nur gegenüber der zuständigen Bundesoberbehörde zu erstatten. [15] Die Sätze 1 bis 12 und 14 gelten nicht für Unbedenklichkeitsstudien nach § 63f.

(7) [1] Wer beabsichtigt, gewerbs- oder berufsmäßig Arzneimittel, die in einem anderen Mitgliedstaat der Europäischen Union zum Inverkehrbringen durch einen anderen pharmazeutischen Unternehmer zugelassen sind, erstmalig aus diesem Mitgliedstaat in den Geltungsbereich des Gesetzes zum Zweck des Inverkehrbringens im Geltungsbereich des Gesetzes zu verbringen, hat dies dem Inhaber der Zulassung vor der Aufnahme der Tätigkeit anzuzeigen. [2] Für Arzneimittel, für die eine Genehmigung für das Inverkehrbringen gemäß der Verordnung (EG) Nr. 726/2004 erteilt worden ist, gilt Satz 1 mit der Maßgabe, dass die Anzeige dem Inhaber der Genehmigung und der Europäischen Arzneimittel-Agentur zu übermitteln ist. [3] An die Agentur ist eine Gebühr für die Überprüfung der Einhaltung der Bedingungen, die in den unionsrechtlichen Rechtsvorschriften über Arzneimittel und den Genehmigungen für das Inverkehrbringen festgelegt sind, zu entrichten; die Bemessung der Gebühr richtet sich nach den unionsrechtlichen Rechtsvorschriften.

(8)*) [1] Wer zum Zwecke des Einzelhandels Arzneimittel, die zur Anwendung bei Menschen bestimmt sind, im Wege des Versandhandels über das Internet anbieten will, hat dies vor Aufnahme der Tätigkeit der zuständigen Behörde unter Angabe des Namens oder der Firma und der Anschrift des Ortes, von dem aus die Arzneimittel geliefert werden sollen, und die Adresse jedes Internetportals einschließlich aller Angaben zu deren Identifizierung anzuzeigen. [2] Nachträgliche Änderungen sind ebenfalls anzuzeigen. [3] Die zuständige Behörde übermittelt diese Informationen an eine Datenbank nach § 67a. [4] Das Internetportal nach Satz 1 muss den Namen und die Adresse der zuständigen Behörde und ihre sonstigen Kontaktdaten, das gemeinsame Versandhandelslogo nach Artikel 85c der Richtlinie 2001/83/EG aufweisen und eine Verbindung zum Internetportal des Deutschen Instituts für Medizinische Dokumentation und Information haben.

*) Absatz 8 wird am ersten Tag des zweiten Jahres, das auf die Verkündung des Durchführungsrechtsaktes der Europäischen Kommission nach Artikel 85c Abs. 3 der Richtlinie 2001/83/EG im Amtsblatt der Europäischen Union folgt, angefügt.

§ 67a
Datenbankgestütztes Informationssystem

(1) [1] Die für den Vollzug dieses Gesetzes zuständigen Behörden des Bundes und der Länder wirken mit dem Deutschen Institut für Medizinische Dokumentation und Information (DIMDI) zusammen, um ein gemeinsam nutzbares zentrales Informationssystem über Arzneimittel und Wirkstoffe sowie deren Hersteller oder Einführer zu errichten. [2] Dieses Informationssystem fasst die für die Erfüllung der jeweiligen Aufgaben behördenübergreifend notwendigen Informationen zusammen. [3] Das Deutsche Institut für Medizinische Dokumentation und Information errichtet dieses Informationssystem auf der Grundlage der von den zuständigen Behörden oder Bundesoberbehörden nach der Rechtsverordnung nach Absatz 3 zur Verfügung gestellten Daten und stellt dessen laufenden Betrieb sicher. [4] Daten aus dem Informationssystem werden an die zuständigen Behörden und Bundesoberbehörden zur Erfüllung ihrer im Gesetz geregelten Aufgaben sowie an die Europäische Arzneimittel-Agentur übermittelt. [5] Die zuständigen Behörden und Bundesoberbehörden erhalten darüber hinaus für ihre im Gesetz geregelten Aufgaben Zugriff auf die aktuellen Daten aus dem Informationssystem. [6] Eine Übermittlung an andere Stellen ist zulässig, soweit dies die Rechtsverordnung nach Absatz 3 vorsieht. [7] Für seine Leistungen kann das Deutsche Institut für Medizinische Dokumentation und Information Entgelte verlangen. [8] Diese werden in einem Entgeltkatalog festgelegt, der der Zustimmung des Bundesministeriums bedarf.

(2) [1] Das Deutsche Institut für Medizinische Dokumentation und Information stellt allgemein verfügbare Datenbanken mit Informationen zu Arzneimitteln über ein Internetportal bereit. [2] Das Internetportal wird mit dem von der Europäischen Arzneimittel-Agentur eingerichteten europäischen Internetportal nach Artikel 26 der Verordnung (EG) Nr. 726/2004 für Arzneimittel verbunden. [3] Darüber hinaus stellt das Deutsche Institut für Medizinische Dokumentation und Information Informationen zum Versandhandel mit Arzneimitteln, die zur Anwendung bei Menschen bestimmt sind, über ein allgemein zugängliches Internetportal zur Verfügung. [4] Dieses Internetportal wird verbunden mit dem von der Europäischen Arzneimittel-Agentur betriebenen Internetportal, das Informationen zum Versandhandel und zum gemeinsamen Versandhandelslogo enthält. [5] Das Deutsche Institut für Medizinische Dokumentation und Information gibt die Adressen der Internetportale im Bundesanzeiger bekannt.

(3) [1] Das Bundesministerium wird ermächtigt, Befugnisse zur Verarbeitung und Nutzung von Daten für die Zwecke der Absätze 1 und 2 und zur Erhebung von Daten für die Zwecke des Absatzes 2 im Einvernehmen mit dem Bundesministerium

des Innern und dem Bundesministerium für Wirtschaft und Energie durch Rechtsverordnung mit Zustimmung des Bundesrates einzuräumen und Regelungen zu treffen hinsichtlich der Übermittlung von Daten durch Behörden des Bundes und der Länder an das Deutsche Institut für Medizinische Dokumentation und Information, einschließlich der personenbezogenen und betriebsbezogenen Daten für die in diesem Gesetz geregelten Zwecke, und der Art, des Umfangs und der Anforderungen an die Daten. [2]In dieser Rechtsverordnung kann auch vorgeschrieben werden, dass Anzeigen auf elektronischen oder optischen Speichermedien erfolgen dürfen oder müssen, soweit dies für eine ordnungsgemäße Durchführung der Vorschriften über den Verkehr mit Arzneimitteln erforderlich ist. [3]Die Rechtsverordnung wird vom Bundesministerium für Ernährung und Landwirtschaft im Einvernehmen mit dem Bundesministerium, dem Bundesministerium des Innern und dem Bundesministerium für Wirtschaft und Energie erlassen, soweit es sich um Arzneimittel handelt, die zur Anwendung bei Tieren bestimmt sind.

(3a) [1]Das Bundesministerium für Ernährung und Landwirtschaft wird ermächtigt, im Einvernehmen mit dem Bundesministerium, dem Bundesministerium des Innern und dem Bundesministerium für Wirtschaft und Energie durch Rechtsverordnung mit Zustimmung des Bundesrates Regelungen zu treffen hinsichtlich der Übermittlung von Daten durch das Deutsche Institut für Medizinische Dokumentation und Information an Behörden des Bundes und der Länder, einschließlich der personenbezogenen und betriebsbezogenen Daten, zum Zweck wiederholter Beobachtungen, Untersuchungen und Bewertungen zur Erkennung von Risiken für die Gesundheit von Mensch und Tier durch die Anwendung bestimmter Arzneimittel, die zur Anwendung bei Tieren bestimmt sind, (Tierarzneimittel-Monitoring) sowie hinsichtlich der Art und des Umfangs der Daten sowie der Anforderungen an die Daten. [2]Absatz 3 Satz 2 gilt entsprechend.

(4) Die Rechtsverordnung nach den Absätzen 3 und 3a ergeht im Einvernehmen mit dem Bundesministerium für Umwelt, Naturschutz, Bau und Reaktorsicherheit, soweit es sich um radioaktive Arzneimittel oder um Arzneimittel handelt, bei deren Herstellung ionisierende Strahlen verwendet werden.

(5) Das Deutsche Institut für Medizinische Dokumentation und Information ergreift die notwendigen Maßnahmen, damit Daten nur den dazu befugten Personen übermittelt werden und nur diese Zugang zu diesen Daten erhalten.

§ 67b
EU-Kompendium der Gewebeeinrichtungen, EU-Kompendium der Gewebe- und Zellprodukte, Unterrichtungspflichten

(1) [1] Die zuständigen Behörden der Länder geben die in Anhang VIII der Richtlinie 2006/86/EG in der jeweils geltenden Fassung genannten Angaben in das EU-Kompendium der Gewebeeinrichtungen ein. [2] Sie stellen sicher, dass jeder Einrichtung eine EU-Gewebeeinrichtungsnummer eindeutig zugeordnet wird.

(2) [1] Bei notwendigen Änderungen aktualisieren die zuständigen Behörden unverzüglich, spätestens nach zehn Werktagen, das EU-Kompendium der Gewebeeinrichtungen. [2] Als Änderungen nach Satz 1 gelten insbesondere

1. die erstmalige Erteilung einer Erlaubnis für Einrichtungen, die erlaubnispflichtige Tätigkeiten mit Geweben, Gewebezubereitungen, hämatopoetischen Stammzellen oder Stammzellzubereitungen aus dem peripheren Blut oder aus dem Nabelschnurblut durchführen,
2. Änderungen der Erlaubnis, einschließlich Änderungen im Hinblick auf
   a) eine neue Art von Geweben, Gewebezubereitungen, hämatopoetischen Stammzellen oder Stammzellzubereitungen aus dem peripheren Blut oder aus dem Nabelschnurblut,
   b) eine neue Tätigkeit mit Geweben, Gewebezubereitungen, hämatopoetischen Stammzellen oder Stammzellzubereitungen aus dem peripheren Blut oder aus dem Nabelschnurblut oder
   c) neue Nebenbestimmungen zur Erlaubnis,
3. jede Rücknahme oder jeder Widerruf der Erlaubnis,
4. eine freiwillige, auch teilweise Einstellung der Tätigkeit einer Einrichtung,
5. Änderungen der Angaben über eine Einrichtung im Sinne des Anhangs VIII der Richtlinie 2006/86/EG in der jeweils geltenden Fassung sowie
6. Änderungen wegen falscher Angaben im EU-Kompendium der Gewebeeinrichtungen.

(3) Die zuständigen Behörden unterrichten die zuständigen Behörden eines anderen Mitgliedstaates der Europäischen Union, wenn sie

1. im EU-Kompendium der Gewebeeinrichtungen falsche Angaben feststellen, die diesen Mitgliedstaat betreffen, oder

2. einen erheblichen Verstoß gegen die Bestimmungen über den Einheitlichen Europäischen Code im Zusammenhang mit diesem Mitgliedstaat feststellen.

(4) Die zuständigen Behörden unterrichten die Europäische Kommission und die zuständigen Behörden der anderen Mitgliedstaaten der Europäischen Union, wenn das EU-Kompendium der Gewebe- und Zellprodukte einer Aktualisierung bedarf.

§ 68
Mitteilungs- und Unterrichtungspflichten

(1) Die für die Durchführung dieses Gesetzes zuständigen Behörden und Stellen des Bundes und der Länder haben sich

1. die für den Vollzug des Gesetzes zuständigen Behörden, Stellen und Sachverständigen mitzuteilen und
2. bei Zuwiderhandlungen und bei Verdacht auf Zuwiderhandlungen gegen Vorschriften des Arzneimittelrechts, Heilmittelwerberechts oder Apothekenrechts für den jeweiligen Zuständigkeitsbereich unverzüglich zu unterrichten und bei der Ermittlungstätigkeit gegenseitig zu unterstützen.

(2) Die Behörden nach Absatz 1

1. erteilen der zuständigen Behörde eines anderen Mitgliedstaates der Europäischen Union oder bei Arzneimitteln, die zur Anwendung bei Menschen bestimmt sind, der Europäischen Arzneimittel-Agentur auf begründetes Ersuchen Auskünfte und übermitteln die erforderlichen Urkunden und Schriftstücke, soweit dies für die Überwachung der Einhaltung der arzneimittelrechtlichen und heilmittelwerberechtlichen und apothekenrechtlichen Vorschriften oder zur Verhütung oder zur Abwehr von Arzneimittelrisiken erforderlich ist,
2. überprüfen alle von der ersuchenden Behörde eines anderen Mitgliedstaates mitgeteilten Sachverhalte und teilen ihr das Ergebnis der Prüfung mit.

(3) [1] Die Behörden nach Absatz 1 teilen den zuständigen Behörden eines anderen Mitgliedstaates und der Europäischen Arzneimittel-Agentur oder der Europäischen Kommission alle Informationen mit, die für die Überwachung der Einhaltung der arzneimittelrechtlichen, heilmittelwerberechtlichen und apothekenrechtlichen Vorschriften in diesem Mitgliedstaat oder zur Verhütung oder zur Abwehr von Arzneimittelrisiken erforderlich sind. [2] In Fällen von Zuwiderhandlungen oder des Verdachts von Zuwiderhandlungen können auch die zuständigen Behörden anderer Mitgliedstaaten, das Bundesministerium, soweit es sich um Arzneimittel handelt, die zur Anwendung bei Tieren bestimmt sind, auch das Bundesministerium für Er-

nährung und Landwirtschaft sowie die Europäische Arzneimittel-Agentur und die Europäische Kommission unterrichtet werden.

(4) [1]Die Behörden nach Absatz 1 können, soweit dies zur Einhaltung der arzneimittelrechtlichen, heilmittelwerberechtlichen und apothekenrechtlichen Anforderungen oder zur Verhütung oder zur Abwehr von Arzneimittelrisiken erforderlich ist, auch die zuständigen Behörden anderer Staaten und die zuständigen Stellen des Europarates unterrichten. [2]Absatz 2 Nr. 1 findet entsprechende Anwendung. [3]Bei der Unterrichtung von Vertragsstaaten des Abkommens über den Europäischen Wirtschaftsraum, die nicht Mitgliedstaaten der Europäischen Union sind, erfolgt diese über die Europäische Kommission.

(5) [1]Der Verkehr mit den zuständigen Behörden anderer Staaten, Stellen des Europarates, der Europäischen Arzneimittel-Agentur und der Europäischen Kommission obliegt dem Bundesministerium. [2]Das Bundesministerium kann diese Befugnis auf die zuständigen Bundesoberbehörden oder durch Rechtsverordnung mit Zustimmung des Bundesrates auf die zuständigen obersten Landesbehörden übertragen. [3]Ferner kann das Bundesministerium im Einzelfall der zuständigen obersten Landesbehörde die Befugnis übertragen, sofern diese ihr Einverständnis damit erklärt. [4]Die obersten Landesbehörden können die Befugnisse nach den Sätzen 2 und 3 auf andere Behörden übertragen. [5]Soweit es sich um Arzneimittel handelt, die zur Anwendung bei Tieren bestimmt sind, tritt an die Stelle des Bundesministeriums das Bundesministerium für Ernährung, Landwirtschaft und Verbraucherschutz. [6]Die Rechtsverordnung nach Satz 2 ergeht in diesem Fall im Einvernehmen mit dem Bundesministerium.

(5a) Im Fall der Überwachung der Werbung für Arzneimittel, die zur Anwendung bei Menschen bestimmt sind, obliegt dem Bundesamt für Verbraucherschutz und Lebensmittelsicherheit der Verkehr mit den zuständigen Behörden anderer Mitgliedstaaten der Europäischen Union und der Europäischen Kommission zur Durchführung der Verordnung (EG) Nr. 2006/2004 des Europäischen Parlaments und des Rates vom 27. Oktober 2004 über die Zusammenarbeit zwischen den für die Durchsetzung der Verbraucherschutzgesetze zuständigen nationalen Behörden (ABl. EU Nr. L 364, S. 1), geändert durch Artikel 16 Nr. 2 der Richtlinie 2005/29/EG des Europäischen Parlaments und des Rates vom 11. Mai 2005 (ABl. EU Nr. L 149, S. 22) als zentraler Verbindungsstelle.

(6) [1]In den Fällen des Absatzes 3 Satz 2 und des Absatzes 4 unterbleibt die Übermittlung personenbezogener Daten, soweit durch sie schutzwürdige Interessen der Betroffenen beeinträchtigt würden, insbesondere wenn beim Empfänger kein ange-

messener Datenschutzstandard gewährleistet ist. 2 Personenbezogene Daten dürfen auch dann übermittelt werden, wenn beim Empfänger kein angemessener Datenschutzstandard gewährleistet ist, soweit dies aus Gründen des Gesundheitsschutzes erforderlich ist.

§ 69
Maßnahmen der zuständigen Behörden

(1) 1 Die zuständigen Behörden treffen die zur Beseitigung festgestellter Verstöße und die zur Verhütung künftiger Verstöße notwendigen Anordnungen. 2 Sie können insbesondere das Inverkehrbringen von Arzneimitteln oder Wirkstoffen untersagen, deren Rückruf anordnen und diese sicherstellen, wenn

1. die erforderliche Zulassung oder Registrierung für das Arzneimittel nicht vorliegt oder deren Ruhen angeordnet ist,
2. das Arzneimittel oder der Wirkstoff nicht nach den anerkannten pharmazeutischen Regeln hergestellt ist oder nicht die nach den anerkannten pharmazeutischen Regeln angemessene Qualität aufweist,

2a. der begründete Verdacht besteht, dass es sich um ein gefälschtes Arzneimittel oder einen gefälschten Wirkstoff handelt,

3. dem Arzneimittel die therapeutische Wirksamkeit fehlt,
4. der begründete Verdacht besteht, dass das Arzneimittel schädliche Wirkungen hat, die über ein nach den Erkenntnissen der medizinischen Wissenschaft vertretbares Maß hinausgehen,
5. die vorgeschriebenen Qualitätskontrollen nicht durchgeführt sind,
6. die erforderliche Erlaubnis für das Herstellen des Arzneimittels oder des Wirkstoffes oder das Verbringen in den Geltungsbereich des Gesetzes nicht vorliegt oder ein Grund zur Rücknahme oder zum Widerruf der Erlaubnis nach § 18 Abs. 1 gegeben ist oder
7. die erforderliche Erlaubnis zum Betreiben eines Großhandels nach § 52a nicht vorliegt oder ein Grund für die Rücknahme oder den Widerruf der Erlaubnis nach § 52a Abs. 5 gegeben ist.

3 Im Falle des Satzes 2 Nr. 2 und 4 kann die zuständige Bundesoberbehörde den Rückruf eines Arzneimittels anordnen, sofern ihr Tätigwerden im Zusammenhang mit Maßnahmen nach § 28, § 30, § 31 Abs. 4 Satz 2 oder § 32 Abs. 5 zur Abwehr von Gefahren für die Gesundheit von Mensch oder Tier durch Arzneimittel geboten

ist. 4Die Entscheidung der zuständigen Bundesoberbehörde nach Satz 3 ist sofort vollziehbar. 5Soweit es sich bei Arzneimitteln nach Satz 2 Nr. 4 um solche handelt, die für die Anwendung bei Tieren bestimmt sind, beschränkt sich die Anwendung auf den bestimmungsgemäßen Gebrauch.

(1a) 1Bei Arzneimitteln, für die eine Genehmigung für das Inverkehrbringen oder Zulassung

1. gemäß der Verordnung (EG) Nr. 726/2004 oder

2. im Verfahren der Anerkennung gemäß Kapitel 4 der Richtlinie 2001/83/EG oder Kapitel 4 der Richtlinie 2001/82/EG oder

3. auf Grund eines Gutachtens des Ausschusses gemäß Artikel 4 der Richtlinie 87/22/EWG vom 22. Dezember 1986 vor dem 1. Januar 1995

erteilt worden ist, unterrichtet die zuständige Bundesoberbehörde den Ausschuss für Humanarzneimittel oder den Ausschuss für Tierarzneimittel über festgestellte Verstöße gegen arzneimittelrechtliche Vorschriften nach Maßgabe der in den genannten Rechtsakten vorgesehenen Verfahren unter Angabe einer eingehenden Begründung und des vorgeschlagenen Vorgehens. 2Bei diesen Arzneimitteln können die zuständigen Behörden vor der Unterrichtung des Ausschusses nach Satz 1 die zur Beseitigung festgestellter und zur Verhütung künftiger Verstöße notwendigen Anordnungen treffen, sofern diese zum Schutz der Gesundheit von Mensch oder Tier oder zum Schutz der Umwelt dringend erforderlich sind. 3In den Fällen des Satzes 1 Nr. 2 und 3 unterrichten die zuständigen Behörden die Europäische Kommission und die anderen Mitgliedstaaten, in den Fällen des Satzes 1 Nr. 1 die Europäische Kommission und die Europäische Arzneimittel-Agentur über die zuständige Bundesoberbehörde spätestens am folgenden Arbeitstag über die Gründe dieser Maßnahmen. 4Im Falle des Absatzes 1 Satz 2 Nr. 2a und 4 kann auch die zuständige Bundesoberbehörde das Ruhen der Zulassung anordnen oder den Rückruf eines Arzneimittels anordnen, sofern ihr Tätigwerden zum Schutz der in Satz 2 genannten Rechtsgüter dringend erforderlich ist; in diesem Fall gilt Satz 3 entsprechend.

(2) 1Die zuständigen Behörden können das Sammeln von Arzneimitteln untersagen, wenn eine sachgerechte Lagerung der Arzneimittel nicht gewährleistet ist oder wenn der begründete Verdacht besteht, dass die gesammelten Arzneimittel missbräuchlich verwendet werden. 2Gesammelte Arzneimittel können sichergestellt werden, wenn durch unzureichende Lagerung oder durch ihre Abgabe die Gesundheit von Mensch und Tier gefährdet wird.

(2a) Die zuständigen Behörden können ferner zur Anwendung bei Tieren bestimmte Arzneimittel sowie Stoffe und Zubereitungen aus Stoffen im Sinne des § 59a sicherstellen, wenn Tatsachen die Annahme rechtfertigen, dass Vorschriften über den Verkehr mit Arzneimitteln nicht beachtet worden sind.

(3) Die zuständigen Behörden können Werbematerial sicherstellen, das den Vorschriften über den Verkehr mit Arzneimitteln und über die Werbung auf dem Gebiete des Heilwesens nicht entspricht.

(4) Im Falle des Absatzes 1 Satz 3 kann auch eine öffentliche Warnung durch die zuständige Bundesoberbehörde erfolgen.

(5) Die zuständige Behörde kann im Benehmen mit der zuständigen Bundesoberbehörde bei einem Arzneimittel, das zur Anwendung bei Menschen bestimmt ist und dessen Abgabe untersagt wurde oder das aus dem Verkehr gezogen wurde, weil

1. die Voraussetzungen für das Inverkehrbringen nicht oder nicht mehr vorliegen,
2. das Arzneimittel nicht die angegebene Zusammensetzung nach Art und Menge aufweist oder
3. die Kontrollen der Arzneimittel oder der Bestandteile und der Zwischenprodukte nicht durchgeführt worden sind oder ein anderes Erfordernis oder eine andere Voraussetzung für die Erteilung der Herstellungserlaubnis nicht erfüllt worden ist,

in Ausnahmefällen seine Abgabe an Patienten, die bereits mit diesem Arzneimittel behandelt werden, während einer Übergangszeit gestatten, wenn dies medizinisch vertretbar und für die betroffene Person angezeigt ist.

§ 69a
Überwachung von Stoffen, die als Tierarzneimittel verwendet werden können

Die §§ 64 bis 69 gelten entsprechend für die in § 59c genannten Betriebe, Einrichtungen und Personen sowie für solche Betriebe, Einrichtungen und Personen, die Stoffe, die in Tabelle 2 des Anhangs der Verordnung (EU) Nr. 37/2010 der Kommission vom 22. Dezember 2009 über pharmakologisch wirksame Stoffe und ihre Einstufung hinsichtlich der Rückstandshöchstmengen in Lebensmitteln tierischen Ursprungs (ABl. L 15 vom 20.1.2010, S. 1) in der jeweils geltenden Fassung aufgeführt sind, herstellen, lagern, einführen oder in den Verkehr bringen.

§ 69b
Verwendung bestimmter Daten

(1) Die für das Lebensmittel-, Futtermittel-, Tierschutz- und Tierseuchenrecht für die Erhebung der Daten für die Anzeige und die Registrierung Vieh haltender Betriebe zuständigen Behörden übermitteln der für die Überwachung nach § 64 Abs. 1 Satz 1 zweiter Halbsatz zuständigen Behörde auf Ersuchen die zu deren Aufgabenerfüllung erforderlichen Daten.

(2) [1]Die Daten dürfen für die Dauer von drei Jahren aufbewahrt werden. [2]Die Frist beginnt mit Ablauf desjenigen Jahres, in dem die Daten übermittelt worden sind. [3]Nach Ablauf der Frist sind die Daten zu löschen, sofern sie nicht auf Grund anderer Vorschriften länger aufbewahrt werden dürfen.

Zwölfter Abschnitt
Sondervorschriften für Bundeswehr, Bundespolizei, Bereitschaftspolizei, Zivilschutz

§ 70
Anwendung und Vollzug des Gesetzes

(1) Die Vorschriften dieses Gesetzes finden auf Einrichtungen, die der Arzneimittelversorgung der Bundeswehr, der Bundespolizei und der Bereitschaftspolizeien der Länder dienen, sowie auf die Arzneimittelbevorratung für den Zivilschutz entsprechende Anwendung.

(2) [1]Im Bereich der Bundeswehr obliegt der Vollzug dieses Gesetzes bei der Überwachung des Verkehrs mit Arzneimitteln den zuständigen Stellen und Sachverständigen der Bundeswehr. [2]Im Bereich der Bundespolizei obliegt er den zuständigen Stellen und Sachverständigen der Bundespolizei. [3]Im Bereich der Arzneimittelbevorratung für den Zivilschutz obliegt er den vom Bundesministerium des Innern bestimmten Stellen; soweit Landesstellen bestimmt werden, bedarf es hierzu der Zustimmung des Bundesrates.

§ 71
Ausnahmen

(1) [1]Die in § 10 Abs. 1 Nr. 9 vorgeschriebene Angabe des Verfalldatums kann entfallen bei Arzneimitteln, die an die Bundeswehr, die Bundespolizei sowie für Zwecke des Zivil- und Katastrophenschutzes an Bund oder Länder abgegeben werden. [2]Die zuständigen Bundesministerien oder, soweit Arzneimittel an Länder abgegeben wer-

den, die zuständigen Behörden der Länder stellen sicher, dass Qualität, Wirksamkeit und Unbedenklichkeit auch bei solchen Arzneimitteln gewährleistet sind.

(2) [1]Das Bundesministerium wird ermächtigt, durch Rechtsverordnung Ausnahmen von den Vorschriften dieses Gesetzes und der auf Grund dieses Gesetzes erlassenen Rechtsverordnungen für den Bereich der Bundeswehr, der Bundespolizei, der Bereitschaftspolizeien der Länder und des Zivil- und Katastrophenschutzes zuzulassen, soweit dies zur Durchführung der besonderen Aufgaben einschließlich der Teilnahme an internationalen Hilfsaktionen in diesen Bereichen gerechtfertigt ist und der Schutz der Gesundheit von Mensch oder Tier gewahrt bleibt. [2]Die Rechtsverordnung wird vom Bundesministerium für Ernährung, Landwirtschaft und Verbraucherschutz im Einvernehmen mit dem Bundesministerium erlassen, soweit es sich um Arzneimittel handelt, die zur Anwendung bei Tieren bestimmt sind.

(3) Die Rechtsverordnung ergeht, soweit sie den Bereich der Bundeswehr berührt, im Einvernehmen mit dem Bundesministerium der Verteidigung und, soweit sie den Bereich der Bundespolizei und des Zivilschutzes berührt, im Einvernehmen mit dem Bundesministerium des Innern, jeweils ohne Zustimmung des Bundesrates; soweit die Rechtsverordnung den Bereich der Bereitschaftspolizeien der Länder oder des Katastrophenschutzes berührt, ergeht sie im Einvernehmen mit dem Bundesministerium des Innern mit Zustimmung des Bundesrates.

Dreizehnter Abschnitt
Einfuhr und Ausfuhr

§ 72
Einfuhrerlaubnis

(1) [1]Wer

1. Arzneimittel im Sinne des § 2 Abs. 1 oder Abs. 2 Nr. 1,
2. Wirkstoffe, die menschlicher, tierischer oder mikrobieller Herkunft sind oder die auf gentechnischemWege hergestellt werden, oder
3. andere zur Arzneimittelherstellung bestimmte Stoffe menschlicher Herkunft

gewerbs- oder berufsmäßig aus Ländern, die nicht Mitgliedstaaten der Europäischen Union oder andere Vertragsstaaten des Abkommens über den Europäischen Wirtschaftsraum sind, in den Geltungsbereich dieses Gesetzes einführen will, bedarf einer Erlaubnis der zuständigen Behörde. [2]§ 13 Abs. 4 und die §§ 14 bis 20a sind entsprechend anzuwenden.

(2)*) Auf Personen und Einrichtungen, die berufs- oder gewerbsmäßig Arzneimittel menschlicher Herkunft zur unmittelbaren Anwendung bei Menschen einführen wollen, findet Absatz 1 mit der Maßgabe Anwendung, dass die Erlaubnis nur versagt werden darf, wenn der Antragsteller nicht nachweist, dass für die Beurteilung der Qualität und Sicherheit der Arzneimittel und für die gegebenenfalls erforderliche Überführung der Arzneimittel in ihre anwendungsfähige Form nach dem Stand von Wissenschaft und Technik qualifiziertes Personal und geeignete Räume vorhanden sind.

(2a) [1] Die zuständige Behörde erteilt die Erlaubnis zur Einfuhr von Prüf- oder Hilfspräparaten im Sinne des Artikels 2 Abs. 2 Nr. 5 und 8 der Verordnung (EU) Nr. 536/2014 nach Artikel 61 Abs. 1 bis 3 der Verordnung (EU) Nr. 536/2014. [2] § 13 Abs. 5 Satz 2 und Abs. 6 gilt entsprechend.

(3) Die Absätze 1 und 2 finden keine Anwendung auf

1. Gewebe im Sinne von § 1a Nr. 4 des Transplantationsgesetzes,
2. autologes Blut zur Herstellung von biotechnologisch bearbeiteten Gewebeprodukten,
3. Gewebezubereitungen im Sinne von § 20c und
4. Wirkstoffe, die für die Herstellung von nach einer im Homöopathischen Teil des Arzneibuches beschriebenen Verfahrenstechnik herzustellenden Arzneimittel bestimmt sind.

(4) [1] Abweichend von Absatz 1 dürfen hämatopoetische Stammzellen oder Stammzellzubereitungen aus dem peripheren Blut oder aus dem Nabelschnurblut nur von einer einführenden Einrichtung im Sinne des § 72b Abs. 1 Satz 1 aus Staaten eingeführt werden, die weder Mitgliedstaaten der Europäischen Union noch andere Vertragsstaaten des Abkommens über den Europäischen Wirtschaftsraum sind. [2] Die einführende Einrichtung bedarf einer Erlaubnis der zuständigen Behörde. [3] Die Entscheidung über die Erteilung der Erlaubnis trifft die zuständige Behörde des Landes, in dem die Betriebsstätte der einführenden Einrichtung liegt oder liegen soll, im Benehmen mit der zuständigen Bundesoberbehörde. [4] Für die Einfuhr zur unmittelbaren Anwendung gilt Absatz 2 entsprechend.

*) Nach Absatz 2 wird Absatz 2a eingefügt; der Text ist auf Raster gestellt. Er tritt in Kraft, sobald die in Fußnote**) genannten Voraussetzungen erfüllt sind.

**) Absatz 2a tritt sechs Monate nach der Veröffentlichung der Mitteilung der Europäischen Kommission über die Funktionsfähigkeit des EU-Portals und der Datenbank nach Artikel 82 der Verordnung (EU) Nr. 536/2014 des Europäischen Parlaments und des Rates vom 16. April 2014 über klinische Prüfungen mit Humanarzneimitteln und zur Aufhebung der Richtlinie 2001/20/EG (ABl. L 158 vom 27.5.2014, S. 1) im Amtsblatt der Europäischen Union in Kraft.

(5) [1]Dem Antrag auf Erlaubnis nach Absatz 4 Satz 2 sind die in den Anhängen I und III Teil A der Richtlinie (EU) 2015/566 der Kommission vom 8. April 2015 zur Durchführung der Richtlinie 2004/23/EG hinsichtlich der Verfahren zur Prüfung der Gleichwertigkeit von Qualitäts- und Sicherheitsstandards bei eingeführten Geweben und Zellen (ABl. L 93 vom 9.4.2015, S. 56) in der jeweils geltenden Fassung genannten Informationen und Unterlagen beizufügen. [2]Abweichend von Satz 1 sind einem Antrag auf Erteilung einer Erlaubnis, hämatopoetische Stammzellen oder Stammzellzubereitungen aus dem peripheren Blut oder aus dem Nabelschnurblut zur unmittelbaren Anwendung beim Menschen einzuführen, nur die in Anhang I Teil A, B und C Nr. 1 bis 3 und in Anhang III Teil A Nr. 1 und 3 der Richtlinie (EU) 2015/566 genannten Informationen und Unterlagen beizufügen. [3]Die §§ 14 bis 19 und 72b Abs. 2c und 2d gelten entsprechend.

§ 72a
Zertifikate

(1) [1]Der Einführer darf Arzneimittel im Sinne des § 2 Abs. 1 und 2 Nr. 1, 1a, 2 und 4 oder Wirkstoffe nur einführen, wenn

1. die zuständige Behörde des Herstellungslandes durch ein Zertifikat bestätigt hat, dass die Arzneimittel oder Wirkstoffe entsprechend anerkannten Grundregeln für die Herstellung und die Sicherung ihrer Qualität der Europäischen Union oder nach Standards, die diesen gleichwertig sind, hergestellt werden, die Herstellungsstätte regelmäßig überwacht wird, die Überwachung durch ausreichende Maßnahmen, einschließlich wiederholter und unangekündigter Inspektionen, erfolgt und im Falle wesentlicher Abweichungen von den anerkannten Grundregeln die zuständige Behörde informiert wird, und solche Zertifikate für Arzneimittel im Sinne des § 2 Abs. 1 und 2 Nr. 1, die zur Anwendung bei Menschen bestimmt sind, und Wirkstoffe, die menschlicher, tierischer oder mikrobieller Herkunft sind, oder Wirkstoffe, die auf gentechnischem Wege hergestellt werden, gegenseitig anerkannt sind,

2. die zuständige Behörde bescheinigt hat, dass die genannten Grundregeln bei der Herstellung und der Sicherung der Qualität der Arzneimittel sowie der dafür eingesetzten Wirkstoffe, soweit sie menschlicher, tierischer oder mikrobieller Herkunft sind, oder Wirkstoffe, die auf gentechnischem Wege hergestellt werden, oder bei der Herstellung der Wirkstoffe eingehalten werden oder

3. die zuständige Behörde bescheinigt hat, dass die Einfuhr im öffentlichen Interesse liegt.

²Bei hämatopoetischen Stammzellen oder Stammzellzubereitungen aus dem peripheren Blut oder aus dem Nabelschnurblut mit Ausnahme solcher zur unmittelbaren Anwendung und solcher, die zur gerichteten, für eine bestimmte Person vorgesehenen Anwendung bestimmt sind, hat die einführende Einrichtung die in Anhang III Teil B der Richtlinie (EU) 2015/566 genannte Dokumentation bereitzuhalten und auf Verlangen der zuständigen Behörde zu übermitteln.

³Die zuständige Behörde darf eine Bescheinigung nach

1. Satz 1 Nr. 2 nur ausstellen, wenn ein Zertifikat nach Satz 1 Nr. 1 nicht vorliegt und sie oder eine zuständige Behörde eines Mitgliedstaates der Europäischen Union oder eines anderen Vertragsstaates des Abkommens über den Europäischen Wirtschaftsraum sich regelmäßig im Herstellungsland vergewissert hat, dass die genannten Grundregeln bei der Herstellung der Arzneimittel oder Wirkstoffe eingehalten werden,
2. Satz 1 Nr. 3 nur erteilen, wenn ein Zertifikat nach Satz 1 Nr. 1 nicht vorliegt und eine Bescheinigung nach Satz 1 Nr. 2 nicht vorgesehen oder nicht möglich ist.

(1a) Absatz 1 Satz 1 gilt nicht für

1.*) Arzneimittel, die zur klinischen Prüfung beim Menschen oder zur Anwendung im Rahmen eines Härtefallprogramms bestimmt sind,

1. Arzneimittel, die zur klinischen Prüfung bei Menschen bestimmt sind, Hilfspräparate im Sinne des Artikels 2 Abs. 2 Nr. 8 und 10 der Verordnung (EU) Nr. 536/2014 oder Arzneimittel, die zur Anwendung im Rahmen eines Härtefallprogramms bestimmt sind,
2. Arzneimittel menschlicher Herkunft zur unmittelbaren Anwendung oder hämatopoetische Stammzellzubereitungen aus dem peripheren Blut oder aus dem Nabelschnurblut, die zur gerichteten, für eine bestimmte Person vorgesehenen Anwendung bestimmt sind,
3. Wirkstoffe, die menschlicher, tierischer oder mikrobieller Herkunft sind und für die Herstellung von nach einer im Homöopathischen Teil des Arzneibuches beschriebenen Verfahrenstechnik herzustellenden Arzneimitteln bestimmt sind,

*) Nummer 1 wird neu gefasst; der Text ist auf Raster gestellt. Er tritt in Kraft, sobald die in Fußnote**) genannten Voraussetzungen erfüllt sind.

**) Nummer 1 tritt sechs Monate nach der Veröffentlichung der Mitteilung der Europäischen Kommission über die Funktionsfähigkeit des EU-Portals und der Datenbank nach Artikel 82 der Verordnung (EU) Nr. 536/2014 des Europäischen Parlaments und des Rates vom 16. April 2014 über klinische Prüfungen mit Humanarzneimitteln und zur Aufhebung der Richtlinie 2001/20/EG (ABl. L 158 vom 27.5.2014, S. 1) im Amtsblatt der Europäischen Union in Kraft.

4. Wirkstoffe, die Stoffe nach § 3 Nr. 1 bis 3 sind, soweit sie den Anforderungen der Guten Herstellungspraxis gemäß den Grundsätzen und Leitlinien der Europäischen Kommission nicht unterliegen,
5. Gewebe im Sinne von § 1a Nr. 4 des Transplantationsgesetzes,
6. autologes Blut zur Herstellung von biotechnologisch bearbeiteten Gewebeprodukten,
7. Gewebezubereitungen im Sinne von § 20c und
8. Wirkstoffe, die in einem Staat hergestellt und aus diesem eingeführt werden, der nicht Mitgliedstaat der Europäischen Union oder ein anderer Vertragsstaat des Abkommens über den Europäischen Wirtschaftsraum ist und der in der von der Europäischen Kommission veröffentlichten Liste nach Artikel 111b der Richtlinie 2001/83/EG aufgeführt ist.

(1b) Die in Absatz 1 Satz 1 Nr. 1 und 2 für Wirkstoffe, die menschlicher, tierischer oder mikrobieller Herkunft sind, oder für Wirkstoffe, die auf gentechnischem Wege hergestellt werden, enthaltenen Regelungen gelten entsprechend für andere zur Arzneimittelherstellung bestimmte Stoffe menschlicher Herkunft.

(1c) Arzneimittel und Wirkstoffe, die menschlicher, tierischer oder mikrobieller Herkunft sind oder Wirkstoffe, die auf gentechnischem Wege hergestellt werden, sowie andere zur Arzneimittelherstellung bestimmte Stoffe menschlicher Herkunft, ausgenommen die in Absatz 1a Nr. 1 und 2 genannten Arzneimittel, dürfen nicht auf Grund einer Bescheinigung nach Absatz 1 Satz 1 Nr. 3 eingeführt werden.

(1d) Absatz 1 Satz 1 findet auf die Einfuhr von Wirkstoffen sowie anderen zur Arzneimittelherstellung bestimmten Stoffen menschlicher Herkunft Anwendung, soweit ihre Überwachung durch eine Rechtsverordnung nach § 54 geregelt ist.

(1e) Die zuständige Behörde stellt dem Inhaber der Erlaubnis nach § 72 Abs. 4 Satz 2 eine Bescheinigung nach Maßgabe des Anhangs II der Richtlinie (EU) 2015/566 aus, wenn ein Zertifikat nach Absatz 1 Satz 1 Nr. 1 vorliegt oder die Voraussetzungen für eine Bescheinigung nach Absatz 1 Satz 1 Nr. 2 in Verbindung mit Absatz 1 Satz 3 Nr. 1 erfüllt sind.

(2) Das Bundesministerium wird ermächtigt, durch Rechtsverordnung mit Zustimmung des Bundesrates zu bestimmen, dass Stoffe und Zubereitungen aus Stoffen, die als Arzneimittel oder zur Herstellung von Arzneimitteln verwendet werden können, nicht eingeführt werden dürfen, sofern dies zur Abwehr von Gefahren für die Gesundheit des Menschen oder zur Risikovorsorge erforderlich ist.

(3) [1]Das Bundesministerium wird ferner ermächtigt, durch Rechtsverordnung mit Zustimmung des Bundesrates die weiteren Voraussetzungen für die Einfuhr von den unter Absatz 1a Nr. 1 und 2 genannten Arzneimitteln zu bestimmen, sofern dies erforderlich ist, um eine ordnungsgemäße Qualität der Arzneimittel zu gewährleisten. [2]Es kann dabei insbesondere Regelungen zu den von der sachkundigen Person nach § 14 durchzuführenden Prüfungen und der Möglichkeit einer Überwachung im Herstellungsland durch die zuständige Behörde treffen.

§ 72b
Einfuhrerlaubnis und Zertifikate für Gewebe und bestimmte Gewebezubereitungen

(1) [1]Gewebe im Sinne von § 1a Nr. 4 des Transplantationsgesetzes oder Gewebezubereitungen im Sinne von § 20c Abs. 1 Satz 1 oder Satz 2 dürfen nur von einer einführenden Gewebeeinrichtung eingeführt werden, die diese Tätigkeit gewerbs- oder berufsmäßig ausübt und die über die Einfuhr einen Vertrag mit einem Drittstaatlieferanten geschlossen hat. [2]Drittstaatlieferant ist eine Gewebeeinrichtung oder eine andere Stelle in einem Staat, der weder Mitgliedstaat der Europäischen Union noch anderer Vertragsstaat des Abkommens über den Europäischen Wirtschaftsraum ist, die für die Ausfuhr von Geweben oder Gewebezubereitungen, die sie an die einführende Gewebeeinrichtung liefert, verantwortlich ist. [3]Die einführende Gewebeeinrichtung bedarf einer Erlaubnis der zuständigen Behörde. [4]Die Entscheidung über die Erteilung der Erlaubnis trifft die zuständige Behörde des Landes, in dem die Betriebsstätte der einführenden Gewebeeinrichtung liegt oder liegen soll, im Benehmen mit der zuständigen Bundesoberbehörde. [5]Für die Einfuhr von Gewebezubereitungen zur unmittelbaren Anwendung gilt § 72 Abs. 2 entsprechend.

(1a) [1]Dem Antrag auf Erlaubnis nach Absatz 1 Satz 3 sind die in den Anhängen I und III Teil A der Richtlinie (EU) 2015/566 genannten Informationen und Unterlagen beizufügen. [2]Abweichend von Satz 1 sind einem Antrag auf Erteilung einer Erlaubnis, Gewebezubereitungen zur unmittelbaren Anwendung bei Menschen einzuführen, nur die in Anhang I Teil A, B und C Nr. 1 bis 3 und in Anhang III Teil A Nr. 1 und 3 der Richtlinie (EU) 2015/566 genannten Informationen und Unterlagen beizufügen. [3]§ 20c Abs. 2 bis 5 und 7 gilt entsprechend.

(2) [1]Die einführende Gewebeeinrichtung nach Absatz 1 darf die Gewebe oder Gewebezubereitungen nur einführen, wenn

1. die Behörde des Herkunftslandes durch ein Zertifikat bestätigt hat, dass die Gewinnung, Laboruntersuchung, Be- oder Verarbeitung, Konservierung, Lagerung

oder Prüfung nach Standards durchgeführt wurden, die den von der Europäischen Union festgelegten Standards der Guten fachlichen Praxis mindestens gleichwertig sind, und solche Zertifikate gegenseitig anerkannt sind, oder

2. die für die einführende Gewebeeinrichtung zuständige Behörde bescheinigt hat, dass die Standards der Guten fachlichen Praxis bei der Gewinnung, Laboruntersuchung, Be- oder Verarbeitung, Konservierung, Lagerung oder Prüfung eingehalten werden, nachdem sie oder eine zuständige Behörde eines anderen Mitgliedstaates der Europäischen Union oder eines anderen Vertragsstaates des Abkommens über den Europäischen Wirtschaftsraum sich darüber im Herstellungsland vergewissert hat, oder

3. die für die einführende Gewebeeinrichtung zuständige Behörde bescheinigt hat, dass die Einfuhr im öffentlichen Interesse ist, wenn ein Zertifikat nach Nummer 1 nicht vorliegt und eine Bescheinigung nach Nummer 2 nicht möglich ist.

[2] Die einführende Gewebeeinrichtung hat die in Anhang III Teil B der Richtlinie (EU) 2015/566 genannte Dokumentation bereitzuhalten und auf Verlangen der zuständigen Behörde vorzulegen.

[3] Abweichend von Satz 1 Nr. 2 kann die zuständige Behörde von einer Besichtigung der Entnahmeeinrichtungen im Herkunftsland absehen, wenn die von der einführenden Gewebeeinrichtung eingereichten Unterlagen zu keinen Beanstandungen Anlass geben oder ihr Einrichtungen oder Betriebsstätten sowie das Qualitätssicherungssystem desjenigen, der im Herkunftsland das Gewebe gewinnt, bereits bekannt sind.

(2a) Die zuständige Behörde stellt dem Inhaber der Erlaubnis nach Absatz 1 eine Bescheinigung nach Maßgabe des Anhangs II der Richtlinie (EU) 2015/566 aus, wenn ein Zertifikat nach Absatz 2 Satz 1 Nr. 1 vorliegt oder die Voraussetzungen für eine Bescheinigung nach Absatz 2 Satz 1 Nr. 2, auch in Verbindung mit Absatz 2 Satz 3, erfüllt sind.

(2b) Die Absätze 2 und 2a gelten nicht für hämatopoetische Stammzellzubereitungen aus dem Knochenmark, die zur gerichteten, für eine bestimmte Person vorgesehenen Anwendung bestimmt sind.

(2c) [1] Der Inhaber der Erlaubnis nach Absatz 1 Satz 3 hat jede Veränderung der in § 20c Abs. 2 genannten Voraussetzungen und jede wesentliche Änderung seiner Einfuhrtätigkeiten unter Vorlage von Nachweisen der zuständigen Behörde im Voraus anzuzeigen. [2] Der Inhaber der Erlaubnis darf die Änderung erst vornehmen, wenn die zuständige Behörde eine schriftliche Erlaubnis erteilt hat. [3]Als wesentliche Änderung der Einfuhrtätigkeiten gelten insbesondere Änderungen im Hinblick auf

1. die Art der eingeführten Gewebe oder Gewebezubereitungen,
2. die in einem Drittstaat, der weder Mitgliedstaat der Europäischen Union noch anderer Vertragsstaat des Abkommens über den Europäischen Wirtschaftsraum ist, ausgeübten Tätigkeiten, die sich auf die Qualität und die Sicherheit der eingeführten Gewebe oder Gewebezubereitungen auswirken können, oder
3. die eingesetzten Drittstaatlieferanten.

[4]Nimmt der Inhaber der Erlaubnis eine einmalige Einfuhr im Sinne des § 72c Abs. 2 von Geweben oder Gewebezubereitungen vor, die von einem Drittstaatlieferanten stammen, der nicht Gegenstand dieser Erlaubnis ist, so gilt eine solche einmalige Einfuhr nicht als wesentliche Änderung, sofern die Erlaubnis der einführenden Gewebeeinrichtung die Einfuhr derselben Art von Geweben oder Gewebezubereitungen von einem anderen Drittstaatlieferanten umfasst.

(2d) Der Inhaber der Erlaubnis hat der zuständigen Behörde unverzüglich Folgendes mitzuteilen:

1. den Widerruf, die Rücknahme oder die Anordnung des Ruhens der Genehmigung, Erlaubnis oder Bescheinigung eines Drittstaatlieferanten für die Ausfuhr von Geweben oder Gewebezubereitungen durch die zuständige Behörde des Staates, in dem der Drittstaatlieferant ansässig ist,
2. jede sonstige Entscheidung, die
   a) wegen Nichteinhaltung der Bestimmungen von der zuständigen Behörde des Staates, in dem der Drittstaatlieferant ansässig ist, getroffen wurde und
   b) für die Qualität und die Sicherheit der eingeführten Gewebe oder Gewebezubereitungen relevant sein kann,
3. die vollständige oder teilweise Einstellung seiner Einfuhrtätigkeit und
4. einen unvorhergesehenen Wechsel der verantwortlichen Person nach § 20c.

(3) [1]Das Bundesministerium wird ermächtigt, durch Rechtsverordnung mit Zustimmung des Bundesrates die weiteren Voraussetzungen für die Einfuhr von Geweben oder Gewebezubereitungen nach Absatz 2 zu bestimmen, um eine ordnungsgemäße Qualität der Gewebe oder Gewebezubereitungen zu gewährleisten. [2]Es kann dabei insbesondere Regelungen zu den von der verantwortlichen Person nach § 20c durchzuführenden Prüfungen und der Durchführung der Überwachung im Herkunftsland durch die zuständige Behörde treffen.

(4) Absatz 2 Satz 1 findet auf die Einfuhr von Gewebe und Gewebezubereitungen im Sinne von Absatz 1 Anwendung, soweit ihre Überwachung durch eine Rechtsverordnung nach § 54, nach § 12 des Transfusionsgesetzes oder nach § 16a des Transplantationsgesetzes geregelt ist.

§ 72c
Einmalige Einfuhr von Gewebe oder Gewebezubereitungen

(1) [1]Gewebe im Sinne von § 1a Nr. 4 des Transplantationsgesetzes oder Gewebezubereitungen im Sinne von § 20c Abs. 1 Satz 1 oder Satz 2, die Gegenstand einer einmaligen Einfuhr sind, dürfen nur von einer einführenden Gewebeeinrichtung im Sinne des § 72b Abs. 1 Satz 1 eingeführt werden. [2]Die einführende Gewebeeinrichtung bedarf für die einmalige Einfuhr einer Erlaubnis der zuständigen Behörde. [3]Die Entscheidung über die Erteilung der Erlaubnis trifft die zuständige Behörde des Landes, in dem die Betriebsstätte der einführenden Gewebeeinrichtung liegt oder liegen soll.

(2) [1]Eine einmalige Einfuhr ist die Einfuhr eines Gewebes oder einer Gewebezubereitung im Auftrag einer bestimmten Person, die dieses Gewebe oder diese Gewebezubereitung bei einem Drittstaatlieferanten für die zukünftige Verwendung für sich oder Verwandte ersten oder zweiten Grades gelagert hat. [2]Es ist erlaubt, das Gewebe oder die Gewebezubereitung an eine Person abzugeben, die Ärztin oder Arzt ist und die das Gewebe oder die Gewebezubereitung bei der bestimmten Person oder der nahe verwandten Person anwenden soll. [3]Die Abgabe des Gewebes oder der Gewebezubereitung an andere als die vorgenannten Personen ist ausgeschlossen.

(3) [1]Dem Antrag auf Erlaubnis nach Absatz 1 Satz 2 sind die in Anhang I mit Ausnahme des Teils F der Richtlinie (EU) 2015/566 genannten Informationen und Unterlagen beizufügen. [2]§ 20c Abs. 2 bis 5 und 7 ist entsprechend anzuwenden. [3]Die zuständige Behörde stellt dem Inhaber der Erlaubnis nach Absatz 1 Satz 2 eine Bescheinigung nach Maßgabe des Anhangs II der Richtlinie (EU) 2015/566 aus. [4]§ 72b Abs. 2c Satz 1 und 2 und Abs. 2d ist entsprechend anzuwenden.

(4) [1]Die Absätze 1 bis 3 gelten entsprechend für hämatopoetische Stammzellen und Stammzellzubereitungen aus dem peripheren Blut oder aus dem Nabelschnurblut. [2]Abweichend von Absatz 3 Satz 2 sind die Vorgaben der §§ 14 bis 19 entsprechend anzuwenden.

§ 73*)
Verbringungsverbot

(1) [1]Arzneimittel, die der Pflicht zur Zulassung oder Genehmigung nach § 21a oder zur Registrierung unterliegen, dürfen in den Geltungsbereich dieses Gesetzes nur verbracht werden, wenn sie zum Verkehr im Geltungsbereich dieses Gesetzes zugelassen, nach § 21a genehmigt, registriert oder von der Zulassung oder der Registrierung freigestellt sind und

1. der Empfänger in dem Fall des Verbringens aus einem Mitgliedstaat der Europäischen Union oder einem anderen Vertragsstaat des Abkommens über den Europäischen Wirtschaftsraum pharmazeutischer Unternehmer, Großhändler oder Tierarzt ist, eine Apotheke betreibt oder als Träger eines Krankenhauses nach dem Apothekengesetz von einer Apotheke eines Mitgliedstaates der Europäischen Union oder eines anderen Vertragsstaates des Abkommens über den Europäischen Wirtschaftsraum mit Arzneimitteln versorgt wird,

1a. im Falle des Versandes an den Endverbraucher das Arzneimittel von einer Apotheke eines Mitgliedstaates der Europäischen Union oder eines anderen Vertragsstaates des Abkommens über den Europäischen Wirtschaftsraum, welche für den Versandhandel nach ihrem nationalen Recht, soweit es dem deutschen Apothekenrecht im Hinblick auf die Vorschriften zum Versandhandel entspricht, oder nach dem deutschen Apothekengesetz befugt ist, entsprechend den deutschen Vorschriften zum Versandhandel oder zum elektronischen Handel versandt wird oder

2. der Empfänger in dem Fall des Verbringens aus einem Staat, der nicht Mitgliedstaat der Europäischen Union oder ein anderer Vertragsstaat des Abkommens über den Europäischen Wirtschaftsraum ist, eine Erlaubnis nach § 72, §72b oder § 72c besitzt.

[2]Die in § 47a Abs. 1 Satz 1 genannten Arzneimittel dürfen nur in den Geltungsbereich dieses Gesetzes verbracht werden, wenn der Empfänger eine der dort genannten Einrichtungen ist. [3]Das Bundesministerium veröffentlicht in regelmäßigen

*) § 73 Abs. 2 Nr. 2 und Abs. 4 werden neu gefasst; der Text ist auf Raster gestellt (s. S. 268 und S. 272). Sie treten in Kraft, sobald die in Fußnote**) genannten Voraussetzungen erfüllt sind.

**) Nummer 2 und Absatz 4 treten sechs Monate nach der Veröffentlichung der Mitteilung der Europäischen Kommission über die Funktionsfähigkeit des EU-Portals und der Datenbank nach Artikel 82 der Verordnung (EU) Nr. 536/2014 des Europäischen Parlaments und des Rates vom 16. April 2014 über klinische Prüfungen mit Humanarzneimitteln und zur Aufhebung der Richtlinie 2001/20/EG (ABl. L 158 vom 27.5.2014, S. 1) im Amtsblatt der Europäischen Union in Kraft.

Abständen eine aktualisierte Übersicht über die Mitgliedstaaten der Europäischen Union und die anderen Vertragsstaaten des Europäischen Wirtschaftsraums, in denen für den Versandhandel und den elektronischen Handel mit Arzneimitteln dem deutschen Recht vergleichbare Sicherheitsstandards bestehen.

(1a) Fütterungsarzneimittel dürfen in den Geltungsbereich dieses Gesetzes nur verbracht werden, wenn sie

1. den im Geltungsbereich dieses Gesetzes geltenden arzneimittelrechtlichen Vorschriften entsprechen und
2. der Empfänger zu den in Absatz 1 genannten Personen gehört oder im Falle des § 56 Abs. 1 Satz 1 Tierhalter ist.

(1b) [1]Es ist verboten, gefälschte Arzneimittel oder gefälschte Wirkstoffe in den Geltungsbereich dieses Gesetzes zu verbringen. [2]Die zuständige Behörde kann in begründeten Fällen, insbesondere zum Zwecke der Untersuchung oder Strafverfolgung, Ausnahmen zulassen.

(2) Absatz 1 Satz 1 gilt nicht für Arzneimittel, die

1. im Einzelfall in geringen Mengen für die Arzneimittelversorgung bestimmter Tiere bei Tierschauen, Turnieren oder ähnlichen Veranstaltungen bestimmt sind,
2. für den Eigenbedarf der Einrichtungen von Forschung und Wissenschaft bestimmt sind und zu wissenschaftlichen Zwecken benötigt werden, mit Ausnahme von Arzneimitteln, die zur klinischen Prüfung beim Menschen bestimmt sind,
2. für den Eigenbedarf der Einrichtungen von Forschung und Wissenschaft bestimmt sind und zu wissenschaftlichen Zwecken benötigt werden oder die vom Sponsor einer klinischen Prüfung bei Menschen oder einer von diesem beauftragten Person als Hilfspräparate gemäß Artikel 59 der Verordnung (EU) Nr. 536/2014 für eine klinische Prüfung bei Menschen gemäß den Angaben des Prüfplans verwendet werden sollen,

2a. in geringen Mengen von einem pharmazeutischen Unternehmer, einem Betrieb mit Erlaubnis nach § 13 oder von einem Prüflabor als Anschauungsmuster oder zu analytischen Zwecken benötigt werden,

2b. von einem Betrieb mit Erlaubnis nach § 13 entweder zum Zweck der Be- oder Verarbeitung und des anschließenden Weiter- oder Zurückverbringens oder zum Zweck der Herstellung eines zum Inverkehrbringen im Geltungsbereich zugelassenen oder genehmigten Arzneimittels aus einem Mitgliedstaat der

Europäischen Union oder einem anderen Vertragsstaat des Abkommens über den Europäischen Wirtschaftsraum verbracht werden,

3. unter zollamtlicher Überwachung durch den Geltungsbereich des Gesetzes befördert oder in ein Zolllagerverfahren oder eine Freizone des Kontrolltyps II übergeführt oder in eine Freizone des Kontrolltyps I oder ein Freilager verbracht werden,

3a. in einem Mitgliedstaat der Europäischen Union oder einem anderen Vertragsstaat des Abkommens über den Europäischen Wirtschaftsraum zugelassen sind und auch nach Zwischenlagerung bei einem pharmazeutischen Unternehmer, Hersteller oder Großhändler wiederausgeführt oder weiterverbracht oder zurückverbracht werden,

4. für das Oberhaupt eines auswärtigen Staates oder seine Begleitung eingebracht werden und zum Gebrauch während seines Aufenthalts im Geltungsbereich dieses Gesetzes bestimmt sind,

5. zum persönlichen Gebrauch oder Verbrauch durch die Mitglieder einer diplomatischen Mission oder konsularischen Vertretung im Geltungsbereich dieses Gesetzes oder Beamte internationaler Organisationen, die dort ihren Sitz haben, sowie deren Familienangehörige bestimmt sind, soweit diese Personen weder Deutsche noch im Geltungsbereich dieses Gesetzes ständig ansässig sind,

6. bei der Einreise in den Geltungsbereich dieses Gesetzes in einer dem üblichen persönlichen Bedarf oder dem üblichen Bedarf der bei der Einreise mitgeführten nicht der Gewinnung von Lebensmitteln dienenden Tiere entsprechenden Menge eingebracht werden,

6a. im Herkunftsland in Verkehr gebracht werden dürfen und ohne gewerbs- oder berufsmäßige Vermittlung in einer dem üblichen persönlichen Bedarf entsprechenden Menge aus einem Mitgliedstaat der Europäischen Union oder einem anderen Vertragsstaat des Abkommens über den Europäischen Wirtschaftsraum bezogen werden,

7. in Verkehrsmitteln mitgeführt werden und ausschließlich zum Gebrauch oder Verbrauch der durch diese Verkehrsmittel beförderten Personen bestimmt sind,

8. zum Gebrauch oder Verbrauch auf Seeschiffen bestimmt sind und an Bord der Schiffe verbraucht werden,

9. als Proben der zuständigen Bundesoberbehörde zum Zwecke der Zulassung oder der staatlichen Chargenprüfung übersandt werden,

9a. als Proben zu analytischen Zwecken von der zuständigen Behörde im Rahmen der Arzneimittelüberwachung benötigt werden,

10. durch Bundes- oder Landesbehörden im zwischenstaatlichen Verkehr bezogen werden.

(3) [1]Abweichend von Absatz 1 Satz 1 dürfen Fertigarzneimittel, die zur Anwendung bei Menschen bestimmt sind und nicht zum Verkehr im Geltungsbereich dieses Gesetzes zugelassen, registriert oder von der Zulassung oder Registrierung freigestellt sind, in den Geltungsbereich dieses Gesetzes verbracht werden, wenn

1. sie von Apotheken auf vorliegende Bestellung einzelner Personen in geringer Menge bestellt und von diesen Apotheken im Rahmen der bestehenden Apothekenbetriebserlaubnis abgegeben werden,
2. sie in dem Staat rechtmäßig in Verkehr gebracht werden dürfen, aus dem sie in den Geltungsbereich dieses Gesetzes verbracht werden, und
3. für sie hinsichtlich des Wirkstoffs identische und hinsichtlich der Wirkstärke vergleichbare Arzneimittel für das betreffende Anwendungsgebiet im Geltungsbereich des Gesetzes nicht zur Verfügung stehen

oder wenn sie nach den apothekenrechtlichen Vorschriften oder berufsgenossenschaftlichen Vorgaben oder im Geschäftsbereich des Bundesministeriums der Verteidigung für Notfälle vorrätig zu halten sind oder kurzfristig beschafft werden müssen, wenn im Geltungsbereich dieses Gesetzes Arzneimittel für das betreffende Anwendungsgebiet nicht zur Verfügung stehen. [2]Die Bestellung und Abgabe bedürfen der ärztlichen oder zahnärztlichen Verschreibung für Arzneimittel, die nicht aus Mitgliedstaaten der Europäischen Union oder anderen Vertragsstaaten des Abkommens über den Europäischen Wirtschaftsraum bezogen worden sind. [3]Das Nähere regelt die Apothekenbetriebsordnung.

(3a) Abweichend von Absatz 1 Satz 1 dürfen Gewebezubereitungen, die nicht zum Verkehr im Geltungsbereich dieses Gesetzes nach § 21a Abs. 1 genehmigt sind, und hämatopoetische Stammzellzubereitungen aus dem peripheren Blut oder aus dem Nabelschnurblut, die nicht zum Verkehr im Geltungsbereich dieses Gesetzes nach § 21 zugelassen oder nach § 21a Abs. 1 genehmigt sind, in den Geltungsbereich dieses Gesetzes verbracht werden, wenn

1. sie von einer Einrichtung, die Inhaber einer Erlaubnis nach den §§ 13, 20c, 72, 72b oder nach § 72c für Tätigkeiten mit diesen Gewebezubereitungen oder hämatopoetischen Stammzellzubereitungen aus dem peripheren Blut oder aus dem Nabelschnurblut ist, auf vorliegende Bestellung einer einzelnen Person in

geringer Menge bestellt werden und von dieser Einrichtung an das anwendende Krankenhaus oder den anwendenden Arzt abgegeben werden,

2. sie in dem Staat, aus dem sie in den Geltungsbereich dieses Gesetzes verbracht werden, rechtmäßig in Verkehr gebracht werden dürfen,
3. für sie hinsichtlich der Funktionalität vergleichbare Arzneimittel für das betreffende Anwendungsgebiet im Geltungsbereich dieses Gesetzes nicht zur Verfügung stehen und
4. im Fall des Verbringens aus einem Staat, der weder Mitgliedstaat der Europäischen Union noch anderer Vertragsstaat des Abkommens über den Europäischen Wirtschaftsraum ist, die Bestellung und Abgabe auf Grund einer ärztlichen Verschreibung erfolgt.

(3b) [1]Abweichend von Absatz 1 Satz 1 dürfen Fertigarzneimittel, die nicht zum Verkehr im Geltungsbereich dieses Gesetzes zugelassen oder registriert oder von der Zulassung oder Registrierung freigestellt sind zum Zwecke der Anwendung bei Tieren, in den Geltungsbereich dieses Gesetzes nur verbracht werden, wenn

1. sie von Apotheken für Tierärzte oder Tierhalter bestellt und von diesen Apotheken im Rahmen der bestehenden Apothekenbetriebserlaubnis abgegeben werden oder vom Tierarzt im Rahmen des Betriebs einer tierärztlichen Hausapotheke für die von ihm behandelten Tiere bestellt werden,
2. sie in einem Mitgliedstaat der Europäischen Union oder einem anderen Vertragsstaat des Abkommens über den Europäischen Wirtschaftsraum zur Anwendung bei Tieren zugelassen sind und
3. im Geltungsbereich dieses Gesetzes kein zur Erreichung des Behandlungsziels geeignetes zugelassenes Arzneimittel, das zur Anwendung bei Tieren bestimmt ist, zur Verfügung steht.

[2]Die Bestellung und Abgabe in Apotheken dürfen nur bei Vorliegen einer tierärztlichen Verschreibung erfolgen. [3]Absatz 3 Satz 3 gilt entsprechend. [4]Tierärzte, die Arzneimittel nach Satz 1 bestellen oder von Apotheken beziehen oder verschreiben, haben dies unverzüglich der zuständigen Behörde anzuzeigen. [5]In der Anzeige ist anzugeben, für welche Tierart und welches Anwendungsgebiet die Anwendung des Arzneimittelns vorgesehen ist, der Staat, aus dem das Arzneimittel in den Geltungsbereich dieses Gesetzes verbracht wird, die Bezeichnung und die bestellte Menge des Arzneimittels sowie seine Wirkstoffe nach Art und Menge.

(4) [1]Auf Arzneimittel nach Absatz 2 Nr. 4 und 5 finden die Vorschriften dieses Gesetzes keine Anwendung. [2]Auf Arzneimittel nach Absatz 2 Nr. 1 bis 3 und 6 bis 10 und den Absätzen 3 und 3a finden die Vorschriften dieses Gesetzes keine

Anwendung mit Ausnahme der §§ 5, 8, 13 bis 20a, 52a, 64 bis 69a und 78, ferner in den Fällen des Absatzes 2 Nr. 2 und der Absätze 3 und 3a auch mit Ausnahme der §§ 48, 95 Abs. 1 Nr. 1 und 3a, Abs. 2 bis 4, § 96 Nr. 3, 10 und 11 sowie § 97 Abs. 1, 2 Nr. 1 und 9 sowie Abs. 3, ferner in den Fällen des Absatzes 3a auch mit Ausnahme der §§ 20b bis 20d, 72, 72b, 72c, 96 Nr. 18b und 18d und des § 97 Abs. 2 Nr. 7a. [3]Auf Arzneimittel nach Absatz 3b finden die Vorschriften dieses Gesetzes keine Anwendung mit Ausnahme der §§ 5, 8, 48, 52a, 56a, 57, 58 Abs. 1 Satz 1, der §§ 59, 64 bis 69a, 78, 95 Abs. 1 Nr. 1, 3a, 6, 8, 9 und 10, Abs. 2 bis 4, § 96 Nr. 3, 13, 14 und 15 bis 17, § 97 Abs. 1, 2 Nr. 1, 21 bis 24 sowie 31 und Abs. 3 sowie der Vorschriften der auf Grund des § 12 Abs. 1 Nr. 1 und 2 sowie Abs. 2, des § 48 Abs. 2 Nr. 4 und Abs. 4, des § 54 Abs. 1, 2 und 3 sowie des § 56a Abs. 3 erlassenen Verordnung über tierärztliche Hausapotheken und der auf Grund der §§ 12, 54 und 57 erlassenen Verordnung über Nachweispflichten für Arzneimittel, die zur Anwendung bei Tieren bestimmt sind.

(4)*) [1]Auf Arzneimittel nach Absatz 2 Nr. 4 und 5 finden die Vorschriften dieses Gesetzes keine Anwendung. [2]Auf Arzneimittel nach Absatz 2 Nr. 1 bis 3 und 6 bis 10 und den Absätzen 3 und 3a finden die Vorschriften dieses Gesetzes keine Anwendung mit Ausnahme der §§ 5, 8, 13 bis 20a, 52a, 64 bis 69a und 78, ferner in den Fällen des Absatzes 2 Nr. 2 und der Absätze 3 und 3a auch mit Ausnahme der §§ 48, 95 Abs. 1 Nr. 1 und 3a, Abs. 2 bis 4, § 96 Nr. 3, 10 und 11 sowie § 97 Abs. 1, 2 Nr. 1 sowie Abs. 3, ferner in den Fällen des Absatzes 3a auch mit Ausnahme der §§ 20b bis 20d, 72, 72b, 72c, 96 Nr. 18b und 18d und des § 97 Abs. 2 Nr. 7a. [3]Auf Arzneimittel nach Absatz 3b finden die Vorschriften dieses Gesetzes keine Anwendung mit Ausnahme der §§ 5, 8, 48, 52a, 56a, 57, 58 Abs. 1 Satz 1, der §§ 59, 64 bis 69a, 78, 95 Abs. 1 Nr. 1, 3a, 6, 8, 9 und 10, Abs. 2 bis 4, § 96 Nr. 3, 13, 14 und 15 bis 17, § 97 Abs. 1, 2 Nr. 1, 21 bis 24 sowie 31 und Abs. 3 sowie der Vorschriften der auf Grund des § 12 Abs. 1 Nr. 1 und 2 sowie Abs. 2, des § 48 Abs. 2 Nr. 4 und Abs. 4, des § 54 Abs. 1, 2 und 3 sowie des § 56a Abs. 3 erlassenen Verordnung über tierärztliche Hausapotheken und der auf Grund der §§ 12, 54 und 57 erlassenen Verordnung über Nachweispflichten für Arzneimittel, die zur Anwendung bei Tieren bestimmt sind.

(5) [1]Ärzte und Tierärzte dürfen bei der Ausübung ihres Berufes im kleinen Grenzverkehr im Sinne der Verordnung (EG) Nr. 1931/2006 des Europäischen Parlaments und des Rates vom 20. Dezember 2006 zur Festlegung von Vorschriften über den kleinen Grenzverkehr an den Landaußengrenzen der Mitgliedstaaten sowie zur Änderung der Bestimmungen des Übereinkommens von Schengen (ABl. L 405 vom 30.12.2006, S. 1) nur Arzneimittel mitführen, die zum Verkehr im Geltungsbereich dieses Gesetzes zugelassen oder registriert sind oder von der Zulassung oder Registrierung freigestellt sind. [2]Abweichend von Absatz 1 Satz 1 dürfen Ärzte, die eine

*) Siehe Fußnote S. 267.

Gesundheitsdienstleistung im Sinne der Richtlinie 2011/24/EU des Europäischen Parlaments und des Rates vom 9. März 2011 über die Ausübung der Patientenrechte in der grenzüberschreitenden Gesundheitsversorgung (ABl. L 88 vom 4.4.2011, S. 45) erbringen, am Ort ihrer Niederlassung zugelassene Arzneimittel in kleinen Mengen in einem für das Erbringen der grenzüberschreitenden Gesundheitsversorgung unerlässlichen Umfang in der Originalverpackung mit sich führen, wenn und soweit Arzneimittel gleicher Zusammensetzung und für gleiche Anwendungsgebiete auch im Geltungsbereich dieses Gesetzes zugelassen sind; der Arzt darf diese Arzneimittel nur selbst anwenden. [3]Ferner dürfen abweichend von Absatz 1 Satz 1 Tierärzte, die als Staatsangehörige eines Mitgliedstaates der Europäischen Union oder eines anderen Vertragsstaates des Abkommens über den Europäischen Wirtschaftsraum eine Dienstleistung im Sinne der Richtlinie 2006/123/EG des Europäischen Parlaments und des Rates vom 12. Dezember 2006 über Dienstleistungen im Binnenmarkt (ABl. L 376 vom 27.12.2006, S. 36) erbringen, am Ort ihrer Niederlassung zugelassene Arzneimittel in kleinen Mengen in einem für das Erbringen der Dienstleistung unerlässlichen Umfang in der Originalverpackung mit sich führen, wenn und soweit Arzneimittel gleicher Zusammensetzung und für gleiche Anwendungsgebiete auch im Geltungsbereich dieses Gesetzes zugelassen sind; der Tierarzt darf diese Arzneimittel nur selbst anwenden. [4]Er hat den Tierhalter auf die für das entsprechende, im Geltungsbereich dieses Gesetzes zugelassene Arzneimittel festgesetzte Wartezeit hinzuweisen.

(6) [1]Für die zollamtliche Abfertigung zum freien Verkehr im Falle des Absatzes 1 Satz 1 Nr. 2 sowie des Absatzes 1a Nr. 2 in Verbindung mit Absatz 1 Satz 1 Nr. 2 ist die Vorlage einer Bescheinigung der für den Empfänger zuständigen Behörde erforderlich, in der die Arzneimittel bezeichnet sind und bestätigt wird, dass die Voraussetzungen nach Absatz 1 oder Absatz 1a erfüllt sind. [2]Die Zolldienststelle übersendet auf Kosten des Zollbeteiligten die Bescheinigung der Behörde, die diese Bescheinigung ausgestellt hat.

(7) Im Falle des Absatzes 1 Nr. 1 hat ein Empfänger, der Großhändler ist oder eine Apotheke betreibt, das Bestehen der Deckungsvorsorge nach § 94 nachzuweisen.

§ 73a
Ausfuhr

(1) [1]Abweichend von den §§ 5 und 8 Abs. 1 und 2 dürfen die dort bezeichneten Arzneimittel ausgeführt oder aus dem Geltungsbereich des Geseztes verbracht werden, wenn die zuständige Behörde des Bestimmungslandes die Einfuhr oder das Verbringen genehmigt hat. [2]Aus der Genehmigung nach Satz 1 muss hervorgehen,

dass der zuständigen Behörde des Bestimmungslandes die Versagungsgründe bekannt sind, die dem Inverkehrbringen im Geltungsbereich dieses Gesetzes entgegenstehen.

(2) [1]Auf Antrag des pharmazeutischen Unternehmers, des Herstellers, des Ausführers oder der zuständigen Behörde des Bestimmungslandes stellt die zuständige Behörde oder die zuständige Bundesoberbehörde, soweit es sich um zulassungsbezogene Angaben handelt und der Zulassungsinhaber seinen Sitz außerhalb des Geltungsbereiches des Arzneimittelgesetzes hat, ein Zertifikat entsprechend dem Zertifikatsystem der Weltgesundheitsorganisation aus. [2]Wird der Antrag von der zuständigen Behörde des Bestimmungslandes gestellt, ist vor Erteilung des Zertifikats die Zustimmung des Herstellers einzuholen.

§ 74
Mitwirkung von Zolldienststellen

(1) [1]Das Bundesministerium der Finanzen und die von ihm bestimmten Zolldienststellen wirken bei der Überwachung des Verbringens von Arzneimitteln und Wirkstoffen in den Geltungsbereich dieses Gesetzes und der Ausfuhr mit. [2]Die genannten Behörden können

1. Sendungen der in Satz 1 genannten Art sowie deren Beförderungsmittel, Behälter, Lade- und Verpackungsmittel zur Überwachung anhalten,
2. den Verdacht von Verstößen gegen Verbote und Beschränkungen dieses Gesetzes oder der nach diesem Gesetz erlassenen Rechtsverordnungen, der sich bei der Wahrnehmung ihrer Aufgaben ergibt, den zuständigen Verwaltungsbehörden mitteilen,
3. in den Fällen der Nummer 2 anordnen, dass die Sendungen der in Satz 1 genannten Art auf Kosten und Gefahr des Verfügungsberechtigten einer für die Arzneimittelüberwachung zuständigen Behörde vorgeführt werden.

[3]Das Brief- und Postgeheimnis nach Artikel 10 des Grundgesetzes wird nach Maßgabe der Sätze 1 und 2 eingeschränkt.

(2) [1]Das Bundesministerium der Finanzen regelt im Einvernehmen mit dem Bundesministerium durch Rechtsverordnung, die nicht der Zustimmung des Bundesrates bedarf, die Einzelheiten des Verfahrens nach Absatz 1. [2]Es kann dabei insbesondere Pflichten zu Anzeigen, Anmeldungen, Auskünften und zur Leistung von Hilfsdiensten sowie zur Duldung der Einsichtnahme in Geschäftspapiere und sons-

tige Unterlagen und zur Duldung von Besichtigungen und von Entnahmen unentgeltlicher Proben vorsehen. [3]Die Rechtsverordnung ergeht im Einvernehmen mit dem Bundesministerium für Umwelt, Naturschutz, Bau und Reaktorsicherheit, soweit es sich um radioaktive Arzneimittel und Wirkstoffe oder um Arzneimittel und Wirkstoffe handelt, bei deren Herstellung ionisierende Strahlen verwendet werden, und im Einvernehmen mit dem Bundesministerium für Ernährung und Landwirtschaf, soweit es sich um Arzneimittel und Wirkstoffe handelt, die zur Anwendung bei Tieren bestimmt sind.

Vierzehnter Abschnitt
Informationsbeauftragter, Pharmaberater

§ 74a
Informationsbeauftragter

(1) [1]Wer als pharmazeutischer Unternehmer Fertigarzneimittel, die Arzneimittel im Sinne des § 2 Abs. 1 oder Abs. 2 Nr. 1 sind, in den Verkehr bringt, hat eine Person mit der erforderlichen Sachkenntnis und der zur Ausübung ihrer Tätigkeit erforderlichen Zuverlässigkeit zu beauftragen, die Aufgabe der wissenschaftlichen Information über die Arzneimittel verantwortlich wahrzunehmen (Informationsbeauftragter). [2]Der Informationsbeauftragte ist insbesondere dafür verantwortlich, dass das Verbot des § 8 Abs. 1 Nr. 2 beachtet wird und die Kennzeichnung, die Packungsbeilage, die Fachinformation und die Werbung mit dem Inhalt der Zulassung oder der Registrierung oder, sofern das Arzneimittel von der Zulassung oder Registrierung freigestellt ist, mit den Inhalten der Verordnungen über die Freistellung von der Zulassung oder von der Registrierung nach § 36 oder § 39 Abs. 3 übereinstimmen. [3]Satz 1 gilt nicht für Personen, soweit sie nach § 13 Abs. 2 Satz 1 Nr. 1, 2, 3 oder 5 keiner Herstellungserlaubnis bedürfen. [4]Andere Personen als in Satz 1 bezeichnet dürfen eine Tätigkeit als Informationsbeauftragter nicht ausüben.

(2) Der Informationsbeauftragte kann gleichzeitig Stufenplanbeauftragter sein.

(3) [1]Der pharmazeutische Unternehmer hat der zuständigen Behörde den Informationsbeauftragten und jeden Wechsel vorher mitzuteilen. [2]Bei einem unvorhergesehenen Wechsel des Informationsbeauftragten hat die Mitteilung unverzüglich zu erfolgen.

§ 75
Sachkenntnis

(1) [1]Pharmazeutische Unternehmer dürfen nur Personen, die die in Absatz 2 bezeichnete Sachkenntnis besitzen, beauftragen, hauptberuflich Angehörige von Heilberufen aufzusuchen, um diese über Arzneimittel im Sinne des § 2 Abs. 1 oder Abs. 2 Nr. 1 fachlich zu informieren (Pharmaberater). [2]Satz 1 gilt auch für eine fernmündliche Information. [3]Andere Personen als in Satz 1 bezeichnet dürfen eine Tätigkeit als Pharmaberater nicht ausüben.

(2) Die Sachkenntnis besitzen

1. Apotheker oder Personen mit einem Zeugnis über eine nach abgeschlossenem Hochschulstudium der Pharmazie, der Chemie, der Biologie, der Human- oder der Veterinärmedizin abgelegte Prüfung,
2. Apothekerassistenten sowie Personen mit einer abgeschlossenen Ausbildung als technische Assistenten in der Pharmazie, der Chemie, der Biologie, der Human- oder Veterinärmedizin,
3. Pharmareferenten.

(3) Die zuständige Behörde kann eine abgelegte Prüfung oder abgeschlossene Ausbildung als ausreichend anerkennen, die einer der Ausbildungen der in Absatz 2 genannten Personen mindestens gleichwertig ist.

§ 76
Pflichten

(1) [1]Der Pharmaberater hat, soweit er Angehörige der Heilberufe über einzelne Arzneimittel fachlich informiert, die Fachinformation nach § 11a vorzulegen. [2]Er hat Mitteilungen von Angehörigen der Heilberufe über Nebenwirkungen und Gegenanzeigen oder sonstige Risiken bei Arzneimitteln schriftlich aufzuzeichnen und dem Auftraggeber schriftlich mitzuteilen.

(2) Soweit der Pharmaberater vom pharmazeutischen Unternehmer beauftragt wird, Muster von Fertigarzneimitteln an die nach § 47 Abs. 3 berechtigten Personen abzugeben, hat er über die Empfänger von Mustern sowie über Art, Umfang und Zeitpunkt der Abgabe von Mustern Nachweise zu führen und auf Verlangen der zuständigen Behörde vorzulegen.

Fünfzehnter Abschnitt Bestimmung der zuständigen Bundesoberbehörden und sonstige Bestimmungen

§ 77 Zuständige Bundesoberbehörde

(1) Zuständige Bundesoberbehörde ist das Bundesinstitut für Arzneimittel und Medizinprodukte, es sei denn, dass das Paul-Ehrlich-Institut oder das Bundesamt für Verbraucherschutz und Lebensmittelsicherheit zuständig ist.

(2) Das Paul-Ehrlich-Institut ist zuständig für Sera, Impfstoffe, Blutzubereitungen, Knochenmarkzubereitungen, Gewebezubereitungen, Gewebe, Allergene, Arzneimittel für neuartige Therapien, xenogene Arzneimittel und gentechnisch hergestellte Blutbestandteile.

(3) [1]Das Bundesamt für Verbraucherschutz und Lebensmittelsicherheit ist zuständig für Arzneimittel, die zur Anwendung bei Tieren bestimmt sind. [2]Zum Zwecke der Überwachung der Wirksamkeit von Antibiotika führt das Bundesamt für Verbraucherschutz und Lebensmittelsicherheit wiederholte Beobachtungen, Untersuchungen und Bewertungen von Resistenzen tierischer Krankheitserreger gegenüber Stoffen mit antimikrobieller Wirkung, die als Wirkstoffe in Tierarzneimitteln enthalten sind, durch (Resistenzmonitoring). [3]Das Resistenzmonitoring schließt auch das Erstellen von Berichten ein.

(4) Das Bundesministerium wird ermächtigt, durch Rechtsverordnung ohne Zustimmung des Bundesrates die Zuständigkeit des Bundesinstituts für Arzneimittel und Medizinprodukte und des Paul-Ehrlich-Instituts zu ändern, sofern dies erforderlich ist, um neueren wissenschaftlichen Entwicklungen Rechnung zu tragen oder wenn Gründe der gleichmäßigen Arbeitsauslastung eine solche Änderung erfordern.

§ 77a Unabhängigkeit und Transparenz

(1) [1]Die zuständigen Bundesoberbehörden und die zuständigen Behörden stellen im Hinblick auf die Gewährleistung von Unabhängigkeit und Transparenz sicher, dass mit der Zulassung und Überwachung befasste Bedienstete der Zulassungsbehörden oder anderer zuständiger Behörden oder von ihnen beauftragte Sachverständige keine finanziellen oder sonstigen Interessen in der pharmazeutischen Industrie haben, die ihre Neutralität beeinflussen könnten. [2]Diese Personen geben jährlich dazu eine Erklärung ab.

(2) Im Rahmen der Durchführung ihrer Aufgaben nach diesem Gesetz machen die zuständigen Bundesoberbehörden und die zuständigen Behörden die Geschäftsordnungen ihrer Ausschüsse, die Tagesordnungen sowie die Ergebnisprotokolle ihrer Sitzungen öffentlich zugänglich; dabei sind Betriebs-, Dienst- und Geschäftsgeheimnisse zu wahren.

§ 78
Preise

(1) [1]Das Bundesministerium für Wirtschaft und Energie wird ermächtigt, im Einvernehmen mit dem Bundesministerium und, soweit es sich um Arzneimittel handelt, die zur Anwendung bei Tieren bestimmt sind, im Einvernehmen mit dem Bundesministerium für Ernährung und Landwirtschaft durch Rechtsverordnung mit Zustimmung des Bundesrates

1. Preisspannen für Arzneimittel, die im Großhandel, in Apotheken oder von Tierärzten im Wiederverkauf abgegeben werden,
2. Preise für Arzneimittel, die in Apotheken oder von Tierärzten hergestellt und abgegeben werden, sowie für Abgabegefäße,
3. Preise für besondere Leistungen der Apotheken bei der Abgabe von Arzneimitteln

festzusetzen. [2]Abweichend von Satz 1 wird das Bundesministerium für Wirtschaft und Energie ermächtigt, im Einvernehmen mit dem Bundesministerium durch Rechtsverordnung, die nicht der Zustimmung des Bundesrates bedarf, den Anteil des Festzuschlags, der nicht der Förderung der Sicherstellung des Notdienstes dient, entsprechend der Kostenentwicklung der Apotheken bei wirtschaftlicher Betriebsführung anzupassen. [3]Die Preisvorschriften für den Großhandel aufgrund von Satz 1 Nr. 1 gelten auch für pharmazeutische Unternehmer oder andere natürliche oder juristische Personen, die eine Tätigkeit nach § 4 Abs. 22 ausüben bei der Abgabe an Apotheken, die die Arzneimittel zur Abgabe an den Verbraucher beziehen. [4]Die Arzneimittelpreisverordnung, die auf Grund von Satz 1 erlassen worden ist, gilt auch für Arzneimittel, die gemäß § 73 Abs. 1 Satz 1 Nr. 1a in den Geltungsbereich dieses Gesetzes verbracht werden.

(2) [1]Die Preise und Preisspannen müssen den berechtigten Interessen der Arzneimittelverbraucher, der Tierärzte, der Apotheken und des Großhandels Rechnung tragen. [2]Ein einheitlicher Apothekenabgabepreis für Arzneimittel, die vom Verkehr außerhalb der Apotheken ausgeschlossen sind, ist zu gewährleisten. [3]Satz 2 gilt

nicht für nicht verschreibungspflichtige Arzneimittel, die nicht zu Lasten der gesetzlichen Krankenversicherung abgegeben werden.

(3) [1] Für Arzneimittel nach Absatz 2 Satz 2, für die durch die Verordnung nach Absatz 1 Preise und Preisspannen bestimmt sind, haben die pharmazeutischen Unternehmer einen einheitlichen Abgabepreis sicherzustellen; für nicht verschreibungspflichtige Arzneimittel, die zu Lasten der gesetzlichen Krankenversicherung abgegeben werden, haben die pharmazeutischen Unternehmer zum Zwecke der Abrechnung der Apotheken mit den Krankenkassen ihren einheitlichen Abgabepreis anzugeben, von dem bei der Abgabe im Einzelfall abgewichen werden kann. [2] Sozialleistungsträger, private Krankenversicherungen sowie deren jeweilige Verbände können mit pharmazeutischen Unternehmern für die zu ihren Lasten abgegebenen verschreibungspflichtigen Arzneimittel Preisnachlässe auf den einheitlichen Abgabepreis des pharmazeutischen Unternehmers vereinbaren.

(3a) [1] Gilt für ein Arzneimittel ein Erstattungsbetrag nach § 130b des Fünften Buches Sozialgesetzbuch, gibt der pharmazeutische Unternehmer das Arzneimittel zum Erstattungsbetrag ab. [2] Abweichend von Satz 1 kann der pharmazeutische Unternehmer das Arzneimittel zu einem Betrag unterhalb des Erstattungsbetrages abgeben; die Verpflichtung in Absatz 3 Satz 1 erster Halbsatz bleibt unberührt. [3] Der Abgabepreis nach Satz 1 oder Satz 2 gilt auch für Personen, die das Arzneimittel nicht als Versicherte einer gesetzlichen Krankenkasse im Wege der Sachleistung erhalten.

(4) [1] Bei Arzneimitteln, die im Fall einer bedrohlichen übertragbaren Krankheit, deren Ausbreitung eine sofortige und das übliche Maß erheblich überschreitende Bereitstellung von spezifischen Arzneimitteln erforderlich macht, durch Apotheken abgegeben werden und die zu diesem Zweck nach § 47 Abs. 1 Satz 1 Nr. 3c bevorratet wurden, gilt als Grundlage für die nach Absatz 2 festzusetzenden Preise und Preisspannen der Länderabgabepreis. [2] Entsprechendes gilt für Arzneimittel, die aus für diesen Zweck entsprechend bevorrateten Wirkstoffen in Apotheken hergestellt und in diesen Fällen abgegeben werden. [3] In diesen Fällen gilt Absatz 2 Satz 2 auf Länderebene.

§ 79
Ausnahmeermächtigungen für Krisenzeiten

(1) Das Bundesministerium wird ermächtigt, im Einvernehmen mit dem Bundesministerium für Wirtschaft und Energie durch Rechtsverordnung mit Zustimmung des Bundesrates Ausnahmen von den Vorschriften dieses Gesetzes und der auf

Grund dieses Gesetzes erlassenen Rechtsverordnungen zuzulassen, wenn die notwendige Versorgung der Bevölkerung mit Arzneimitteln sonst ernstlich gefährdet wäre und eine unmittelbare oder mittelbare Gefährdung der Gesundheit von Menschen durch Arzneimittel nicht zu befürchten ist; insbesondere können Regelungen getroffen werden, um einer Verbreitung von Gefahren zu begegnen, die als Reaktion auf die vermutete oder bestätigte Verbreitung von krankheitserregenden Substanzen, Toxinen, Chemikalien oder eine Aussetzung ionisierender Strahlung auftreten können.

(2) Das Bundesministerium für Ernährung und Landwirtschaft wird ermächtigt, im Einvernehmen mit dem Bundesministerium und dem Bundesministerium für Wirtschaft und Energie durch Rechtsverordnung, die nicht der Zustimmung des Bundesrates bedarf, Ausnahmen von den Vorschriften dieses Gesetzes und der auf Grund dieses Gesetzes erlassenen Rechtsverordnungen zuzulassen, wenn die notwendige Versorgung der Tierbestände mit Arzneimitteln sonst ernstlich gefährdet wäre und eine unmittelbare oder mittelbare Gefährdung der Gesundheit von Mensch oder Tier durch Arzneimittel nicht zu befürchten ist.

(3) Die Rechtsverordnungen nach Absatz 1 oder 2 ergehen im Einvernehmen mit dem Bundesministerium für Umwelt, Naturschutz, Bau und Reaktorsicherheit, soweit es sich um radioaktive Arzneimittel und um Arzneimittel, bei deren Herstellung ionisierende Strahlen verwendet werden, oder um Regelungen zur Abwehr von Gefahren durch ionisierende Strahlung handelt.

(4) Die Geltungsdauer der Rechtsverordnung nach Absatz 1 oder 2 ist auf sechs Monate zu befristen.

(5) [1] Im Falle eines Versorgungsmangels der Bevölkerung mit Arzneimitteln, die zur Vorbeugung oder Behandlung lebensbedrohlicher Erkrankungen benötigt werden, oder im Fall einer bedrohlichen übertragbaren Krankheit, deren Ausbreitung eine sofortige und das übliche Maß erheblich überschreitende Bereitstellung von spezifischen Arzneimitteln erforderlich macht, können die zuständigen Behörden im Einzelfall gestatten, dass Arzneimittel, die nicht zum Verkehr im Geltungsbereich dieses Gesetzes zugelassen oder registriert sind,

1. befristet in Verkehr gebracht werden sowie
2. abweichend von § 73 Abs. 1 in den Geltungsbereich dieses Gesetzes verbracht werden.

[2] Satz 1 gilt, wenn die Arzneimittel in dem Staat rechtmäßig in Verkehr gebracht werden dürfen, aus dem sie in den Geltungsbereich dieses Gesetzes verbracht wer-

den. 3 Die Gestattung durch die zuständige Behörde gilt zugleich als Bescheinigung nach § 72a Abs. 1 Satz 1 Nr. 3 oder nach § 72b Abs. 2 Satz 1 Nr. 3, dass die Einfuhr im öffentlichen Interesse liegt. 4 Im Falle eines Versorgungsmangels oder einer bedrohlichen übertragbaren Krankheit im Sinne des Satzes 1 können die zuständigen Behörden im Einzelfall auch ein befristetes Abweichen von Erlaubnis- oder Genehmigungserfordernissen oder von anderen Verboten nach diesem Gesetz gestatten. 5 Vom Bundesministerium wird festgestellt, dass ein Versorgungsmangel oder eine bedrohliche übertragbare Krankheit im Sinne des Satzes 1 vorliegt oder nicht mehr vorliegt. 6 Die Feststellung erfolgt durch eine Bekanntmachung, die im Bundesanzeiger veröffentlicht wird. 7 Die Bekanntmachung ergeht im Einvernehmen mit dem Bundesministerium für Umwelt, Naturschutz, Bau und Reaktorsicherheit, soweit es sich um radioaktive Arzneimittel und um Arzneimittel handelt, bei deren Herstellung ionisierende Strahlen verwendet werden.

(6) 1 Maßnahmen der zuständigen Behörden nach Absatz 5 sind auf das erforderliche Maß zu begrenzen und müssen angemessen sein, um den Gesundheitsgefahren zu begegnen, die durch den Versorgungsmangel oder die bedrohliche übertragbare Krankheit hervorgerufen werden. 2 Widerspruch und Anfechtungsklage gegen Maßnahmen nach Absatz 5 haben keine aufschiebende Wirkung.

§ 80
Ermächtigung für Verfahrens- und Härtefallregelungen

1 Das Bundesministerium wird ermächtigt, durch Rechtsverordnung, die nicht der Zustimmung des Bundesrates bedarf, die weiteren Einzelheiten über das Verfahren bei

1. der Zulassung einschließlich der Verlängerung der Zulassung,
1a. der Genehmigung nach § 21a Abs. 1 oder der Bescheinigung nach § 21a Abs. 9,
1b. der Genehmigung nach § 4b Abs. 3,
2. der staatlichen Chargenprüfung und der Freigabe einer Charge,
3. den Anzeigen zur Änderung der Zulassungsunterlagen,
3a. den Anzeigen über Änderungen der Angaben und Unterlagen für die Genehmigung nach § 21a Abs. 1 oder über Änderungen in den Anforderungen für die Bescheinigung nach § 21a Abs. 9,
3b. den Anzeigen über Änderungen der Angaben und Unterlagen für die Genehmigung nach § 4b Abs. 3,

3c. der zuständigen Bundesoberbehörde und den beteiligten Personen im Falle des Inverkehrbringens in Härtefällen nach § 21 Abs. 2 Satz 1 Nr. 6 in Verbindung mit Artikel 83 der Verordnung (EG) Nr. 726/2004,

4. der Registrierung, einschließlich der Verlängerung der Registrierung,

4a. den Anzeigen zur Änderung der Registrierungsunterlagen,

4b. der Veröffentlichung der Ergebnisse klinischer Prüfungen nach § 42b,

5. den Meldungen von Arzneimittelrisiken und

6. der elektronischen Einreichung von Unterlagen nach den Nummern 1 bis 5 einschließlich der zu verwendenden Formate.

zu regeln; es kann dabei die Weiterleitung von Ausfertigungen an die zuständigen Behörden bestimmen sowie vorschreiben, dass Unterlagen in mehrfacher Ausfertigung sowie auf elektronischen oder optischen Speichermedien eingereicht werden. [2]Das Bundesministerium kann diese Ermächtigung ohne Zustimmung des Bundesrates auf die zuständige Bundesoberbehörde übertragen. [3]In der Rechtsverordnung nach Satz 1 Nr. 3a können insbesondere die Aufgaben der zuständigen Bundesoberbehörde im Hinblick auf die Beteiligung der Europäischen Arzneimittel-Agentur und des Ausschusses für Humanarzneimittel entsprechend Artikel 83 der Verordnung (EG) Nr. 726/2004 sowie die Verantwortungsbereiche der behandelnden Ärzte und der pharmazeutischen Unternehmer oder Sponsoren geregelt werden, einschließlich von Anzeige-, Dokumentations- und Berichtspflichten insbesondere für Nebenwirkungen entsprechend Artikel 24 Abs. 1 und Artikel 25 der Verordnung (EG) Nr. 726/2004. [4]Dabei können auch Regelungen für Arzneimittel getroffen werden, die unter den Artikel 83 der Verordnung (EG) Nr. 726/2004 entsprechenden Voraussetzungen Arzneimittel betreffen, die nicht zu den in Artikel 3 Abs. 1 oder 2 dieser Verordnung genannten gehören. [5]Die Rechtsverordnungen nach den Sätzen 1 und 2 ergehen im Einvernehmen mit dem Bundesministerium für Ernährung und Landwirtschaft, soweit es sich um Arzneimittel handelt, die zur Anwendung bei Tieren bestimmt sind.

§ 81
Verhältnis zu anderen Gesetzen

Die Vorschriften des Betäubungsmittel- und Atomrechts, des Anti-Doping-Gesetzes und des Tierschutzgesetzes bleiben unberührt.

§ 82
Allgemeine Verwaltungsvorschriften

[1] Die Bundesregierung erlässt mit Zustimmung des Bundesrates die zur Durchführung dieses Gesetzes erforderlichen allgemeinen Verwaltungsvorschriften. [2] Soweit sich diese an die zuständige Bundesoberbehörde richten, werden die allgemeinen Verwaltungsvorschriften von dem Bundesministerium erlassen. [3] Die allgemeinen Verwaltungsvorschriften nach Satz 2 ergehen im Einvernehmen mit dem Bundesministerium für Ernährung und Landwirtschaft, soweit es sich um Arzneimittel handelt, die zur Anwendung bei Tieren bestimmt sind.

§ 83
Angleichung an das Recht der Europäischen Union

(1) Rechtsverordnungen oder allgemeine Verwaltungsvorschriften nach diesem Gesetz können auch zum Zwecke der Angleichung der Rechts- und Verwaltungsvorschriften der Mitgliedstaaten der Europäischen Union erlassen werden, soweit dies zur Durchführung von Verordnungen, Richtlinien, Entscheidungen oder Beschlüssen der Europäischen Gemeinschaft oder der Europäischen Union, die Sachbereiche dieses Gesetzes betreffen, erforderlich ist.

(2) (aufgehoben)

§ 83a
Rechtsverordnungen in bestimmten Fällen

[1] Das Bundesministerium wird ermächtigt, durch Rechtsverordnung ohne Zustimmung des Bundesrates Verweisungen auf Vorschriften in Rechtsakten der Europäischen Gemeinschaft oder der Europäischen Union in diesem Gesetz oder in aufgrund dieses Gesetzes erlassenen Rechtsverordnungen zu ändern, soweit es zur Anpassung an Änderungen dieser Vorschriften erforderlich ist. [2] Handelt es sich um Vorschriften über Arzneimittel oder Stoffe, die zur Anwendung am Tier bestimmt sind, tritt an die Stelle des Bundesministeriums das Bundesministerium für Ernährung und Landwirtschaft, das die Rechtsverordnung im Einvernehmen mit dem Bundesministerium erlässt.

§ 83b
Verkündung von Rechtsverordnungen

Rechtsverordnungen nach diesem Gesetz können abweichend von § 2 Abs. 1 des Verkündungs- und Bekanntmachungsgesetzes im Bundesanzeiger verkündet werden.

Sechzehnter Abschnitt
Haftung für Arzneimittelschäden

§ 84
Gefährdungshaftung*)

(1) [1]Wird infolge der Anwendung eines zum Gebrauch bei Menschen bestimmten Arzneimittels, das im Geltungsbereich dieses Gesetzes an den Verbraucher abgegeben wurde und der Pflicht zur Zulassung unterliegt oder durch Rechtsverordnung von der Zulassung befreit worden ist, ein Mensch getötet oder der Körper oder die Gesundheit eines Menschen nicht unerheblich verletzt, so ist der pharmazeutische Unternehmer, der das Arzneimittel im Geltungsbereich dieses Gesetzes in den Verkehr gebracht hat, verpflichtet, dem Verletzten den daraus entstandenen Schaden zu ersetzen. [2]Die Ersatzpflicht besteht nur, wenn

1. das Arzneimittel bei bestimmungsgemäßem Gebrauch schädliche Wirkungen hat, die über ein nach den Erkenntnissen der medizinischen Wissenschaft vertretbares Maß hinausgehen oder
2. der Schaden infolge einer nicht den Erkenntnissen der medizinischen Wissenschaft entsprechenden Kennzeichnung, Fachinformation oder Gebrauchsinformation eingetreten ist.

(2) [1]Ist das angewendete Arzneimittel nach den Gegebenheiten des Einzelfalls geeignet, den Schaden zu verursachen, so wird vermutet, dass der Schaden durch dieses Arzneimittel verursacht ist. [2]Die Eignung im Einzelfall beurteilt sich nach der Zusammensetzung und der Dosierung des angewendeten Arzneimittels, nach der

*) Anmerkung der Redaktion: Siehe nachfolgenden **§ 823 des Bürgerlichen Gesetzbuches (BGB):**

§ 823
Schadensersatzpflicht

(1) Wer vorsätzlich oder fahrlässig das Leben, den Körper, die Gesundheit, die Freiheit, das Eigentum oder ein sonstiges Recht eines anderen widerrechtlich verletzt, ist dem anderen zum Ersatz des daraus entstehenden Schadens verpflichtet.

(2) Die gleiche Verpflichtung trifft denjenigen, welcher gegen ein den Schutz eines anderen bezweckendes Gesetz verstößt. Ist nach dem Inhalt des Gesetzes ein Verstoß gegen dieses auch ohne Verschulden möglich, so tritt die Ersatzpflicht nur im Falle des Verschuldens ein.

Anmerkung der Redaktion: Siehe auch **Produkthaftungsgesetz** (Wortlaut s. „Pharma Kodex 2016“, Bd. 1, S. 917) und **Opferentschädigungsgesetz** (Wortlaut s. „Pharma Kodex 2016“, Bd. 1, S. 925).

Art und Dauer seiner bestimmungsgemäßen Anwendung, nach dem zeitlichen Zusammenhang mit dem Schadenseintritt, nach dem Schadensbild und dem gesundheitlichen Zustand des Geschädigten im Zeitpunkt der Anwendung sowie allen sonstigen Gegebenheiten, die im Einzelfall für oder gegen die Schadensverursachung sprechen. 3 Die Vermutung gilt nicht, wenn ein anderer Umstand nach den Gegebenheiten des Einzelfalls geeignet ist, den Schaden zu verursachen. 4 Ein anderer Umstand liegt nicht in der Anwendung weiterer Arzneimittel, die nach den Gegebenheiten des Einzelfalls geeignet sind, den Schaden zu verursachen, es sei denn, dass wegen der Anwendung dieser Arzneimittel Ansprüche nach dieser Vorschrift aus anderen Gründen als der fehlenden Ursächlichkeit für den Schaden nicht gegeben sind.

(3) Die Ersatzpflicht des pharmazeutischen Unternehmers nach Absatz 1 Satz 2 Nr. 1 ist ausgeschlossen, wenn nach den Umständen davon auszugehen ist, dass die schädlichen Wirkungen des Arzneimittels ihre Ursache nicht im Bereich der Entwicklung und Herstellung haben.

§ 84a
Auskunftsanspruch

(1) 1 Liegen Tatsachen vor, die die Annahme begründen, dass ein Arzneimittel den Schaden verursacht hat, so kann der Geschädigte von dem pharmazeutischen Unternehmer Auskunft verlangen, es sei denn, dies ist zur Feststellung, ob ein Anspruch auf Schadensersatz nach § 84 besteht, nicht erforderlich. 2 Der Anspruch richtet sich auf dem pharmazeutischen Unternehmer bekannte Wirkungen, Nebenwirkungen und Wechselwirkungen sowie ihm bekannt gewordene Verdachtsfälle von Nebenwirkungen und Wechselwirkungen und sämtliche weiteren Erkenntnisse, die für die Bewertung der Vertretbarkeit schädlicher Wirkungen von Bedeutung sein können. 3 Die §§ 259 bis 261 des Bürgerlichen Gesetzbuchs sind entsprechend anzuwenden. 4 Ein Auskunftsanspruch besteht insoweit nicht, als die Angaben auf Grund gesetzlicher Vorschriften geheim zu halten sind oder die Geheimhaltung einem überwiegenden Interesse des pharmazeutischen Unternehmers oder eines Dritten entspricht.

(2) 1 Ein Auskunftsanspruch besteht unter den Voraussetzungen des Absatzes 1 auch gegenüber den Behörden, die für die Zulassung und Überwachung von Arzneimitteln zuständig sind. 2 Die Behörde ist zur Erteilung der Auskunft nicht verpflichtet, soweit Angaben auf Grund gesetzlicher Vorschriften geheim zu halten sind oder die Geheimhaltung einem überwiegenden Interesse des pharmazeutischen

Unternehmers oder eines Dritten entspricht. [3]Ansprüche nach dem Informationsfreiheitsgesetz bleiben unberührt.*)

§ 85
Mitverschulden

Hat bei der Entstehung des Schadens ein Verschulden des Geschädigten mitgewirkt, so gilt § 254 des Bürgerlichen Gesetzbuches.

§ 86
Umfang der Ersatzpflicht bei Tötung

(1) [1]Im Falle der Tötung ist der Schadensersatz durch Ersatz der Kosten einer versuchten Heilung sowie des Vermögensnachteils zu leisten, den der Getötete dadurch erlitten hat, dass während der Krankheit seine Erwerbsfähigkeit aufgehoben oder gemindert oder eine Vermehrung seiner Bedürfnisse eingetreten war. [2]Der Ersatzpflichtige hat außerdem die Kosten der Beerdigung demjenigen zu ersetzen, dem die Verpflichtung obliegt, diese Kosten zu tragen.

(2) [1]Stand der Getötete zur Zeit der Verletzung zu einem Dritten in einem Verhältnis, vermöge dessen er diesem gegenüber kraft Gesetzes unterhaltspflichtig war oder unterhaltspflichtig werden konnte, und ist dem Dritten infolge der Tötung das Recht auf Unterhalt entzogen, so hat der Ersatzpflichtige dem Dritten insoweit Schadensersatz zu leisten, als der Getötete während der mutmaßlichen Dauer seines Lebens zur Gewährung des Unterhalts verpflichtet gewesen sein würde. [2]Die Ersatzpflicht tritt auch dann ein, wenn der Dritte zur Zeit der Verletzung erzeugt, aber noch nicht geboren war.

§ 87
Umfang der Ersatzpflicht bei Körperverletzung

[1]Im Falle der Verletzung des Körpers oder der Gesundheit ist der Schadensersatz durch Ersatz der Kosten der Heilung sowie des Vermögensnachteils zu leisten, den der Verletzte dadurch erleidet, dass infolge der Verletzung zeitweise oder dauernd seine Erwerbsfähigkeit aufgehoben oder gemindert oder eine Vermehrung seiner Bedürfnisse eingetreten ist. [2]In diesem Fall kann auch wegen des Schadens, der nicht Vermögensschaden ist, eine billige Entschädigung in Geld verlangt werden.

*) Anmerkung der Redaktion: Siehe auch **Informationsfreiheitsgesetz – IFG** (Wortlaut s. „Pharma Kodex 2016“, Bd. 1, S. 941).

§ 88
Höchstbeträge

[1] Der Ersatzpflichtige haftet

1. im Falle der Tötung oder Verletzung eines Menschen nur bis zu einem Kapitalbetrag von 600 000 Euro oder bis zu einem Rentenbetrag von jährlich 36 000 Euro,
2. im Falle der Tötung oder Verletzung mehrerer Menschen durch das gleiche Arzneimittel unbeschadet der in Nummer 1 bestimmten Grenzen bis zu einem Kapitalbetrag von 120 Millionen Euro oder bis zu einem Rentenbetrag von jährlich 7,2 Millionen Euro.

[2] Übersteigen im Falle des Satzes 1 Nr. 2 die den mehreren Geschädigten zu leistenden Entschädigungen die dort vorgesehenen Höchstbeträge, so verringern sich die einzelnen Entschädigungen in dem Verhältnis, in welchem ihr Gesamtbetrag zu dem Höchstbetrag steht.

§ 89
Schadensersatz durch Geldrenten

(1) Der Schadensersatz wegen Aufhebung oder Minderung der Erwerbsfähigkeit und wegen Vermehrung der Bedürfnisse des Verletzten sowie der nach § 86 Abs. 2 einem Dritten zu gewährende Schadensersatz ist für die Zukunft durch Entrichtung einer Geldrente zu leisten.

(2) Die Vorschriften des § 843 Abs. 2 bis 4 des Bürgerlichen Gesetzbuches und des § 708 Nr. 8 der Zivilprozessordnung finden entsprechende Anwendung.

(3) Ist bei der Verurteilung des Verpflichteten zur Entrichtung einer Geldrente nicht auf Sicherheitsleistung erkannt worden, so kann der Berechtigte gleichwohl Sicherheitsleistung verlangen, wenn die Vermögensverhältnisse des Verpflichteten sich erheblich verschlechtert haben; unter der gleichen Voraussetzung kann er eine Erhöhung der in dem Urteil bestimmten Sicherheit verlangen.

§ 90 (aufgehoben)

§ 91
Weitergehende Haftung

Unberührt bleiben gesetzliche Vorschriften, nach denen ein nach § 84 Ersatzpflichtiger im weiteren Umfang als nach den Vorschriften dieses Abschnitts haftet oder nach denen ein anderer für den Schaden verantwortlich ist.

§ 92
Unabdingbarkeit

[1] Die Ersatzpflicht nach diesem Abschnitt darf im Voraus weder ausgeschlossen noch beschränkt werden. [2] Entgegenstehende Vereinbarungen sind nichtig.

§ 93
Mehrere Ersatzpflichtige

[1] Sind mehrere ersatzpflichtig, so haften sie als Gesamtschuldner. [2] Im Verhältnis der Ersatzpflichtigen zueinander hängt die Verpflichtung zum Ersatz sowie der Umfang des zu leistenden Ersatzes von den Umständen, insbesondere davon ab, inwieweit der Schaden vorwiegend von dem einen oder dem anderen Teil verursacht worden ist.

§ 94
Deckungsvorsorge

(1) [1] Der pharmazeutische Unternehmer hat dafür Vorsorge zu treffen, dass er seinen gesetzlichen Verpflichtungen zum Ersatz von Schäden nachkommen kann, die durch die Anwendung eines von ihm in den Verkehr gebrachten, zum Gebrauch bei Menschen bestimmten Arzneimittels entstehen, das der Pflicht zur Zulassung unterliegt oder durch Rechtsverordnung von der Zulassung befreit worden ist (Deckungsvorsorge). [2] Die Deckungsvorsorge muss in Höhe der in § 88 Satz 1 genannten Beträge erbracht werden. [3] Sie kann nur

1. durch eine Haftpflichtversicherung bei einem im Geltungsbereich dieses Gesetzes zum Geschäftsbetrieb befugten unabhängigen Versicherungsunternehmen, für das im Falle einer Rückversicherung ein Rückversicherungsvertrag nur mit einem Rückversicherungsunternehmen, das seinen Sitz im Geltungsbereich dieses Gesetzes, in einem anderen Mitgliedstaat der Europäischen Union, in einem anderen Vertragsstaat des Abkommens über den Europäischen Wirtschaftsraum oder in einem von der Europäischen Kommission auf Grund von Artikel 172 der Richtlinie 2009/138/EG des Europäischen Parlaments und des Rates vom 25. November 2009 betreffend die Aufnahme und Ausübung der Versicherungs- und Rückversicherungstätigkeit (Solvabilität II) (ABl. L 335 vom 17.12.2009, S. 1) als gleichwertig anerkannten Staat hat, besteht, oder

2. durch eine Freistellungs- oder Gewährleistungsverpflichtung eines inländischen Kreditinstituts oder eines Kreditinstituts eines anderen Mitgliedstaates der

Europäischen Union oder eines anderen Vertragsstaates des Abkommens über den Europäischen Wirtschaftsraum

erbracht werden.

(2) Wird die Deckungsvorsorge durch eine Haftpflichtversicherung erbracht, so gelten § 113 Abs. 3 und die §§ 114 bis 124 des Versicherungsvertragsgesetzes sinngemäß.

(3) [1] Durch eine Freistellungs- oder Gewährleistungsverpflichtung eines Kreditinstituts kann die Deckungsvorsorge nur erbracht werden, wenn gewährleistet ist, dass das Kreditinstitut, solange mit seiner Inanspruchnahme gerechnet werden muss, in der Lage sein wird, seine Verpflichtungen im Rahmen der Deckungsvorsorge zu erfüllen. [2] Für die Freistellungs- oder Gewährleistungsverpflichtung gelten § 113 Abs. 3 und die §§ 114 bis 124 des Versicherungsvertragsgesetzes sinngemäß.

(4) Zuständige Stelle im Sinne des § 117 Abs. 2 des Versicherungsvertragsgesetzes ist die für die Durchführung der Überwachung nach § 64 zuständige Behörde.

(5) Die Bundesrepublik Deutschland und die Länder sind zur Deckungsvorsorge gemäß Absatz 1 nicht verpflichtet.

§ 94a
Örtliche Zuständigkeit

(1) Für Klagen, die auf Grund des § 84 oder des § 84a Abs. 1 erhoben werden, ist auch das Gericht zuständig, in dessen Bezirk der Kläger zur Zeit der Klageerhebung seinen Wohnsitz, in Ermangelung eines solchen seinen gewöhnlichen Aufenthaltsort hat.

(2) Absatz 1 bleibt bei der Ermittlung der internationalen Zuständigkeit der Gerichte eines ausländischen Staates nach § 328 Abs. 1 Nr. 1 der Zivilprozessordnung außer Betracht.

Siebzehnter Abschnitt
Straf- und Bußgeldvorschriften

§ 95
Strafvorschriften

(1) Mit Freiheitsstrafe bis zu drei Jahren oder mit Geldstrafe wird bestraft, wer

1. entgegen § 5 Abs. 1 ein Arzneimittel in den Verkehr bringt oder bei anderen anwendet,

2. einer Rechtsverordnung nach § 6, die das Inverkehrbringen von Arzneimitteln untersagt, zuwiderhandelt, soweit sie für einen bestimmten Tatbestand auf diese Strafvorschrift verweist,

2a. (aufgehoben)

2b. (aufgehoben)

3. entgegen § 7 Abs. 1 radioaktive Arzneimittel oder Arzneimittel, bei deren Herstellung ionisierende Strahlen verwendet worden sind, in den Verkehr bringt,

3a. entgegen § 8 Abs. 1 Nr. 1 oder Abs. 2, auch in Verbindung mit § 73 Abs. 4 oder § 73a, Arzneimittel oder Wirkstoffe herstellt, in den Verkehr bringt oder sonst mit ihnen Handel treibt,

4. entgegen § 43 Abs. 1 Satz 2, Abs. 2 oder 3 Satz 1 mit Arzneimitteln, die nur auf Verschreibung an Verbraucher abgegeben werden dürfen, Handel treibt oder diese Arzneimittel abgibt,

5. Arzneimittel, die nur auf Verschreibung an Verbraucher abgegeben werden dürfen, entgegen § 47 Abs. 1 an andere als dort bezeichnete Personen oder Stellen oder entgegen § 47 Abs. 1a abgibt oder entgegen § 47 Abs. 2 Satz 1 bezieht,

5a. entgegen § 47a Abs. 1 ein dort bezeichnetes Arzneimittel an andere als die dort bezeichneten Einrichtungen abgibt oder in den Verkehr bringt,

6. entgegen § 48 Abs. 1 Satz 1 in Verbindung mit einer Rechtsverordnung nach § 48 Abs. 2 Nr. 1 oder 2 Arzneimittel, die zur Anwendung bei Tieren bestimmt sind, die der Gewinnung von Lebensmitteln dienen, abgibt,

7. Fütterungsarzneimittel entgegen § 56 Abs. 1 ohne die erforderliche Verschreibung an Tierhalter abgibt,

8. entgegen § 56a Abs. 1 Satz 1, auch in Verbindung mit Satz 3, oder Satz 2 Arzneimittel verschreibt, abgibt oder anwendet, die zur Anwendung bei Tieren bestimmt sind, die der Gewinnung von Lebensmitteln dienen, und nur auf Verschreibung an Verbraucher abgegeben werden dürfen,

9. Arzneimittel, die nur auf Verschreibung an Verbraucher abgegeben werden dürfen, entgegen § 57 Abs. 1 erwirbt,

10. entgegen § 58 Abs. 1 Satz 1 Arzneimittel, die nur auf Verschreibung an Verbraucher abgegeben werden dürfen, bei Tieren anwendet, die der Gewinnung von Lebensmitteln dienen oder

11. entgegen § 59d Satz 1 Nr. 1 einen verbotenen Stoff einem dort genannten Tier verabreicht.

(2) Der Versuch ist strafbar.

(3) [1]In besonders schweren Fällen ist die Strafe Freiheitsstrafe von einem Jahr bis zu zehn Jahren. [2]Ein besonders schwerer Fall liegt in der Regel vor, wenn der Täter

1. durch eine der in Absatz 1 bezeichneten Handlungen
   a) die Gesundheit einer großen Zahl von Menschen gefährdet,
   b) einen anderen der Gefahr des Todes oder einer schweren Schädigung an Körper oder Gesundheit aussetzt oder
   c) aus grobem Eigennutz für sich oder einen anderen Vermögensvorteile großen Ausmaßes erlangt oder
2. in den Fällen des Absatzes 1 Nr. 3a gefälschte Arzneimittel oder Wirkstoffe herstellt oder in den Verkehr bringt und dabei gewerbsmäßig oder als Mitglied einer Bande handelt, die sich zur fortgesetzten Begehung solcher Taten verbunden hat.

(4) Handelt der Täter in den Fällen des Absatzes 1 fahrlässig, so ist die Strafe Freiheitsstrafe bis zu einem Jahr oder Geldstrafe.

§ 96*)
Strafvorschriften

Mit Freiheitsstrafe bis zu einem Jahr oder mit Geldstrafe wird bestraft, wer

1. entgegen § 4b Abs. 3 Satz 1 ein Arzneimittel abgibt,
2. einer Rechtsverordnung nach § 6, die die Verwendung bestimmter Stoffe, Zubereitungen aus Stoffen oder Gegenständen bei der Herstellung von Arzneimitteln vorschreibt, beschränkt oder verbietet, zuwiderhandelt, soweit sie für einen bestimmten Tatbestand auf diese Strafvorschrift verweist,

*) § 96 Nr. 10 und 11 sowie Nr. 19 und 20 werden neu gefasst; außerdem wird Nr. 21 angefügt. Die Texte sind auf Raster gestellt (s. S. 293ff.). Sie treten in Kraft, sobald die in Fußnote**) genannten Voraussetzungen erfüllt sind.

**) Die Nummern 10, 11, 19, 20 und 21 treten sechs Monate nach der Veröffentlichung der Mitteilung der Europäischen Kommission über die Funktionsfähigkeit des EU-Portals und der Datenbank nach Artikel 82 der Verordnung (EU) Nr. 536/2014 des Europäischen Parlaments und des Rates vom 16. April 2014 über klinische Prüfungen mit Humanarzneimitteln und zur Aufhebung der Richtlinie 2001/20/EG (ABl. L 158 vom 27.5.2014, S. 1) im Amtsblatt der Europäischen Union in Kraft

3. entgegen § 8 Abs. 1 Nr. 2, auch in Verbindung mit § 73a, Arzneimittel oder Wirkstoffe herstellt oder in den Verkehr bringt,
4. ohne Erlaubnis nach § 13 Abs. 1 Satz 1 oder § 72 Abs. 1 Satz 1 ein Arzneimittel, einen Wirkstoff oder einen dort genannten Stoff herstellt oder einführt,

4a. ohne Erlaubnis nach § 20b Abs. 1 Satz 1 oder Abs. 2 Satz 7 Gewebe gewinnt oder Laboruntersuchungen durchführt oder ohne Erlaubnis nach § 20c Abs. 1 Satz 1 Gewebe oder Gewebezubereitungen be- oder verarbeitet, konserviert, prüft, lagert oder in den Verkehr bringt,

5. entgegen § 21 Abs. 1 Fertigarzneimittel oder Arzneimittel, die zur Anwendung bei Tieren bestimmt sind, oder in einer Rechtsverordnung nach § 35 Abs. 1 Nr. 2 oder § 60 Abs. 3 bezeichnete Arzneimittel ohne Zulassung oder ohne Genehmigung der Europäischen Gemeinschaft oder der Europäischen Union in den Verkehr bringt,

5a. ohne Genehmigung nach § 21a Abs. 1 Satz 1 Gewebezubereitungen in den Verkehr bringt,

5b. ohne Bescheinigung nach § 21a Abs. 9 Satz 1 eine Gewebezubereitung erstmalig verbringt,

6. eine nach § 22 Abs. 1 Nr. 3, 5 bis 9, 11, 12, 14 oder 15, Abs. 3b oder 3c Satz 1 oder § 23 Abs. 2 Satz 2 oder 3 erforderliche Angabe nicht vollständig oder nicht richtig macht oder eine nach § 22 Abs. 2 oder 3, § 23 Abs. 1, Abs. 2 Satz 2 oder 3, Abs. 3, auch in Verbindung mit § 38 Abs. 2, erforderliche Unterlage oder durch vollziehbare Anordnung nach § 28 Abs. 3, 3a, 3b oder Abs. 3c Satz 1 Nr. 2 geforderte Unterlage nicht vollständig oder mit nicht richtigem Inhalt vorlegt,
7. entgegen § 30 Abs. 4 Satz 1 Nr. 1, auch in Verbindung mit einer Rechtsverordnung nach § 35 Abs. 1 Nr. 2, ein Arzneimittel in den Verkehr bringt,
8. entgegen § 32 Abs. 1 Satz 1, auch in Verbindung mit einer Rechtsverordnung nach § 35 Abs. 1 Nr. 3, eine Charge ohne Freigabe in den Verkehr bringt,
9. entgegen § 38 Abs. 1 Satz 1 oder § 39a Satz 1 Fertigarzneimittel als homöopathische oder als traditionelle pflanzliche Arzneimittel ohne Registrierung in den Verkehr bringt,
10. entgegen § 40 Abs. 1 Satz 3 Nr. 2, 2a Buchstabe a, Nr. 3, 4, 5, 6 oder 8, jeweils auch in Verbindung mit Abs. 4 oder § 41 die klinische Prüfung eines Arzneimittels durchführt,

10. entgegen § 40 Abs. 1 die klinische Prüfung beginnt,

11. entgegen § 40 Abs. 1 Satz 2 die klinische Prüfung eines Arzneimittels beginnt,

11. entgegen § 40a Satz 1 Nr. 2 oder Nr. 3, auch in Verbindung mit Satz 2, entgegen § 40a Satz 1 Nr. 4 Buchstabe a oder Nr. 5 oder § 40b Abs. 3, Abs. 4 Satz 1 Nr. 1, Satz 2, Satz 3 oder Satz 9 oder Abs. 5 eine klinische Prüfung durchführt,

12. entgegen § 47a Abs. 1 Satz 1 ein dort bezeichnetes Arzneimittel ohne Verschreibung abgibt, wenn die Tat nicht nach § 95 Abs. 1 Nr. 5a mit Strafe bedroht ist,

13. entgegen § 48 Abs. 1 Satz 1 Nr. 1 in Verbindung mit einer Rechtsverordnung nach § 48 Abs. 2 Nr. 1, 2 oder Nr. 7 oder entgegen § 48 Abs. 1 Satz 1 Nr. 3, auch in Verbindung mit einer Rechtsverordnung nach § 48 Abs. 2 Satz 1 Nr. 1, Arzneimittel abgibt, wenn die Tat nicht in § 95 Abs. 1 Nr. 6 mit Strafe bedroht ist,

14. ohne Erlaubnis nach § 52a Abs. 1 Satz 1 Großhandel betreibt,

14a. entgegen § 52c Abs. 2 Satz 1 eine Tätigkeit als Arzneimittelvermittler aufnimmt,

15. entgegen § 56a Abs. 4 Arzneimittel verschreibt oder abgibt,

16. entgegen § 57 Abs. 1a Satz 1 in Verbindung mit einer Rechtsverordnung nach § 56a Abs. 3 Satz 1 Nr. 2 ein dort bezeichnetes Arzneimittel in Besitz hat,

17. entgegen § 59 Abs. 2 Satz 1 Lebensmittel gewinnt,

18. entgegen § 59a Abs. 1 oder 2 Stoffe oder Zubereitungen aus Stoffen erwirbt, anbietet, lagert, verpackt, mit sich führt oder in den Verkehr bringt,

18a. entgegen § 59d Satz 1 Nr. 2 einen Stoff einem dort genannten Tier verabreicht,

18b. ohne Erlaubnis nach § 72 Abs. 4 Satz 2, § 72b Abs. 1 Satz 3 oder § 72c Abs. 1 Satz 2, auch in Verbindung mit § 72c Abs. 4 Satz 1, dort genannte hämatopoetische Stammzellen, Stammzellzubereitungen, Gewebe oder Gewebezubereitungen einführt,

18c. entgegen § 72a Abs. 1 Satz 1, auch in Verbindung mit Abs. 1b oder Abs. 1d, oder entgegen § 72a Abs. 1c ein Arzneimittel, einen Wirkstoff oder einen in den genannten Absätzen anderen Stoff einführt,

18d. entgegen § 72b Abs. 2 Satz 1 Gewebe oder Gewebezubereitungen einführt,

18e. entgegen § 73 Abs. 1b Satz 1 ein gefälschtes Arzneimittel oder einen gefälschten Wirkstoff in den Geltungsbereich dieses Gesetzes verbringt,

19. ein zum Gebrauch bei Menschen bestimmtes Arzneimittel in den Verkehr bringt, obwohl die nach § 94 erforderliche Haftpflichtversicherung oder Freistellungs- oder Gewährleistungsverpflichtung nicht oder nicht mehr besteht oder

20. gegen die Verordnung (EG) Nr. 726/2004 des Europäischen Parlaments und des Rates vom 31. März 2004 zur Festlegung von Gemeinschaftsverfahren für die Genehmigung und Überwachung von Human- und Tierarzneimitteln und zur Errichtung einer Europäischen Arzneimittel-Agentur (ABl. L 136 vom 30.4.2004, S. 1), die zuletzt durch die Verordnung (EU) Nr. 1027/2012 (ABl. L 316 vom 14.11.2012, S. 38) geändert worden ist, verstößt, indem er

    a) entgegen Artikel 6 Abs. 1 Satz 1 der Verordnung in Verbindung mit Artikel 8 Abs. 3 Unterabsatz 1 Buchstabe c bis e, h bis iaa oder Buchstabe ib der Richtlinie 2001/83/EG des Europäischen Parlaments und des Rates vom 6. November 2001 zur Schaffung eines Gemeinschaftskodexes für Humanarzneimittel (ABl. L 311 vom 28.11.2001, S. 67), die zuletzt durch die Richtlinie 2012/26/EU (ABl. L 299 vom 27.10.2012, S. 1) geändert worden ist, eine Angabe oder eine Unterlage nicht richtig oder nicht vollständig beifügt oder

    b) entgegen Artikel 31 Abs. 1 Satz 1 der Verordnung in Verbindung mit Artikel 12 Abs. 3 Unterabsatz 1 Satz 2 Buchstabe c bis e, h bis j oder k der Richtlinie 2001/82/EG des Europäischen Parlaments und des Rates vom 6. November 2001 zur Schaffung eines Gemeinschaftskodexes für Tierarzneimittel (ABl. EG Nr. L 311, S. 1), geändert durch die Richtlinie 2004/28/EG des Europäischen Parlaments und des Rates vom 31. März 2004 (ABl. EU Nr. L 136, S. 58), eine Angabe nicht richtig oder nicht vollständig beifügt.

19. ein zum Gebrauch bei Menschen bestimmtes Arzneimittel in den Verkehr bringt, obwohl die nach § 94 erforderliche Haftpflichtversicherung oder Freistellungs- oder Gewährleistungsverpflichtung nicht oder nicht mehr besteht,

20. gegen die Verordnung (EG) Nr. 726/2004 des Europäischen Parlaments und des Rates vom 31. März 2004 zur Festlegung von Gemeinschaftsverfahren für die Genehmigung und Überwachung von Human- und Tierarzneimitteln und zur Errichtung einer Europäischen Arzneimittel-Agentur (ABl. L 136 vom 30.4.2004, S. 1), die zuletzt durch die Verordnung (EU) Nr. 1027/2012 (ABl. L 316 vom 14.11.2012, S. 38) geändert worden ist, verstößt, indem er

    a) entgegen Artikel 6 Abs. 1 Satz 1 der Verordnung in Verbindung mit Artikel 8 Abs. 3 Unterabsatz 1 Buchstabe c bis e, h bis iaa oder Buchstabe ib der Richtlinie 2001/

83/EG des Europäischen Parlaments und des Rates vom 6. November 2001 zur Schaffung eines Gemeinschaftskodexes für Humanarzneimittel (ABl. L 311 vom 28.11.2001, S. 67), die zuletzt durch die Richtlinie 2012/26/EU (ABl. L 299 vom 27.10.2012, S. 1) geändert worden ist, eine Angabe oder eine Unterlage nicht richtig oder nicht vollständig beifügt oder

b) entgegen Artikel 31 Abs. 1 Satz 1 der Verordnung in Verbindung mit Artikel 12 Abs. 3 Unterabsatz 1 Satz 2 Buchstabe c bis e, h bis j oder k der Richtlinie 2001/82/EG des Europäischen Parlaments und des Rates vom 6. November 2001 zur Schaffung eines Gemeinschaftskodexes für Tierarzneimittel (ABl. EG Nr. L 311, S. 1), geändert durch die Richtlinie 2004/28/EG des Europäischen Parlaments und des Rates vom 31. März 2004 (ABl. EU Nr. L 136, S. 58), eine Angabe nicht richtig oder nicht vollständig beifügt oder

21. gegen die Verordnung (EU) Nr. 536/2014 des Europäischen Parlaments und des Ratesvom 16. April 2014 über klinische Prüfungen mit Humanarzneimitteln und zur Aufhebung der Richtlinie 2001/20/EG (ABl. L 158 vom 27.5.2014, S. 1) verstößt, indem er

a) entgegen Artikel 5 Abs. 1 Unterabsatz 1 in Verbindung mit Artikel 25 Abs. 1 Satz 1 Buchstabe c oder Anhang I Nr. 41 Satz 1 ein Antragsdossier nicht richtig oder nicht vollständig übermittelt oder

b) entgegen Artikel 28 Abs. 1 Buchstabe a, c oder Buchstabe e in Verbindung mit Artikel 29 Abs. 1 Satz 1 oder Satz 3, entgegen Artikel 32 Abs. 1 oder Artikel 33 eine klinische Prüfung durchführt.

§ 97*)
Bußgeldvorschriften

(1) Ordnungswidrig handelt, wer eine in

1. § 96 Nr. 1 bis 5b, 7 bis 18e oder Nr. 19 oder
2. § 96 Nr. 6 oder Nr. 20
2. § 96 Nr. 6, Nr. 20 oder Nr. 21

bezeichnete Handlung fahrlässig begeht.

*) § 97 wird an mehreren Stellen neu gefasst oder neu geordnet; die Texte sind jeweils auf Raster gestellt. Sie treten in Kraft, sobald die in Fußnote**) genannten Voraussetzungen erfüllt sind.

**) Die neu gefassten Passagen des § 97 treten sechs Monate nach der Veröffentlichung der Mitteilung der Europäischen Kommission über die Funktionsfähigkeit des EU-Portals und der Datenbank nach Artikel 82 der Verordnung (EU) Nr. 536/2014 des Europäischen Parlaments und des Rates vom 16. April 2014 über klinische Prüfungen mit Humanarzneimitteln und zur Aufhebung der Richtlinie 2001/20/EG (ABl. L 158 vom 27.5.2014, S. 1) im Amtsblatt der Europäischen Union in Kraft.

(2) Ordnungswidrig handelt auch, wer vorsätzlich oder fahrlässig

1. entgegen § 8 Abs. 3 ein Arzneimittel in den Verkehr bringt,

2. entgegen § 9 Abs. 1 Arzneimittel, die nicht den Namen oder die Firma des pharmazeutischen Unternehmers tragen, in den Verkehr bringt,

3. entgegen § 9 Abs. 2 Satz 1 Arzneimittel in den Verkehr bringt, ohne seinen Sitz im Geltungsbereich dieses Gesetzes oder in einem anderen Mitgliedstaat der Europäischen Union oder in einem anderen Vertragsstaat des Abkommens über den Europäischen Wirtschaftsraum zu haben,

4. entgegen § 10, auch in Verbindung mit § 109 Abs. 1 Satz 1 oder einer Rechtsverordnung nach § 12 Abs. 1 Nr. 1, Arzneimittel ohne die vorgeschriebene Kennzeichnung in den Verkehr bringt,

5. entgegen § 11 Abs. 1 Satz 1, auch in Verbindung mit Abs. 2a bis 3b oder 4, jeweils auch in Verbindung mit einer Rechtsverordnung nach § 12 Abs. 1 Nr. 1, Arzneimittel ohne die vorgeschriebene Packungsbeilage in den Verkehr bringt,

5a. entgegen § 11 Abs. 7 Satz 1 eine Teilmenge abgibt,

6. einer vollziehbaren Anordnung nach § 18 Abs. 2 zuwiderhandelt,

7. entgegen

   a) den §§ 20, 20b Abs. 5, § 20c Abs. 6, § 52a Abs. 8, § 67 Abs. 8 Satz 1, § 72b Abs. 2c Satz 1 oder § 73 Abs. 3b Satz 4,

   b) § 21a Abs. 7 Satz 1, § 29 Abs. 1 Satz 1, auch in Verbindung mit Satz 2, entgegen § 29 Abs. 1c Satz 1, § 63c Abs. 2, § 63h Abs. 2, § 63i Abs. 2 Satz 1 oder

   c) § 67 Abs. 1 Satz 1, auch in Verbindung mit Satz 2, jeweils auch in Verbindung mit § 69a, entgegen § 67 Abs. 5 Satz 1 oder Absatz 6 Satz 1

   eine Anzeige nicht, nicht richtig, nicht vollständig oder nicht rechtzeitig erstattet,

7a. entgegen § 29 Abs. 1a Satz 1, Abs. 1b oder 1d eine Mitteilung nicht, nicht richtig, nicht vollständig oder nicht rechtzeitig macht,

8. entgegen § 30 Abs. 4 Satz 1 Nr. 2 oder § 73 Abs. 1 oder 1a Arzneimittel in den Geltungsbereich dieses Gesetzes verbringt,

9. entgegen § 40 Abs. 1 Satz 3 Nr. 7 die klinische Prüfung eines Arzneimittels durchführt,

9a. ohne einen Stellvertreter nach § 40 Abs. 1a Satz 3 benannt zu haben, eine klinische Prüfung durchführt,

9. entgegen § 42b Abs. 1 die Berichte nicht, nicht richtig, nicht vollständig oder nicht rechtzeitig zur Verfügung stellt,

10. entgegen § 43 Abs. 1, 2 oder 3 Satz 1 Arzneimittel berufs- oder gewerbsmäßig in den Verkehr bringt oder mit Arzneimitteln, die ohne Verschreibung an Verbraucher abgegeben werden dürfen, Handel treibt oder diese Arzneimittel abgibt,

11. entgegen § 43 Abs. 5 Satz 1 zur Anwendung bei Tieren bestimmte Arzneimittel, die für den Verkehr außerhalb der Apotheken nicht freigegeben sind, in nicht vorschriftsmäßiger Weise abgibt,

12. Arzneimittel, die ohne Verschreibung an Verbraucher abgegeben werden dürfen, entgegen § 47 Abs. 1 an andere als dort bezeichnete Personen oder Stellen oder entgegen § 47 Abs. 1a abgibt oder entgegen § 47 Abs. 2 Satz 1 bezieht,

12a. entgegen § 47 Abs. 4 Satz 1 Muster ohne schriftliche Anforderung, in einer anderen als der kleinsten Packungsgröße oder über die zulässige Menge hinaus abgibt oder abgeben lässt,

13. die in § 47 Abs. 1b oder Abs. 4 Satz 3 oder in § 47a Abs. 2 Satz 2 vorgeschriebenen Nachweise nicht oder nicht richtig führt, oder der zuständigen Behörde auf Verlangen nicht vorlegt,

13a. entgegen § 47a Abs. 2 Satz 1 ein dort bezeichnetes Arzneimittel ohne die vorgeschriebene Kennzeichnung abgibt,

14. entgegen § 50 Abs. 1 Einzelhandel mit Arzneimitteln betreibt,

15. entgegen § 51 Abs. 1 Arzneimittel im Reisegewerbe feilbietet oder Bestellungen darauf aufsucht,

16. entgegen § 52 Abs. 1 Arzneimittel im Wege der Selbstbedienung in den Verkehr bringt,

17. entgegen § 55 Abs. 8 Satz 1 auch in Verbindung mit Satz 2, einen Stoff, ein Behältnis oder eine Umhüllung verwendet oder eine Darreichungsform anfertigt,

17a. entgegen § 56 Abs. 1 Satz 2 eine Kopie einer Verschreibung nicht oder nicht rechtzeitig übersendet,

18. entgegen § 56 Abs. 2 Satz 1, Abs. 3 oder 4 Satz 1 oder 2 Fütterungsarzneimittel herstellt,
19. entgegen § 56 Abs. 4 Satz 2 eine verfütterungsfertige Mischung nicht, nicht richtig, nicht vollständig, nicht in der vorgeschriebenen Weise oder nicht rechtzeitig kennzeichnet,
20. entgegen § 56 Abs. 5 Satz 1 ein Fütterungsarzneimittel verschreibt,
21. entgegen § 56a Abs. 1 Satz 1 Nr. 1, 2, 3 oder 4, jeweils auch in Verbindung mit Satz 3, Arzneimittel,
    a) die zur Anwendung bei Tieren bestimmt sind, die nicht der Gewinnung von Lebensmitteln dienen, und nur auf Verschreibung an Verbraucher abgegeben werden dürfen,
    b) die ohne Verschreibung an Verbraucher abgegeben werden dürfen,

    verschreibt, abgibt oder anwendet,
21a. entgegen § 56a Abs. 1 Satz 4 Arzneimittel-Vormischungen verschreibt oder abgibt,
22. Arzneimittel, die ohne Verschreibung an Verbraucher abgegeben werden dürfen, entgegen § 57 Abs. 1 erwirbt,
22a. entgegen § 57a Arzneimittel anwendet,
23. entgegen § 58 Abs. 1 Satz 2 oder 3 Arzneimittel bei Tieren anwendet, die der Gewinnung von Lebensmitteln dienen,
23a. entgegen § 58a Abs. 1 Satz 1 oder 2 oder Abs. 3, Abs. 4 Satz 1, Satz 2 oder Satz 3 oder § 58b Abs. 1 Satz 1, 2 oder 3 oder Abs. 2 Satz 2 Nr. 2 oder Abs. 3 eine Mitteilung nicht, nicht richtig, nicht vollständig, nicht in der vorgeschriebenen Weise oder nicht rechtzeitig macht,
23b. entgegen § 58d Abs. 1 Nr. 2 eine dort genannte Feststellung nicht, nicht richtig oder nicht rechtzeitig aufzeichnet,
23c. entgegen § 58d Abs. 2 Satz 1 Nr. 2 einen dort genannten Plan nicht, nicht richtig, nicht vollständig, nicht in der vorgeschriebenen Weise oder nicht rechtzeitig erstellt,
23d. einer vollziehbaren Anordnung nach § 58d Abs. 3 oder Abs. 4 Satz 1 zuwiderhandelt,
24. einer Aufzeichnungs- oder Vorlagepflicht nach § 59 Abs. 4 zuwiderhandelt,

24a. entgegen § 59b Satz 1 Stoffe nicht, nicht richtig oder nicht rechtzeitig überlässt,

24b. entgegen § 59c Satz 1, auch in Verbindung mit Satz 2, einen dort bezeichneten Nachweis nicht, nicht richtig oder nicht vollständig führt, nicht oder nicht mindestens drei Jahre aufbewahrt oder nicht oder nicht rechtzeitig vorlegt,

24c. entgegen § 63a Abs. 1 Satz 1 einen Stufenplanbeauftragten nicht beauftragt oder entgegen § 63a Abs. 3 eine Mitteilung nicht, nicht vollständig oder nicht rechtzeitig erstattet,

24d. entgegen § 63a Abs. 1 Satz 6 eine Tätigkeit als Stufenplanbeauftragter ausübt,

24e. entgegen § 63b Abs. 1 ein Pharmakovigilanz-System nicht betreibt,

24f. entgegen § 63b Abs. 2 Nr. 1 eine dort genannte Maßnahme nicht oder nicht rechtzeitig ergreift,

24g. entgegen § 63b Abs. 2 Nr. 3 eine Pharmakovigilanz-Stammdokumentation nicht, nicht richtig oder nicht vollständig führt oder nicht, nicht richtig, nicht vollständig oder nicht rechtzeitig zur Verfügung stellt,

24h. entgegen § 63b Abs. 2 Nr. 4 ein Risikomanagement-System für jedes einzelne Arzneimittel nicht, nicht richtig oder nicht vollständig betreibt,

24i. entgegen § 63b Abs. 3 Satz 1 eine dort genannte Information ohne die dort genannte vorherige oder gleichzeitige Mitteilung veröffentlicht,

24j. entgegen § 63d Abs. 1, auch in Verbindung mit Abs. 3 Satz 1 oder Abs. 3 Satz 4, einen Unbedenklichkeitsbericht nicht, nicht richtig, nicht vollständig oder nicht rechtzeitig vorlegt,

24k. entgegen § 63f Abs. 1 Satz 3 einen Abschlussbericht nicht oder nicht rechtzeitig übermittelt,

24l. entgegen § 63g Abs. 1 einen Entwurf des Prüfungsprotokolls nicht, nicht richtig oder nicht rechtzeitig vorlegt,

24m. entgegen § 63g Abs. 2 Satz 1 mit einer Unbedenklichkeitsprüfung beginnt,

24m. entgegen § 63g Abs. 2 Satz 1 mit einer Unbedenklichkeitsstudie beginnt,

24n. entgegen § 63g Abs. 4 Satz 1 einen Prüfungsbericht nicht, nicht richtig, nicht vollständig oder nicht rechtzeitig vorlegt,

24o. entgegen § 63h Abs. 5 Satz 1, 2 oder Satz 3 einen Bericht nicht, nicht richtig, nicht vollständig oder nicht rechtzeitig vorlegt,

24p. entgegen § 63i Abs. 3 Satz 1 eine Meldung nicht, nicht richtig oder nicht rechtzeitig macht,

24q. entgegen § 63i Abs. 4 Satz 1 einen Bericht nicht, nicht richtig oder nicht rechtzeitig vorlegt,

25. einer vollziehbaren Anordnung nach § 64 Abs. 4 Nr. 4, auch in Verbindung mit § 69a, zuwiderhandelt,

26. einer Duldungs- oder Mitwirkungspflicht nach § 66, auch in Verbindung mit § 69a, zuwiderhandelt,

27. entgegen einer vollziehbaren Anordnung nach § 74 Abs. 1 Satz 2 Nr. 3 eine Sendung nicht vorführt,

27a. entgegen § 74a Abs. 1 Satz 1 einen Informationsbeauftragten nicht beauftragt oder entgegen § 74a Abs. 3 eine Mitteilung nicht, nicht vollständig oder nicht rechtzeitig erstattet,

27b. entgegen § 74a Abs. 1 Satz 4 eine Tätigkeit als Informationsbeauftragter ausübt,

28. entgegen § 75 Abs. 1 Satz 1 eine Person als Pharmaberater beauftragt,

29. entgegen § 75 Abs. 1 Satz 3 eine Tätigkeit als Pharmaberater ausübt,

30. einer Aufzeichnungs-, Mitteilungs- oder Nachweispflicht nach § 76 Abs. 1 Satz 2 oder Abs. 2 zuwiderhandelt,

30a. (aufgehoben)

31. einer Rechtsverordnung nach § 7 Abs. 2 Satz 2, § 12 Abs. 1 Nr. 3 Buchstabe a, § 12 Abs. 1b, § 42 Abs. 3, § 54 Abs.1, § 56a Abs. 3, § 57 Abs. 2 oder Abs. 3, § 58 Abs. 2 oder § 74 Abs. 2 oder einer vollziehbaren Anordnung auf Grund einer solchen Rechtsverordnung zuwiderhandelt, soweit die Rechtsverordnung für einen bestimmten Tatbestand auf diese Bußgeldvorschrift verweist,

31. einer Rechtsverordnung nach § 7 Abs. 2 Satz 2, § 12 Abs. 1 Nr. 3 Buchstabe a, § 12 Abs. 1b, § 54 Abs.1, § 56a Abs. 3, § 57 Abs. 2 oder Abs. 3, § 58 Abs. 2 oder § 74 Abs. 2 oder einer vollziehbaren Anordnung auf Grund einer solchen Rechtsverord-

nung zuwiderhandelt, soweit die Rechtsverordnung für einen bestimmten Tatbestand auf diese Bußgeldvorschrift verweist,

32. (aufgehoben)

33. (aufgehoben)

34. (aufgehoben)

35. (aufgehoben)

36. (aufgehoben)

(2a) Ordnungswidrig handelt, wer vorsätzlich oder fahrlässig gegen Artikel 1 der Verordnung (EG) Nr. 540/95 der Kommission vom 10. März 1995 zur Festlegung der Bestimmungen für die Mitteilung von vermuteten unerwarteten, nicht schwerwiegenden Nebenwirkungen, die innerhalb oder außerhalb der Gemeinschaft an gemäß der Verordnung (EWG) Nr. 2309/93 zugelassenen Human- oder Tierarzneimitteln festgestellt werden (ABl. L 55 vom 11.3.1995, S. 5), in Verbindung mit § 63h Abs. 7 Satz 2 verstößt, indem er nicht sicherstellt, dass der Europäischen Arzneimittel-Agentur und der zuständigen Bundesoberbehörde eine dort bezeichnete Nebenwirkung mitgeteilt wird.

(2b) Ordnungswidrig handelt, wer gegen die Verordnung (EG) Nr. 726/2004 verstößt, indem er vorsätzlich oder fahrlässig

1. entgegen Artikel 16 Abs. 2 Satz 1 oder Satz 2 in Verbindung mit Artikel 8 Abs. 3 Unterabsatz 1 Buchstabe c bis e, h bis iaa oder Buchstabe ib der Richtlinie 2001/83/EG oder entgegen Artikel 41 Abs. 4 Satz 1 oder 2 in Verbindung mit Artikel 12 Abs. 3 Unterabsatz 1 Satz 2 Buchstabe c bis e, h bis j oder Buchstabe k der Richtlinie 2001/82/EG, jeweils in Verbindung mit § 29 Abs. 4 Satz 2, der Europäischen Arzneimittel-Agentur oder der zuständigen Bundesoberbehörde eine dort genannte Mitteilung nicht, nicht richtig, nicht vollständig oder nicht rechtzeitig macht,

2. entgegen Artikel 28 Abs. 1 in Verbindung mit Artikel 107 Abs. 1 Unterabsatz 2 der Richtlinie 2001/83/EG nicht dafür sorgt, dass eine Meldung an einer dort genannten Stelle verfügbar ist,

3. entgegen Artikel 49 Abs. 1 Satz 1 oder Abs. 2 Satz 1, jeweils in Verbindung mit § 29 Abs. 4 Satz 2, nicht sicherstellt, dass der zuständigen Bundesoberbehörde oder der Europäischen Arzneimittel-Agentur eine dort bezeichnete Nebenwirkung mitgeteilt wird,

4. entgegen Artikel 49 Abs. 3 Satz 1 eine dort bezeichnete Unterlage nicht, nicht richtig oder nicht vollständig führt.

(2c) Ordnungswidrig handelt, wer gegen die Verordnung (EG) Nr. 1901/2006 des Europäischen Parlaments und des Rates vom 12. Dezember 2006 über Kinderarzneimittel und zur Änderung der Verordnung (EWG) Nr. 1768/92, der Richtlinien 2001/20/EG und 2001/83/EG sowie der Verordnung (EG) Nr. 726/2004 (ABl. L 378 vom 27.12.2006, S. 1) verstößt, indem er vorsätzlich oder fahrlässig

1. entgegen Artikel 33 Satz 1 ein dort genanntes Arzneimittel nicht, nicht richtig oder nicht rechtzeitig in den Verkehr bringt,
2. einer vollziehbaren Anordnung nach Artikel 34 Abs. 2 Satz 4 zuwiderhandelt,
3. entgegen Artikel 34 Abs. 4 Satz 1 den dort genannten Bericht nicht oder nicht rechtzeitig vorlegt,
4. entgegen Artikel 35 Satz 1 die Genehmigung für das Inverkehrbringen nicht oder nicht rechtzeitig auf einen dort genannten Dritten überträgt und diesem einen Rückgriff auf die dort genannten Unterlagen nicht oder nicht rechtzeitig gestattet,
5. entgegen Artikel 35 Satz 2 eine Unterrichtung nicht, nicht richtig oder nicht rechtzeitig vornimmt, oder
6. entgegen Artikel 41 Abs. 2 Satz 2 ein Ergebnis der dort genannten Prüfung nicht, nicht richtig oder nicht rechtzeitig vorlegt.

(2d) Ordnungswidrig handelt, wer gegen die Verordnung (EU) Nr. 536/2014 des Europäischen Parlaments und des Rates vom 16. April 2014 über klinische Prüfungen mit Humanarzneimitteln und zur Aufhebung der Richtlinie 2001/20/EG (ABl. L 158 vom 27.5.2014, S. 1) verstößt, indem er vorsätzlich oder fahrlässig

1. entgegen den Artikeln 36, 37 Abs. 1, 2, 3 oder Abs. 5 oder Artikel 54 Abs. 2 die zuständige Bundesoberbehörde nicht oder nicht rechtzeitig unterrichtet,
2. entgegen Artikel 37 Abs. 4 Unterabsatz 1 Satz 1 in Verbindung mit Satz 2, Unterabsatz 2 oder Unterabsatz 3, entgegen Artikel 37 Abs. 4 Unterabsatz 4 oder Abs. 8 oder Artikel 43 Abs. 1 ein dort genanntes Dokument nicht, nicht richtig, nicht vollständig oder nicht rechtzeitig übermittelt,
3. entgegen Artikel 37 Abs. 6 die zuständige Bundesoberbehörde nicht oder nicht rechtzeitig in Kenntnis setzt,

4. entgegen Artikel 38 Abs. 1 eine Mitteilung nicht oder nicht rechtzeitig macht oder
5. entgegen
   a) Artikel 41 Abs. 1 oder Abs. 2 Unterabsatz 1 Satz 2 in Verbindung mit Unterabsatz 2 Satz 1 oder entgegen Artikel 41 Abs. 4 oder
   b) Artikel 42 Abs. 1 in Verbindung mit Abs. 2 Satz 1, entgegen Artikel 52 Abs. 1 oder Artikel 53 Abs. 1

   eine Meldung nicht, nicht richtig, nicht vollständig oder nicht rechtzeitig macht.

(3) Die Ordnungswidrigkeit kann mit einer Geldbuße bis zu 25 000 Euro geahndet werden.

(4) Verwaltungsbehörde im Sinne des § 36 Abs. 1 Nr. 1 des Gesetzes über Ordnungswidrigkeiten ist in den Fällen

1. des Absatzes 1 Nr. 2, des Absatzes 2 Nr. 7 Buchstabe b, Nr. 7a, 9b und 24e bis 24q, der Absätze 2a bis 2c und

1. des Absatzes 1 Nr. 2, des Absatzes 2 Nr. 7 Buchstabe b, Nr. 7a, 9 und 24e bis 24q, der Absätze 2a bis 2c und des Absatzes 2d Nr. 1 bis 5 und 6 Buchstabe b und

2. des Absatzes 2 Nr. 7 Buchstabe c, soweit die Tat gegenüber der zuständigen Bundesoberbehörde begangen wird,

die nach § 77 zuständige Bundesoberbehörde.

§ 98
Einziehung

[1] Gegenstände, auf die sich eine Straftat nach § 95 oder § 96 oder eine Ordnungswidrigkeit nach § 97 bezieht, können eingezogen werden. [2] § 74a des Strafgesetzbuches und § 23 des Gesetzes über Ordnungswidrigkeiten sind anzuwenden.

§ 98a
Erweiterter Verfall

In den Fällen der Herstellung und des Inverkehrbringens gefälschter Arzneimittel nach § 95 Abs. 1 Nr. 3a in Verbindung mit § 8 Abs. 2 ist § 73d des Strafgesetzbuches anzuwenden, wenn der Täter gewerbsmäßig oder als Mitglied einer Bande, die sich zur fortgesetzten Begehung solcher Taten verbunden hat, handelt.

Achtzehnter Abschnitt
Überleitungs- und Übergangsvorschriften

Erster Unterabschnitt
Überleitungsvorschriften aus Anlass des Gesetzes zur Neuordnung des Arzneimittelrechts

§ 99
Arzneimittelgesetz 1961

Arzneimittelgesetz 1961 im Sinne dieses Gesetzes ist das Gesetz über den Verkehr mit Arzneimitteln vom 16. Mai 1961 (BGBl. I S. 533), zuletzt geändert durch das Gesetz vom 2. Juli 1975 (BGBl. I S. 1745).

§ 100

(1) Eine Erlaubnis, die nach § 12 Abs. 1 oder § 19 Abs. 1 des Arzneimittelgesetzes 1961 erteilt worden ist und am 1. Januar 1978 rechtsgültig bestand, gilt im bisherigen Umfange als Erlaubnis im Sinne des § 13 Abs. 1 Satz 1 fort.

(2) Eine Erlaubnis, die nach § 53 Abs. 1 oder § 56 des Arzneimittelgesetzes 1961 als erteilt gilt und am 1. Januar 1978 rechtsgültig bestand, gilt im bisherigen Umfange als Erlaubnis nach § 13 Abs. 1 Satz 1 fort.

(3) War die Herstellung von Arzneimitteln nach dem Arzneimittelgesetz 1961 von einer Erlaubnis nicht abhängig, bedarf sie jedoch nach § 13 Abs. 1 Satz 1 einer Erlaubnis, so gilt diese demjenigen als erteilt, der die Tätigkeit der Herstellung von Arzneimitteln am 1. Januar 1978 seit mindestens drei Jahren befugt ausübt, jedoch nur, soweit die Herstellung auf bisher hergestellte oder nach der Zusammensetzung gleichartige Arzneimittel beschränkt bleibt.

§ 101 (aufgehoben)

§ 102

(1) Wer am 1. Januar 1978 die Tätigkeit des Herstellungsleiters befugt ausübt, darf diese Tätigkeit im bisherigen Umfang weiter ausüben.

(2) [1]Wer am 1. Januar 1978 die Sachkenntnis nach § 14 Abs. 1 des Arzneimittelgesetzes 1961 besitzt und die Tätigkeit als Herstellungsleiter nicht ausübt, darf die Tätigkeit als Herstellungsleiter ausüben, wenn er eine zweijährige Tätigkeit in der Arzneimittelherstellung nachweisen kann. [2]Liegt die praktische Tätigkeit vor dem

10. Juni 1965, ist vor Aufnahme der Tätigkeit ein weiteres Jahr praktischer Tätigkeit nachzuweisen.

(3) Wer vor dem 10. Juni 1975 ein Hochschulstudium nach § 15 Abs. 1 begonnen hat, erwirbt die Sachkenntnis als Herstellungsleiter, wenn er bis zum 10. Juni 1985 das Hochschulstudium beendet und mindestens zwei Jahre lang eine Tätigkeit nach § 15 Abs. 1 und 3 ausgeübt hat. Absatz 2 bleibt unberührt.

(4) Die Absätze 2 und 3 gelten entsprechend für eine Person, die die Tätigkeit als Kontrollleiter ausüben will.

§ 102a (aufgehoben)

§ 103

(1) [1]Für Arzneimittel, die nach § 19a oder nach § 19d in Verbindung mit § 19a des Arzneimittelgesetzes 1961 am 1. Januar 1978 zugelassen sind oder für die am 1. Januar 1978 eine Zulassung nach Artikel 4 Abs. 1 des Gesetzes über die Errichtung eines Bundesamtes für Sera und Impfstoffe vom 7. Juli 1972 (BGBl. I S. 1163) als erteilt gilt, gilt eine Zulassung nach § 25 als erteilt. [2]Auf die Zulassung finden die §§ 28 bis 31 entsprechende Anwendung.

(2) (aufgehoben)

§ 104 (aufgehoben)

§ 105

(1) Fertigarzneimittel, die Arzneimittel im Sinne des § 2 Abs. 1 oder Abs. 2 Nr. 1 sind und sich am 1. Januar 1978 im Verkehr befinden, gelten als zugelassen, wenn sie sich am 1. September 1976 in Verkehr befinden oder auf Grund eines Antrags, der bis zu diesem Zeitpunkt gestellt ist, in das Spezialitätenregister nach dem Arzneimittelgesetz 1961 eingetragen werden.

(2) [1]Fertigarzneimittel nach Absatz 1 müssen innerhalb einer Frist von sechs Monaten seit dem 1. Januar 1978 der zuständigen Bundesoberbehörde unter Mitteilung der Bezeichnung der wirksamen Bestandteile nach Art und Menge und der Anwendungsgebiete angezeigt werden. [2]Bei der Anzeige homöopathischer Arzneimittel kann die Mitteilung der Anwendungsgebiete entfallen. [3]Eine Ausfertigung der Anzeige ist der zuständigen Behörde unter Mitteilung der vorgeschriebenen

Angaben zu übersenden. [4]Die Fertigarzneimittel dürfen nur weiter in den Verkehr gebracht werden, wenn die Anzeige fristgerecht eingeht.

(3) [1]Die Zulassung eines nach Absatz 2 fristgerecht angezeigten Arzneimittels erlischt abweichend von § 31 Abs. 1 Nr. 3 am 30. April 1990, es sei denn, dass ein Antrag auf Verlängerung der Zulassung oder auf Registrierung vor dem Zeitpunkt des Erlöschens gestellt wird, oder das Arzneimittel durch Rechtsverordnung von der Zulassung oder von der Registrierung freigestellt ist. [2]§ 31 Abs. 4 Satz 1 findet auf die Zulassung nach Satz 1 Anwendung, sofern die Erklärung nach § 31 Abs. 1 Satz 1 Nr. 2 bis zum 31. Januar 2001 abgegeben wird.

(3a) [1]Bei Fertigarzneimitteln nach Absatz 1 ist bis zur erstmaligen Verlängerung der Zulassung eine Änderung nach § 29 Abs. 2a Satz 1 Nr. 1, soweit sie die Anwendungsgebiete betrifft, und Nummer 3 nur dann zulässig, sofern sie zur Behebung der von der zuständigen Bundesoberbehörde dem Antragsteller mitgeteilten Mängel bei der Wirksamkeit oder Unbedenklichkeit erforderlich ist; im Übrigen findet auf Fertigarzneimittel nach Absatz 1 bis zur erstmaligen Verlängerung der Zulassung § 29 Abs. 2a Satz 1 Nr. 1, 2 und 5 keine Anwendung. [2]Ein Fertigarzneimittel nach Absatz 1, das nach einer im Homöopathischen Teil des Arzneibuches beschriebenen Verfahrenstechnik hergestellt ist, darf bis zur erstmaligen Verlängerung der Zulassung abweichend von § 29 Abs. 3

1. in geänderter Zusammensetzung der arzneilich wirksamen Bestandteile nach Art und Menge, wenn die Änderung sich darauf beschränkt, dass ein oder mehrere bislang enthaltene arzneilich wirksame Bestandteile nach der Änderung nicht mehr oder in geringerer Menge enthalten sind,

2. mit geänderter Menge des arzneilich wirksamen Bestandteils und innerhalb des bisherigen Anwendungsbereiches mit geänderter Indikation, wenn das Arzneimittel insgesamt dem nach § 25 Abs. 7 Satz 1 in der vor dem 17. August 1994 geltenden Fassung bekannt gemachten Ergebnis angepasst wird,

3. (aufgehoben)

4. mit geänderter Menge der arzneilich wirksamen Bestandteile, soweit es sich um ein Arzneimittel mit mehreren wirksamen Bestandteilen handelt, deren Anzahl verringert worden ist, oder

5. mit geänderter Art oder Menge der arzneilich wirksamen Bestandteile ohne Erhöhung ihrer Anzahl innerhalb des gleichen Anwendungsbereichs und der gleichen Therapierichtung, wenn das Arzneimittel insgesamt einem nach § 25 Abs. 7 Satz 1 in der vor dem 17. August 1994 geltenden Fassung bekannt ge-

machten Ergebnis oder einem vom Bundesinstitut für Arzneimittel und Medizinprodukte vorgelegten Muster für ein Arzneimittel angepasst und das Arzneimittel durch die Anpassung nicht verschreibungspflichtig wird,

in den Verkehr gebracht werden; eine Änderung ist nur dann zulässig, sofern sie zur Behebung der von der zuständigen Bundesoberbehörde dem Antragsteller mitgeteilten Mängel bei der Wirksamkeit oder Unbedenklichkeit erforderlich ist. 3 Der pharmazeutische Unternehmer hat die Änderung anzuzeigen und im Falle einer Änderung der Zusammensetzung die bisherige Bezeichnung des Arzneimittels mindestens für die Dauer von fünf Jahren mit einem deutlich unterscheidenden Zusatz, der Verwechslungen mit der bisherigen Bezeichnung ausschließt, zu versehen. 4 Nach einer Frist von sechs Monaten nach der Anzeige darf der pharmazeutische Unternehmer das Arzneimittel nur noch in der geänderten Form in den Verkehr bringen. 5 Hat die zuständige Bundesoberbehörde für bestimmte Arzneimittel durch Auflage nach § 28 Abs. 2 Nr. 3 die Verwendung einer Packungsbeilage mit einheitlichem Wortlaut vorgeschrieben, darf das Arzneimittel bei Änderungen nach Satz 2 Nr. 2 abweichend von § 109 Abs. 2 nur mit einer Packungsbeilage nach § 11 in den Verkehr gebracht werden.

(4) 1 Dem Antrag auf Verlängerung der Zulassung sind abweichend von § 31 Abs. 2 die Unterlagen nach § 22 Abs. 1 Nr. 1 bis 6 beizufügen. 2 Den Zeitpunkt der Einreichung der Unterlagen nach § 22 Abs. 1 Nr. 7 bis 15, Abs. 2 Nr. 1 und Abs. 3a, bei Arzneimittel-Vormischungen zusätzlich die Unterlagen nach § 23 Abs. 2 Satz 1 und 2 sowie das analytische Gutachten nach § 24 Abs. 1 bestimmt die zuständige Bundesoberbehörde im Einzelnen. 3 Auf Anforderung der zuständigen Bundesoberbehörde sind ferner Unterlagen einzureichen, die die ausreichende biologische Verfügbarkeit der arzneilich wirksamen Bestandteile des Arzneimittels belegen, sofern das nach dem jeweiligen Stand der wissenschaftlichen Erkenntnisse erforderlich ist. 4 Ein bewertendes Sachverständigengutachten ist beizufügen. 5 § 22 Abs. 2 Satz 2 und Abs. 4 bis 7 und § 23 Abs. 3 finden entsprechende Anwendung. 6 Die Unterlagen nach den Sätzen 2 bis 5 sind innerhalb von vier Monaten nach Anforderung der zuständigen Bundesoberbehörde einzureichen.

(4a) 1 Zu dem Antrag auf Verlängerung der Zulassung nach Absatz 3 sind die Unterlagen nach § 22 Abs. 2 Nr. 2 und 3 sowie die Gutachten nach § 24 Abs. 1 Satz 2 Nr. 2 und 3 bis zum 1. Februar 2001 nachzureichen, soweit diese Unterlagen nicht bereits vom Antragsteller vorgelegt worden sind; § 22 Abs. 3 findet entsprechende Anwendung. 2 Satz 1 findet keine Anwendung auf Arzneimittel, die nach einer im Homöopathischen Teil des Arzneibuches beschriebenen Verfahrenstechnik hergestellt sind. 3 Für Vollblut, Plasma und Blutzellen menschlichen Ursprungs bedarf es abweichend von Satz 1 nicht der Unterlagen nach § 22 Abs. 2 Nr. 2 sowie des Gutachtens nach § 24 Abs. 1 Satz 2 Nr. 2, es sei denn, dass darin Stoffe enthalten sind, die nicht im menschlichen Körper vorkommen. [4]Ausgenommen in den Fällen des § 109a erlischt die Zulassung, wenn die in den Sätzen 1 bis 3 genannten Unterlagen nicht fristgerecht eingereicht worden sind.

(4b) Bei der Vorlage der Unterlagen nach § 22 Abs. 2 Nr. 2 kann bei Tierarzneimitteln, die pharmakologisch wirksame Stoffe enthalten, die in Tabelle 1 des Anhangs der Verordnung (EU) Nr. 37/2010 aufgeführt sind, auf die nach den Vorschriften eines auf Artikel 13 der Verordnung (EG) Nr. 470/2009 gestützten Rechtsakts eingereichten Unterlagen Bezug genommen werden, soweit ein Tierarzneimittel mit diesem pharmakologisch wirksamen Bestandteil bereits in einem Mitgliedstaat der Europäischen Union zugelassen ist und die Voraussetzungen für eine Bezugnahme nach § 24a erfüllt sind.

(4c) Ist das Arzneimittel nach Absatz 3 bereits in einem anderen Mitgliedstaat der Europäischen Union oder anderen Vertragsstaat des Abkommens über den Europäischen Wirtschaftsraum entsprechend der Richtlinie 2001/83/EG oder der Richtlinie 2001/82/EG zugelassen, ist die Verlängerung der Zulassung zu erteilen, wenn

1. sich das Arzneimittel in dem anderen Mitgliedstaat im Verkehr befindet und
2. der Antragsteller
   a) alle in § 22 Abs. 6 vorgesehenen Angaben macht und die danach erforderlichen Kopien beifügt und
   b) schriftlich erklärt, dass die eingereichten Unterlagen nach den Absätzen 4 und 4a mit den Zulassungsunterlagen übereinstimmen, auf denen die Zulassung in dem anderen Mitgliedstaat beruht,

es sei denn, dass die Verlängerung der Zulassung des Arzneimittels eine Gefahr für die öffentliche Gesundheit, bei Arzneimitteln zur Anwendung bei Tieren eine Gefahr für die Gesundheit von Mensch und Tier oder für die Umwelt, darstellen kann.

(4d) [1]Dem Antrag auf Registrierung sind abweichend von § 38 Abs. 2 die Unterlagen nach § 22 Abs. 1 Nr. 1 bis 4 beizufügen. [2]Die Unterlagen nach § 22 Abs. 1 Nr. 7 bis 15 und Abs. 2 Nr. 1 sowie das analytische Gutachten nach § 24 Abs. 1 sind der zuständigen Bundesoberbehörde auf Anforderung einzureichen. [3]§ 22 Abs. 4 bis 7 mit Ausnahme des Entwurfs einer Fachinformation findet entsprechende Anwendung. [4]Die Unterlagen nach den Sätzen 2 und 3 sind innerhalb von zwei Monaten nach Anforderung der zuständigen Bundesoberbehörde einzureichen.

(4e) Für die Entscheidung über den Antrag auf Verlängerung der Zulassung oder Registrierung nach Absatz 3 Satz 1 finden § 25 Abs. 5 Satz 5 und § 39 Abs. 1 Satz 2 entsprechende Anwendung.

(4f) [1]Die Zulassung nach Absatz 1 ist auf Antrag nach Absatz 3 Satz 1 um fünf Jahre zu verlängern, wenn kein Versagungsgrund nach § 25 Abs. 2 vorliegt; für weitere Verlängerungen findet § 31 Anwendung. [2]Die Besonderheiten einer bestimmten Therapierichtung (Phytotherapie, Homöopathie, Anthroposophie) sind zu berücksichtigen.

(4g) Bei Arzneimitteln, die Blutzubereitungen sind, findet § 25 Abs. 8 entsprechende Anwendung.

(5) [1]Bei Beanstandungen hat der Antragsteller innerhalb einer angemessenen Frist, jedoch höchstens innerhalb von zwölf Monaten nach Mitteilung der Beanstandungen den Mängeln abzuhelfen; die Mängelbeseitigung ist in einem Schriftsatz darzulegen. [2]Wird den Mängeln nicht innerhalb dieser Frist abgeholfen, so ist die Zulassung zu versagen. [3]Nach einer Entscheidung über die Versagung der Zulassung ist das Einreichen von Unterlagen zur Mängelbeseitigung ausgeschlossen. [4]Die zuständige Bundesbehörde hat in allen geeigneten Fällen keine Beanstandung nach Satz 1 erster Halbsatz auszusprechen, sondern die Verlängerung der Zulassung auf der Grundlage des Absatzes 5a Satz 1 und 2 mit einer Auflage zu verbinden, mit der dem Antragsteller aufgegeben wird, die Mängel innerhalb einer von ihr nach pflichtgemäßem Ermessen zu bestimmenden Frist zu beheben.

(5a) [1]Die zuständige Bundesoberbehörde kann die Verlängerung der Zulassung nach Absatz 3 Satz 1 mit Auflagen verbinden. [2]Auflagen können neben der Sicherstellung der in § 28 Abs. 2 genannten Anforderungen auch die Gewährleistung von Anforderungen an die Qualität, Unbedenklichkeit und Wirksamkeit zum Inhalt haben, es sei denn, dass wegen gravierender Mängel der pharmazeutischen Qualität, der Wirksamkeit oder der Unbedenklichkeit Beanstandungen nach Absatz 5 mitgeteilt oder die Verlängerung der Zulassung versagt werden muss. [3]Satz 2 gilt entsprechend für die Anforderung von Unterlagen nach § 23 Abs. 1 Nr. 1. [4]Im Bescheid über die Verlängerung ist anzugeben, ob der Auflage unverzüglich oder bis zu einem von der zuständigen Bundesoberbehörde festgelegten Zeitpunkt entsprochen werden muss. [5]Die Erfüllung der Auflagen ist der zuständigen Bundesoberbehörde unter Beifügung einer eidesstattlichen Erklärung eines unabhängigen Gegensachverständigen mitzuteilen, in der bestätigt wird, dass die Qualität des Arzneimittels dem Stand der wissenschaftlichen Erkenntnisse entspricht. [6]§ 25 Abs. 5 Satz 5, 6 und 8 sowie § 30 Abs. 2 Satz 1 Nr. 2 zweite Alternative gelten entsprechend. [7]Die Sätze 1 bis 6 gelten entsprechend für die Registrierung nach Absatz 3 Satz 1.

(5b) [1]Ein Vorverfahren nach § 68 der Verwaltungsgerichtsordnung findet bei Rechtsmitteln gegen die Entscheidung über die Verlängerung der Zulassung nach Absatz 3 Satz 1 nicht statt. [2]Die sofortige Vollziehung soll nach § 80 Abs. 2 Nr. 4 der Verwaltungsgerichtsordnung angeordnet werden, es sei denn, dass die Vollziehung für den pharmazeutischen Unternehmer eine unbillige, nicht durch überwiegende öffentliche Interessen gebotene Härte zur Folge hätte.

(5c) [1]Abweichend von Absatz 3 Satz 1 erlischt die Zulassung eines nach Absatz 2 fristgerecht angezeigten Arzneimittels, für das der pharmazeutische Unternehmer bis zum 31. Dezember 1999 erklärt hat, dass er den Antrag auf Verlängerung der Zulassung nach Absatz 3 Satz 1 zurücknimmt am 1. Februar 2001, es sei denn, das Verfahren zur Verlängerung der Zulassung ist nach Satz 2 wieder aufzugreifen. [2]Hatte der pharmazeutische Unternehmer nach einer vor dem 17. August 1994 ausgesprochenen Anforderung nach Absatz 4 Satz 2 die nach Absatz 4 erforderlichen Unterlagen fristgerecht eingereicht oder lag der Einreichungszeitpunkt für das betreffende Arzneimittel nach diesem Datum oder ist die Anforderung für das betreffende Arzneimittel erst nach diesem Datum ausgesprochen worden, so ist das Verfahren zur Verlängerung der Zulassung von der zuständigen Bundesoberbehörde auf seinen Antrag wieder aufzugreifen; der Antrag ist bis zum 31. Januar 2001 unter Vorlage der Unterlagen nach Absatz 4a Satz 1 zu stellen.

(5d) Absatz 3 Satz 2 und Absätze 3a bis 5c gelten entsprechend für Arzneimittel, für die gemäß § 4 Abs. 2 der EG-Recht-Überleitungsverordnung vom 18. Dezember 1990 (BGBl. I S. 2915) Anlage 3 zu § 2 Nr. 2 Kapitel II Nr. 1 und 2 bis zum 30. Juni 1991 ein Verlängerungsantrag gestellt wurde.

(6) (aufgehoben)

(7) Die Absätze 1 bis 5d gelten auch für zur Anwendung bei Tieren bestimmte Arzneimittel, die keine Fertigarzneimittel sind, soweit sie der Pflicht zur Zulassung oder Registrierung unterliegen und sich am 1. Januar 1978 im Verkehr befinden.

§ 105a

(1) (aufgehoben)

(2) (aufgehoben)

(3) Die zuständige Bundesoberbehörde kann bei Fertigarzneimitteln, die nicht der Verschreibungspflicht nach § 49 unterliegen, zunächst von einer Prüfung der vorgelegten Fachinformation absehen und den pharmazeutischen Unternehmer von den Pflichten nach § 11a und den Pharmaberater von der Pflicht nach § 76 Abs. 1

Satz 1 freistellen, bis der einheitliche Wortlaut einer Fachinformation für entsprechende Arzneimittel durch Auflage nach § 28 Abs. 2 Nr. 3 angeordnet ist.

(4) Die Absätze 1 bis 3 gelten nicht für Arzneimittel, die zur Anwendung bei Tieren bestimmt sind oder die in die Zuständigkeit des Paul-Ehrlich-Instituts fallen.

§ 105b*)

Der Anspruch auf Zahlung von Gebühren und Auslagen, die nach § 33 Abs. 1 in Verbindung mit einer nach § 33 Abs. 2 oder einer nach § 39 Abs. 3 erlassenen Rechtsverordnung für die Verlängerung der Zulassung oder die Registrierung eines Fertigarzneimittels im Sinne des § 105 Abs. 1 zu erheben sind, verjährt mit Ablauf des vierten Jahres nach der Bekanntgabe der abschließenden Entscheidung über die Verlängerung der Zulassung oder die Registrierung an den Antragsteller.

§ 106 (aufgehoben)

§ 107 (aufgehoben)

§ 108 (aufgehoben)

§ 108a

[1]Die Charge eines Serums, eines Impfstoffes, eines Testallergens, eines Testserums oder eines Testantigens, die bei Wirksamwerden des Beitritts nach § 16 der Zweiten Durchführungsbestimmung zum Arzneimittelgesetz vom 1. Dezember 1986 (GBl. I Nr. 36 S. 483) freigegeben ist, gilt in dem in Artikel 3 des Einigungsvertrages genannten Gebiet als freigegeben im Sinne des § 32 Abs. 1 Satz 1. [2]Auf die Freigabe findet § 32 Abs. 5 entsprechende Anwendung.

§ 108b (aufgehoben)

§ 109

(1) [1]Auf Fertigarzneimittel, die Arzneimittel im Sinne des § 2 Abs. 1 oder Abs. 2 Nr. 1 sind und sich am 1. Januar 1978 im Verkehr befunden haben, findet § 10 mit der Maßgabe Anwendung, dass anstelle der in § 10 Abs. 1 Satz 1 Nr. 3 genannten Zulassungsnummer, soweit vorhanden, die Registernummer des Spezialitätenregisters nach dem Arzneimittelgesetz 1961 mit der Abkürzung „Reg.-Nr." tritt. [2]Satz 1 gilt bis zur Verlängerung der Zulassung oder der Registrierung.

*) § 105b wird gemäß Artikel 4 Absatz 11 des Gesetzes zur Aktualisierung der Strukturreform des Gebührenrechts des Bundes vom 18. Juli 2016 (BGBl. I, Nr. 35 vom 22. Juli 2016, S. 1666) am **1. Oktober 2021** aufgehoben.

(2) [1]Die Texte für Kennzeichnung und Packungsbeilage sind spätestens bis zum 31. Juli 2001 vorzulegen. [2]Bis zu diesem Zeitpunkt dürfen Arzneimittel nach Absatz 1 Satz 1 vom pharmazeutischen Unternehmer, nach diesem Zeitpunkt weiterhin von Groß- und Einzelhändlern, mit einer Kennzeichnung und Packungsbeilage in den Verkehr gebracht werden, die den bis zu dem in Satz 1 genannten Zeitpunkt geltenden Vorschriften entspricht.

(3) [1]Fertigarzneimittel, die Arzneimittel im Sinne des § 105 Abs. 1 und nach § 44 Abs. 1 oder Abs. 2 Nr. 1 bis 3 oder § 45 für den Verkehr außerhalb der Apotheken freigegeben sind und unter die Buchstaben a bis e fallen, dürfen unbeschadet der Regelungen der Absätze 1 und 2 ab 1. Januar 1992 vom pharmazeutischen Unternehmer nur in den Verkehr gebracht werden, wenn sie auf dem Behältnis und, soweit verwendet, der äußeren Umhüllung und einer Packungsbeilage einen oder mehrere der folgenden Hinweise tragen:

„Traditionell angewendet:

a) zur Stärkung oder Kräftigung,

b) zur Besserung des Befindens,

c) zur Unterstützung der Organfunktion,

d) zur Vorbeugung,

e) als mild wirkendes Arzneimittel.“

[2]Satz 1 findet keine Anwendung, soweit sich die Anwendungsgebiete im Rahmen einer Zulassung nach § 25 Abs. 1 oder eines nach § 25 Abs. 7 Satz 1 in der vor dem 17. August 1994 geltenden Fassung bekannt gemachten Ergebnisses halten.

§ 109a

(1) Für die in § 109 Abs. 3 genannten Arzneimittel sowie für Arzneimittel, die nicht verschreibungspflichtig und nicht durch eine Rechtsverordnung auf Grund des § 45 oder des § 46 wegen ihrer Inhaltsstoffe, wegen ihrer Darreichungsform oder weil sie chemische Verbindungen mit bestimmten pharmakologischen Wirkungen sind oder ihnen solche zugesetzt sind, vom Verkehr außerhalb der Apotheken ausgeschlossen sind, kann die Verlängerung der Zulassung nach § 105 Abs. 3 und sodann nach § 31 nach Maßgabe der Absätze 2 und 3 erteilt werden.

(2) [1]Die Anforderungen an die erforderliche Qualität sind erfüllt, wenn die Unterlagen nach § 22 Abs. 2 Nr. 1 sowie das analytische Gutachten nach § 24 Abs. 1 vorliegen und von Seiten des pharmazeutischen Unternehmers eidesstattlich ver-

sichert wird, dass das Arzneimittel nach Maßgabe der allgemeinen Verwaltungsvorschrift nach § 26 geprüft ist und die erforderliche pharmazeutische Qualität aufweist. 2 Form und Inhalt der eidesstattlichen Versicherung werden durch die zuständige Bundesoberbehörde festgelegt.

(3) 1 Die Anforderungen an die Wirksamkeit sind erfüllt, wenn das Arzneimittel Anwendungsgebiete beansprucht, die in einer von der zuständigen Bundesoberbehörde nach Anhörung von einer vom Bundesministerium berufenen Kommission, für die § 25 Abs. 6 Satz 4 bis 6 entsprechende Anwendung findet, erstellten Aufstellung der Anwendungsgebiete für Stoffe oder Stoffkombinationen anerkannt sind. 2 Diese Anwendungsgebiete werden unter Berücksichtigung der Besonderheiten der Arzneimittel und der tradierten und dokumentierten Erfahrung festgelegt und erhalten den Zusatz: „Traditionell angewendet“. 3 Solche Anwendungsgebiete sind: „Zur Stärkung oder Kräftigung des ...“, „Zur Besserung des Befindens ...“, „Zur Unterstützung der Organfunktion des ...“, „Zur Vorbeugung gegen ...“, „Als mild wirkendes Arzneimittel bei ...“. Anwendungsgebiete, die zur Folge haben, dass das Arzneimittel vom Verkehr außerhalb der Apotheken ausgeschlossen ist, dürfen nicht anerkannt werden.

(4) Die Absätze 1 bis 3 finden nur dann Anwendung, wenn Unterlagen nach § 105 Abs. 4a nicht eingereicht worden sind und der Antragsteller schriftlich erklärt, dass er eine Verlängerung der Zulassung nach § 105 Abs. 3 nach Maßgabe der Absätze 2 und 3 anstrebt.

(4a) Abweichend von Absatz 4 finden die Absätze 2 und 3 auf Arzneimittel nach Absatz 1 Anwendung, wenn die Verlängerung der Zulassung zu versagen wäre, weil ein nach § 25 Abs. 7 Satz 1 in der vor dem 17. August 1994 geltenden Fassung bekannt gemachtes Ergebnis zum Nachweis der Wirksamkeit nicht mehr anerkannt werden kann.

§ 110

Bei Arzneimitteln, die nach § 21 der Pflicht zur Zulassung oder nach § 38 der Pflicht zur Registrierung unterliegen und die sich am 1. Januar 1978 im Verkehr befinden, kann die zuständige Bundesoberbehörde durch Auflagen Warnhinweise anordnen, soweit es erforderlich ist, um bei der Anwendung des Arzneimittels eine unmittelbare oder mittelbare Gefährdung von Mensch oder Tier zu verhüten.

§ 111 (aufgehoben)

§ 112

Wer am 1. Januar 1978 Arzneimittel im Sinne des § 2 Abs. 1 oder Abs. 2 Nr. 1, die zum Verkehr außerhalb der Apotheken freigegeben sind, im Einzelhandel außerhalb der Apotheken in den Verkehr bringt, kann diese Tätigkeit weiter ausüben, soweit er nach dem Gesetz über die Berufsausübung im Einzelhandel vom 5. August 1957 (BGBl. I S. 1121), geändert durch Artikel 150 Abs. 2 Nr. 15 des Gesetzes vom 24. Mai 1968 (BGBl. I S. 503), dazu berechtigt war.

§ 113

Arzneimittel dürfen abweichend von § 58 Abs. 1 angewendet werden, wenn aus der Kennzeichnung oder den Begleitpapieren hervorgeht, dass das Arzneimittel nach § 105 Abs. 1 weiter in den Verkehr gebracht werden darf.

§ 114 (aufgehoben)

§ 115

Eine Person, die am 1. Januar 1978 die Tätigkeit eines Pharmaberaters nach § 75 ausübt, bedarf des dort vorgeschriebenen Ausbildungsnachweises nicht.

§ 116

[1]Ärzte, die am 1. Januar 1978 nach landesrechtlichen Vorschriften zur Herstellung sowie zur Abgabe von Arzneimitteln an die von ihnen behandelten Personen berechtigt sind, dürfen diese Tätigkeit im bisherigen Umfang weiter ausüben. [2]§ 78 findet Anwendung.

§ 117 (aufgehoben)

§ 118

§ 84 gilt nicht für Schäden, die durch Arzneimittel verursacht werden, die vor dem 1. Januar 1978 abgegeben worden sind.

§ 119

[1]Fertigarzneimittel, die Arzneimittel im Sinne des § 2 Abs. 1 oder Abs. 2 Nr. 1 sind und sich bei Wirksamwerden des Beitritts in dem in Artikel 3 des Einigungsvertrages genannten Gebiet im Verkehr befinden, dürfen ohne die in § 11 vorgeschriebene

Packungsbeilage noch von Groß- und Einzelhändlern in Verkehr gebracht werden, sofern sie den vor Wirksamwerden des Beitritts geltenden arzneimittelrechtlichen Vorschriften der Deutschen Demokratischen Republik entsprechen. [2]Die zuständige Bundesoberbehörde kann durch Auflagen Warnhinweise anordnen, soweit es erforderlich ist, um bei der Anwendung des Arzneimittels eine unmittelbare oder mittelbare Gefährdung von Mensch oder Tier zu verhüten.

§ 120

Bei einer klinischen Prüfung, die bei Wirksamwerden des Beitritts in dem in Artikel 3 des Einigungsvertrages genannten Gebiet durchgeführt wird, ist die Versicherung nach § 40 Abs. 1 Nr. 8 abzuschließen.

§ 121 (aufgehoben)

§ 122

Die Anzeigepflicht nach § 67 gilt nicht für Betriebe, Einrichtungen und für Personen in dem in Artikel 3 des Einigungsvertrages genannten Gebiet, die bereits bei Wirksamwerden des Beitritts eine Tätigkeit im Sinne jener Vorschrift ausüben.

§ 123

Die erforderliche Sachkenntnis als Pharmaberater nach § 75 Abs. 2 Nr. 2 besitzt auch, wer in dem in Artikel 3 des Einigungsvertrages genannten Gebiet eine Ausbildung als Pharmazieingenieur, Apothekenassistent oder Veterinäringenieur abgeschlossen hat

§ 124

Die §§ 84 bis 94a sind nicht auf Arzneimittel anwendbar, die in dem in Artikel 3 des Einigungsvertrages genannten Gebiet vor Wirksamwerden des Beitritts an den Verbraucher abgegeben worden sind.

Zweiter Unterabschnitt
Übergangsvorschriften aus Anlass des Ersten Gesetzes zur Änderung des Arzneimittelgesetzes

§ 125

(1) Die zuständige Bundesoberbehörde bestimmt nach Anhörung der Kommissionen nach § 25 Abs. 6 und 7 für Arzneimittel, die am 2. März 1983 zugelassen sind, die Frist, innerhalb derer die Unterlagen über die Kontrollmethode nach § 23 Abs. 2 Satz 3 vorzulegen sind.

(2) Für Arzneimittel, deren Zulassung nach dem 1. März 1983 und vor dem 4. März 1998 beantragt worden ist, gelten die Vorschriften des § 23 mit der Maßgabe, dass Unterlagen über die Kontrollmethoden nicht vor dem aus Absatz 1 sich ergebenden Zeitpunkt vorgelegt werden müssen.

(3) Ist eine Frist für die Vorlage von Unterlagen über die Kontrollmethode nach Absatz 1 bestimmt worden und werden Unterlagen nicht vorgelegt oder entsprechen sie nicht den Anforderungen des § 23 Abs. 2 Satz 3, kann die Zulassung widerrufen werden.

§ 126

Für Arzneimittel, die zur Anwendung bei Tieren bestimmt sind und die bei Wirksamwerden des Beitritts in dem in Artikel 3 des Einigungsvertrages genannten Gebiet zugelassen sind, gilt § 125 Abs. 1 und 3 entsprechend.

Dritter Unterabschnitt
Übergangsvorschriften aus Anlass des Zweiten Gesetzes zur Änderung des Arzneimittelgesetzes

§ 127

(1) [1] Arzneimittel, die sich am 1. Februar 1987 im Verkehr befinden und den Kennzeichnungsvorschriften des § 10 unterliegen, müssen ein Jahr nach der ersten auf den 1. Februar 1987 erfolgenden Verlängerung der Zulassung oder nach der Freistellung von der Zulassung, oder, soweit sie homöopathische Arzneimittel sind, fünf Jahre nach dem 1. Februar 1987 vom pharmazeutischen Unternehmer entsprechend der Vorschrift des § 10 Abs. 1 Nr. 9 in den Verkehr gebracht werden. [2] Bis zu diesem Zeitpunkt dürfen Arzneimittel nach Satz 1 vom pharmazeutischen Unternehmer, nach diesem Zeitpunkt weiterhin von Groß- und Einzelhändlern ohne Angabe eines Verfalldatums in den Verkehr gebracht werden, wenn die Dauer

der Haltbarkeit mehr als drei Jahre oder bei Arzneimitteln, für die die Regelung des § 109 gilt, mehr als zwei Jahre beträgt. 3§ 109 bleibt unberührt.

(2) Arzneimittel, die sich am 1. Februar 1987 im Verkehr befinden und den Kennzeichnungsvorschriften des § 10 Abs.1a unterliegen, dürfen vom pharmazeutischen Unternehmer noch bis zum 31. Dezember 1988, von Groß- und Einzelhändlern auch nach diesem Zeitpunkt ohne die Angaben nach § 10 Abs. 1a in den Verkehr gebracht werden.

§ 128

(1) 1Der pharmazeutische Unternehmer hat für Fertigarzneimittel, die sich am 1. Februar 1987 im Verkehr befinden, mit dem ersten auf den 1. Februar 1987 gestellten Antrag auf Verlängerung der Zulassung oder Registrierung der zuständigen Bundesoberbehörde den Wortlaut der Fachinformation vorzulegen. 2Satz 1 gilt nicht, soweit die zuständige Bundesoberbehörde bis auf weiteres Arzneimittel, die nicht der Verschreibungspflicht nach § 49 unterliegen, von den Pflichten nach § 11a freigestellt hat; in diesem Fall ist der Entwurf der Fachinformation nach Aufforderung der zuständigen Bundesoberbehörde vorzulegen.

(2) 1In den Fällen des Absatzes 1 gelten die §§ 11a, 47 Abs. 3 Satz 2 und § 76 Abs. 1 ab dem Zeitpunkt der Verlängerung der Zulassung oder Registrierung oder der Festlegung einer Fachinformation durch § 36 Abs. 1 oder in den Fällen des Absatzes 1 Satz 2 sechs Monate nach der Entscheidung der zuständigen Bundesoberbehörde über den Inhalt der Fachinformation. 2Bis zu diesem Zeitpunkt dürfen Fertigarzneimittel in den Verkehr gebracht werden, bei denen die Packungsbeilage nicht den Vorschriften des § 11 Abs. 1 in der Fassung des Zweiten Gesetzes zur Änderung des Arzneimittelgesetzes entspricht.

§ 129

§ 11 Abs. 1a findet auf Arzneimittel, die sich am 1. Februar 1987 im Verkehr befinden, mit der Maßgabe Anwendung, dass ihre Packungsbeilage nach der nächsten Verlängerung der Zulassung oder Registrierung der zuständigen Behörde zu übersenden ist.

§ 130

Wer am 1. Februar 1987 als privater Sachverständiger zur Untersuchung von Proben nach § 65 Abs. 2 bestellt ist, darf diese Tätigkeit im bisherigen Umfang weiter ausüben.

§ 131

Für die Verpflichtung zur Vorlage oder Übersendung einer Fachinformation nach § 11a gilt § 128 für Arzneimittel, die sich bei Wirksamwerden des Beitritts in dem in Artikel 3 des Einigungsvertrages genannten Gebiet in Verkehr befinden, entsprechend.

Vierter Unterabschnitt Übergangsvorschriften aus Anlass des Fünften Gesetzes zur Änderung des Arzneimittelgesetzes

§ 132

(1) [1]Arzneimittel, die sich am 17. August 1994 im Verkehr befinden und den Vorschriften der §§ 10 und 11 unterliegen, müssen ein Jahr nach der ersten auf den 17. August 1994 erfolgenden Verlängerung der Zulassung oder, soweit sie von der Zulassung freigestellt sind, zu dem in der Rechtsverordnung nach § 36 genannten Zeitpunkt oder, soweit sie homöopathische Arzneimittel sind, fünf Jahre nach dem 17. August 1994 vom pharmazeutischen Unternehmer entsprechend den Vorschriften der §§ 10 und 11 in den Verkehr gebracht werden. [2]Bis zu diesem Zeitpunkt dürfen Arzneimittel nach Satz 1 vom pharmazeutischen Unternehmer, nach diesem Zeitpunkt weiterhin von Groß- und Einzelhändlern mit einer Kennzeichnung und Packungsbeilage in den Verkehr gebracht werden, die den bis zum 17. August 1994 geltenden Vorschriften entspricht. [3]§ 109 bleibt unberührt.

(2) [1]Der pharmazeutische Unternehmer hat für Fertigarzneimittel, die sich am 17. August 1994 in Verkehr befinden, mit dem ersten auf den 17. August 1994 gestellten Antrag auf Verlängerung der Zulassung der zuständigen Bundesoberbehörde den Wortlaut der Fachinformation vorzulegen, die § 11a in der Fassung dieses Gesetzes entspricht. [2]§ 128 Abs. 1 Satz 2 bleibt unberührt.

(2a) [1]Eine Herstellungserlaubnis, die nicht dem § 16 entspricht, ist bis zum 17. August 1996 an § 16 anzupassen. [2]Satz 1 gilt für § 72 entsprechend.

(2b) Wer am 17. August 1994 die Tätigkeit als Herstellungsleiter für die Herstellung oder als Kontrollleiter für die Prüfung von Blutzubereitungen ausübt und die Voraussetzungen des § 15 Abs. 3 in der bis zum 17. August 1994 geltenden Fassung erfüllt, darf diese Tätigkeit weiter ausüben.

(3) (aufgehoben)

(4) [1]§ 39 Abs. 2 Nr. 4a und 5a findet keine Anwendung auf Arzneimittel, die bis zum 31. Dezember 1993 registriert worden sind, oder deren Registrierung bis zu

diesem Zeitpunkt beantragt worden ist oder die nach § 105 Abs. 2 angezeigt worden sind und nach § 38 Abs. 1 Satz 3 in der vor dem 11. September 1998 geltenden Fassung in den Verkehr gebracht worden sind. [2] § 39 Abs. 2 Nr. 4a findet ferner keine Anwendung auf Arzneimittel nach Satz 1, für die eine neue Registrierung beantragt wird, weil ein Bestandteil entfernt werden soll oder mehrere Bestandteile entfernt werden sollen oder der Verdünnungsgrad von Bestandteilen erhöht werden soll. [3] § 39 Abs. 2 Nr. 4a und 5a findet ferner bei Entscheidungen über die Registrierung oder über ihre Verlängerung keine Anwendung auf Arzneimittel, die nach Art und Menge der Bestandteile und hinsichtlich der Darreichungsform mit den in Satz 1 genannten Arzneimitteln identisch sind. [4] § 21 Abs. 2a Satz 5 und § 56a Abs. 2 Satz 5 gelten auch für zur Anwendung bei Tieren bestimmte Arzneimittel, deren Verdünnungsgrad die sechste Dezimalpotenz unterschreitet, sofern sie gemäß Satz 1 oder 2 registriert worden oder sie von der Registrierung freigestellt sind.

Fünfter Unterabschnitt
Übergangsvorschrift aus Anlass des Siebten Gesetzes zur Änderung des Arzneimittelgesetzes

§ 133

Die Anzeigepflicht nach § 67 in Verbindung mit § 69a gilt für die in § 59c genannten Betriebe, Einrichtungen und Personen, die bereits am 4. März 1998 eine Tätigkeit im Sinne des § 59c ausüben mit der Maßgabe, dass die Anzeige spätestens bis zum 1. April 1998 zu erfolgen hat.

Sechster Unterabschnitt
Übergangsvorschriften aus Anlass des Transfusionsgesetzes

§ 134

[1] Wer bei Inkrafttreten des Transfusionsgesetzes vom 1. Juli 1998 (BGBl. I S. 1752) die Tätigkeit als Herstellungsleiter für die Herstellung oder als Kontrollleiter für die Prüfung von Blutzubereitungen oder Sera aus menschlichem Blut ausübt und die Voraussetzungen des § 15 Abs. 3 in der bis zu dem genannten Zeitpunkt geltenden Fassung erfüllt, darf diese Tätigkeit weiter ausüben. [2] Wer zu dem in Satz 1 genannten Zeitpunkt die Tätigkeit der Vorbehandlung von Personen zur Separation von hämatopoetischen Stammzellen aus dem peripheren Blut oder von anderen Blutbestandteilen nach dem Stand von Wissenschaft und Technik ausübt, darf diese Tätigkeit weiter ausüben.

Siebter Unterabschnitt
Übergangsvorschriften aus Anlass des Achten Gesetzes zur Änderung des Arzneimittelgesetzes

§ 135

(1) [1]Arzneimittel, die sich am 11. September 1998 im Verkehr befinden und den Vorschriften der §§ 10 und 11 unterliegen, müssen ein Jahr nach der ersten auf den 11. September 1998 erfolgenden Verlängerung der Zulassung oder, soweit sie von der Zulassung freigestellt sind, zu dem in der Rechtsverordnung nach § 36 genannten Zeitpunkt oder, soweit sie homöopathische Arzneimittel sind, am 1. Oktober 2003 vom pharmazeutischen Unternehmer entsprechend den Vorschriften der §§ 10 und 11 in den Verkehr gebracht werden. [2]Bis zu diesem Zeitpunkt dürfen Arzneimittel nach Satz 1 vom pharmazeutischen Unternehmer, nach diesem Zeitpunkt weiterhin von Groß- und Einzelhändlern mit einer Kennzeichnung und Packungsbeilage in den Verkehr gebracht werden, die den bis zum 11. September 1998 geltenden Vorschriften entspricht. [3]§ 109 bleibt unberührt.

(2) [1]Wer am 11. September 1998 die Tätigkeit als Herstellungs- oder Kontrollleiter für die in § 15 Abs. 3a genannten Arzneimittel oder Wirkstoffe befugt ausübt, darf diese Tätigkeit im bisherigen Umfang weiter ausüben. [2]§ 15 Abs. 4 findet bis zum 1. Oktober 2001 keine Anwendung auf die praktische Tätigkeit für die Herstellung von Arzneimitteln und Wirkstoffen nach § 15 Abs. 3a.

(3) Homöopathische Arzneimittel, die sich am 11. September 1998 im Verkehr befinden und für die bis zum 1. Oktober 1999 ein Antrag auf Registrierung gestellt worden ist, dürfen abweichend von § 38 Abs. 1 Satz 3 bis zur Entscheidung über die Registrierung in den Verkehr gebracht werden, sofern sie den bis zum 11. September 1998 geltenden Vorschriften entsprechen.

(4) § 41 Nr. 6 findet in der geänderten Fassung keine Anwendung auf Einwilligungserklärungen, die vor dem 11. September 1998 abgegeben worden sind.

Achter Unterabschnitt
Übergangsvorschriften aus Anlass des Zehnten Gesetzes zur Änderung des Arzneimittelgesetzes

§ 136

(1) [1]Für Arzneimittel, bei denen die nach § 105 Abs. 3 Satz 1 beantragte Verlängerung bereits erteilt worden ist, sind die in § 105 Abs. 4a Satz 1 bezeichneten Unter-

lagen spätestens mit dem Antrag nach § 31 Abs. 1 Nr. 3 vorzulegen. [2]Bei diesen Arzneimitteln ist die Zulassung zu verlängern, wenn kein Versagungsgrund nach § 25 Abs. 2 vorliegt; für weitere Verlängerungen findet § 31 Anwendung.

(1a) Auf Arzneimittel nach § 105 Abs. 3 Satz 1, die nach einer nicht im Homöopathischen Teil des Arzneibuchs beschriebenen Verfahrenstechnik hergestellt sind, findet § 105 Abs. 3 Satz 2 in der bis zum 12. Juli 2000 geltenden Fassung bis zu einer Entscheidung der Kommission nach § 55 Abs. 6 über die Aufnahme dieser Verfahrenstechnik Anwendung, sofern bis zum 1. Oktober 2000 ein Antrag auf Aufnahme in den Homöopathischen Teil des Arzneibuchs gestellt wurde.

(2) Für Arzneimittel, bei denen dem Antragsteller vor dem 12. Juli 2000 Mängel bei der Wirksamkeit oder Unbedenklichkeit mitgeteilt worden sind, findet § 105 Abs. 3a in der bis zum 12. Juli 2000 geltenden Fassung Anwendung.

(2a) § 105 Abs. 3a Satz 2 findet in der bis zum 12. Juli 2000 geltenden Fassung bis zum 31. Januar 2001 mit der Maßgabe Anwendung, dass es eines Mängelbescheides nicht bedarf und eine Änderung nur dann zulässig ist, sofern sie sich darauf beschränkt, dass ein oder mehrere bislang enthaltene arzneilich wirksame Bestandteile nach der Änderung nicht mehr enthalten sind.

(3) Für Arzneimittel, die nach einer im Homöopathischen Teil des Arzneibuches beschriebenen Verfahrenstechnik hergestellt worden sind, gilt § 105 Abs. 5c weiter in der vor dem 12. Juli 2000 geltenden Fassung.

Neunter Unterabschnitt
Übergangsvorschriften aus Anlass des Elften Gesetzes zur Änderung des Arzneimittelgesetzes

§ 137

[1]Abweichend von § 13 Abs. 2, § 47 Abs. 1 Nr. 6, § 56 Abs. 2 Satz 2 und Abs. 5 Satz 1 dürfen Fütterungsarzneimittel noch bis zum 31. Dezember 2005 nach den bis zum 1. November 2002 geltenden Regelungen hergestellt, in Verkehr gebracht und angewendet werden. [2]Bis zum 31. Dezember 2005 darf die Herstellung eines Fütterungsarzneimittels dabei abweichend von § 56 Abs. 2 Satz 1 aus höchstens drei Arzneimittel-Vormischungen, die jeweils zur Anwendung bei der zu behandelnden Tierart zugelassen sind, erfolgen, sofern

1. für das betreffende Anwendungsgebiet eine zugelassene Arzneimittel-Vormischung nicht zur Verfügung steht,

2. im Einzelfall im Fütterungsarzneimittel nicht mehr als zwei antibiotikahaltige Arzneimittel-Vormischungen enthalten sind und
3. eine homogene und stabile Verteilung der wirksamen Bestandteile in dem Fütterungsarzneimittel gewährleistet ist.

[3]Abweichend von Satz 2 Nr. 2 darf im Fütterungsarzneimittel nur eine antibiotikahaltige Arzneimittel-Vormischung enthalten sein, sofern diese zwei oder mehr antibiotisch wirksame Stoffe enthält.

Zehnter Unterabschnitt Übergangsvorschriften aus Anlass des Zwölften Gesetzes zur Änderung des Arzneimittelgesetzes

§ 138

(1) [1]Für die Herstellung und Einfuhr von Wirkstoffen, die mikrobieller Herkunft sind, sowie von anderen zur Arzneimittelherstellung bestimmten Stoffen menschlicher Herkunft, die gewerbs- oder berufsmäßig zum Zwecke der Abgabe an andere hergestellt oder in den Geltungsbereich dieses Gesetzes verbracht werden, finden die §§ 13, 72 und 72a in der bis zum 5. August 2004 geltenden Fassung bis zum 1. September 2006 Anwendung, es sei denn, es handelt sich um zur Arzneimittelherstellung bestimmtes Blut und Blutbestandteile menschlicher Herkunft. [2]Wird Blut zur Aufbereitung oder Vermehrung von autologen Körperzellen im Rahmen der Gewebezüchtung zur Geweberegeneration entnommen und ist dafür noch keine Herstellungserlaubnis beantragt worden, findet § 13 bis zum 1. September 2006 keine Anwendung.

(2) Wer am 5. August 2004 befugt ist, die Tätigkeit des Herstellungs- oder Kontrollleiters auszuüben, darf diese Tätigkeit abweichend von § 15 Abs. 1 weiter ausüben.

(3) Für klinische Prüfungen von Arzneimitteln bei Menschen, für die vor dem 6. August 2004 die nach § 40 Abs. 1 Satz 2 in der bis zum 6. August 2004 geltenden Fassung erforderlichen Unterlagen der für den Leiter der klinischen Prüfung zuständigen Ethik-Kommission vorgelegt worden sind, finden die §§ 40 bis 42, 96 Nr. 10 und § 97 Abs. 2 Nr. 9 in der bis zum 6. August 2004 geltenden Fassung Anwendung.

(4) Wer die Tätigkeit des Großhandels mit Arzneimitteln am 6. August 2004 befugt ausübt und bis zum 1. Dezember 2004 nach § 52a Abs. 1 einen Antrag auf Ertei-

lung einer Erlaubnis zum Betrieb eines Großhandels mit Arzneimitteln gestellt hat, darf abweichend von § 52a Abs. 1 bis zur Entscheidung über den gestellten Antrag die Tätigkeit des Großhandels mit Arzneimitteln ausüben; § 52a Abs. 3 Satz 2 bis 3 findet keine Anwendung.

(5) 1 Eine amtliche Anerkennung, die aufgrund der Rechtsverordnung nach § 54 Abs. 2a für den Großhandel mit zur Anwendung bei Tieren bestimmten Arzneimitteln erteilt wurde, gilt als Erlaubnis im Sinne des § 52a für den Großhandel mit zur Anwendung bei Tieren bestimmten Arzneimitteln. 2 Der Inhaber der Anerkennung hat bis zum 1. März 2005 der zuständigen Behörde dem § 52a Abs. 2 entsprechende Unterlagen und Erklärungen vorzulegen.

(6) Wer andere Stoffe als Wirkstoffe, die menschlicher oder tierischer Herkunft sind oder auf gentechnischem Wege hergestellt werden, am 6. August 2004 befugt ohne Einfuhrerlaubnis nach § 72 in den Geltungsbereich dieses Gesetzes verbracht hat, darf diese Tätigkeit bis zum 1. September 2005 weiter ausüben.

(7) 1 Arzneimittel, die vor dem 30. Oktober 2005 von der zuständigen Bundesoberbehörde zugelassen worden sind, dürfen abweichend von § 10 Abs. 1b von pharmazeutischen Unternehmern bis zur nächsten Verlängerung der Zulassung, jedoch nicht länger als bis zum 30. Oktober 2007, weiterhin in den Verkehr gebracht werden. 2 Arzneimittel, die von pharmazeutischen Unternehmern gemäß Satz 1 in den Verkehr gebracht worden sind, dürfen abweichend von § 10 Abs. 1b von Groß- und Einzelhändlern weiterhin in den Verkehr gebracht werden.

Elfter Unterabschnitt
Übergangsvorschriften aus Anlass des Ersten Gesetzes zur Änderung des Transfusionsgesetzes und arzneimittelrechtlicher Vorschriften

§ 139

Wer bei Inkrafttreten von Artikel 2 Nr. 3 des Ersten Gesetzes zur Änderung des Transfusionsgesetzes und arzneimittelrechtlicher Vorschriften vom 10. Februar 2005 (BGBl. I S. 234) die Tätigkeit als Herstellungsleiter oder als Kontrollleiter für die Prüfung von hämatopoetischen Stammzellzubereitungen aus dem peripheren Blut oder aus dem Nabelschnurblut ausübt und die Voraussetzungen des § 15 Abs. 3 in der bis zu diesem Zeitpunkt geltenden Fassung erfüllt, darf diese Tätigkeit weiter ausüben.

Zwölfter Unterabschnitt Übergangsvorschriften aus Anlass des Dreizehnten Gesetzes zur Änderung des Arzneimittelgesetzes

§ 140

Abweichend von § 56a Abs. 2 und § 73 Abs. 3 dürfen Arzneimittel bei Tieren, die nicht der Gewinnung von Lebensmitteln dienen, noch bis zum 29. Oktober 2005 nach den bis zum 1. September 2005 geltenden Regelungen in den Geltungsbereich dieses Gesetzes verbracht, verschrieben, abgegeben und angewandt werden.

Dreizehnter Unterabschnitt Übergangsvorschriften aus Anlass des Vierzehnten Gesetzes zur Änderung des Arzneimittelgesetzes

§ 141

(1) [1]Arzneimittel, die sich am 5. September 2005 im Verkehr befinden und den Vorschriften der §§ 10 und 11 unterliegen, müssen zwei Jahre nach der ersten auf den 6. September 2005 folgenden Verlängerung der Zulassung oder Registrierung oder, soweit sie von der Zulassung oder Registrierung freigestellt sind, zu dem in der Rechtsverordnung nach § 36 oder § 39 genannten Zeitpunkt oder, soweit sie keiner Verlängerung bedürfen, am 1. Januar 2009 vom pharmazeutischen Unternehmer entsprechend den Vorschriften der §§ 10 und 11 in den Verkehr gebracht werden. [2]Bis zu den jeweiligen Zeitpunkten nach Satz 1 dürfen Arzneimittel vom pharmazeutischen Unternehmer, nach diesen Zeitpunkten weiter von Groß- und Einzelhändlern mit einer Kennzeichnung und Packungsbeilage in den Verkehr gebracht werden, die den bis zum 5. September 2005 geltenden Vorschriften entsprechen. [3]§ 109 bleibt unberührt.

(2) Der pharmazeutische Unternehmer hat für Fertigarzneimittel, die sich am 5. September 2005 im Verkehr befinden, mit dem ersten nach dem 6. September 2005 gestellten Antrag auf Verlängerung der Zulassung der zuständigen Bundesoberbehörde den Wortlaut der Fachinformation vorzulegen, die § 11a entspricht; soweit diese Arzneimittel keiner Verlängerung bedürfen, gilt die Verpflichtung vom 1. Januar 2009 an.

(3) Eine Person, die die Sachkenntnis nach § 15 nicht hat, aber am 5. September 2005 befugt ist, die in § 19 beschriebenen Tätigkeiten einer sachkundigen Person auszuüben, gilt als sachkundige Person nach § 14.

(4) Fertigarzneimittel, die sich am 5. September 2005 im Verkehr befinden und nach dem 6. September 2005 nach § 4 Abs. 1 erstmalig der Zulassungspflicht nach § 21 unterliegen, dürfen weiter in den Verkehr gebracht werden, wenn für sie bis zum 1. September 2008 ein Antrag auf Zulassung gestellt worden ist.

(5) Die Zeiträume für den Unterlagenschutz nach § 24b Abs. 1, 4, 7 und 8 gelten nicht für Referenzarzneimittel, deren Zulassung vor dem 30. Oktober 2005 beantragt wurde; für diese Arzneimittel gelten die Schutzfristen nach § 24a in der bis zum Ablauf des 5. September 2005 geltenden Fassung und beträgt der Zeitraum in § 24b Abs. 4 zehn Jahre.

(6) [1] Für Arzneimittel, deren Zulassung vor dem 1. Januar 2001 verlängert wurde, findet § 31 Abs. 1 Nr. 3 in der bis zum 5. September 2005 geltenden Fassung Anwendung; § 31 Abs. 1a gilt für diese Arzneimittel erst dann, wenn sie nach dem 6. September 2005 verlängert worden sind. [2] Für Zulassungen, deren fünfjährige Geltungsdauer bis zum 1. Juli 2006 endet, gilt weiterhin die Frist des § 31 Abs. 1 Nr. 3 in der vor dem 6. September 2005 geltenden Fassung. [3] Die zuständige Bundesoberbehörde kann für Arzneimittel, deren Zulassung nach dem 1. Januar 2001 und vor dem 6. September 2005 verlängert wurde, das Erfordernis einer weiteren Verlängerung anordnen, sofern dies erforderlich ist, um das sichere Inverkehrbringen des Arzneimittels weiterhin zu gewährleisten. [4] Vor dem 6. September 2005 gestellte Anträge auf Verlängerung von Zulassungen, die nach diesem Absatz keiner Verlängerung mehr bedürfen, gelten als erledigt. [5] Die Sätze 1 und 4 gelten entsprechend für Registrierungen. [6] Zulassungsverlängerungen oder Registrierungen von Arzneimitteln, die nach § 105 Abs. 1 als zugelassen galten, gelten als Verlängerung im Sinne dieses Absatzes. [7] § 136 Abs. 1 bleibt unberührt.

(7) Der Inhaber der Zulassung hat für ein Arzneimittel, das am 5. September 2005 zugelassen ist, sich aber zu diesem Zeitpunkt nicht im Verkehr befindet, der zuständigen Bundesoberbehörde unverzüglich anzuzeigen, dass das betreffende Arzneimittel nicht in den Verkehr gebracht wird.

(8) Für Widersprüche, die vor dem 5. September 2005 erhoben wurden, findet § 33 in der bis zum 5. September 2005 geltenden Fassung Anwendung.

(9) § 25 Abs. 9 und § 34 Abs. 1a sind nicht auf Arzneimittel anzuwenden, deren Zulassung vor dem 6. September 2005 beantragt wurde.

(10) [1] Auf Arzneimittel, die bis zum 6. September 2005 als homöopathische Arzneimittel registriert worden sind oder deren Registrierung vor dem 30. April 2005 beantragt wurde, sind die bis dahin geltenden Vorschriften weiter anzuwenden.

[2]Das Gleiche gilt für Arzneimittel, die nach § 105 Abs. 2 angezeigt worden sind und nach § 38 Abs. 1 Satz 3 in der vor dem 11. September 1998 geltenden Fassung in den Verkehr gebracht worden sind. [3]§ 39 Abs. 2 Nr. 5b findet ferner bei Entscheidungen über die Registrierung oder über ihre Verlängerung keine Anwendung auf Arzneimittel, die nach Art und Menge der Bestandteile und hinsichtlich der Darreichungsform mit den in Satz 1 genannten Arzneimitteln identisch sind.

(11) [1]§ 48 Abs. 1 Satz 1 Nr. 2 ist erst ab dem Tag anzuwenden, an dem eine Rechtsverordnung nach § 48 Abs. 6 Satz 1 in Kraft getreten ist, spätestens jedoch am 1. Januar 2008. [2]Das Bundesministerium für Ernährung und Landwirtschaft gibt den Tag nach Satz 1 im Bundesgesetzblatt bekannt.

(12) § 56a Abs. 2a ist erst anzuwenden, nachdem die dort genannte Liste erstellt und vom Bundesministerium für Ernährung und Landwirtschaft im Bundesanzeiger bekannt gemacht oder, sofern sie Teil eines unmittelbar geltenden Rechtsaktes der Europäischen Gemeinschaft oder der Europäischen Union ist, im Amtsblatt der Europäischen Union veröffentlicht worden ist.

(13) Für Arzneimittel, die sich am 5. September 2005 im Verkehr befinden und für die zu diesem Zeitpunkt die Berichtspflicht nach § 63b Abs. 5 Satz 2 in der bis zum 5. September 2005 geltenden Fassung besteht, findet § 63b Abs. 5 Satz 3 nach dem nächsten auf den 6. September 2005 vorzulegenden Bericht Anwendung.

(14) [1]Die Zulassung eines traditionellen pflanzlichen Arzneimittels, die nach § 105 in Verbindung mit § 109a verlängert wurde, erlischt am 30. April 2011, es sei denn, dass vor dem 1. Januar 2009 ein Antrag auf Zulassung oder Registrierung nach § 39a gestellt wurde. [2]Die Zulassung nach § 105 in Verbindung mit § 109a erlischt ferner nach Entscheidung über den Antrag auf Zulassung oder Registrierung nach § 39a. [3]Nach der Entscheidung darf das Arzneimittel noch zwölf Monate in der bisherigen Form in den Verkehr gebracht werden.

Vierzehnter Unterabschnitt
Übergangsvorschriften aus Anlass des Gewebegesetzes

§ 142

(1) Eine Person, die am 1. August 2007 als sachkundige Person die Sachkenntnis nach § 15 Abs. 3a in der bis zu diesem Zeitpunkt geltenden Fassung besitzt, darf die Tätigkeit als sachkundige Person weiter ausüben.

(2) Wer für Gewebe oder Gewebezubereitungen bis zum 1. Oktober 2007 eine Erlaubnis nach § 20b Abs. 1 oder Abs. 2 oder § 20c Abs. 1 oder eine Herstellungs-

erlaubnis nach § 13 Abs. 1 oder bis zum 1. Februar 2008 eine Genehmigung nach § 21a Abs. 1 oder bis zum 30. September 2008 eine Zulassung nach § 21 Abs. 1 beantragt hat, darf diese Gewebe oder Gewebezubereitungen weiter gewinnen, im Labor untersuchen, be- oder verarbeiten, konservieren, lagern oder in den Verkehr bringen, bis über den Antrag entschieden worden ist.

(3) Wer am 1. August 2007 für Gewebe oder Gewebezubereitungen im Sinne von § 20b Abs. 1 oder § 20c Abs. 1 eine Herstellungserlaubnis nach § 13 Abs. 1 oder für Gewebezubereitungen im Sinne von § 21a Abs. 1 eine Zulassung nach § 21 Abs. 1 besitzt, muss keinen neuen Antrag nach § 20b Abs. 1, § 20c Abs. 1 oder § 21a Abs. 1 stellen.

Übergangs- und Bestandsschutzvorschrift aus Anlass des Gesetzes zur Umsetzung der Richtlinien (EU) 2015/566 und (EU) 2015/565 zur Einfuhr und zur Kodierung menschlicher Gewebe und Gewebezubereitungen

§ 142a

(1) Für autologes Blut für die Herstellung von biotechnologisch bearbeiteten Gewebeprodukten ist § 72b in der bis einschließlich 25. November 2016 geltenden Fassung anzuwenden.

(2) Wer am 26. November 2016 eine Erlaubnis nach der bis einschließlich 25. November 2016 geltenden Fassung des § 72 Abs. 1 für die Einfuhr von hämatopoetischen Stammzellen und Stammzellzubereitungen aus dem peripheren Blut oder aus dem Nabelschnurblut oder eine Erlaubnis nach der bis einschließlich 25. November 2016 geltenden Fassung des § 72b Abs. 1 besitzt, muss ab dem 29. April 2017 die Anforderungen des § 72 Abs. 4 und 5, § 72a Abs. 1 Satz 2 und Abs. 1e, § 72b Abs. 1, 1a, 2 Satz 2, Abs. 2a, 2c, 2d und des § 72c erfüllen.

(3) Die Verpflichtung zur Kennzeichnung hämatopoetischer Stammzellzubereitungen aus dem peripheren Blut oder aus dem Nabelschnurblut mit dem Einheitlichen Europäischen Code mit der Abkürzung „SEC“ nach § 10 Abs. 8a Satz 3 und die Verpflichtung zur Kennzeichnung von Gewebezubereitungen mit dem Einheitlichen Europäischen Code mit der Abkürzung „SEC“ nach § 10 Abs. 8b Satz 1 sind ab dem 29. April 2017 zu erfüllen.

Fünfzehnter Unterabschnitt Übergangsvorschriften aus Anlass des Gesetzes zur Verbesserung der Bekämpfung des Dopings im Sport

[§ 143] (aufgehoben)

Sechzehnter Unterabschnitt Übergangsvorschriften aus Anlass des Gesetzes zur Änderung arzneimittelrechtlicher und anderer Vorschriften

§ 144

(1) Wer die in § 4b Abs. 1 genannten Arzneimittel für neuartige Therapien am 23. Juli 2009 befugt herstellt und bis zum 1. Januar 2010 eine Herstellungserlaubnis beantragt, darf diese Arzneimittel bis zur Entscheidung über den gestellten Antrag weiter herstellen.

(2) Wer die in § 4b Abs. 1 genannten Arzneimittel für neuartige Therapien mit Ausnahme von biotechnologisch bearbeiteten Gewebeprodukten am 23. Juli 2009 befugt in den Verkehr bringt und bis zum 1. August 2010 eine Genehmigung nach § 4b Abs. 3 Satz 1 beantragt, darf diese Arzneimittel bis zur Entscheidung über den gestellten Antrag weiter in den Verkehr bringen.

(3) Wer biotechnologisch bearbeitete Gewebeprodukte im Sinne von § 4b Abs. 1 am 23. Juli 2009 befugt in den Verkehr bringt und bis zum 1. Januar 2011 eine Genehmigung nach § 4b Abs. 3 Satz 1 beantragt, darf diese Arzneimittel bis zur Entscheidung über den gestellten Antrag weiter in den Verkehr bringen.

(4) Eine Person, die am 23. Juli 2009 als sachkundige Person die Sachkenntnis nach § 15 Abs. 3a in der bis zu diesem Zeitpunkt geltenden Fassung besitzt, darf die Tätigkeit als sachkundige Person weiter ausüben.

(4a) [1] Eine Person, die vor dem 23. Juli 2009 als sachkundige Person die Sachkenntnis nach § 15 Abs. 1 und 2 für Arzneimittel besaß, die durch die Neufassung von § 4 Abs. 3 in der ab dem 23. Juli 2009 geltenden Fassung Sera sind und einer Sachkenntnis nach § 15 Abs. 3 bedürfen, durfte die Tätigkeit als sachkundige Person vom 23. Juli 2009 bis zum 26. Oktober 2012 weiter ausüben. [2] Dies gilt auch für eine Person, die ab dem 23. Juli 2009 als sachkundige Person die Sachkenntnis nach § 15 Abs. 1 und 2 für diese Arzneimittel besaß.

(5) Wer am 23. Juli 2009 für die Gewinnung oder die Laboruntersuchung von autologem Blut zur Herstellung von biotechnologisch bearbeiteten Gewebeprodukten

eine Herstellungserlaubnis nach § 13 Abs. 1 besitzt, bedarf keiner neuen Erlaubnis nach § 20b Abs. 1 oder 2.

(6) Die Anzeigepflicht nach § 67 Abs. 5 besteht ab dem 1. Januar 2010 für Arzneimittel, die am 23. Juli 2009 bereits in den Verkehr gebracht werden.

(7) [1]Wer am 23. Juli 2009 Arzneimittel nach § 4a Satz 1 Nr. 3 in der bis zum 23. Juli 2009 geltenden Fassung herstellt, muss dies der zuständigen Behörde nach § 67 bis zum 1. Februar 2010 anzeigen. [2]Wer am 23. Juli 2009 eine Tätigkeit nach § 4a Satz 1 Nr. 3 in der bis zum 23. Juli 2009 geltenden Fassung ausübt, für die es einer Erlaubnis nach den §§ 13, 20b oder § 20c bedarf, und bis zum 1. August 2011 die Erlaubnis beantragt hat, darf diese Tätigkeit bis zur Entscheidung über den Antrag weiter ausüben.

Siebzehnter Unterabschnitt Übergangsvorschriften aus Anlass des Gesetzes zur Neuordnung des Arzneimittelmarktes

§ 145

[1]Für Arzneimittel, die zum Zeitpunkt des Inkrafttretens bereits zugelassen sind, haben der pharmazeutische Unternehmer und der Sponsor die nach § 42b Abs. 1 und 2 geforderten Berichte erstmals spätestens 18 Monate nach Inkrafttreten des Gesetzes der zuständigen Bundesoberbehörde zur Verfügung zu stellen. [2]Satz 1 findet Anwendung für klinische Prüfungen, für die die §§ 40 bis 42 in der ab dem 6. August 2004 geltenden Fassung Anwendung gefunden haben.

Achtzehnter Unterabschnitt Übergangsvorschriften aus Anlass des Zweiten Gesetzes zur Änderung arzneimittelrechtlicher und anderer Vorschriften

§ 146

(1) [1]Arzneimittel, die sich am 26. Oktober 2012 im Verkehr befinden und der Vorschrift des § 10 Abs. 1 Nr. 2 unterliegen, müssen zwei Jahre nach der ersten auf den 26. Oktober 2012 folgenden Verlängerung der Zulassung oder Registrierung oder soweit sie von der Zulassung oder Registrierung freigestellt sind oder soweit sie keiner Verlängerung bedürfen, am 26. Oktober 2014 vom pharmazeutischen Unternehmer entsprechend der Vorschrift des § 10 Abs. 1 Nr. 2 in den Verkehr gebracht werden. [2]Bis zu den jeweiligen Zeitpunkten nach Satz 1 dürfen Arzneimittel vom pharmazeutischen Unternehmer, nach diesen Zeitpunkten weiter von

Groß- und Einzelhändlern mit einer Kennzeichnung in den Verkehr gebracht werden, die der bis zum 26. Oktober 2012 geltenden Vorschrift entspricht.

(2) [1]Arzneimittel, die sich am 26. Oktober 2012 im Verkehr befinden und der Vorschrift des § 11 unterliegen, müssen hinsichtlich der Aufnahme des Standardtextes nach § 11 Abs. 1 Satz 1 Nr. 5 zwei Jahre nach der ersten auf die Bekanntmachung nach § 11 Abs. 1b zu dem Standardtext nach § 11 Abs. 1 Satz 1 Nr. 5 folgenden Verlängerung der Zulassung oder Registrierung oder, soweit sie von der Zulassung freigestellt sind, oder, soweit sie keiner Verlängerung bedürfen, zwei Jahre, oder, soweit sie nach § 38 registrierte oder nach § 38 oder § 39 Abs. 3 von der Registrierung freigestellte Arzneimittel sind, fünf Jahre nach der Bekanntmachung nach § 11 Abs. 1b zu dem Standardtext nach § 11 Abs. 1 Satz 1 Nr. 5 vom pharmazeutischen Unternehmer entsprechend der Vorschrift des § 11 in den Verkehr gebracht werden. [2]Bis zu den jeweiligen Zeitpunkten nach Satz 1 dürfen Arzneimittel vom pharmazeutischen Unternehmer, nach diesen Zeitpunkten weiter von Groß- und Einzelhändlern mit einer Packungsbeilage in den Verkehr gebracht werden, die der bis zum 26. Oktober 2012 geltenden Vorschrift entspricht.

(2a) Wer am 26. Oktober 2012 Arzneimittel nach § 13 Abs. 2a Satz 2 Nr. 1 oder 3 herstellt, hat dies der zuständigen Behörde nach § 13 Abs. 2a Satz 3 bis zum 26. Februar 2013 anzuzeigen.

(3) Der pharmazeutische Unternehmer hat hinsichtlich der Aufnahme des Standardtextes nach § 11a Abs. 1 Satz 3 für Fertigarzneimittel, die sich am 26. Oktober 2012 im Verkehr befinden, mit dem ersten nach der Bekanntmachung nach § 11a Abs. 1 Satz 9 zu dem Standardtext nach § 11a Abs. 1 Satz 3 gestellten Antrag auf Verlängerung der Zulassung der zuständigen Bundesoberbehörde den Wortlaut der Fachinformation vorzulegen, die § 11a entspricht; soweit diese Arzneimittel keiner Verlängerung bedürfen, gilt die Verpflichtung zwei Jahre nach der Bekanntmachung.

(4) Für Zulassungen oder Registrierungen, deren fünfjährige Geltungsdauer bis zum 26. Oktober 2013 endet, gilt weiterhin die Frist des § 31 Abs. 1 Satz 1 Nr. 3, des § 39 Abs. 2c und des § 39c Abs. 3 Satz 1 in der bis zum 26. Oktober 2012 geltenden Fassung.

(5) Die Verpflichtung nach § 22 Abs. 2 Satz 1 Nr. 5a gilt nicht für Arzneimittel, die vor dem 26. Oktober 2012 zugelassen worden sind oder für die ein ordnungsgemäßer Zulassungsantrag bereits vor dem 26. Oktober 2012 gestellt worden ist.

(6) Wer die Tätigkeit des Großhandels bis zum 26. Oktober 2012 befugt ausübt und bis zum 26. Februar 2013 einen Antrag auf Erteilung einer Erlaubnis zum

Betrieb eines Großhandels mit Arzneimitteln gestellt hat, darf abweichend von § 52a Abs. 1 bis zur Entscheidung über den gestellten Antrag die Tätigkeit des Großhandels mit Arzneimitteln ausüben; § 52a Abs. 3 Satz 2 bis 3 findet keine Anwendung.

(7) [1]Die Verpflichtung nach § 63b Abs. 2 Nr. 3 gilt für Arzneimittel, die vor dem 26. Oktober 2012 zugelassen wurden, ab dem 21. Juli 2015 oder, falls dies früher eintritt, ab dem Datum, an dem die Zulassung verlängert wird. [2]Die Verpflichtung nach § 63b Abs. 2 Nr. 3 gilt für Arzneimittel, für die vor dem 26. Oktober 2012 ein ordnungsgemäßer Zulassungsantrag gestellt worden ist, ab dem 21. Juli 2015.

(8) Die §§ 63f und 63g finden Anwendung auf Prüfungen, die nach dem 26. Oktober 2012 begonnen wurden.

(9) Wer am 2. Januar 2013 eine Tätigkeit als Arzneimittelvermittler befugt ausübt und seine Tätigkeit bei der zuständigen Behörde bis zum 2. Mai 2013 anzeigt, darf diese Tätigkeit bis zur Entscheidung über die Registrierung nach § 52c weiter ausüben.

(10) Betriebe und Einrichtungen, die sonst mit Wirkstoffen Handel treiben, müssen ihre Tätigkeit bis zum 26. April 2013 bei der zuständigen Behörde anzeigen.

(11) Wer zum Zweck des Einzelhandels Arzneimittel, die zur Anwendung bei Menschen bestimmt sind, im Wege des Versandhandels über das Internet anbietet, muss seine Tätigkeit unter Angabe der in § 67 Abs. 8 erforderlichen Angaben bis zum 24. März 2017 bei der zuständigen Behörde anzeigen.

(12) Die in § 94 Abs. 1 Satz 3 Nr. 1 genannten Anforderungen finden für Rückversicherungsverträge ab dem 1. Januar 2014 Anwendung.

Neunzehnter Unterabschnitt
Übergangsvorschrift aus Anlass des Dritten Gesetzes zur Änderung arzneimittelrechtlicher und anderer Vorschriften

§ 147

Für nichtinterventionelle Unbedenklichkeitsprüfungen nach § 63f und Untersuchungen nach § 67 Abs. 6, die vor dem 13. August 2013 begonnen wurden, finden § 63f Abs. 4 und § 67 Abs. 6 bis zum 31. Dezember 2013 in der bis zum 12. August 2013 geltenden Fassung Anwendung.

Zwanzigster Unterabschnitt*)
Übergangsvorschrift aus Anlass des Vierten Gesetzes zur Änderung arzneimittelrechtlicher und anderer Vorschriften

§ 148

(1) Für klinische Prüfungen bei Menschen, für die der Antrag auf Genehmigung vor dem Tag des Inkrafttretens dieser Vorschrift nach Artikel 13 Abs. 2 und 3 des Vierten Gesetzes zur Änderung arzneimittelrechtlicher und anderer Vorschriften vom 20. Dezember 2016 (BGBl. I S. 3048) gemäß dem Sechsten Abschnitt des Arzneimittelgesetzes eingereicht wurde, ist das Arzneimittelgesetz und ist die GCP-Verordnung vom 9. August 2004 (BGBl. I S. 2081), die durch Artikel 13 Abs. 4 des Vierten Gesetzes zur Änderung arzneimittelrechtlicher und anderer Vorschriften vom 20. Dezember 2016 (BGBl. I S. 3048) aufgehoben worden ist, in der jeweils bis zum Tag vor dem Inkrafttreten dieser Vorschrift nach Artikel 13 Abs. 2 und 3 des Vierten Gesetzes zur Änderung arzneimittelrechtlicher und anderer Vorschriften vom 20. Dezember 2016 (BGBl. I S. 3048) geltenden Fassung für drei Jahre ab dem Tag des Inkrafttretens dieser Vorschrift nach Artikel 13 Abs. 2 und 3 des Vierten Gesetzes zur Änderung arzneimittelrechtlicher und anderer Vorschriften vom 20. Dezember 2016 (BGBl. I S. 3048) weiter anzuwenden.

(2) [1] Eine klinische Prüfung bei Menschen, für die der Antrag auf Genehmigung innerhalb von zwölf Monaten nach dem Tag des Inkrafttretens dieser Vorschrift nach Artikel 13 Abs. 2 und 3 des Vierten Gesetzes zur Änderung arzneimittelrechtlicher und anderer Vorschriften vom 20. Dezember 2016 (BGBl. I S. 3048) eingereicht wurde, darf nach dem Arzneimittelgesetz sowie der GCP-Verordnung in der jeweils bis zu dem Tag vor dem Inkrafttreten dieser Vorschrift nach Artikel 13 Abs. 2 und 3 des Vierten Gesetzes zur Änderung arzneimittelrechtlicher und anderer Vorschriften vom 20. Dezember 2016 (BGBl. I S. 3048) geltenden Fassung begonnen werden. [2] Für die betreffende klinische Prüfung sind das Arzneimittelgesetz und die GCP-Verordnung in der jeweils bis zu dem Tag vor dem Inkrafttreten dieser Vorschrift nach Artikel 13 Abs. 2 und 3 des Vierten Gesetzes zur Änderung arzneimittelrechtlicher und anderer Vorschriften vom 20. Dezember 2016 (BGBl. I S. 3048) geltenden Fassung für drei Jahre ab dem Tag des Inkrafttretens dieser Vorschrift nach Artikel 13 Abs. 2 und 3 des Vierten Gesetzes zur Änderung arzneimittelrechtlicher und anderer Vorschriften vom 20. Dezember 2016 (BGBl. I S. 3048) weiter anzuwenden.

(3) Für klinische Prüfungen mit Humanarzneimitteln, die nicht in den Anwendungsbereich der Verordnung (EU) Nr. 536/2014 fallen, sind das Arzneimittelgesetz und die GCP-Verord-

*) Der Zwanzigste Unterabschnitt tritt sechs Monate nach der Veröffentlichung der Mitteilung der Europäischen Kommission über die Funktionsfähigkeit des EU-Portals und der Datenbank nach Artikel 82 der Verordnung (EU) Nr. 536/2014 des Europäischen Parlaments und des Rates vom 16. April 2014 über klinische Prüfungen mit Humanarzneimitteln und zur Aufhebung der Richtlinie 2001/20/EG (ABl. L 158 vom 27.5.2014, S. 1) im Amtsblatt der Europäischen Union in Kraft.

nung in der jeweils an dem Tag vor dem Inkrafttreten dieser Vorschrift nach Artikel 13 Abs. 2 und 3 des Vierten Gesetzes zur Änderung arzneimittelrechtlicher und anderer Vorschriften vom 20. Dezember 2016 (BGBl. I S. 3048) geltenden Fassung bis zum 23. Dezember 2024 weiter anzuwenden.

(4) Die Anträge auf Registrierung nach § 41 Abs. 1, die bis zum 31. Juli 2017 gestellt werden, sind bis zum 30. September 2017 zu bearbeiten.

Verordnung zur Ablösung der Betriebsverordnung für pharmazeutische Unternehmer

Vom 3. November 2006
(BGBl. I S. 2523),
zuletzt geändert durch Artikel 3 und 4 des Vierten Gesetzes
zur Änderung arzneimittelrechtlicher und anderer Vorschriften
vom 20. Dezember 2016*)
(BGBl. I S. 3060)

Es verordnen

- das Bundesministerium für Gesundheit auf Grund des § 12 Abs. 1 und 1b, des § 54 Abs. 1 Satz 1 und 3 und Abs. 2 in Verbindung mit Abs. 3 und 4 und des § 83 Abs. 1 des Arzneimittelgesetzes in der Fassung der Bekanntmachung vom 12. Dezember 2005 (BGBl. I S. 3394) im Einvernehmen mit dem Bundesministerium für Wirtschaft und Technologie und dem Bundesministerium für Umwelt, Naturschutz und Reaktorsicherheit,
- das Bundesministerium für Ernährung, Landwirtschaft und Verbraucherschutz
- auf Grund des § 12 Abs. 1 und 1b, jeweils in Verbindung mit Abs. 2, des Arzneimittelgesetzes in der Fassung der Bekanntmachung vom 12. Dezember 2005 (BGBl. I S. 3394) und auf Grund des § 54 Abs. 1 Satz 1 und Abs. 2 in Verbindung mit Abs. 3 und Abs. 1 Satz 2 und 3 und § 83 Abs. 1 des Arzneimittelgesetzes in der Fassung der Bekanntmachung vom 12. Dezember 2005 (BGBl. I S. 3394), jeweils im Einvernehmen mit dem Bundesministerium für Gesundheit, dem Bundesministerium für Umwelt, Naturschutz und Reaktorsicherheit und dem Bundesministerium für Wirtschaft und Technologie,

*) Dieses Gesetz dient der Durchführung der Verordnung (EU) Nr. 536/2014 des Europäischen Parlaments und des Rates vom 16. April 2014 über klinische Prüfungen mit Humanarzneimitteln und zur Aufhebung der Richtlinie 2001/20/EG (ABl. L 158 vom 27.5.2014, S. 1).

- auf Grund des § 56 Abs. 1 Satz 4 des Arzneimittelgesetzes in der Fassung der Bekanntmachung vom 12. Dezember 2005 (BGBl. I S. 3394) im Einvernehmen mit dem Bundesministerium für Gesundheit und dem Bundesministerium für Wirtschaft und Technologie,
- auf Grund des § 56a Abs. 3 des Arzneimittelgesetzes in der Fassung der Bekanntmachung vom 12. Dezember 2005 (BGBl. I S. 3394) im Einvernehmen mit dem Bundesministerium für Gesundheit:

Artikel 1
Verordnung über die Anwendung der Guten Herstellungspraxis bei der Herstellung von Arzneimitteln und Wirkstoffen und über die Anwendung der Guten fachlichen Praxis bei der Herstellung von Produkten menschlicher Herkunft (Arzneimittel- und Wirkstoffherstellungsverordnung – AMWHV)[1])*)

[1]) Diese Verordnung dient zur Umsetzung der

- Richtlinie 91/412/EWG der Kommission vom 23. Juli 1991 zur Festlegung der Grundsätze und Leitlinien der Guten Herstellungspraxis für Tierarzneimittel (ABl. EG Nr. L 228 S. 70),
- Richtlinie 2001/20/EG des Europäischen Parlaments und des Rates vom 4. April 2001 zur Angleichung der Rechts- und Verwaltungsvorschriften der Mitgliedstaaten über die Anwendung der guten klinischen Praxis bei der Durchführung von klinischen Prüfungen mit Humanarzneimitteln (ABl. EG Nr. L 121 S. 34),
- Richtlinie 2001/82/EG des Europäischen Parlaments und des Rates vom 6. November 2001 zur Schaffung eines Gemeinschaftskodexes für Tierarzneimittel (ABl. EG Nr. L 311 S. 1), geändert durch die Richtlinie 2004/28/EG des Europäischen Parlaments und des Rates vom 31. März 2004 (ABl. EU Nr. L 136 S. 58),
- Richtlinie 2001/83/EG des Europäischen Parlaments und des Rates vom 6. November 2001 zur Schaffung eines Gemeinschaftskodexes für Humanarzneimittel (ABl. EG Nr. L 311 S. 67), zuletzt geändert durch die Richtlinie 2004/27/EG des Europäischen Parlaments und des Rates vom 31. März 2004 (ABl. EU Nr. L 136 S. 34),
- Richtlinie 2003/94/EG der Kommission vom 8. Oktober 2003 zur Festlegung der Grundsätze und Leitlinien der Guten Herstellungspraxis für Humanarzneimittel und für zur Anwendung beim Menschen bestimmte Prüfpräparate (ABl. EU Nr. L 262 S. 22),
- Richtlinie 2004/33/EG der Kommission vom 22. März 2004 zur Durchführung der Richtlinie 2002/98/EG des Europäischen Parlaments und des Rates hinsichtlich bestimmter technischer Anforderungen für Blut und Blutbestandteile (ABl. EU Nr. L 91 S. 25),
- Richtlinie 2004/23/EG des Europäischen Parlaments und des Rates vom 31. März 2004 zur Festlegung von Qualitäts- und Sicherheitsstandards für die Spende, Beschaffung, Testung, Verarbeitung, Konservierung, Lagerung und Verteilung von menschlichen Geweben und Zellen (ABl. EU Nr. L 102 S. 48),
- Richtlinie 2005/61/EG der Kommission vom 30. September 2005 zur Durchführung der Richtlinie 2002/98/EG des Europäischen Parlaments und des Rates in Bezug auf die Anforderungen an die Rückverfolgbarkeit und die Meldung ernster Zwischenfälle und ernster unerwünschter Reaktionen (ABl. EU Nr. L 256 S. 32),
- Richtlinie 2005/62/EG der Kommission vom 30. September 2005 zur Durchführung der Richtlinie 2002/98/EG des Europäischen Parlaments und des Rates in Bezug auf gemeinschaftliche Standards und Spezifikationen für ein Qualitätssystem für Blutspendeeinrichtungen (ABl. EU Nr. L 256 S. 41),

Inhaltsübersicht

– Richtlinie 90/167/EWG des Rates vom 28. März 1990 zur Festlegung der Bedingungen für die Herstellung, das Inverkehrbringen und die Verwendung von Fütterungsarzneimitteln in der Gemeinschaft (ABl. EG Nr. L 92 S. 42).

*) Diese Verordnung trat am 10. November 2006 in Kraft. Gleichzeitig trat die Betriebsverordnung für pharmazeutische Unternehmer vom 8. März 1985 (BGBl. I S. 546), zuletzt geändert durch Artikel 3 des Gesetzes vom 10. Februar 2005 (BGBl. I S. 234), außer Kraft.

*) Dem § 43 wird § 44 angefügt; der Text ist auf Raster gestellt. Er tritt in Kraft, sobald die in Fußnote**) genannten Voraussetzungen erfüllt sind.

**) § 44 tritt sechs Monate nach der Veröffentlichung der Mitteilung der Europäischen Kommission über die Funktionsfähigkeit des EU-Portals und der Datenbank nach Artikel 82 der Verordnung (EU) Nr. 536/2014 des Europäischen Parlaments und des Rates vom 16. April 2014 über klinische Prüfungen mit Humanarzneimitteln und zur Aufhebung der Richtlinie 2001/20/EG (ABl. L 158 vom 27.5.2014, S. 1) im Amtsblatt der Europäischen Union in Kraft.

***) § 67b sowie weitere Änderungen im AMG wurden gemäß dem Gesetz zur Umsetzung der Richtlinien (EU) 2015/566 und (EU) 2015/565 zur Einfuhr und zur Kodierung menschlicher Gewebe und Gewebezubereitungen vom 21. November 2016 (BGBl. I, Nr. 55 vom 25. November 2016, S. 2623) eingefügt und ergänzt.

Abschnitt 1
Anwendungsbereich und Begriffsbestimmungen

§ 1
Anwendungsbereich

(1) Diese Verordnung findet Anwendung auf Betriebe und Einrichtungen, die

1. Arzneimittel,
2. Wirkstoffe, die zur Herstellung von Arzneimitteln bestimmt sind und die menschlicher oder tierischer oder mikrobieller Herkunft sind oder die auf gentechnischem Wege hergestellt werden,

2a. Gewebe im Sinne von § 1a Nr. 4 des Transplantationsgesetzes in der Fassung der Bekanntmachung vom 4. September 2007 (BGBl. I S. 2206),

3. zur Arzneimittelherstellung bestimmte Stoffe menschlicher Herkunft,
4. andere als die in Nummer 2 genannten Wirkstoffe, die zur Herstellung von Arzneimitteln bestimmt sind, oder
5. andere als die in Nummer 3 genannten und zur Herstellung von Arzneimitteln zur Anwendung bei Menschen bestimmte Stoffe, soweit sie die nach den Regelungen einer angemessenen guten Herstellungspraxis entsprechend den Leitlinien der Europäischen Kommission nach Artikel 47 Abs. 5 der Richtlinie 2001/83/EG des Europäischen Parlaments und des Rates vom 6. November 2001 zur Schaffung eines Gemeinschaftskodexes für Humanarzneimittel (ABl. L 311 vom 28.11.2001, S. 67), die zuletzt durch die Richtlinie 2011/62/EU (ABl. L 174 vom 1.7.2011, S. 74) geändert wurden, herzustellen sind (Hilfsstoffe),

gewerbsmäßig herstellen, prüfen, lagern, in den Verkehr bringen, in den oder aus dem Geltungsbereich des Arzneimittelgesetzes verbringen, einführen oder ausführen. Sie findet auch Anwendung auf Personen, die diese Tätigkeiten berufsmäßig ausüben.

(1a) Auf Entnahme- und Gewebeeinrichtungen sowie Gewebespenderlabore findet Abschnitt 3 dieser Verordnung keine Anwendung.

(2) Die Verordnung ist auch anzuwenden auf

1. Apotheken, den Einzelhandel mit Arzneimitteln außerhalb von Apotheken, Personen, die Ärzte sind oder sonst zur Ausübung der Heilkunde bei Menschen befugt sind, Zahnärzte, Tierärzte, tierärztliche Hausapotheken und Arzneimittelgroßhandelsbetriebe, soweit sie einer Erlaubnis nach den <u>§§ 13, 20b, 20c, 72</u>

Abs. 1 oder Abs. 4 Satz 2, § 72b, Abs. 1 Satz 3, § 72c Abs. 1 Satz 2 oder Abs. 4 Satz 1 des Arzneimittelgesetzes bedürfen, und

2. pharmazeutische Unternehmer nach § 4 Abs. 18 des Arzneimittelgesetzes,
3. Betriebe und Einrichtungen oder Personen, die mit Wirkstoffen zur Herstellung von Arzneimitteln, die zur Anwendung beim Menschen bestimmt sind, handeln.

(3) Die Anforderungen dieser Verordnung gelten nicht für

1. Stoffe gemäß Homöopathischem Arzneibuch, die zur Herstellung von Homöopathischen Zubereitungen als Ausgangsstoffe eingesetzt werden,
2. Wirkstoffe, die Stoffe im Sinne des § 3 Nr. 1, 2 oder 3 des Arzneimittelgesetzes sind oder enthalten, soweit sie nicht den Anforderungen des EG-GMP-Leitfadens unterliegen,
3. (aufgehoben)
4. (aufgehoben)
5. (aufgehoben)
6. Wirkstoffe für Ektoparasitika zur Anwendung an Tieren sowie
7. Wirkstoffe für Arzneimittel, die ausschließlich zur Anwendung bei Heimtieren nach § 60 des Arzneimittelgesetzes bestimmt sind und für den Verkehr außerhalb der Apotheken zugelassen sind.

Im Falle des Satzes 1 ist durch die Einhaltung vergleichbarer Standards und Verfahren sicherzustellen, dass die Qualität der Herstellung und Prüfung gleichwertig zu den in den Abschnitten 2 bis 4 festgelegten Anforderungen ist.

(4) Die Verordnung findet keine Anwendung auf Betriebe und Einrichtungen, die einer Erlaubnis nach § 72 Abs. 2 des Arzneimittelgesetzes bedürfen. Die Verordnung gilt nicht für Personen und Einrichtungen, die Arzneimittel sammeln.

(5) Diese Verordnung findet keine Anwendung auf Wirkstoffe, Hilfsstoffe und Zwischenprodukte, die ausschließlich zum Zwecke des Verbringens in Länder, die nicht Mitgliedstaaten der Europäischen Union oder andere Vertragsstaaten des Abkommens über den Europäischen Wirtschaftsraum sind, bestimmt sind und unter zollamtlicher Überwachung und ohne Herstellungsschritte im Sinne des Artikels 46a Abs. 1 der Richtlinie 2001/83/EG oder des Artikels 50a Abs. 1 der Richtlinie 2001/82/EG des Europäischen Parlaments und des Rates vom 6. November 2001 zur Schaffung eines Gemeinschaftskodexes für Tierarzneimittel (ABl. EG Nr. L 311 S. 1), geändert durch die Richtlinie 2004/28/EG des Europäischen Parlaments

und des Rates vom 31. März 2004 (ABl. EU Nr. L 136 S. 58), durch den Geltungsbereich der Verordnung befördert werden oder in ein Zolllagerverfahren oder eine Freizone des Kontrolltyps I oder II übergeführt werden (Transit).

(6)*) Die Vorschriften der Durchführungsverordnung (EU) Nr. 520/2012 der Kommission vom 19. Juni 2012 über die Durchführung der in der Verordnung (EG) Nr. 726/2004 des Europäischen Parlaments und des Rates und der Richtlinie 2001/83/EG des Europäischen Parlaments und des Rates vorgesehenen Pharmakovigilanz-Aktivitäten (ABl. L 159 vom 20.6.2012, S. 5) bleiben unberührt.

(7) Diese Verordnung findet keine Anwendung auf Arzneimittel zur klinischen Prüfung bei Menschen und auf Hilfspräparate, die dem Anwendungsbereich der Verordnung (EU) Nr. 536/2014 des Europäischen Parlaments und des Rates vom 16. April 2014 über klinische Prüfungen mit Humanarzneimitteln und zur Aufhebung der Richtlinie 2001/20/EG (ABl. L 158 vom 27.5.2014, S. 1) unterliegen, soweit nicht in einzelnen Bestimmungen dieser Verordnung ausdrücklich auf die Verordnung (EU) Nr. 536/2014 Bezug genommen wird.

§ 2
Begriffsbestimmungen

Im Sinne dieser Verordnung

1. sind *Produkte menschlicher Herkunft* für die Arzneimittelherstellung bestimmte Wirkstoffe im Sinne von § 4 Abs. 19 des Arzneimittelgesetzes, die menschlicher Herkunft sind, oder Stoffe im Sinne von § 3 Nr. 3 des Arzneimittelgesetzes, die menschlicher Herkunft sind, in bearbeitetem oder unbearbeitetem Zustand, ausgenommen Blutprodukte im Sinne von § 2 Nr. 3 des Transfusionsgesetzes in der Fassung der Bekanntmachung vom 28. August 2007 (BGBl. I S. 2169) und andere Blutbestandteile,
2. ist *Hilfsstoff* jeder Bestandteil eines Arzneimittels, mit Ausnahme des Wirkstoffs oder des Verpackungsmaterials,
3. ist der *EG-GMP Leitfaden* (BAnz. S. 6887) der Leitfaden für die Gute Herstellungspraxis für Arzneimittel und Prüfpräparate einschließlich seiner Anhänge, mit dem die Europäische Kommission die ausführlichen Leitlinien nach Arti-

*) Dem Absatz 6 wird Absatz 7 angefügt; der Text ist auf Raster gestellt. Er tritt in Kraft, sobald die in Fußnote**) genannten Voraussetzungen erfüllt sind.

**) Absatz 7 tritt sechs Monate nach der Veröffentlichung der Mitteilung der Europäischen Kommission über die Funktionsfähigkeit des EU-Portals und der Datenbank nach Artikel 82 der Verordnung (EU) Nr. 536/2014 des Europäischen Parlaments und des Rates vom 16. April 2014 über klinische Prüfungen mit Humanarzneimitteln und zur Aufhebung der Richtlinie 2001/20/EG (ABl. L 158 vom 27.5.2014, S. 1) im Amtsblatt der Europäischen Union in Kraft.

kel 47 der Richtlinie 2001/83/EG und nach Artikel 51 der Richtlinie 2001/82/EG veröffentlicht hat und der zur Auslegung der Grundsätze und Leitlinien der Guten Herstellungspraxis gemäß Artikel 3 Abs. 2 der Richtlinie 2003/94/EG der Kommission vom 8. Oktober 2003 zur Festlegung der Grundsätze und Leitlinien der Guten Herstellungspraxis für Humanarzneimittel und für zur Anwendung beim Menschen bestimmte Prüfpräparate (ABl. EU Nr. L 262 S. 22) und gemäß Artikel 3 der Richtlinie 91/412/EWG der Kommission vom 23. Juli 1991 zur Festlegung der Grundsätze und Leitlinien der Guten Herstellungspraxis für Tierarzneimittel (ABl. EG Nr. L 228 S. 70) dient; das Bundesministerium für Gesundheit macht die jeweils aktuelle Fassung des Leitfadens in deutscher Sprache im Bundesanzeiger bekannt,

4. ist *Qualitätsmanagementsystem* (QM-System) ein System, das die Qualitätssicherung, die Gute Herstellungspraxis oder die Gute fachliche Praxis einschließlich der Qualitätskontrolle und der periodischen Produktqualitätsüberprüfungen beinhaltet,

5. sind *Spezifikationen* Festlegungen und Anforderungen, denen Ausgangsstoffe oder Zwischenprodukte für die Arzneimittel- oder Wirkstoffherstellung, Wirkstoffe, Arzneimittel oder Gewebe entsprechen müssen; sie dienen als Grundlage der Qualitätsbewertung,

6. sind *Inprozesskontrollen* während der Herstellung vorgenommene Überprüfungen zur Überwachung und erforderlichenfalls Anpassung des Prozesses und zur Sicherstellung, dass das Produkt seiner Spezifikation entspricht,

7.*) sind *Prüfpräparate* Arzneimittel im Sinne von § 3 Abs. 3 der GCP-Verordnung vom 9. August 2004 (BGBl. I S. 2081), die durch die Verordnung vom 15. März 2006 (BGBl. I S. 542) geändert wurde,

7. sind *Prüfpräparate* Arzneimittel im Sinne von § 3 Abs. 3 der GCP-Verordnung vom 9. August 2004 (BGBl. I S. 2081), die durch Artikel 13 Abs. 4 des Vierten Gesetzes zur Änderung arzneimittelrechtlicher und anderer Vorschriften vom 20. Dezember 2016 (BGBl. I S. 3048) aufgehoben worden ist, in der am Tag vor ihrem Außerkrafttreten geltenden Fassung,

*) Nummer 7 wird neu gefasst; der Text ist auf Raster gestellt. Er tritt in Kraft, sobald die in Fußnote**) genannten Voraussetzungen erfüllt sind.

**) Nummer 7 tritt sechs Monate nach der Veröffentlichung der Mitteilung der Europäischen Kommission über die Funktionsfähigkeit des EU-Portals und der Datenbank nach Artikel 82 der Verordnung (EU) Nr. 536/2014 des Europäischen Parlaments und des Rates vom 16. April 2014 über klinische Prüfungen mit Humanarzneimitteln und zur Aufhebung der Richtlinie 2001/20/EG (ABl. L 158 vom 27.5.2014, S. 1) im Amtsblatt der Europäischen Union in Kraft.

8. ist *Leitung der Herstellung* oder *Leitung der Qualitätskontrolle* der Leiter oder die Leiterin der Herstellung oder der Qualitätskontrolle im Sinne von § 14 Abs. 1 Nr. 2 des Arzneimittelgesetzes,

9. ist *Blutspendeeinrichtung* eine Einrichtung im Sinne von § 2 Nr. 2 des Transfusionsgesetzes, die Blut oder Blutbestandteile entnimmt, testet, verarbeitet, kennzeichnet, verpackt, freigibt, lagert, im Sinne von § 4 Abs. 17 des Arzneimittelgesetzes in den Verkehr bringt, einführt, ausführt oder in den oder aus dem Geltungsbereich des Arzneimittelgesetzes verbringt,

10. ist *Gewebeeinrichtung* eine Einrichtung, die die in § 20c Abs. 1, § 72b Abs. 1 oder § 72c Abs. 1 des Arzneimittelgesetzes aufgeführten Tätigkeiten ausübt oder die Gewebe oder Gewebezubereitungen aus Mitgliedstaaten der Europäischen Union oder anderer Vertragsstaaten des Abkommens über den Europäischen Wirtschaftsraum in den oder aus dem Geltungsbereich des Arzneimittelgesetzes verbringt oder ausführt; sofern die Gewebeeinrichtung auch Gewebe gewinnt, ist sie auch eine Entnahmeeinrichtung im Sinne von Nummer 11; sofern die Gewebeeinrichtung auch die für die Gewinnung erforderlichen Laboruntersuchungen durchführt, ist sie auch ein Gewebespenderlabor im Sinne von Nummer 13,

11. ist *Entnahmeeinrichtung* eine Einrichtung, die zur Verwendung bei Menschen bestimmte Gewebe im Sinne von § 1a Nr. 4 des Transplantationsgesetzes gewinnt, einschließlich aller Maßnahmen, die dazu bestimmt sind, das Gewebe in einem be- oder verarbeitungsfähigen Zustand zu erhalten, eindeutig zu identifizieren und zu transportieren,

12. ist s*pendende Person* eine Person, der eine Spende im Sinne von § 2 Nr. 1 des Transfusionsgesetzes oder der eine Gewebespende entnommen wird.

13. ist *Gewebespenderlabor* ein Labor, das die für die Gewebegewinnung erforderlichen Laboruntersuchungen durchführt,

14. sind *Arbeitsplatzbeschreibungen* schriftliche Festlegungen über die spezifischen Aufgaben, Zuständigkeiten und Verantwortlichkeiten, die den einzelnen Mitarbeitern oder Mitarbeiterinnen eines Betriebs oder einer Einrichtung von ihren jeweiligen Leitungen zugewiesen wurden,

15. ist *Standardarbeitsanweisung* (SOP) eine schriftliche Anweisung zur Beschreibung der einzelnen Schritte wiederkehrender Arbeitsgänge (Standardarbeitsverfahren), einschließlich der zu verwendenden Materialien und Methoden,

16. ist *Validierung* das Erbringen eines dokumentierten Nachweises, der mit hoher Sicherheit belegt, dass durch einen spezifischen Prozess oder ein Standardarbeitsverfahren ein Produkt hergestellt wird, das den vorher festgelegten Spezifikationen und Qualitätsmerkmalen entspricht,
17. ist *Qualifizierung* das Erbringen eines dokumentierten Nachweises, der mit hoher Sicherheit belegt, dass ein spezifischer Ausrüstungsgegenstand oder eine spezifische Umgebungsbedingung für die Herstellung eines Produktes, das den vorher festgelegten Spezifikationen und Qualitätsmerkmalen entspricht, geeignet ist,
18. sind *kritische Herstellungs- oder Prüfverfahren* Verfahren, die einen signifikanten Einfluss auf die Qualität oder Sicherheit der Produkte haben können, und kritische Zusatzstoffe Materialien, die einen solchen Einfluss haben können,
19. sind *kritische Ausrüstungsgegenstände* oder Geräte solche, die mit den Produkten in Berührung kommen oder einen anderen Einfluss auf die Qualität oder Sicherheit der Produkte haben können.
20. ist Spendenkennungssequenz der erste Teil des Einheitlichen Europäischen Codes, bestehend aus dem EU-Gewebeeinrichtungs-Code und der eindeutigen Spendennummer,
21. ist eindeutige Spendennummer die eindeutige Nummer gemäß Anhang VII der Richtlinie 2006/86/EG der Kommission vom 24. Oktober 2006 zur Umsetzung der Richtlinie 2004/23/EG des Europäischen Parlaments und des Rates hinsichtlich der Anforderungen an die Rückverfolgbarkeit, der Meldung schwerwiegender Zwischenfälle und unerwünschter Reaktionen sowie bestimmter technischer Anforderungen an die Kodierung, Verarbeitung, Konservierung, Lagerung und Verteilung von menschlichen Geweben und Zellen (ABl. L 294 vom 25.10.2006, S. 32), die zuletzt durch die Richtlinie (EU) 2015/565 (ABl. L 93 vom 9.4.2015, S. 43) geändert worden ist, die einer bestimmten Gewebespende nach dem von der Entnahme- oder Gewebeeinrichtung festzulegenden Zuteilungssystem zugewiesen wird,
22. ist Produktkennungssequenz der zweite Teil des Einheitlichen Europäischen Codes, bestehend aus dem Produktcode, der Splitnummer und dem Verfallsdatum,
23. ist Produktcode die Kennung der spezifischen Art der Gewebe oder Gewebezubereitung im EU-Kompendium der Gewebe- und Zellprodukte gemäß § 4 Abs. 30d des Arzneimittelgesetzes; der Produktcode besteht aus

a) der Kennung des Systems für die Produktkodierung, das die Einrichtung verwendet („E“ für EUTC, „A“ für ISBT128, „B“ für Eurocode), und

b) der Produktnummer für Gewebe oder Gewebezubereitungen im betreffenden Produktkodierungssystem für das Gewebe oder die Gewebezubereitungsart,

24. ist Splitnummer die Nummer gemäß Anhang VII der Richtlinie 2006/86/EG, die der Unterscheidung und eindeutigen Kennzeichnung von Geweben oder Gewebezubereitungen dient, die mit derselben eindeutigen Spendennummer und demselben Produktcode gekennzeichnet sind und aus derselben Einrichtung stammen,

25. ist Verfallsdatum das Datum gemäß Anhang VII der Richtlinie 2006/86/EG, bis zu dem die Gewebe oder Gewebezubereitungen verwendet werden können,

26. ist EUTC das von der Europäischen Union entwickelte Produktkodierungssystem für Gewebe und Gewebezubereitungen, das aus einem Register aller in der Europäischen Union im Verkehr befindlichen Gewebe, Gewebezubereitungen und Gewebezubereitungsarten mit den jeweiligen Produktcodes besteht,

27. ist „für den Verkehr freigeben“ ein Inverkehrbringen im Sinne von § 4 Abs. 17 des Arzneimittelgesetzes.

Abschnitt 2
Allgemeine Anforderungen

§ 3
Qualitätsmanagementsystem, Gute Herstellungspraxis und gute fachliche Praxis

(1) Die Betriebe und Einrichtungen müssen ein funktionierendes Qualitätsmanagementsystem (QM-System) entsprechend Art und Umfang der durchgeführten Tätigkeiten betreiben. Das QM-System muss in den Fällen nach Absatz 2 die Gute Herstellungspraxis und in den Fällen nach Absatz 3 die gute fachliche Praxis beinhalten und die aktive Beteiligung der Leitung der Betriebe und Einrichtungen und des Personals der einzelnen betroffenen Bereiche vorsehen. Alle Bereiche, die mit der Erstellung, Pflege und Durchführung des QM-Systems befasst sind, sind angemessen mit kompetentem Personal sowie mit geeigneten und ausreichenden Räum-

lichkeiten und Ausrüstungen auszustatten. Das QM-System muss vollständig dokumentiert sein und auf seine Funktionstüchtigkeit kontrolliert werden.

(2) Zur Auslegung der Grundsätze der Guten Herstellungspraxis gilt für Arzneimittel, Blutprodukte im Sinne von § 2 Nr. 3 des Transfusionsgesetzes und andere Blutbestandteile sowie für Produkte menschlicher Herkunft der Teil I des EG-GMP-Leitfadens. Zur Auslegung der Grundsätze der Guten Herstellungspraxis und der Guten Vertriebspraxis gilt für Wirkstoffe der Teil II des EG-GMP-Leitfadens. Zur Auslegung der Grundsätze und zur Risikobewertung einer angemessenen guten Herstellungspraxis für Hilfsstoffe sind die hierzu von der Europäischen Kommission nach Artikel 47 Abs. 5 der Richtlinie 2001/83/EG erlassenen Leitlinien zu beachten. Das Bundesministerium für Gesundheit macht die jeweils aktuelle Fassung der Leitlinien im Bundesanzeiger bekannt.

(3) Absatz 2 findet keine Anwendung auf Entnahme- und Gewebeeinrichtungen sowie Gewebespenderlabore, die ihre Tätigkeiten nach den Standards der guten fachlichen Praxis ausüben.

§ 4
Personal

(1) Die Betriebe und Einrichtungen müssen über sachkundiges und angemessen qualifiziertes Personal in ausreichender Zahl verfügen. Das Personal darf nur entsprechend seiner Ausbildung und seinen Kenntnissen eingesetzt werden und ist über die bei den jeweiligen Tätigkeiten gebotene Sorgfalt nachweislich zu Anfang und danach fortlaufend zu unterweisen. Die Unterweisung muss sich insbesondere auf die Theorie und Anwendung des Qualitätssicherungskonzepts und der Guten Herstellungspraxis oder in den Fällen des § 3 Abs. 3 der Guten fachlichen Praxis sowie auf Besonderheiten der Produktgruppe erstrecken, die hergestellt, geprüft oder gelagert wird. Der Erfolg der Unterweisung ist zu prüfen.

(2) Die Aufgaben der Mitarbeiter in leitender oder verantwortlicher Stellung, die für die Einhaltung der Guten Herstellungspraxis in den Fällen des § 3 Abs. 2 oder in den Fällen des § 3 Abs. 3 der Guten fachlichen Praxis zuständig sind, müssen in Arbeitsplatzbeschreibungen festgelegt werden. Zwischen den Verantwortungsbereichen des Personals dürfen keine Lücken oder unbegründete Überlappungen bestehen. Die hierarchischen Beziehungen sind in einem Organisationsschema zu beschreiben. Organisationsschemata und Arbeitsplatzbeschreibungen sind nach betriebsinternen Verfahren zu genehmigen. Den in Satz 1 genannten Mitarbeitern sind ausreichende Befugnisse einzuräumen, damit sie ihrer Verantwortung nachkommen können.

§ 5
Betriebsräume und Ausrüstungen

(1) Die Betriebsräume müssen nach Art, Größe, Zahl und Ausrüstung für die beabsichtigten Zwecke geeignet sein und so ausgestaltet und genutzt werden, dass das Risiko von Fehlern auf das kleinstmögliche Maß eingeschränkt und jeder die Qualität des Produkts beeinträchtigende Effekt vermieden wird. Die Betriebsräume sollen so angeordnet sein, dass die Produktion in logisch aufeinander folgenden Schritten erfolgen kann, entsprechend der Reihenfolge der Arbeitsgänge und, soweit für die Produktqualität erforderlich, der Reinheitsklassen der Räume.

(2) Soweit die Betriebsräume und ihre Ausrüstungen für Herstellungsvorgänge bei Produkten der Abschnitte 3 und 5 verwendet werden, die für die Produktqualität von entscheidender Bedeutung sind, müssen sie auf ihre Eignung überprüft werden (Qualifizierung).

(3) Die Betriebsräume müssen sich in einem ordnungsgemäßen baulichen Zustand befinden. Sie müssen ausreichend beleuchtet sein und geeignete klimatische Verhältnisse aufweisen. Die Betriebsräume sind durch geeignete Maßnahmen vor dem Zutritt Unbefugter zu schützen.

(4) Die Betriebsräume und ihre Ausrüstungen müssen gründlich zu reinigen sein und instand gehalten werden, um Verunreinigungen und Kreuzkontaminationen sowie jeden die Qualität des Produkts beeinträchtigenden Effekt zu vermeiden. Vor jedem Verarbeitungsvorgang ist sicherzustellen, dass der Arbeitsbereich und die Ausrüstung sauber und frei von allen für die geplanten Arbeitsgänge nicht benötigten Ausgangsstoffen, Produkten, Produktrückständen, Unterlagen und sonstigen Materialien sind.

§ 6
Hygienemaßnahmen

(1) Betriebsräume und ihre Ausrüstungen müssen regelmäßig gereinigt und, soweit erforderlich, desinfiziert oder sterilisiert werden. Es soll nach einem schriftlichen Hygieneplan verfahren werden, in dem insbesondere

1. die Häufigkeit der Maßnahmen,
2. die durchzuführenden Reinigungs-, Desinfektions- oder Sterilisationsverfahren und die zu verwendenden Geräte und Hilfsmittel,
3. sofern zutreffend, die Art und Weise der Probenahme für die Überprüfung der Effektivität der Maßnahmen und

4. die mit der Aufsicht betrauten Personen

festgelegt sind. Die Wirksamkeit von Reinigungs- und Sterilisationsverfahren ist zu validieren, soweit es das Herstellungsverfahren oder das Produkt erfordert.

(2) Unbeschadet des Hygieneplans nach Absatz 1 müssen schriftliche Hygieneprogramme vorhanden sein, die den durchzuführenden Tätigkeiten angepasst sind. Sie sollen insbesondere Vorschriften zur Gesundheit, über hygienisches Verhalten und zur Schutzkleidung des Personals enthalten.

(3) Soweit zur Herstellung und Prüfung von Produkten, auf die sich diese Verordnung bezieht, Tiere verwendet werden, müssen bei ihrer Haltung die hygienischen Erfordernisse beachtet werden.

§ 7
Lagerung und Transport

(1) Ausgangsstoffe, Zwischen- und Endprodukte sowie Rückstellmuster sind so zu lagern, dass ihre Qualität nicht nachteilig beeinflusst wird und Verwechslungen vermieden werden. Kritische Parameter der Lagerung und des Transports müssen kontrolliert und aufgezeichnet werden, um die Übereinstimmung mit den Anforderungen zu bestätigen. Satz 1 gilt entsprechend für Behältnisse, äußere Umhüllungen, Kennzeichnungsmaterial und, soweit verwendet, auch für Packungsbeilagen. Besondere Vorsichtsmaßnahmen sind bei bedruckten Verpackungs- und Kennzeichnungsmaterialien einzuhalten.

(2) Die Vorratsbehältnisse und die innerbetrieblichen Transportbehältnisse müssen so beschaffen sein, dass die Qualität des Inhalts nicht beeinträchtigt wird. Sie müssen mit deutlichen Aufschriften versehen sein, die den Inhalt eindeutig bezeichnen. Soweit Bezeichnungen nach § 10 Abs. 6 Nr. 1 des Arzneimittelgesetzes durch das Bundesinstitut für Arzneimittel und Medizinprodukte bestimmt und veröffentlicht sind, sind diese zu verwenden. Der Inhalt ist durch zusätzliche Angaben zu kennzeichnen, soweit dies zur Vermeidung von Verwechslungen erforderlich ist. Die Zugriffsberechtigung zu den Behältnissen nach Satz 1 ist durch entsprechende Maßnahmen auf dafür befugte Personen einzuschränken.

(3) Absatz 2 findet entsprechende Anwendung auf Behältnisse für die Auslieferung der Zwischen- oder Endprodukte. Sofern Produkte für die Weiterverarbeitung durch andere Betriebe außerhalb der Kontrolle des Herstellers versandt werden, sollen ihre Behältnisse so verschlossen sein, dass ein zwischenzeitig erfolgtes Öffnen festgestellt werden kann.

(4) Die für die Lagerung verantwortliche Person hat sich in regelmäßigen Abständen davon zu überzeugen, dass die Produkte und Materialien ordnungsgemäß gelagert werden.

(5) Die Verfahren für die Lagerung und den Transport sind schriftlich festzulegen. Soweit sie einen Einfluss auf die Qualität der Ausgangsstoffe und Zwischenprodukte für die Arzneimittelherstellung oder für die Arzneimittel haben können, ist die Geeignetheit der Verfahren nachzuweisen.

(6) Während des Transports bis zur Übergabe in den Verantwortungsbereich des Empfängers ist dafür Sorge zu tragen, dass kein Unbefugter Zugriff hat und die Qualität der Produkte nicht beeinträchtigt wird.

§ 8
Tierhaltung

(1) Der Gesundheitszustand von Tieren, die für die Herstellung oder Prüfung von Arzneimitteln oder Wirkstoffen gehalten werden, ist von einem Tierarzt fortlaufend zu kontrollieren.

(2) Soweit vor der Verwendung der Tiere eine Quarantäne erforderlich ist, sind sie in einem Quarantänestall unterzubringen und von einem Tierarzt zu überwachen. Die Quarantänezeit beträgt für Kleintiere mindestens zwei Wochen, für Rinder, Schweine, Schafe und Ziegen mindestens drei Wochen, für Einhufer sowie für andere Großtiere mindestens vier und für Affen mindestens sechs Wochen. Der Quarantänestall muss von den übrigen Ställen getrennt sein. Die mit der Pflege und Wartung der im Quarantänestall untergebrachten Tiere beauftragten Personen dürfen nicht ohne ausreichende Maßnahmen, insbesondere zur Verhinderung einer Übertragung möglicher Infektionen, in anderen Bereichen beschäftigt werden.

(3) Bei der Herstellung und Prüfung von Produkten, auf die diese Verordnung Anwendung findet, dürfen nur Tiere verwendet werden, die nach dem Ergebnis der tierärztlichen Untersuchung keine Anzeichen von übertragbaren Krankheiten aufweisen und nicht an Krankheiten leiden, die die Herstellung oder Prüfung nachteilig beeinflussen können.

(4) Betriebe und Einrichtungen, die Tiere gemäß Absatz 1 halten, haben über die Tiere nach Tierarten getrennte Aufzeichnungen zu führen, die mindestens Angaben enthalten über

1. Herkunft und Datum des Erwerbs,
2. Rasse oder Stamm,

3. Anzahl,
4. Kennzeichnung,
5. Beginn und Ende der Quarantänezeit,
6. Ergebnis der tierärztlichen Untersuchungen,
7. Art, Datum und Dauer der Verwendung und
8. Verbleib der Tiere nach der Verwendung.

(5) Räume, in denen Tiere gehalten werden, müssen von anderen Bereichen abgetrennt sein und über einen eigenen Eingang sowie über eigene Belüftungsanlagen verfügen.

§ 9
Tätigkeiten im Auftrag

(1) Für jede Tätigkeit im Auftrag, insbesondere die Herstellung, Prüfung und das Inverkehrbringen oder jeden damit verbundenen Vorgang, der im Auftrag ausgeführt wird, muss ein schriftlicher Vertrag zwischen Auftraggeber und Auftragnehmer bestehen. In dem Vertrag müssen die Verantwortlichkeiten jeder Seite klar festgelegt und insbesondere die Einhaltung der Guten Herstellungspraxis in den Fällen des § 3 Abs. 2 oder der Guten fachlichen Praxis in den Fällen des § 3 Abs. 3 geregelt sein.

(2) Der Auftraggeber hat sich zu vergewissern, dass der Auftragnehmer die Tätigkeit entsprechend der vorgegebenen Anweisungen durchführt und über eine Erlaubnis verfügt, soweit diese nach den §§ 13, 20b, 20c, 72, 72b und 72c des Arzneimittelgesetzes erforderlich ist.

(3) Der Auftragnehmer darf keine ihm vom Auftraggeber vertraglich übertragene Arbeit ohne dessen schriftliche Genehmigung an Dritte weiter vergeben. Er muss im Falle einer Auftragsherstellung oder Auftragsprüfung die Grundsätze und Leitlinien der Guten Herstellungspraxis oder der Guten fachlichen Praxis und insbesondere die vorgegebenen Herstellungs- und Prüfanweisungen einhalten.

§ 10
Allgemeine Dokumentation

(1) Betriebe und Einrichtungen müssen ein Dokumentationssystem entsprechend der jeweils durchgeführten Tätigkeiten unterhalten. Die Gesamtheit der Unterlagen muss die Rückverfolgung des Werdegangs und des Inverkehrbringens jeder Charge sowie der im Verlauf der Entwicklung eines Prüfpräparats vorgenommenen Ände-

rungen ermöglichen. Die Unterlagen müssen klar und deutlich, fehlerfrei und auf dem neuesten Stand sein. Der ursprüngliche Inhalt einer Eintragung darf nicht unleserlich gemacht werden. Es dürfen keine Veränderungen vorgenommen werden, die nicht erkennen lassen, ob sie bei der ursprünglichen Eintragung oder erst später gemacht worden sind. Die Unterlagen dürfen nur dafür autorisierten Personen zugänglich sein.

(2) Werden die Aufzeichnungen mit elektronischen, fotographischen oder anderen Datenverarbeitungssystemen gemacht, ist das System ausreichend zu validieren. Es muss mindestens sichergestellt sein, dass die Daten während der Dauer der Aufbewahrungsfrist verfügbar sind und innerhalb einer angemessenen Frist lesbar gemacht werden können. Die gespeicherten Daten müssen gegen Verlust und Beschädigung geschützt werden. Wird ein System zur automatischen Datenverarbeitung oder -übertragung eingesetzt, so genügt statt der eigenhändigen Unterschrift der jeweils verantwortlichen Personen deren Namenswiedergabe, wenn in geeigneter Weise sichergestellt ist, dass nur befugte Personen die Bestätigung über die ordnungsgemäße Ausführung der jeweiligen Tätigkeiten vornehmen können.

(3) Die Aufzeichnungen über das Inverkehrbringen sind so zu ordnen, dass sie den unverzüglichen Rückruf des jeweiligen Produkts ermöglichen.

§ 11
Selbstinspektion und Lieferantenqualifizierung

(1) Um die Beachtung der Vorschriften dieser Verordnung sicherzustellen, müssen regelmäßig Selbstinspektionen nach einem im Voraus festgelegten Programm durchgeführt werden. Über die Selbstinspektionen und die anschließend ergriffenen Korrekturmaßnahmen müssen Aufzeichnungen geführt und aufbewahrt werden.

(2) Die Qualifizierung von Lieferanten für Ausgangsstoffe und primäre und sekundäre Verpackungsmaterialien, die zur Arzneimittelherstellung eingesetzt werden, ist im Rahmen des QM-Systems des verarbeitenden Betriebs nach schriftlich festgelegtem Verfahren durchzuführen.

(3) Das Verfahren nach Absatz 2 muss, soweit es sich um Wirkstoffe zur Arzneimittelherstellung handelt, zur Feststellung der ordnungsgemäßen Herstellung

1. die Durchführung von Überprüfungen des Herstellers vor Ort (Audits) durch hierzu ausreichend geschultes Personal des Arzneimittelherstellers vorsehen; anstelle eigener Audits kann der Arzneimittelhersteller auf geeignete Kenntnisse Dritter zurückgreifen, sofern die Anforderungen für die Durchführung der Audits denen des eigenen QM-Systems entsprechen, und

2. die Überprüfungen beinhalten, dass der Hersteller des Wirkstoffs zur Herstellung von Arzneimitteln zur Anwendung bei Menschen, sofern dieser seinen Sitz in einem Land, das Mitgliedstaat der Europäischen Union oder anderer Vertragsstaat des Abkommens über den Europäischen Wirtschaftsraum ist, bei der zuständigen Behörde registriert ist.

Satz 1 Nr. 1 und 2 gilt auch für Importeure und Vertreiber, soweit es sich um Wirkstoffe zur Herstellung von Arzneimitteln, die zur Anwendung am Menschen bestimmt sind, handelt.

(4) Zur Sicherstellung der Geeignetheit der Hilfsstoffe für die Herstellung von Arzneimitteln, die zur Anwendung beim Menschen bestimmt sind, muss das Verfahren nach Absatz 2 eine formalisierte Risikobewertung durch den Arzneimittelhersteller vorsehen. Die Risikobewertung muss insbesondere die Nachprüfung der Einhaltung der Regelungen einer angemessenen guten Herstellungspraxis bei der Herstellung der Hilfsstoffe, deren Herkunft und die beabsichtigte Verwendung sowie etwaige Kenntnisse über Vorkommnisse der Vergangenheit beinhalten.

(5) Die Spezifikationen der Arzneimittel und Wirkstoffe sollen die betriebsintern akzeptierten Hersteller und Lieferanten wiedergeben.

(6) Die Absätze 2, 3 Nr. 1 und Absatz 5 gelten für andere kritische Ausgangsmaterialien für die Wirkstoffherstellung entsprechend.

Abschnitt 3
Arzneimittel, Blutprodukte und andere Blutbestandteile sowie Produkte menschlicher Herkunft

§ 12
Personal in leitender und in verantwortlicher Stellung

(1) Der Verantwortungsbereich der sachkundigen Person ist nach Maßgabe von § 19 des Arzneimittelgesetzes schriftlich festzulegen. Die Aufgaben der Leitung der Herstellung und der Leitung der Qualitätskontrolle sind ebenfalls schriftlich festzulegen. Zu den Aufgaben der Leitung der Herstellung gehören insbesondere

1. Sicherstellung, dass die Produkte vorschriftsmäßig hergestellt und gelagert werden,
2. Genehmigung der Herstellungsanweisung nach § 13 Abs. 1 und Sicherstellung, dass diese eingehalten wird,
3. Kontrolle der Wartung, der Räumlichkeiten und der Ausrüstung für die Herstellung,

4. Sicherstellung, dass die notwendigen Validierungen der Herstellungsverfahren durchgeführt werden, und
5. Sicherstellung der erforderlichen anfänglichen und fortlaufenden Schulung des Personals, das im Bereich der Herstellung tätig ist.

Zu den Aufgaben der Leitung der Qualitätskontrolle gehören insbesondere

1. Billigung oder Zurückweisung von Ausgangsstoffen, Verpackungsmaterial und Zwischenprodukten,
2. Genehmigung von Spezifikationen, Anweisungen zur Probenahme und von Prüfanweisungen nach § 14 Abs. 1 sowie Sicherstellung, dass diese eingehalten werden,
3. Sicherstellung, dass alle erforderlichen Prüfungen durchgeführt wurden,
4. Zustimmung zur Beauftragung sowie Überwachung der Analysenlabors, die im Auftrag tätig werden,
5. Kontrolle der Wartung, der Räumlichkeiten und der Ausrüstung für die Durchführung der Prüfungen,
6. Sicherstellung, dass die notwendigen Validierungen der Prüfverfahren durchgeführt werden und
7. Sicherstellung der erforderlichen anfänglichen und fortlaufenden Schulung des Personals, das im Bereich der Prüfung tätig ist.

Die Leitung der Herstellung und die Leitung der Qualitätskontrolle muss voneinander unabhängig sein.

(2) Soweit Fertigarzneimittel in den Verkehr gebracht werden, sind zusätzlich die Verantwortungsbereiche von Stufenplanbeauftragten nach Maßgabe des § 63a des Arzneimittelgesetzes und von Informationsbeauftragten nach Maßgabe des § 74a des Arzneimittelgesetzes festzulegen.

(3) Wer Arzneimittel oder Produkte menschlicher Herkunft herstellt oder einführt, ohne einer Erlaubnis nach § 13, § 72 oder § 72c Abs. 4 des Arzneimittelgesetzes zu bedürfen, hat Personen festzulegen, die für die Herstellung einschließlich der Freigabe, für die Lagerung und für die Qualitätskontrolle verantwortlich sind.

§ 13
Herstellung

(1) Die Herstellungsvorgänge sind mit Ausnahme der Freigabe unter Verantwortung der Leitung der Herstellung nach vorher erstellten schriftlichen Anweisungen

und Verfahrensbeschreibungen (Herstellungsanweisung) durchzuführen. Sie müssen in Übereinstimmung mit der Guten Herstellungspraxis sowie den anerkannten pharmazeutischen Regeln erfolgen.

(2) Bei Arzneimitteln, die zugelassen oder registriert sind, muss die Herstellungsanweisung den Zulassungs- oder Registrierungsunterlagen, bei Prüfpräparaten den Genehmigungsunterlagen für die klinische Prüfung, in der sie zur Anwendung kommen, entsprechen. Bei hämatopoetischen Stammzellzubereitungen aus dem peripheren Blut oder aus dem Nabelschnurblut die nach § 21a des Arzneimittelgesetzes genehmigt worden sind, muss die Herstellungsanweisung den Genehmigungsunterlagen entsprechen.

(3) Zur Herstellung von Arzneimitteln sind nur Wirkstoffe und Hilfsstoffe im Sinne von § 2 Nr. 2 als Ausgangsstoffe zu verwenden, die gemäß der Guten Herstellungspraxis hergestellt wurden. Satz 1 gilt für die Herstellung von Prüfpräparaten entsprechend, wobei die Anforderungen an den Wirkstoff dem jeweiligen Entwicklungsstadium des Prüfpräparates anzupassen sind. Es dürfen nur Ausgangsstoffe und Arzneimittel verwendet werden, deren Qualität festgestellt und entsprechend kenntlich gemacht worden ist.

(3a) Soweit Fertigarzneimittel, die ein Sicherheitsmerkmal im Sinne von § 10 Abs. 1c des Arzneimittelgesetzes tragen, von einem anderen Hersteller umverpackt werden sollen, hat sich der Hersteller vor der teilweisen oder vollständigen Entfernung oder Überdeckung der Sicherheitsmerkmale von der Echtheit des Arzneimittels zu überzeugen. Die Sicherheitsmerkmale dürfen nur durch solche ersetzt werden, die in gleichwertiger Weise die Prüfung auf Echtheit und Unversehrtheit der äußeren Umhüllung erlauben. Dabei darf die Primärverpackung nicht geöffnet werden.

(4)*) Durch räumliche oder zeitliche Trennung der einzelnen Herstellungsvorgänge oder durch andere geeignete technische oder organisatorische Maßnahmen ist Vorsorge zu treffen, dass Kreuzkontaminationen und Verwechslungen vermieden werden. Bei der Herstellung von Prüfpräparaten sind darüber hinaus besondere

*) Absatz 4 wird neu gefasst; der Text ist auf Raster gestellt (s. S. 357). Er tritt in Kraft, sobald die in Fußnote**) genannten Voraussetzungen erfüllt sind.

**) Absatz 4 tritt sechs Monate nach der Veröffentlichung der Mitteilung der Europäischen Kommission über die Funktionsfähigkeit des EU-Portals und der Datenbank nach Artikel 82 der Verordnung (EU) Nr. 536/2014 des Europäischen Parlaments und des Rates vom 16. April 2014 über klinische Prüfungen mit Humanarzneimitteln und zur Aufhebung der Richtlinie 2001/20/EG (ABl. L 158 vom 27.5.2014, S. 1) im Amtsblatt der Europäischen Union in Kraft.

Vorsichtsmaßnahmen während und nach der Verblindung im Sinne von § 3 Abs. 10 der GCP-Verordnung einzuhalten.

(4) Durch räumliche oder zeitliche Trennung der einzelnen Herstellungsvorgänge oder durch andere geeignete technische oder organisatorische Maßnahmen ist Vorsorge zu treffen, dass Kreuzkontaminationen und Verwechslungen vermieden werden. Bei der Herstellung von Prüfpräparaten sind darüber hinaus besondere Vorsichtsmaßnahmen während und nach der Verblindung im Sinne von § 3 Abs. 10 der GCP-Verordnung in der am Tag vor ihrem Außerkrafttreten nach Artikel 13 Abs. 4 des Vierten Gesetzes zur Änderung arzneimittelrechtlicher und anderer Vorschriften vom 20. Dezember 2016 (BGBl. I S. 3048) geltenden Fassung einzuhalten.

(5) Die zur Herstellung angewandten Verfahren sind nach dem jeweiligen Stand von Wissenschaft und Technik zu validieren. Kritische Phasen eines Herstellungsverfahrens müssen regelmäßig revalidiert werden. Abweichend von Satz 1 ist bei Prüfpräparaten der Herstellungsprozess als Ganzes zu validieren, soweit dies angezeigt ist, wobei der Produktentwicklungsphase Rechnung zu tragen ist; kritische Prozessschritte sind stets zu validieren. Alle Schritte für die Auslegung und die Entwicklung des Herstellungsprozesses für das Prüfpräparat sind vollständig zu dokumentieren.

(6) Es müssen angemessene und ausreichende Mittel für die Durchführung der Inprozesskontrollen zur Verfügung stehen.

(7) Die Herstellung jeder Charge ist gemäß der Herstellungsanweisung nach Absatz 1 durchzuführen und vollständig zu protokollieren (Herstellungsprotokoll). Alle Abweichungen im Prozess und von der Festlegung der Spezifikation sind zu dokumentieren und gründlich zu untersuchen. Soweit das Produkt nicht in Chargen hergestellt wird, gilt Satz 1 entsprechend.

(8) Im Herstellungsprotokoll ist von der Leitung der Herstellung mit Datum und Unterschrift zu bestätigen, dass die Charge entsprechend der Herstellungsanweisung hergestellt wurde.

§ 14
Prüfung

(1) Ausgangsstoffe und Endprodukte sowie erforderlichenfalls auch Zwischenprodukte, sind unter Verantwortung der Leitung der Qualitätskontrolle nach vorher erstellten schriftlichen Anweisungen und Verfahrensbeschreibungen (Prüfanweisung) zu prüfen. Die Prüfung muss in Übereinstimmung mit der Guten Herstellungspraxis sowie den anerkannten pharmazeutischen Regeln erfolgen. Die Sätze 1

und 2 gelten entsprechend für Behältnisse, äußere Umhüllungen, Verpackungs- und Kennzeichnungsmaterialien sowie Packungsbeilagen.

(2) Bei Arzneimitteln, die zugelassen oder registriert sind, muss die Prüfanweisung den Zulassungs- oder Registrierungsunterlagen, bei Prüfpräparaten den Genehmigungsunterlagen für die klinische Prüfung, in der sie zur Anwendung kommen, entsprechen. Bei hämatopoetischen Stammzellzubereitungen aus dem peripheren Blut oder aus dem Nabelschnurblut, die nach § 21a des Arzneimittelgesetzes genehmigt worden sind, muss die Prüfanweisung der Genehmigungsunterlagen entsprechen.

(3) Die zur Prüfung angewandten Verfahren sind nach dem jeweiligen Stand von Wissenschaft und Technik zu validieren. Kritische Prüfverfahren müssen regelmäßig dahingehend bewertet werden, ob sie noch valide sind und erforderlichenfalls revalidiert werden.

(4) Die Prüfung ist gemäß der Prüfanweisung nach Absatz 1 durchzuführen und vollständig zu protokollieren (Prüfprotokoll). Alle Abweichungen im Prozess und von der Festlegung in der Spezifikation sind zu dokumentieren und gründlich zu untersuchen. Die Leitung der Qualitätskontrolle hat im Prüfprotokoll mit Datum und Unterschrift zu bestätigen, dass die Prüfung entsprechend der Prüfanweisung durchgeführt worden ist und das Produkt die erforderliche Qualität besitzt.

(5) Wurde die erforderliche Qualität festgestellt, sind die Produkte entsprechend kenntlich zu machen; bei zeitlicher Begrenzung der Haltbarkeit ist das Enddatum anzugeben.

(6) Ausgangsstoffe, Zwischen- und Endprodukte, die den Anforderungen an die Qualität nicht genügen, sind als solche kenntlich zu machen und abzusondern. Über die weiteren Maßnahmen ist von dazu befugtem Personal zu entscheiden. Die Maßnahmen sind zu dokumentieren.

§ 15
Kennzeichnung

(1) Arzneimittel, die zur Anwendung bei Menschen bestimmt und keine Fertigarzneimittel oder Prüfpräparate sind, dürfen im Geltungsbereich des Arzneimittelgesetzes nur in den Verkehr gebracht werden, wenn ihre Behältnisse und, soweit verwendet, die äußeren Umhüllungen nach § 10 Abs. 1 Nr. 1, 2, 4, 6 und 9 des Arzneimittelgesetzes in gut lesbarer Schrift, in deutscher Sprache und auf dauerhafte Weise gekennzeichnet sind.

(2) Fertigarzneimittel, die Arzneimittel im Sinne des § 2 Abs. 2 Nr. 1a, 2 oder 3 des Arzneimittelgesetzes sind, dürfen nur in den Verkehr gebracht werden, wenn ihre Behältnisse und, soweit verwendet, ihre äußeren Umhüllungen nach § 10 des Arzneimittelgesetzes gekennzeichnet sind. Die Angaben über die Darreichungsform, die Wirkstoffe und die Wartezeit können entfallen. Bei diesen Arzneimitteln sind auf dem Behältnis, oder, soweit verwendet, auf der äußeren Umhüllung oder einer Packungsbeilage zusätzlich anzugeben

1. die Anwendungsgebiete,
2. die Gegenanzeigen,
3. die Nebenwirkungen,
4. die Wechselwirkungen mit anderen Mitteln.

(3) Fertigarzneimittel, die Arzneimittel im Sinne des § 2 Abs. 2 Nr. 4 des Arzneimittelgesetzes sind, dürfen nur in den Verkehr gebracht werden, wenn ihre Behältnisse und, soweit verwendet, ihre äußeren Umhüllungen nach § 10 Abs. 1, 2, 6, 8 und 9 des Arzneimittelgesetzes gekennzeichnet sind. Die Angaben über die Darreichungsform können entfallen. Die Wirkstoffe sind bei Arzneimitteln im Sinne des § 2 Abs. 2 Nr. 4 des Arzneimittelgesetzes nach Art und Menge anzugeben, soweit sie für die Funktion des Arzneimittels charakteristisch sind. Besteht das Fertigarzneimittel aus mehreren Teilen, so sind auf dem Behältnis und, soweit verwendet, auf der äußeren Umhüllung die Chargenbezeichnungen der einzelnen Teile anzugeben. Ist die Angabe der Wirkstoffe nach Art und Menge auf dem Behältnis aus Platzmangel nicht möglich, so ist sie auf der äußeren Umhüllung oder, sofern auch dies aus Platzmangel nicht möglich ist, in einem dem Behältnis beigefügten Informationsblatt vorzunehmen.

(4) Bei Arzneimitteln, die der Zulassung oder Registrierung nicht bedürfen, entfällt die Angabe der Zulassungsnummer oder Registrierungsnummer.

(5) Produkte menschlicher Herkunft sind auf ihren Behältnissen und, soweit verwendet, ihren äußeren Umhüllungen in gut lesbarer Schrift in deutscher oder englischer Sprache und auf dauerhafte Weise mindestens wie folgt zu kennzeichnen:

1. Name oder Firma und Anschrift des Herstellers des Produkts und, soweit unterschiedlich, des Herstellers, der das Produkt abgefüllt, umgefüllt, umgepackt oder umgekennzeichnet hat,
2. Bezeichnung oder Identifizierungscode des Produkts, verbunden mit dem Hinweis „menschlicher Herkunft“ und, soweit möglich und zutreffend, seines

Reinheitsgrades, der Referenz zu einem Arzneibuch sowie die internationale Kurzbezeichnung der Weltgesundheitsorganisation,

3. soweit zutreffend, Inhalt nach Gewicht oder Nennvolumen; sind biologische Einheiten oder andere Angaben zur Wertigkeit wissenschaftlich gebräuchlich, so sind diese zu verwenden,
4. Chargenbezeichnung des Fertigprodukts oder, soweit das Produkt nicht in Chargen hergestellt wird, das Herstellungsdatum und, soweit zutreffend, zusätzlich auch des abgefüllten, umgefüllten, umgepackten oder umgekennzeichneten Produkts,
5. Verfalldatum oder Nachtestdatum und
6. besondere Transport- oder Lagerbedingungen, soweit für die Aufrechterhaltung der Qualität des Produkts erforderlich.

In begründeten Fällen kann die zuständige Behörde Ausnahmen über die Kennzeichnung zulassen.

§ 16
Freigabe zum Inverkehrbringen

(1) Die Freigabe einer Charge zum Inverkehrbringen darf von der sachkundigen Person nach § 14 des Arzneimittelgesetzes, die mit dem Produkt und mit den für dessen Herstellung und Prüfung eingesetzten Verfahren vertraut ist, nur nach von ihr vorher erstellten schriftlichen Anweisungen und Verfahrensbeschreibungen nach Absatz 2 oder 3 Satz 2 vorgenommen werden.

(2) Die Freigabe darf nur erfolgen, wenn

1. das Herstellungsprotokoll und das Prüfprotokoll ordnungsgemäß unterzeichnet sind,
2. zusätzlich zu den analytischen Ergebnissen essenzielle Informationen wie die Herstellungsbedingungen und die Ergebnisse der Inprozesskontrollen berücksichtigt wurden,
3. die Überprüfung der Herstellungs- und Prüfunterlagen die Übereinstimmung der Produkte mit ihren Spezifikationen, einschließlich der Endverpackung, bestätigt hat und
4. bei zugelassenen oder registrierten Arzneimitteln die Übereinstimmung mit den Zulassungs- oder Registrierungsunterlagen und bei Prüfpräparaten die Übereinstimmung mit den Unterlagen für die Genehmigung für die klinische Prüfung, in der sie zur Anwendung kommen, vorliegt.

(3) Soweit verflüssigte medizinische Gase nach § 13 Abs. 3 des Arzneimittelgesetzes umgefüllt werden, ist abweichend von Absatz 2 nur das Lieferbehältnis des Tankfahrzeuges vor dem Inverkehrbringen freizugeben. Die Dokumentation zur Befüllung des Endbehältnisses ist der Leitung der Herstellung und der sachkundigen Person nachträglich unverzüglich vorzulegen und von diesen schriftlich zu bestätigen. Der in § 19 des Arzneimittelgesetzes definierte Verantwortungsbereich der sachkundigen Person bleibt unberührt.

(4) Sofern die Herstellung oder Qualitätskontrolle in mehreren Stufen, gegebenenfalls auch an unterschiedlichen Orten oder bei unterschiedlichen Herstellern ausgeführt wird oder die komplette Herstellung mit Ausnahme der Freigabe in anderen Betrieben und Einrichtungen erfolgt, kann die sachkundige Person nach § 14 des Arzneimittelgesetzes die von anderen sachkundigen Personen vorgenommenen Bestätigungen über die Teilherstellungsstufen oder Prüfungen innerhalb eines von ihr anerkannten Qualitätssystems zur Entscheidung über die Freigabe der Fertigproduktcharge heranziehen. Sie ist für die Freigabe zum Inverkehrbringen der Charge insgesamt persönlich verantwortlich. Satz 1 gilt entsprechend für Bestätigungen, die von sachkundigen Personen nach Artikel 48 der Richtlinie 2001/83/EG oder Artikel 52 der Richtlinie 2001/82/EG vorgelegt werden.

(5) In den Fällen des Absatzes 4 hat sich die sachkundige Person nach § 14 des Arzneimittelgesetzes durch persönliche Kenntnisnahme oder durch Bestätigung anderer ausreichend sachkundiger und geeigneter Personen davon zu überzeugen, dass der Hersteller in der Lage ist, in Übereinstimmung mit der Guten Herstellungspraxis und entsprechend der Herstellungs- und Prüfanweisung herzustellen und zu prüfen. Die Herstellung muss in einem Land, das nicht Mitgliedstaat der Europäischen Gemeinschaft oder anderer Vertragsstaat des Abkommens über den Europäischen Wirtschaftsraum ist, nachweislich nach Standards erfolgen, die den von der Europäischen Gemeinschaft festgelegten Standards der Guten Herstellungspraxis zumindest gleichwertig sind. Der Hersteller muss für die Durchführung der jeweiligen Tätigkeit nach nationaler Regelung befugt sein.

(6) Die sachkundige Person nach § 14 des Arzneimittelgesetzes kann sich in Fällen kurzfristiger Verhinderung, insbesondere durch Krankheit oder Urlaub, nur von Personen vertreten lassen, die über die Sachkenntnis nach § 15 des Arzneimittelgesetzes verfügen.

(7) Der Inhaber einer Erlaubnis nach § 13, § 72 oder § 72c Abs. 4 des Arzneimittelgesetzes hat der sachkundigen Person nach § 14 des Arzneimittelgesetzes die Durchführung ihrer Aufgabe zu ermöglichen und ihr insbesondere alle erforderlichen Mittel zur Verfügung zu stellen.

§ 17
Inverkehrbringen und Einfuhr

(1) Arzneimittel, Blutprodukte und andere Blutbestandteile sowie Produkte menschlicher Herkunft, die im Geltungsbereich des Arzneimittelgesetzes hergestellt und geprüft wurden, dürfen nur in den Verkehr gebracht werden, wenn sie gemäß § 16 freigegeben wurden. Soweit die Arzneimittel, Blutprodukte und anderen Blutbestandteile sowie Produkte menschlicher Herkunft in den Geltungsbereich des Arzneimittelgesetzes verbracht oder eingeführt wurden, darf die Freigabe nach § 16 zum Inverkehrbringen nur erfolgen, wenn die Herstellung in einem Betrieb durchgeführt wurde, der dafür nach dem jeweiligen nationalen Recht befugt ist, und die Prüfung nach § 14 im Geltungsbereich des Arzneimittelgesetzes durchgeführt wurde. Die Prüfung soll neben der vollständigen qualitativen und quantitativen Analyse, insbesondere der Wirkstoffe, auch alle sonstigen Überprüfungen erfassen, die erforderlich sind, um die jeweilige Produktqualität zu gewährleisten. Satz 2 gilt nicht für Prüfpräparate.

(2) Bei einem Verbringen aus einem Mitgliedstaat der Europäischen Union oder einem anderen Vertragsstaat des Abkommens über den Europäischen Wirtschaftsraum in den Geltungsbereich des Arzneimittelgesetzes kann von der Prüfung nach Absatz 1 abgesehen werden, wenn die Prüfung in dem Mitgliedstaat oder in dem anderen Vertragsstaat nach den dort geltenden Rechtsvorschriften durchgeführt und die von der sachkundigen Person unterzeichneten Kontrollberichte beigefügt wurden.

(3) Bei einer Einfuhr aus Ländern, die nicht Mitgliedstaaten der Europäischen Union oder andere Vertragsstaaten des Abkommens über den Europäischen Wirtschaftsraum sind, kann von der Prüfung nach Absatz 1 abgesehen werden, wenn die Voraussetzungen nach § 72a Satz 1 Nr. 1 des Arzneimittelgesetzes, bei Blutprodukten, die keine Arzneimittel sind und bei Produkten menschlicher Herkunft auch nach § 72a Satz 1 Nr. 2 des Arzneimittelgesetzes erfüllt sind oder die Prüfung schon in einem anderen Mitgliedstaat der Europäischen Union durchgeführt wurde und entsprechende Kontrollberichte übermittelt wurden.

(4) Sofern Prüfpräparate, die in einem Land hergestellt wurden, das nicht Mitgliedstaat der Europäischen Union oder anderer Vertragsstaat des Abkommens über den Europäischen Wirtschaftsraum ist und für die eine Genehmigung für das Inverkehrbringen im Herkunftsland vorliegt, in einer klinischen Prüfung als Vergleichspräparate eingesetzt werden sollen, trägt die sachkundige Person nach § 14 des

Arzneimittelgesetzes die Verantwortung dafür, dass jede Herstellungscharge allen erforderlichen Prüfungen unterzogen wurde, um die Qualität der Präparate gemäß den Genehmigungsunterlagen für die klinische Prüfung, in der sie zur Anwendung kommen, zu bestätigen. Satz 1 gilt auch dann, wenn der sachkundigen Person nach § 14 des Arzneimittelgesetzes keine Unterlagen erhältlich sind, die bestätigen, dass jede Produktionscharge nach Standards hergestellt wurde, die den von der Europäischen Union festgelegten Standards der Guten Herstellungspraxis mindestens gleichwertig sind.

(5) Die sachkundige Person nach § 14 des Arzneimittelgesetzes hat gemäß § 19 Satz 2 des Arzneimittelgesetzes in einem fortlaufenden Register oder einem hierfür vorgesehenen vergleichbaren Dokument für jede Arzneimittelcharge die Einhaltung der Vorschriften des Arzneimittelgesetzes und der vorliegenden Verordnung zu bescheinigen, bevor die Charge in den Verkehr gebracht wird. Sofern anschließend Chargen zurückgerufen werden, ist dies in dem Register oder einem vergleichbaren Dokument zu vermerken.

(6) Soweit durch Rechtsvorschrift nichts anderes zugelassen ist, dürfen Fertigarzneimittel nur an Betriebe und Einrichtungen geliefert werden, die über eine Erlaubnis nach § 13, § 52a, § 72 oder § 72c Abs. 4 des Arzneimittelgesetzes verfügen oder zur Abgabe an den Endverbraucher befugt sind oder an andere Einrichtungen oder Personen, die gemäß § 47 des Arzneimittelgesetzes Arzneimittel beziehen dürfen. Satz 1 gilt entsprechend für Betriebe, die im Besitz einer Erlaubnis nach Artikel 40 oder einer Genehmigung nach Artikel 77 der Richtlinie 2001/83/EG oder einer Erlaubnis nach Artikel 44 oder einer Genehmigung nach Artikel 65 der Richtlinie 2001/82/EG sind. Den Lieferungen sind ausreichende Unterlagen beizufügen, aus denen insbesondere das Datum der Auslieferung, die Bezeichnung und Menge des Arzneimittels sowie Name und Anschrift des Lieferanten und des Empfängers hervorgehen. Im Falle der Lieferung an Betriebe und Einrichtungen, die entsprechend Satz 1 oder Satz 2 über eine Erlaubnis oder eine Genehmigung verfügen, muss zusätzlich die Chargenbezeichnung des jeweiligen Arzneimittels angegeben werden. Darüber hinaus muss unter Angabe der ausstellenden Behörde und des Ausstellungsdatums bestätigt werden, dass der Lieferant über eine Erlaubnis nach § 13, § 52a, § 72 oder § 72c Abs. 4 des Arzneimittelgesetzes verfügt. Die Verpflichtung zur zusätzlichen Angabe der Chargenbezeichnung gilt auch

1. bei der Abgabe von Arzneimitteln an Krankenhausapotheken und krankenhausversorgende Apotheken für die Zwecke der Belieferung von Krankenhäusern,

2. im Falle von Blutzubereitungen, Sera aus menschlichem Blut und Zubereitungen aus anderen Stoffen menschlicher Herkunft sowie gentechnisch hergestellten Blutbestandteilen, die fehlende Blutbestandteile ersetzen, auch bei Lieferung an Betriebe und Einrichtungen zur Abgabe an den Endverbraucher,
3. bei Abgabe von zur Anwendung bei Tieren bestimmten verschreibungspflichtigen Arzneimitteln sowie
4. im Falle von Arzneimitteln, die Sicherheitsmerkmale im Sinne von § 10 Abs. 1c des Arzneimittelgesetzes tragen müssen.

§ 18
Rückstellmuster

(1) Die für die Freigabe nach § 16 verantwortliche sachkundige Person nach § 14 des Arzneimittelgesetzes hat sicherzustellen, dass Rückstellmuster von jeder Charge eines Fertigarzneimittels in ausreichender Menge zum Zwecke einer gegebenenfalls erforderlichen analytischen Nachtestung und zum Nachweis der Kennzeichnung einschließlich der Packungsbeilage mindestens ein Jahr über den Ablauf des Verfalldatums hinaus aufbewahrt werden. Wenn der Betrieb, in dem die Freigabe erfolgt, nicht gleichzeitig der pharmazeutische Unternehmer ist, oder wenn mehr als ein Betrieb in die Herstellung einer Charge involviert ist, ist die Verantwortlichkeit für die Rückstellmusterlagerung im Sinne des § 9 vertraglich zu regeln. Für den Fall einer Schließung des Betriebs, in dem die Rückstellmusterlagerung erfolgt, hat der pharmazeutische Unternehmer Vorsorge zu treffen, daß die Rückstellmuster während des gesamten Aufbewahrungszeitraums nach Satz 1 vorgehalten werden. Sofern eine Charge in zwei oder mehreren Arbeitsgängen endgültig verpackt wird, ist grundsätzlich jeweils mindestens ein Rückstellmuster pro Verpackungsvorgang aufzubewahren. Bei parallel importierten oder parallel vertriebenen Arzneimitteln findet Satz 4 nur Anwendung, sofern deren Sekundärverpackung zum Zwecke der Änderung der Kennzeichnung oder der Packungsbeilage geöffnet wird. Bei Arzneimitteln, deren Herstellung für den Einzelfall oder in kleinen Mengen erfolgt oder deren Lagerung besondere Probleme bereitet, kann die zuständige Behörde Ausnahmen über die Muster und ihre Aufbewahrung zulassen.

(2) Die für die Freigabe nach § 16 verantwortliche sachkundige Person nach § 14 des Arzneimittelgesetzes hat sicherzustellen, dass Rückstellmuster von jeder Charge der für die Arzneimittelherstellung verwendeten Ausgangsstoffe mindestens zwei Jahre nach Freigabe der unter Verwendung dieser Ausgangsstoffe hergestellten Arzneimittel aufbewahrt werden, es sei denn, in den Zulassungsunterlagen ist eine

kürzere Haltbarkeit angegeben. Satz 1 gilt nicht für Lösungsmittel, Gase und Wasser. Absatz 1 Satz 6 findet entsprechende Anwendung.

(3)*) Abweichend von Absatz 1 hat die für die Freigabe nach § 16 verantwortliche sachkundige Person nach § 14 des Arzneimittelgesetzes sicherzustellen, dass von Prüfpräparaten sowie deren Kennzeichnungs- und bedruckte Verpackungsmaterialien ausreichende Muster jeder Herstellungscharge mindestens zwei Jahre nach Abschluss oder Abbruch der letzten klinischen Prüfung, bei der die betreffende Charge zur Anwendung kam, aufbewahrt werden. Soweit Angaben nach § 5 der GCP-Verordnung in Begleitdokumenten gemacht werden, sind auch die Muster dieser Begleitdokumente für jede Charge aufzubewahren.

(3) Abweichend von Absatz 1 hat die für die Freigabe nach § 16 verantwortliche sachkundige Person nach § 14 des Arzneimittelgesetzes sicherzustellen, dass von Prüfpräparaten sowie deren Kennzeichnungs- und bedruckte Verpackungsmaterialien ausreichende Muster jeder Herstellungscharge mindestens zwei Jahre nach Abschluss oder Abbruch der letzten klinischen Prüfung, bei der die betreffende Charge zur Anwendung kam, aufbewahrt werden. Soweit Angaben nach § 5 der GCP-Verordnung in der am Tag vor ihrem Außerkrafttreten nach Artikel 13 Abs. 4 des Vierten Gesetzes zur Änderung arzneimittelrechtlicher und anderer Vorschriften vom 20. Dezember 2016 (BGBl. I S. 3048) geltenden Fassung in Begleitdokumenten gemacht werden, sind auch die Muster dieser Begleitdokumente für jede Charge aufzubewahren.

(4) Die Aufbewahrung der Rückstellmuster eines Fertigarzneimittels nach Absatz 1 muss im Geltungsbereich des Arzneimittelgesetzes erfolgen. Von Satz 1 kann abgesehen werden, wenn die Rückstellmuster in einem Mitgliedstaat der Europäischen Union oder in einem anderen Vertragsstaat des Abkommens über den Europäischen Wirtschaftsraum gelagert werden.

§ 19
Beanstandungen und Rückruf

(1) Der oder die Stufenplanbeauftragte ist dafür verantwortlich, dass alle bekannt gewordenen Meldungen über Arzneimittelrisiken nach schriftlich festgelegtem Ver-

*) Absatz 3 wird neu gefasst; der Text ist auf Raster gestellt. Er tritt in Kraft, sobald die in Fußnote**) genannten Voraussetzungen erfüllt sind.

**) Absatz 3 tritt sechs Monate nach der Veröffentlichung der Mitteilung der Europäischen Kommission über die Funktionsfähigkeit des EU-Portals und der Datenbank nach Artikel 82 der Verordnung (EU) Nr. 536/2014 des Europäischen Parlaments und des Rates vom 16. April 2014 über klinische Prüfungen mit Humanarzneimitteln und zur Aufhebung der Richtlinie 2001/20/EG (ABl. L 158 vom 27.5.2014, S. 1) im Amtsblatt der Europäischen Union in Kraft.

fahren gesammelt sowie alle Beanstandungen systematisch aufgezeichnet werden. Dabei ist die sofortige Überprüfung der Meldungen unverzüglich zu veranlassen und daraufhin zu bewerten, ob ein Arzneimittelrisiko vorliegt, wie schwerwiegend es ist und welche Maßnahmen zur Risikoabwehr geboten sind. Die notwendigen Maßnahmen sind zu koordinieren und der sachkundigen Person nach § 14 des Arzneimittelgesetzes zur Kenntnis zu bringen, damit diese erforderlichenfalls die ihrerseits notwendigen Maßnahmen ergreifen kann, insbesondere, wenn es sich um ein Qualitätsproblem handeln könnte. Die Wirksamkeit der Verfahren ist regelmäßig zu überprüfen.

(2) Der oder die Stufenplanbeauftragte hat die zuständige Behörde über jeden Mangel, der zu einem Rückruf oder zu einer ungewöhnlichen Einschränkung des Vertriebs führen könnte, unverzüglich zu unterrichten und dabei auch mitzuteilen, in welche Staaten das Arzneimittel verbracht oder ausgeführt wurde. Darüber hinaus ist die Behörde auch über jeden Verdacht einer Arzneimittel- oder Wirkstofffälschung unverzüglich zu unterrichten; bei Arzneimitteln, die zur Anwendung bei Menschen bestimmt sind, ist auch der Inhaber der Zulassung zu unterrichten.

(3)*) Der oder die Stufenplanbeauftragte hat die nach dem Arzneimittelgesetz bestehenden Anzeigepflichten zu erfüllen, soweit sie Arzneimittelrisiken betreffen. Die Meldeverpflichtungen nach § 14 der GCP-Verordnung bleiben unberührt.

(3) Der oder die Stufenplanbeauftragte hat die nach dem Arzneimittelgesetz bestehenden Anzeigepflichten zu erfüllen, soweit sie Arzneimittelrisiken betreffen. Die Meldeverpflichtungen nach § 14 der GCP-Verordnung in der am Tag vor ihrem Außerkrafttreten nach Artikel 13 Abs. 4 des Vierten Gesetzes zur Änderung arzneimittelrechtlicher und anderer Vorschriften vom 20. Dezember 2016 (BGBl. I S. 3048) geltenden Fassung bleiben unberührt.

(4) Absatz 1 gilt für Prüfpräparate entsprechend. Der oder die Stufenplanbeauftragte ist dafür verantwortlich, dass in Zusammenarbeit mit dem Sponsor Beanstandungen systematisch aufgezeichnet, überprüft und wirkungsvolle systematische Vorkehrungen getroffen werden, damit eine weitere Anwendung der Prüfpräparate verhindert werden kann, sofern dies notwendig ist. Jeder Mangel, der zu einem

*) Absatz 3 wird neu gefasst; außerdem wird Absatz 9 (s. S. 367) angefügt. Die Texte sind jeweils auf Raster gestellt. Sie treten in Kraft, sobald die in Fußnote**) genannten Voraussetzungen erfüllt sind.

**) Absatz 3 und der angefügte Absatz 9 treten sechs Monate nach der Veröffentlichung der Mitteilung der Europäischen Kommission über die Funktionsfähigkeit des EU-Portals und der Datenbank nach Artikel 82 der Verordnung (EU) Nr. 536/2014 des Europäischen Parlaments und des Rates vom 16. April 2014 über klinische Prüfungen mit Humanarzneimitteln und zur Aufhebung der Richtlinie 2001/20/EG (ABl. L 158 vom 27.5.2014, S. 1) im Amtsblatt der Europäischen Union in Kraft.

Rückruf oder zu einer ungewöhnlichen Einschränkung des Vertriebs führen könnte, ist zu dokumentieren und zu untersuchen und die zuständige Behörde unverzüglich davon zu unterrichten und dabei auch mitzuteilen, an welche Prüfstellen innerhalb oder außerhalb des Geltungsbereiches des Arzneimittelgesetzes das Prüfpräparat ausgeliefert wurde. Sofern das Prüfpräparat ein zugelassenes Arzneimittel ist, muss der oder die Stufenplanbeauftragte in Zusammenarbeit mit dem Sponsor den Zulassungsinhaber über jeden Mangel informieren, der mit dem zugelassenen Arzneimittel in Verbindung stehen kann.

(5) Über den Inhalt der Meldungen, die Art der Überprüfung und die dabei gewonnenen Erkenntnisse, das Ergebnis der Bewertung, die koordinierten Maßnahmen und die Benachrichtigungen hat der oder die Stufenplanbeauftragte Aufzeichnungen zu führen.

(6) Der oder die Stufenplanbeauftragte soll von den Verkaufs- oder Vertriebseinheiten unabhängig sein und kann sich nur von Personen vertreten lassen, die über die Sachkenntnis nach § 63a Abs. 1 Satz 1 des Arzneimittelgesetzes verfügen, und muss im Geltungsbereich des Arzneimittelgesetzes oder in einem anderen Mitgliedstaat der Europäischen Union ansässig und tätig sein.

(7) Soweit ein pharmazeutischer Unternehmer andere als die in § 63a Abs. 1 Satz 1 des Arzneimittelgesetzes genannten Produkte in den Verkehr bringt, hat er eine entsprechende Person mit der Wahrnehmung der Aufgaben des oder der Stufenplanbeauftragten zu beauftragen. Die entsprechend beauftragte Person ist für die Einhaltung der Verpflichtungen nach den Absätzen 1 bis 5 verantwortlich.

(8)*) Der pharmazeutische Unternehmer hat dafür zu sorgen, dass alle im Betrieb eingehenden Meldungen über Arzneimittelrisiken und Beanstandungen sowie Informationen für die Beurteilung des Nutzen-Risiko-Verhältnisses eines Arzneimittels unverzüglich dem oder der Stufenplanbeauftragten oder der nach Absatz 7 Satz 1 entsprechend beauftragten Person mitgeteilt werden.

(9) Die Absätze 1 bis 3 und 5 bis 8 gelten entsprechend für Hilfspräparate im Sinne von Artikel 2 Abs. 2 Nr. 8 und 10 der Verordnung (EU) Nr. 536/2014.

*) Dem Absatz 8 wird Absatz 9 angefügt; der Text ist auf Raster gestellt. Er tritt in Kraft, sobald die in Fußnote**) genannten Voraussetzungen erfüllt sind.

**) Absatz 9 tritt sechs Monate nach der Veröffentlichung der Mitteilung der Europäischen Kommission über die Funktionsfähigkeit des EU-Portals und der Datenbank nach Artikel 82 der Verordnung (EU) Nr. 536/2014 des Europäischen Parlaments und des Rates vom 16. April 2014 über klinische Prüfungen mit Humanarzneimitteln und zur Aufhebung der Richtlinie 2001/20/EG (ABl. L 158 vom 27.5.2014, S. 1) im Amtsblatt der Europäischen Union in Kraft.

§ 20
Aufbewahrung der Dokumentation

(1) Alle Aufzeichnungen über den Erwerb, die Herstellung einschließlich der Freigabe, die Prüfung, Lagerung, das Verbringen in den oder aus dem Geltungsbereich des Arzneimittelgesetzes, die Einfuhr oder die Ausfuhr, das Inverkehrbringen einschließlich der Auslieferung sowie Aufzeichnungen über die Tierhaltung und Aufzeichnungen der oder des Stufenplanbeauftragten oder der nach § 19 Abs. 7 Satz 1 entsprechend beauftragten Person sind vollständig und mindestens bis ein Jahr nach Ablauf des Verfalldatums, jedoch nicht weniger als fünf Jahre aufzubewahren. Die Aufbewahrung muss in einem geeigneten Bereich der von der Erlaubnis nach § 13, § 72 oder § 72c Abs. 4 des Arzneimittelgesetzes erfassten Räume erfolgen. Die Zugriffsberechtigung zu den Aufzeichnungen nach Satz 1 ist durch geeignete Maßnahmen auf dazu befugte Personen einzuschränken. Für den Fall einer Schließung des Hersteller- oder Prüfbetriebs, in dem die Aufbewahrung der Dokumentation nach Satz 1 erfolgt, hat der pharmazeutische Unternehmer Vorsorge zu treffen, dass die Dokumentation während der gesamten Aufbewahrungszeit vorgehalten wird.

(2) Abweichend von Absatz 1 sind bei Blutzubereitungen, Sera aus menschlichem Blut und gentechnisch hergestellten Plasmaproteinen zur Behandlung von Hämostasestörungen zum Zwecke der Rückverfolgbarkeit Aufzeichnungen mit Angaben

1. zur Identifizierung der Spendeeinrichtung,
2. zur Identifizierung der spendenden Person,
3. über die Bezeichnung des Arzneimittels,
4. zur Chargenbezeichnung,
5. zur Gewinnung der Spende (Jahr, Monat, Tag),
6. zum Datum der Abgabe und
7. über den Namen oder die Firma des Empfängers

in lesbarer Form in einem geeigneten Speichermedium mindestens 30 Jahre und die anderen Aufzeichnungen über die Spendenentnahme und die damit verbundenen Maßnahmen gemäß § 11 Abs. 1 des Transfusionsgesetzes mindestens 15 Jahre aufzubewahren oder zu speichern. Die Angaben müssen gelöscht werden, wenn die Aufbewahrung oder Speicherung nicht mehr erforderlich ist. Werden die Aufzeichnungen länger als 30 Jahre aufbewahrt oder gespeichert, sind sie zu anonymisieren.

(3)*) (aufgehoben)

(3) Die Absätze 1 und 2 gelten entsprechend für Hilfspräparate im Sinne von Artikel 2 Abs. 2 Nr. 8 und 10 der Verordnung (EU) Nr. 536/2014.

(4) Absatz 1 gilt bei Prüfpräparaten mit der Maßgabe, dass die Unterlagen mindestens fünf Jahre nach Abschluss oder Abbruch der letzten klinischen Prüfung, bei der die betreffende Charge zur Anwendung kam, aufzubewahren sind.

(5) Abweichend von den Absätzen 1 und 2 sind bei hämatopoetischen Stammzellen oder Stammzellzubereitungen aus dem peripheren Blut oder aus dem Nabelschnurblut zum Zweck der Rückverfolgbarkeit zumindest Aufzeichnungen mit den Angaben nach Anhang VI Teil A der Richtlinie 2006/86/EG in der jeweils geltenden Fassung in einem geeigneten Speichermedium mindestens 30 Jahre aufzubewahren.

Abschnitt 4
Wirkstoffe nicht menschlicher Herkunft

§ 21
Organisationsstruktur

(1) Das QM-System nach § 3 muss insbesondere die Organisationsstruktur sowie die Verfahren, Prozesse und alle Aktivitäten umfassen, die notwendig sind, um sicherzustellen, dass der Wirkstoff die vorgesehenen Spezifikationen für Qualität und Reinheit erfüllt. Es muss mindestens eine Qualitätssicherungseinheit aufweisen, die von der Produktion unabhängig ist. Die Qualitätssicherungseinheit muss in alle qualitätsbezogenen Angelegenheiten einbezogen werden.

(2) Soweit Wirkstoffe hergestellt oder eingeführt werden, die der Erlaubnispflicht nach § 13 oder § 72 des Arzneimittelgesetzes unterliegen, findet § 12 Abs. 1 Anwendung.

*) Absatz 3 wird neu gefasst; der Text ist auf Raster gestellt. Er tritt in Kraft, sobald die in Fußnote**) genannten Voraussetzungen erfüllt sind.

**) Absatz 3 tritt sechs Monate nach der Veröffentlichung der Mitteilung der Europäischen Kommission über die Funktionsfähigkeit des EU-Portals und der Datenbank nach Artikel 82 der Verordnung (EU) Nr. 536/2014 des Europäischen Parlaments und des Rates vom 16. April 2014 über klinische Prüfungen mit Humanarzneimitteln und zur Aufhebung der Richtlinie 2001/20/EG (ABl. L 158 vom 27.5.2014, S. 1) im Amtsblatt der Europäischen Union in Kraft.

(3) Wer Wirkstoffe herstellt oder einführt, ohne einer Erlaubnis nach § 13 oder § 72 des Arzneimittelgesetzes zu bedürfen, hat die zur Freigabe von Zwischenprodukten und Wirkstoffen berechtigten Personen entsprechend festzulegen.

§ 22
Herstellung

(1) Die Herstellungsvorgänge einschließlich der Inprozesskontrollen sind nach vorher erstellten schriftlichen Anweisungen und Verfahrensbeschreibungen (Herstellungsanweisung) und in Übereinstimmung mit der Guten Herstellungspraxis durchzuführen.

(2) Bei der nach § 13 des Arzneimittelgesetzes erlaubnispflichtigen Wirkstoffherstellung ist die Leitung der Herstellung verantwortlich für die Genehmigung der Herstellungsanweisung, soweit nicht die Freigabe betroffen ist. In anderen Betrieben und Einrichtungen ist es die Qualitätssicherungseinheit.

(3) Es dürfen nur Ausgangs- oder Zwischenprodukte verwendet werden, deren Qualität festgestellt und entsprechend kenntlich gemacht worden ist.

(4) Durch räumliche oder zeitliche Trennung der einzelnen Herstellungsvorgänge oder durch andere geeignete technische oder organisatorische Maßnahmen ist Vorsorge zu treffen, dass Kreuzkontaminationen und Verwechslungen vermieden werden.

(5) Die zur Herstellung angewandten Verfahren sind, soweit diese kritisch für die Qualität oder Reinheit des Wirkstoffs sind, nach dem jeweiligen Stand von Wissenschaft und Technik zu validieren. Kritische Phasen eines Herstellungsverfahrens sind regelmäßig zu revalidieren.

(6) Die Herstellung jeder Charge einschließlich ihrer Verpackung ist gemäß der Herstellungsanweisung nach Absatz 1 durchzuführen und vollständig zu protokollieren (Herstellungsprotokoll). Alle Abweichungen im Prozess und von der Festlegung in der Spezifikation sind zu dokumentieren und zu bewerten; kritische Abweichungen sind zu untersuchen. Soweit der Wirkstoff nicht in Chargen hergestellt wird, gelten die Sätze 1 und 2 entsprechend.

(7) Im Herstellungsprotokoll ist in Betrieben und Einrichtungen, die der Erlaubnispflicht nach § 13 des Arzneimittelgesetzes unterliegen, von der Leitung der Herstellung mit Datum und Unterschrift zu bestätigen, dass die Charge entsprechend der Herstellungsanweisung hergestellt wurde. In anderen Betrieben und Einrich-

tungen sind eine oder mehrere entsprechende Personen festzulegen, die für die Überprüfung der Protokolle auf Vollständigkeit und Richtigkeit verantwortlich sind.

§ 23
Prüfung

(1) Ausgangsstoffe, Zwischenprodukte und Wirkstoffe sind nach vorher erstellten schriftlichen Anweisungen und Verfahrensbeschreibungen (Prüfanweisung) und in Übereinstimmung mit der Guten Herstellungspraxis zu prüfen. Satz 1 gilt entsprechend für Behältnisse, Packmittel und Kennzeichnungsmaterial der Wirkstoffe.

(2) Bei Wirkstoffen, deren Herstellung einer Erlaubnis nach § 13 des Arzneimittelgesetzes bedarf, ist die Leitung der Qualitätskontrolle verantwortlich für die Genehmigung der Prüfanweisung. In anderen Betrieben und Einrichtungen ist es die Qualitätssicherungseinheit.

(3) Die für die Prüfung angewandten Verfahren sind nach dem jeweiligen Stand von Wissenschaft und Technik zu validieren, soweit sie nicht in einem Arzneibuch oder einem vergleichbaren Regelwerk aufgeführt sind. Kritische Prüfverfahren müssen regelmäßig dahingehend bewertet werden, ob sie noch valide sind und erforderlichenfalls revalidiert werden.

(4) Die Prüfung ist gemäß der Prüfanweisung nach Absatz 1 durchzuführen und vollständig zu protokollieren (Prüfprotokoll). Alle Abweichungen im Prozess und von der Festlegung in der Spezifikation sind zu dokumentieren und gründlich zu untersuchen.

(5) In Betrieben und Einrichtungen, die einer Erlaubnis nach § 13 des Arzneimittelgesetzes bedürfen, hat die Leitung der Qualitätskontrolle im Prüfprotokoll mit Datum und Unterschrift zu bestätigen, dass die Prüfung entsprechend der Prüfanweisung durchgeführt worden ist und das Produkt die erforderliche Qualität besitzt. In anderen Betrieben und Einrichtungen sind entsprechende Verantwortlichkeiten festzulegen.

(6) Wurde die erforderliche Qualität festgestellt, sind die Wirkstoffe entsprechend kenntlich zu machen; bei zeitlicher Begrenzung der Haltbarkeit ist das Enddatum anzugeben. Sofern angezeigt, kann anstelle des Verfalldatums auch ein Nachprüfdatum angegeben werden.

(7) Ausgangsstoffe, Zwischenprodukte und Wirkstoffe, die den Anforderungen an die Qualität nicht genügen, sind als solche kenntlich zu machen und abzusondern.

Über die weiteren Maßnahmen ist von dazu befugtem Personal zu entscheiden. Die Maßnahmen sind zu dokumentieren.

§ 24
Kennzeichnung

(1) Die Kennzeichnung der Zwischenprodukte und Wirkstoffe ist nach vorher erstellten schriftlichen Anweisungen und Verfahrensbeschreibungen und in Übereinstimmung mit der Guten Herstellungspraxis durchzuführen. Bei der nach § 13 des Arzneimittelgesetzes erlaubnispflichtigen Wirkstoffherstellung ist die Leitung der Herstellung verantwortlich für die Genehmigung der Anweisung und Verfahrensbeschreibung. In anderen Betrieben und Einrichtungen ist es die Qualitätssicherungseinheit.

(2) Zwischenprodukte und Wirkstoffe sind vor ihrem Inverkehrbringen auf ihren Behältnissen und, soweit verwendet, ihren äußeren Umhüllungen, in gut lesbarer Schrift, und auf dauerhafte Weise mindestens wie folgt zu kennzeichnen:

1. Name oder Firma und zusätzlich Anschrift des Herstellers,
2. Bezeichnung oder Identifizierungscode des Produkts, soweit möglich auch seines Reinheitsgrades; soweit zutreffend, Referenz zu einem Arzneibuch und – soweit vorhanden – internationale Kurzbezeichnung der Weltgesundheitsorganisation,
3. Inhalt nach Gewicht oder Nennvolumen; sind biologische Einheiten oder andere Angaben zur Wertigkeit wissenschaftlich gebräuchlich, so sind diese zu verwenden,
4. Chargenbezeichnung oder, soweit das Zwischenprodukt oder der Wirkstoff nicht in Chargen hergestellt wird, das Herstellungsdatum,
5. Verfalldatum oder Nachtestdatum,
6. besondere Transport- oder Lagerbedingungen, soweit für die Aufrechterhaltung der Qualität des Wirkstoffs oder Stoffs erforderlich,
7. bei gentechnologisch gewonnenen Wirkstoffen die Bezeichnung des bei der Herstellung verwendeten gentechnisch veränderten Mikroorganismus oder der Zelllinie und
8. bei Wirkstoffen mikrobieller Herkunft die Angabe, dass es sich um einen Wirkstoff mikrobieller Herkunft handelt und bei Wirkstoffen tierischer Herkunft die Bezeichnung der zur Herstellung verwendeten Tierspezies.

(3) Sofern das Zwischenprodukt oder der Wirkstoff nachträglich von einem anderen Betrieb als dem Originalhersteller umgefüllt, umverpackt, umgekennzeichnet oder freigegeben wurde, ist zusätzlich der Name oder die Firma und die Anschrift dieses Betriebes sowie die neue Chargenbezeichnung auf dem Behältnis und, soweit verwendet, der äußeren Umhüllung des Zwischenprodukts oder des Wirkstoffs anzugeben. Die Angaben sind in deutscher Sprache zu machen, sofern das Zwischenprodukt oder der Wirkstoff im Geltungsbereich des Arzneimittelgesetzes in den Verkehr gebracht wird. Weitere Angaben sind zulässig, soweit sie den deutschen Angaben nicht widersprechen. Die Sätze 1 bis 3 finden keine Anwendung, sofern es sich um Tätigkeiten im Einzelfall handelt, die aufgrund einer nachweislichen Beschädigung des Originalbehältnisses oder seiner Verpackung erforderlich sind. Eine Tätigkeit im Sinne von Satz 4 gilt nicht als Herstellungsschritt. Der Vorgang ist zu dokumentieren und auf Verlangen der zuständigen Behörde vorzulegen.

§ 25
Freigabe zum Inverkehrbringen

(1) Die Freigabe zum Inverkehrbringen darf nur nach vorher erstellten schriftlichen Anweisungen und Verfahrensbeschreibungen nach Absatz 3 oder Absatz 4 Satz 1 von Personen vorgenommen werden, die mit den Produkten und mit den für deren Herstellung und Prüfung eingesetzten Verfahren vertraut sind.

(2) In Betrieben und Einrichtungen, die der Erlaubnispflicht nach § 13 oder § 72 des Arzneimittelgesetzes unterliegen, ist die sachkundige Person nach § 14 des Arzneimittelgesetzes verantwortlich für die Freigabe; § 16 Abs. 1 und 4 bis 7 findet entsprechende Anwendung. Im Übrigen ist für die Freigabe die Qualitätssicherungseinheit verantwortlich; die zur Freigabe berechtigten Personen sind schriftlich festzulegen.

(3) Die Freigabe nach Absatz 1 darf nur erfolgen, wenn das Herstellungsprotokoll und das Prüfprotokoll ordnungsgemäß unterzeichnet sind, zusätzlich zu den analytischen Ergebnissen essenzielle Informationen wie die Herstellungsbedingungen, die Ergebnisse der Inprozesskontrollen berücksichtigt wurden und die Überprüfung der Herstellungs- und Prüfunterlagen die Übereinstimmung der Produkte mit ihren Spezifikationen bestätigt hat.

(4) Bei Zwischenprodukten und Wirkstoffen, die ausschließlich umgefüllt, abgefüllt, abgepackt oder gekennzeichnet werden, darf die Freigabe nach Absatz 1 nur erfolgen, wenn

1. mindestens die Identität dieser Produkte festgestellt wurde und darüber ein ordnungsgemäß unterzeichnetes Prüfprotokoll vorliegt,
2. über das Umfüllen, Abfüllen, Abpacken und Kennzeichnen ein ordnungsgemäß unterzeichnetes Herstellungsprotokoll vorliegt,
3. alle erforderlichen qualitäts- oder zulassungsbezogenen Informationen vom Originalhersteller und, sofern zutreffend, weiterer Hersteller der Wirkstoffe oder Zwischenprodukte, einschließlich der Analysenzertifikate vorliegen,
4. ausreichende Kenntnisse über den Originalhersteller und, sofern zutreffend, weiterer Hersteller und deren Qualitätsmanagementsystem vorliegen und
5. die Rückverfolgbarkeit bis zum Originalhersteller des Produkts gewährleistet wird.

Wenn die Zwischenprodukte oder Wirkstoffe in Primärbehältnisse anderen als des ursprünglichen Materials gefüllt oder gepackt werden, ist das vom Originalhersteller vorgegebene Verfalldatum oder das Nachtestdatum anhand von zusätzlichen Stabilitätsdaten zu überprüfen und erforderlichenfalls entsprechend anzupassen. Bei Zwischenprodukten und Wirkstoffen, die ausschließlich freigegeben werden, darf die Freigabe nach Absatz 1 nur erfolgen, wenn die Anforderungen von Satz 1 Nr. 3 bis 5 erfüllt sind.

§ 26
Inverkehrbringen und Einfuhr

(1) Wirkstoffe oder Zwischenprodukte, die im Geltungsbereich des Arzneimittelgesetzes hergestellt und geprüft wurden, oder die in den Geltungsbereich des Arzneimittelgesetzes verbracht oder eingeführt wurden, dürfen nur in den Verkehr gebracht werden, wenn sie gemäß § 25 freigegeben wurden. Die §§ 72 und 72a Abs. 1 und 2 des Arzneimittelgesetzes bleiben unberührt.

(2) Alle qualitäts- oder zulassungsbezogenen Informationen, einschließlich der Analysenzertifikate und des Namens oder der Firma und der Anschrift des Originalherstellers sind dem Empfänger des Wirkstoffs oder Zwischenprodukts mitzuteilen. Soweit wesentliche, insbesondere sicherheitsrelevante Informationen über den Wirkstoff oder die Zwischenprodukte vom Empfänger erhalten werden, sind diese an den Wirkstoff- oder Zwischenprodukthersteller unverzüglich weiterzuleiten.

§ 27
Rückstellmuster

(1) Von jeder Wirkstoffcharge sind ordnungsgemäß gekennzeichnete Muster in einem geeigneten Behältnis und in ausreichender Menge aufzubewahren. Satz 1 gilt auch in den Fällen des ausschließlichen Umfüllens, Abfüllens, Abpackens und Kennzeichnens. Bei Wirkstoffen, deren Herstellung für den Einzelfall oder in kleinen Mengen erfolgt oder deren Lagerung besondere Probleme bereitet, kann die zuständige Behörde Ausnahmen über die Muster und ihre Aufbewahrung zulassen.

(2) Soweit für den Wirkstoff ein Verfalldatum festgelegt worden ist, sind die Muster nach Absatz 1 mindestens ein Jahr über den Ablauf des Verfalldatums, aber mindestens drei Jahre über den vollständigen Vertrieb der Charge hinaus aufzubewahren.

(3) Von Wirkstoffen, für die anstelle des Verfalldatums ein Nachtestdatum festgelegt wurde, sind Muster gemäß Absatz 1 mindestens drei Jahre über den vollständigen Vertrieb der Charge hinaus aufzubewahren.

§ 28
Beanstandungen und Rückruf

(1) Alle qualitätsbezogenen Beanstandungen sind in Betrieben und Einrichtungen, die Wirkstoffe im Geltungsbereich des Arzneimittelgesetzes herstellen oder in den Geltungsbereich des Gesetzes verbringen oder einführen, von der Qualitätssicherungseinheit nach schriftlich festgelegtem Verfahren zu dokumentieren, zu untersuchen und zu bewerten. Soweit erforderlich, ist auch der Originalhersteller über die Beanstandungen zu informieren.

(2) Sofern der Verdacht besteht, dass es sich um einen schwerwiegenden Mangel handelt, ist die Notwendigkeit eines Rückrufs nach schriftlich festgelegtem Verfahren zu prüfen. Die Voraussetzungen, unter denen ein Produktrückruf in Betracht zu ziehen ist, sowie das Rückrufverfahren selbst sind schriftlich festzulegen. Im Falle einer schwerwiegenden oder lebensbedrohlichen Situation sind die zuständige Behörde sowie die betroffenen Arzneimittelhersteller oder anderen Empfänger, an die der Wirkstoff geliefert wurde, unverzüglich zu informieren.

(3) Über den Inhalt der Meldungen, die Art der Überprüfung und die dabei gewonnenen Erkenntnisse, das Ergebnis der Bewertung, die Maßnahmen und die Benachrichtigungen sind Aufzeichnungen zu führen.

§ 29
Aufbewahrung der Dokumentation

(1) Alle Aufzeichnungen über den Erwerb, die Herstellung einschließlich der Freigabe, die Laborkontrollen, die Lagerung, das Verbringen in den oder aus dem Geltungsbereich des Arzneimittelgesetzes, die Einfuhr oder Ausfuhr und das Inverkehrbringen einschließlich der Auslieferung sowie über die Tierhaltung und die Aufzeichnungen nach § 28 sind vollständig und mindestens ein Jahr über den Ablauf des Verfalldatums hinaus, jedoch nicht weniger als fünf Jahre aufzubewahren.

(2) Abweichend von Absatz 1 sind die Aufzeichnungen bei Wirkstoffen, für die anstelle des Verfalldatums ein Nachtestdatum festgelegt wurde, mindestens drei Jahre über das vollständige Inverkehrbringen der Charge durch den Hersteller hinaus aufzubewahren.

(3) Zum Zwecke der Rückverfolgbarkeit der im Geltungsbereich des Arzneimittelgesetzes hergestellten oder in den oder aus dem Geltungsbereich des Gesetzes verbrachten oder der in den Geltungsbereich des Gesetzes eingeführten oder ausgeführten Wirkstoffe oder Zwischenprodukte sind zusätzlich zu allen Analysenzertifikaten, einschließlich derer des Originalherstellers, Unterlagen aufzubewahren, die mindestens Angaben aufweisen über:

1. die Bezeichnung des Wirkstoffs oder Zwischenprodukts, einschließlich der Chargenbezeichnung des Originalherstellers, und, soweit zutreffend, weiterer Hersteller,
2. den Namen oder die Firma und die Anschrift des Originalherstellers, und, soweit zutreffend, weiterer Hersteller,
3. den Transport und Vertrieb,
4. den Namen oder die Firma und die Anschrift der Empfänger.

Abschnitt 5
Sondervorschriften

§ 30
Ergänzende Regelungen für Fütterungsarzneimittel

(1) Zur Herstellung von Fütterungsarzneimitteln dürfen nur Mischfuttermittel verwendet werden, die den futtermittelrechtlichen Vorschriften entsprechen und kein Kokzidiostatikum enthalten.

(2) § 3 Abs. 2 ist mit der Maßgabe anzuwenden, dass die sich nach dem Stand der Wissenschaft ergebenden Besonderheiten von Fütterungsarzneimitteln zu berücksichtigen sind. Der Hersteller hat dafür Sorge zu tragen, dass das Fütterungsarzneimittel keine nach dem Stand der Technik vermeidbaren Kontaminationen mit pharmakologisch wirksamen Stoffen enthält und die Arzneimittel-Vormischung in vorgeschriebener Menge und in homogener und stabiler Verteilung enthält und ordnungsgemäß abgegeben wird. Die Beförderung darf nur dann in Tankwagen oder ähnlichen Behältnissen erfolgen, wenn diese geeignet sind und vor jeder erneuten Benutzung nach den allgemein anerkannten Regeln der Technik so gereinigt wurden, dass eine unerwünschte Beeinflussung oder Kontamination des Fütterungsarzneimittels vermieden wird. Werden Fütterungsarzneimittel in Tankwagen oder ähnlichen Behältnissen befördert, so genügt es, wenn die nach den §§ 10 und 11 des Arzneimittelgesetzes sowie die nach Absatz 4 erforderlichen Angaben in mitgeführten, für den Tierhalter bestimmten Begleitpapieren enthalten sind.

(3) § 14 findet auf Fütterungsarzneimittel mit der Maßgabe Anwendung, dass die Prüfung stichprobenweise durchgeführt werden kann. Dabei ist mindestens die Prüfung der Homogenität und die Prüfung auf Kontamination mit pharmakologisch wirksamen Stoffen durchzuführen. Von einer darüber hinaus gehenden Prüfung kann abgesehen werden, wenn sich keine Anhaltspunkte ergeben haben, die Zweifel an der einwandfreien Beschaffenheit des Fütterungsarzneimittels begründen. Bei der zur Herstellung des Fütterungsarzneimittels verwendeten Arzneimittel-Vormischung darf von einer über die sensorische Prüfung hinaus gehenden Prüfung abgesehen werden, wenn sich keine Anhaltspunkte ergeben haben, die Zweifel an der einwandfreien Beschaffenheit der Arzneimittel-Vormischung begründen. Hinsichtlich der Prüfung des verwendeten Mischfuttermittels gelten die futtermittelrechtlichen Vorschriften.

(4) Unbeschadet sonstiger Vorschriften über die Kennzeichnung dürfen Fütterungsarzneimittel nur in Verkehr gebracht werden, wenn sie durch das deutlich sichtbare Wort „Fütterungsarzneimittel“ gekennzeichnet sowie mit der Angabe darüber versehen sind, zu welchem Prozentsatz sie den Futterbedarf zu decken bestimmt sind.

(5) Abweichend von § 16 kann in Fällen kurzfristiger Verhinderung anstelle der sachkundigen Person nach § 14 des Arzneimittelgesetzes eine beauftragte Person, die über ausreichende Ausbildung und Kenntnisse verfügt, Fütterungsarzneimittel vorläufig für das Inverkehrbringen freigeben. Diese vorläufige Freigabe ist nachträglich der sachkundigen Person, die auch in diesem Falle neben der beauftragten Person die Verantwortung für die Freigabe trägt, vorzulegen und von dieser schrift-

lich zu bestätigen. Die sachkundige Person hat unmittelbar im Anschluss an die Bestätigung den Eintrag nach § 17 Abs. 5 durchzuführen.

(6) Abweichend von § 18 Abs. 1 müssen Muster von jeder Charge mindestens sechs Monate über den Ablauf des Verfalldatums hinaus aufbewahrt werden. Sie sind in gut lesbarer Schrift und auf dauerhafte Weise mit dem Herstellungsdatum, der Bezeichnung der Arzneimittel-Vormischung sowie der Chargennummer zu kennzeichnen.

(7) Die für die Abgabe von Fütterungsarzneimitteln erforderliche tierärztliche Verschreibung muss in vier Ausfertigungen (Original und drei Durchschriften), die dem Muster der Anlage 1 der Verordnung über tierärztliche Hausapotheken in der Fassung der Bekanntmachung vom 27. März 1996 (BGBl. I S. 554), die zuletzt durch Artikel 2 der Verordnung vom 3. November 2006 (BGBl. I S. 2523) geändert worden ist, in der jeweils geltenden Fassung entsprechen, vorgelegt werden. Die Vorlage einer Fernkopie der Verschreibung ist zulässig, wobei das Original vom verschreibenden Tierarzt unverzüglich nachzureichen ist. Der Hersteller hat die Verschreibung vor der Abgabe des Fütterungsarzneimittels durch die von ihm einzutragenden Angaben zu ergänzen. Er hat die bei ihm verbleibenden Originale zeitlich geordnet ab dem Zeitpunkt der Abgabe des Fütterungsarzneimittels fünf Jahre aufzubewahren und der zuständigen Behörde auf Verlangen unverzüglich vorzulegen oder auszuhändigen.

(8) Abweichend von Absatz 7 darf das Fütterungsarzneimittel an einen Tierhalter mit Sitz in einem anderen Mitgliedstaat der Europäischen Union oder einem anderen Vertragsstaat des Abkommens über den Europäischen Wirtschaftsraum nur nach Vorlage einer tierärztlichen Verschreibung, die den Vorschriften des Bestimmungslandes entspricht, abgegeben werden. Sofern die Vorschriften des Bestimmungslandes dies vorsehen, ist dem Fütterungsarzneimittel eine Begleitbescheinigung in der vom Bestimmungsland geforderten Form beizugeben.

§ 31
Ergänzende Regelungen für Blutspendeeinrichtungen

(1) Das QM-System nach § 3 Abs. 1 muss nach Maßgabe der im Anhang der Richtlinie 2005/62/EG der Kommission vom 30. September 2005 zur Durchführung der Richtlinie 2002/98/EG des Europäischen Parlaments und des Rates in Bezug auf gemeinschaftliche Standards und Spezifikationen für ein Qualitätssystem für Blutspendeeinrichtungen (ABl. L 256 vom 1.10.2005, S. 41) in der jeweils geltenden Fassung aufgeführten Standards eingerichtet werden und insbesondere

1. gewährleisten, dass alle kritischen Arbeitsabläufe und die Standardarbeitsverfahren in geeigneten Standardarbeitsanweisungen festgelegt werden,
2. ausreichende Verfahren zum Rückruf und zur Rückverfolgbarkeit nach Absatz 4 Satz 3 und bei Blutzubereitungen im Sinne der Richtlinie 2002/98/EG des Europäischen Parlaments und des Rates vom 27. Januar 2003 zur Festlegung von Qualitäts- und Sicherheitsstandards für die Gewinnung, Testung, Verarbeitung, Lagerung und Verteilung von menschlichem Blut und Blutbestandteilen und zur Änderung der Richtlinie 2001/83/EG (ABl. L 33 vom 8.2.2003, S. 30) sowie nach § 21a Abs. 1 Satz 3 des Arzneimittelgesetzes zur Meldung schwerwiegender Zwischenfälle, schwerwiegender unerwünschter Reaktionen und zu deren Verdachtsfällen beinhalten,
3. sicherstellen, dass verwendungsfähige Produkte oder für die Sicherheit der Produkte und das Rückverfolgungsverfahren relevante Unterlagen von einer Einrichtung, die ihre Tätigkeit beendet, an andere Einrichtungen, die über eine Erlaubnis im Sinne von § 13 des Arzneimittelgesetzes verfügen, übergeben werden,
4. durch eine mit der Qualitätssicherung beauftragte Person unterstützt werden, die insbesondere für die Genehmigung aller qualitätsbezogenen Unterlagen verantwortlich ist und in alle qualitätsbezogenen Fragen einbezogen werden soll, soweit nicht die Leitung der Herstellung oder die Leitung der Qualitätskontrolle zuständig ist,
5. von der Leitung der Betriebe und Einrichtungen regelmäßig auf Effizienz überprüft und erforderlichenfalls angepasst werden sowie
6. sicherstellen, dass ein schriftlicher Vertrag nach Maßgabe des Absatzes 1a geschlossen wurde.

Die mit der Qualitätssicherung beauftragte Person kann mit der sachkundigen Person nach § 14 des Arzneimittelgesetzes identisch sein, soweit diese nicht gleichzeitig Leitung der Herstellung ist. Soweit Blutprodukte oder andere Blutbestandteile aus Blutspendeeinrichtungen in Ländern bezogen werden, die nicht Mitgliedstaaten der Europäischen Union oder andere Vertragsstaaten des Abkommens über den Europäischen Wirtschaftsraum sind, muss sich die sachkundige Person nach § 14 des Arzneimittelgesetzes rückversichern, dass diese Blutspendeeinrichtungen über ein QM-System verfügen, das nach Standards eingerichtet ist, die den von der Europäischen Union festgelegten Standards zumindest gleichwertig sind.

(1a) Für die Einfuhr von hämatopoetischen Stammzellen oder Stammzellzubereitungen aus dem peripheren Blut oder aus dem Nabelschnurblut aus Staaten, die weder Mitgliedstaaten der Europäischen Union noch andere Vertragsstaaten des Abkommens über den Europäischen Wirtschaftsraum sind, hat die einführende Einrichtung einen schriftlichen Vertrag mit dem jeweiligen Drittstaatlieferanten zu schließen, wenn dieser Tätigkeiten im Zusammenhang mit der Herstellung oder Ausfuhr in die Europäische Union von hämatopoetischen Stammzellen oder Stammzellzubereitungen aus dem peripheren Blut oder aus dem Nabelschnurblut, die in die Europäische Union eingeführt werden sollen, durchführt. In dem Vertrag sind die Qualitäts- und Sicherheitsanforderungen festzulegen, die zu erfüllen sind, damit sichergestellt ist, dass die Standards der Guten Herstellungspraxis bei den einzuführenden Stammzellen oder Stammzellzubereitungen eingehalten wurden. § 32 Abs. 2a Satz 3 und 4 ist entsprechend anzuwenden.

(1b) Absatz 1 Satz 1 Nr. 6 und Absatz 1a gelten nicht für die einmalige Einfuhr nach § 72c des Arzneimittelgesetzes.

(2) Abweichend von § 4 Abs. 2 Satz 1 sind in Blutspendeeinrichtungen Arbeitsplatzbeschreibungen für das gesamte Personal vorzuhalten, dessen Tätigkeiten Auswirkungen auf die Qualität der Blutzubereitungen haben können.

(3) Die allgemeinen Anforderungen an Betriebsräume und Ausrüstungen in § 5 sind auch auf zeitweilige oder bewegliche Einrichtungen, die sich außerhalb, aber unter der Kontrolle der Blutspendeeinrichtung befinden (mobiler Standort), anzuwenden. Die Besonderheiten der Betriebsräume, einschließlich mobiler Standorte, richten sich nach den jeweiligen Tätigkeiten. Insbesondere müssen

1. der Bereich für die Feststellung der Eignung und Tauglichkeit der spendenden Personen eine ausreichende Vertraulichkeit sicherstellen und von den Spendenverarbeitungsbereichen abgetrennt sein,
2. der Spendenbereich die sichere Entnahme sowie eine gegebenenfalls erforderliche Behandlung der spendenden Person ermöglichen,
3. der Laborbereich vom Bereich für die Feststellung der Eignung und Tauglichkeit der spendenden Person sowie vom Bereich für die Spendenverarbeitung abgetrennt und nur Befugten zugänglich sein,
4. im Lagerbereich eine getrennte Lagerung von Produkten mit unterschiedlichem Status oder von Produkten, die nach besonderen Kriterien hergestellt wurden, sichergestellt und Vorkehrungen getroffen werden für den Fall des Versagens der Ausrüstung oder der Energieversorgung,

5. abgetrennte Bereiche für die Abfallentsorgung potenziell infektiöser Materialien vorhanden sein.

(4) Die Herstellungsanweisung nach § 13 Abs. 1 muss Einzelheiten aufweisen zur spendenden Person und zur Spende sowie der damit in Zusammenhang stehenden Dokumentation. Sie muss mindestens Festlegungen, die bei jeder Spende einzuhalten sind, enthalten über die

1. Information der potenziell spendenden oder spendenden Person oder von dieser zu erhaltenden Informationen nach Maßgabe von Anhang II der Richtlinie 2004/33/EG der Kommission vom 22. März 2004 zur Durchführung der Richtlinie 2002/98/EG des Europäischen Parlaments und des Rates hinsichtlich bestimmter technischer Anforderungen für Blut und Blutbestandteile (ABl. L 91 vom 30.3.2004, S. 25), die durch die Durchführungsrichtlinie 2011/38/EU (ABl. L 97 vom 12.4.2011, S. 28) geändert worden ist, in der jeweils geltenden Fassung,
2. Art und Weise einer sicheren Identifizierung der spendenden Person bei der Feststellung ihrer Eignung und Tauglichkeit sowie vor der Proben- und Spendenentnahme,
3. Feststellung der Eignung und Tauglichkeit der spendenden Person nach Maßgabe der in Anhang III der Richtlinie 2004/33/EG festgelegten Eignungs- und Ausschlusskriterien,
4. Entnahme der Spenden und, soweit zutreffend, deren Weiterverarbeitung, einschließlich der Festlegung des Zeitraums bis zur Weiterverarbeitung,
5. Anforderungen an die Spenden-, Verarbeitungs- und Endproduktbehältnisse,
6. Kennzeichnung von Unterlagen und Behältnissen, einschließlich der spenderspezifischen Nummern oder Kennzeichnungscodes der Spender und
7. Bedingungen der Lagerung und des Transports der Blutzubereitungen oder anderen Blutbestandteile nach Maßgabe von Anhang IV der Richtlinie 2004/33/EG.

Unbeschadet des § 13 Abs. 7 muss das Herstellungsprotokoll eine vollständige Rückverfolgbarkeit sicherstellen zwischen spendender Person und Spende sowie daraus gewonnener Zwischenprodukte und Blutzubereitungen einschließlich der für die Gewinnung und Verarbeitung eingesetzten sterilen Einmalsysteme und deren Chargenbezeichnungen sowie der verwendeten Geräte und der aus der Probe erhaltenen Testergebnisse, unabhängig vom Verwendungszweck der Spenden. Der Spendenentnahme- und Verarbeitungsprozess ist angemessen mikrobiologisch zu überwachen. Für die Gewinnung von Eigenblutspenden findet darüber hinaus der allgemein anerkannte Stand der medizinischen Wissenschaft und Technik Anwendung.

(4a) Bei hämatopoetischen Stammzellen aus dem peripheren Blut oder aus dem Nabelschnurblut ist über die Entnahme ein Entnahmebericht zu erstellen. § 34 Abs. 7 Satz 2 bis 6 ist entsprechend anzuwenden.

(5) Die Prüfanweisung nach § 14 Abs. 1 muss den Besonderheiten der Blutspenden und Blutzubereitungen Rechnung tragen und insbesondere festlegen, dass

1. die Entnahme der Laborproben in geeigneten, mit spenderspezifischen Nummern oder Kennzeichnungscodes gekennzeichneten Behältnissen zum Zeitpunkt der Spende erfolgt, die Laborproben vor der Testung ordnungsgemäß gelagert werden und die Testung innerhalb eines vorgegebenen Zeitraums durchzuführen ist,
2. jeder Spender anlässlich jeder Spende nach dem Stand von Wissenschaft und Technik mindestens auf Hepatitis B, Hepatitis C und Humanes Immundefektvirus (HIV) zu testen ist,
3. zusätzlich die AB0-Gruppe, soweit es sich nicht um Plasma zur Fraktionierung handelt, und im Falle von Zubereitungen aus Erythrozyten die Rhesusformel oder im Falle von Zubereitungen aus Thrombozyten die Rh-D-Gruppe bei jeder Spende festzustellen ist,
4. bei blutgruppenserologischen Untersuchungen auch Verfahren zur Testung spezifischer Spendergruppen vorzusehen sind und
5. die Blutzubereitungen die Qualitätsanforderungen nach Maßgabe von Anhang V der Richtlinie 2004/33/EG erfüllen müssen.

Von den Spezifikationen abweichende Ergebnisse, insbesondere bei einem wiederholt reaktiven oder positiven Testergebnis nach Satz 1 Nummer 2 sind umgehend aufzuklären und entsprechende Maßnahmen zur Bestätigung der Ergebnisse und zum Ausschluss der Verwendung der betroffenen Produkte zu ergreifen. Für die Prüfung von Eigenblutspenden findet darüber hinaus der allgemein anerkannte Stand der medizinischen Wissenschaft und Technik Anwendung.

(6) Für die Prüfung der Spenden und der Spenderproben dürfen nur Laborreagenzien und andere Materialien von betriebsintern akzeptierten Lieferanten verwendet werden. Die Laborreagenzien müssen für ihre Zwecke geeignet sein und vor ihrer Verwendung von einer dafür qualifizierten Person freigegeben werden. Die Qualität

der Prüfverfahren ist regelmäßig durch Teilnahme an einem formalen Leistungstestsystem zu überprüfen.

(7) Während aller Herstellungsstadien müssen aus der Kennzeichnung der jeweilige Status des Produkts und die Rückverfolgbarkeit zur spendenden Person eindeutig hervorgehen, soweit dies nicht durch andere Maßnahmen sichergestellt wird.

(8) Zubereitungen aus Frischplasma und aus Blutzellen müssen, soweit sie nach § 21 Abs. 2 Nr. 1a des Arzneimittelgesetzes nicht der Zulassung bedürfen, der Kennzeichnung nach § 10 Abs. 8a des Arzneimittelgesetzes entsprechen. Eigenblutspenden müssen eindeutig als solche gekennzeichnet werden.

(8a) Unbeschadet der Anforderungen des § 10 Abs. 8a des Arzneimittelgesetzes ist für hämatopoetische Stammzellzubereitungen aus dem peripheren Blut oder aus dem Nabelschnurblut § 36 Abs. 8 entsprechend anzuwenden. Für die Kodierung von hämatopoetischen Stammzellen und Stammzellzubereitungen aus dem peripheren Blut oder aus dem Nabelschnurblut ist Abschnitt 5b entsprechend anzuwenden.

(9) Vor der Freigabe nach § 16 sind die Produkte verwaltungsmäßig und physisch von freigegebenen Produkten getrennt zu lagern. Eigenblutspenden müssen getrennt gelagert werden. Produkte, die von den Spezifikationen abweichen, dürfen nicht freigegeben werden. Sofern ein Produkt aufgrund der Testergebnisse nicht freigegeben werden kann, ist sicherzustellen, dass alle aus der gleichen und, soweit zutreffend, aus früheren Spenden dieser spendenden Person erhaltenen Produkte identifiziert und abgesondert werden; die Maßnahmen sind zu dokumentieren. Satz 4 zweiter Halbsatz findet entsprechende Anwendung, wenn nachträgliche Kenntnisse über fehlerhafte, infektiöse oder potenziell infektiöse Produkte erhalten werden, die bereits in den Verkehr gebracht wurden.

(10) Abweichend von § 16 kann in Fällen kurzfristiger Verhinderung und wenn dies aus medizinischen Gründen dringend erforderlich ist, anstelle der sachkundigen Person nach § 14 des Arzneimittelgesetzes eine beauftragte Person, die über ausreichende Ausbildung und Kenntnisse verfügt, die Blutzubereitungen zur unmittelbaren Anwendung bei Menschen vorläufig für das Inverkehrbringen freigeben und den Eintrag nach § 17 Abs. 5 vornehmen. Diese vorläufige Freigabe und der vorläufige Eintrag nach § 17 Abs. 5 sind nachträglich der sachkundigen Person, die auch in diesem Falle neben der beauftragten Person die Verantwortung für die Freigabe trägt, vorzulegen und von dieser schriftlich zu bestätigen.

(11) § 18 findet auf Zubereitungen aus Blutzellen oder Frischplasma keine Anwendung. Die sachkundige Person nach § 14 des Arzneimittelgesetzes hat als Rück-

stellmuster Nachuntersuchungsproben der Spender in ausreichender Menge zum Zwecke einer gegebenenfalls erforderlichen analytischen Nachtestung aufzubewahren.

(12) Unbeschadet des § 19 ist der oder die Stufenplanbeauftragte dafür verantwortlich, dass alle Meldungen über schwerwiegende unerwünschte Reaktionen nach schriftlich festgelegtem Verfahren gesammelt, bewertet und der zuständigen Bundesoberbehörde oder der zuständigen Behörde entsprechend § 63i Abs. 2 oder Abs. 3 des Arzneimittelgesetzes gemeldet werden. Satz 1 gilt auch für Verdachtsfälle solcher Reaktionen. Dabei muss

1. die Erstmeldung alle notwendigen Angaben enthalten, insbesondere zur Identifizierung der Blutspendeeinrichtung, der betroffenen spendenden Person und der Spende, zum Meldedatum und der Spende, zum Transfusionsdatum, zur Art der vermuteten Reaktion nach Maßgabe von Anhang II der Richtlinie 2005/61/EG der Kommission vom 30. September 2005 zur Durchführung der Richtlinie 2002/98/EG des Europäischen Parlaments und des Rates in Bezug auf die Anforderungen an die Rückverfolgbarkeit und die Meldung ernster Zwischenfälle und ernster unerwünschter Reaktionen (ABl. L 256 vom 1.10.2005, S. 32) in der jeweils geltenden Fassung; sie muss auch den Grad der Wahrscheinlichkeit für einen Zusammenhang zwischen Verabreichung der Blutzubereitung und der Empfängerreaktion (Zuordnungsstufe) angeben,
2. die Erstmeldung konkretisiert werden, sobald ausreichende Erkenntnisse dafür vorliegen; insbesondere ist anzugeben, ob die Erstmeldung und ihre Zuordnungsstufe hinsichtlich der Wahrscheinlichkeit für einen Zusammenhang zu bestätigen oder ob und gegebenenfalls in welcher Weise eine Änderung der ersten Einstufung zu vermelden ist; soweit bekannt, ist dabei auch der klinische Verlauf beim Empfänger anzugeben. Bei der Zuordnungsstufe soll insbesondere unterschieden werden, ob ein Zusammenhang ausgeschlossen, unwahrscheinlich, möglich, wahrscheinlich oder sicher ist oder nicht bewertet werden kann.

Die näheren Einzelheiten, insbesondere zu den technischen Spezifikationen und Formaten der Meldungen an die zuständige Bundesoberbehörde, können in einer Bekanntmachung der zuständigen Bundesoberbehörde geregelt werden.

(13) Absatz 12 Satz 1 bis 3 gilt entsprechend für schwerwiegende Zwischenfälle:

1. Die Erstmeldung muss alle notwendigen Angaben enthalten, insbesondere, ob es sich um Produktfehler, defekte Ausrüstung oder um menschliches Versagen handelt, und ob der Fehler bei der Gewinnung, Verarbeitung, Testung, Lage-

rung, dem Transport, dem Inverkehrbringen oder einer anderen Tätigkeit oder bei Materialien, die bei der Gewinnung, Testung oder Verarbeitung eingesetzt wurden, aufgetreten ist.

2. Die Erstmeldung ist zu konkretisieren, sobald ausreichende Erkenntnisse dafür vorliegen. Insbesondere ist die Hauptursache zu analysieren und über getroffene Korrekturmaßnahmen zu berichten.

(14) Abweichend von Absatz 12 Satz 3 und Absatz 13 ist bei hämatopoetischen Stammzellzubereitungen aus dem peripheren Blut oder aus dem Nabelschnurblut für die Meldung von schwerwiegenden unerwünschten Reaktionen und schwerwiegenden Zwischenfällen § 40 Abs. 3 Satz 4 und Abs. 4 entsprechend anzuwenden.

§ 31a
Verbringen von Arzneimitteln nach § 73 Abs. 3a des Arzneimittelgesetzes

(1) Wer Fertigarzneimittel nach § 73 Abs. 3a des Arzneimittelgesetzes in den Geltungsbereich dieser Verordnung verbringt, hat folgende Angaben aufzuzeichnen:

1. die Bezeichnung des verbrachten Arzneimittels,
2. den Namen oder die Firma und die Anschrift des pharmazeutischen Unternehmers,
3. die Chargenbezeichnung oder die Bezeichnung und die Menge des Arzneimittels,
4. sofern vorhanden, den Einheitlichen Europäischen Code nach § 4 Abs. 30a des Arzneimittelgesetzes,
5. den Namen oder die Firma und die Anschrift des Lieferanten,
6. den Namen und die Anschrift der Person, für die das Arzneimittel bestimmt ist,
7. den Namen und die Anschrift der verschreibenden Ärztin oder des verschreibenden Arztes, an die oder den das Arzneimittel abgegeben wird,
8. das Datum der Bestellung und der Abgabe und
9. den Namen und die Anschrift des Krankenhauses, der Ärztin oder des Arztes, an die oder den das Arzneimittel abgegeben wird.

Soweit aus Gründen der Arzneimittelsicherheit besondere Hinweise geboten sind, sind diese bei der Abgabe mitzuteilen. Diese Mitteilung ist aufzuzeichnen.

(2) Die Abgabe erfolgt unter der Verantwortung der sachkundigen Person nach § 14 des Arzneimittelgesetzes oder der verantwortlichen Person nach § 20c des Arzneimittelgesetzes. § 41 gilt entsprechend.

Abschnitt 5a
Sondervorschriften für Entnahme- und Gewebeeinrichtungen sowie für Gewebespenderlabore

§ 32
Ergänzende allgemeine Anforderungen

(1) Das QM-System nach § 3 Abs. 1 muss für Gewebeeinrichtungen unter Verantwortung der verantwortlichen Person nach § 20c des Arzneimittelgesetzes insbesondere

1. gewährleisten, dass alle Arbeitsabläufe, die die Qualität und Sicherheit der Gewebe und Gewebezubereitungen berühren, sowie die Standardarbeitsverfahren in geeigneten Standardarbeitsanweisungen festgelegt, unter kontrollierten Bedingungen durchgeführt und dokumentiert werden,
2. sicherstellen, dass die verwendete Ausrüstung, die Arbeitsumgebung sowie die Bedingungen für die Be- oder Verarbeitung sowie der Lagerung der Gewebe und Gewebezubereitungen geeignet sind und regelmäßig kontrolliert werden,
3. ausreichende Verfahren zur Aussonderung und zum Umgang mit verworfenen Gewebe oder Gewebezubereitungen und zur Abfallentsorgung beinhalten,
4. ausreichende Verfahren zur Rückverfolgbarkeit sowie zur unverzüglichen Meldung schwerwiegender Zwischenfälle, schwerwiegender unerwünschter Reaktionen und zu deren Verdachtsfällen beinhalten,
5. sicherstellen, dass verwendungsfähige Gewebe und Gewebezubereitungen oder für deren Sicherheit oder das Rückverfolgungsverfahren relevante Unterlagen von einer Einrichtung, die ihre Tätigkeit beendet, an andere Einrichtungen, die über eine Erlaubnis im Sinne von § 20c des Arzneimittelgesetzes verfügen, übergeben werden,
6. regelmäßig im Hinblick auf kontinuierliche und systematische Verbesserungen überprüft und erforderlichenfalls angepasst werden und

7. sicherstellen, dass ein schriftlicher Vertrag nach Maßgabe des Absatzes 2a geschlossen wurde.

Wenn Gewebe oder Gewebezubereitungen aus Einrichtungen in Ländern bezogen werden, die nicht Mitgliedstaaten der Europäischen Union oder andere Vertragsstaaten über den Europäischen Wirtschaftsraum sind, muss sich die verantwortliche Person nach § 20c des Arzneimittelgesetzes rückversichern, dass diese Einrichtungen über ein Qualitätssystem verfügen, das nach Standards eingerichtet ist, die den von der Europäischen Union festgelegten Standards zumindest gleichwertig sind. Abweichend von § 3 Abs. 1 Satz 1 müssen Entnahmeeinrichtungen und Gewebespenderlabore über ein an ihre Tätigkeiten angepasstes System der Qualitätssicherung nach den Grundsätzen der guten fachlichen Praxis verfügen. Damit muss insbesondere die Einhaltung der unter den Nummern 1, 3 und 4 aufgeführten Anforderungen gewährleistet werden.

(2) Der Vertrag nach § 9 Abs. 1 einer Gewebeeinrichtung mit der Entnahmeeinrichtung muss insbesondere Einzelheiten über die Spenderauswahlkriterien und die Gewebeentnahme und mit dem Gewebespenderlabor und, soweit verwendet, anderen Laboren, die durchzuführenden Laboruntersuchungen und Prüfungen sowie die erforderliche Dokumentation nach dieser Verordnung und nach § 3 oder § 6 der TPG-Gewebeverordnung beinhalten. Satz 1 gilt entsprechend für die Verfahren zur unverzüglichen Meldung über Verdachtsfälle schwerwiegender unerwünschter Reaktionen und schwerwiegender Zwischenfälle. Die Verträge sind in der be- oder verarbeitenden Gewebeeinrichtung in einer vollständigen Liste zu führen und auf Verlangen der zuständigen Behörde vorzulegen.

(2a) Für die Einfuhr von Geweben oder Gewebezubereitungen aus Staaten, die weder Mitgliedstaaten der Europäischen Union noch andere Vertragsstaaten des Abkommens über den Europäischen Wirtschaftsraum sind, hat die Gewebeeinrichtung einen schriftlichen Vertrag mit dem jeweiligen Drittstaatlieferanten zu schließen, wenn dieser Tätigkeiten im Zusammenhang mit der Entnahme oder Gewinnung, mit den für die Gewinnung erforderlichen Laboruntersuchungen, mit der Be- und Verarbeitung, Konservierung, Prüfung, Lagerung oder Ausfuhr in die Europäische Union von Geweben und Gewebezubereitungen, die in die Europäische Union eingeführt werden sollen, durchführt. In dem Vertrag sind die Qualitäts- und Sicherheitsanforderungen festzulegen, die zu erfüllen sind, damit sichergestellt ist, dass die Standards der Guten fachlichen Praxis bei den einzuführenden Geweben und Gewebezubereitungen eingehalten wurden. Der Vertrag entspricht mindestens den Anforderungen, die in Anhang IV der Richtlinie (EU) 2015/566 der Kommission vom 8. April 2015 zur Durchführung der Richtlinie 2004/23/EG hinsichtlich der Verfahren zur Prüfung der Gleichwertigkeit von Qualitäts- und Sicherheitsstandards bei eingeführten Geweben und Zellen (ABl. L 93 vom 9.4.2015, S. 56) in der jeweils geltenden Fassung aufgeführt sind. In dem Vertrag ist das Recht der zuständigen Behörde festzulegen, während der Laufzeit des Vertrages und für die Dauer von zwei Jahren nach Beendigung des Vertrages die Einrichtungen des Drittstaatlieferanten einschließlich seiner Tätigkeiten durch Inspektion zu überprüfen.

(2b) Absatz 1 Satz 1 Nr. 7 und Absatz 2a gelten nicht für die einmalige Einfuhr nach § 72c des Arzneimittelgesetzes.

(3) Unbeschadet des § 10 muss durch das Dokumentationssystem einer Gewebeeinrichtung mindestens sichergestellt werden, dass

1. die sichere Identifizierung jeder Spende und jedes daraus hervorgegangenen Gewebes oder jeder daraus hervorgegangenen Gewebezubereitung in jeder Verarbeitungsphase möglich ist und alle Schritte nachvollziehbar sind,
2. für jede kritische Tätigkeit die entsprechenden Materialien und Ausrüstungen sowie das ausführende Personal identifiziert werden können,
3. die Gewebe oder Gewebezubereitungen nur dann für die Be- oder Verarbeitung weitergegeben oder zum Inverkehrbringen freigegeben werden, wenn sie allen Anforderungen in den jeweiligen Spezifikationen entsprochen haben,
4. die Aufzeichnungen zuverlässig sind und nur Unterlagen Verwendung finden, die von dafür autorisierten Personen genehmigt wurden, und die versehentliche Verwendung überholter Fassungen eines Dokuments durch geeignete Maßnahmen verhindert wird.

Das Dokumentationssystem muss von der verantwortlichen Person nach § 20c des Arzneimittelgesetzes regelmäßig auf Aktualität und Effizienz überprüft werden.

(4) Die Selbstinspektionen nach § 11 Abs. 1 sind in Gewebeeinrichtungen mindestens alle zwei Jahre von dafür geschulten und kompetenten Personen durchzuführen, § 11 Abs. 2 findet keine Anwendung.

§ 33
Feststellung der Spendereignung und für die Gewinnung erforderliche Laboruntersuchungen

(1) Die Feststellung der Spendereignung in der Entnahmeeinrichtung und die für die Gewinnung erforderlichen Laboruntersuchungen in dem Gewebespenderlabor sind nach vorher erstellten Standardarbeitsanweisungen in Übereinstimmung mit

der guten fachlichen Praxis durchzuführen. Dabei sind insbesondere die Anforderungen nach den §§ 3 bis 6 der TPG-Gewebeverordnung zu beachten.

(2) Die Standardarbeitsanweisungen nach Absatz 1 müssen bei Gewebezubereitungen, die nach § 21a des Arzneimittelgesetzes genehmigt wurden, den Genehmigungsunterlagen entsprechen.

(3) Die für die Laboruntersuchungen angewandten Verfahren sind nach dem Stand von Wissenschaft und Technik zu validieren. Kritische Prüfverfahren müssen regelmäßig dahingehend bewertet werden, ob sie noch valide sind und erforderlichenfalls revalidiert werden. Die Qualität der in Satz 2 genannten Prüfverfahren ist durch regelmäßige Teilnahme an einem formalen Leistungstestsystem zu überprüfen. Für die Laboruntersuchung dürfen nur Reagenzien und andere Materialien von betriebsintern akzeptierten Lieferanten verwendet werden. Die Laborreagenzien müssen für ihre Zwecke geeignet sein und vor ihrer Verwendung von einer dafür qualifizierten Person freigegeben werden.

(4) Die Laboruntersuchungen sind gemäß den Standardarbeitsanweisungen nach Absatz 1 (Prüfanweisung) durchzuführen und vollständig zu protokollieren (Prüfprotokoll). Die für die Laborergebnisse im Gewebespenderlabor verantwortliche Person hat im Prüfprotokoll mit Datum und Unterschrift zu bestätigen, dass die Laboruntersuchungen entsprechend der Prüfanweisung durchgeführt worden sind und die Prüfergebnisse richtig sind.

§ 34
Gewinnung von Gewebe durch die Entnahmeeinrichtung

(1) § 4 findet für Entnahmeeinrichtungen keine Anwendung. Das Personal, das das Gewebe entnimmt, muss vor der Ausführung dieser Tätigkeit erfolgreich eine Schulung nach vorgegebenem Programm absolviert haben, an dessen Erstellung ein klinisches Team, welches sich auf die zu entnehmenden Gewebe spezialisiert hat und im Falle des § 20b Abs. 2 des Arzneimittelgesetzes auch die jeweilige be- oder verarbeitende Gewebeeinrichtung oder der Inhaber einer Erlaubnis nach § 13 des Arzneimittelgesetzes beteiligt war. Die Schulung muss auch den Umgang mit den Medizinprodukten für die Gewebeentnahme beinhalten.

(2) Die §§ 5 und 6 finden für Entnahmeeinrichtungen mit der Maßgabe Anwendung, dass die Betriebsräume und Ausrüstungen sowie die Hygienemaßnahmen geeignet sein müssen, die Eigenschaften des Gewebes zu schützen, die für seine Verwendung erforderlich sind und das Risiko einer mikrobiellen Verunreinigung während der Entnahme minimieren:

1. Für die Gewebeentnahme sind sterile Medizinprodukte zu verwenden. Soweit Medizinprodukte erneut angewendet werden, muss deren Aufbereitung nach § 4 Abs. 2 der Medizinprodukte-Betreiberverordnung erfolgt sein.
2. Die Entnahme bei lebenden Spendern muss in einer Umgebung erfolgen, die dem Ausmaß und dem Gefährdungsgrad der Eingriffe angepasst ist. Die Räume gelten grundsätzlich als geeignet, wenn diese für eine vergleichbare medizinische Behandlung unter Einhaltung der dort üblichen Anforderungen einschließlich der Hygienemaßnahmen eingesetzt werden.
3. Die Spendeentnahme bei verstorbenen Spendern soll in sauberen Räumen erfolgen, in denen der Entnahmebereich mit sterilen Tüchern abgedeckt wird.
4. Sofern die Gewebeentnahme durch von der Entnahmeeinrichtung entsandtes Personal (mobile Teams) außerhalb der von der Erlaubnis nach § 20b des Arzneimittelgesetzes erfassten Räume erfolgen muss und die Möglichkeit der Entnahme durch mobile Teams grundsätzlich in der Erlaubnis vorgesehen ist, finden die Nummern 1 und 3 entsprechende Anwendung.

(3) Die Gewebeentnahme einschließlich aller Maßnahmen, die dazu bestimmt sind, das Gewebe in einem be- oder verarbeitungsfähigen Zustand zu erhalten, zu kennzeichnen und zu transportieren, ist nach vorher erstellter Standardarbeitsanweisung (Entnahmeanweisung) unter Beachtung der Anforderungen des § 2 der TPG-Gewebeverordnung und in Übereinstimmung mit der guten fachlichen Praxis durchzuführen.

(4) Bei Gewebezubereitungen, die nach § 21a des Arzneimittelgesetzes genehmigt wurden, muss die Entnahmeanweisung nach Absatz 3 den Genehmigungsunterlagen entsprechen.

(5) Die Entnahmeanweisung nach Absatz 3 muss mindestens folgende Regelungen enthalten:

1. zur Überprüfung der Identität und Feststellung der Spendereignung,
2. zur Entnahme der Spenden und der Proben für die Laboruntersuchung sowie zum Umgang mit dem entnommenen Material, einschließlich
   a) der einzusetzenden Ausrüstung,
   b) des Verfahrens zur Entnahme und zur Verhinderung einer bakteriellen oder sonstigen Kontamination bei der Entnahme, sowie erforderlichenfalls weiterer Maßnahmen zur Minimierung von Kontaminationen der Gewebe,

c) zur Angabe des Entnahmeortes, soweit dieser außerhalb der von der Erlaubnis erfassten Räume liegt, und dort erforderlichenfalls einzuhaltender Bedingungen, sowie bei verstorbenen Spendern zur Dokumentation des Zeitraums zwischen Eintritt des Todes und der Entnahme der Spende,

3. zu Anforderungen an die Spenden- und Probenbehältnisse sowie an die verwendeten Aufbewahrungs- und Transportlösungen und anderen Produkte und Materialien, die mit den Spenden in Berührung kommen und Auswirkungen auf ihre Qualität und Sicherheit haben können,
4. zur Kennzeichnung der Spenden und der Proben nach Absatz 6,
5. zu Bedingungen einer Zwischenlagerung der Spenden oder der Proben bis zu ihrem Transport zur Be- oder Verarbeitung oder zur Laboruntersuchung, die geeignet ist, deren Merkmale und biologischen Funktionen zu erhalten.

Das Entnahmeverfahren muss der spendenden Person und der Art der Spende angemessen sein, die für ihre Verwendung erforderlichen Eigenschaften der Gewebe bewahren sowie das Risiko einer mikrobiellen Verunreinigung der Spende minimieren.

(6) Die Gewebespenden sind zum Zeitpunkt ihrer Entnahme mindestens mit folgenden Angaben zu versehen:

1. Art der Spende und Angabe zur Rückverfolgbarkeit des Spenders/der Spenderin bei der Entnahmeeinrichtung, die mit dem Datenschutz vereinbar ist, sowie Kennzeichnung des Spenders als Organspender, wenn bei dem Spender Organe zum Zwecke der Übertragung entnommen worden sind,
2. Tag und, sofern möglich, Uhrzeit der Entnahme,
3. Warnung vor einem möglichen Gefährdungspotenzial,
4. sofern vorhanden, Art der verwendeten Zusätze,
5. bei autologen Spenden der Hinweis „Nur zur autologen Verwendung“ und bei gerichteten Spenden die Angaben zum Empfänger,
6. sofern erforderlich, der Spendenkennungssequenz nach § 41b Abs. 1 oder der eindeutigen Spendennummer nach § 41b Abs. 2.

Sofern die Angaben nach Satz 1 Nr. 2 bis 5 nicht auf dem Behältnis gemacht werden können, sind sie in einem Begleitdokument aufzuführen, das dem Behältnis beigefügt wird. Aus der Kennzeichnung der Proben für die Laboruntersuchung müssen insbesondere die Zuordnung zur spendenden Person zweifelsfrei möglich sein und Angaben über Ort und Zeit der Probenahme hervorgehen.

(7) Die Gewebeentnahme und die Probenahme sind gemäß der Entnahmeanweisung nach Absatz 3 durchzuführen und unbeschadet der ärztlichen Dokumentationspflichten nach § 8d Abs. 2 des Transplantationsgesetzes vollständig aufzuzeichnen (Entnahmebericht). Der Entnahmebericht muss mindestens folgende Angaben enthalten:

1. Name und Anschrift der Gewebeeinrichtung, die das Gewebe erhalten soll;
2. Spenderidentität mit Angaben zu Familienname, Vorname, Geschlecht, Tag der Geburt und bei lebenden Spendern Anschrift oder, soweit zuerkannt, die von der Entnahmeeinrichtung für den Gewebespender vergebene Zuordnungsnummer sowie Kennzeichnung des Spenders als Organspender, wenn bei dem Spender Organe zum Zwecke der Übertragung entnommen worden sind;
3. Beschreibung und sofern erforderlich, die Spendenkennungssequenz nach § 41b Abs. 1 oder die eindeutige Spendennummer nach § 41b Abs. 2, ansonsten der Kennzeichnungscode des entnommenen Gewebes;
4. Familienname, Vorname und Anschrift des für die Entnahme verantwortlichen Arztes;
5. Tag, Uhrzeit und Ort der Entnahme sowie die Art und Weise der Entnahme und einer eventuellen Zwischenlagerung;
6. bei verstorbenen Spendern Zeitpunkt des Todes, Beschreibung der Bedingungen, unter denen die Leiche aufbewahrt wird; sofern eine Kühlung durchgeführt wird, Zeitpunkt des Beginns und des Endes der Kühlung;
7. Identifizierung/Chargennummer der verwendeten Aufbewahrungs- und Transportlösungen.

Alle Abweichungen im Prozess und von der Festlegung der Spezifikation sind zu dokumentieren und gründlich zu untersuchen. Gegebenenfalls während der Entnahme aufgetretene Zwischenfälle sind einschließlich der daraufhin erfolgten Untersuchungen ebenfalls zu dokumentieren. Die für die Entnahme verantwortliche Person hat im Entnahmebericht mit Datum und Unterschrift zu bestätigen, dass die Entnahme entsprechend der Entnahmeanweisung durchgeführt worden ist und die Gewebe für die Aufbereitung, Be- oder Verarbeitung, Konservierung oder Aufbewahrung im Sinne des § 8d Abs. 1 Satz 2 Nr. 4 des Transplantationsgesetzes freigegeben sind. Der Entnahmebericht ist der Gewebeeinrichtung, die das entnommene Gewebe be- oder verarbeitet, zu übermitteln. Die Anforderungen an die Spenderakte gemäß § 5 der TPG-Gewebeverordnung bleiben unberührt.

§ 35
Transport zur Be- oder Verarbeitung und Entgegennahme in der Gewebeeinrichtung

(1) Der Transport ist nach vorher erstellter Standardarbeitsanweisung durchzuführen. Das Verfahren muss der Spende angemessen sein und die Eigenschaften der Gewebe schützen, die für ihre Verwendung erforderlich sind, sowie das Risiko einer mikrobiellen Verunreinigung der Spende minimieren. Es muss die Art des Transportbehältnisses und dessen Kennzeichnung nach Absatz 2, die Mitgabe eventueller Proben sowie des Entnahmeberichts nach § 34 Abs. 7 an die be- oder verarbeitende Gewebeeinrichtung festlegen.

(2) Unbeschadet des § 7 Abs. 3 sind die Behältnisse für den Transport des Gewebes zur Be- oder Verarbeitung mindestens mit folgenden Angaben zu versehen:

1. „Vorsicht“ und „Gewebe und Zellen“,
2. Anschriften und Telefonnummern der Entnahmeeinrichtung und der Gewebeeinrichtung, die die Gewebe oder Gewebezubereitungen zur Be- oder Verarbeitung erhalten soll, sowie die Namen der jeweiligen Ansprechpartner,
3. Datum und Uhrzeit des Transportbeginns, relevante Transport- und Lagerungsbedingungen,
4. Vorsichtsmaßnahmen und Hinweise für die Handhabung und die Verwendung.

(3) Die Entgegennahme in der Gewebeeinrichtung zur Be- oder Verarbeitung der Gewebe einschließlich der zugehörigen Unterlagen und Proben aus den Entnahmeeinrichtungen ist nach vorher erstellter Standardarbeitsanweisung durchzuführen. Das Verfahren muss insbesondere die Überprüfung der

1. Unversehrtheit der Verpackung,
2. Kennzeichnung,
3. Einhaltung der Transportbedingungen sowie
4. der mitgelieferten Dokumentation und, soweit zutreffend, mitgelieferter Proben

erfassen. Die Gewebe sind in Quarantäne zu halten, bis über ihre Verwendungsfähigkeit entschieden worden ist. Soweit sie den Anforderungen nicht entsprechen, sind sie zu verwerfen. Die Annahme oder Ablehnung entgegengenommener Gewebe ist zu dokumentieren. Wurde das Gewebe einem Spender entnommen, bei dem auch Organe zum Zwecke der Übertragung entnommen worden sind, unterrichtet die Gewebeeinrichtung die Koordinierungsstelle nach § 11 Abs. 1 des Transplantationsgesetzes unverzüglich über die Spenderidentität nach § 34 Abs. 7 Satz 2 Nr. 2; dabei ist anzugeben, ob das entgegengenommene Gewebe angenommen oder abgelehnt worden ist.

§ 36
Be- oder Verarbeitung und Lagerung durch die Gewebeeinrichtung

(1) Unbeschadet des § 4 Abs. 1 muss das Personal unter Verantwortung der verantwortlichen Person nach § 20c des Arzneimittelgesetzes über den rechtlichen und ethischen Zusammenhang seiner Tätigkeit unterrichtet werden. Abweichend von § 4 Abs. 2 Satz 1 sind Arbeitsplatzbeschreibungen für das gesamte Personal vorzuhalten.

(2) Die Betriebsräume und Ausrüstungen nach § 5 und die Hygienemaßnahmen nach § 6 müssen geeignet sein, die Eigenschaften des Gewebes zu schützen, die für seine Verwendung erforderlich sind und das Risiko einer mikrobiellen Verunreinigung während der Be- oder Verarbeitung minimieren:

1. Soweit die Gewebe während ihrer Be- oder Verarbeitung der Umgebung ausgesetzt werden, muss dies in einer Umgebung mit festgelegter Luftqualität und Sauberkeit erfolgen. Die Wirksamkeit dieser Maßnahmen ist zu validieren und zu überwachen.
2. Sofern die Gewebe nach Nummer 1 keinem Inaktivierungs- oder Sterilisationsverfahren unterzogen werden, ist während der Be- oder Verarbeitung ein Luftreinheitsgrad für Keimzahl und Partikelzahl entsprechend Klasse A der Definition des EG-GMP Leitfadens, Anhang 1 (Bekanntmachung vom 12. März 2008, BAnz. S. 1217), mit einer für die Be- oder Verarbeitung des Gewebes geeigneten Hintergrundumgebung, die in Bezug auf Partikel- und Keimzahl mindestens der Klasse D des Anhangs 1 des Leitfadens entspricht, erforderlich. Von den Anforderungen an die Umgebung kann abgewichen werden, wenn
   a) ein validiertes Verfahren zur Inaktivierung der Keime oder zur Endsterilisation angewendet wird oder
   b) nachgewiesen wird, dass die Exposition gegenüber einer Umgebung der Klasse A schädliche Auswirkungen auf die erforderlichen Eigenschaften der Gewebe hat, oder

c) nachgewiesen wird, dass mit der Art und Weise der Verwendung der Gewebe beim Empfänger oder bei der Empfängerin ein erheblich geringeres Risiko der Übertragung einer bakteriellen oder Pilzinfektion auf den Empfänger oder die Empfängerin einhergeht als bei der Gewebetransplantation, oder

d) es technisch nicht möglich ist, das erforderliche Verfahren in einer Umgebung der Klasse A durchzuführen.

Es ist nachzuweisen und zu dokumentieren, dass mit der gewählten Umgebung die erforderliche Qualität und Sicherheit des Gewebes oder der Gewebezubereitung erreicht wird, mindestens unter Berücksichtigung des Bestimmungszwecks, der Art der Verwendung und des Immunstatus des Empfängers oder der Empfängerin.

(3) Alle kritischen Ausrüstungen und Geräte sind nach vorher erstellten Standardarbeitsanweisungen, die auch Maßnahmen bei eventuellen Fehlfunktionen festlegen, zu qualifizieren sowie regelmäßigen Inspektionen zu unterziehen. Sie sind nach den Anweisungen des Herstellers vorbeugend zu warten. Ausrüstungen mit einer kritischen Messfunktion sind zu kalibrieren. Neue und reparierte Ausrüstungen sind bei der Installation zu testen und vor Gebrauch freizugeben. Die durchgeführten Tätigkeiten sind zu dokumentieren.

(4) Die Be- oder Verarbeitung, einschließlich eventueller Inaktivierungsmaßnahmen sowie der Kennzeichnung und Verpackung, ist nach einer vorher erstellten Standardarbeitsanweisung (Be- oder Verarbeitungsanweisung), die auch kritische Zusatzstoffe festlegt, in Übereinstimmung mit der guten fachlichen Praxis durchzuführen.

(5) Bei Gewebezubereitungen, die nach § 21a des Arzneimittelgesetzes genehmigt wurden, muss die Be- oder Verarbeitungsanweisung nach Absatz 4 den Genehmigungsunterlagen entsprechen.

(6) Die Be- oder Verarbeitungsverfahren sind regelmäßig zu bewerten, um sicherzustellen, dass sie weiterhin die angestrebten Ergebnisse erzielen. Kritische Be- oder Verarbeitungsverfahren einschließlich eventueller Inaktivierungsmaßnahmen sind nach dem jeweiligen Stand von Wissenschaft und Technik zu validieren und dürfen die Gewebe oder Gewebezubereitungen nicht klinisch unwirksam oder schädlich für die Empfänger werden lassen.

(7) Während aller Be- oder Verarbeitungsstufen muss aus der Kennzeichnung die Identifizierung und der jeweilige Status des Gewebes oder der Gewebezubereitung sowie die Rückverfolgbarkeit zur spendenden Person hervorgehen, soweit dies nicht

durch andere Maßnahmen sichergestellt wird. Sofern es sich um eine autologe oder gerichtete Gewebezubereitung handelt, ist auch dies anzugeben. Gewebe oder Gewebezubereitungen von spendenden Personen, die auf Infektionen positiv getestet wurden oder deren Laboruntersuchungsergebnisse noch nicht verfügbar sind, sind entsprechend zu kennzeichnen.

(8) Unbeschadet der Anforderungen des § 10 Abs. 8b des Arzneimittelgesetzes müssen Gewebe und Gewebezubereitungen vor ihrem Inverkehrbringen mit folgenden Angaben und Informationen auf dem äußeren Behältnis und, soweit verwendet, auf den äußeren Umhüllungen oder in einem Begleitdokument versehen werden:

1. Beschreibung und, soweit erforderlich, Maße des Gewebes, Morphologie und funktionelle Daten,
2. Ergebnisse der für die Gewinnung erforderlichen Laboruntersuchungen,
3. Datum der Abgabe,
4. Lagerungsempfehlungen,
5. Anleitung zum Öffnen des Behälters, der Verpackung und, soweit erforderlich, zur Handhabung,
6. Verfalldatum nach Öffnung oder nach der vorgegebenen Handhabung,
7. soweit zutreffend, Vorliegen potenziell schädlicher Rückstände,
8. bei eingeführten Geweben und Gewebezubereitungen der Staat, in dem sie entnommen wurden, sowie der Ausfuhrstaat, sofern dieser nicht der Staat der Entnahme ist.

Darüber hinaus ist für die Empfänger der Gewebe oder Gewebezubereitungen eine Anleitung zur Meldung schwerwiegender unerwünschter Reaktionen oder schwerwiegender Zwischenfälle entsprechend § 40 beizufügen.

(9) Die Be- oder Verarbeitung ist gemäß der Anweisung nach Absatz 4 durchzuführen und vollständig zu protokollieren (Be- oder Verarbeitungsprotokoll). Alle Abweichungen im Prozess und von der Festlegung der Spezifikation sind zu dokumentieren und gründlich zu untersuchen. Die für die Be- oder Verarbeitung verantwortliche Person hat im Protokoll mit Datum und Unterschrift zu bestätigen, dass die Be- oder Verarbeitung entsprechend der Anweisung durchgeführt worden ist. Das Be- oder Verarbeitungsprotokoll muss eine vollständige Rückverfolgbarkeit zwischen spendender Person und Spende sowie daraus gewonnener Zwischen- und

Endprodukte einschließlich der dafür eingesetzten Materialien und deren Chargenbezeichnungen sowie der jeweiligen Testergebnisse sicherstellen, soweit diese Auswirkungen auf die Qualität und Sicherheit der Gewebe oder Gewebezubereitungen haben.

(10) Unbeschadet des § 7 muss die Lagerung nach vorher erstellter Standardarbeitsanweisung unter kontrollierten Bedingungen erfolgen und geeignet sein, die Qualität der Gewebe und Gewebezubereitungen aufrechtzuerhalten. Für jede Art der Lagerbedingungen ist die Höchstlagerdauer festzulegen. Vor der Freigabe nach § 38 sind die Gewebe und Gewebezubereitungen verwaltungsmäßig oder physisch in Qua rantäne und von freigegebenen Geweben und Gewebezubereitungen getrennt zu lagern. Sofern Gewebe oder Gewebezubereitungen verworfen wurden, sind diese gesondert zu lagern, um Verwechslungen und Kreuzkontaminationen zu vermeiden.

§ 37
Prüfung von Gewebe und Gewebezubereitungen

(1) Die Prüfung auf Einhaltung der festgelegten Spezifikation ist nach vorher erstellter Standardarbeitsanweisung (Prüfanweisung) in Übereinstimmung mit der guten fachlichen Praxis durchzuführen. § 33 Abs. 3 gilt entsprechend.

(2) Bei Gewebezubereitungen, die nach § 21a des Arzneimittelgesetzes genehmigt wurden, muss die Prüfanweisung den Unterlagen über die Genehmigung entsprechen.

(3) Die Prüfung ist gemäß der Prüfanweisung nach Absatz 1 durchzuführen und vollständig zu protokollieren. Alle Abweichungen im Prozess und von den Festlegungen der Spezifikation sind zu dokumentieren und gründlich zu untersuchen. Die für die Prüfung verantwortliche Person hat im Prüfprotokoll mit Datum und Unterschrift zu bestätigen, dass die Prüfung entsprechend der Prüfanweisung durchgeführt worden ist und die Ergebnisse richtig sind.

§ 38
Freigabe durch die Gewebeeinrichtung

(1) Die Freigabe von Gewebe oder Gewebezubereitungen darf nur von der verantwortlichen Person nach § 20c des Arzneimittelgesetzes und nur nach von ihr vorher genehmigter Standardarbeitsanweisung vorgenommen werden. Das Verfahren muss die versehentliche Freigabe der Gewebe oder Gewebezubereitungen verhindern, wenn die Voraussetzungen nach Absatz 2 nicht erfüllt sind.

(2) Die Freigabe darf nur erfolgen, wenn die Überprüfung aller dafür erforderlichen Unterlagen die Übereinstimmung der Gewebe oder Gewebezubereitungen mit ihren Spezifikationen, einschließlich der Endverpackung, bestätigt hat und bei Gewebezubereitungen, die der Genehmigungspflicht nach § 21a des Arzneimittelgesetzes unterliegen, die Übereinstimmung mit den Genehmigungsunterlagen vorliegt.

(3) Die verantwortliche Person nach § 20c des Arzneimittelgesetzes kann sich nur von Personen vertreten lassen, die über die Sachkenntnis nach § 20c Abs. 3 des Arzneimittelgesetzes verfügen. Aus den Aufzeichnungen muss klar hervorgehen, wer die Freigabe durchgeführt hat.

(4) Die verantwortliche Person nach § 20c des Arzneimittelgesetzes muss eine Risikobewertung für solche Gewebe und Gewebezubereitungen vornehmen, die nach ihrer Freigabe noch nicht ausgeliefert wurden und deren Verfalldatum noch nicht abgelaufen ist, wenn nachträgliche Erkenntnisse zu einer Änderung der Gewinnungs-, Be- oder Verarbeitungs- oder der Testverfahren oder der Spenderauswahlkriterien oder der Laboruntersuchungsverfahren mit dem Ziel einer Qualitätsverbesserung geführt haben. Die Gewebe und Gewebezubereitungen dürfen nur nach positivem Abschluss der Risikobewertung und schriftlicher Bestätigung der Freigabe ausgeliefert werden. Die Risikobewertung ist zu dokumentieren. Bereits ausgelieferte Gewebe und Gewebezubereitungen dürfen nur wieder in den Bestand zurückgenommen werden, wenn sie nach schriftlich festgelegtem Verfahren beurteilt und als übereinstimmend mit der Spezifikation eingestuft wurden.

§ 39
Inverkehrbringen, Einfuhr und Transport durch die Gewebeeinrichtung

(1) Gewebe und Gewebezubereitungen dürfen nur in den Verkehr gebracht werden, wenn sie gemäß § 38 freigegeben wurden.

(2) Bei einem Verbringen der Gewebezubereitungen aus einem Mitgliedstaat der Europäischen Union oder einem anderen Vertragsstaat des Abkommens über den Europäischen Wirtschaftsraum in den Geltungsbereich des Arzneimittelgesetzes muss sich die verantwortliche Person nach § 20c des Arzneimittelgesetzes vor der Freigabe nach § 38 insbesondere rückversichern, dass die Voraussetzungen nach § 21a Abs. 9 des Arzneimittelgesetzes erfüllt sind.

(3) Bei einer Einfuhr von Gewebe oder Gewebezubereitungen aus Ländern, die nicht Mitgliedstaaten der Europäischen Union oder andere Vertragsstaaten des Ab-

kommens über den Europäischen Wirtschaftsraum sind, muss sich die verantwortliche Person nach § 20c des Arzneimittelgesetzes vor der Freigabe nach § 38 insbesondere rückversichern, dass die Voraussetzungen nach § 72b Abs. 1 und 2 und § 72c Abs. 1 des Arzneimittelgesetzes erfüllt sind. § 32 Abs. 1 Satz 2 bleibt unberührt.

(4) Der Transport ist nach vorher festgelegter Standardarbeitsanweisung durchzuführen. Das Verfahren muss dem Gewebe oder der Gewebezubereitung angemessen sein und die Eigenschaften des Gewebes oder der Gewebezubereitung schützen, die für ihre Verwendung erforderlich sind sowie das Risiko einer mikrobiellen Verunreinigung des Gewebes oder der Gewebezubereitung minimieren.

(5) Unbeschadet des § 7 Abs. 3 sind die Transportbehältnisse mindestens mit folgenden Angaben zu versehen:

1. „Vorsicht" und „Gewebe und Zellen",
2. Kennung der Gewebeeinrichtung, die die Gewebe oder Gewebezubereitungen be- oder verarbeitet hat, sowie der Einrichtung, die die Gewebe oder Gewebezubereitungen erhalten soll, einschließlich ihrer Anschriften und Telefonnummern, sowie
3. relevante Transport- und Lagerungsbedingungen sowie erforderlichenfalls weitere Vorsichtsmaßnahmen und Hinweise für die Handhabung.

§ 40
Meldung schwerwiegender unerwünschter Reaktionen und schwerwiegender Zwischenfälle und Rückruf

(1) Unbeschadet des § 13c des Transplantationsgesetzes ist in Entnahmeeinrichtungen im Sinne des § 20b Abs. 1 des Arzneimittelgesetzes die dort in Satz 3 Nr. 1 genannte Person verantwortlich, dass die betroffenen Gewebeeinrichtungen nach vorher erstellter Standardarbeitsanweisung über alle bekannt gewordenen schwerwiegenden unerwünschten Reaktionen im Sinne von § 63i Abs. 7 des Arzneimittelgesetzes und entsprechende Verdachtsfälle, die die Qualität und Sicherheit der Gewebe oder Gewebezubereitungen beeinflussen oder auf diese zurückgeführt werden können, unverzüglich in Kenntnis gesetzt werden. Absatz 3 Satz 2 gilt entsprechend.

(2) Absatz 1 gilt entsprechend für Entnahmeeinrichtungen und für Gewebespenderlabore im Falle von schwerwiegenden Zwischenfällen im Sinne von § 63i Abs. 6 des Arzneimittelgesetzes und entsprechenden Verdachtsfällen, die im Zu-

sammenhang mit der Gewinnung oder den für die Gewinnung erforderlichen Laboruntersuchungen aufgetreten sind. Absatz 3 Satz 2 gilt entsprechend.

(3) In Gewebeeinrichtungen ist die verantwortliche Person nach § 20c des Arzneimittelgesetzes dafür verantwortlich, dass alle bekannt gewordenen Meldungen über schwerwiegende unerwünschte Reaktionen nach Absatz 1 nach vorher erstellter Standardarbeitsanweisung gesammelt und bewertet werden. Die Meldungen sind der zuständigen Bundesoberbehörde oder der zuständigen Behörde entsprechend § 63i Abs. 2 oder 3 des Arzneimittelgesetzes und, soweit der Gewebespender auch Organspender ist, der Koordinierungsstelle nach § 11 des Transplantationsgesetzes unverzüglich zu übermitteln. Satz 1 gilt auch für Verdachtsfälle solcher Reaktionen. Dabei muss

1. die Erstmeldung alle notwendigen Angaben gemäß Anhang III Teil A der Richtlinie 2006/86/EG in der jeweils geltenden Fassung enthalten, insbesondere zur Identifizierung der Entnahme- und der Gewebeeinrichtung, des Gewebespenderlabors, der betroffenen spendenden Person und der Spende, zum Meldedatum sowie zum Datum der Spendengewinnung und der vermuteten Reaktion, zur Art der an der vermuteten Reaktion beteiligten Gewebe oder Gewebezubereitung und der vermuteten Reaktion, den Grad der Wahrscheinlichkeit für einen Zusammenhang zwischen Verabreichung des Gewebes oder der Gewebezubereitung und der Empfängerreaktion sowie, sofern vorhanden, den Einheitlichen Europäischen Code gemäß § 4 Abs. 30a des Arzneimittelgesetzes,
2. die Erstmeldung gemäß Anhang III Teil B der Richtlinie 2006/86/EG in der jeweils geltenden Fassung konkretisiert werden, sobald ausreichende Erkenntnisse dafür vorliegen; insbesondere ist anzugeben, ob die Erstmeldung zu bestätigen oder ob und gegebenenfalls in welcher Weise eine Änderung der ersten Einstufung zu vermelden ist; soweit bekannt, sind dabei auch der klinische Verlauf beim Empfänger oder bei der Empfängerin und eventuelle weitere Schlussfolgerungen anzugeben, einschließlich eventueller Korrekturmaßnahmen und Maßnahmen, die in Bezug auf andere betroffene, zur Verwendung beim Menschen ausgelieferte Gewebe und Gewebezubereitungen ergriffen wurden.

(4) Absatz 3 Satz 1 bis 3 findet auf schwerwiegende Zwischenfälle im Sinne von § 63i Abs. 6 des Arzneimittelgesetzes entsprechende Anwendung. Dabei muss:

1. die Erstmeldung alle notwendigen Angaben gemäß Anhang IV Teil A der Richtlinie 2006/86/EG in der jeweils geltenden Fassung enthalten, insbesondere

zur Identifizierung der Entnahme- und der Gewebeeinrichtung, des Gewebespenderlabors, der betroffenen Spende, zum Meldedatum und zum Datum des schwerwiegenden Zwischenfalls, ob es sich um Defekte bei dem Gewebe oder der Gewebezubereitung, defekte Ausrüstung oder um menschliches Versagen handelt, und ob der Fehler bei der Gewinnung, der für die Gewinnung erforderlichen Laboruntersuchung, dem Transport zur be- oder verarbeitenden Gewebeeinrichtung, der Be- oder Verarbeitung, der Testung, der Freigabe, der Lagerung, dem Transport, dem Inverkehrbringen oder einer anderen Tätigkeit aufgetreten ist,

2. die Erstmeldung gemäß Anhang IV Teil B der Richtlinie 2006/86/EG in der jeweils geltenden Fassung konkretisiert werden, sobald ausreichende Erkenntnisse dafür vorliegen. Insbesondere ist die Hauptursache zu analysieren und über getroffene Korrekturmaßnahmen zu berichten.

(5) Die verantwortliche Person nach § 20c des Arzneimittelgesetzes ist dafür verantwortlich, dass Gewebe und Gewebezubereitungen, die von Meldungen nach den Absätzen 1 bis 4 betroffen sind oder betroffen sein könnten, identifiziert, ausgesondert und zurückgerufen werden können. Sie hat nach schriftlich festgelegtem Verfahren die Notwendigkeit eines Rückrufs zu bewerten und die nötigen Maßnahmen innerhalb vorher festgelegter Zeiträume zu koordinieren sowie die zuständige Behörde über jeden Rückruf unverzüglich zu unterrichten und dabei auch mitzuteilen, an welche Einrichtungen die Gewebe oder Gewebezubereitungen ausgeliefert wurden und welche Maßnahmen sie in Bezug auf andere möglicherweise betroffene Gewebe und Gewebezubereitungen ergriffen hat. Die Wirksamkeit der Verfahren ist regelmäßig zu überprüfen.

(6) Die näheren Einzelheiten, insbesondere zu den technischen Spezifikationen und Formaten der Meldungen nach den Absätzen 3 und 4 an die zuständige Bundesoberbehörde, können in einer Bekanntmachung der zuständigen Bundesoberbehörde geregelt werden.

(7) Über den Inhalt der Meldungen, die Art der Überprüfung und die dabei gewonnenen Erkenntnisse, das Ergebnis der Bewertung, die koordinierten Maßnahmen und die Benachrichtigungen sowie den Umgang mit zurückgegebenen Gewebe oder Gewebezubereitungen hat die verantwortliche Person nach § 20c des Arzneimittelgesetzes Aufzeichnungen zu führen. Satz 1 gilt für die Personen nach § 20b Abs. 1 Satz 3 Nr. 1 des Arzneimittelgesetzes entsprechend.

§ 41
Aufbewahrung der Dokumentation

(1) Für die Aufbewahrung von Aufzeichnungen über die Gewinnung, Laboruntersuchung, Be- oder Verarbeitung, Prüfung, Freigabe, Lagerung, das Verbringen in den oder aus dem Geltungsbereich des Arzneimittelgesetzes, die Einfuhr oder die Ausfuhr, das Inverkehrbringen einschließlich der Auslieferung und der endgültigen Bestimmung des Gewebes oder der Gewebezubereitung sowie von Aufzeichnungen der verantwortlichen Person nach § 20c des Arzneimittelgesetzes findet § 15 des Transplantationsgesetzes Anwendung. Zum Zweck der Rückverfolgbarkeit sind mindestens die Angaben nach Anhang VI Teil A der Richtlinie 2006/86/EG in der jeweils geltenden Fassung in einem geeigneten Speichermedium mindestens 30 Jahre aufzubewahren.

(2) Die Aufbewahrung muss unbeschadet des § 14 des Transplantationsgesetzes in einem geeigneten Bereich der von der Erlaubnis nach § 20b oder § 20c des Arzneimittelgesetzes erfassten Räume erfolgen. Die Zugriffsberechtigung zu den Aufzeichnungen nach Absatz 1 ist durch geeignete Maßnahmen auf dazu befugte Personen einzuschränken.

(3) Für den Fall einer Schließung der Entnahme- oder Gewebeeinrichtungen oder der Gewebespenderlabore, in denen die Aufbewahrung der Dokumentation nach Absatz 1 erfolgt, hat der pharmazeutische Unternehmer Vorsorge zu treffen, dass die Dokumentation während der gesamten Aufbewahrungszeit vorgehalten wird.

Abschnitt 5b
Ergänzende Vorschriften für die Kodierung von Gewebe und Gewebezubereitungen

§ 41a
Europäisches Kodierungssystem für Gewebe und Gewebezubereitungen

(1) Gewebe oder Gewebezubereitungen, die zum Zweck der Anwendung beim Menschen in Verkehr gebracht werden, müssen mit einem Einheitlichen Europäischen Code gekennzeichnet sein.

(2) Eine Freigabe zum Inverkehrbringen von Geweben oder Gewebezubereitungen nach Absatz 1 darf nur erfolgen, wenn die Endverpackung mit dem Einheitlichen

Europäischen Code gekennzeichnet ist. Bei Geweben oder Gewebezubereitungen, die für einen anderen als den in Absatz 1 genannten Zweck für den Verkehr freigegeben werden, müssen die Kennzeichnung des Gewebes oder der Gewebezubereitung und das Begleitdokument zumindest die Spendenkennungssequenz enthalten.

(3) Die Absätze 1 und 2 gelten nicht für

1. Keimzellen aus Partnerspenden und imprägnierte Eizellen aus Partnerspenden,

2. Gewebe oder Gewebezubereitungen, die von der Gewinnung bis zur Anwendung innerhalb derselben Einrichtung verbleiben,

3. Gewebezubereitungen, die aus Staaten eingeführt wurden, die weder Mitgliedstaaten der Europäischen Union noch andere Vertragsstaaten des Abkommens über den Europäischen Wirtschaftsraum sind, sofern sie von der Einfuhr bis zur Anwendung beim Menschen innerhalb derselben Einrichtung verbleiben und die Einrichtung eine Erlaubnis für die Einfuhr dieser Gewebe oder Gewebezubereitungen nach § 72 Abs. 1 oder Abs. 2, § 72b Abs. 1 oder § 72c Abs. 1 des Arzneimittelgesetzes hat, und

4. Gewebezubereitungen, die aufgrund eines Notfalls eingeführt werden; Notfall ist eine unvorhergesehene Situation, in der es keine andere Möglichkeit gibt, als schnellstmöglich eine Gewebezubereitung einzuführen, um diese unverzüglich bei einer bestimmten Person anzuwenden, deren Gesundheit ohne eine solche Einfuhr erheblich gefährdet wäre.

Innerhalb derselben Einrichtung nach Satz 1 Nr. 2 und 3 bedeutet, dass alle Tätigkeiten von der Gewinnung oder der Einfuhr bis zur Anwendung beim Menschen unter der Verantwortung derselben verantwortlichen Person und im Rahmen desselben Systems für das Qualitätsmanagement und desselben Systems für die Rückverfolgbarkeit in einer Einrichtung der Krankenversorgung durchgeführt werden. Unbeschadet von Satz 1 können Einrichtungen diese Gewebe und Gewebezubereitungen mit der Spendenkennungssequenz oder mit dem Einheitlichen Europäischen Code kennzeichnen.

§ 41b
Bestimmungen für die Verwendung des Einheitlichen Europäischen Codes; Meldepflichten

(1) Sofern Gewebe oder Gewebezubereitungen gemäß § 41a mit einem Einheitlichen Europäischen Code zu kennzeichnen sind, sind Gewebespenden unbeschadet des § 34 Abs. 6 zum Zeitpunkt ihrer Entnahme mit einer eindeutigen Spenden-

nummer zu kennzeichnen. Die Entnahmeeinrichtung legt das Zuteilungssystem, das für die Kennzeichnung mit der eindeutigen Spendennummer erforderlich ist, in einer vorher erstellten Standardarbeitsanweisung fest. Sie ergänzt die eindeutige Spendennummer mit ihrem EU-Gewebeeinrichtungs-Code gemäß § 4 Abs. 30b des Arzneimittelgesetzes zu einer Spendenkennungssequenz. Der an die Gewebeeinrichtung zu übermittelnde Entnahmebericht ist mit der Spendenkennungssequenz zu versehen.

(2) Bei einer Entnahmeeinrichtung, die gemäß § 20b Abs. 2 oder § 14 Abs. 4 des Arzneimittelgesetzes für ihre Tätigkeiten keiner Erlaubnis bedarf, hat die vertraglich verbundene Gewebeeinrichtung sicherzustellen, dass die Entnahmeeinrichtung ein geeignetes Zuteilungssystem für die eindeutige Spendennummer verwendet. Absatz 1 Satz 1 und 2 gilt entsprechend. Der an die Gewebeeinrichtung zu übermittelnde Entnahmebericht ist von der Entnahmeeinrichtung mit der eindeutigen Spendennummer zu versehen.

(3) Die Gewebeeinrichtung, die eine Gewebespende von einer Entnahmeeinrichtung nach Absatz 2 erhalten hat, ergänzt die eindeutige Spendennummer mit ihrem EU-Gewebeeinrichtungs-Code zu einer Spendenkennungssequenz.

(4) Gewebe oder Gewebezubereitungen, die aus Staaten eingeführt werden, die weder Mitgliedstaaten der Europäischen Union noch andere Vertragsstaaten des Abkommens über den Europäischen Wirtschaftsraum sind, sind von der einführenden Gewebeeinrichtung mit der Spendenkennungssequenz zu kennzeichnen.

(5) Die Gewebeeinrichtung kennzeichnet Gewebe oder Gewebezubereitungen spätestens vor der Freigabe zum Inverkehrbringen zur Anwendung beim Menschen mit dem Einheitlichen Europäischen Code. Die Kennzeichnung mit dem Einheitlichen Europäischen Code ist wie folgt vorzunehmen:

1. die von der Entnahmeeinrichtung nach Absatz 1 oder von der Gewebeeinrichtung nach Absatz 3 oder Absatz 4 zugeteilte Spendenkennungssequenz wird als erster Teil des Einheitlichen Europäischen Codes verwendet,
2. die Gewebeeinrichtung legt das für die Produktkennungssequenz verwendete Produktkodierungssystem in einer Standardarbeitsanweisung fest,
3. für den zweiten Teil des Einheitlichen Europäischen Codes wird aus dem EU-Kompendium der Gewebe- und Zellprodukte gemäß § 4 Abs. 30d des Arzneimittelgesetzes mit dem festgelegten Produktkodierungssystem die Produktnummer für das Gewebe oder die Gewebezubereitung ermittelt und mit der Kennung des Produktkodierungssystems zum Produktcode als ersten Teil der Produktkennungssequenz vervollständigt,

4. die Produktkennungssequenz wird durch eine geeignete Splitnummer und das Verfallsdatum vervollständigt; bei Geweben oder Gewebezubereitungen, für die kein Verfallsdatum erforderlich ist, ist spätestens vor ihrem Inverkehrbringen zur Anwendung beim Menschen als Verfallsdatum „00000000“ anzugeben.

Der Einheitliche Europäische Code wird unlöschbar auf dem Etikett des Gewebes oder der Gewebezubereitung dauerhaft angebracht. Dieser Einheitliche Europäische Code wird außerdem in dem Begleitdokument nach § 36 Abs. 8 Satz 1 vermerkt. Kann der Einheitliche Europäische Code aus Platzmangel nicht auf dem Etikett untergebracht werden, muss er durch das Begleitdokument eindeutig den mit diesem Etikett verpackten Geweben oder Gewebezubereitungen zuzuordnen sein.

(6) Die Spendenkennungssequenz darf nicht mehr geändert werden, nachdem sie den für den Verkehr freigegebenen Geweben oder Gewebezubereitungen zugeteilt worden ist. Dies gilt nicht für die Berichtigung eines Kodierungsfehlers. Jede Berichtigung ist vollständig zu dokumentieren.

§ 41c
Kodierung in anderen Fällen und sonstige Pflichten der Gewebeeinrichtungen

(1) Werden Gewebe oder Gewebezubereitungen, die nach § 41a der Pflicht zur Kodierung unterliegen, von einer Gewebeeinrichtung zu anderen Zwecken als der Anwendung beim Menschen für den Verkehr freigegeben, so sind die Gewebe oder Gewebezubereitungen und das Begleitdokument vor der Freigabe zum Inverkehrbringen zumindest mit der Spendenkennungssequenz zu kennzeichnen. Die Produktkennungssequenz wird in diesem Fall von einer nachfolgenden Gewebeeinrichtung spätestens vor der Freigabe zum Inverkehrbringen zur Anwendung beim Menschen nach § 41b Abs. 5 ergänzt. Sofern die Produktkennungssequenz bereits vorhanden ist, aber aufgrund einer Veränderung des Gewebes oder der Gewebezubereitung nicht mehr zutreffend ist, aktualisiert die nachfolgende Gewebeeinrichtung den Produktcode entsprechend dem von ihr festgelegten Produktkodierungssystem und ergänzt diesen, sofern erforderlich, durch eine geeignete Splitnummer und das Verfallsdatum zu einer neuen Produktkennungssequenz.

(2) Die Einrichtungen informieren die zuständige Behörde, wenn

1. Angaben im EU-Kompendium der Gewebeeinrichtungen nach § 4 Abs. 30c des Arzneimittelgesetzes aktualisiert oder berichtigt werden müssen,
2. Angaben im EU-Kompendium der Gewebe- und Zellprodukte nach § 4 Abs. 30d des Arzneimittelgesetzes aktualisiert werden müssen oder

3. die Gewebeeinrichtung bei Geweben und Gewebezubereitungen, die sie von anderen Einrichtungen in der Europäischen Union erhält, einen erheblichen Verstoß gegen die Bestimmungen über den Einheitlichen Europäischen Code feststellt.

(3) Ist der Einheitliche Europäische Code nicht vorschriftsmäßig auf dem Etikett angebracht, so treffen die Gewebeeinrichtungen die erforderlichen Maßnahmen, damit die Anforderungen des § 41b und des Absatzes 1 Satz 2 und 3 erfüllt werden.

§ 41d
Format des Einheitlichen Europäischen Codes

(1) Der Einheitliche Europäische Code muss die folgenden Anforderungen erfüllen:

1. der Einheitliche Europäische Code wird in visuell lesbarer Form angezeigt; ihm ist das Akronym „SEC" vorangestellt;
2. der Einheitliche Europäische Code wird mit der Spendenkennungssequenz und der Produktkennungssequenz, getrennt durch eine Leerstelle oder in zwei aufeinanderfolgenden Zeilen, gedruckt.

(2) Andere Systeme für die Kennzeichnung und Rückverfolgbarkeit können zusätzlich verwendet werden.

Abschnitt 6
Ordnungswidrigkeiten

§ 42
Ordnungswidrigkeiten

Ordnungswidrig im Sinne des § 97 Abs. 2 Nr. 31 des Arzneimittelgesetzes handelt, wer vorsätzlich oder fahrlässig

1. entgegen § 13 Abs. 3a Sicherheitsmerkmale teilweise oder vollständig entfernt oder überdeckt, ohne sich vorher von der Echtheit des Arzneimittels zu überzeugen oder diese durch solche ersetzt, die nicht in gleichwertiger Weise die Prüfung auf Echtheit und Unversehrtheit der äußeren Umhüllung erlauben,
2. entgegen § 16 Abs. 1 oder § 25 Abs. 1 eine Charge oder einen Wirkstoff nicht menschlicher Herkunft zum Inverkehrbringen freigibt,
3. entgegen § 17 Abs. 1 Satz 1 oder § 26 Abs. 1 Satz 1 ein dort genanntes Produkt ohne vorherige Freigabe in den Verkehr bringt,

4. entgegen § 18 Abs. 1 Satz 1 oder Abs. 2 Satz 1 nicht sicherstellt, dass ein dort genanntes Rückstellmuster aufbewahrt wird,
5. entgegen § 18 Abs. 3 Satz 1 nicht sicherstellt, dass ein dort genanntes Muster aufbewahrt wird,

5a. entgegen § 19 Abs. 2 die zuständige Behörde oder den Zulassungsinhaber nicht oder nicht rechtzeitig informiert,

6. entgegen § 30 Abs. 1 ein Mischfuttermittel verwendet,
7. entgegen § 30 Abs. 4 ein Fütterungsarzneimittel in Verkehr bringt,
8. entgegen § 30 Abs. 7 Satz 3 eine Verschreibung nicht, nicht richtig, nicht vollständig oder nicht rechtzeitig ergänzt,
9. entgegen § 30 Abs. 7 Satz 4 das Original nicht oder nicht mindestens fünf Jahre aufbewahrt oder nicht oder nicht rechtzeitig vorlegt und nicht oder nicht rechtzeitig aushändigt oder
10. entgegen § 31a Abs. 1 Satz 1 eine Aufzeichnung nicht, nicht richtig, nicht vollständig oder nicht rechtzeitig fertigt.

Abschnitt 7
Schlussvorschriften

§ 43*)
Übergangsvorschrift aus Anlass des Gesetzes zur Umsetzung der Richtlinien (EU) 2015/566 und (EU) 2015/565 zur Einfuhr und zur Kodierung menschlicher Gewebe und Gewebezubereitungen

(1) Auf Gewebe, Gewebezubereitungen sowie hämatopoetische Stammzellen und Stammzellzubereitungen aus dem peripheren Blut oder aus dem Nabelschnurblut, die bereits am 29. Oktober 2016 gelagert sind und die bis zum 28. Oktober 2021 für den Verkehr freigegeben werden, sind § 20 Abs. 3, § 31 Abs. 4a und 8a Satz 2,

*) Dem § 43 wird § 44 angefügt; der Text ist auf Raster gestellt (s. S. 408). Er tritt in Kraft, sobald die in Fußnote**) genannten Voraussetzungen erfüllt sind.

**) § 44 tritt sechs Monate nach der Veröffentlichung der Mitteilung der Europäischen Kommission über die Funktionsfähigkeit des EU-Portals und der Datenbank nach Artikel 82 der Verordnung (EU) Nr. 536/2014 des Europäischen Parlaments und des Rates vom 16. April 2014 über klinische Prüfungen mit Humanarzneimitteln und zur Aufhebung der Richtlinie 2001/20/EG (ABl. L 158 vom 27.5.2014, S. 1) im Amtsblatt der Europäischen Union in Kraft.

§ 31 Abs. 14 und Abschnitt 5b nicht anzuwenden und sind § 34 Abs. 6 Satz 1 und Abs. 7 Satz 2, § 40 Abs. 3 Satz 4 und Abs. 4 Satz 2 und § 41 Abs. 1 in der jeweils bis zum 25. November 2016 geltenden Fassung bis zum 28. Oktober 2021 weiter anzuwenden. Sofern diese Gewebe, diese Gewebezubereitungen oder diese hämatopoetischen Stammzellen oder Stammzellzubereitungen aus dem peripheren Blut oder aus dem Nabelschnurblut nicht bis zum 28. Oktober 2021 für den Verkehr freigegeben werden und bei ihnen der Einheitliche Europäische Code nicht angebracht werden kann, sind sie nach § 41b Abs. 5 Satz 4 zu kennzeichnen.

(2) § 31 Abs. 8a Satz 2 und Abschnitt 5b sind ab dem 29. April 2017 anzuwenden.

§ 44
Übergangsregelung aus Anlass des Vierten Gesetzes zur Änderung arzneimittelrechtlicher und anderer Vorschriften

(1) Für klinische Prüfungen bei Menschen mit Arzneimitteln, die dem Anwendungsbereich der Verordnung (EU) Nr. 536/2014 unterliegen, ist diese Verordnung in der bis zum Tag vor dem Inkrafttreten dieser Vorschrift nach Artikel 13 Abs. 2 und 3 des Vierten Gesetzes zur Änderung arzneimittelrechtlicher und anderer Vorschriften vom 20. Dezember 2016 (BGBl. I S. 3048) geltenden Fassung für drei Jahre weiter anzuwenden, wenn der Antrag auf Genehmigung vor dem Tag des Inkrafttretens dieser Vorschrift nach Artikel 13 Abs. 2 und 3 des Vierten Gesetzes zur Änderung arzneimittelrechtlicher und anderer Vorschriften vom 20. Dezember 2016 (BGBl. I S. 3048) gemäß dem Sechsten Abschnitt des Arzneimittelgesetzes eingereicht wurde.

(2) Eine klinische Prüfung bei Menschen mit Arzneimitteln, die dem Anwendungsbereich der Verordnung (EU) Nr. 536/2014 unterliegen, darf nach dieser Verordnung in der bis zum Tag vor dem Inkrafttreten dieser Vorschrift nach Artikel 13 Abs. 2 und 3 des Vierten Gesetzes zur Änderung arzneimittelrechtlicher und anderer Vorschriften vom 20. Dezember 2016 (BGBl. I S. 3048) geltenden Fassung begonnen werden, wenn der Antrag auf Genehmigung innerhalb von zwölf Monaten nach dem Tag des Inkrafttretens dieser Vorschrift nach Artikel 13 Abs. 2 und 3 des Vierten Gesetzes zur Änderung arzneimittelrechtlicher und anderer Vorschriften vom 20. Dezember 2016 (BGBl. I S. 3048) eingereicht wurde. Für die betreffende klinische Prüfung ist diese Verordnung in der bis zu dem Tag vor dem Inkrafttreten dieser Vorschrift nach Artikel 13 Abs. 2 und 3 des Vierten Gesetzes zur Änderung arzneimittelrechtlicher und anderer Vorschriften vom 20. Dezember 2016 (BGBl. I S. 3048) geltenden Fassung für drei Jahre weiter anzuwenden.

Verordnung über den Betrieb von Apotheken (Apothekenbetriebsordnung – ApBetrO)

In der Fassung der Bekanntmachung vom 26. September 1995 (BGBl. I S. 1195), zuletzt geändert durch Artikel 7 und 8 des Vierten Gesetzes zur Änderung arzneimittelrechtlicher und anderer Vorschriften vom 20. Dezember 2016*) (BGBl. I S. 3062)

Inhaltsübersicht

*) Dieses Gesetz dient der Durchführung der Verordnung (EU) Nr. 536/2014 des Europäischen Parlaments und des Rates vom 16. April 2014 über klinische Prüfungen mit Humanarzneimitteln und zur Aufhebung der Richtlinie 2001/20/EG (ABl. L 158 vom 27.5.2014, S. 1).

Erster Abschnitt
Allgemeine Bestimmung

§ 1
Anwendungsbereich

(1) Diese Verordnung findet Anwendung auf den Betrieb und die Einrichtung von öffentlichen Apotheken einschließlich der krankenhausversorgenden Apotheken, Zweig- und Notapotheken sowie von Krankenhausapotheken. Ihre Vorschriften egen fest, wie die ordnungsgemäße Versorgung der Bevölkerung mit Arzneimitteln und apothekenpflichtigen Medizinprodukten sicherzustellen ist.

*) Dem § 37 wird § 38 angefügt; der Text ist auf Raster gestellt. Er tritt in Kraft, sobald die in Fußnote**) genannten Voraussetzungen erfüllt sind.

**) § 38 tritt sechs Monate nach der Veröffentlichung der Mitteilung der Europäischen Kommission über die Funktionsfähigkeit des EU-Portals und der Datenbank nach Artikel 82 der Verordnung (EU) Nr. 536/2014 des Europäischen Parlaments und des Rates vom 16. April 2014 über klinische Prüfungen mit Humanarzneimitteln und zur Aufhebung der Richtlinie 2001/20/EG (ABl. L 158 vom 27.5.2014, S. 1) im Amtsblatt der Europäischen Union in Kraft.

(2)*) Diese Verordnung findet auf den Apothekenbetrieb insoweit keine Anwendung, als eine Erlaubnis nach § 13, § 52a oder § 72 des Arzneimittelgesetzes erteilt worden ist.

(2) Diese Verordnung findet auf den Apothekenbetrieb insoweit keine Anwendung, als eine Erlaubnis nach § 13, § 52a oder § 72 des Arzneimittelgesetzes oder nach Artikel 61 der Verordnung (EU) Nr. 536/2014 des Europäischen Parlaments und des Rates vom 16. April 2014 über klinische Prüfungen mit Humanarzneimitteln und zur Aufhebung der Richtlinie 2001/20/EG (ABl. L 158 vom 27.5.2014, S. 1) erteilt worden ist.

(3) Die Medizinprodukte-Betreiberverordnung in der Fassung der Bekanntmachung vom 21. August 2002 (BGBl. I S. 3396) und die Medizinprodukte-Sicherheitsplanverordnung vom 24. Juni 2002 (BGBl. I S. 2131), jeweils in der geltenden Fassung, bleiben unberührt.

§ 1a
Begriffsbestimmungen

(1) Krankenhausversorgende Apotheken sind öffentliche Apotheken, die gemäß § 14 Abs. 4 des Gesetzes über das Apothekenwesen ein Krankenhaus versorgen.

(2) Pharmazeutisches Personal sind Apotheker, pharmazeutisch-technische Assistenten, Apothekerassistenten, Pharmazieingenieure, Apothekenassistenten, pharmazeutische Assistenten sowie Personen, die sich in der Ausbildung zum Apothekerberuf oder zum Beruf des pharmazeutisch-technischen Assistenten befinden.

(3) Pharmazeutische Tätigkeit im Sinne dieser Verordnung ist:

1. die Entwicklung und Herstellung von Arzneimitteln,
2. die Prüfung von Ausgangsstoffen oder Arzneimitteln,
3. die Abgabe von Arzneimitteln,
4. die Information und Beratung über Arzneimittel,
5. die Überprüfung von Arzneimitteln sowie die Beobachtung, Sammlung und Auswertung von Arzneimittelrisiken und Medikationsfehlern in Krankenhäu-

*) Absatz 2 wird neu gefasst; der Text ist auf Raster gestellt. Er tritt in Kraft, sobald die in Fußnote**) genannten Voraussetzungen erfüllt sind.

**) Absatz 2 tritt sechs Monate nach der Veröffentlichung der Mitteilung der Europäischen Kommission über die Funktionsfähigkeit des EU-Portals und der Datenbank nach Artikel 82 der Verordnung (EU) Nr. 536/2014 des Europäischen Parlaments und des Rates vom 16. April 2014 über klinische Prüfungen mit Humanarzneimitteln und zur Aufhebung der Richtlinie 2001/20/EG (ABl. L 158 vom 27.5.2014, S. 1) im Amtsblatt der Europäischen Union in Kraft.

sern oder in den Krankenhäusern gemäß § 14 Abs. 8 Apothekengesetz hinsichtlich der Arzneimittelversorgung gleichgestellten Einrichtungen oder in den zu versorgenden Einrichtungen im Sinne des § 12a des Apothekengesetzes,

6. das Medikationsmanagement, mit dem die gesamte Medikation des Patienten, einschließlich der Selbstmedikation, wiederholt analysiert wird mit den Zielen, die Arzneimitteltherapiesicherheit und die Therapietreue zu verbessern, indem arzneimittelbezogene Probleme erkannt und gelöst werden.

(4) Patientenindividuelles Stellen ist die auf Einzelanforderung vorgenommene und patientenbezogene manuelle Neuverpackung von Fertigarzneimitteln für bestimmte Einnahmezeitpunkte des Patienten in einem wieder verwendbaren Behältnis.

(5) Patientenindividuelles Verblistern ist die auf Einzelanforderung vorgenommene und patientenbezogene manuelle oder maschinelle Neuverpackung von Fertigarzneimitteln für bestimmte Einnahmezeitpunkte des Patienten in einem nicht wieder verwendbaren Behältnis.

(6) Ausgangsstoff ist jeder bei der Herstellung eines Arzneimittels verwendete Stoff oder jede Zubereitung aus Stoffen, ausgenommen Verpackungsmaterial.

(7) Primäre Verpackungsmaterialien sind Behältnisse oder Umhüllungen, die mit den Arzneimitteln in Berührung kommen.

(8) Rezepturarzneimittel ist ein Arzneimittel, das in der Apotheke im Einzelfall auf Grund einer Verschreibung oder auf sonstige Anforderung einer einzelnen Person und nicht im Voraus hergestellt wird.

(9) Defekturarzneimittel ist ein Arzneimittel, das im Rahmen des üblichen Apothekenbetriebs im Voraus an einem Tag in bis zu hundert abgabefertigen Packungen oder in einer diesen entsprechenden Menge hergestellt wird.

(10) Apothekenübliche Waren sind:

1. Medizinprodukte, die nicht der Apothekenpflicht unterliegen,
2. Mittel sowie Gegenstände und Informationsträger, die der Gesundheit von Menschen und Tieren unmittelbar dienen oder diese fördern,
3. Mittel zur Körperpflege,
4. Prüfmittel,
5. Chemikalien,
6. Reagenzien,

7. Laborbedarf,
8. Schädlingsbekämpfungs- und Pflanzenschutzmittel sowie
9. Mittel zur Aufzucht von Tieren.

(11) Apothekenübliche Dienstleistungen sind Dienstleistungen, die der Gesundheit von Menschen oder Tieren dienen oder diese fördern; dazu zählen insbesondere:

1. die Beratung
   a) in Gesundheits- und Ernährungsfragen,
   b) im Bereich Gesundheitserziehung und -aufklärung,
   c) zu Vorsorgemaßnahmen,
   d) über Medizinprodukte,
2. die Durchführung von einfachen Gesundheitstests,
3. das patientenindividuelle Anpassen von Medizinprodukten sowie
4. die Vermittlung von gesundheitsbezogenen Informationen.

(12) Inprozesskontrollen sind Überprüfungen, die während der Herstellung eines Arzneimittels zur Überwachung und erforderlichenfalls Anpassung des Prozesses vorgenommen werden, um zu gewährleisten, dass das Arzneimittel die erwartete Qualität aufweist; bei der Herstellung von sterilen Arzneimitteln, insbesondere Parenteralia, ist die Überwachung der Umgebung oder der Ausrüstung Teil der Inprozesskontrollen.

(13) Kritische Ausrüstungsgegenstände oder Geräte sind solche, die mit den Ausgangsstoffen oder Arzneimitteln in Berührung kommen oder einen anderen wesentlichen Einfluss auf die Qualität oder Sicherheit dieser Produkte haben können.

(14) Kalibrierung ist ein Arbeitsgang, durch den unter genau bestimmten Bedingungen die Beziehung bestimmt wird zwischen einerseits den Werten, die durch ein Messgerät oder ein Messsystem angezeigt werden, oder den Werten, die sich aus einer Materialmessung ergeben und andererseits den entsprechenden Werten eines Referenzstandards.

(15) Qualifizierung ist das Erbringen eines dokumentierten Nachweises, der mit hoher Sicherheit belegt, dass ein spezifischer Ausrüstungsgegenstand oder eine spezifische Umgebungsbedingung für die Herstellung oder Prüfung des Arzneimittels den vorher festgelegten Qualitätsmerkmalen entspricht.

(16) Validierung ist das Erbringen eines dokumentierten Nachweises, der mit hoher Sicherheit belegt, dass durch einen spezifischen Prozess oder ein Standardarbeitsverfahren ein Arzneimittel hergestellt und geprüft wird, das den vorher festgelegten Qualitätsmerkmalen entspricht.

(17) Herstellen im geschlossenen System ist die Überführung steriler Ausgangsmaterialien oder Lösungen in ein vorsterilisiertes geschlossenes Behältnis, ohne dass der Inhalt dabei mit der äußeren Umgebung in Kontakt kommt.

Zweiter Abschnitt
Der Betrieb von öffentlichen Apotheken

§ 2
Apothekenleiter

(1) Apothekenleiter ist

1. bei einer Apotheke, die nach § 1 Abs. 2 des Gesetzes über das Apothekenwesen betrieben wird, der Inhaber der Erlaubnis nach § 2 des Apothekengesetzes, im Falle der Verpachtung, der Pächter,
2. bei einer Apotheke oder Zweigapotheke, die nach § 13 oder § 16 des Gesetzes über das Apothekenwesen verwaltet wird, der Inhaber der Genehmigung,
3. bei einer Apotheke, die nach § 17 des Gesetzes über das Apothekenwesen betrieben wird, der von der zuständigen Behörde angestellte und mit der Leitung beauftragte Apotheker,
4. bei einer Hauptapotheke nach § 2 Abs. 5 Nr. 1 des Apothekengesetzes der Inhaber der Erlaubnis nach § 2 Abs. 4 des Apothekengesetzes,
5. bei einer Filialapotheke nach § 2 Abs. 5 Nr. 2 des Apothekengesetzes der vom Betreiber benannte Verantwortliche.

(2) Der Apothekenleiter hat die Apotheke persönlich zu leiten. Er ist dafür verantwortlich, dass die Apotheke unter Beachtung der geltenden Vorschriften betrieben wird. Neben dem Apothekenleiter nach Absatz 1 Nr. 5 ist auch der Betreiber für die Einhaltung der zum Betreiben von Apotheken geltenden Vorschriften verantwortlich.

(3) Der Apothekenleiter hat der zuständigen Behörde jede weitere berufliche oder gewerbsmäßige Tätigkeit anzuzeigen, bevor sie aufgenommen wird.

(4) Der Apothekenleiter darf neben Arzneimitteln und apothekenpflichtigen Medizinprodukten die in § 1a Abs. 10 genannten Waren nur in einem Umfang anbieten oder feilhalten, der den ordnungsgemäßen Betrieb der Apotheke und den Vorrang des Arzneimittelversorgungsauftrages nicht beeinträchtigt. Satz 1 ist auf die apothekenüblichen Dienstleistungen nach § 1a Abs. 11 entsprechend anzuwenden.

(5) Der Apothekenleiter muss sich, sofern er seine Verpflichtung zur persönlichen Leitung der Apotheke vorübergehend nicht selbst wahrnimmt, durch einen Apotheker vertreten lassen. Die Vertretung darf insgesamt drei Monate im Jahr nicht überschreiten. Die zuständige Behörde kann eine Vertretung über diese Zeit hinaus zulassen, wenn ein in der Person des Apothekenleiters liegender wichtiger Grund gegeben ist.

(6) Kann ein Apothekenleiter seiner Verpflichtung nach Absatz 5 Satz 1 nicht nachkommen, kann er sich von einem Apothekerassistenten oder Pharmazieingenieur vertreten lassen, sofern dieser insbesondere hinsichtlich seiner Kenntnisse und Fähigkeiten dafür geeignet ist und im Jahre vor dem Vertretungsbeginn mindestens sechs Monate hauptberuflich in einer öffentlichen Apotheke oder Krankenhausapotheke beschäftigt war. Der Apothekenleiter darf sich nicht länger als insgesamt vier Wochen im Jahr von Apothekerassistenten oder Pharmazieingenieuren vertreten lassen. Der Apothekenleiter hat vor Beginn der Vertretung die zuständige Behörde unter Angabe des Vertreters zu unterrichten. Die Sätze 1 bis 3 gelten nicht für die Vertretung

1. des Inhabers einer Erlaubnis nach § 2 Abs. 4 des Apothekengesetzes,
2. des Leiters einer krankenhausversorgenden Apotheke sowie
3. des Leiters einer Apotheke, auf die die Sondervorschriften des § 34 oder des § 35 Anwendung finden.

(7) Der mit der Vertretung beauftragte Apotheker oder Apothekerassistent oder Pharmazieingenieur hat während der Dauer der Vertretung die Pflichten eines Apothekenleiters.

§ 2a
Qualitätsmanagementsystem

(1) Der Apothekenleiter muss ein Qualitätsmanagementsystem entsprechend Art und Umfang der pharmazeutischen Tätigkeiten betreiben. Mit dem Qualitätsma-

nagementsystem müssen die betrieblichen Abläufe festgelegt und dokumentiert werden. Das Qualitätsmanagementsystem muss insbesondere gewährleisten, dass die Arzneimittel nach Stand von Wissenschaft und Technik hergestellt, geprüft und gelagert werden und dass Verwechslungen vermieden werden sowie eine ausreichende Beratungsleistung erfolgt.

(2) Der Apothekenleiter hat im Rahmen des Qualitätsmanagementsystems dafür zu sorgen, dass regelmäßig Selbstinspektionen durch pharmazeutisches Personal zur Überprüfung der betrieblichen Abläufe vorgenommen werden und erforderlichenfalls Korrekturen vorgenommen werden. Darüber hinaus sollte die Apotheke an regelmäßigen Maßnahmen zu externen Qualitätsüberprüfungen teilnehmen.

(3) Der Apothekenleiter ist dafür verantwortlich, dass die Überprüfungen und die Selbstinspektionen nach Absatz 2 sowie die daraufhin erforderlichenfalls ergriffenen Maßnahmen dokumentiert werden.

§ 3
Apothekenpersonal

(1) Das Apothekenpersonal darf nur entsprechend seiner Ausbildung und seinen Kenntnissen eingesetzt werden und ist über die bei den jeweiligen Tätigkeiten gebotene Sorgfalt regelmäßig zu unterweisen. Die Unterweisung muss sich auch auf die Theorie und Anwendung des Qualitätsmanagementsystems erstrecken sowie auf Besonderheiten der Arzneimittel, die hergestellt, geprüft oder gelagert werden.

(2) Zur Gewährleistung eines ordnungsgemäßen Betriebs der Apotheke muss das notwendige Personal, insbesondere auch das pharmazeutische Personal, in ausreichender Zahl vorhanden sein. Das zur Versorgung eines Krankenhauses zusätzlich erforderliche Personal ergibt sich aus Art und Umfang einer medizinisch zweckmäßigen und ausreichenden Versorgung des Krankenhauses mit Arzneimitteln und apothekenpflichtigen Medizinprodukten unter Berücksichtigung von Größe, Art und Leistungsstruktur des Krankenhauses. Satz 2 gilt entsprechend für die Versorgung von Einrichtungen im Sinne von § 12a des Apothekengesetzes.

(3) (weggefallen)

(4) Die Bewertung der Analyse und die Beratung im Rahmen eines Medikationsmanagements müssen durch einen Apotheker der Apotheke erfolgen.

(5) Es ist verboten, pharmazeutische Tätigkeiten von anderen Personen als pharmazeutischem Personal auszuführen oder ausführen zu lassen, soweit nach Absatz 5a nichts anderes bestimmt ist. Die jeweilige Person muss insoweit der deutschen

Sprache mächtig sein und über Kenntnis des in Deutschland geltenden Rechts verfügen, wie es für die Ausübung ihrer jeweiligen Tätigkeit notwendig ist. Pharmazeutische Tätigkeiten, die von pharmazeutisch-technischen Assistenten, pharmazeutischen Assistenten oder Personen, die sich in der Ausbildung zum Apothekerberuf oder zum Beruf des pharmazeutisch-technischen Assistenten befinden, ausgeführt werden, sind vom Apothekenleiter zu beaufsichtigen oder von diesem durch einen Apotheker beaufsichtigen zu lassen. Die in Absatz 3 Nr. 9 genannten Personen dürfen keine Arzneimittel abgeben.

(5a) Das Umfüllen einschließlich Abfüllen und Abpacken oder Kennzeichnen von Arzneimitteln darf unter Aufsicht eines Apothekers auch durch anderes als das pharmazeutische Personal ausgeführt werden, soweit es sich um Apothekenhelfer, Apothekenfacharbeiter, pharmazeutisch-kaufmännische Angestellte, sowie Personen, die sich in der Ausbildung zum Beruf des pharmazeutisch-kaufmännischen Angestellten befinden, handelt. Darüber hinaus darf sich das pharmazeutische Personal von dem in Satz 1 genannten anderen Personal der Apotheke unterstützen lassen

1. bei der Herstellung und Prüfung der Arzneimittel,
2. bei der Prüfung der Ausgangsstoffe,
3. durch Bedienung, Pflege und Instandhaltung der Arbeitsgeräte,
4. beim Abfüllen und Abpacken oder Kennzeichnen der Arzneimittel sowie
5. bei der Vorbereitung der Arzneimittel zur Abgabe.

Das zur Herstellung nach Satz 1 oder zur Unterstützung nach Satz 2 eingesetzte Personal muss für diese Aufgaben entsprechend qualifiziert sein und über die bei den jeweiligen Tätigkeiten gebotene Sorgfalt nachweislich zu Anfang und danach fortlaufend vom pharmazeutischen Personal unterwiesen werden.

(6) Zur Versorgung eines Krankenhauses mit Ausnahme der Zustellung darf der Apothekenleiter nur Personal einsetzen, das in seinem Betrieb tätig ist. Satz 1 findet entsprechende Anwendung auf die Versorgung von Bewohnern einer zu versorgenden Einrichtung im Sinne des § 12a des Apothekengesetzes.

§ 4
Beschaffenheit, Größe und Einrichtung der Apothekenbetriebsräume

(1) Die Betriebsräume müssen nach Art, Größe, Zahl, Lage und Einrichtung geeignet sein, einen ordnungsgemäßen Apothekenbetrieb, insbesondere die einwandfreie

Entwicklung, Herstellung, Prüfung, Lagerung, Verpackung sowie eine ordnungsgemäße Abgabe von Arzneimitteln oder die Abgabe von apothekenpflichtigen Medizinprodukten und die Information und Beratung über Arzneimittel oder Medizinprodukte, auch mittels Einrichtungen der Telekommunikation, zu gewährleisten. Die Betriebsräume sind

1. durch Wände oder Türen abzutrennen
   a) von anderweitig gewerblich oder beruflich genutzten Räumen, auch in Zusammenhang mit Tätigkeiten, für die der Apothekenleiter über eine Erlaubnis nach § 52a des Arzneimittelgesetzes verfügt, sowie
   b) von öffentlichen Verkehrsflächen und Ladenstraßen,
2. durch geeignete Maßnahmen gegen unbefugten Zutritt zu schützen,
3. ausreichend zu beleuchten und zu belüften sowie erforderlichenfalls zu klimatisieren,
4. in einwandfreiem baulichen und hygienischen Zustand zu halten und
5. so anzuordnen, dass jeder Raum ohne Verlassen der Apotheke erreichbar ist (Raumeinheit).

Satz 2 Nr. 1 Buchstabe a gilt nicht für die Herstellung von Arzneimitteln, für die eine Erlaubnis nach § 13 des Arzneimittelgesetzes erforderlich ist.

(2) Die Apotheke muss mindestens aus einer Offizin, einem Laboratorium, ausreichendem Lagerraum und einem Nachtdienstzimmer bestehen. Das Laboratorium muss mit einem Abzug mit Absaugvorrichtung oder mit einer entsprechenden Einrichtung, die die gleiche Funktion erfüllt, ausgestattet sein. Die Grundfläche der in Satz 1 genannten Betriebsräume muss mindestens 110 Quadratmeter betragen. Bei der Berechnung der Grundfläche sind die nach § 34 Abs. 3 und § 35 Abs. 3 genannten separaten Räume sowie Räume, die nach Absatz 1 Satz 2 Nr. 1 Buchstabe a von den Betriebsräumen der Apotheke abzutrennen sind, nicht zu berücksichtigen. Für krankenhausversorgende Apotheken gilt § 29 Abs. 1 und 3 entsprechend.

(2a) Die Offizin muss einen Zugang zu öffentlichen Verkehrsflächen haben und soll barrierefrei erreichbar sein. Sie muss so gestaltet werden, dass der Vorrang des Arzneimittelversorgungsauftrags nicht beeinträchtigt wird und für die in der Offizin ausgeübten wesentlichen Aufgaben, insbesondere die Beratung von Patienten und Kunden, genügend Raum bleibt. Die Offizin muss so eingerichtet sein, dass die Vertraulichkeit der Beratung, insbesondere an den Stellen, an denen Arzneimittel an Kunden abgegeben werden, so gewahrt wird, dass das Mithören des Beratungsgesprächs durch andere Kunden weitestgehend verhindert wird.

(2b) Für die Herstellung von nicht zur parenteralen Anwendung bestimmten Arzneimitteln ist ein eigener Arbeitsplatz vorzusehen. Der Arbeitsplatz ist von mindestens drei Seiten raumhoch von anderen Bereichen der Apotheke abzutrennen, sofern sich dieser Arbeitsplatz nicht in einem Betriebsraum befindet, der gleichzeitig ausschließlich als Laboratorium dient. Seine Wände und Oberflächen sowie der Fußboden müssen leicht zu reinigen sein, damit das umgebungsbedingte Kontaminationsrisiko für die herzustellenden Arzneimittel minimal ist. Der Arbeitsplatz kann auch für die Herstellung von Medizinprodukten oder apothekenüblichen Waren nach § 1a Abs. 10 Nr. 2, 3 oder 9 genutzt werden.

(2c) Für die Herstellung von Arzneimitteln, die Drogen oder Drogenmischungen sind, oder für die sonstige Verarbeitung von Drogen als Ausgangsstoffe ist ein gesonderter Arbeitsplatz vorzusehen. Absatz 2b Satz 2 und 3 findet keine Anwendung.

(2d) Der Lagerraum muss ausreichend groß sein und eine ordnungsgemäße Lagerung der in der Apotheke vorrätig gehaltenen oder vertriebenen Produkte ermöglichen. Es muss eine Lagerhaltung unterhalb einer Temperatur von 25 Grad Celsius möglich sein. Für Arzneimittel oder Ausgangsstoffe, die nach § 21 Nr. 7 abzusondern sind, und für gefälschte Arzneimittel, die nach § 21 Nr. 8 gesichert aufzubewahren sind, ist ein separater und entsprechend gekennzeichneter Lagerbereich vorzusehen. Soweit Arzneimittel außerhalb der Öffnungszeiten der Apotheke angeliefert werden, muss die Einhaltung der erforderlichen Lagertemperaturen für die betreffenden Arzneimittel ständig gewährleistet sein; ein Zugriff Unbefugter muss ausgeschlossen werden. Apotheken, die Krankenhäuser mit Arzneimitteln versorgen, müssen für diese Arzneimittel separate Lagerräume oder mindestens separate und entsprechend gekennzeichnete Lagerbereiche vorhalten.

(3) Eine Zweigapotheke muss mindestens aus einer Offizin, ausreichendem Lagerraum und einem Nachtdienstzimmer bestehen. Absatz 2 Satz 1 und 3 findet keine Anwendung.

(4) Absatz 1 Satz 2 Nr.5 wird nicht angewendet auf

1. Lagerräume, die ausschließlich der Arzneimittelversorgung von Krankenhäusern oder zur Versorgung von Bewohnern von zu versorgenden Einrichtungen im Sinne des § 12a des Apothekengesetzes dienen,
2. Räume, die den Versandhandel einschließlich des elektronischen Handels mit Arzneimitteln sowie die dazugehörige Beratung und Information betreffen,

3. Räume, die für die Herstellungstätigkeiten nach § 34 oder § 35 genutzt werden, oder
4. das Nachtdienstzimmer.

Diese Räume müssen jedoch in angemessener Nähe zu den übrigen Betriebsräumen liegen. Die Nutzung von Lager- oder Herstellungsräumen innerhalb des zu versorgenden Krankenhauses oder der zu versorgenden Einrichtung im Sinne des § 12a des Apothekengesetzes ist nicht zulässig.

(5) (weggefallen)

(6) Wesentliche Veränderungen der Größe und Lage oder der Ausrüstung der Betriebsräume oder ihrer Nutzung sind der zuständigen Behörde vorher anzuzeigen.

(7) Die Apotheke muss so mit Geräten ausgestattet sein, dass Arzneimittel insbesondere in den Darreichungsformen

1. Lösungen, Emulsionen, Suspensionen,
2. Salben, Cremes, Gele, Pasten,
3. Kapseln, Pulver,
4. Drogenmischungen sowie
5. Zäpfchen und Ovula

ordnungsgemäß hergestellt werden können. Die Herstellung steriler Arzneimittel muss möglich sein, soweit es sich nicht um Arzneimittel zur parenteralen Anwendung handelt. Soweit kein Gerät zur Herstellung von Wasser für Injektionszwecke vorhanden ist, muss Wasser zur Injektion als Fertigarzneimittel in ausreichender Menge vorrätig gehalten werden.

(8) In der Apotheke müssen Geräte und Prüfmittel zur Prüfung der in der Apotheke hergestellten Arzneimittel und ihrer Ausgangsstoffe nach den anerkannten pharmazeutischen Regeln vorhanden sein.

§ 4a
Hygienemaßnahmen

Der Apothekenleiter muss für das Personal und die Betriebsräume, die zur Arzneimittelherstellung genutzt werden, geeignete Hygienemaßnahmen treffen, mit denen die mikrobiologische Qualität des jeweiligen Arzneimittels sichergestellt wird. Für die Hygienemaßnahmen ist insbesondere Folgendes festzulegen:

1. die Häufigkeit und Art der Reinigung der Herstellungsbereiche oder Herstellungsräume,
2. soweit erforderlich, die Häufigkeit einer Desinfektion der Herstellungsbereiche und Herstellungsräume sowie
3. die einzusetzenden Mittel und Geräte.

Die Maßnahmen sind in einem Hygieneplan schriftlich festzulegen. Die Durchführung der Hygienemaßnahmen ist regelmäßig zu dokumentieren. Unbeschadet des Hygieneplans müssen Festlegungen über hygienisches Verhalten am Arbeitsplatz und zur Schutzkleidung des Personals getroffen werden.

§ 5
Wissenschaftliche und sonstige Hilfsmittel

In der Apotheke müssen vorhanden sein

1. wissenschaftliche Hilfsmittel, die zur Herstellung und Prüfung von Arzneimitteln und Ausgangsstoffen nach den anerkannten pharmazeutischen Regeln im Rahmen des Apothekenbetriebs notwendig sind, insbesondere das Arzneibuch,
2. wissenschaftliche Hilfsmittel, die zur Information und Beratung des Kunden über Arzneimittel notwendig sind,
3. wissenschaftliche Hilfsmittel, die zur Information und Beratung der zur Ausübung der Heilkunde, Zahnheilkunde oder Tierheilkunde berechtigten Personen über Arzneimittel erforderlich sind,
4. Texte der für den Apothekenbetrieb maßgeblichen Rechtsvorschriften. Die wissenschaftlichen und sonstigen Hilfsmittel sind auf aktuellem Stand zu halten und können auch auf elektronischen Datenträgern vorhanden sein.

§ 6
Allgemeine Vorschriften über die Herstellung und Prüfung

(1) Arzneimittel, die in der Apotheke hergestellt werden, müssen die nach der pharmazeutischen Wissenschaft erforderliche Qualität aufweisen. Sie sind nach den anerkannten pharmazeutischen Regeln herzustellen und zu prüfen; enthält das Arzneibuch entsprechende Regeln, sind die Arzneimittel nach diesen Regeln herzustellen und zu prüfen. Dabei können für die Prüfung auch andere Methoden

angewandt und andere Geräte benutzt werden, als im Deutschen Arzneibuch beschrieben sind, unter der Voraussetzung, dass die gleichen Ergebnisse wie mit den beschriebenen Methoden und Geräten erzielt werden. Soweit erforderlich, ist die Prüfung in angemessenen Zeiträumen zu wiederholen.

(2) Bei der Herstellung von Arzneimitteln ist Vorsorge zu treffen, dass eine gegenseitige nachteilige Beeinflussung der Arzneimittel sowie Verwechslungen der Arzneimittel und der Ausgangsstoffe sowie des Verpackungs- und Kennzeichnungsmaterials vermieden werden.

(3) Die Prüfung der Arzneimittel kann unter Verantwortung des Apothekenleiters auch außerhalb der Apotheke erfolgen:

1. in einem Betrieb, für den eine Erlaubnis nach § 13 des Arzneimittelgesetzes erteilt ist,
2. in einem Betrieb in einem Mitgliedstaat der Europäischen Union oder des Europäischen Wirtschaftsraums, für den nach jeweiligem nationalen Recht eine Erlaubnis gemäß Artikel 40 der Richtlinie 2001/83/EG des Europäischen Parlaments und des Rates vom 6. November 2001 zur Schaffung eines Gemeinschaftskodexes für Humanarzneimittel (ABl. L 311 vom 28.11.2001, S. 67), zuletzt geändert durch die Richtlinie 2011/62/EU (ABl. L 174 vom 1.7.2011, S. 74), in der jeweils geltenden Fassung oder eine Erlaubnis nach Artikel 44 der Richtlinie 2001/82/EG des Europäischen Parlaments und des Rates vom 6. November 2001 zur Schaffung eines Gemeinschaftskodexes für Tierarzneimittel (ABl. L 311 vom 28.11.2001, S. 1), zuletzt geändert durch die Verordnung (EG) Nr. 596/2009 (ABl. L 188 vom 18.7.2009, S. 14), in der jeweils geltenden Fassung erteilt ist,
3. in einem Betrieb, für den eine Erlaubnis nach § 1 Abs. 2 in Verbindung mit § 2 des Apothekengesetzes erteilt ist, oder
4. durch einen Sachverständigen im Sinne des § 65 Abs. 4 des Arzneimittelgesetzes.

Der für die Prüfung Verantwortliche des Betriebs oder die Person nach Satz 1 Nr. 4 hat unter Angabe der Charge sowie des Datums und der Ergebnisse der Prüfung zu bescheinigen, dass das Arzneimittel nach den anerkannten pharmazeutischen Regeln geprüft worden ist und die erforderliche Qualität aufweist (Prüfzertifikat). Die Ergebnisse aus dem Prüfzertifikat sind der Freigabe in der Apotheke zugrunde zu legen. In der Apotheke ist mindestens die Identität des Arzneimittels festzustellen; über die durchgeführten Prüfungen sind Aufzeichnungen zu machen.

(4) Die Vorschriften des Medizinproduktegesetzes über die Herstellung, Sonderanfertigung und Eigenherstellung von Medizinprodukten bleiben unberührt.

§ 7 Rezepturarzneimittel

(1) Wird ein Arzneimittel auf Grund einer Verschreibung von Personen, die zur Ausübung der Heilkunde, Zahnheilkunde oder Tierheilkunde berechtigt sind, hergestellt, muss es der Verschreibung entsprechen. Andere als die in der Verschreibung genannten Ausgangsstoffe dürfen ohne Zustimmung des Verschreibenden bei der Herstellung nicht verwendet werden. Dies gilt nicht für Ausgangsstoffe, sofern sie keine eigene arzneiliche Wirkung haben und die arzneiliche Wirkung nicht nachteilig beeinflussen können. Enthält eine Verschreibung einen erkennbaren Irrtum, ist sie unleserlich oder ergeben sich sonstige Bedenken, so darf das Arzneimittel nicht hergestellt werden, bevor die Unklarheit beseitigt ist. Bei Einzelherstellung ohne Verschreibung ist Satz 4 entsprechend anzuwenden.

(1a) Ein Rezepturarzneimittel ist nach einer vorher erstellten schriftlichen Herstellungsanweisung herzustellen, die von einem Apotheker oder im Vertretungsfall nach § 2 Abs. 6 von der zur Vertretung berechtigten Person der Apotheke zu unterschreiben ist. Die Herstellungsanweisung muss mindestens Festlegungen treffen

1. zur Herstellung der jeweiligen Darreichungsform einschließlich der Herstellungstechnik und der Ausrüstungsgegenstände,
2. zur Plausibilitätsprüfung nach Absatz 1b,
3. zu primären Verpackungsmaterialien und zur Kennzeichnung,
4. zu Inprozesskontrollen, soweit diese durchführbar sind,
5. zur Vorbereitung des Arbeitsplatzes sowie
6. zur Freigabe und zur Dokumentation.

Soweit es sich um standardisierte und allgemeine Herstellungsanweisungen Dritter handelt, sind sie auf den jeweiligen Apothekenbetrieb anzupassen.

(1b) Die Anforderung über die Herstellung eines Rezepturarzneimittels ist von einem Apotheker nach pharmazeutischen Gesichtspunkten zu beurteilen (Plausibilitätsprüfung). Die Plausibilitätsprüfung muss insbesondere Folgendes berücksichtigen:

1. die Dosierung,
2. die Applikationsart,
3. die Art, Menge und Kompatibilität der Ausgangsstoffe untereinander sowie deren gleichbleibende Qualität in dem fertig hergestellten Rezepturarzneimittel über dessen Haltbarkeitszeitraum sowie
4. die Haltbarkeit des Rezepturarzneimittels.

Die Plausibilitätsprüfung ist von einem Apotheker oder im Vertretungsfall nach § 2 Abs. 6 von der zur Vertretung berechtigten Person zu dokumentieren.

(1c) Die Herstellung des Rezepturarzneimittels ist von der herstellenden Person zu dokumentieren (Herstellungsprotokoll) und muss insbesondere Folgendes beinhalten:

1. die Art und Menge der Ausgangsstoffe und deren Chargenbezeichnungen oder Prüfnummern,
2. die Herstellungsparameter,
3. soweit Inprozesskontrollen vorgesehen sind, deren Ergebnis,
4. den Namen des Patienten und des verschreibenden Arztes oder Zahnarztes,
5. bei Arzneimitteln zur Anwendung bei Tieren den Namen des Tierhalters und der Tierart sowie den Namen des verschreibenden Tierarztes,
6. bei Rezepturarzneimitteln, die auf Kundenanforderung hergestellt werden, den Namen des Kunden sowie
7. den Namen der Person, die das Rezepturarzneimittel hergestellt hat.

Anstelle des Namens des Patienten, Tierhalters oder Kunden nach Satz 1 Nr. 4, 5 oder 6 kann auch eine Bezug nehmende Herstellnummer dokumentiert werden. Das Herstellungsprotokoll ist von einem Apotheker oder im Vertretungsfall nach § 2 Abs. 6 von der zur Vertretung berechtigten Person mit dem Ergebnis der für die Freigabe vorgenommenen organoleptischen Prüfung und seiner Bestätigung zu ergänzen, dass das angefertigte Arzneimittel dem angeforderten Rezepturarzneimittel entspricht (Freigabe). Die Freigabe muss vor der Abgabe an den Patienten erfolgen.

(2) Bei einem Rezepturarzneimittel kann von einer analytischen Prüfung abgesehen werden, sofern die Qualität des Arzneimittels durch das Herstellungsverfahren, die organoleptische Prüfung des fertig hergestellten Arzneimittels und, soweit vorgesehen, durch die Ergebnisse der Inprozesskontrollen gewährleistet ist.

§ 8
Defekturarzneimittel

(1) Ein Defekturarzneimittel ist nach einer vorher erstellten schriftlichen Herstellungsanweisung herzustellen, die von einem Apotheker der Apotheke zu unterschreiben ist. Die Herstellungsanweisung muss insbesondere Festlegungen treffen:

1. zu den einzusetzenden Ausgangsstoffen, den primären Verpackungsmaterialien und den Ausrüstungsgegenständen,
2. zu den technischen und organisatorischen Maßnahmen, um Kreuzkontaminationen und Verwechslungen zu vermeiden, einschließlich der Vorbereitung des Arbeitsplatzes,
3. zur Festlegung der einzelnen Arbeitsschritte, einschließlich der Sollwerte, und soweit durchführbar, von Inprozesskontrollen,
4. zur Kennzeichnung, einschließlich des Herstellungsdatums und des Verfalldatums oder der Nachprüfung, und, soweit erforderlich, zu Lagerungsbedingungen und Vorsichtsmaßnahmen sowie
5. zur Freigabe zum Inverkehrbringen im Sinne von § 4 Abs. 17 des Arzneimittelgesetzes.

(2) Die Herstellung ist gemäß der Herstellungsanweisung zum Zeitpunkt der Herstellung von der herstellenden Person zu dokumentieren (Herstellungsprotokoll); aus dem Inhalt des Protokolls müssen sich alle wichtigen, die Herstellung betreffenden Tätigkeiten rückverfolgen lassen. Das Herstellungsprotokoll muss die zugrunde liegende Herstellungsanweisung nennen und insbesondere Folgendes beinhalten:

1. das Herstellungsdatum und die Chargenbezeichnung,
2. die eingesetzten Ausgangsstoffe sowie deren Einwaagen oder Abmessungen und deren Chargenbezeichnungen oder Prüfnummern,
3. die Ergebnisse der Inprozesskontrollen,
4. die Herstellungsparameter,
5. die Gesamtausbeute und, soweit zutreffend, die Anzahl der abgeteilten Darreichungsformen,
6. das Verfalldatum oder das Nachtestdatum sowie
7. die Unterschrift der Person, die das Arzneimittel hergestellt hat.

Das Herstellungsprotokoll ist von einem Apotheker mit seiner Bestätigung zu ergänzen, dass die angefertigten Arzneimittel der Herstellungsanweisung entsprechen (Freigabe).

(3) Für die Prüfung von Defekturarzneimitteln ist eine Prüfanweisung anzufertigen, die von einem Apotheker der Apotheke zu unterschreiben ist. Die Prüfanweisung muss mindestens Angaben enthalten zur Probenahme, zur Prüfmethode und zu der Art der Prüfungen, einschließlich der zulässigen Soll- oder Grenzwerte.

(4) Die Prüfung ist gemäß der Prüfanweisung nach Absatz 3 durchzuführen und von der Person zu dokumentieren, die die Prüfung durchgeführt hat (Prüfprotokoll). Das Prüfprotokoll muss die zugrunde liegende Prüfanweisung nennen und insbesondere Angaben enthalten

1. zum Datum der Prüfung,
2. zu den Prüfergebnissen und deren Freigabe durch den verantwortlichen Apotheker, der die Prüfung durchgeführt oder beaufsichtigt hat.

§ 9 (weggefallen)

§ 10 (weggefallen)

§ 11
Ausgangsstoffe

(1) Zur Herstellung von Arzneimitteln dürfen nur Ausgangsstoffe verwendet werden, deren ordnungsgemäße Qualität festgestellt ist. Auf die Prüfung der Ausgangsstoffe finden die Vorschriften des § 6 Abs. 1 und 3 entsprechende Anwendung.

(2) Werden Ausgangsstoffe bezogen, deren Qualität durch ein Prüfzertifikat nach § 6 Abs. 3 nachgewiesen ist, ist in der Apotheke mindestens die Identität festzustellen. Das Prüfzertifikat soll auch Auskunft über die GMP-konforme Herstellung des Ausgangsstoffs geben, soweit es sich um einen Wirkstoff handelt. Die Verantwortung des Apothekenleiters für die ordnungsgemäße Qualität der Ausgangsstoffe bleibt unberührt. Über die in der Apotheke durchgeführten Prüfungen sind Aufzeichnungen mit Namenszeichen des prüfenden oder die Prüfung beaufsichtigenden Apothekers zu machen.

(3) Werden Arzneimittel, die keine Fertigarzneimittel sind, zur Herstellung anderer Arzneimittel bezogen, gelten die Absätze 1 und 2 entsprechend.

§ 11a
Tätigkeiten im Auftrag

(1) Soweit die Apotheke die Herstellung von Arzneimitteln gemäß § 21 Abs. 2 Nr. 1b des Arzneimittelgesetzes oder § 11 Abs. 3 oder 4 des Apothekengesetzes von anderen Betrieben durchführen lassen darf, muss dafür ein schriftlicher Vertrag zwischen der Apotheke als Auftraggeber und dem anderen Betrieb als Auftragnehmer bestehen, der in beiden Betrieben vorliegen muss. In dem Vertrag sind die Verantwortlichkeiten jeder Seite klar festzulegen. Satz 1 gilt entsprechend für die Prüfung von in der Apotheke hergestellten Arzneimitteln sowie für die Prüfung von in der Apotheke zur Arzneimittelherstellung vorgesehenen Ausgangsstoffen, soweit diese über die Identitätsprüfung hinausgeht.

(2) Der Apothekenleiter darf eine Arzneimittelherstellung erst in Auftrag geben, wenn ihm für das betreffende Arzneimittel eine Verordnung des Arztes vorliegt und sich nach Prüfung der Verordnung keine Bedenken ergeben haben. § 7 ist entsprechend anzuwenden. Die Verantwortung für die Qualität des hergestellten Arzneimittels sowie für die Information und Beratung des verordnenden Arztes verbleibt bei der Apotheke als Auftraggeber.

§ 12
Prüfung der nicht in der Apotheke hergestellten Fertigarzneimittel und apothekenpflichtigen Medizinprodukte

(1) Fertigarzneimittel, die nicht in der Apotheke hergestellt worden sind, sind stichprobenweise zu prüfen. Dabei darf von einer über die Sinnesprüfung hinausgehenden Prüfung abgesehen werden, wenn sich keine Anhaltspunkte ergeben haben, die Zweifel an der ordnungsgemäßen Qualität des Arzneimittels begründen. Die Sätze 1 und 2 gelten für apothekenpflichtige Medizinprodukte entsprechend.

(2) Das anzufertigende Prüfprotokoll muss mindestens enthalten

1. den Namen oder die Firma des pharmazeutischen Unternehmers, bei Medizinprodukten des Herstellers oder seines Bevollmächtigten,
2. die Bezeichnung und bei Arzneimitteln zusätzlich die Darreichungsform,
3. die Chargenbezeichnung oder das Herstellungsdatum,
4. das Datum und die Ergebnisse der Prüfung,
5. das Namenszeichen des prüfenden oder die Prüfung beaufsichtigenden Apothekers.

§ 13
Behältnisse

Zur Herstellung von Arzneimitteln dürfen nur primäre Verpackungsmaterialien verwendet werden, die gewährleisten, dass die Arzneimittel vor physikalischen, mikrobiologischen oder chemischen Veränderungen geschützt sind und die daher für die beabsichtigten Zwecke geeignet sind.

§ 14
Kennzeichnung

(1) Rezepturarzneimittel müssen auf den Behältnissen und, soweit verwendet, den äußeren Umhüllungen, mindestens folgende Angaben aufweisen:

1. Name und Anschrift der abgebenden Apotheke und, soweit unterschiedlich, des Herstellers,
2. Inhalt nach Gewicht, Nennvolumen oder Stückzahl,
3. Art der Anwendung,
4. Gebrauchsanweisung,
5. Wirkstoffe nach Art und Menge und sonstige Bestandteile nach der Art,
6. Herstellungsdatum,
7. Verwendbarkeitsfrist mit dem Hinweis „verwendbar bis" unter Angabe von Tag, Monat und Jahr und, soweit erforderlich, Angabe der Haltbarkeit nach dem Öffnen des Behältnisses oder nach Herstellung der gebrauchsfertigen Zubereitung,
8. soweit erforderlich, Hinweise auf besondere Vorsichtsmaßnahmen, für die Aufbewahrung oder für die Beseitigung von nicht verwendeten Arzneimitteln oder sonstige besondere Vorsichtsmaßnahmen, um Gefahren für die Umwelt zu vermeiden, und
9. soweit das Rezepturarzneimittel auf Grund einer Verschreibung zur Anwendung bei Menschen hergestellt wurde, Name des Patienten.

Die Angaben müssen in gut lesbarer Schrift und auf dauerhafte Weise angebracht und mit Ausnahme der Nummer 5 in deutscher Sprache verfasst sein. Soweit für das Rezepturarzneimittel ein Fertigarzneimittel als Ausgangsstoff eingesetzt wird, genügt anstelle der Angabe nach Nummer 5 die Angabe der Bezeichnung des Fertigarzneimittels. Die Angaben nach Nummer 8 können auch in einem Begleitdokument gemacht werden.

(1a) Soweit es sich bei den Arzneimitteln um aus Fertigarzneimitteln entnommene Teilmengen handelt, sind neben der vom Arzneimittelgesetz geforderten Kennzeichnung Name und Anschrift der Apotheke anzugeben.

(1b)*) Für die Kennzeichnung von Arzneimitteln, die zur klinischen Prüfung am Menschen bestimmt sind, ist § 5 der GCP-Verordnung anzuwenden.

(1b) Für die Kennzeichnung von Arzneimitteln, die in den Anwendungsbereich der Verordnung (EU) Nr. 536/2014 fallen, sind die Artikel 66 und 67 in Verbindung mit Anhang VI der Verordnung (EU) Nr. 536/2014 in der jeweils geltenden Fassung anzuwenden. Für die Kennzeichnung sonstiger Arzneimittel, die zur klinischen Prüfung am Menschen bestimmt sind, ist § 5 der GCP-Verordnung vom 9. August 2004 (BGBl. I S. 2081), die durch Artikel 13 Abs. 4 des Vierten Gesetzes zur Änderung arzneimittelrechtlicher und anderer Vorschriften vom 20. Dezember 2016 (BGBl. I S. 3048) aufgehoben worden ist, in der am Tag vor ihrem Außerkrafttreten geltenden Fassung anzuwenden.

(2) Auf Defekturarzneimittel, die als Fertigarzneimittel in einer zur Abgabe an den Verbraucher bestimmten Packung vorrätig gehalten werden und

1. Arzneimittel im Sinne von § 2 Abs. 1 oder Abs. 2 Nr. 1 des Arzneimittelgesetzes sind und nicht zur klinischen Prüfung am Menschen bestimmt sind oder
2. Arzneimittel im Sinne von § 2 Abs. 2 Nr. 2, 3 oder 4 des Arzneimittelgesetzes sind,

ist § 10 des Arzneimittelgesetzes anzuwenden. Soweit für sie eine Zulassung nach § 21 Abs. 2 Nr. 1 oder eine Registrierung nach § 38 Abs. 1 Satz 3 des Arzneimittelgesetzes nicht erforderlich ist, entfällt die Angabe der Zulassungs- oder Registrierungsnummer. Von den Angaben nach § 10 Abs. 1b des Arzneimittelgesetzes kann abgesehen werden.

(3) In der Apotheke hergestellte Arzneimittel, die keine Fertigarzneimittel und zur Anwendung bei Tieren, die der Gewinnung von Lebensmitteln dienen, bestimmt sind, dürfen nur in den Verkehr gebracht werden, wenn die Behältnisse und, soweit verwendet, die äußeren Umhüllungen mit den Angaben entsprechend den §§ 10 und 11 des Arzneimittelgesetzes versehen sind.

*) Absatz 1b wird neu gefasst; der Text ist auf Raster gestellt. Er tritt in Kraft, sobald die in Fußnote**) genannten Voraussetzungen erfüllt sind.

**) Absatz 1b tritt sechs Monate nach der Veröffentlichung der Mitteilung der Europäischen Kommission über die Funktionsfähigkeit des EU-Portals und der Datenbank nach Artikel 82 der Verordnung (EU) Nr. 536/2014 des Europäischen Parlaments und des Rates vom 16. April 2014 über klinische Prüfungen mit Humanarzneimitteln und zur Aufhebung der Richtlinie 2001/20/EG (ABl. L 158 vom 27.5.2014, S. 1) im Amtsblatt der Europäischen Union in Kraft.

§ 15
Vorratshaltung

(1) Der Apothekenleiter hat die Arzneimittel und apothekenpflichtigen Medizinprodukte, die zur Sicherstellung einer ordnungsgemäßen Arzneimittelversorgung der Bevölkerung notwendig sind, in einer Menge vorrätig zu halten, die mindestens dem durchschnittlichen Bedarf für eine Woche entspricht. Darüber hinaus sind in der Apotheke vorrätig zu halten:

1. Analgetika,
2. Betäubungsmittel, darunter Opioide zur Injektion sowie zum Einnehmen mit unmittelbarer Wirkstofffreisetzung und mit veränderter Wirkstofffreisetzung,
3. Glucocorticosteroide zur Injektion,
4. Antihistaminika zur Injektion,
5. Glucocorticoide zur Inhalation zur Behandlung von Rauchgas-Intoxikationen,
6. Antischaum-Mittel zur Behandlung von Tensid-Intoxikationen,
7. medizinische Kohle, 50 Gramm Pulver zur Herstellung einer Suspension,
8. Tetanus-Impfstoff,
9. Tetanus-Hyperimmun-Globulin 250 I. E.,
10. Epinephrin zur Injektion,
11. 0,9 Prozent Kochsalzlösung zur Injektion,
12. Verbandstoffe, Einwegspritzen und -kanülen, Katheter, Überleitungsgeräte für Infusionen sowie Produkte zur Blutzuckerbestimmung.

(2) Der Apothekenleiter muss sicherstellen, dass die Arzneimittel mit folgenden Wirkstoffen entweder in der Apotheke vorrätig gehalten werden oder kurzfristig beschafft werden können:

1. Botulismus-Antitoxin vom Pferd,
2. Diphtherie-Antitoxin vom Pferd,
3. Schlangengift-Immunserum, polyvalent, Europa,
4. Tollwut-Impfstoff,
5. Tollwut-Immunglobulin,
6. Varizella-Zoster-Immunglobulin,
7. C1-Esterase-Inhibitor,

8. Hepatitis-B-Immunglobulin,
9. Hepatitis-B-Impfstoff,
10. Digitalis-Antitoxin,
11. Opioide in transdermaler und in transmucosaler Darreichungsform.

(3) Der Leiter einer krankenhausversorgenden Apotheke muss die zur Sicherstellung einer ordnungsgemäßen Arzneimittelversorgung der Patienten des Krankenhauses notwendigen Arzneimittel und, soweit nach dem Versorgungsvertrag vorgesehen, Medizinprodukte in einer Art und Menge vorrätig halten, die mindestens dem durchschnittlichen Bedarf für zwei Wochen entspricht. Diese Arzneimittel und Medizinprodukte sind aufzulisten.

§ 16
Lagerung

(1) Arzneimittel, Ausgangsstoffe, Medizinprodukte und apothekenübliche Waren und Prüfmittel sind übersichtlich und so zu lagern, dass ihre Qualität nicht nachteilig beeinflusst wird und Verwechslungen vermieden werden. Soweit ihre ordnungsgemäße Qualität nicht festgestellt ist, sind sie unter entsprechender Kenntlichmachung gesondert zu lagern. Dies gilt auch für Behältnisse, äußere Umhüllungen, Kennzeichnungsmaterial, Packungsbeilagen und Packmittel. Die Vorschriften der Gefahrstoffverordnung sowie des Betäubungsmittel- und des Medizinproduktegesetzes einschließlich der hierzu erlassenen Verordnungen bleiben unberührt. Die Lagerungshinweise des Arzneibuches sind zu beachten.

(2) Die Vorratsbehältnisse für Arzneimittel und Ausgangsstoffe müssen so beschaffen sein, dass die Qualität des Inhalts nicht beeinträchtigt wird. Sie müssen mit gut lesbaren und dauerhaften Aufschriften versehen sein, die den Inhalt eindeutig bezeichnen. Dabei ist eine gebräuchliche wissenschaftliche Bezeichnung zu verwenden. Der Inhalt ist durch zusätzliche Angaben zu kennzeichnen, soweit dies zur Feststellung der Qualität und zur Vermeidung von Verwechslungen erforderlich ist. Auf den Behältnissen ist das Verfalldatum oder gegebenenfalls ein Nachprüfdatum anzugeben.

§ 17
Erwerb und Abgabe von Arzneimitteln und Medizinprodukten

(1) Arzneimittel dürfen nur von zur Abgabe von Arzneimitteln berechtigten Betrieben erworben werden.

(1a) Arzneimittel dürfen, außer im Falle des § 11a des Apothekengesetzes und des Absatzes 2a, nur in den Apothekenbetriebsräumen in den Verkehr gebracht und nur durch pharmazeutisches Personal ausgehändigt werden. Satz 1 ist auf apothekenpflichtige Medizinprodukte entsprechend anzuwenden.

(2) Die Zustellung durch Boten der Apotheke ist im Einzelfall ohne Erlaubnis nach § 11a des Apothekengesetzes zulässig; dabei sind die Arzneimittel für jeden Empfänger getrennt zu verpacken und jeweils mit dessen Namen und Anschrift zu versehen. Absatz 2a Satz 1 Nr. 1 und 2 und Satz 2 gilt entsprechend; Absatz 2a Satz 1 Nr. 5 bis 7 und 9 ist, soweit erforderlich, ebenfalls anzuwenden. Bei Zustellung durch Boten ist dafür Sorge zu tragen, dass die Arzneimittel dem Empfänger in zuverlässiger Weise ausgeliefert werden. Sofern eine Beratung in der Apotheke nicht bereits vorgenommen wurde, muss die Beratung durch das pharmazeutische Personal der Apotheke in unmittelbarem Zusammenhang mit der Auslieferung erfolgen. Die Vorschriften des § 43 Abs. 5 des Arzneimittelgesetzes über die Abgabe von Arzneimitteln, die zur Anwendung bei Tieren bestimmt sind, bleiben unberührt.

(2a) Bei dem nach § 11a des Apothekengesetzes erlaubten Versand hat der Apothekenleiter sicherzustellen, dass

1. das Arzneimittel so verpackt, transportiert und ausgeliefert wird, dass seine Qualität und Wirksamkeit erhalten bleibt,
2. das Arzneimittel entsprechend den Angaben des Auftraggebers ausgeliefert und gegebenenfalls die Auslieferung schriftlich bestätigt wird. Der Apotheker kann in begründeten Fällen entgegen der Angabe des Auftraggebers, insbesondere wegen der Eigenart des Arzneimittels, verfügen, dass das Arzneimittel nur gegen schriftliche Empfangsbestätigung ausgeliefert wird,
3. der Besteller in geeigneter Weise davon unterrichtet wird, wenn erkennbar ist, dass die Versendung des bestellten Arzneimittels nicht innerhalb der in § 11a Nr. 3 Buchstabe a des Apothekengesetzes genannten Frist erfolgen kann,
4. alle bestellten Arzneimittel, soweit sie im Geltungsbereich des Arzneimittelgesetzes in den Verkehr gebracht werden dürfen und verfügbar sind, geliefert werden,
5. für den Fall von bekannt gewordenen Risiken bei Arzneimitteln dem Kunden Möglichkeiten zur Meldung solcher Risiken zur Verfügung stehen, der Kunde über ihn betreffende Risiken informiert wird und zur Abwehr von Risiken bei Arzneimitteln innerbetriebliche Abwehrmaßnahmen durchgeführt werden,

6. die behandelte Person darauf hingewiesen wird, dass sie mit der behandelnden Ärztin oder dem behandelnden Arzt Kontakt aufnehmen soll, sofern Probleme bei der Anwendung des Arzneimittels auftreten,
7. die behandelte Person darauf hingewiesen wird, dass sie als Voraussetzung für die Arzneimittelbelieferung mit ihrer Bestellung eine Telefonnummer anzugeben hat, unter der sie durch pharmazeutisches Personal der Apotheke mit Erlaubnis zum Versand apothekenpflichtiger Arzneimittel gemäß § 11a des Apothekengesetzes auch mittels Einrichtungen der Telekommunikation ohne zusätzliche Gebühren beraten wird; die Möglichkeiten und Zeiten der Beratung sind ihnen mitzuteilen,
8. eine kostenfreie Zweitzustellung veranlasst wird und
9. ein System zur Sendungsverfolgung unterhalten wird.

Die Versendung darf nicht erfolgen, wenn zur sicheren Anwendung des Arzneimittels ein Informations- oder Beratungsbedarf besteht, der auf einem anderen Wege als einer persönlichen Information oder Beratung durch einen Apotheker nicht erfolgen kann.

(2b) Für Arzneimittel, die die Wirkstoffe Lenalidomid, Pomalidomid oder Thalidomid enthalten, sowie für zur Notfallkontrazeption zugelassene Arzneimittel mit den Wirkstoffen Levonorgestrel oder Ulipristalacetat ist ein Inverkehrbringen im Wege des Versandes nach § 43 Abs. 1 Satz 1 des Arzneimittelgesetzes nicht zulässig.

(3) Der Apothekenleiter darf Arzneimittel und Medizinprodukte, die der Apothekenpflicht unterliegen, nicht im Wege der Selbstbedienung in den Verkehr bringen.

(4) Verschreibungen von Personen, die zur Ausübung der Heilkunde, Zahnheilkunde oder Tierheilkunde berechtigt sind, sind in einer der Verschreibung angemessenen Zeit auszuführen.

(5) Die abgegebenen Arzneimittel müssen den Verschreibungen und den damit verbundenen Vorschriften des Fünften Buches Sozialgesetzbuch zur Arzneimittelversorgung entsprechen. Enthält eine Verschreibung einen für den Abgebenden erkennbaren Irrtum, ist sie nicht lesbar oder ergeben sich sonstige Bedenken, so darf das Arzneimittel nicht abgegeben werden, bevor die Unklarheit beseitigt ist. Der Apotheker hat jede Änderung auf der Verschreibung zu vermerken und zu unterschreiben oder im Falle der Verschreibung in elektronischer Form der elektronischen Verschreibung hinzuzufügen und das Gesamtdokument mit einer

qualifizierten elektronischen Signatur nach dem Signaturgesetz zu versehen. Die Vorschriften der Betäubungsmittel-Verschreibungsverordnung bleiben unberührt.

(5a) Abweichend von Absatz 5 Satz 1 darf der Apotheker bei der Dienstbereitschaft während der Zeiten nach § 23 Abs. 1 Satz 2 ein anderes, mit dem verschriebenen Arzneimittel nach Anwendungsgebiet und nach Art und Menge der wirksamen Bestandteile identisches sowie in der Darreichungsform und pharmazeutischen Qualität vergleichbares Arzneimittel abgeben, wenn das verschriebene Arzneimittel nicht verfügbar ist und ein dringender Fall vorliegt, der die unverzügliche Anwendung des Arzneimittels erforderlich macht.

(6) Bei der Abgabe der Arzneimittel sind auf der Verschreibung und, falls es sich um eine Verschreibung nach § 3a Absatz 1 Satz 1 der Arzneimittelverschreibungsverordnung handelt, auf der Durchschrift der Verschreibung, anzugeben oder im Falle der Verschreibung in elektronischer Form der elektronischen Verschreibung hinzuzufügen

1. der Name oder die Firma des Inhabers der Apotheke und deren Anschrift,
2. das Namenszeichen des Apothekers, des Apothekerassistenten, des Pharmazieingenieurs oder des Apothekenassistenten, der das Arzneimittel abgegeben, oder des Apothekers, der die Abgabe beaufsichtigt hat; im Falle der Verschreibung in elektronischer Form ist das Namenszeichen durch eine elektronische Signatur nach dem Signaturgesetz zu ersetzen, wobei der Apothekenleiter die Rückverfolgbarkeit zum jeweiligen Unterzeichner und deren Dokumentation sicherzustellen hat,
3. das Datum der Abgabe,
4. der Preis des Arzneimittels,
5. das in § 300 Abs. 3 Nr. 1 des Fünften Buches Sozialgesetzbuch genannte bundeseinheitliche Kennzeichen für das abgegebene Fertigarzneimittel, soweit es zur Anwendung bei Menschen bestimmt ist.

Abweichend von Nummer 2 kann der Apothekenleiter nach Maßgabe des § 3 Abs. 5 die Befugnis zum Abzeichnen von Verschreibungen auf pharmazeutisch-technische Assistenten übertragen. Der pharmazeutisch-technische Assistent hat in den Fällen des Absatzes 5 Satz 2 und bei Verschreibungen, die nicht in der Apotheke verbleiben, die Verschreibung vor, in allen übrigen Fällen unverzüglich nach der Abgabe der Arzneimittel einem Apotheker vorzulegen.

(6a) Bei dem Erwerb und der Abgabe von Blutzubereitungen, Sera aus menschlichem Blut und Zubereitungen aus anderen Stoffen menschlicher Herkunft sowie gentechnisch hergestellten Plasmaproteinen zur Behandlung von Hämostasestörungen sind zum Zwecke der Rückverfolgung folgende Angaben aufzuzeichnen:

1. die Bezeichnung des Arzneimittels,
2. die Chargenbezeichnung und die Menge des Arzneimittels,
3. das Datum des Erwerbs und der Abgabe,
4. Name und Anschrift des verschreibenden Arztes sowie Name oder Firma und Anschrift des Lieferanten und
5. Name, Vorname, Geburtsdatum und Adresse des Patienten oder bei der für die Arztpraxis bestimmten Abgabe der Name und die Anschrift des verschreibenden Arztes.

(6b) Bei dem Erwerb und der Abgabe von Arzneimitteln mit den Wirkstoffen Lenalidomid, Pomalidomid oder Thalidomid und dem Erwerb dieser Wirkstoffe sind folgende Angaben aufzuzeichnen:

1. die Bezeichnung und die Chargenbezeichnung des Arzneimittels oder des Wirkstoffs,
2. die Menge des Arzneimittels oder des Wirkstoffs,
3. das Datum des Erwerbs,
4. das Datum der Abgabe,
5. Name oder die Firma und die Anschrift des Lieferanten,
6. Name und Anschrift der verschreibenden Ärztin oder des verschreibenden Arztes und
7. Name und Anschrift der Person, für die das Arzneimittel bestimmt ist.

Nach dem Versand der Durchschriften der Vordrucke nach § 3a Abs. 7 der Arzneimittelverschreibungsverordnung an das Bundesinstitut für Arzneimittel und Medizinprodukte ist das Datum des Versands den Angaben nach Satz 1 hinzuzufügen.

(6c) Apotheken dürfen von anderen Apotheken keine Arzneimittel beziehen. Satz 1 wird nicht angewendet auf Arzneimittel,

1. die gemäß § 52a Abs. 7 des Arzneimittelgesetzes im Rahmen des üblichen Apothekenbetriebs von Apotheken bezogen werden,

2. die von Apotheken bezogen werden, für die dieselbe Erlaubnis nach § 1 Abs. 2 in Verbindung mit § 2 Abs. 4 des Apothekengesetzes erteilt wurde,
3. die von Apotheken gemäß § 11 Abs. 3 oder 4 des Apothekengesetzes bezogen werden dürfen,
4. die nach Schließung einer Apotheke an einen nachfolgenden Erlaubnisinhaber nach dem Apothekengesetz weitergegeben werden oder
5. die in dringenden Fällen von einer Apotheke bezogen werden; ein dringender Fall liegt vor, wenn die unverzügliche Anwendung des Arzneimittels erforderlich ist und wenn das Arzneimittel nicht rechtzeitig bezogen oder hergestellt werden kann.

Werden Arzneimittel von Apotheken bezogen oder von diesen an andere Apotheken weitergegeben, muss zusätzlich die Chargenbezeichnung des jeweiligen Arzneimittels dokumentiert und auch dem Empfänger mitgeteilt werden.

(7) Soweit öffentliche Apotheken Krankenhäuser mit Arzneimitteln versorgen, gelten die Vorschriften des § 31 Abs. 1 bis 3 sowie § 32 entsprechend. Satz 1 gilt für apothekenpflichtige Medizinprodukte entsprechend.

(8) Das pharmazeutische Personal hat einem erkennbaren Arzneimittelmissbrauch in geeigneter Weise entgegenzutreten. Bei begründetem Verdacht auf Missbrauch ist die Abgabe zu verweigern.

§ 18
Einfuhr von Arzneimitteln

(1) Werden Fertigarzneimittel nach § 73 Abs. 3 oder Abs. 3b des Arzneimittelgesetzes in den Geltungsbereich dieser Verordnung verbracht, sind folgende Angaben aufzuzeichnen

1. die Bezeichnung des eingeführten Arzneimittels,
2. der Name oder die Firma und die Anschrift des pharmazeutischen Unternehmers,
3. die Chargenbezeichnung, Menge des Arzneimittels und die Darreichungsform,
4. der Name oder die Firma und die Anschrift des Lieferanten,
5. der Name und die Anschrift der Person, für die das Arzneimittel bestimmt ist,
6. der Name und die Anschrift des verschreibenden Arztes oder des verschreibenden Tierarztes,

7. das Datum der Bestellung und der Abgabe,
8. das Namenszeichen des Apothekers, der das Arzneimittel abgegeben oder die Abgabe beaufsichtigt hat.

Soweit aus Gründen der Arzneimittelsicherheit besondere Hinweise geboten sind, sind diese bei der Abgabe mitzuteilen. Diese Mitteilung ist aufzuzeichnen.

(2) Fertigarzneimittel, die aus einem Mitgliedstaat der Europäischen Gemeinschaften über den Umfang von § 73 Abs. 3 des Arzneimittelgesetzes hinaus in den Geltungsbereich dieser Verordnung verbracht werden, dürfen von einer Apotheke nur dann erstmals in den Verkehr gebracht werden, wenn sie entsprechend § 6 Abs. 3 Satz 1 bis 3 geprüft sind und die erforderliche Qualität bestätigt ist. Von der Prüfung kann abgesehen werden, wenn die Arzneimittel in dem Mitgliedstaat nach den dort geltenden Rechtsvorschriften geprüft sind und dem Prüfprotokoll entsprechende Unterlagen vorliegen.

§ 19
Erwerb und Abgabe von verschreibungspflichtigen Tierarzneimitteln

(1) Über den Erwerb und die Abgabe von verschreibungspflichtigen Arzneimitteln, die zur Anwendung bei Tieren bestimmt sind, sind zeitlich geordnete Nachweise zu führen. Als ausreichender Nachweis ist anzusehen:

1. für den Erwerb die geordnete Zusammenstellung der Lieferscheine, Rechnungen oder Warenbegleitscheine, aus denen sich ergibt:
   a) Name oder Firma und Anschrift des Lieferanten,
   b) Bezeichnung und Menge des Arzneimittels, einschließlich seiner Chargenbezeichnung,
   c) das Datum des Erwerbs;
2. für die Abgabe ein Doppel oder eine Ablichtung der Verschreibung mit Aufzeichnungen über
   a) Name und Anschrift des Empfängers,
   b) Name und Anschrift des verschreibenden Tierarztes,
   c) Bezeichnung und Menge des Arzneimittels einschließlich seiner Chargenbezeichnung,
   d) das Datum der Abgabe.

Soweit nach § 4 Abs. 2 der Arzneimittelverschreibungsverordnung eine Verschreibung nicht in schriftlicher oder elektronischer Form vorgelegt wird, sind bei der

Abgabe die Angaben nach Satz 2 Nr. 2, auch in Verbindung mit Satz 4, zu dokumentieren. Soweit in den Fällen des Satzes 2 Nr. 1 Buchstabe b und Nr. 2 Buchstabe c das Arzneimittel nicht in Chargen in den Verkehr gebracht wird und ein Herstellungsdatum trägt, ist dieses anzugeben.

(2) Verschreibungspflichtige Arzneimittel, die zur Anwendung bei Tieren, die der Gewinnung von Lebensmitteln dienen, bestimmt sind, dürfen nur auf eine Verschreibung, die in zweifacher Ausfertigung vorgelegt wird, abgegeben werden. Das Original der Verschreibung ist für den Tierhalter bestimmt, die Durchschrift verbleibt in der Apotheke. Auf dem Original ist die Chargenbezeichnung des abgegebenen Arzneimittels anzugeben; soweit es nicht in Chargen in den Verkehr gebracht wird und ein Herstellungsdatum trägt, ist dieses anzugeben.

(3) Der Apothekenleiter hat mindestens einmal jährlich die Ein- und Ausgänge der zur Anwendung bei Tieren bestimmten verschreibungspflichtigen Arzneimittel gegen den vorhandenen Bestand dieser Arzneimittel aufzurechnen und Abweichungen festzustellen.

§ 20
Information und Beratung

(1) Der Apothekenleiter muss im Rahmen des Qualitätsmanagementsystems sicherstellen, dass Patienten und andere Kunden sowie die zur Ausübung der Heilkunde, Zahnheilkunde oder Tierheilkunde berechtigten Personen hinreichend über Arzneimittel und apothekenpflichtige Medizinprodukte informiert und beraten werden. Die Verpflichtung zur Information und Beratung über Arzneimittel muss durch Apotheker der Apotheke ausgeübt werden, sie kann durch andere Angehörige des pharmazeutischen Personals der Apotheke übernommen werden, wenn der Apothekenleiter dies zuvor schriftlich festgelegt hat. Dabei hat er auch zu definieren, in welchen Fällen ein Apotheker der Apotheke grundsätzlich hinzuzuziehen ist.

(1a) Durch die Information und Beratung der Patienten und anderen Kunden darf die Therapie der zur Ausübung der Heilkunde, Zahnheilkunde oder Tierheilkunde berechtigten Personen nicht beeinträchtigt werden. Soweit Arzneimittel ohne Verschreibung abgegeben werden, hat der Apotheker dem Patienten und anderen Kunden die zur sachgerechten Anwendung erforderlichen Informationen zu geben.

(2) Bei der Information und Beratung über Arzneimittel müssen insbesondere Aspekte der Arzneimittelsicherheit berücksichtigt werden. Die Beratung muss die notwendigen Informationen über die sachgerechte Anwendung des Arzneimittels umfassen, soweit erforderlich, auch über eventuelle Nebenwirkungen oder Wech-

selwirkungen, die sich aus den Angaben auf der Verschreibung sowie den Angaben des Patienten oder Kunden ergeben, und über die sachgerechte Aufbewahrung oder Entsorgung des Arzneimittels. Bei der Abgabe von Arzneimitteln an einen Patienten oder anderen Kunden ist durch Nachfrage auch festzustellen, inwieweit dieser gegebenenfalls weiteren Informations- und Beratungsbedarf hat und eine entsprechende Beratung anzubieten. Im Falle der Selbstmedikation ist auch festzustellen, ob das gewünschte Arzneimittel zur Anwendung bei der vorgesehenen Person geeignet erscheint oder in welchen Fällen anzuraten ist, gegebenenfalls einen Arzt aufzusuchen. Die Sätze 1 bis 4 sind auf apothekenpflichtige Medizinprodukte entsprechend anzuwenden.

(3) Der Apothekenleiter muss einschlägige Informationen bereitstellen, um Patienten und anderen Kunden zu helfen, eine sachkundige Entscheidung zu treffen, auch in Bezug auf Behandlungsoptionen, Verfügbarkeit, Qualität und Sicherheit der von ihm erbrachten Leistungen; er stellt ferner klare Rechnungen und klare Preisinformationen sowie Informationen über den Erlaubnis- oder Genehmigungsstatus der Apotheke, den Versicherungsschutz oder andere Formen des persönlichen oder kollektiven Schutzes in Bezug auf seine Berufshaftpflicht bereit.

(4) Dem Leiter einer krankenhausversorgenden Apotheke oder dem von ihm beauftragten Apotheker obliegt die Information und Beratung der Ärzte des Krankenhauses über Arzneimittel und apothekenpflichtige Medizinprodukte. Er ist Mitglied der Arzneimittelkommission des Krankenhauses.

§ 21
Arzneimittelrisiken, Behandlung nicht verkehrsfähiger Arzneimittel

Der Apothekenleiter hat dafür zu sorgen, dass bei Arzneimittelrisiken und nicht verkehrsfähigen Arzneimitteln die folgenden Maßnahmen getroffen werden:

1. Alle Informationen über Beanstandungen bei Arzneimitteln, insbesondere über Arzneimittelrisiken wie Qualitäts- und Verpackungsmängel, Mängel der Kennzeichnung und Packungsbeilage, Nebenwirkungen, Wechselwirkungen mit anderen Arzneimitteln, Gegenanzeigen und missbräuchliche Anwendung sind ihm oder dem von ihm beauftragten Apotheker unverzüglich mitzuteilen.
2. Er oder der von ihm beauftragte Apotheker hat die Informationen zu überprüfen und die erforderlichen Maßnahmen zur Gefahrenabwehr zu veranlassen.
3. Ist bei Arzneimitteln oder Ausgangsstoffen, die die Apotheke bezogen hat, die Annahme gerechtfertigt, dass Qualitätsmängel vorliegen, die vom Hersteller verursacht sind, ist die zuständige Behörde unverzüglich zu benachrichtigen.

4. Bei Rückruf von Arzneimitteln, die in der Apotheke hergestellt worden sind, ist die zuständige Behörde unter Angabe des Grundes unverzüglich zu benachrichtigen.
5. Über Arzneimittelrisiken, die in der Apotheke festgestellt werden, sowie über die daraufhin veranlassten Überprüfungen, Maßnahmen und Benachrichtigungen sind Aufzeichnungen zu machen.
6. Bei krankenhausversorgenden Apotheken hat er unbeschadet der Nummern 1 bis 5 die ihm bekannt werdenden Arzneimittelrisiken unverzüglich den leitenden Ärzten und der Arzneimittelkommission des Krankenhauses mitzuteilen.
7. Arzneimittel oder Ausgangsstoffe, die nicht verkehrsfähig sind oder für die eine Aufforderung zur Rückgabe vorliegt, sind umzuarbeiten, zurückzugeben oder zu vernichten; sofern sie nicht sofort umgearbeitet, zurückgegeben oder vernichtet werden, sind sie als solche kenntlich zu machen und abzusondern. Über die Maßnahmen sind Aufzeichnungen zu machen.
8. Gefälschte Arzneimittel, die im Vertriebsnetz festgestellt werden, sind bis zur Entscheidung über das weitere Vorgehen getrennt von verkehrsfähigen Arzneimitteln und gesichert aufzubewahren, um Verwechslungen zu vermeiden und einen unbefugten Zugriff zu verhindern. Sie müssen eindeutig als nicht zum Verkauf bestimmte Arzneimittel gekennzeichnet werden. Über das Auftreten von Arzneimittelfälschungen ist die zuständige Behörde unverzüglich zu informieren. Die getroffenen Maßnahmen sind zu dokumentieren.

Für Medizinprodukte gilt die Medizinprodukte-Sicherheitsplanverordnung.

§ 22
Allgemeine Dokumentation

(1) Alle Aufzeichnungen über die Herstellung, Prüfung, Überprüfung der Arzneimittel im Krankenhaus und in zu versorgenden Einrichtungen im Sinne von § 12a des Apothekengesetzes, Lagerung, Einfuhr, das Inverkehrbringen, den Rückruf, die Rückgabe der Arzneimittel auf Grund eines Rückrufes, die Bescheinigungen nach § 6 Abs. 3 Satz 2 und § 11 Abs. 2 Satz 1 sowie die Nachweise nach § 19 sind vollständig und mindestens bis ein Jahr nach Ablauf des Verfalldatums, jedoch nicht weniger als fünf Jahre lang, aufzubewahren. Der ursprüngliche Inhalt einer Eintragung darf nicht unkenntlich gemacht werden. Es dürfen keine Veränderungen vorgenommen werden, die nicht erkennen lassen, ob sie bei oder nach der ursprünglichen Eintragung vorgenommen worden sind.

(1a) (weggefallen)

(1b) Aufzeichnungen nach § 17 Abs. 6 Satz 1 Nr. 2 Halbsatz 2 sind nach der letzten Eintragung drei Jahre lang aufzubewahren.

(2) Aufzeichnungen können auch auf Bild- oder Datenträgern vorgenommen und aufbewahrt werden. Hierbei muss sichergestellt sein, dass die Daten während der Aufbewahrungsfrist verfügbar sind und innerhalb einer angemessenen Frist lesbar gemacht werden können. Bei einer Aufzeichnung und Aufbewahrung ausschließlich auf Datenträgern ist ein nach dieser Verordnung gefordertes Namenszeichen durch eine elektronische Signatur nach dem Signaturgesetz und eine eigenhändige Unterschrift durch eine qualifizierte elektronische Signatur nach dem Signaturgesetz zu ersetzen.

(3) Die Aufzeichnungen und Nachweise sind der zuständigen Behörde auf Verlangen vorzulegen.

(4) Abweichend von Absatz 1 sind die Aufzeichnungen nach § 17 Abs. 6a mindestens dreißig Jahre aufzubewahren oder zu speichern und zu vernichten oder zu löschen, wenn die Aufbewahrung oder Speicherung nicht mehr erforderlich ist. Werden die Aufzeichnungen länger als dreißig Jahre aufbewahrt oder gespeichert, sind sie zu anonymisieren.

§ 23
Dienstbereitschaft

(1) Apotheken sind zur ständigen Dienstbereitschaft verpflichtet. Die zuständige Behörde befreit einen Teil der Apotheken ganz oder teilweise zu folgenden Zeiten von der Pflicht zur Dienstbereitschaft:

1. montags bis sonnabends von 0:00 Uhr bis 8:00 Uhr,
2. montags bis freitags von 18:30 Uhr bis 24:00 Uhr,
3. sonnabends von 14:00 Uhr bis 24:00 Uhr,
4. am 24. und 31. Dezember von 14:00 Uhr bis 24:00 Uhr,
5. sonntags und an gesetzlichen Feiertagen.

(2) Von der Verpflichtung zur Dienstbereitschaft kann die zuständige Behörde für die Dauer der ortsüblichen Schließzeiten, der Mittwochnachmittage, Sonnabende oder der Betriebsferien und, sofern ein berechtigter Grund vorliegt, auch außerhalb dieser Zeiten befreien, wenn die Arzneimittelversorgung in dieser Zeit durch eine

andere Apotheke, die sich auch in einer anderen Gemeinde befinden kann, sichergestellt ist.

(3) Während der Zeiten nach Absatz 1 Satz 2 genügt es zur Gewährleistung der Dienstbereitschaft, wenn sich der Apothekenleiter oder eine vertretungsberechtigte Person in unmittelbarer Nachbarschaft zu den Apothekenbetriebsräumen aufhält und jederzeit erreichbar ist. Die zuständige Behörde kann in begründeten Einzelfällen einen Apothekenleiter auf Antrag von der Verpflichtung nach Satz 1 befreien, wenn der Apothekenleiter oder eine vertretungsberechtigte Person jederzeit erreichbar und die Arzneimittelversorgung in einer für den Kunden zumutbaren Weise sichergestellt ist.

(4) An nicht dienstbereiten Apotheken ist für Patienten oder andere Kunden an deutlich sichtbarer Stelle ein gut lesbarer Hinweis auf die nächstgelegenen dienstbereiten Apotheken anzubringen.

(5) Apotheken, die Krankenhäuser mit Arzneimitteln und apothekenpflichtigen Medizinprodukten versorgen, haben unbeschadet der Vorschriften der Absätze 1 bis 4 mit dem Träger des Krankenhauses und Beratung durch einen Apotheker der Apotheke eine Dienstbereitschaftsregelung zu treffen, die die ordnungsgemäße Arzneimittelversorgung des Krankenhauses gewährleistet.

§ 24
Rezeptsammelstellen

(1) Einrichtungen zum Sammeln von Verschreibungen (Rezeptsammelstellen) dürfen nur mit Erlaubnis der zuständigen Behörde unterhalten werden. Die Erlaubnis ist dem Inhaber einer Apotheke auf Antrag zu erteilen, wenn zur ordnungsgemäßen Arzneimittelversorgung von abgelegenen Orten oder Ortsteilen ohne Apotheken eine Rezeptsammelstelle erforderlich ist. Die Erlaubnis ist zu befristen und darf die Dauer von drei Jahren nicht überschreiten. Eine wiederholte Erteilung ist zulässig.

(2) Rezeptsammelstellen dürfen nicht in Gewerbebetrieben oder bei Angehörigen der Heilberufe unterhalten werden.

(3) Die Verschreibungen müssen in einem verschlossenen Behälter gesammelt werden, der vor dem Zugriff unberechtigter Personen geschützt ist. Auf dem Behälter müssen deutlich sichtbar der Name und die Anschrift der Apotheke sowie die Abholzeiten angegeben werden. Ferner ist auf oder unmittelbar neben dem Behälter ein deutlicher Hinweis darauf anzubringen, dass die Verschreibung mit Namen, Vornamen, Wohnort, Straße und Hausnummer des Empfängers und mit der An-

gabe, ob die Bestellung in der Apotheke abgeholt oder dem Empfänger überbracht werden soll, zu versehen ist. Der Behälter muss zu den auf ihm angegebenen Zeiten durch einen Boten, der zum Personal der Apotheke gehören muss, geleert oder abgeholt werden.

(4) Die Arzneimittel sind in der Apotheke für jeden Empfänger getrennt zu verpacken und jeweils mit dessen Namen und Anschrift zu versehen. Sie sind, sofern sie nicht abgeholt werden, dem Empfänger in zuverlässiger Weise im Wege der Botenzustellung nach § 17 Abs. 2 auszuliefern.

§ 25 (weggefallen)

§ 25a
Abwehr von bedrohlichen übertragbaren Krankheiten

Im Falle einer bedrohlichen übertragbaren Krankheit, deren Ausbreitung eine sofortige und das übliche Maß erheblich überschreitende Bereitstellung von spezifischen Arzneimitteln erforderlich macht, findet § 11 Abs. 2 keine Anwendung auf Ausgangsstoffe, die zur Herstellung von Arzneimitteln im Sinne von § 21 Abs. 2 Nr. 1c des Arzneimittelgesetzes verwendet werden, sofern

1. deren Qualität durch ein Prüfzertifikat nach § 6 Abs. 3 nachgewiesen ist,
2. das Behältnis so verschlossen ist, dass ein zwischenzeitliches Öffnen des Behältnisses ersichtlich wäre und
3. weder das Behältnis noch der Verschluss beschädigt sind.

Sofern das Behältnis durch einen Betrieb in einem Mitgliedstaat der Europäischen Union oder des Europäischen Wirtschaftsraums, der nach jeweiligem nationalen Recht über eine Genehmigung nach Artikel 77 der Richtlinie 2001/83/EG verfügt, zum Zwecke des Umfüllens oder Abpackens des Ausgangsstoffes in unveränderter Form geöffnet wurde, findet § 11 Abs. 2 dann keine Anwendung, wenn der Apotheke eine Kopie des Prüfzertifikats nach § 6 Abs. 3 sowie eine schriftliche Bestätigung des Betriebs vorliegt, dass bei Öffnung des Gefäßes die Voraussetzungen nach Satz 1 Nr. 1 bis 3 vorlagen und die Ausgangsstoffe in geeignete Behältnisse umgefüllt oder abgepackt wurden. Bei einer bedrohlichen übertragbaren Krankheit, deren Ausbreitung eine sofortige und das übliche Maß erheblich überschreitende Bereitstellung von spezifischen Arzneimitteln erforderlich macht, wird § 17 Abs. 1 nicht für Arzneimittel angewendet, die von den zuständigen Behörden des Bundes oder der Länder zur Verfügung gestellt werden.

Dritter Abschnitt
Der Betrieb von Krankenhausapotheken

§ 26
Anzuwendende Vorschriften

(1) Die Krankenhausapotheke ist die Funktionseinheit eines Krankenhauses, der die Sicherstellung der ordnungsgemäßen Versorgung von einem oder mehreren Krankenhäusern mit Arzneimitteln und apothekenpflichtigen Medizinprodukten sowie die Information und Beratung über diese Produkte, insbesondere von Ärzten, Pflegekräften und Patienten, obliegt.

(2) Die Vorschriften der §§ 1a und 2a sowie der §§ 4a, 5 bis 8 und 11 bis 14, 16, 17 Abs. 1 und 6c, der §§ 18, 20 Abs. 1 und der §§ 21, 22 und 25a gelten für den Betrieb von Krankenhausapotheken entsprechend.

§ 27
Leiter der Krankenhausapotheke

(1) Apothekenleiter ist der vom Träger des Krankenhauses angestellte und mit der Leitung beauftragte Apotheker.

(2) Der Leiter der Krankenhausapotheke ist dafür verantwortlich, dass die Apotheke unter Beachtung der geltenden Vorschriften betrieben wird. Er hat insbesondere dafür zu sorgen, dass

1. die bestellten Arzneimittel und apothekenpflichtigen Medizinprodukte bedarfsgerecht bereitgestellt und Arzneimittel, die zur akuten medizinischen Versorgung besonders dringlich benötigt werden, unverzüglich zur Verfügung gestellt werden,
2. die im Krankenhaus lagernden Arzneimittel und apothekenpflichtigen Medizinprodukte regelmäßig überprüft und die Überprüfungen dokumentiert werden,
3. ein Apotheker der Apotheke
   a) das Personal des Krankenhauses im Hinblick auf eine sichere, zweckmäßige und wirtschaftliche Arzneimitteltherapie und Anwendung der Arzneimittel oder apothekenpflichtigen Medizinprodukte und
   b) soweit erforderlich, den Patienten im Hinblick auf eine sichere Arzneimittelanwendung, insbesondere in Zusammenhang mit seiner Entlassung aus dem Krankenhaus

   berät.

Der Leiter der Krankenhausapotheke ist Mitglied der Arzneimittelkommission des Krankenhauses.

(3) Der Leiter der Krankenhausapotheke kann nur von einem Apotheker vertreten werden. Dieser hat während der Dauer der Vertretung die Pflichten des Apothekenleiters.

(4) Die Vorschriften des § 2 Abs. 3 und 5 gelten entsprechend.

§ 28
Personal der Krankenhausapotheke

(1) Das für einen ordnungsgemäßen Betrieb der Krankenhausapotheke notwendige pharmazeutische Personal, insbesondere auch das pharmazeutische Personal, muss in ausreichender Zahl vorhanden sein. Der Personalbedarf ergibt sich aus Art und Umfang einer medizinisch zweckmäßigen und ausreichenden Versorgung des Krankenhauses mit Arzneimitteln und apothekenpflichtigen Medizinprodukten unter Berücksichtigung von Größe, Art und Leistungsstruktur des Krankenhauses. Satz 2 gilt entsprechend, soweit die Krankenhausapotheke auch andere Krankenhäuser versorgt.

(2) Für den Einsatz des Apothekenpersonals ist der Leiter der Krankenhausapotheke verantwortlich.

(3) Die Vorschriften des § 3 Abs. 1, 5 und 6 gelten entsprechend.

§ 29
Räume und Einrichtung der Krankenhausapotheke

(1) Die für einen ordnungsgemäßen Betrieb der Krankenhausapotheke notwendigen Räume müssen vorhanden sein. Dabei sind Art, Beschaffenheit, Größe und Zahl der Räume sowie die Einrichtung der Krankenhausapotheke an den Maßstäben des § 28 Abs. 1 Satz 2 auszurichten.

(2) Die Krankenhausapotheke soll mindestens aus einer Offizin, zwei Laboratorien, einem Geschäftsraum und einem Nebenraum bestehen und muss über ausreichenden Lagerraum verfügen; in einem Laboratorium muss sich ein Abzug mit Absaugvorrichtung befinden. Eine Lagerung unterhalb einer Temperatur von 25 Grad Celsius muss möglich sein. Die Grundfläche dieser Betriebsräume muss insgesamt mindestens 200 qm betragen. Die Regelungen des § 4 Abs. 1 Satz 1, 2 Nr. 1 bis 4, Satz 3, Abs. 2 Satz 4, Abs. 2b, 2c, 2d, 4 Satz 3 und Abs. 6 gelten entsprechend.

(3) Art und Anzahl der Geräte zur Herstellung, Prüfung und Bestimmung von Ausgangsstoffen und Arzneimitteln sowie Art und Anzahl der Prüfmittel haben sich an Größe, Art und Leistungsstruktur des Krankenhauses auszurichten. Die Vorschriften des § 4 Abs. 7 und 8 finden Anwendung.

§ 30
Vorratshaltung in der Krankenhausapotheke

Die zur Sicherstellung einer ordnungsgemäßen Versorgung der Patienten des Krankenhauses notwendigen Arzneimittel und apothekenpflichtigen Medizinprodukte müssen in ausreichender Menge vorrätig gehalten werden, die mindestens dem durchschnittlichen Bedarf für zwei Wochen entsprechen muss. Diese Arzneimittel und apothekenpflichtigen Medizinprodukte sind aufzulisten.

§ 31
Abgabe in der Krankenhausapotheke

(1) Arzneimittel und apothekenpflichtige Medizinprodukte dürfen an Stationen oder andere Teileinheiten des Krankenhauses nur auf Grund einer Verschreibung im Einzelfall oder auf Grund einer schriftlichen Anforderung abgegeben werden. Dies gilt für Verschreibungen oder Anforderungen in elektronischer Form entsprechend.

(2) Bei der Abgabe an Stationen und andere Teileinheiten des Krankenhauses sind die Arzneimittel und apothekenpflichtigen Medizinprodukte vor dem Zugriff Unbefugter zu schützen. Sie sind in einem geeigneten, verschlossenen Behälter abzugeben, auf dem die Apotheke und der Empfänger anzugeben sind. Teilmengen von Fertigarzneimitteln, die an Patienten im Zusammenhang mit einer vor- oder nachstationären Behandlung oder einer ambulanten Operation zur Anwendung außerhalb des Krankenhauses ausgehändigt werden sollen, sind nach Maßgabe des § 14 Abs. 1 Satz 2 zu kennzeichnen und mit einer Packungsbeilage zu versehen.

(3) Arzneimittel aus zur Abgabe an den Verbraucher bestimmten Packungen dürfen nur dann ohne äußere Umhüllung abgegeben werden, wenn auf dem Behältnis die Bezeichnung des Arzneimittels, die Chargenbezeichnung und, soweit für das Arzneimittel vorgeschrieben, das Verfalldatum sowie Aufbewahrungshinweise angegeben sind und die Packungsbeilage hinzugefügt wird.

(4) Die Vorschriften des § 17 Abs. 1, 1a, 4, 5, 6 Satz 1 Nr. 1 bis 3 sowie Satz 2 und 3 und Abs. 6a und 6c gelten entsprechend.

§ 32
Überprüfung der Arzneimittelvorräte und der apothekenpflichtigen Medizinprodukte auf den Stationen

(1) Die Verpflichtung des Leiters der Krankenhausapotheke oder eines von ihm beauftragten Apothekers der Apotheke zur Überprüfung der Arzneimittelvorräte nach § 14 Abs. 6 des Gesetzes über das Apothekenwesen erstreckt sich auf alle auf den Stationen und in anderen Teileinheiten des Krankenhauses vorrätig gehaltenen Arzneimittel; die Überprüfung der Arzneimittelvorräte muss mindestens halbjährlich erfolgen. Satz 1 gilt entsprechend für apothekenpflichtige Medizinprodukte.

(2) Der überprüfende Apotheker und das ihn unterstützende Apothekenpersonal sind befugt, die Räume zu betreten, die der Arzneimittelversorgung dienen. Die Krankenhausleitung und das übrige Krankenhauspersonal haben die Durchführung der Überprüfung zu unterstützen.

(3) Der Leiter der Krankenhausapotheke oder der von ihm beauftragte Apotheker der Apotheke hat über jede Überprüfung ein Protokoll in vierfacher Ausfertigung anzufertigen. Das Protokoll muss mindestens enthalten

1. das Datum der Überprüfung,
2. die Bezeichnung der Station oder der anderen Teileinheit des Krankenhauses,
3. den Namen des Apothekers und der anderen an der Überprüfung beteiligten Personen,
4. die Art und den Umfang der Überprüfung, insbesondere bezüglich
   a) der allgemeinen Lagerungs- und Aufbewahrungsbedingungen,
   b) der Lagerung und Aufbewahrung der Arzneimittel und Medizinprodukte nach den anerkannten pharmazeutischen Regeln,
   c) der Beschaffenheit einschließlich der Kennzeichnung der Arzneimittel und Medizinprodukte,
   d) der Verfalldaten,
5. die festgestellten Mängel,
6. die zur Beseitigung der Mängel veranlassten Maßnahmen,
7. den zur Beseitigung der Mängel gesetzten Termin,
8. Angaben über die Beseitigung früher festgestellter Mängel,

9. die Unterschrift mit Datum des für die Überprüfung verantwortlichen Apothekers.

Eine Ausfertigung des Protokolls ist der Krankenhausleitung spätestens vier Wochen, bei schwerwiegenden Mängeln unmittelbar nach Durchführung der Überprüfung zuzuleiten, jeweils eine weitere ist dem Arzt sowie der Pflegedienstleitung auszuhändigen, die für die Arzneimittelversorgung der Station oder der anderen Teileinheit des Krankenhauses zuständig ist, und die vierte ist in der Apotheke aufzubewahren.

§ 33
Dienstbereitschaft der Krankenhausapotheke

Eine die ordnungsgemäße Arzneimittelversorgung des Krankenhauses gewährleistende Dienstbereitschaft ist durch den Inhaber der Erlaubnis sicherzustellen. Dies schließt auch ein, dass die Beratung durch einen Apotheker der Apotheke gewährleistet ist.

Vierter Abschnitt
Sondervorschriften

§ 34
Patientenindividuelles Stellen oder Verblistern von Arzneimitteln

(1) Im Qualitätsmanagementsystem nach § 2a sind insbesondere folgende Festlegungen zu treffen:

1. zur Auswahl der Arzneimittel, die für ein Stellen oder eine Neuverblisterung grundsätzlich in Frage kommen oder die nicht für das Stellen oder die Neuverblisterung geeignet sind,
2. zur Entscheidung, welche Arzneimittel für eine gleichzeitige Einnahme gegebenenfalls nicht in demselben Einzelbehältnis aufbewahrt oder im selben Einzelblister verblistert werden können,
3. zur Entscheidung, in welchen Ausnahmefällen einer schriftlichen ärztlichen Anforderung über eine vor dem Stellen oder Verblistern vorzunehmende Teilung von Tabletten, soweit ansonsten die Versorgung nicht gesichert werden kann und bei nachgewiesener Validierung der Stabilität ihrer Qualität über den Haltbarkeitszeitraum des Blisters oder des wiederverwendbaren Behältnisses gegebenenfalls gefolgt werden kann, obwohl das nachträgliche Verändern des Fertigarzneimittels grundsätzlich verhindert werden sollte,

4. zur Zwischenlagerung und Kennzeichnung der entblisterten Arzneimittel,
5. zu den technischen und organisatorischen Maßnahmen, um die Qualität der entblisterten Arzneimittel zu erhalten und um insbesondere Kreuzkontaminationen und Verwechslungen zu vermeiden, einschließlich der Überprüfung ihrer Wirksamkeit,
6. zur Kalibrierung, Qualifizierung, Wartung und Reinigung der Blisterautomaten, soweit verwendet, oder sonstiger kritischer Ausrüstungsgegenstände oder Geräte,
7. zu den primären Verpackungsmaterialien und ihren Qualitätsprüfungen,
8. zu den Herstellungsanweisungen und den Herstellungsprotokollen gemäß § 7,
9. zum Hygieneplan sowie
10. zum hygienischen Verhalten des Personals am Arbeitsplatz und zur Art der Schutzkleidung für die Arzneimittelherstellung, einschließlich der Art und Weise und der Häufigkeit der Umkleidevorgänge.

(2) Das Personal muss für die Tätigkeiten ausreichend qualifiziert sein und regelmäßig geschult werden; die Schulungsmaßnahmen sind zu dokumentieren. Das hinsichtlich § 3 Abs. 2 Satz 1 erforderliche Personal ergibt sich aus dem Umfang der Herstellung.

(3) Das patientenindividuelle Stellen oder Verblistern ist abweichend von § 4 Abs. 2b in einem separaten Raum vorzunehmen, der ausschließlich diesem Zweck dienen darf. Der Raum muss von angemessener Größe sein, um die einzelnen Arbeitsgänge in spezifisch zugeordneten Bereichen durchführen zu können. Seine Wände und Oberflächen sowie der Fußboden müssen leicht zu reinigen sein, damit das umgebungsbedingte Kontaminationsrisiko für die Arzneimittel minimal ist. Der Zugang und das Einbringen der Materialien sollen zumindest bei der maschinellen Verblisterung über einen Zwischenraum (Schleuse) zur Aufrechterhaltung einer im Herstellungsraum geeigneten Raumqualität erfolgen. § 4a ist entsprechend anzuwenden. Von Satz 1 und Satz 4 kann abgewichen werden, wenn das Stellen oder das manuell vorgenommene Verblistern von Arzneimitteln im Ausnahmefall für einen einzelnen Patienten vorgenommen werden soll.

(4) Aus der Kennzeichnung des neu verpackten Arzneimittels müssen folgende Angaben hervorgehen:

1. der Name des Patienten,
2. die enthaltenen Arzneimittel und ihre Chargenbezeichnungen,

3. das Verfalldatum des neu zusammengestellten Arzneimittels und seine Chargenbezeichnung,
4. die Einnahmehinweise,
5. eventuelle Lagerungshinweise sowie
6. die abgebende Apotheke und, soweit unterschiedlich, des Herstellers.

Dem neu verpackten Arzneimittel sind die Packungsbeilagen der enthaltenen Fertigarzneimittel gemäß § 11 Abs. 7 des Arzneimittelgesetzes beizufügen.

§ 35
Herstellung von Arzneimitteln zur parenteralen Anwendung

(1) Im Qualitätsmanagementsystem nach § 2a sind insbesondere Festlegungen zu treffen

1. zu den einzusetzenden Arzneimitteln sowie den primären Verpackungsmaterialien und ihren Qualitätsprüfungen,
2. zu den technischen und zu den organisatorischen Maßnahmen, um Kontaminationen, Kreuzkontaminationen und Verwechslungen zu vermeiden, einschließlich der Überprüfung ihrer Wirksamkeit,
3. zur Kalibrierung, Qualifizierung, Wartung und Reinigung der Ausrüstungen und des Herstellungsraums,
4. zur Validierung der die Produktqualität beeinflussenden Prozesse, Methoden und Systeme und zur Revalidierung; bei aseptischen Herstellungsprozessen am Ende jedes Arbeitstages unter Einbeziehung des betroffenen Herstellungspersonals,
5. zu den kritischen Ausrüstungsgegenständen oder Geräten,
6. zu den Herstellungsanweisungen und Herstellungsprotokollen gemäß § 7 oder § 8,
7. zu einem eventuellen Transport der hergestellten Arzneimittel,
8. zu den Hygienemaßnahmen sowie
9. zum hygienischen Verhalten des Personals am Arbeitsplatz und zur Art der Schutzkleidung für die Arzneimittelherstellung, einschließlich der Art und Weise und der Häufigkeit der Umkleidevorgänge.

(2) Das Personal muss für die Tätigkeiten ausreichend qualifiziert sein und regelmäßig geschult werden; die Schulungsmaßnahmen sind zu dokumentieren. Das

nach § 3 Abs. 2 Satz 1 erforderliche Personal ergibt sich aus Art und Umfang der Herstellung.

(3) Die Herstellung parenteraler Arzneimittel ist in einem separaten Raum vorzunehmen, der nicht für andere Tätigkeiten genutzt werden darf, soweit es sich nicht um die Herstellung von anderen sterilen Zubereitungen gemäß Arzneibuch handelt. Der Zugang zu diesem Raum sowie das Einbringen von Materialien müssen über einen Zwischenraum (Schleuse) erfolgen, der für die Aufrechterhaltung der im Herstellungsraum erforderlichen Reinraumklassen geeignet ist. Der Raum muss ausschließlich dem Zweck der Herstellung parenteraler Arzneimittel dienen, von angemessener Größe sein, um die einzelnen Arbeitsgänge in spezifisch zugeordneten Bereichen durchführen zu können, und die Belüftung muss über Filter angemessener Wirksamkeit erfolgen. Seine Wände und Oberflächen sowie der Fußboden müssen leicht zu reinigen sein, damit das umgebungsbedingte Kontaminationsrisiko für die Arzneimittel minimal ist. In dem Raum dürfen sich zum Zeitpunkt der Herstellung nur Mitarbeiter aufhalten, die dort entsprechende Tätigkeiten ausüben; ihre Schutzkleidung ist den Tätigkeiten anzupassen und mindestens arbeitstäglich zu wechseln. § 4a ist entsprechend anzuwenden.

(4) Soweit die Arzneimittel keinem Sterilisationsverfahren im Endbehältnis unterzogen werden und sie nicht im geschlossenen System hergestellt werden, ist während der Zubereitung und Abfüllung

1. in der lokalen Zone für die Arbeitsgänge ein Luftreinheitsgrad für Keimzahl und Partikelzahl entsprechend Klasse A der Definition des EG-GMP-Leitfadens, Anhang 1, der vom Bundesministerium im Bundesanzeiger in der jeweils aktuellen Fassung bekannt gemacht wird, einzuhalten und
2. eine geeignete Umgebung erforderlich, die in Bezug auf Partikel- und Keimzahl
   a) mindestens der Klasse B des Anhangs des Leitfadens entspricht
   b) oder abweichend von Klasse B mindestens der Klasse C des Anhangs des Leitfadens entspricht, wenn die Arzneimittelqualität durch das angewendete Verfahren nachweislich gewährleistet wird und durch entsprechende Validierung des Verfahrens belegt ist,
   c) oder bei Einsatz eines Isolators der Klasse D des Anhangs des Leitfadens entspricht.

Für die Zubereitung von Arzneimitteln, die nicht im geschlossenen System hergestellt, aber einem Sterilisationsverfahren im Endbehältnis unterzogen werden, ist abweichend von Satz 1 Nr. 2 Buchstabe a eine Umgebung erforderlich, die in Bezug auf Partikel- und Keimzahl mindestens der Klasse D des Anhangs des Leitfadens entspricht; für die Abfüllung dieser Arzneimittel ist ein Luftreinheitsgrad der Klasse C einzuhalten.

(5) Die Reinraumbedingungen sind durch geeignete Kontrollen der Luft, kritischer Oberflächen und des Personals anhand von Partikel- und Keimzahlbestimmungen während der Herstellung in offenen Systemen zu überprüfen. Von dem für das Freigabeverfahren verantwortlichen Apotheker sind dafür entsprechende Warn- und Aktionsgrenzen festzulegen.

(6) Auf die Herstellung der parenteralen Arzneimittel sind die §§ 6 bis 8 anzuwenden. Die Plausibilitätsprüfung der ärztlichen Verordnung muss insbesondere auch patientenindividuelle Faktoren sowie die Regeldosierung und die daraus möglicherweise resultierende individuelle Dosis beinhalten. Die Herstellungsanweisung muss auch eine Kontrolle der Berechnungen, der Einwaagen und der einzusetzenden Ausgangsstoffe durch eine zweite Person oder durch validierte elektronische Verfahren sowie eine Dichtigkeitsprüfung des befüllten Behältnisses vorsehen.

Fünfter Abschnitt
Ordnungswidrigkeiten, Übergangs- und Schlussbestimmungen

§ 36
Ordnungswidrigkeiten

Ordnungswidrig im Sinne des § 25 Abs. 2 des Gesetzes über das Apothekenwesen handelt, wer vorsätzlich oder fahrlässig

1. entgegen § 3 Abs. 5 Satz 1 in Verbindung mit Satz 2 pharmazeutische Tätigkeiten ausführt,

1a. entgegen § 17 Abs. 1a Satz 1 ein Arzneimittel aushändigt,

1b. entgegen § 17 Abs. 2b ein dort genanntes Arzneimittel im Wege des Versandes in den Verkehr bringt,

2. als Apothekenleiter

   a) einer Vorschrift des § 2 Abs. 5 oder 6 Satz 1, 2 oder 3 über die Vertretung des Apothekenleiters zuwiderhandelt,

   b) entgegen § 2a Abs. 1 Satz 1 ein Qualitätsmanagementsystem nicht betreibt,

c) entgegen § 3 Abs. 5 Satz 1 in Verbindung mit § 2 Abs. 2 Satz 2 und 3 oder § 3 Abs. 5 Satz 2 pharmazeutische Tätigkeiten ausführen lässt,

d) entgegen § 3 Abs. 5 Satz 3 in Verbindung mit § 2 Abs. 2 Satz 2 und 3 pharmazeutische Tätigkeiten nicht beaufsichtigt oder nicht durch einen Apotheker beaufsichtigen lässt,

e) entgegen § 15 Abs. 1 Satz 2 ein dort genanntes Arzneimittel nicht vorrätig hält,

f) entgegen § 15 Abs. 2 nicht sicherstellt, dass ein dort genanntes Arzneimittel vorrätig gehalten wird oder kurzfristig beschafft werden kann,

g) entgegen § 17 Abs. 1a Satz 1 Arzneimittel außerhalb der Apothekenbetriebsräume oder entgegen § 17 Abs. 3 apothekenpflichtige Arzneimittel im Wege der Selbstbedienung in den Verkehr bringt,

h) entgegen § 17 Abs. 7 in Verbindung mit § 31 Abs. 1 Satz 1 oder Abs. 3, jeweils auch in Verbindung mit § 2 Abs. 2 Satz 2 und 3, Arzneimittel abgibt oder abgeben lässt,

i) entgegen § 17 Abs. 7 in Verbindung mit § 32 Abs. 1 und mit § 2 Abs. 2 Satz 2 und 3 auf den Stationen oder in anderen Teileinheiten des Krankenhauses vorrätig gehaltene Arzneimittel nicht, nicht vollständig oder nicht rechtzeitig überprüft oder durch einen Apotheker überprüfen lässt oder entgegen § 17 Abs. 7 in Verbindung mit § 32 Abs. 3 und mit § 2 Abs. 2 Satz 2 das vorgeschriebene Protokoll nicht, nicht richtig oder nicht vollständig anfertigt, nicht der Krankenhausleitung zuleitet, nicht dem zuständigen Arzt aushändigt oder nicht aufbewahrt oder diese Maßnahmen nicht durch einen Apotheker ausführen lässt,

j) entgegen § 21 nicht dafür sorgt, dass die dort genannten Maßnahmen bei Arzneimittelrisiken oder nicht verkehrsfähigen Arzneimitteln getroffen werden,

k) entgegen § 23 Abs. 1 die Apotheke nicht dienstbereit hält,

l) entgegen § 23 Abs. 5 in Verbindung mit § 2 Abs. 2 Satz 2 und 3 an sichtbarer Stelle einen gut lesbaren Hinweis auf die nächstgelegenen dienstbereiten Apotheken nicht anbringt oder nicht anbringen lässt,

m) entgegen § 24 Abs. 1 Satz 1 eine Rezeptsammelstelle ohne die erforderliche Erlaubnis unterhält,

3. als Apothekenleiter oder Angehöriger des pharmazeutischen Personals
   a) (weggefallen)
   b) entgegen § 7 Abs. 1 Satz 1 Arzneimittel nicht entsprechend der Verschreibung herstellt oder entgegen § 7 Abs. 1 Satz 2 bei der Herstellung andere als in der Verschreibung genannte Bestandteile ohne Zustimmung des Verschreibenden verwendet,
   c) (weggefallen)
   d) entgegen § 14 Abs. 1 Arzneimittel ohne die vorgeschriebene Kennzeichnung abgibt,
   e) entgegen § 16 Abs. 1 Satz 1 oder Satz 2 ein Arzneimittel, einen Ausgangsstoff oder ein Medizinprodukt nicht, nicht richtig oder nicht in der vorgeschriebenen Weise lagert,
   f) (weggefallen)
   g) (weggefallen)
   h) entgegen § 18 Abs. 1 Satz 1 bei dem Verbringen von Arzneimitteln die vorgeschriebenen Angaben nicht aufzeichnet,
   i) entgegen § 19 Abs. 1 Satz 1 die dort vorgeschriebenen Nachweise nicht führt oder entgegen § 19 Abs. 2 Satz 1 die dort genannten Arzneimittel abgibt, ohne dass eine Verschreibung in zweifacher Ausfertigung vorliegt,
   j) Aufzeichnungen, Bescheinigungen oder Nachweise nicht entsprechende § 22 Abs. 1 Satz 1 aufbewahrt oder entgegen § 22 Abs. 1 Satz 2 oder 3 Aufzeichnungen, Bescheinigungen oder Nachweise unkenntlich macht oder Veränderungen vornimmt,
   k) entgegen § 22 Abs. 4 Satz 1 eine Aufzeichnung nicht oder nicht mindestens dreißig Jahre aufbewahrt und nicht oder nicht mindestens dreißig Jahre speichert oder
4. als Leiter einer Krankenhausapotheke
   a) entgegen § 26 Abs. 2 in Verbindung mit § 21 nicht dafür sorgt, dass die dort genannten Maßnahmen bei Arzneimittelrisiken oder nicht verkehrsfähigen Arzneimitteln getroffen werden,
   b) entgegen § 28 Abs. 3 in Verbindung mit § 3 Abs. 5 Satz 1 und mit § 27 Abs. 2 Satz 1 pharmazeutische Tätigkeiten ausführen lässt,

c) entgegen § 28 Abs. 3 in Verbindung mit § 3 Abs. 5 Satz 3 und mit § 27 Abs. 2 Satz 1 pharmazeutische Tätigkeiten nicht beaufsichtigt oder nicht durch einen Apotheker beaufsichtigen lässt,

d) entgegen § 31 Abs. 1 Satz 1, Abs. 3 oder 4 in Verbindung mit § 17 Abs. 5 Satz 1, jeweils in Verbindung mit § 27 Abs. 2 Satz 1, Arzneimittel abgibt oder abgeben lässt oder

e) entgegen § 32 Abs. 1 in Verbindung mit § 27 Abs. 2 Satz 1 auf den Stationen oder in anderen Teileinheiten des Krankenhauses vorrätig gehaltene Arzneimittel nicht, nicht vollständig oder nicht rechtzeitig überprüft oder durch einen Apotheker überprüfen lässt oder entgegen § 32 Abs. 3 in Verbindung mit § 27 Abs. 2 Satz 1 das vorgeschriebene Protokoll nicht, nicht richtig oder nicht vollständig anfertigt, nicht der Krankenhausleitung zuleitet, nicht dem zuständigen Arzt aushändigt oder nicht aufbewahrt oder diese Maßnahmen nicht durch einen Apotheker ausführen lässt.

§ 37*)
Übergangsvorschriften

(1) Auf Apotheken, für die vor dem 11. Juni 2012 eine Erlaubnis nach § 1 Abs. 2, auch in Verbindung mit § 2 Abs. 4, des Apothekengesetzes erteilt worden ist, sind die §§ 2a, 4 Abs. 1 Satz 2 Nr. 1 Buchstabe a, § 34 Abs. 3 Satz 1 und 4 sowie § 35 Abs. 3 Satz 2 erst ab dem 1. Juni 2014 anzuwenden; bis zu diesem Zeitpunkt müssen die Räume jedoch weiterhin den bis zum 11. Juni 2012 geltenden Vorschriften entsprechen.

(2) Auf Apotheken, für die vor dem 11. Juni 2012 eine Erlaubnis nach § 1 Abs. 2, auch in Verbindung mit § 2 Abs. 4, des Apothekengesetzes erteilt worden ist, ist § 35 Abs. 5 ab dem 1. Juni 2013 anzuwenden; bis zu diesem Zeitpunkt müssen die Reinraumanforderungen nachweislich mindestens den Anforderungen der Klasse A für die lokale Zone und der Klasse C für den Umgebungsbereich entsprechen.

*) Dem § 37 wird § 38 angefügt; der Text ist auf Raster gestellt (s. S. 457). Er tritt in Kraft, sobald die in Fußnote**) genannten Voraussetzungen erfüllt sind-

**) § 38 tritt sechs Monate nach der Veröffentlichung der Mitteilung der Europäischen Kommission über die Funktionsfähigkeit des EU-Portals und der Datenbank nach Artikel 82 der Verordnung (EU) Nr. 536/2014 des Europäischen Parlaments und des Rates vom 16. April 2014 über klinische Prüfungen mit Humanarzneimitteln und zur Aufhebung der Richtlinie 2001/20/EG (ABl. L 158 vom 27.5.2014, S. 1) im Amtsblatt der Europäischen Union in Kraft.

§ 38
Übergangsvorschriften aus Anlass des Vierten Gesetzes zur Änderung arzneimittelrechtlicher und anderer Vorschriften

(1) Für klinische Prüfungen bei Menschen mit Arzneimitteln, die dem Anwendungsbereich der Verordnung (EU) Nr. 536/2014 unterliegen, ist diese Verordnung in der bis zum Tag vor dem Inkrafttreten dieser Vorschrift nach Artikel 13 Abs. 2 und 3 des Vierten Gesetzes zur Änderung arzneimittelrechtlicher und anderer Vorschriften vom 20. Dezember 2016 (BGBl. I S. 3048) geltenden Fassung für drei Jahre weiter anzuwenden, wenn der Antrag auf Genehmigung vor dem Tag des Inkrafttretens dieser Vorschrift nach Artikel 13 Abs. 2 und 3 des Vierten Gesetzes zur Änderung arzneimittelrechtlicher und anderer Vorschriften vom 20. Dezember 2016 (BGBl. I S. 3048) gemäß dem Sechsten Abschnitt des Arzneimittelgesetzes eingereicht wurde.

(2) Eine klinische Prüfung bei Menschen mit Arzneimitteln, die dem Anwendungsbereich der Verordnung (EU) Nr. 536/2014 unterliegen, darf nach dieser Verordnung in der bis zum Tag vor dem Inkrafttreten dieser Vorschrift nach Artikel 13 Abs. 2 und 3 des Vierten Gesetzes zur Änderung arzneimittelrechtlicher und anderer Vorschriften vom 20. Dezember 2016 (BGBl. I S. 3048) geltenden Fassung begonnen werden, wenn der Antrag auf Genehmigung innerhalb von zwölf Monaten nach dem Tag des Inkrafttretens dieser Vorschrift nach Artikel 13 Abs. 2 und 3 des Vierten Gesetzes zur Änderung arzneimittelrechtlicher und anderer Vorschriften vom 20. Dezember 2016 (BGBl. I S. 3048) eingereicht wurde. Für die betreffende klinische Prüfung ist diese Verordnung in der bis zu dem Tag vor dem Inkrafttreten dieser Vorschrift nach Artikel 13 Abs. 2 und 3 des Vierten Gesetzes zur Änderung arzneimittelrechtlicher und anderer Vorschriften vom 20. Dezember 2016 (BGBl. I S. 3048) geltenden Fassung für drei Jahre weiter anzuwenden.

Arzneimittelfarbstoffverordnung (AMFarbV)*)

Vom 17. Oktober 2005
(BGBl. I S. 3031),
zuletzt geändert durch Artikel 10 des Vierten Gesetzes
zur Änderung arzneimittelrechtlicher und anderer Vorschriften
vom 20. Dezember 2016**)
(BGBl. I S. 3064)

Es verordnen

- das Bundesministerium für Gesundheit und Soziale Sicherung auf Grund des § 6 Abs. 1 Satz 1 und des § 83 Abs. 1 und 2 des Arzneimittelgesetzes in der Fassung der Bekanntmachung vom 11. Dezember 1998 (BGBl. I S. 3586), von denen § 6 Abs. 1 zuletzt durch Artikel 1 Nr. 4 Buchstabe a des Gesetzes vom 30. Juli 2004 (BGBl. I S. 2031) neu gefasst worden ist,
- das Bundesministerium für Verbraucherschutz, Ernährung und Landwirtschaft auf Grund des § 6 Abs. 1 Satz 1 in Verbindung mit Satz 2 und des § 83 Abs. 1 und 2 des Arzneimittelgesetzes in der Fassung der Bekanntmachung vom 11. Dezember 1998 (BGBl. I S. 3586), von denen § 6 Abs. 1 zuletzt durch Artikel 1 Nr. 4 Buchstabe a des Gesetzes vom 30. Juli 2004 (BGBl. I S. 2031) neu gefasst worden ist, im Einvernehmen mit dem Bundesministerium für Gesundheit und Soziale Sicherung:

*) Diese Verordnung dient der Umsetzung der
- Richtlinie 2001/82/EG des Europäischen Parlaments und des Rates vom 6. November 2001 zur Schaffung eines Gemeinschaftskodexes für Tierarzneimittel (ABl. EG Nr. L 311 S. 1)

und der
- Richtlinie 2001/83/EG des Europäischen Parlaments und des Rates vom 6. November 2001 zur Schaffung eines Gemeinschaftskodexes für Humanarzneimittel (ABl. EG Nr. L 311 S. 67).

**) Dieses Gesetz dient der Durchführung der Verordnung (EU) Nr. 536/2014 des Europäischen Parlaments und des Rates vom 16. April 2014 über klinische Prüfungen mit Humanarzneimitteln und zur Aufhebung der Richtlinie 2001/20/EG (ABl. L 158 vom 27.5.2014, S. 1).

§ 1

(1)*) Bei der Herstellung von Arzneimitteln im Sinne des § 2 Abs. 1 des Arzneimittelgesetzes, die dazu bestimmt sind, in einem Mitgliedstaat der Europäischen Gemeinschaften oder in einem anderen Vertragsstaat des Abkommens über den Europäischen Wirtschaftsraum in den Verkehr gebracht zu werden, dürfen zur Färbung nur die in Anhang I der Richtlinie 94/36/EG des Europäischen Parlaments und des Rates vom 30. Juni 1994 über Farbstoffe, die in Lebensmitteln verwendet werden dürfen (ABl. EG Nr. L 237 S. 13), in der jeweils geltenden Fassung aufgeführten Stoffe oder Zubereitungen aus diesen Stoffen verwendet werden; diese Stoffe sowie deren Zubereitungen müssen den Reinheitskriterien gemäß Anhang der Richtlinie 95/45/EG der Kommission vom 26. Juli 1995 zur Festlegung spezifischer Reinheitskriterien für Lebensmittelfarbstoffe (ABl. EG Nr. L 226 S. 1) in der jeweils geltenden Fassung entsprechen. Sofern Farbstoffe in Monographien des Europäischen Arzneibuchs beschrieben sind, müssen sie zusätzlich den dort aufgeführten Anforderungen entsprechen.

(1) Bei der Herstellung von Arzneimitteln im Sinne des § 2 Abs. 1 des Arzneimittelgesetzes, die dazu bestimmt sind, in einem Mitgliedstaat der Europäischen Gemeinschaften oder in einem anderen Vertragsstaat des Abkommens über den Europäischen Wirtschaftsraum in den Verkehr gebracht zu werden, dürfen zur Färbung nur die in Anhang I der Richtlinie 94/36/EG des Europäischen Parlaments und des Rates vom 30. Juni 1994 über Farbstoffe, die in Lebensmitteln verwendet werden dürfen (ABl. EG Nr. L 237 S. 13), in der jeweils geltenden Fassung aufgeführten Stoffe oder Zubereitungen aus diesen Stoffen verwendet werden; diese Stoffe sowie deren Zubereitungen müssen den Reinheitskriterien gemäß Anhang der Richtlinie 95/45/EG der Kommission vom 26. Juli 1995 zur Festlegung spezifischer Reinheitskriterien für Lebensmittelfarbstoffe (ABl. EG Nr. L 226 S. 1) in der jeweils geltenden Fassung entsprechen. Sofern Farbstoffe in Monographien des Europäischen Arzneibuchs beschrieben sind, müssen sie zusätzlich den dort aufgeführten Anforderungen entsprechen. Die Sätze 1 und 2 gelten nicht, soweit die Stoffe und Zubereitungen aus diesen Stoffen zur Färbung ausschließlich in Arzneimitteln verwendet werden, die in den Anwendungsbereich der Verordnung (EU) Nr. 536/2014 des Europäischen Parlaments und des Rates vom 16. April 2014 über klinische Prüfungen mit Humanarzneimitteln und zur Aufhebung der Richtlinie 2001/20/EG (ABl. L 158 vom 27.5.2014, S. 1) fallen.

*) Absatz 1 wird neu gefasst; der Text ist auf Raster gestellt. Er tritt in Kraft, sobald die in Fußnote**) genannten Voraussetzungen erfüllt sind.

**) Absatz 1 tritt sechs Monate nach der Veröffentlichung der Mitteilung der Europäischen Kommission über die Funktionsfähigkeit des EU-Portals und der Datenbank nach Artikel 82 der Verordnung (EU) Nr. 536/2014 des Europäischen Parlaments und des Rates vom 16. April 2014 über klinische Prüfungen mit Humanarzneimitteln und zur Aufhebung der Richtlinie 2001/20/EG (ABl. L 158 vom 27.5.2014, S. 1) im Amtsblatt der Europäischen Union in Kraft.

(2) Arzneimittel im Sinne des § 2 Abs. 1 des Arzneimittelgesetzes, die nicht nach den Vorschriften des Absatzes 1 hergestellt sind, dürfen im Geltungsbereich des Arzneimittelgesetzes nicht in den Verkehr gebracht werden.

§ 2

(1) Nach § 95 Abs. 2 Nr. 2, Abs. 2 bis 4 des Arzneimittelgesetzes wird bestraft, wer vorsätzlich oder fahrlässig Arzneimittel entgegen § 1 Abs. 2 in den Verkehr bringt.

(2) Nach § 96 Nr. 2 des Arzneimittelgesetzes wird bestraft, wer entgegen § 1 Abs. 1 bei der Herstellung von Arzneimitteln zur Färbung andere als die dort genannten Stoffe oder Zubereitungen aus diesen Stoffen verwendet.

(3) Wer eine in Absatz 2 bezeichnete Handlung fahrlässig begeht, handelt nach § 97 Abs. 1 des Arzneimittelgesetzes ordnungswidrig.

§ 3

(1) Diese Verordnung tritt am Tag nach der Verkündung in Kraft.

(2) Gleichzeitig tritt die Arzneimittelfarbstoffverordnung vom 25. August 1982 (BGBl. I S. 1237), zuletzt geändert durch Artikel 5 des Gesetzes vom 27. April 1993 (BGBl. I S. 512, 2436), außer Kraft. Arzneimittel, die der Verordnung nach Satz 1 entsprechen und sich am 27. Oktober 2005 in Verkehr befinden, dürfen noch bis zum 1. November 2006 von pharmazeutischen Unternehmen und danach noch von Groß- und Einzelhändlern weiter in Verkehr gebracht werden.

Bonn, den 17. Oktober 2005

Die Bundesministerin
für Gesundheit und Soziale Sicherung
Ulla Schmidt

Der Bundesminister
für Umwelt, Naturschutz und Reaktorsicherheit
Mit der Wahrnehmung der Geschäfte
der Bundesministerin für Verbraucherschutz,
Ernährung und Landwirtschaft beauftragt
Jürgen Trittin

Bekanntmachung der Neufassung der Verordnung über radioaktive oder mit ionisierenden Strahlen behandelte Arzneimittel

Vom 19. Januar 2007
(BGBl. I S. 48)

Auf Grund des Artikels 2 der Verordnung zur Änderung der Verordnung über radioaktive oder mit ionisierenden Strahlen behandelte Arzneimittel vom 22. Dezember 2006 (BGBl. I S. 3462) wird nachstehend der Wortlaut der Verordnung über radioaktive oder mit ionisierenden Strahlen behandelte Arzneimittel in der seit dem 31. Dezember 2006 geltenden Fassung bekannt gemacht. Die Neufassung berücksichtigt:

1. die am 7. Februar 1987 in Kraft getretene Verordnung vom 28. Januar 1987 (BGBl. I S. 502),
2. den am 29. September 1990 in Kraft getretenen Artikel 1 des Gesetzes vom 23. September 1990 in Verbindung mit Anlage I Kapitel X Sachgebiet D Abschnitt II Nr. 30 des Einigungsvertrages vom 31. August 1990 (BGBl. 1990 II S. 885, 1086),
3. den am 1. August 2001 in Kraft getretenen Artikel 10 der Verordnung vom 20. Juli 2001 (BGBl. I S. 1714),
4. den am 6. August 2004 in Kraft getretenen Artikel 5a des Gesetzes vom 30. Juli 2004 (BGBl. I S. 2031),
5. den am 19. Februar 2005 in Kraft getretenen Artikel 6 des Gesetzes vom 10. Februar 2005 (BGBl. I S. 234),
6. den am 31. Dezember 2006 in Kraft getretenen Artikel 1 der eingangs genannten Verordnung.

Die Rechtsvorschriften wurden erlassen auf Grund

zu 1. des § 7 Abs. 2 des Arzneimittelgesetzes vom 24. August 1976 (BGBl. I S. 2445, 2448), der gemäß Artikel 1 der Dritten Zuständigkeitsanpassungs-Verordnung vom 26. November 1986 (BGBl. I S. 2089) geändert worden ist, im Einvernehmen mit dem Bundesminister für Umwelt, Naturschutz und

Reaktorsicherheit und dem Bundesminister für Ernährung, Landwirtschaft und Forsten und des § 12 Abs. 1 Nr. 1 und 3 und Abs. 2, des § 35 Abs. 1 Nr. 2 und Abs. 2 des Arzneimittelgesetzes, die gemäß Artikel 1 der Dritten Zuständigkeitsanpassungs-Verordnung geändert worden sind, im Einvernehmen mit dem Bundesminister für Umwelt, Naturschutz und Reaktorsicherheit, dem Bundesminister für Ernährung, Landwirtschaft und Forsten und dem Bundesminister für Wirtschaft,

zu 3. des § 7 Abs. 2 des Arzneimittelgesetzes in der Fassung der Bekanntmachung vom 11. Dezember 1998 (BGBl. I S. 3586) in Verbindung mit Artikel 56 Abs. 1 des Zuständigkeitsanpassungs-Gesetzes vom 18. März 1975 (BGBl. I S. 705) und dem Organisationserlass vom 27. Oktober 1998 (BGBl. I S. 3288) im Einvernehmen mit dem Bundesministerium für Umwelt, Naturschutz und Reaktorsicherheit,

zu 6. vom Bundesministerium für Gesundheit auf Grund des § 7 Abs. 2 Satz 1, des § 12 Abs. 1 Nr. 1 und 3, Abs. 1b und 2 Satz 2 und des § 35 Abs. 1 Nr. 2 und Abs. 2 des Arzneimittelgesetzes in der Fassung der Bekanntmachung vom 12. Dezember 2005 (BGBI. 1 S. 3394) im Einvernehmen mit dem Bundesministerium für Ernährung, Landwirtschaft und Verbraucherschutz, dem Bundesministerium für Wirtschaft und Technologie und dem Bundesministerium für Umwelt, Naturschutz und Reaktorsicherheit sowie vom Bundesministerium für Ernährung, Landwirtschaft und Verbraucherschutz auf Grund des § 7 Abs. 2 Satz 3 in Verbindung mit Satz 1 und des § 12 Abs. 2 in Verbindung mit Abs. 1 Nr. 1 und 3 und Abs. 1b des Arzneimittelgesetzes in der Fassung der Bekanntmachung vom 12. Dezember 2005 (BGBI. 1 S. 3394) im Einvernehmen mit dem Bundesministerium für Gesundheit, dem Bundesministerium für Wirtschaft und Technologie und dem Bundesministerium für Umwelt, Naturschutz und Reaktorsicherheit.

Bonn, den 19. Januar 2007

Die Bundesministerin für Gesundheit
Ulla Schmidt

Verordnung über radioaktive oder mit ionisierenden Strahlen behandelte Arzneimittel (AMRadV)*)

in der Fassung der Bekanntmachung vom 19. Januar 2007
(BGBl. I S. 49),
geändert durch Artikel 5 des Vierten Gesetzes
zur Änderung arzneimittelrechtlicher und anderer Vorschriften
vom 20. Dezember 2016**)
(BGBl. I S. 3061)

§ 1
Verkehrsfähigkeit von Arzneimitteln, die mit ionisierenden Strahlen behandelt worden sind

(1) Das Verkehrsverbot des § 7 Abs. 1 des Arzneimittelgesetzes gilt nicht für Arzneimittel, bei deren Herstellung Elektronen-, Gamma- oder Röntgenstrahlen für messtechnische Zwecke verwendet worden sind, wenn

1. offene radioaktive Stoffe nicht verwendet worden und umschlossene radioaktive Stoffe mit den Arzneimitteln nicht in Berührung gekommen sind,
2. a) die maximale Energie der Elektronen nicht mehr als 10 Megaelektronvolt betragen hat,
   b) die Gammastrahlen aus den Radionuklidquellen Cobalt 60 oder Caesium 137 stammen,
   c) die maximale Energie der Röntgenstrahlen nicht mehr als 10 Megaelektronvolt betragen hat, es sei denn, dass in wissenschaftlich begründeten Fällen andere Energiewerte zulässig sind und sichergestellt ist, dass keine schädlichen Kernreaktionen auftreten,

*) Die Verpflichtungen aus der Richtlinie 98/34/EG des Europäischen Parlaments und des Rates vom 22. Juni 1998 über ein Informationsverfahren auf dem Gebiet der Normen und technischen Vorschriften und der Vorschriften für die Dienste der Informationsgesellschaft (ABl. EG Nr. L 204 S. 37), geändert durch die Richtlinie 98/48/EG des Europäischen Parlaments und des Rates vom 20. Juli 1998 (ABl. EG Nr. L 217 S. 18), sind beachtet worden.

**) Dieses Gesetz dient der Durchführung der Verordnung (EU) Nr. 536/2014 des Europäischen Parlaments und des Rates vom 16. April 2014 über klinische Prüfungen mit Humanarzneimitteln und zur Aufhebung der Richtlinie 2001/20/EG (ABl. L 158 vom 27.5.2014, S. 1).

3. die Energiedosis im Arzneimittel nicht mehr als 0,1 Gray betragen hat.

(2) Das Verkehrsverbot des § 7 Abs. 1 des Arzneimittelgesetzes gilt nicht für Arzneimittel im Sinne des § 2 Abs. 1 oder Abs. 2 Nr. 1 bis 4 des Arzneimittelgesetzes, bei deren Herstellung Elektronen-, Gamma- oder Röntgenstrahlen zur Verminderung der Keimzahl oder zur Inaktivierung von Blutbestandteilen oder Tumormaterial oder zur Modifizierung von Bestandteilen verwendet worden sind, wenn

1. offene radioaktive Stoffe nicht verwendet worden und umschlossene radioaktive Stoffe mit den Arzneimitteln nicht in Berührung gekommen sind,
2. a) die maximale Energie der Elektronen nicht mehr als 10 Megaelektronvolt betragen hat, oder, wenn dieser Wert überschritten wurde, nachgewiesen ist, dass keine Radionuklide in diesem Produkt entstehen,
   b) die Gammastrahlen aus den Radionuklidquellen Cobalt 60 oder Caesium 137 stammen,
   c) die maximale Energie der Röntgenstrahlen nicht mehr als 6 Megaelektronvolt betragen hat, es sei denn, dass in begründeten Fällen andere Energiewerte zulässig sind und sichergestellt ist, dass keine schädlichen Kernreaktionen auftreten,
3. die Energiedosis bei Arzneimitteln nach
   a) § 2 Abs. 1 oder Abs. 2 Nr. 1 des Arzneimittelgesetzes nur in begründeten Fällen mehr als 3,2 x 104 Gray betragen hat und sichergestellt ist, dass dabei die Qualität des Bestrahlungsgutes nicht beeinträchtigt wurde,
   b) § 2 Abs. 2 Nr. 1a bis 4 des Arzneimittelgesetzes nicht mehr als 5 x 104 Gray betragen hat und
4. die Arzneimittel durch die zuständige Bundesoberbehörde im Hinblick auf die Behandlung mit ionisierenden Strahlen zur Verminderung der Keimzahl oder zur Inaktivierung von Blutbestandteilen oder Tumormaterial oder zur Modifizierung von Bestandteilen nach § 25 Abs. 1 des Arzneimittelgesetzes zugelassen worden sind oder nach § 21 Abs. 2 Nr. 1a, 1b, 1c, 2, 5 oder 6 des Arzneimittelgesetzes ohne Zulassung in den Verkehr gebracht werden dürfen.

Einer Zulassung nach Satz 1 Nr. 4 bedarf es nicht für

1. Arzneimittel im Sinne des § 2 Abs. 2 Nr. 1a, 3 oder 4 des Arzneimittelgesetzes,

2. Arzneimittel im Sinne des § 2 Abs. 2 Nr. 2 des Arzneimittelgesetzes, soweit sie ausschließlich aus metallischen, keramischen oder diesen beiden Werkstoffen bestehen, und

3. Collagenmembranen, Wundblutzubereitungen, Tumormaterial und Erzeugnisse aus Fibrinschaum, die keine Fertigarzneimittel sind.

(3) Die Vorschriften des Vierten Abschnittes des Arzneimittelgesetzes über die Zulassung finden entsprechende Anwendung auf Arzneimittel im Sinne des

1. § 2 Abs. 1 und Abs. 2 Nr. 1 des Arzneimittelgesetzes, die keine Fertigarzneimittel und zur Anwendung bei Menschen bestimmt sind, sofern sie nicht Collagenmembranen, Wundblutzubereitungen, Tumormaterial oder Erzeugnisse aus Fibrinschaum sind, und

2. § 2 Abs. 2 Nr. 2 des Arzneimittelgesetzes, soweit sie nicht ausschließlich aus metallischen, keramischen oder diesen beiden Werkstoffen bestehen,

sofern bei ihrer Herstellung Elektronen-, Gamma- oder Röntgenstrahlen zur Verminderung der Keimzahl oder zur Inaktivierung von Blutbestandteilen oder zur Modifizierung von Bestandteilen verwendet worden sind.

§ 2
Verkehrsfähigkeit radioaktiver Arzneimittel

(1) Das Verkehrsverbot des § 7 Abs. 1 des Arzneimittelgesetzes gilt nicht für radioaktive Arzneimittel, die

1. durch die zuständige Bundesoberbehörde nach § 25 Abs. 1 des Arzneimittelgesetzes zugelassen worden sind oder nach § 21 Abs. 2 Nr. 1a, 1b, 1c, 2, 5 oder 6 des Arzneimittelgesetzes ohne Zulassung in den Verkehr gebracht werden dürfen,

2. nach § 2 Abs. 2 Nr. 1 des Arzneimittelgesetzes als Arzneimittel gelten und keine Fertigarzneimittel sind oder

3. nach § 2 Abs. 2 Nr. 4 des Arzneimittelgesetzes als Arzneimittel gelten.

Es gilt ferner nicht für radioaktive Arzneimittel, die keine Fertigarzneimittel sind und

1. bei deren Herstellung Bestandteile verwendet worden sind, die von Natur aus radioaktive Stoffe enthalten, soweit die Konzentration radioaktiver Stoffe in diesen Bestandteilen nicht erhöht worden ist und diese Bestandteile von Natur

aus nicht mehr als 500 Mikrobecquerel je Gramm an radioaktiven Stoffen der Uran-, Thorium- oder Actiniumreihe enthalten oder

2. die Heilwässer aus natürlichen Quellen sind, deren Konzentration an radioaktiven Stoffen natürlichen Ursprungs aus der Uran-, Thorium- oder Actiniumreihe nicht erhöht worden ist.

Es gilt weiterhin nicht für radioaktive Arzneimittel, die

1. zur Erkennung der Beschaffenheit, von Zuständen oder Funktionen des Körpers vorgesehen sind,
2. in einer klinischen Einrichtung auf der Grundlage einer Herstellungserlaubnis nach § 13 des Arzneimittelgesetzes hergestellt und
3. dort für nicht mehr als 20 Behandlungsfälle in der Woche nach dem anerkannten Stand der wissenschaftlichen Erkenntnisse auf Grund einer patientenbezogenen ärztlichen Verschreibung angewendet werden,

sowie für radioaktive Arzneimittel, die in einer Krankenhausapotheke oder krankenhausversorgenden Apotheke ausschließlich auf der Grundlage zugelassener Radionuklidgeneratoren, Radionuklidkits oder Radionuklidvorstufen nach den Anweisungen des jeweiligen pharmazeutischen Unternehmers zubereitet werden.

(2) Die Vorschriften des Vierten Abschnittes des Arzneimittelgesetzes über die Zulassung finden entsprechende Anwendung auf radioaktive Arzneimittel, die Arzneimittel im Sinne des § 2 Abs. 1 des Arzneimittelgesetzes, keine Fertigarzneimittel und zur Anwendung bei Menschen bestimmt sind. Die Ausnahmevorschriften des § 21 Abs. 2 Nr. 1, 3 und 4 des Arzneimittelgesetzes finden keine Anwendung. Satz 1 findet keine Anwendung auf Arzneimittel nach Absatz 1 Satz 2 und 3.

§ 3*)
Kennzeichnung, Packungsbeilage, Fachinformation

Radioaktive Arzneimittel im Sinne des § 4 Abs. 8 des Arzneimittelgesetzes dürfen im Geltungsbereich dieser Verordnung nur in den Verkehr gebracht werden, wenn

*) § 3 wird neu gefasst; der Text ist auf Raster gestellt (s. S. 469f.). Er tritt in Kraft, sobald die in Fußnote**) genannten Voraussetzungen erfüllt sind.

**) § 3 tritt sechs Monate nach der Veröffentlichung der Mitteilung der Europäischen Kommission über die Funktionsfähigkeit des EU-Portals und der Datenbank nach Artikel 82 der Verordnung (EU) Nr. 536/2014 des Europäischen Parlaments und des Rates vom 16. April 2014 über klinische Prüfungen mit Humanarzneimitteln und zur Aufhebung der Richtlinie 2001/20/EG (ABl. L 158 vom 27.5.2014, S. 1) im Amtsblatt der Europäischen Union in Kraft.

1. die Behältnisse und äußeren Umhüllungen gemäß § 68 der Strahlenschutzverordnung vom 20. Juli 2001 (BGBl. I S. 1714, 2002 I S. 1459), die zuletzt durch § 3 Abs. 31 des Gesetzes vom 1. September 2005 (BGBl. I S. 2618, 2653) geändert worden ist, gekennzeichnet sind; auf den Behältnissen sind Name und Anschrift des Herstellers anzugeben. Anforderungen an radioaktive Arzneimittel und ihre Verpackungen, deren Kennzeichnung und Beförderung mit Straßen-, Schienen-, Magnetbahn-, See- und Luftfahrzeugen nach den internationalen, europäischen und nationalen verkehrsrechtlichen Vorschriften für die Beförderung gefährlicher Güter bleiben unberührt,

2. auf den Behältnissen und äußeren Umhüllungen die Gesamtaktivität pro Behältnis benannt und ein definierter Kalibrierzeitpunkt, auf den sich die angegebenen Aktivitäten beziehen, und überdies der Verfallszeitpunkt mit Datum und Uhrzeit angegeben wurde. Die Kennzeichnung der Behältnisse hat auch einen Hinweis auf in die Packungsbeilage aufgenommene Angaben zum Umgang mit radioaktiven Arzneimitteln, deren Entsorgung und, falls notwendig, spezielle Warnhinweise zu umfassen,

3. die §§ 10, 11 und 11a des Arzneimittelgesetzes auf radioaktive Arzneimittel, die Arzneimittel im Sinne von § 2 Abs. 1 oder Abs. 2 Nr. 1 des Arzneimittelgesetzes sind, entsprechend angewendet wurden. In Packungsbeilagen und Fachinformationen ist den jeweiligen Texten das Strahlenwarnzeichen mit dem Hinweis „Radioaktives Arzneimittel“ voranzustellen und

4. im Fall von für klinische Prüfungen vorgesehenen radioaktiven Arzneimitteln die Vorschriften der §§ 5 und 6 der GCP-Verordnung vom 9. August 2004 (BGBl. I S. 2081) entsprechend angewandt wurden.

§ 3
Kennzeichnung, Packungsbeilage, Fachinformation

(1) Radioaktive Arzneimittel im Sinne des § 4 Abs. 8 des Arzneimittelgesetzes dürfen im Geltungsbereich dieser Verordnung nur in den Verkehr gebracht werden, wenn

1. die Behältnisse und äußeren Umhüllungen gemäß § 68 Abs. 1 Satz 1 Nr. 1 und Satz 2, Abs. 1a oder 5 der Strahlenschutzverordnung vom 20. Juli 2001 (BGBl. I S. 1714; 2002 I S. 1459), die zuletzt durch Artikel 8 des Gesetzes vom 26. Juli 2016 (BGBl. I S. 1843) geändert worden ist, gekennzeichnet sind; auf den Behältnissen sind Name und Anschrift des Herstellers anzugeben; Anforderungen an radioaktive Arzneimittel und ihre Verpackungen, deren Kennzeichnung und Beförderung mit Straßen-, Schienen-, Magnetbahn-, See- und Luftfahrzeugen nach den internationalen, europäischen und natio-

nalen verkehrsrechtlichen Vorschriften für die Beförderung gefährlicher Güter bleiben unberührt,

2. auf den Behältnissen und äußeren Umhüllungen die Gesamtaktivität pro Behältnis benannt und ein definierter Kalibrierzeitpunkt, auf den sich die angegebenen Aktivitäten beziehen, und überdies der Verfallszeitpunkt mit Datum und Uhrzeit angegeben wurde; die Kennzeichnung der Behältnisse hat auch einen Hinweis auf in die Packungsbeilage aufgenommene Angaben zum Umgang mit radioaktiven Arzneimitteln, deren Entsorgung und, falls notwendig, spezielle Warnhinweise zu umfassen,

3. die §§ 10, 11 und 11a des Arzneimittelgesetzes auf radioaktive Arzneimittel, die Arzneimittel im Sinne von § 2 Abs. 1 oder Abs. 2 Nr. 1 des Arzneimittelgesetzes sind, entsprechend angewendet wurden; in Packungsbeilagen und Fachinformationen ist den jeweiligen Texten das Strahlenwarnzeichen mit dem Hinweis „Radioaktives Arzneimittel“ voranzustellen und

4. im Fall von für klinische Prüfungen vorgesehenen Arzneimitteln, die nicht in den Anwendungsbereich der Verordnung (EU) Nr. 536/2014 des Europäischen Parlaments und des Rates vom 16. April 2014 über klinische Prüfungen mit Humanarzneimitteln und zur Aufhebung der Richtlinie 2001/20/EG (ABl. L 158 vom 27.5.2014, S. 1) fallen, § 5 Abs. 1, 2 Satz 1 und 2, Abs. 3 Satz 1, Abs. 4 Satz 1, Abs. 5 Satz 1, Abs. 6 Satz 1 und Abs. 7 und § 6 der GCP-Verordnung vom 9. August 2004 (BGBl. I S. 2081), die durch Artikel 13 Abs. 4 des Vierten Gesetzes zur Änderung arzneimittelrechtlicher und anderer Vorschriften vom 20. Dezember 2016 (BGBl. I S. 3048) aufgehoben worden ist, in der am Tag vor ihrem Außerkrafttreten geltenden Fassung angewandt werden.

(2) Für klinische Prüfungen bei Menschen vorgesehene radioaktive Arzneimittel im Sinne des § 4 Abs. 8 des Arzneimittelgesetzes, die in den Anwendungsbereich der Verordnung (EU) Nr. 536/2014 fallen, dürfen im Geltungsbereich dieser Verordnung nur in den Verkehr gebracht werden, wenn die Vorgaben der Artikel 66 bis 68 in Verbindung mit Anhang VI der Verordnung (EU) Nr. 536/2014 in der jeweils geltenden Fassung beachtet werden.

§ 4
Verhältnis zur Strahlenschutz- und Röntgenverordnung

Die Vorschriften der Strahlenschutzverordnung und der Röntgenverordnung bleiben unberührt.

§ 5*)
Ordnungswidrigkeiten

Ordnungswidrig im Sinne des § 97 Abs. 2 Nr. 31 des Arzneimittelgesetzes handelt, wer vorsätzlich oder fahrlässig entgegen § 3 Nr. 1 Satz 1, Nr. 2 oder 4 ein radioaktives Arzneimittel in den Verkehr bringt.

Ordnungswidrig im Sinne des § 97 Abs. 2 Nr. 31 des Arzneimittelgesetzes handelt, wer vorsätzlich oder fahrlässig entgegen § 3 Abs. 1 Nr. 1, 2 oder Nr. 4 ein radioaktives Arzneimittel in den Verkehr bringt.

§ 6
Übergangsregelung

Arzneimittel, die sich am 30. Dezember 2006 im Verkehr befinden und den Vorschriften des § 3 unterliegen, müssen zwei Jahre nach der ersten auf den 31. Dezember 2006 folgenden Verlängerung der Zulassung oder, soweit sie keiner Verlängerung bedürfen, am 1. Januar 2009 vom pharmazeutischen Unternehmer entsprechend den Vorschriften des § 3 in den Verkehr gebracht werden. Bis zu den jeweiligen Zeitpunkten nach Satz 1 dürfen Arzneimittel vom pharmazeutischen Unternehmer, nach diesen Zeitpunkten weiter von Groß- und Einzelhändlern mit einer Kennzeichnung, Packungsbeilage und Fachinformation in den Verkehr gebracht werden, die den bis zum 30. Dezember 2006 geltenden Vorschriften entspricht.

*) § 5 wird neu gefasst; der Text ist auf Raster gestellt. Er tritt in Kraft, sobald die in Fußnote**) genannten Voraussetzungen erfüllt sind.

**) § 5 tritt sechs Monate nach der Veröffentlichung der Mitteilung der Europäischen Kommission über die Funktionsfähigkeit des EU-Portals und der Datenbank nach Artikel 82 der Verordnung (EU) Nr. 536/2014 des Europäischen Parlaments und des Rates vom 16. April 2014 über klinische Prüfungen mit Humanarzneimitteln und zur Aufhebung der Richtlinie 2001/20/EG (ABl. L 158 vom 27.5.2014, S. 1) im Amtsblatt der Europäischen Union in Kraft.

§§ 6a und 7*)

(weggefallen)

§ 7
Übergangsregelung aus Anlass des Vierten Gesetzes zur Änderung arzneimittelrechtlicher und anderer Vorschriften

(1) Für klinische Prüfungen bei Menschen mit Arzneimitteln, die dem Anwendungsbereich der Verordnung (EU) Nr. 536/2014 unterliegen, ist diese Verordnung in der bis zum Tag vor dem Inkrafttreten dieser Vorschrift nach Artikel 13 Abs. 2 und 3 des Vierten Gesetzes zur Änderung arzneimittelrechtlicher und anderer Vorschriften vom 20. Dezember 2016 (BGBl. I S. 3048) geltenden Fassung für drei Jahre weiter anzuwenden, wenn der Antrag auf Genehmigung vor dem Tag des Inkrafttretens dieser Vorschrift nach Artikel 13 Abs. 2 und 3 des Vierten Gesetzes zur Änderung arzneimittelrechtlicher und anderer Vorschriften vom 20. Dezember 2016 (BGBl. I S. 3048) gemäß dem Sechsten Abschnitt des Arzneimittelgesetzes eingereicht wurde.

(2) Eine klinische Prüfung bei Menschen mit Arzneimitteln, die dem Anwendungsbereich der Verordnung (EU) Nr. 536/2014 unterliegen, darf nach dieser Verordnung in der bis zum Tag vor dem Inkrafttreten dieser Vorschrift nach Artikel 13 Abs. 2 und 3 des Vierten Gesetzes zur Änderung arzneimittelrechtlicher und anderer Vorschriften vom 20. Dezember 2016 (BGBl. I S. 3048) geltenden Fassung begonnen werden, wenn der Antrag auf Genehmigung innerhalb von zwölf Monaten nach dem Tag des Inkrafttretens dieser Vorschrift nach Artikel 13 Abs. 2 und 3 des Vierten Gesetzes zur Änderung arzneimittelrechtlicher und anderer Vorschriften vom 20. Dezember 2016 (BGBl. I S. 3048) eingereicht wurde. Für die betreffende klinische Prüfung ist diese Verordnung in der bis zu dem Tag vor dem Inkrafttreten dieser Vorschrift nach Artikel 13 Abs. 2 und 3 des Vierten Gesetzes zur Änderung arzneimittelrechtlicher und anderer Vorschriften vom 20. Dezember 2016 (BGBl. I S. 3048) geltenden Fassung für drei Jahre weiter anzuwenden.

§ 8

(Inkrafttreten)

*) § 7 wird neu gefasst; der Text ist auf Raster gestellt. Er tritt in Kraft, sobald die in Fußnote**) genannten Voraussetzungen erfüllt sind.

**) § 7 tritt sechs Monate nach der Veröffentlichung der Mitteilung der Europäischen Kommission über die Funktionsfähigkeit des EU-Portals und der Datenbank nach Artikel 82 der Verordnung (EU) Nr. 536/2014 des Europäischen Parlaments und des Rates vom 16. April 2014 über klinische Prüfungen mit Humanarzneimitteln und zur Aufhebung der Richtlinie 2001/20/EG (ABl. L 158 vom 27.5.2014, S. 1) im Amtsblatt der Europäischen Union in Kraft.

Gesetz über die Werbung auf dem Gebiete des Heilwesens (Heilmittelwerbegesetz – HWG)

in der Fassung der Bekanntmachung vom 19. Oktober 1994
(BGBl. I S. 3068),
zuletzt geändert durch Artikel 12 des Vierten Gesetzes
zur Änderung arzneimittelrechtlicher und anderer Vorschriften
vom 20. Dezember 2016*)
(BGBl. I S. 3064)

§ 1 [Anwendungsbereich]**)

(1) Dieses Gesetz findet Anwendung auf die Werbung für

1. Arzneimittel im Sinne des § 2 des Arzneimittelgesetzes,

1a. Medizinprodukte im Sinne des § 3 des Medizinproduktegesetzes,

2. andere Mittel, Verfahren, Behandlungen und Gegenstände, soweit sich die Werbeaussage auf die Erkennung, Beseitigung oder Linderung von Krankheiten, Leiden, Körperschäden oder krankhaften Beschwerden bei Mensch oder Tier bezieht, sowie operative plastisch-chirurgische Eingriffe, soweit sich die Werbeaussage auf die Veränderung des menschlichen Körpers ohne medizinische Notwendigkeit bezieht.

(2) Andere Mittel im Sinne des Absatzes 1 Nr. 2 sind kosmetische Mittel im Sinne des Artikels 2 Abs. 1 Buchstabe a der Verordnung (EG) Nr. 1223/2009 des Europäischen Parlaments und des Rates vom 30. November 2009 über kosmetische Mittel (ABl. L 342 vom 22.12.2009, S. 59), die zuletzt durch die Verordnung (EU) 2015/1298 (ABl. L 199 vom 29.7.2015, S. 22) geändert worden ist. Gegenstände im Sinne des Absatzes 1 Nr. 2 sind auch Gegenstände zur Körperpflege im Sinne des § 2 Abs. 6 Nr. 4 des Lebensmittel- und Futtermittelgesetzbuches.

(3) Eine Werbung im Sinne dieses Gesetzes ist auch das Ankündigen oder Anbieten von Werbeaussagen, auf die dieses Gesetz Anwendung findet.

*) Dieses Gesetz dient der Durchführung der Verordnung (EU) Nr. 536/2014 des Europäischen Parlaments und des Rates vom 16. April 2014 über klinische Prüfungen mit Humanarzneimitteln und zur Aufhebung der Richtlinie 2001/20/EG (ABl. L 158 vom 27.5.2014, S. 1).

**) Diese sowie die den folgenden Paragraphen in eckigen Klammern hinzugefügten Angaben sind nicht amtlich.

(3a) Teleshopping im Sinne dieses Gesetzes ist die Sendung direkter Angebote an die Öffentlichkeit für den Absatz von Arzneimitteln gegen Entgelt oder die Erbringung von ärztlichen, zahnärztlichen und tierärztlichen Behandlungen und Verfahren gegen Entgelt.

(4) Dieses Gesetz findet keine Anwendung auf die Werbung für Gegenstände zur Verhütung von Unfallschäden.

(5) Das Gesetz findet keine Anwendung auf den Schriftwechsel und die Unterlagen, die nicht Werbezwecken dienen und die zur Beantwortung einer konkreten Anfrage zu einem bestimmten Arzneimittel erforderlich sind.

(6) Das Gesetz findet ferner keine Anwendung beim elektronischen Handel mit Arzneimitteln auf das Bestellformular und die dort aufgeführten Angaben, soweit diese für eine ordnungsgemäße Bestellung notwendig sind.

(7) Das Gesetz findet ferner keine Anwendung auf Verkaufskataloge und Preislisten für Arzneimittel, wenn die Verkaufskataloge und Preislisten keine Angaben enthalten, die über die zur Bestimmung des jeweiligen Arzneimittels notwendigen Angaben hinausgehen.

(8) Das Gesetz findet ferner keine Anwendung auf die auf Anforderung einer Person erfolgende Übermittlung der nach den §§ 10 bis 11a des Arzneimittelgesetzes für Arzneimittel vorgeschriebenen vollständigen Informationen, des genehmigten und veröffentlichten Schulungsmaterials für Arzneimittel nach § 34 Abs. 1f des Arzneimittelgesetzes und des öffentlichen Beurteilungsberichts für Arzneimittel nach § 34 Abs. 1a Satz 1 Nr. 2 des Arzneimittelgesetzes und auf die Bereitstellung dieser Informationen im Internet.

§ 2
[Fachkreise]

Fachkreise im Sinne dieses Gesetzes sind Angehörige der Heilberufe oder des Heilgewerbes, Einrichtungen, die der Gesundheit von Mensch oder Tier dienen, oder sonstige Personen, soweit sie mit Arzneimitteln, Medizinprodukten, Verfahren, Behandlungen, Gegenständen oder anderen Mitteln erlaubterweise Handel treiben oder sie in Ausübung ihres Berufes anwenden.

§ 3
[Irreführende Werbung]

Unzulässig ist eine irreführende Werbung. Eine Irreführung liegt insbesondere dann vor,

1. wenn Arzneimitteln, Medizinprodukten, Verfahren, Behandlungen, Gegenständen oder anderen Mitteln eine therapeutische Wirksamkeit oder Wirkungen beigelegt werden, die sie nicht haben,
2. wenn fälschlich der Eindruck erweckt wird, dass
   a) ein Erfolg mit Sicherheit erwartet werden kann,
   b) bei bestimmungsgemäßem oder längerem Gebrauch keine schädlichen Wirkungen eintreten,
   c) die Werbung nicht zu Zwecken des Wettbewerbs veranstaltet wird,
3. wenn unwahre oder zur Täuschung geeignete Angaben
   a) über die Zusammensetzung oder Beschaffenheit von Arzneimitteln, Medizinprodukten, Gegenständen oder anderen Mitteln oder über die Art und Weise der Verfahren oder Behandlungen oder
   b) über die Person, Vorbildung, Befähigung oder Erfolge des Herstellers, Erfinders oder der für sie tätigen oder tätig gewesenen Personen

   gemacht werden.

§ 3a
[Nicht zugelassene Arzneimittel]

Unzulässig ist eine Werbung für Arzneimittel, die der Pflicht zur Zulassung unterliegen und die nicht nach den arzneimittelrechtlichen Vorschriften zugelassen sind oder als zugelassen gelten. Satz 1 findet auch Anwendung, wenn sich die Werbung auf Anwendungsgebiete oder Darreichungsformen bezieht, die nicht von der Zulassung erfasst sind.

§ 4
[Vorgeschriebene Angaben]

(1) Jede Werbung für Arzneimittel im Sinne des § 2 Abs. 1 oder Abs. 2 Nr. 1 des Arzneimittelgesetzes muss folgende Angaben enthalten:

1. den Namen oder die Firma und den Sitz des pharmazeutischen Unternehmers,
2. die Bezeichnung des Arzneimittels,
3. die Zusammensetzung des Arzneimittels gemäß § 11 Abs. 1 Satz 1 Nr. 6 Buchstabe d des Arzneimittelgesetzes,

4. die Anwendungsgebiete,
5. die Gegenanzeigen,
6. die Nebenwirkungen,
7. Warnhinweise, soweit sie für die Kennzeichnung der Behältnisse und äußeren Umhüllungen vorgeschrieben sind,

7a. bei Arzneimitteln, die nur auf ärztliche, zahnärztliche oder tierärztliche Verschreibung abgegeben werden dürfen, der Hinweis „Verschreibungspflichtig",

8. die Wartezeit bei Arzneimitteln, die zur Anwendung bei Tieren bestimmt sind, die der Gewinnung von Lebensmitteln dienen.

Eine Werbung für traditionelle pflanzliche Arzneimittel, die nach dem Arzneimittelgesetz registriert sind, muss folgenden Hinweis enthalten: „Traditionelles pflanzliches Arzneimittel zur Anwendung bei … (spezifiziertes Anwendungsgebiet/spezifizierte Anwendungsgebiete) ausschließlich auf Grund langjähriger Anwendung".

(1a) Bei Arzneimitteln, die nur einen Wirkstoff enthalten, muss der Angabe nach Absatz 1 Nr. 2 die Bezeichnung dieses Bestandteils mit dem Hinweis: „Wirkstoff:" folgen; dies gilt nicht, wenn in der Angabe nach Absatz 1 Nr. 2 die Bezeichnung des Wirkstoffs enthalten ist.

(2) Die Angaben nach den Absätzen 1 und 1a müssen mit denjenigen übereinstimmen, die nach § 11 oder § 12 des Arzneimittelgesetzes für die Packungsbeilage vorgeschrieben sind. Können die in § 11 Abs. 1 Satz 1 Nr. 3 Buchstabe a und Nr. 5 des Arzneimittelgesetzes vorgeschriebenen Angaben nicht gemacht werden, so können sie entfallen.

(3) Bei einer Werbung außerhalb der Fachkreise ist der Text „Zu Risiken und Nebenwirkungen lesen Sie die Packungsbeilage und fragen Sie Ihren Arzt oder Apotheker" gut lesbar und von den übrigen Werbeaussagen deutlich abgesetzt und abgegrenzt anzugeben. Bei einer Werbung für Heilwässer tritt an die Stelle der Angabe „die Packungsbeilage" die Angabe „das Etikett" und bei einer Werbung für Tierarzneimittel an die Stelle „Ihren Arzt" die Angabe „den Tierarzt". Die Angaben nach Absatz 1 Nr. 1, 3, 5 und 6 können entfallen. Satz 1 findet keine Anwendung auf Arzneimittel, die für den Verkehr außerhalb der Apotheken freigegeben sind, es sei denn, dass in der Packungsbeilage oder auf dem Behältnis Nebenwirkungen oder sonstige Risiken angegeben sind.

(4) Die nach Absatz 1 vorgeschriebenen Angaben müssen von den übrigen Werbeaussagen deutlich abgesetzt, abgegrenzt und gut lesbar sein.

(5) Nach einer Werbung in audiovisuellen Medien ist der nach Absatz 3 Satz 1 oder 2 vorgeschriebene Text einzublenden, der im Fernsehen vor neutralem Hintergrund gut lesbar wiederzugeben und gleichzeitig zu sprechen ist, sofern nicht die Angabe dieses Textes nach Absatz 3 Satz 4 entfällt. Die Angaben nach Absatz 1 können entfallen.

(6) Die Absätze 1, 1a, 3 und 5 gelten nicht für eine Erinnerungswerbung. Eine Erinnerungswerbung liegt vor, wenn ausschließlich mit der Bezeichnung eines Arzneimittels oder zusätzlich mit dem Namen, der Firma, der Marke des pharmazeutischen Unternehmers oder dem Hinweis: „Wirkstoff:" geworben wird.

§ 4a
[Werbung in der Packungsbeilage]

(1) Unzulässig ist es, in der Packungsbeilage eines Arzneimittels für andere Arzneimittel oder andere Mittel zu werben.

(2) Unzulässig ist es auch, außerhalb der Fachkreise für die im Rahmen der vertragsärztlichen Versorgung bestehende Verordnungsfähigkeit eines Arzneimittels zu werben.

§ 5
[Homöopathika]

Für homöopathische Arzneimittel, die nach dem Arzneimittelgesetz registriert oder von der Registrierung freigestellt sind, darf mit der Angabe von Anwendungsgebieten nicht geworben werden.

§ 6
[Bezugnahme auf Gutachten u. Ä.]

Unzulässig ist eine Werbung, wenn

1. Gutachten oder Zeugnisse veröffentlicht oder erwähnt werden, die nicht von wissenschaftlich oder fachlich hierzu berufenen Personen erstattet worden sind und nicht die Angabe des Namens, Berufes und Wohnortes der Person, die das Gutachten erstellt oder das Zeugnis ausgestellt hat, sowie den Zeitpunkt der Ausstellung des Gutachtens oder Zeugnisses enthalten,
2. auf wissenschaftliche, fachliche oder sonstige Veröffentlichungen Bezug genommen wird, ohne dass aus der Werbung hervorgeht, ob die Veröffentlichung das Arzneimittel, das Verfahren, die Behandlung, den Gegenstand oder ein anderes Mittel selbst betrifft, für die geworben wird, und ohne dass der Name

des Verfassers, der Zeitpunkt der Veröffentlichung und die Fundstelle genannt werden,

3. aus der Fachliteratur entnommene Zitate, Tabellen oder sonstige Darstellungen nicht wortgetreu übernommen werden.

§ 7 [Werbegaben]

(1) Es ist unzulässig, Zuwendungen und sonstige Werbegaben (Waren oder Leistungen) anzubieten, anzukündigen oder zu gewähren oder als Angehöriger der Fachkreise anzunehmen, es sei denn, dass

1. es sich bei den Zuwendungen oder Werbegaben um Gegenstände von geringem Wert, die durch eine dauerhafte und deutlich sichtbare Bezeichnung des Werbenden oder des beworbenen Produktes oder beider gekennzeichnet sind, oder um geringwertige Kleinigkeiten handelt; Zuwendungen oder Werbegaben sind für Arzneimittel unzulässig, soweit sie entgegen den Preisvorschriften gewährt werden, die auf Grund des Arzneimittelgesetzes gelten;
2. die Zuwendungen oder Werbegaben in
   a) einem bestimmten oder auf bestimmte Art zu berechnenden Geldbetrag oder
   b) einer bestimmten oder auf bestimmte Art zu berechnenden Menge gleicher Ware gewährt werden;

   Zuwendungen oder Werbegaben nach Buchstabe a sind für Arzneimittel unzulässig, soweit sie entgegen den Preisvorschriften gewährt werden, die aufgrund des Arzneimittelgesetzes gelten; Buchstabe b gilt nicht für Arzneimittel, deren Abgabe den Apotheken vorbehalten ist;
3. die Zuwendungen oder Werbegaben nur in handelsüblichem Zubehör zur Ware oder in handelsüblichen Nebenleistungen bestehen; als handelsüblich gilt insbesondere eine im Hinblick auf den Wert der Ware oder Leistung angemessene teilweise oder vollständige Erstattung oder Übernahme von Fahrtkosten für Verkehrsmittel des öffentlichen Personennahverkehrs, die im Zusammenhang mit dem Besuch des Geschäftslokals oder des Orts der Erbringung der Leistung aufgewendet werden darf;
4. die Zuwendungen oder Werbegaben in der Erteilung von Auskünften oder Ratschlägen bestehen oder

5. es sich um unentgeltlich an Verbraucherinnen und Verbraucher abzugebende Zeitschriften handelt, die nach ihrer Aufmachung und Ausgestaltung der Kundenwerbung und den Interessen der verteilenden Person dienen, durch einen entsprechenden Aufdruck auf der Titelseite diesen Zweck erkennbar machen und in ihren Herstellungskosten geringwertig sind (Kundenzeitschriften).

Werbegaben für Angehörige der Heilberufe sind unbeschadet des Satzes 1 nur dann zulässig, wenn sie zur Verwendung in der ärztlichen, tierärztlichen oder pharmazeutischen Praxis bestimmt sind. § 47 Abs. 3 des Arzneimittelgesetzes bleibt unberührt.

(2) Absatz 1 gilt nicht für Zuwendungen im Rahmen ausschließlich berufsbezogener wissenschaftlicher Veranstaltungen, sofern diese einen vertretbaren Rahmen nicht überschreiten, insbesondere in bezug auf den wissenschaftlichen Zweck der Veranstaltung von untergeordneter Bedeutung sind und sich nicht auf andere als im Gesundheitswesen tätige Personen erstrecken.

(3) Es ist unzulässig, für die Entnahme oder sonstige Beschaffung von Blut-, Plasma- oder Gewebespenden zur Herstellung von Blut- und Gewebeprodukten und anderen Produkten zur Anwendung bei Menschen mit der Zahlung einer finanziellen Zuwendung oder Aufwandsentschädigung zu werben.

§ 8
[Versand apothekenpflichtiger Arzneimittel]

Das Teleshopping im Sinne des § 1 Abs. 3a sowie die Werbung für das Teleshopping sind unzulässig. Die Werbung für das Beziehen bestimmter Arzneimittel im Wege der Einzeleinfuhr nach § 73 Abs. 2 Nr. 6a oder Abs. 3 des Arzneimittelgesetzes ist unzulässig. Die Übersendung von Listen nicht zugelassener oder nicht registrierter Arzneimittel, deren Einfuhr aus einem anderen Mitgliedstaat oder aus einem anderen Vertragsstaat des Abkommens über den Europäischen Wirtschaftsraum nur ausnahmsweise zulässig ist, an Apotheker oder Betreiber einer tierärztlichen Hausapotheke ist zulässig, soweit die Listen nur Informationen über die Bezeichnung, die Packungsgrößen, die Wirkstärke und den Preis dieses Arzneimittels enthalten.

§ 9
[Fernbehandlung]

Unzulässig ist eine Werbung für die Erkennung oder Behandlung von Krankheiten, Leiden, Körperschäden oder krankhaften Beschwerden, die nicht auf eigener Wahrnehmung an dem zu behandelnden Menschen oder Tier beruht (Fernbehandlung).

§ 10
[Verschreibungspflichtige Arzneimittel]

(1) Für verschreibungspflichtige Arzneimittel darf nur bei Ärzten, Zahnärzten, Tierärzten, Apothekern und Personen, die mit diesen Arzneimitteln erlaubterweise Handel treiben, geworben werden.

(2) Für Arzneimittel, die psychotrope Wirkstoffe mit der Gefahr der Abhängigkeit enthalten und die dazu bestimmt sind, bei Menschen die Schlaflosigkeit oder psychische Störungen zu beseitigen oder die Stimmungslage zu beeinflussen, darf außerhalb der Fachkreise nicht geworben werden. Dies gilt auch für Arzneimittel, die zur Notfallkontrazeption zugelassen sind.

§ 11
[Verbotene Werbung]

(1) Außerhalb der Fachkreise darf für Arzneimittel, Verfahren, Behandlungen, Gegenstände oder andere Mittel nicht geworben werden

1. (aufgehoben)
2. mit Angaben oder Darstellungen, die sich auf eine Empfehlung von Wissenschaftlern, von im Gesundheitswesen tätigen Personen, von im Bereich der Tiergesundheit tätigen Personen oder anderen Personen, die auf Grund ihrer Bekanntheit zum Arzneimittelverbrauch anregen können, beziehen,
3. mit der Wiedergabe von Krankengeschichten sowie mit Hinweisen darauf, wenn diese in missbräuchlicher, abstoßender oder irreführender Weise erfolgt oder durch eine ausführliche Beschreibung oder Darstellung zu einer falschen Selbstdiagnose verleiten kann,
4. (aufgehoben)
5. mit einer bildlichen Darstellung, die in missbräuchlicher, abstoßender oder irreführender Weise Veränderungen des menschlichen Körpers auf Grund von Krankheiten oder Schädigungen oder die Wirkung eines Arzneimittels im menschlichen Körper oder in Körperteilen verwendet,
6. (aufgehoben)
7. mit Werbeaussagen, die nahelegen, dass die Gesundheit durch die Nichtverwendung des Arzneimittels beeinträchtigt oder durch die Verwendung verbessert werden könnte,

8. durch Werbevorträge, mit denen ein Feilbieten oder eine Entgegennahme von Anschriften verbunden ist,
9. mit Veröffentlichungen, deren Werbezweck missverständlich oder nicht deutlich erkennbar ist,
10. (aufgehoben)
11. mit Äußerungen Dritter, insbesondere mit Dank-, Anerkennungs- oder Empfehlungsschreiben, oder mit Hinweisen auf solche Äußerungen, wenn diese in missbräuchlicher, abstoßender oder irreführender Weise erfolgen,
12. mit Werbemaßnahmen, die sich ausschließlich oder überwiegend an Kinder unter 14 Jahren richten,
13. mit Preisausschreiben, Verlosungen oder anderen Verfahren, deren Ergebnis vom Zufall abhängig ist, sofern diese Maßnahmen oder Verfahren einer unzweckmäßigen oder übermäßigen Verwendung von Arzneimitteln Vorschub leisten,
14. durch die Abgabe von Arzneimitteln, deren Muster oder Proben oder durch Gutscheine dafür,
15. durch die nicht verlangte Abgabe von Mustern oder Proben von anderen Mitteln oder Gegenständen oder durch Gutscheine dafür.

Für Medizinprodukte gilt Satz 1 Nr. 7 bis 9, 11 und 12 entsprechend. Ferner darf für die in § 1 Nr. 2 genannten operativen plastisch-chirurgischen Eingriffe nicht mit der Wirkung einer solchen Behandlung durch vergleichende Darstellung des Körperzustandes oder des Aussehens vor und nach dem Eingriff geworben werden.

(2) Außerhalb der Fachkreise darf für Arzneimittel zur Anwendung bei Menschen nicht mit Angaben geworben werden, die nahe legen, dass die Wirkung des Arzneimittels einem anderen Arzneimittel oder einer anderen Behandlung entspricht oder überlegen ist.

§ 12
[Ausgeschlossene Krankheiten]

(1) Außerhalb der Fachkreise darf sich die Werbung für Arzneimittel und Medizinprodukte nicht auf die Erkennung, Verhütung, Beseitigung oder Linderung der in Abschnitt A der Anlage zu diesem Gesetz aufgeführten Krankheiten oder Leiden bei Menschen beziehen, die Werbung für Arzneimittel außerdem nicht auf die Erken-

nung, Verhütung, Beseitigung oder Linderung der in Abschnitt B dieser Anlage aufgeführten Krankheiten oder Leiden beim Tier. Abschnitt A Nummer 2 der Anlage findet keine Anwendung auf die Werbung für Medizinprodukte.

(2) Die Werbung für andere Mittel, Verfahren, Behandlungen oder Gegenstände außerhalb der Fachkreise darf sich nicht auf die Erkennung, Beseitigung oder Linderung dieser Krankheiten oder Leiden beziehen. Dies gilt nicht für die Werbung für Verfahren oder Behandlungen in Heilbädern, Kurorten und Kuranstalten.

§ 13
[Ausländische Unternehmen]

Die Werbung eines Unternehmens mit Sitz außerhalb des Geltungsbereichs dieses Gesetzes ist unzulässig, wenn nicht ein Unternehmen mit Sitz oder eine natürliche Person mit gewöhnlichem Aufenthalt im Geltungsbereich dieses Gesetzes oder in einem anderen Mitgliedstaat der Europäischen Union oder in einem anderen Vertragsstaat des Abkommens über den Europäischen Wirtschaftsraum, die nach diesem Gesetz unbeschränkt strafrechtlich verfolgt werden kann, ausdrücklich damit betraut ist, die sich aus diesem Gesetz ergebenden Pflichten zu übernehmen.

§ 14
[Strafvorschrift]

Wer dem Verbot der irreführenden Werbung (§ 3) zuwiderhandelt, wird mit Freiheitsstrafe bis zu einem Jahr oder mit Geldstrafe bestraft.

§ 15
[Ordnungswidrigkeiten]

(1) Ordnungswidrig handelt, wer vorsätzlich oder fahrlässig

1. entgegen § 3a eine Werbung für ein Arzneimittel betreibt, das der Pflicht zur Zulassung unterliegt und das nicht nach den arzneimittelrechtlichen Vorschriften zugelassen ist oder als zugelassen gilt,
2. eine Werbung betreibt, die die nach § 4 vorgeschriebenen Angaben nicht enthält oder entgegen § 5 mit der Angabe von Anwendungsgebieten wirbt,
3. in einer nach § 6 unzulässigen Weise mit Gutachten, Zeugnissen oder Bezugnahmen auf Veröffentlichungen wirbt,
4. entgegen § 7 Abs. 1 und 3 eine mit Zuwendungen oder sonstigen Werbegaben verbundene Werbung betreibt,

4a. entgegen § 7 Abs. 1 als Angehöriger der Fachkreise eine Zuwendung oder sonstige Werbegabe annimmt,

5. entgegen § 8 Satz 1 oder Satz 2 Teleshopping oder eine dort genannte Werbung betreibt,

6. entgegen § 9 für eine Fernbehandlung wirbt,

7. entgegen § 10 für die dort bezeichneten Arzneimittel wirbt,

8. auf eine durch § 11 verbotene Weise außerhalb der Fachkreise wirbt,

9. entgegen § 12 eine Werbung betreibt, die sich auf die in der Anlage zu § 12 aufgeführten Krankheiten oder Leiden bezieht,

10. eine nach § 13 unzulässige Werbung betreibt.

(2) Ordnungswidrig handelt ferner, wer fahrlässig dem Verbot der irreführenden Werbung (§ 3) zuwiderhandelt.

(3) Die Ordnungswidrigkeit nach Absatz 1 kann mit einer Geldbuße bis zu fünfzigtausend Euro, die Ordnungswidrigkeit nach Absatz 2 mit einer Geldbuße bis zu zwanzigtausend Euro geahndet werden.

§ 16
[Einziehung]

Werbematerial und sonstige Gegenstände, auf die sich eine Straftat nach § 14 oder eine Ordnungswidrigkeit nach § 15 bezieht, können eingezogen werden. § 74a des Strafgesetzbuches und § 23 des Gesetzes über Ordnungswidrigkeiten sind anzuwenden.

§ 17
[UWG unberührt]

Das Gesetz gegen den unlauteren Wettbewerb bleibt unberührt.*)

*) Anmerkung der Redaktion: Siehe § 3 und § 6 des Gesetzes gegen den unlauteren Wettbewerb (UWG); Wortlaut s. „Pharma Kodex 2016“, Bd. 1, S. 771.

§ 3 und § 6 des Gesetzes gegen den unlauteren Wettbewerb (UWG):

§ 3
Verbot unlauterer geschäftlicher Handlungen

(1) Unlautere geschäftliche Handlungen sind unzulässig, wenn sie geeignet sind, die Interessen von Mitbewerbern, Verbrauchern oder sonstigen Marktteilnehmern spürbar zu beeinträchtigen.

(2) Geschäftliche Handlungen gegenüber Verbrauchern sind jedenfalls dann unzulässig, wenn sie nicht der für den Unternehmer geltenden fachlichen Sorgfalt entsprechen und dazu geeignet sind, die Fähigkeit des Verbrauchers, sich auf Grund von Informationen zu entscheiden, spürbar zu beeinträchtigen und ihn damit zu einer geschäftlichen Entscheidung zu veranlassen, die er andernfalls nicht getroffen hätte. Dabei ist auf den durchschnittlichen Verbraucher oder, wenn sich die geschäftliche Handlung an eine bestimmte Gruppe von Verbrauchern wendet, auf ein durchschnittliches Mitglied dieser Gruppe abzustellen. Auf die Sicht eines durchschnittlichen Mitglieds einer auf Grund von geistigen oder körperlichen Gebrechen, Alter oder Leichtgläubigkeit besonders schutzbedürftigen und eindeutig identifizierbaren Gruppe von Verbrauchern ist abzustellen, wenn für den Unternehmer vorhersehbar ist, dass seine geschäftliche Handlung nur diese Gruppe betrifft.

(3) Die im Anhang dieses Gesetzes aufgeführten geschäftlichen Handlungen gegenüber Verbrauchern sind stets unzulässig.

§ 6
Vergleichende Werbung

(1) Vergleichende Werbung ist jede Werbung, die unmittelbar oder mittelbar einen Mitbewerber oder die von einem Mitbewerber angebotenen Waren oder Dienstleistungen erkennbar macht.

(2) Unlauter handelt, wer vergleichend wirbt, wenn der Vergleich

1. sich nicht auf Waren oder Dienstleistungen für den gleichen Bedarf oder dieselbe Zweckbestimmung bezieht,
2. nicht objektiv auf eine oder mehrere wesentliche, relevante, nachprüfbare und typische Eigenschaften oder den Preis dieser Waren oder Dienstleistungen bezogen ist,

3. im geschäftlichen Verkehr zu einer Gefahr von Verwechslungen zwischen dem Werbenden und einem Mitbewerber oder zwischen den von diesen angebotenen Waren oder Dienstleistungen oder den von ihnen verwendeten Kennzeichen führt,
4. den Ruf des von einem Mitbewerber verwendeten Kennzeichens in unlauterer Weise ausnutzt oder beeinträchtigt,
5. die Waren, Dienstleistungen, Tätigkeiten oder persönlichen oder geschäftlichen Verhältnisse eines Mitbewerbers herabsetzt oder verunglimpft oder
6. eine Ware oder Dienstleistung als Imitation oder Nachahmung einer unter einem geschützten Kennzeichen vertriebenen Ware oder Dienstleistung darstellt.

Anlage
(zu § 12)

Krankheiten und Leiden, auf die sich die Werbung gemäß § 12 nicht beziehen darf

A. Krankheiten und Leiden beim Menschen

1. Nach dem Infektionsschutzgesetz vom 20. Juli 2000 (BGBl. I S. 1045) meldepflichtige Krankheiten oder durch meldepflichtige Krankheitserreger verursachte Infektionen,
2. bösartige Neubildungen,
3. Suchtkrankheiten, ausgenommen Nikotinabhängigkeit,
4. krankhafte Komplikationen der Schwangerschaft, der Entbindung und des Wochenbetts.

B. Krankheiten und Leiden beim Tier

1. Nach der Verordnung über anzeigepflichtige Tierseuchen und der Verordnung über meldepflichtige Tierkrankheiten in ihrer jeweils geltenden Fassung anzeige- oder meldepflichtige Seuchen oder Krankheiten,
2. bösartige Neubildungen,
3. bakterielle Eutererkrankungen bei Kühen, Ziegen und Schafen,
4. Kolik bei Pferden und Rindern.

BPI-Synopse

(Stand 11.1.2017)

Viertes Gesetz zur Änderung arzneimittelrechtlicher und anderer Vorschriften[1])

vom 20.12.2016

veröffentlicht im Bundesgesetzblatt 2016
Teil I Nr. 63, S. 3048

[1]) Dieses Gesetz dient der Durchführung der Verordnung (EU) Nr. 536/2014 des Europäischen Parlaments und des Rates vom 16. April 2014 über klinische Prüfungen mit Humanarzneimitteln und zur Aufhebung der Richtlinie 2001/20/EG (ABl. L 158 vom 27.5.2014, S. 1).

Bisheriger Stand	Viertes Gesetz zur Änderung arzneimittelrechtlicher und anderer Vorschriften vom 20. Dezember 2016; veröffentlicht im Bundesgesetzblatt 2016 Teil I Nr. 63, S. 3048

Artikel 1

Änderung des Arzneimittelgesetzes

Das Arzneimittelgesetz in der Fassung der Bekanntmachung vom 12. Dezember 2005 (BGBl. I S. 3394), das zuletzt durch Artikel 6b des Gesetzes vom 19. Dezember 2016 (BGBl. I S. 2986) geändert worden ist.	***Das Arzneimittelgesetz in der Fassung der Bekanntmachung vom 12. Dezember 2005 (BGBl. I S. 3394), das zuletzt durch Artikel 6b des Gesetzes vom 19. Dezember 2016 (BGBl. I S. 2986) geändert worden ist, wird wie folgt geändert:***
	In die Inhaltsübersicht werden die folgenden Angaben eingefügt:
	§ 41a Registrierungsverfahren für Ethik-Kommissionen § 41b Verfahrensordnung und Geschäftsverteilungsplan § 41c Verordnungsermächtigung
	§ 58a Mitteilungen über Tierhaltungen § 58b Mitteilungen über Arzneimittelverwendung § 58c Ermittlung der Therapiehäufigkeit § 58d Verringerung der Behandlung mit antibakteriell wirksamen Stoffen § 58e Verordnungsermächtigungen § 58f Verwendung von Daten § 58g Evaluierung
	§ 83b Verkündung von Rechtsverordnungen[2]
	Neunzehnter Unterabschnitt Übergangsvorschrift § 147 Übergangsvorschrift aus Anlass des Dritten Gesetzes zur Änderung arzneimittelrechtlicher und anderer Vorschriften
§ 10 Kennzeichnung	**§ 10 Kennzeichnung**
(1) [1]Fertigarzneimittel, die Arzneimittel im Sinne des § 2 Abs. 1 oder Abs. 2 Nr. 1 und nicht zur klinischen Prüfung bei Menschen bestimmt oder nach § 21 Abs. 2 Nr. 1a 1b oder 6 von der Zulassungspflicht freigestellt sind, dürfen im Geltungsbereich dieses Gesetzes nur in den Verkehr gebracht werden, wenn auf den Behältnissen und, soweit verwendet, auf den äußeren Umhüllungen in gut lesbarer Schrift, allgemeinverständlich in deutscher Sprache und auf dauerhafte Weise und in Übereinstimmung	(1) [1]Fertigarzneimittel, die Arzneimittel im Sinne des § 2 Abs. 1 oder Abs. 2 Nr. 1 und nicht zur klinischen Prüfung bei Menschen bestimmt oder nach § 21 Abs. 2 Nr. 1a 1b oder 6 von der Zulassungspflicht freigestellt sind, dürfen im Geltungsbereich dieses Gesetzes nur in den Verkehr gebracht werden, wenn auf den Behältnissen und, soweit verwendet, auf den äußeren Umhüllungen in gut lesbarer Schrift, allgemeinverständlich in deutscher Sprache und auf dauerhafte Weise und in Übereinstimmung mit den Angaben nach

[2] ***Anmerkung des BPI:*** *Die §§ 58a bis 58g sowie § 83b wurden bereits mit dem Sechzehnten Gesetz zur Änderung des Arzneimittelgesetzes vom 10. Oktober 2013 (BGBl. I S. 3813) in das AMG eingefügt. Die entsprechende Änderung der Inhaltsübersicht wurde jedoch im BGBl. nicht vorgenommen und nun offensichtlich formell nachgeholt.*

Bisheriger Stand	Viertes Gesetz zur Änderung arzneimittelrechtlicher und anderer Vorschriften vom 20. Dezember 2016; veröffentlicht im Bundesgesetzblatt 2016 Teil I Nr. 63, S. 3048
mit den Angaben nach § 11a angegeben sind [...]	§ 11a angegeben sind [...]
6. der Inhalt nach Gewicht, ~~Rauminhalt~~ oder Stückzahl, [...]	6. der Inhalt nach Gewicht, Nennvolumen oder Stückzahl, [...]
8a. bei gentechnologisch gewonnenen Arzneimitteln der Wirkstoff und die Bezeichnung des bei der Herstellung verwendeten gentechnisch veränderten ~~Mikroorganismus~~ oder die Zellinie, [...]	8a. bei gentechnologisch gewonnenen Arzneimitteln der Wirkstoff und die Bezeichnung des bei der Herstellung verwendeten gentechnisch veränderten Organismus oder die Zellinie, [...]
(1b) [...] [3]Satz 1 gilt nicht für Arzneimittel, [...]	(1b) [...] [3]Satz 1 gilt nicht für Arzneimittel, [...]
2. die in Behältnissen von nicht mehr als 20 Milliliter ~~Rauminhalt~~ oder einer Inhaltsmenge von nicht mehr als 20 Gramm in Verkehr gebracht werden. [...]	2. die in Behältnissen von nicht mehr als 20 Milliliter Nennvolumen oder einer Inhaltsmenge von nicht mehr als 20 Gramm in Verkehr gebracht werden. [...]
(4) [1]Bei Arzneimitteln, die in das Register für homöopathische Arzneimittel eingetragen sind, sind an Stelle der Angaben nach Absatz 1 Satz 1 Nr. 1 bis 14 und außer dem deutlich erkennbaren Hinweis "Homöopathisches Arzneimittel" die folgenden Angaben zu machen: [...]	(4) [1]Bei Arzneimitteln, die in das Register für homöopathische Arzneimittel eingetragen sind, sind an Stelle der Angaben nach Absatz 1 Satz 1 Nr. 1 bis 14 und außer dem deutlich erkennbaren Hinweis "Homöopathisches Arzneimittel" die folgenden Angaben zu machen: [...]
6. der Inhalt nach Gewicht, ~~Rauminhalt~~ oder Stückzahl, [...]	6. der Inhalt nach Gewicht, Nennvolumen oder Stückzahl, [...]
(5) [1]Bei Arzneimitteln, die zur Anwendung bei Tieren bestimmt sind, gelten die Absätze 1 und 1a mit der Maßgabe, dass anstelle der Angaben nach Absatz 1 Satz 1 Nummer 1 bis 14 und Absatz 1a die folgenden Angaben zu machen sind: [...]	(5) [1]Bei Arzneimitteln, die zur Anwendung bei Tieren bestimmt sind, gelten die Absätze 1 und 1a mit der Maßgabe, dass anstelle der Angaben nach Absatz 1 Satz 1 Nummer 1 bis 14 und Absatz 1a die folgenden Angaben zu machen sind: [...]
14. der Inhalt nach Gewicht, ~~Rauminhalt~~ oder Stückzahl, [...]	14. der Inhalt nach Gewicht, Nennvolumen oder Stückzahl, [...]
(8) [...] [3]Bei Behältnissen von nicht mehr als 10 Milliliter ~~Nennfüllmenge~~ und bei Ampullen, die nur eine einzige Gebrauchseinheit enthalten, brauchen die Angaben nach den Absätzen 1, 2 bis 5 nur auf den äußeren Umhüllungen gemacht zu werden; jedoch müssen sich auf den Behältnissen und Ampullen mindestens die Angaben nach Absatz 1 Satz 1 Nummer 2 erster Halbsatz, 4, 6, 7, 9 sowie nach den Absätzen 3 und 5 Satz 1 Nummer 1, 3, 7, 9,	(8) [...] [3]Bei Behältnissen von nicht mehr als 10 Milliliter Nennvolumen und bei Ampullen, die nur eine einzige Gebrauchseinheit enthalten, brauchen die Angaben nach den Absätzen 1, 2 bis 5 nur auf den äußeren Umhüllungen gemacht zu werden; jedoch müssen sich auf den Behältnissen und Ampullen mindestens die Angaben nach Absatz 1 Satz 1 Nummer 2 erster Halbsatz, 4, 6, 7, 9 sowie nach den Absätzen 3 und 5 Satz 1 Nummer 1, 3, 7, 9, 12, 14 befinden; es können ge-

Bisheriger Stand	**Viertes Gesetz zur Änderung arzneimittelrechtlicher und anderer Vorschriften vom 20. Dezember 2016; veröffentlicht im Bundesgesetzblatt 2016 Teil I Nr. 63, S. 3048**
12, 14 befinden; es können geeignete Abkürzungen verwendet werden. [...]	eignete Abkürzungen verwendet werden. [...]
§ 11 Packungsbeilage	**§ 11 Packungsbeilage**
(1) [1]Fertigarzneimittel, die Arzneimittel im Sinne des § 2 Abs. 1 oder Abs. 2 Nr. 1 sind und die nicht zur klinischen Prüfung oder Rückstandsprüfung bestimmt oder nach § 21 Abs. 2 *Nr. 1a 1b* oder 6 von der Zulassungspflicht freigestellt sind, dürfen im Geltungsbereich dieses Gesetzes nur mit einer Packungsbeilage in den Verkehr gebracht werden, die die Überschrift "Gebrauchsinformation" trägt sowie folgende Angaben in der nachstehenden Reihenfolge allgemein verständlich in deutscher Sprache, in gut lesbarer Schrift und in Übereinstimmung mit den Angaben nach § 11a enthalten muss: [...]	(1) [1]Fertigarzneimittel, die Arzneimittel im Sinne des § 2 Abs. 1 oder Abs. 2 Nr. 1 sind und die nicht zur klinischen Prüfung oder Rückstandsprüfung bestimmt oder nach § 21 Abs. 2 *Nr. 1a 1b* oder 6 von der Zulassungspflicht freigestellt sind, dürfen im Geltungsbereich dieses Gesetzes nur mit einer Packungsbeilage in den Verkehr gebracht werden, die die Überschrift "Gebrauchsinformation" trägt sowie folgende Angaben in der nachstehenden Reihenfolge allgemein verständlich in deutscher Sprache, in gut lesbarer Schrift und in Übereinstimmung mit den Angaben nach § 11a enthalten muss: [...]
6. einen Hinweis auf das auf der Verpackung angegebene Verfalldatum sowie [...]	6. einen Hinweis auf das auf der Verpackung angegebene Verfalldatum sowie [...]
e) Darreichungsform und Inhalt nach Gewicht, ~~Rauminhalt~~ oder Stückzahl für jede Darreichungsform des Arzneimittels, [...]	e) Darreichungsform und Inhalt nach Gewicht, Nennvolumen oder Stückzahl für jede Darreichungsform des Arzneimittels, [...]
7. bei einem Arzneimittel, das unter anderen Bezeichnungen in anderen Mitgliedstaaten der Europäischen Union nach den Artikeln 28 bis 39 der Richtlinie 2001/83/EG für das Inverkehrbringen genehmigt ist, ein Verzeichnis der in den einzelnen Mitgliedstaaten genehmigten Bezeichnungen; [...]	7. bei einem Arzneimittel, das unter anderen Bezeichnungen in anderen Mitgliedstaaten der Europäischen Union nach den Artikeln 28 bis 39 der Richtlinie 2001/83/EG des Europäischen Parlaments und des Rates vom 6. November 2001 zur Schaffung eines Gemeinschaftskodexes für Humanarzneimittel (ABl. L 311 vom 28.11.2001, S. 67), die zuletzt durch die Richtlinie 2012/26/EU (ABl. L 299 vom 27.10.2012, S. 1) geändert worden ist, für das Inverkehrbringen genehmigt ist, ein Verzeichnis der in den einzelnen Mitgliedstaaten genehmigten Bezeichnungen; [...]
§ 13 Herstellungserlaubnis	**§ 13 Herstellungserlaubnis**
(2) Einer Erlaubnis nach Absatz 1 bedarf nicht [...]	(2) Einer Erlaubnis nach Absatz 1 bedarf nicht [...]
4. ~~der Großhändler für das Umfüllen, Abpacken oder Kennzeichnen von Arzneimitteln in unveränderter Form, soweit es sich nicht um zur Abgabe an den Verbraucher bestimmte Packungen handelt,~~ [...]	4. der Großhändler für a) das Umfüllen von flüssigem Sauerstoff in mobile Kleinbehältnisse für einzelne Patienten in Krankenhäusern oder bei Ärzten einschließlich der erforderli-

Bisheriger Stand	Viertes Gesetz zur Änderung arzneimittelrechtlicher und anderer Vorschriften vom 20. Dezember 2016; veröffentlicht im Bundesgesetzblatt 2016 Teil I Nr. 63, S. 3048
	chen Kennzeichnung, b) das Umfüllen, Abpacken oder Kennzeichnen von sonstigen Arzneimitteln in unveränderter Form, soweit es sich nicht um Packungen handelt, die zur Abgabe an den Verbraucher bestimmt sind, [...]
§ 26 Arzneimittelprüfrichtlinien	**§ 26 Arzneimittelprüfrichtlinien**
(1) [...] [3]Die Rechtsverordnung ergeht, soweit es sich um radioaktive Arzneimittel und um Arzneimittel handelt, bei deren Herstellung ionisierende Strahlen verwendet werden und soweit es sich um Prüfungen zur Ökotoxizität handelt, im Einvernehmen mit dem Bundesministerium für Umwelt, Naturschutz, Bau und Reaktorsicherheit und, soweit es sich um Arzneimittel handelt, die zur Anwendung bei Tieren bestimmt sind, im Einvernehmen mit dem Bundesministerium für Ernährung und Landwirtschaft. [4]~~Auf die Berufung der Sachverständigen findet § 25 Abs. 6 Satz 4 und 5 entsprechende Anwendung.~~	(1) [...] [3]Die Rechtsverordnung ergeht, soweit es sich um radioaktive Arzneimittel und um Arzneimittel handelt, bei deren Herstellung ionisierende Strahlen verwendet werden und soweit es sich um Prüfungen zur Ökotoxizität handelt, im Einvernehmen mit dem Bundesministerium für Umwelt, Naturschutz, Bau und Reaktorsicherheit und, soweit es sich um Arzneimittel handelt, die zur Anwendung bei Tieren bestimmt sind, im Einvernehmen mit dem Bundesministerium für Ernährung und Landwirtschaft.
§ 33 Gebühren und Auslagen	**§ 33 Gebühren und Auslagen**
(1) Die zuständige Bundesoberbehörde erhebt für die Entscheidungen über die Zulassung, über die Genehmigung von Gewebezubereitungen, über die Genehmigung von Arzneimitteln für neuartige Therapien, über die Freigabe von Chargen, für die Bearbeitung von Anträgen, für die Tätigkeit im Rahmen der Sammlung und Bewertung von Arzneimittelrisiken, für das Widerspruchsverfahren gegen einen auf Grund dieses Gesetzes erlassenen Verwaltungsakt oder gegen die auf Grund einer Rechtsverordnung nach Absatz 2 Satz 1 oder § 39 Absatz 3 Satz 1 ~~Nummer 2~~ oder § 39d Absatz 9 erfolgte Festsetzung von Gebühren und Auslagen sowie für andere individuell zurechenbare öffentliche Leistungen einschließlich selbständiger Beratungen und selbständiger Auskünfte, soweit es sich nicht um mündliche und einfache schriftliche Auskünfte im Sinne des § 7 Nummer 1 des Bundesgebührengesetzes handelt, nach diesem Gesetz und nach der Verordnung (EG) Nr. 1234/2008 Gebühren und Auslagen.	(1) Die zuständige Bundesoberbehörde erhebt für die Entscheidungen über die Zulassung, über die Genehmigung von Gewebezubereitungen, über die Genehmigung von Arzneimitteln für neuartige Therapien, über die Freigabe von Chargen, für die Bearbeitung von Anträgen, für die Tätigkeit im Rahmen der Sammlung und Bewertung von Arzneimittelrisiken, für das Widerspruchsverfahren gegen einen auf Grund dieses Gesetzes erlassenen Verwaltungsakt oder gegen die auf Grund einer Rechtsverordnung nach Absatz 2 Satz 1 oder § 39 Absatz 3 Satz 1 oder § 39d Absatz 9 erfolgte Festsetzung von Gebühren und Auslagen sowie für andere individuell zurechenbare öffentliche Leistungen einschließlich selbständiger Beratungen und selbständiger Auskünfte, soweit es sich nicht um mündliche und einfache schriftliche Auskünfte im Sinne des § 7 Nummer 1 des Bundesgebührengesetzes handelt, nach diesem Gesetz und nach der Verordnung (EG) Nr. 1234/2008 Gebühren und Auslagen.
§ 34 Information der Öffentlichkeit	**§ 34 Information der Öffentlichkeit**
(1b) [...] [3]Die Bundesoberbehörde ist befugt, bei Arzneimitteln, die zur Anwendung bei Menschen bestimmt sind, ~~auf Antrag~~ Auskunft über den Ein-	(1b) [...] [3]Die Bundesoberbehörde ist befugt, bei Arzneimitteln, die zur Anwendung bei Menschen bestimmt sind, Auskunft über den Eingang eines ordnungsge-

Bisheriger Stand	Viertes Gesetz zur Änderung arzneimittelrechtlicher und anderer Vorschriften vom 20. Dezember 2016; veröffentlicht im Bundesgesetzblatt 2016 Teil I Nr. 63, S. 3048
gang eines ordnungsgemäßen Zulassungsantrags, den Eingang eines ordnungsgemäßen Antrags auf Genehmigung einer konfirmatorischen klinischen Prüfung sowie über die Genehmigung oder die Versagung einer konfirmatorischen klinischen Prüfung zu geben.	mäßen Zulassungsantrags, den Eingang eines ordnungsgemäßen Antrags auf Genehmigung einer konfirmatorischen klinischen Prüfung sowie über die Genehmigung oder die Versagung einer konfirmatorischen klinischen Prüfung zu geben.
(1d) [1]Die zuständige Bundesoberbehörde stellt die Informationen nach den Absätzen ~~1a und 1b~~ elektronisch zur Verfügung. [...]	(1d) [1]Die zuständige Bundesoberbehörde stellt die Informationen nach den Absätzen 1a, 1b und 1f elektronisch zur Verfügung. [...]
	(1f) Für Arzneimittel, die zur Anwendung bei Menschen bestimmt sind, kann die zuständige Bundesoberbehörde genehmigtes Schulungsmaterial der Öffentlichkeit über ein Internetportal und erforderlichenfalls auch auf andere Weise zur Verfügung stellen, soweit dies im Interesse der sicheren Anwendung der Arzneimittel erforderlich ist.
	(1g) Für Arzneimittel, die zur Anwendung bei Menschen bestimmt sind und der staatlichen Chargenprüfung nach § 32 unterliegen, kann die zuständige Bundesoberbehörde Informationen über die Anzahl der freigegebenen Chargen bekannt geben. Angaben zur Größe der freigegebenen Chargen können bekannt gegeben werden, soweit dies zum Schutz der öffentlichen Gesundheit erforderlich ist.
	§ 41a Registrierungsverfahren für Ethik-Kommissionen
	(1) An dem Verfahren zur Bewertung eines Antrags auf Genehmigung einer klinischen Prüfung nach der Verordnung (EU) Nr. 536/2014 des Europäischen Parlaments und des Rates vom 16. April 2014 über klinische Prüfungen mit Humanarzneimitteln und zur Aufhebung der Richtlinie 2001/20/EG (ABl. L 158 vom 27.5.2014, S. 1) dürfen nur öffentlich-rechtliche Ethik-Kommissionen der Länder teilnehmen, die nach Landesrecht für die Prüfung und Bewertung klinischer Prüfungen bei Menschen zuständig sind und nach den Absätzen 2 bis 5 registriert sind.
	(2) Der Antrag auf Registrierung ist vom jeweiligen Träger der öffentlich-rechtlichen Ethik-Kommissionen der Länder bei dem Bundesinstitut für Arzneimittel und Medizinprodukte zu stellen.
	(3) Im Einvernehmen mit dem Paul-Ehrlich-Institut genehmigt das Bundesinstitut für Arzneimittel und Medizinprodukte den Antrag auf Registrierung, wenn folgende Voraussetzungen durch geeignete Unterlagen

Bisheriger Stand	Viertes Gesetz zur Änderung arzneimittelrechtlicher und anderer Vorschriften vom 20. Dezember 2016; veröffentlicht im Bundesgesetzblatt 2016 Teil I Nr. 63, S. 3048
	nachgewiesen werden: 1. die erforderliche aktuelle wissenschaftliche Expertise der Mitglieder sowie der externen Sachverständigen, 2. die interdisziplinäre Zusammensetzung der Ethik-Kommission unter Beteiligung von je mindestens einem Juristen, einer Person mit wissenschaftlicher oder beruflicher Erfahrung auf dem Gebiet der Ethik in der Medizin, einer Person mit Erfahrung auf dem Gebiet der Versuchsplanung und Statistik, drei Ärzten, die über Erfahrungen in der klinischen Medizin verfügen, davon ein Facharzt für klinische Pharmakologie oder für Pharmakologie und Toxikologie, sowie einem Laien, 3. der Ethik-Kommission gehören weibliche und männliche Mitglieder an und bei der Auswahl der Mitglieder und externen Sachverständigen werden Frauen und Männer mit dem Ziel der gleichberechtigten Teilhabe gleichermaßen berücksichtigt, 4. eine Geschäftsordnung, die insbesondere verpflichtende Regelungen zur Arbeitsweise der Ethik-Kommission trifft; dazu gehören insbesondere Regelungen zur Geschäftsführung, zum Vorsitz, zur Vorbereitung von Beschlüssen, zur Beschlussfassung sowie zur Ehrenamtlichkeit und Verschwiegenheitspflicht der Mitglieder und externen Sachverständigen, 5. eine Geschäftsstelle mit dem für die Organisation der Aufgaben der Ethik-Kommission erforderlichen qualifizierten Personal, 6. eine sachliche Ausstattung, die es ermöglicht, kurzfristig Abstimmungsverfahren durchzuführen und fristgerecht Stellungnahmen und Bewertungsberichte zu erstellen, 7. die Ethik-Kommission holt zu jedem Antrag Unabhängigkeitserklärungen der beteiligten Mitglieder und externen Sachverständigen ein, die beinhalten, dass diese keine finanziellen oder persönlichen Interessen, die Auswirkungen auf ihre Unparteilichkeit haben könnten, haben. (4) Registrierte Ethik-Kommissionen teilen dem Bundesinstitut für Arzneimittel und Medizinprodukte Änderungen, die die Voraussetzungen der Registrierung betreffen, unverzüglich mit.

Bisheriger Stand	Viertes Gesetz zur Änderung arzneimittelrechtlicher und anderer Vorschriften vom 20. Dezember 2016; veröffentlicht im Bundesgesetzblatt 2016 Teil I Nr. 63, S. 3048
	(5) Das Bundesinstitut für Arzneimittel und Medizinprodukte kann im Einvernehmen mit dem Paul-Ehrlich-Institut das Ruhen der Registrierung anordnen oder die Registrierung aufheben, wenn bekannt wird, dass die Voraussetzungen zur Registrierung nicht oder nicht mehr vorliegen oder wenn ein Verstoß gegen die nach § 41b Absatz 1 festgelegte Verfahrensordnung vorliegt.
	(6) [1]Das Bundesinstitut für Arzneimittel und Medizinprodukte veröffentlicht eine Liste der registrierten Ethik-Kommissionen im Bundesanzeiger. [2]Personenbezogene Daten dürfen nur mit Einwilligung der jeweiligen Person veröffentlicht werden. [3]Die Liste ist regelmäßig zu aktualisieren.
	§ 41b Verfahrensordnung und Geschäftsverteilungsplan
	(1) [1]Das Bundesministerium erstellt durch Rechtsverordnung mit Zustimmung des Bundesrates eine Verfahrensordnung über die Zusammenarbeit der Bundesoberbehörden und der registrierten Ethik-Kommissionen bei der Bearbeitung von Anträgen auf die Genehmigung von klinischen Prüfungen nach der Verordnung (EU) Nr. 536/2014. [2]In der Verfahrensordnung werden insbesondere die Einzelheiten des Registrierungsverfahrens, die Fristen für die Stellungnahmen der registrierten Ethik-Kommissionen, die festen Gebührensätze oder Rahmensätze jeweils nach dem Personal- und Sachaufwand für die Stellungnahmen und Bewertungsberichte der registrierten Ethik-Kommissionen, die Kriterien für einen Geschäftsverteilungsplan einschließlich der für die Verteilung der zu bearbeitenden Anträge maßgeblichen Faktoren sowie die Zuständigkeiten bestimmt, vom Sponsor zusätzliche Informationen nach der Verordnung (EU) Nr. 536/2014 zu ersuchen.
	(2) [1]Die bis zum 30. September 2017 registrierten Ethik-Kommissionen oder eine von ihnen benannte Stelle erlassen bis zum 1. Januar 2018 einen gemeinsamen Geschäftsverteilungsplan für alle registrierten Ethik-Kommissionen. [2]Dieser ist jährlich zum 1. Januar zu aktualisieren. [3]Der Geschäftsverteilungsplan kann in besonderen Fällen abweichend von Satz 2 aktualisiert und geändert werden. [4]Das Bundesinstitut für Arzneimittel und Medizinprodukte veröffentlicht den jeweils aktuellen Geschäftsverteilungsplan. [5]Personenbezogene Daten dürfen nur mit Einwilligung der jeweiligen Person veröffentlicht werden.

Bisheriger Stand	Viertes Gesetz zur Änderung arzneimittelrechtlicher und anderer Vorschriften vom 20. Dezember 2016; veröffentlicht im Bundesgesetzblatt 2016 Teil I Nr. 63, S. 3048
	§ 41c Verordnungsermächtigung
	[1]Das Bundesministerium wird ermächtigt, durch Rechtsverordnung, die nicht der Zustimmung des Bundesrates bedarf, eine Bundes-Ethik-Kommission bei dem Bundesinstitut für Arzneimittel und Medizinprodukte und dem Paul-Ehrlich-Institut einzurichten, wenn dies erforderlich ist, um die Bearbeitung der in der Verordnung (EU) Nr. 536/2014 geregelten Verfahren sicherzustellen. [2]Für die Bundes-Ethik-Kommission gelten die Vorgaben dieses Abschnitts mit der Maßgabe, dass die Bundes-Ethik-Kommission als registriert gilt, entsprechend.
§ 48 Verschreibungspflicht	**§ 48 Verschreibungspflicht**
(1) [1]Arzneimittel, die	(1) [1]Arzneimittel, die
1. durch Rechtsverordnung nach Absatz 2, auch in Verbindung mit den Absätzen 4 und 5, bestimmte Stoffe, Zubereitungen aus Stoffen oder Gegenstände sind oder denen solche Stoffe oder Zubereitungen aus Stoffen zugesetzt sind, [...]	1. durch Rechtsverordnung nach Absatz 2, auch in Verbindung mit den Absätzen 4 und 5, bestimmte Stoffe, Zubereitungen aus Stoffen oder Gegenstände sind oder denen solche Stoffe oder Zubereitungen aus Stoffen zugesetzt sind, [...]
[2]Satz 1 Nummer 1 ~~gilt~~ nicht für die Abgabe durch Apotheken zur Ausstattung der Kauffahrteischiffe im Hinblick auf die Arzneimittel, die auf Grund seearbeitsrechtlicher Vorschriften für den Schutz der Gesundheit der Personen an Bord und deren unverzügliche angemessene medizinische Betreuung an Bord erforderlich sind. [3]Satz 1 Nummer 3 gilt auch für Arzneimittel, die Zubereitungen aus in ihren Wirkungen allgemein bekannten Stoffen sind, wenn die Wirkungen dieser Zubereitungen in der medizinischen Wissenschaft nicht allgemein bekannt sind, es sei denn, dass die Wirkungen nach Zusammensetzung, Dosierung, Darreichungsform oder Anwendungsgebiet der Zubereitung bestimmbar sind. [4]Satz 1 Nummer 3 gilt nicht für Arzneimittel, die Zubereitungen aus Stoffen bekannter Wirkungen sind, soweit diese außerhalb der Apotheken	[2]Eine Abgabe von Arzneimitteln, die zur Anwendung bei Menschen bestimmt sind, darf nicht erfolgen, wenn vor der ärztlichen oder zahnärztlichen Verschreibung offenkundig kein direkter Kontakt zwischen dem Arzt oder Zahnarzt und der Person, für die das Arzneimittel verschrieben wird, stattgefunden hat. [3]Hiervon darf nur in begründeten Ausnahmefällen abgewichen werden, insbesondere, wenn die Person dem Arzt oder Zahnarzt aus einem vorangegangenen direkten Kontakt hinreichend bekannt ist und es sich lediglich um die Wiederholung oder die Fortsetzung der Behandlung handelt. [4]Satz 1 Nummer 1 und Satz 2 gelten nicht für die Abgabe durch Apotheken zur Ausstattung der Kauffahrteischiffe im Hinblick auf die Arzneimittel, die auf Grund seearbeitsrechtlicher Vorschriften für den Schutz der Gesundheit der Personen an Bord und deren unverzügliche angemessene medizinische Betreuung an Bord erforderlich sind. [5]Satz 1 Nummer 3 auch für Arzneimittel, die Zubereitungen aus in ihren Wirkungen allgemein bekannten Stoffen sind, wenn die Wirkungen dieser Zubereitungen in der medizinischen Wissenschaft nicht allgemein bekannt sind, es sei denn, dass die Wirkungen nach Zusammensetzung, Dosierung, Darreichungsform oder Anwendungsgebiet der Zubereitung bestimmbar sind. [6]Satz 1 Nummer 3 gilt nicht für Arzneimittel, die Zubereitungen aus Stoffen bekannter Wirkungen sind, soweit diese außerhalb der Apotheken abgegeben werden dürfen. [7]An die

Bisheriger Stand	Viertes Gesetz zur Änderung arzneimittelrechtlicher und anderer Vorschriften vom 20. Dezember 2016; veröffentlicht im Bundesgesetzblatt 2016 Teil I Nr. 63, S. 3048
abgegeben werden dürfen. [5]An die Stelle der Verschreibungspflicht nach Satz 1 Nummer 3 tritt mit der Aufnahme des betreffenden Stoffes oder der betreffenden Zubereitung in die Rechtsverordnung nach Absatz 2 Nummer 1 die Verschreibungspflicht nach der Rechtsverordnung.	Stelle der Verschreibungspflicht nach Satz 1 Nummer 3 tritt mit der Aufnahme des betreffenden Stoffes oder der betreffenden Zubereitung in die Rechtsverordnung nach Absatz 2 Nummer 1 die Verschreibungspflicht nach der Rechtsverordnung.
(2) [1]Das Bundesministerium wird ermächtigt, im Einvernehmen mit dem Bundesministerium für Wirtschaft und Energie durch Rechtsverordnung mit Zustimmung des Bundesrates	(2) [1]Das Bundesministerium wird ermächtigt, im Einvernehmen mit dem Bundesministerium für Wirtschaft und Energie durch Rechtsverordnung mit Zustimmung des Bundesrates
1. Stoffe oder Zubereitungen aus Stoffen zu bestimmen, bei denen die Voraussetzungen nach Absatz 1 Satz 1 Nummer 3 auch in Verbindung mit Absatz 1 ~~Satz 3~~ vorliegen, [...]	1. Stoffe oder Zubereitungen aus Stoffen zu bestimmen, bei denen die Voraussetzungen nach Absatz 1 Satz 1 Nummer 3 auch in Verbindung mit Absatz 1 Satz 5 vorliegen, [...]
7. Vorschriften über die Form und den Inhalt der Verschreibung, einschließlich der Verschreibung in elektronischer Form, zu erlassen~~.~~	7. Vorschriften über die Form und den Inhalt der Verschreibung, einschließlich der Verschreibung in elektronischer Form, zu erlassen,
	8. zu bestimmen, in welchen Fällen Ausnahmen von der Vorgabe nach Absatz 1 Satz 2 bestehen.
§ 52a Großhandel mit Arzneimitteln	**§ 52a Großhandel mit Arzneimitteln**
(2) Mit dem Antrag hat der Antragsteller	(2) Mit dem Antrag hat der Antragsteller
1. die bestimmte Betriebsstätte zu benennen, für die die Erlaubnis erteilt werden soll, [...]	1. die bestimmte Betriebsstätte sowie die Tätigkeiten und die Arzneimittel zu benennen, für die die Erlaubnis erteilt werden soll, [...]
§ 56a Verschreibung, Abgabe und Anwendung von Arzneimitteln durch Tierärzte	**§ 56a Verschreibung, Abgabe und Anwendung von Arzneimitteln durch Tierärzte**
(4) Der Tierarzt darf durch Rechtsverordnung nach ~~Absatz 3 Satz 1 Nr. 2~~ bestimmte Arzneimittel dem Tierhalter weder verschreiben noch an diesen abgeben.	(4) Der Tierarzt darf durch Rechtsverordnung nach Absatz 3 Satz 1 Nummer 4 Buchstabe b bestimmte Arzneimittel dem Tierhalter weder verschreiben noch an diesen abgeben.
§ 62 Organisation des Pharmakovigilanz-Systems der zuständigen Bundesoberbehörde	**§ 62 Organisation des Pharmakovigilanz-Systems der zuständigen Bundesoberbehörde**
(1) [1]Die zuständige Bundesoberbehörde hat zur Verhütung einer unmittelbaren oder mittelbaren Gefährdung der Gesundheit von Mensch oder Tier die bei der Anwendung von Arzneimitteln auftretenden Risiken, insbesondere Nebenwirkungen, Wechselwirkungen mit anderen Mitteln, ~~Verfälschungen~~ sowie potenzielle Risiken für die Umwelt auf Grund der Anwendung eines Tierarzneimittels,	(1) [1]Die zuständige Bundesoberbehörde hat zur Verhütung einer unmittelbaren oder mittelbaren Gefährdung der Gesundheit von Mensch oder Tier die bei der Anwendung von Arzneimitteln auftretenden Risiken, insbesondere Nebenwirkungen, Wechselwirkungen mit anderen Mitteln, Risiken durch gefälschte Arzneimittel oder gefälschte Wirkstoffe sowie potenzielle Risiken für die Umwelt auf Grund der Anwendung eines Tier-

Bisheriger Stand	Viertes Gesetz zur Änderung arzneimittelrechtlicher und anderer Vorschriften vom 20. Dezember 2016; veröffentlicht im Bundesgesetzblatt 2016 Teil I Nr. 63, S. 3048
zentral zu erfassen, auszuwerten und die nach diesem Gesetz zu ergreifenden Maßnahmen zu koordinieren. [...]	arzneimittels, zentral zu erfassen, auszuwerten und die nach diesem Gesetz zu ergreifenden Maßnahmen zu koordinieren. [...]
(2) [...] [3]Meldungen von Inhabern der Zulassung nach § 63c erfolgen elektronisch.	(2) [...] [3]Meldungen von Inhabern der Zulassung nach § 63c erfolgen elektronisch. [4]Die zuständige Bundesoberbehörde stellt durch Sammeln von Informationen und erforderlichenfalls durch Nachverfolgung von Berichten über vermutete Nebenwirkungen sicher, dass alle geeigneten Maßnahmen getroffen werden, um sämtliche biologische Arzneimittel, die im Geltungsbereich dieses Gesetzes verschrieben, abgegeben oder verkauft werden und über die Verdachtsfälle von Nebenwirkungen berichtet wurden, klar zu identifizieren, wobei der Name des Arzneimittels und die Nummer der Herstellungscharge genau angegeben werden sollen.
§ 63f Allgemeine Voraussetzungen für nichtinterventionelle Unbedenklichkeitsprüfungen	**§ 63f Allgemeine Voraussetzungen für nichtinterventionelle Unbedenklichkeitsprüfungen**
(4) [...] [3]Sofern beteiligte Ärzte Leistungen zu Lasten der gesetzlichen Krankenversicherung erbringen, sind bei Anzeigen nach Satz 1 auch die Art und die Höhe der jeweils an sie tatsächlich geleisteten Entschädigungen anzugeben sowie jeweils eine Ausfertigung der mit ihnen geschlossenen Verträge und jeweils eine Darstellung des Aufwandes für die beteiligten Ärzte und eine Begründung für die Angemessenheit der Entschädigung zu übermitteln. ~~[4]Veränderungen der in Satz 3 genannten Informationen sind innerhalb von vier Wochen nach jedem Quartalsende zu übermitteln; die tatsächlich geleisteten Entschädigungen sind mit Zuordnung zu beteiligten Ärzten namentlich mit Angabe der lebenslangen Arztnummer zu übermitteln.~~ [5]Innerhalb eines Jahres nach Abschluss der Datenerfassung sind unter Angabe der insgesamt beteiligten Ärzte die Anzahl der jeweils und insgesamt beteiligten Patienten und Art und Höhe der jeweils und insgesamt geleisteten Entschädigungen zu übermitteln. [6]Die Angaben nach diesem Absatz sind elektronisch zu übermitteln.	(4) [...] [3]Sofern beteiligte Ärzte Leistungen zu Lasten der gesetzlichen Krankenversicherung erbringen, sind bei Anzeigen nach Satz 1 auch die Art und die Höhe der jeweils an sie tatsächlich geleisteten Entschädigungen anzugeben sowie jeweils eine Ausfertigung der mit ihnen geschlossenen Verträge und jeweils eine Darstellung des Aufwandes für die beteiligten Ärzte und eine Begründung für die Angemessenheit der Entschädigung zu übermitteln. [4]Sofern sich bei den in Satz 3 genannten Informationen Änderungen ergeben, sind die jeweiligen Informationen nach Satz 3 vollständig in der geänderten, aktualisierten Form innerhalb von vier Wochen nach jedem Quartalsende zu übermitteln; die tatsächlich geleisteten Entschädigungen sind mit Zuordnung zu beteiligten Ärzten namentlich mit Angabe der lebenslangen Arztnummer zu übermitteln. [5]Innerhalb eines Jahres nach Abschluss der Datenerfassung sind unter Angabe der insgesamt beteiligten Ärzte die Anzahl der jeweils und insgesamt beteiligten Patienten und Art und Höhe der jeweils und insgesamt geleisteten Entschädigungen zu übermitteln. [6]Die Angaben nach diesem Absatz sind entsprechend den Formatvorgaben nach § 67 Absatz 6 Satz 13 elektronisch zu übermitteln.
§ 63j Ausnahmen	**§ 63j Ausnahmen**
(2) § 63b, mit Ausnahme der Absätze 1 und 3, die §§ 63d, 63e, 63f und 63g finden keine Anwendung auf Arzneimittel, die zur Anwendung bei Tieren bestimmt sind.	(2) § 63b, mit Ausnahme der Absätze 1 und 3, die §§ 63c, 63d, 63e, 63f und 63g finden keine Anwendung auf Arzneimittel, die zur Anwendung bei Tieren bestimmt sind.

Bisheriger Stand	Viertes Gesetz zur Änderung arzneimittelrechtlicher und anderer Vorschriften vom 20. Dezember 2016; veröffentlicht im Bundesgesetzblatt 2016 Teil I Nr. 63, S. 3048
§ 64 Durchführung der Überwachung	**§ 64 Durchführung der Überwachung**
(3f) [1]Innerhalb von 90 Tagen nach einer Inspektion zur Überprüfung der Guten Herstellungspraxis oder der Guten Vertriebspraxis wird den überprüften Betrieben, Einrichtungen oder Personen ein Zertifikat ausgestellt, wenn die Inspektion zu dem Ergebnis geführt hat, dass die entsprechenden Grundsätze und Leitlinien eingehalten werden. [2]~~Die Gültigkeitsdauer des Zertifikats soll drei Jahre nicht überschreiten.~~ [3]Das Zertifikat ist zurückzunehmen, wenn nachträglich bekannt wird, dass die Voraussetzungen nicht vorgelegen haben; es ist zu widerrufen, wenn die Voraussetzungen nicht mehr gegeben sind.	(3f) [1]Innerhalb von 90 Tagen nach einer Inspektion zur Überprüfung der Guten Herstellungspraxis oder der Guten Vertriebspraxis wird den überprüften Betrieben, Einrichtungen oder Personen ein Zertifikat ausgestellt, wenn die Inspektion zu dem Ergebnis geführt hat, dass die entsprechenden Grundsätze und Leitlinien eingehalten werden. [2]Die Gültigkeitsdauer des Zertifikates über die Einhaltung der Grundsätze und Leitlinien der Guten Herstellungspraxis soll drei Jahre, die des Zertifikates über die Einhaltung der Grundsätze und Leitlinien der Guten Vertriebspraxis fünf Jahre nicht überschreiten. [3]Das Zertifikat ist zurückzunehmen, wenn nachträglich bekannt wird, dass die Voraussetzungen nicht vorgelegen haben; es ist zu widerrufen, wenn die Voraussetzungen nicht mehr gegeben sind.
(3g) [1]~~Die Angaben über die Ausstellung, die Versagung, die Rücknahme oder den Widerruf des Zertifikats nach Absatz 3f sind in eine Datenbank nach § 67a einzugeben.~~ [2]Das gilt auch für die Erteilung, die Rücknahme, den Widerruf oder das Ruhen einer Erlaubnis nach § 13 oder § 72 Absatz 1 und 2 sowie für die Registrierung und Löschung von Arzneimittelvermittlern oder von Betrieben und Einrichtungen, die Wirkstoffe herstellen, einführen oder sonst mit ihnen Handel treiben, ohne einer Erlaubnis zu bedürfen.	(3g) [1]Die Angaben über die Ausstellung, die Versagung, die Rücknahme oder den Widerruf eines Zertifikates über die Einhaltung der Grundsätze und Leitlinien der Guten Herstellungspraxis sind in eine Datenbank nach § 67a einzugeben. [2]Das gilt auch für die Erteilung, die Rücknahme, den Widerruf oder das Ruhen einer Erlaubnis nach § 13 oder § 72 Absatz 1 und 2 sowie für die Registrierung und Löschung von Arzneimittelvermittlern oder von Betrieben und Einrichtungen, die Wirkstoffe herstellen, einführen oder sonst mit ihnen Handel treiben, ohne einer Erlaubnis zu bedürfen. [3]Die Angaben über die Ausstellung, die Versagung, die Rücknahme oder den Widerruf einer Erlaubnis nach § 52a sowie eines Zertifikates über die Einhaltung der Grundsätze und Leitlinien der Guten Vertriebspraxis sind in eine Datenbank der Europäischen Arzneimittel-Agentur nach Artikel 111 Absatz 6 der Richtlinie 2001/83/EG einzugeben.
§ 67 Allgemeine Anzeigepflicht	**§ 67 Allgemeine Anzeigepflicht**
(6) [...] [5]~~Veränderungen der in Satz 4 genannten Informationen sind innerhalb von vier Wochen nach jedem Quartalsende zu übermitteln; die tatsächlich geleisteten Entschädigungen sind mit Zuordnung zu beteiligten Ärzten namentlich mit Angabe der lebenslangen Arztnummer zu übermitteln.~~ [...]	(6) [...] [5]Sofern sich bei den in Satz 4 genannten Informationen Änderungen ergeben, sind die jeweiligen Informationen nach Satz 4 vollständig in der geänderten, aktualisierten Form innerhalb von vier Wochen nach jedem Quartalsende zu übermitteln; die tatsächlich geleisteten Entschädigungen sind mit Zuordnung zu beteiligten Ärzten namentlich mit Angabe der lebenslangen Arztnummer zu übermitteln. [...]
[12]Die Sätze 4 bis 6 gelten nicht für Anzeigen gegenüber der zuständigen Bundesoberbehörde.	[12]Die Sätze 4 bis 6 gelten nicht für Anzeigen gegenüber der zuständigen Bundesoberbehörde. [13]Die Kassenärztliche Bundesvereinigung, der Spitzenverband Bund der Krankenkassen und der Verband der Priva-

Bisheriger Stand	Viertes Gesetz zur Änderung arzneimittelrechtlicher und anderer Vorschriften vom 20. Dezember 2016; veröffentlicht im Bundesgesetzblatt 2016 Teil I Nr. 63, S. 3048
[13]Für Arzneimittel, die zur Anwendung bei Tieren bestimmt sind, sind die Anzeigen nach Satz 1 nur gegenüber der zuständigen Bundesoberbehörde zu erstatten. [14]~~Die Sätze 1 bis 13 gelten nicht für Unbedenklichkeitsprüfungen nach § 63f.~~	ten Krankenversicherung e. V. legen einvernehmlich Formatvorgaben für die elektronische Übermittlung der an sie zu richtenden Angaben fest und geben diese bekannt. [14]Für Arzneimittel, die zur Anwendung bei Tieren bestimmt sind, sind die Anzeigen nach Satz 1 nur gegenüber der zuständigen Bundesoberbehörde zu erstatten. [15]Die Sätze 1 bis 12 und 14 gelten nicht für Unbedenklichkeitsprüfungen nach § 63f.
§ 69 Maßnahmen der zuständigen Behörden	**§ 69 Maßnahmen der zuständigen Behörden**
(1) […] [2]Sie können insbesondere das Inverkehrbringen von Arzneimitteln oder Wirkstoffen untersagen, deren Rückruf anordnen und diese sicherstellen, wenn	(1) […] [2]Sie können insbesondere das Inverkehrbringen von Arzneimitteln oder Wirkstoffen untersagen, deren Rückruf anordnen und diese sicherstellen, wenn
2. das Arzneimittel oder der Wirkstoff nicht nach den anerkannten pharmazeutischen Regeln hergestellt ist oder nicht die nach den anerkannten pharmazeutischen Regeln angemessene Qualität aufweist, […]	2. das Arzneimittel oder der Wirkstoff nicht nach den anerkannten pharmazeutischen Regeln hergestellt ist oder nicht die nach den anerkannten pharmazeutischen Regeln angemessene Qualität aufweist, 2a. der begründete Verdacht besteht, dass es sich um ein gefälschtes Arzneimittel oder einen gefälschten Wirkstoff handelt, […]
(1a) […] [4]Im Fall des Absatzes 1 Satz 2 ~~Nr. 4~~ kann auch die zuständige Bundesoberbehörde das Ruhen der Zulassung anordnen oder den Rückruf eines Arzneimittels anordnen, sofern ihr Tätigwerden zum Schutz der in Satz 2 genannten Rechtsgüter dringend erforderlich ist; in diesem Fall gilt Satz 3 entsprechend.	(1a) […] [4]Im Fall des Absatzes 1 Satz 2 Nummer 2a und 4 kann auch die zuständige Bundesoberbehörde das Ruhen der Zulassung anordnen oder den Rückruf eines Arzneimittels anordnen, sofern ihr Tätigwerden zum Schutz der in Satz 2 genannten Rechtsgüter dringend erforderlich ist; in diesem Fall gilt Satz 3 entsprechend.
§ 71 Ausnahmen	**§ 71 Ausnahmen**
(2) [1]Das Bundesministerium wird ermächtigt, durch Rechtsverordnung Ausnahmen von den Vorschriften dieses Gesetzes und der auf Grund dieses Gesetzes erlassenen Rechtsverordnungen für den Bereich der Bundeswehr, der Bundespolizei, der Bereitschaftspolizeien der Länder und des Zivil- und Katastrophenschutzes zuzulassen, soweit dies zur Durchführung der besonderen Aufgaben in diesen Bereichen gerechtfertigt ist und der Schutz der Gesundheit von Mensch oder Tier gewahrt bleibt. […]	(2) [1]Das Bundesministerium wird ermächtigt, durch Rechtsverordnung Ausnahmen von den Vorschriften dieses Gesetzes und der auf Grund dieses Gesetzes erlassenen Rechtsverordnungen für den Bereich der Bundeswehr, der Bundespolizei, der Bereitschaftspolizeien der Länder und des Zivil- und Katastrophenschutzes zuzulassen, soweit dies zur Durchführung der besonderen Aufgaben einschließlich der Teilnahme an internationalen Hilfsaktionen in diesen Bereichen gerechtfertigt ist und der Schutz der Gesundheit von Mensch oder Tier gewahrt bleibt. […]
§ 73a Ausfuhr	**§ 73a Ausfuhr**
(1) [1]Abweichend von den ~~§§ 5 und 8 Abs. 1~~ dürfen die dort bezeichneten Arzneimittel ausgeführt oder	(1) [1]Abweichend von den §§ 5 und 8 Absatz 1 und 2 dürfen die dort bezeichneten Arzneimittel ausgeführt

Bisheriger Stand	Viertes Gesetz zur Änderung arzneimittelrechtlicher und anderer Vorschriften vom 20. Dezember 2016; veröffentlicht im Bundesgesetzblatt 2016 Teil I Nr. 63, S. 3048
aus dem Geltungsbereich des Gesetzes verbracht werden, wenn die zuständige Behörde des Bestimmungslandes die Einfuhr oder das Verbringen genehmigt hat. […]	oder aus dem Geltungsbereich des Gesetzes verbracht werden, wenn die zuständige Behörde des Bestimmungslandes die Einfuhr oder das Verbringen genehmigt hat. […]
§ 80 Ermächtigung für Verfahrens- und Härtefallregelungen	**§ 80 Ermächtigung für Verfahrens- und Härtefallregelungen**
[1]Das Bundesministerium wird ermächtigt, durch Rechtsverordnung, die nicht der Zustimmung des Bundesrates bedarf, die weiteren Einzelheiten über das Verfahren bei	[1]Das Bundesministerium wird ermächtigt, durch Rechtsverordnung, die nicht der Zustimmung des Bundesrates bedarf, die weiteren Einzelheiten über das Verfahren bei
1. der Zulassung einschließlich der Verlängerung der Zulassung,	1. der Zulassung einschließlich der Verlängerung der Zulassung,
	<u>1a. der Genehmigung nach § 21a Absatz 1 oder der Bescheinigung nach § 21a Absatz 9,</u>
	<u>1b. der Genehmigung nach § 4b Absatz 3,</u>
2. der staatlichen Chargenprüfung und der Freigabe einer Charge,	2. der staatlichen Chargenprüfung und der Freigabe einer Charge,
3. den Anzeigen zur Änderung der Zulassungsunterlagen,	3. den Anzeigen zur Änderung der Zulassungsunterlagen,
	<u>3a. den Anzeigen über Änderungen der Angaben und Unterlagen für die Genehmigung nach § 21a Absatz 1 oder über Änderungen in den Anforderungen für die Bescheinigung nach § 21a Absatz 9,</u>
	<u>3b. den Anzeigen über Änderungen der Angaben und Unterlagen für die Genehmigung nach § 4b Absatz 3,</u>
~~3a.~~ der zuständigen Bundesoberbehörde und den beteiligten Personen im Falle des Inverkehrbringens in Härtefällen nach § 21 Abs. 2 Satz 1 Nr. 6 in Verbindung mit Artikel 83 der Verordnung (EG) Nr. 726/2004,	<u>3c.</u> der zuständigen Bundesoberbehörde und den beteiligten Personen im Falle des Inverkehrbringens in Härtefällen nach § 21 Abs. 2 Satz 1 Nr. 6 in Verbindung mit Artikel 83 der Verordnung (EG) Nr. 726/2004,
4. der Registrierung einschließlich der Verlängerung der Registrierung,	4. der Registrierung einschließlich der Verlängerung der Registrierung,
	<u>4a. den Anzeigen zur Änderung der Registrierungsunterlagen,</u>
~~4a.~~ der Veröffentlichung der Ergebnisse klinischer Prüfungen nach § 42b,	<u>4b.</u> der Veröffentlichung der Ergebnisse klinischer Prüfungen nach § 42b,
5. den Meldungen von Arzneimittelrisiken und	5. den Meldungen von Arzneimittelrisiken und

Bisheriger Stand	Viertes Gesetz zur Änderung arzneimittelrechtlicher und anderer Vorschriften vom 20. Dezember 2016; veröffentlicht im Bundesgesetzblatt 2016 Teil I Nr. 63, S. 3048
6. der elektronischen Einreichung von Unterlagen nach den ~~Nummern 1, 3, 4, 4a und 5~~ einschließlich der zu verwendenden Formate	6. der elektronischen Einreichung von Unterlagen nach den Nummern 1 bis 5 einschließlich der zu verwendenden Formate
zu regeln; es kann dabei die Weiterleitung von Ausfertigungen an die zuständigen Behörden bestimmen sowie vorschreiben, dass Unterlagen in mehrfacher Ausfertigung sowie auf elektronischen oder optischen Speichermedien eingereicht werden. [...]	zu regeln; es kann dabei die Weiterleitung von Ausfertigungen an die zuständigen Behörden bestimmen sowie vorschreiben, dass Unterlagen in mehrfacher Ausfertigung sowie auf elektronischen oder optischen Speichermedien eingereicht werden. [...]
§ 96 Strafvorschriften	**§ 96 Strafvorschriften**
Mit Freiheitsstrafe bis zu einem Jahr oder mit Geldstrafe wird bestraft, wer [...]	Mit Freiheitsstrafe bis zu einem Jahr oder mit Geldstrafe wird bestraft, wer [...]
13. entgegen § 48 Abs. 1 Satz 1 Nr. 1 in Verbindung mit einer Rechtsverordnung nach § 48 Abs. 2 Nr. 1, 2 oder Nummer 7 Arzneimittel abgibt, wenn die Tat nicht in § 95 Abs. 1 Nr. 6 mit Strafe bedroht ist, [...]	13. entgegen § 48 Abs. 1 Satz 1 Nr. 1 in Verbindung mit einer Rechtsverordnung nach § 48 Abs. 2 Nr. 1, 2 oder Nummer 7 oder entgegen § 48 Absatz 1 Satz 1 Nummer 3, auch in Verbindung mit einer Rechtsverordnung nach § 48 Absatz 2 Satz 1 Nummer 1, Arzneimittel abgibt, wenn die Tat nicht in § 95 Abs. 1 Nr. 6 mit Strafe bedroht ist, [...]
§ 146 Übergangsvorschriften aus Anlass des Zweiten Gesetzes zur Änderung arzneimittelrechtlicher und anderer Vorschriften	**§ 146 Übergangsvorschriften aus Anlass des Zweiten Gesetzes zur Änderung arzneimittelrechtlicher und anderer Vorschriften**
~~(11) Wer zum Zweck des Einzelhandels Arzneimittel, die zur Anwendung bei Menschen bestimmt sind, im Wege des Versandhandels über das Internet anbietet, muss seine Tätigkeit unter Angabe der in § 67 Absatz 8 erforderlichen Angaben bis zum ... [einsetzen: Datum vier Monate nach dem Inkrafttreten nach Artikel 15 Absatz 4] bei der zuständigen Behörde anzeigen.*)~~ ~~*) Hinweis der Schriftleitung: Der in Artikel 15 Absatz 4 in Bezug genommene Durchführungsrechtsakt der Europäischen Kommission ist bislang noch nicht erlassen.~~	(11) Wer zum Zweck des Einzelhandels Arzneimittel, die zur Anwendung bei Menschen bestimmt sind, im Wege des Versandhandels über das Internet anbietet, muss seine Tätigkeit unter Angabe der in § 67 Absatz 8 erforderlichen Angaben bis zum 24. März 2017 bei der zuständigen Behörde anzeigen.

Bisheriger Stand	Viertes Gesetz zur Änderung arzneimittelrechtlicher und anderer Vorschriften vom 20. Dezember 2016; veröffentlicht im Bundesgesetzblatt 2016 Teil I Nr. 63, S. 3048

Artikel 2

Weitere Änderung des Arzneimittelgesetzes

Artikel 2 tritt sechs Monate nach der Veröffentlichung der Mitteilung der Europäischen Kommission über die Funktionsfähigkeit des EU-Portals und der Datenbank nach Artikel 82 der Verordnung (EU) Nr. 536/2014 des Europäischen Parlaments und des Rates vom 16. April 2014 über klinische Prüfungen mit Humanarzneimitteln und zur Aufhebung der Richtlinie 2001/20/EG (ABl. L 158 vom 27.5.2014, S. 1) im Amtsblatt der Europäischen Union in Kraft, vgl. Artikel 13 Absatz 2.

Bisheriger Stand	Neue Fassung
Das Arzneimittelgesetz, das zuletzt durch Artikel 1 dieses Gesetzes geändert worden ist.	***Das Arzneimittelgesetz, das zuletzt durch Artikel 1 dieses Gesetzes geändert worden ist, wird wie folgt geändert:***
	In die Inhaltsübersicht werden die folgenden Angaben eingefügt:
	§ 10a Kennzeichnung von Prüf- und Hilfspräparaten für klinische Prüfungen bei Menschen
§ 40 ~~Allgemeine Voraussetzungen der klinischen Prüfung~~	§ 40 Verfahren zur Genehmigung einer klinischen Prüfung
	§ 40a Allgemeine Voraussetzungen für die klinische Prüfung
	§ 40b Besondere Voraussetzungen für die klinische Prüfung
	§ 40c Verfahren bei Hinzufügung eines Mitgliedstaates, bei Änderungen sowie bei Bewertungsverfahren
	§ 40d Besondere Pflichten des Prüfers, des Sponsors und der zuständigen Bundesoberbehörde
§ 41 ~~Besondere Voraussetzungen der klinischen Prüfung~~	§ 41 Stellungnahme der Ethik-Kommission
§ 42 ~~Verfahren bei der Ethik-Kommission, Genehmigungsverfahren bei der Bundesoberbehörde~~	§ 42 Korrekturmaßnahmen
§ 42a ~~Rücknahme, Widerruf und Ruhen der Genehmigung oder der zustimmenden Bewertung~~	§ 42a Datenschutz
	§ 42c Inspektionen
§ 63f Allgemeine Voraussetzungen für nichtinterventionelle ~~Unbedenklichkeitsprüfungen~~	§ 63f Allgemeine Voraussetzungen für nichtinterventionelle Unbedenklichkeitsstudien
§ 63g Besondere Voraussetzungen für angeordnete nichtinterventionelle ~~Unbedenklichkeitsprüfungen~~	§ 63g Besondere Voraussetzungen für angeordnete nichtinterventionelle Unbedenklichkeitsstudien

Bisheriger Stand	Viertes Gesetz zur Änderung arzneimittelrechtlicher und anderer Vorschriften vom 20. Dezember 2016; veröffentlicht im Bundesgesetzblatt 2016 Teil I Nr. 63, S. 3048
	Zwanzigster Unterabschnitt Übergangsvorschrift § 148 Übergangsvorschrift aus Anlass des Vierten Gesetzes zur Änderung arzneimittelrechtlicher und anderer Vorschriften
§ 4 Sonstige Begriffsbestimmungen	**§ 4 Sonstige Begriffsbestimmungen**
(23) [1]~~Klinische Prüfung bei Menschen ist jede am Menschen durchgeführte Untersuchung, die dazu bestimmt ist, klinische oder pharmakologische Wirkungen von Arzneimitteln zu erforschen oder nachzuweisen oder Nebenwirkungen festzustellen oder die Resorption, die Verteilung, den Stoffwechsel oder die Ausscheidung zu untersuchen, mit dem Ziel, sich von der Unbedenklichkeit oder Wirksamkeit der Arzneimittel zu überzeugen.~~ [2]~~Satz 1 gilt nicht für eine Untersuchung, die eine nichtinterventionelle Prüfung ist.~~ [3]~~Nichtinterventionelle Prüfung ist eine Untersuchung, in deren Rahmen Erkenntnisse aus der Behandlung von Personen mit Arzneimitteln anhand epidemiologischer Methoden analysiert werden; dabei folgt die Behandlung einschließlich der Diagnose und Überwachung nicht einem vorab festgelegten Prüfplan, sondern ausschließlich der ärztlichen Praxis; soweit es sich um ein zulassungspflichtiges oder nach § 21a Absatz 1 genehmigungspflichtiges Arzneimittel handelt, erfolgt dies ferner gemäß den in der Zulassung oder der Genehmigung festgelegten Angaben für seine Anwendung.~~	(23) [1]Klinische Prüfung bei Menschen ist eine solche im Sinne des Artikels 2 Absatz 2 Nummer 2 der Verordnung (EU) Nr. 536/2014 des Europäischen Parlaments und des Rates vom 16. April 2014 über klinische Prüfungen mit Humanarzneimitteln und zur Aufhebung der Richtlinie 2001/20/EG (ABl. L 158 vom 27.5.2014, S. 1). [2]Keine klinische Prüfung ist eine nichtinterventionelle Studie im Sinne des Artikels 2 Absatz 2 Nummer 4 der Verordnung (EU) Nr. 536/2014.
(24) ~~Sponsor ist eine natürliche oder juristische Person, die die Verantwortung für die Veranlassung, Organisation und Finanzierung einer klinischen Prüfung bei Menschen übernimmt.~~	(24) Sponsor ist eine Person, ein Unternehmen, eine Einrichtung oder eine Organisation im Sinne des Artikels 2 Absatz 2 Nummer 14 der Verordnung (EU) Nr. 536/2014.
(25) [1]~~Prüfer ist in der Regel ein für die Durchführung der klinischen Prüfung bei Menschen in einer Prüfstelle verantwortlicher Arzt oder in begründeten Ausnahmefällen eine andere Person, deren Beruf auf Grund seiner wissenschaftlichen Anforderungen und der seine Ausübung voraussetzenden Erfahrungen in der Patientenbetreuung für die Durchführung von Forschungen am Menschen qualifiziert.~~ [2]~~Wird eine klinische Prüfung in einer Prüfstelle von einer Gruppe von Personen durchgeführt, so ist der Prüfer der für die Durchführung verantwortliche Leiter dieser Gruppe.~~ [3]~~Wird eine Prüfung in mehreren Prüfstellen durchgeführt, wird vom Sponsor ein Prüfer als Leiter der klinischen Prüfung benannt.~~	(25) [1]Prüfer ist eine Person im Sinne des Artikels 2 Absatz 2 Nummer 15 der Verordnung (EU) Nr. 536/2014. [2]Hauptprüfer ist eine Person im Sinne des Artikels 2 Absatz 2 Nummer 16 der Verordnung (EU) Nr. 536/2014.

Bisheriger Stand	Viertes Gesetz zur Änderung arzneimittelrechtlicher und anderer Vorschriften vom 20. Dezember 2016; veröffentlicht im Bundesgesetzblatt 2016 Teil I Nr. 63, S. 3048
(34) Eine ~~Unbedenklichkeitsprüfung~~ bei einem Arzneimittel, das zur Anwendung bei Menschen bestimmt ist, ist jede ~~Prüfung~~ zu einem zugelassenen Arzneimittel, die durchgeführt wird, um ein Sicherheitsrisiko zu ermitteln, zu beschreiben oder zu quantifizieren, das Sicherheitsprofil eines Arzneimittels zu bestätigen oder die Effizienz von Risikomanagement-Maßnahmen zu messen. [...]	(34) Eine Unbedenklichkeitsstudie bei einem Arzneimittel, das zur Anwendung bei Menschen bestimmt ist, ist jede Studie zu einem zugelassenen Arzneimittel, die durchgeführt wird, um ein Sicherheitsrisiko zu ermitteln, zu beschreiben oder zu quantifizieren, das Sicherheitsprofil eines Arzneimittels zu bestätigen oder die Effizienz von Risikomanagement-Maßnahmen zu messen. [...]
	(42) EU-Portal ist das gemäß Artikel 80 der Verordnung (EU) Nr. 536/2014 auf EU-Ebene eingerichtete und unterhaltene Portal für die Übermittlung von Daten und Informationen im Zusammenhang mit klinischen Prüfungen.
	§ 10a Kennzeichnung von Prüf- und Hilfspräparaten für klinische Prüfungen bei Menschen
	(1) Prüf- und Hilfspräparate für klinische Prüfungen bei Menschen müssen in deutscher Sprache gekennzeichnet sein.
	(2) Angaben, die zusätzlich in einer anderen Sprache wiedergegeben werden, müssen in beiden Sprachversionen inhaltsgleich sein.
§ 12 Ermächtigung für die Kennzeichnung, die Packungsbeilage und die Packungsgrößen	**§ 12 Ermächtigung für die Kennzeichnung, die Packungsbeilage und die Packungsgrößen**
(1b) Das Bundesministerium wird ferner ermächtigt, im Einvernehmen mit dem Bundesministerium für Wirtschaft und Energie durch Rechtsverordnung mit Zustimmung des Bundesrates	(1b) Das Bundesministerium wird ferner ermächtigt, im Einvernehmen mit dem Bundesministerium für Wirtschaft und Energie durch Rechtsverordnung mit Zustimmung des Bundesrates
1. die Kennzeichnung von Ausgangsstoffen, die für die Herstellung von Arzneimitteln bestimmt sind, und	1. die Kennzeichnung von Ausgangsstoffen, die für die Herstellung von Arzneimitteln bestimmt sind, und
2. die Kennzeichnung von Arzneimitteln, die zur klinischen Prüfung bestimmt sind, [...]	2. die Kennzeichnung von Arzneimitteln, die zur klinischen Prüfung bestimmt sind und nicht in den Anwendungsbereich der Verordnung (EU) Nr. 536/2014 fallen, [...]
§ 13 Herstellungserlaubnis	**§ 13 Herstellungserlaubnis**
(1a) Absatz 1 findet keine Anwendung auf [...]	(1a) Absatz 1 findet keine Anwendung auf [...]
4. die Rekonstitution, soweit es sich nicht um Arzneimittel handelt, die zur klinischen Prüfung bestimmt sind.	4. die Rekonstitution, soweit es sich nicht um Arzneimittel handelt, die zur klinischen Prüfung außerhalb des Anwendungsbereichs der Verordnung (EU) Nr. 536/2014 bestimmt sind.

Bisheriger Stand	Viertes Gesetz zur Änderung arzneimittelrechtlicher und anderer Vorschriften vom 20. Dezember 2016; veröffentlicht im Bundesgesetzblatt 2016 Teil I Nr. 63, S. 3048
(2) Einer Erlaubnis nach Absatz 1 bedarf nicht	(2) Einer Erlaubnis nach Absatz 1 bedarf nicht
1. der Inhaber einer Apotheke für die Herstellung von Arzneimitteln im Rahmen des üblichen Apothekenbetriebs, oder für die Rekonstitution oder das Abpacken einschließlich der Kennzeichnung von Arzneimitteln, die zur klinischen Prüfung bestimmt sind, sofern dies dem Prüfplan entspricht,	1. der Inhaber einer Apotheke für die Herstellung von Arzneimitteln im Rahmen des üblichen Apothekenbetriebs, oder für die Rekonstitution oder das Abpacken einschließlich der Kennzeichnung von Arzneimitteln, die zur klinischen Prüfung außerhalb des Anwendungsbereichs der Verordnung (EU) Nr. 536/2014 bestimmt sind, sofern dies dem Prüfplan entspricht,
2. der Träger eines Krankenhauses, soweit er nach dem Gesetz über das Apothekenwesen Arzneimittel abgeben darf, oder für die Rekonstitution oder das Abpacken einschließlich der Kennzeichnung von Arzneimitteln, die zur klinischen Prüfung bestimmt sind, sofern dies dem Prüfplan entspricht, [...]	2. der Träger eines Krankenhauses, soweit er nach dem Gesetz über das Apothekenwesen Arzneimittel abgeben darf, oder für die Rekonstitution oder das Abpacken einschließlich der Kennzeichnung von Arzneimitteln, die zur klinischen Prüfung außerhalb des Anwendungsbereichs der Verordnung (EU) Nr. 536/2014 bestimmt sind, sofern dies dem Prüfplan entspricht, 2a. die Apotheke für die in Artikel 61 Absatz 5 der Verordnung (EU) Nr. 536/2014 genannten Tätigkeiten, [...]
(2a) [1]Die Ausnahmen nach ~~Absatz 2~~ gelten nicht für die Herstellung von Blutzubereitungen, Gewebezubereitungen, Sera, Impfstoffen, Allergenen, Testsera, Testantigenen, Arzneimitteln für neuartige Therapien, xenogenen und radioaktiven Arzneimitteln. [2]Satz 1 findet keine Anwendung auf die in Absatz 2 Nummer 1 oder Nummer 2 genannten Einrichtungen, soweit es sich um [...]	(2a) [1]Die Ausnahmen nach Absatz 2 Nummer 1, 2, 3 bis 6 gelten nicht für die Herstellung von Blutzubereitungen, Gewebezubereitungen, Sera, Impfstoffen, Allergenen, Testsera, Testantigenen, Arzneimitteln für neuartige Therapien, xenogenen und radioaktiven Arzneimitteln. [2]Satz 1 findet keine Anwendung auf die in Absatz 2 Nummer 1 oder Nummer 2 genannten Einrichtungen, soweit es sich um [...]
2. die Rekonstitution oder das Umfüllen, das Abpacken oder Kennzeichnen von Arzneimitteln, die zur klinischen Prüfung bestimmt sind, sofern dies dem Prüfplan entspricht, oder [...]	2. die Rekonstitution oder das Umfüllen, das Abpacken oder Kennzeichnen von Arzneimitteln, die zur klinischen Prüfung außerhalb des Anwendungsbereichs der Verordnung (EU) Nr. 536/2014 bestimmt sind, sofern dies dem Prüfplan entspricht, oder [...] (5) [1]Die Erlaubnis zur Herstellung von Prüf- oder Hilfspräparaten im Sinne des Artikels 2 Absatz 2 Nummer 5 und 8 der Verordnung (EU) Nr. 536/2014 wird von der zuständigen Behörde nach Maßgabe des Artikels 61 Absatz 1 bis 3 der Verordnung (EU) Nr. 536/2014 erteilt. [2]Für die Erteilung der Erlaubnis finden die §§ 16, 17 und 64 Absatz 3a Satz 2 entsprechende Anwendung. (6) Der Inhaber der Erlaubnis nach Absatz 5 ist verpflichtet, der sachkundigen Person nach § 14 Absatz 1 Nummer 1 und § 15 die Erfüllung ihrer Aufgabe zu ermöglichen und ihr insbesondere alle erforderlichen Hilfsmittel zur Verfügung zu stellen.

Bisheriger Stand	Viertes Gesetz zur Änderung arzneimittelrechtlicher und anderer Vorschriften vom 20. Dezember 2016; veröffentlicht im Bundesgesetzblatt 2016 Teil I Nr. 63, S. 3048
§ 21 Zulassungspflicht	**§ 21 Zulassungspflicht**
(1) [1]Fertigarzneimittel, die Arzneimittel im Sinne des § 2 Abs. 1 oder Abs. 2 Nr. 1 sind, dürfen im Geltungsbereich dieses Gesetzes nur in den Verkehr gebracht werden, wenn sie durch die zuständige Bundesoberbehörde zugelassen sind oder wenn für sie die Europäische Gemeinschaft oder die Europäische Union eine Genehmigung für das Inverkehrbringen gemäß Artikel 3 Abs. 1 oder 2 der Verordnung (EG) Nr. 726/2004 auch in Verbindung mit der Verordnung (EG) Nr. 1901/2006 des Europäischen Parlaments und des Rates vom 12. Dezember 2006 über Kinderarzneimittel und zur Änderung der Verordnung (EWG) Nr. 1768/92, ~~der Richtlinien 2001/20/EG und 2001/83/EG sowie~~ der Verordnung (EG) Nr. 726/2004 (ABl. L 378 vom 27.12.2006, S. 1) oder der Verordnung (EG) Nr. 1394/2007 erteilt hat. [...]	(1) [1]Fertigarzneimittel, die Arzneimittel im Sinne des § 2 Abs. 1 oder Abs. 2 Nr. 1 sind, dürfen im Geltungsbereich dieses Gesetzes nur in den Verkehr gebracht werden, wenn sie durch die zuständige Bundesoberbehörde zugelassen sind oder wenn für sie die Europäische Gemeinschaft oder die Europäische Union eine Genehmigung für das Inverkehrbringen gemäß Artikel 3 Abs. 1 oder 2 der Verordnung (EG) Nr. 726/2004 auch in Verbindung mit der Verordnung (EG) Nr. 1901/2006 des Europäischen Parlaments und des Rates vom 12. Dezember 2006 über Kinderarzneimittel und zur Änderung der Verordnung (EWG) Nr. 1768/92, der Richtlinie 2001/83/EG und der Verordnung (EU) Nr. 536/2014, der Verordnung (EG) Nr. 726/2004 (ABl. L 378 vom 27.12.2006, S. 1) oder der Verordnung (EG) Nr. 1394/2007 erteilt hat. [...]
§ 22 Zulassungsunterlagen	**§ 22 Zulassungsunterlagen**
(2) [1]Es sind ferner vorzulegen: [...]	(2) [1]Es sind ferner vorzulegen: [...]
4. eine Erklärung, dass außerhalb der Europäischen Union durchgeführte klinische Prüfungen unter ethischen Bedingungen durchgeführt wurden, die mit den ethischen Bedingungen der ~~Richtlinie 2001/20/EG des Parlaments und des Rates vom 4. April 2001 zur Angleichung der Rechts- und Verwaltungsvorschriften der Mitgliedstaaten über die Anwendung der guten klinischen Praxis bei der Durchführung von klinischen Prüfungen mit Humanarzneimitteln (ABl. EG Nr. L 121 vom 1.5.2001, S. 34)~~ gleichwertig sind, [...]	4. eine Erklärung, dass außerhalb der Europäischen Union durchgeführte klinische Prüfungen unter ethischen Bedingungen durchgeführt wurden, die mit den ethischen Bedingungen der Verordnung (EU) Nr. 536/2014 gleichwertig sind, [...]
§ 28 Auflagenbefugnis	**§ 28 Auflagenbefugnis**
(3a) Die zuständige Bundesoberbehörde kann bei Arzneimitteln, die zur Anwendung bei Menschen bestimmt sind, bei Erteilung der Zulassung durch Auflagen ferner anordnen, [...]	(3a) Die zuständige Bundesoberbehörde kann bei Arzneimitteln, die zur Anwendung bei Menschen bestimmt sind, bei Erteilung der Zulassung durch Auflagen ferner anordnen, [...]
2. ~~Unbedenklichkeitsprüfungen~~ durchzuführen, wenn dies im Interesse der Arzneimittelsicherheit erforderlich ist, [...]	2. Unbedenklichkeitsstudien durchzuführen, wenn dies im Interesse der Arzneimittelsicherheit erforderlich ist, [...]

Bisheriger Stand	Viertes Gesetz zur Änderung arzneimittelrechtlicher und anderer Vorschriften vom 20. Dezember 2016; veröffentlicht im Bundesgesetzblatt 2016 Teil I Nr. 63, S. 3048
6. soweit Bedenken bezüglich einzelner Aspekte der Wirksamkeit des Arzneimittels bestehen, die erst nach seinem Inverkehrbringen beseitigt werden können, ~~Wirksamkeitsprüfungen~~ nach der Zulassung durchzuführen, die den Vorgaben in Artikel 21a Satz 1 Buchstabe f der Richtlinie 2001/83/EG entsprechen.	6. soweit Bedenken bezüglich einzelner Aspekte der Wirksamkeit des Arzneimittels bestehen, die erst nach seinem Inverkehrbringen beseitigt werden können, Wirksamkeitsstudien nach der Zulassung durchzuführen, die den Vorgaben in Artikel 21a Satz 1 Buchstabe f der Richtlinie 2001/83/EG entsprechen.
(3b) [1]Die zuständige Bundesoberbehörde kann bei Arzneimitteln, die zur Anwendung bei Menschen bestimmt sind, nach Erteilung der Zulassung ferner durch Auflagen anordnen, [...]	(3b) [1]Die zuständige Bundesoberbehörde kann bei Arzneimitteln, die zur Anwendung bei Menschen bestimmt sind, nach Erteilung der Zulassung ferner durch Auflagen anordnen, [...]
2. ~~Unbedenklichkeitsprüfungen~~ durchzuführen, wenn dies im Interesse der Arzneimittelsicherheit erforderlich ist,	2. Unbedenklichkeitsstudien durchzuführen, wenn dies im Interesse der Arzneimittelsicherheit erforderlich ist,
3. eine ~~Wirksamkeitsprüfung~~ durchzuführen, wenn Erkenntnisse über die Krankheit oder die klinische Methodik darauf hindeuten, dass frühere Bewertungen der Wirksamkeit erheblich korrigiert werden müssen; die Verpflichtung, diese ~~Wirksamkeitsprüfung~~ nach der Zulassung durchzuführen, muss den Vorgaben nach Artikel 22a Absatz 1 Buchstabe b Satz 2 der Richtlinie 2001/83/EG entsprechen.	3. eine Wirksamkeitsstudie durchzuführen, wenn Erkenntnisse über die Krankheit oder die klinische Methodik darauf hindeuten, dass frühere Bewertungen der Wirksamkeit erheblich korrigiert werden müssen; die Verpflichtung, diese Wirksamkeitsstudie nach der Zulassung durchzuführen, muss den Vorgaben nach Artikel 22a Absatz 1 Buchstabe b Satz 2 der Richtlinie 2001/83/EG entsprechen.
[2]Liegen die Voraussetzungen für eine Auflage nach Satz 1 Nummer 2 für mehr als ein Arzneimittel vor und sind dies Arzneimittel, die in mehreren Mitgliedstaaten zugelassen sind, empfiehlt die zuständige Bundesoberbehörde nach Befassung des Ausschusses für Risikobewertung im Bereich der Pharmakovigilanz nach Artikel 56 Absatz 1 Doppelbuchstabe aa der Verordnung (EG) Nr. 726/2004 den betroffenen Inhabern der Zulassung, eine gemeinsame ~~Unbedenklichkeitsprüfung~~ nach der Zulassung durchzuführen.	[2]Liegen die Voraussetzungen für eine Auflage nach Satz 1 Nummer 2 für mehr als ein Arzneimittel vor und sind dies Arzneimittel, die in mehreren Mitgliedstaaten zugelassen sind, empfiehlt die zuständige Bundesoberbehörde nach Befassung des Ausschusses für Risikobewertung im Bereich der Pharmakovigilanz nach Artikel 56 Absatz 1 Doppelbuchstabe aa der Verordnung (EG) Nr. 726/2004 den betroffenen Inhabern der Zulassung, eine gemeinsame Unbedenklichkeitsstudie nach der Zulassung durchzuführen.
§ 33 Gebühren und Auslagen	**§ 33 Gebühren und Auslagen**
(1) Die zuständige Bundesoberbehörde erhebt für die Entscheidungen über die Zulassung, über die Genehmigung von Gewebezubereitungen, über die Genehmigung von Arzneimitteln für neuartige Therapien, über die Freigabe von Chargen, für die Bearbeitung von Anträgen, für die Tätigkeit im Rahmen der Sammlung und Bewertung von Arzneimittelrisiken, für das Widerspruchsverfahren gegen einen auf Grund dieses Gesetzes erlassenen Verwaltungsakt oder gegen die auf Grund einer Rechtsverordnung nach Absatz 2 Satz 1 oder § 39 Absatz 3 Satz 1 oder § 39d Absatz 9 erfolgte Fest-	(1) Die zuständige Bundesoberbehörde erhebt für die Entscheidungen über die Zulassung, über die Genehmigung von Gewebezubereitungen, über die Genehmigung von Arzneimitteln für neuartige Therapien, über die Freigabe von Chargen, für die Bearbeitung von Anträgen, für die Tätigkeit im Rahmen der Sammlung und Bewertung von Arzneimittelrisiken, für das Widerspruchsverfahren gegen einen auf Grund dieses Gesetzes oder nach der Verordnung (EG) Nr. 1234/2008 oder der Verordnung (EU) Nr. 536/2014 erlassenen Verwaltungsakt oder gegen die auf Grund einer Rechtsverordnung nach Absatz 2 Satz 1 oder §

Bisheriger Stand	Viertes Gesetz zur Änderung arzneimittelrechtlicher und anderer Vorschriften vom 20. Dezember 2016; veröffentlicht im Bundesgesetzblatt 2016 Teil I Nr. 63, S. 3048
setzung von Gebühren und Auslagen sowie für andere individuell zurechenbare öffentliche Leistungen einschließlich selbständiger Beratungen und selbständiger Auskünfte, soweit es sich nicht um mündliche und einfache schriftliche Auskünfte im Sinne des § 7 Nummer 1 des Bundesgebührengesetzes handelt, nach diesem Gesetz ~~und~~ nach der Verordnung (EG) Nr. 1234/2008 Gebühren und Auslagen.	39 Absatz 3 Satz 1 oder § 39d Absatz 9 erfolgte Festsetzung von Gebühren und Auslagen sowie für andere individuell zurechenbare öffentliche Leistungen einschließlich selbständiger Beratungen und selbständiger Auskünfte, soweit es sich nicht um mündliche und einfache schriftliche Auskünfte im Sinne des § 7 Nummer 1 des Bundesgebührengesetzes handelt, nach diesem Gesetz, nach der Verordnung (EG) Nr. 1234/2008 und nach der Verordnung (EU) Nr. 536/2014 Gebühren und Auslagen. **§ 40 Verfahren zur Genehmigung einer klinischen Prüfung** (1) Mit der klinischen Prüfung von Arzneimitteln bei Menschen darf nur begonnen werden, wenn die zuständige Bundesoberbehörde die klinische Prüfung nach Artikel 8 der Verordnung (EU) Nr. 536/2014 genehmigt hat. (2) [1]Der nach Artikel 5 Absatz 1 der Verordnung (EU) Nr. 536/2014 zu stellende Antrag auf Genehmigung einer klinischen Prüfung ist über das EUPortal in deutscher oder englischer Sprache einzureichen. [2]Die Unterlagen, die für die betroffene Person oder deren gesetzlichen Vertreter bestimmt sind, sind in deutscher Sprache einzureichen. (3) [1]Der Antrag wird nach Artikel 5 Absatz 3 der Verordnung (EU) Nr. 536/2014 durch die zuständige Bundesoberbehörde validiert. [2]Die nach dem Geschäftsverteilungsplan nach § 41b Absatz 2 zuständige Ethik-Kommission nimmt zu den Antragsunterlagen hinsichtlich der Voraussetzungen nach Artikel 6 Absatz 1 Buchstabe a, b und e der Verordnung (EU) Nr. 536/2014 sowie nach § 40a Satz 1 Nummer 4 und § 40b Absatz 4 Satz 3 Stellung. [3]Für die Stellungnahme gilt die in der Verfahrensordnung nach § 41b Absatz 1 festgelegte Frist. [4]§ 41 Absatz 3 Satz 1 gilt entsprechend. [5]Bei der Validierung des Antrags hinsichtlich der Voraussetzungen nach Artikel 7 der Verordnung (EU) Nr. 536/2014, auch in Verbindung mit Artikel 11 der Verordnung (EU) Nr. 536/2014, sowie nach § 40a Satz 1 Nummer 2, 3 und 5, Satz 2 und 3 und § 40b Absatz 2, 3 Satz 1, Absatz 4 Satz 1 und 9, Absatz 5 und 6 ist die Bundesoberbehörde an die Bewertung der nach dem Geschäftsverteilungsplan nach § 41b Absatz 2 zuständigen Ethik-Kommission gebunden. (4) [1]Die zuständige Bundesoberbehörde nimmt die Aufgaben nach Artikel 6 der Verordnung (EU) Nr. 536/2014, auch in Verbindung mit Artikel 11 der Verordnung (EU) Nr. 536/2014, wahr und prüft die

Bisheriger Stand	Viertes Gesetz zur Änderung arzneimittelrechtlicher und anderer Vorschriften vom 20. Dezember 2016; veröffentlicht im Bundesgesetzblatt 2016 Teil I Nr. 63, S. 3048
	Voraussetzungen des § 40a Satz 1 Nummer 1 und 4 und des § 40b Absatz 4 Satz 3 hinsichtlich der Nutzen-Risiko-Bewertung nach Artikel 6 Absatz 1 Buchstabe b der Verordnung (EU) Nr. 536/2014. [2]Die nach dem Geschäftsverteilungsplan nach § 41b Absatz 2 zuständige Ethik-Kommission nimmt zu den Voraussetzungen nach Artikel 6 Absatz 1 Buchstabe a, b und e der Verordnung (EU) Nr. 536/2014 sowie nach § 40a Satz 1 Nummer 4 und § 40b Absatz 4 Satz 3 hinsichtlich der Nutzen-Risiko-Bewertung nach Artikel 6 Absatz 1 Buchstabe b der Verordnung (EU) Nr. 536/2014 Stellung. [3]Für die Stellungnahme gilt die in der Verfahrensordnung nach § 41b Absatz 1 festgelegte Frist. (5) Die nach dem Geschäftsverteilungsplan nach § 41b Absatz 2 zuständige Ethik-Kommission nimmt die Aufgaben nach Artikel 7 der Verordnung (EU) Nr. 536/2014, auch in Verbindung mit Artikel 11 der Verordnung (EU) Nr. 536/2014, wahr und prüft die Voraussetzungen des § 40a Satz 1 Nummer 2, 3 und 5, Satz 2 und 3 und des § 40b Absatz 2, 3 Satz 1, Absatz 4 Satz 1, Satz 3 hinsichtlich der Festlegung der Einwilligung, Satz 4 bis 9, Absatz 5 und 6. § 41 Absatz 2 gilt entsprechend. (6) [1]Die zuständige Bundesoberbehörde erhebt eine Gesamtgebühr im Sinne der Artikel 86 und 87 der Verordnung (EU) Nr. 536/2014. [2]Die zuständige Ethik-Kommission erhebt eine Gebühr für die Bearbeitung eines Antrags nach Maßgabe der Rechtsverordnung nach § 41b Absatz 1 und teilt diese der zuständigen Bundesoberbehörde mit. [3]Diese Gebühr ist in den Gebührenbescheid über die Gesamtgebühr nach Satz 1 aufzunehmen. (7) [1]Bei Prüfpräparaten, die aus einem gentechnisch veränderten Organismus oder einer Kombination von gentechnisch veränderten Organismen bestehen oder solche enthalten, sind zusätzlich zu dem nach Absatz 2 einzureichenden Antrag bei der zuständigen Bundesoberbehörde folgende Unterlagen gemäß den Anhängen II und III zur Richtlinie 2001/18/EG des Europäischen Parlaments und des Rates vom 12. März 2001 über die absichtliche Freisetzung genetisch veränderter Organismen in die Umwelt und zur Aufhebung der Richtlinie 90/220/EWG des Rates (ABl. L 106 vom 17.4.2001, S. 1), die zuletzt durch die Richtlinie (EU) 2015/412 (ABl. L 68 vom 13.3.2015, S. 1) geändert worden ist, einzureichen: 1. eine Darlegung und Bewertung der Risiken für die Gesundheit nicht betroffener Personen und die Umwelt sowie eine Darlegung der vorgesehenen Vorkehrun-

Bisheriger Stand	Viertes Gesetz zur Änderung arzneimittelrechtlicher und anderer Vorschriften vom 20. Dezember 2016; veröffentlicht im Bundesgesetzblatt 2016 Teil I Nr. 63, S. 3048
	gen,
	2. Informationen über den gentechnisch veränderten Organismus, über die Bedingungen der klinischen Prüfung und über die den gentechnisch veränderten Organismus möglicherweise aufnehmende Umwelt sowie Informationen über die Wechselwirkungen zwischen dem gentechnisch veränderten Organismus und der Umwelt,
	3. einen Beobachtungsplan zur Ermittlung der Auswirkungen auf die Gesundheit nicht betroffener Personen und die Umwelt sowie eine Beschreibung der geplanten Überwachungsmaßnahmen und Angaben über entstehende Reststoffe und ihre Behandlung sowie über Notfallpläne.
	[2]Der Sponsor kann insoweit auch auf Unterlagen Bezug nehmen, die ein Dritter in einem vorangegangenen Verfahren vorgelegt hat, sofern es sich nicht um vertrauliche Angaben handelt. [3]Die zuständige Bundesoberbehörde stellt das Benehmen mit dem Bundesamt für Verbraucherschutz und Lebensmittelsicherheit her. [4]Die Genehmigung der klinischen Prüfung durch die zuständige Bundesoberbehörde umfasst die Genehmigung der Freisetzung dieser gentechnisch veränderten Organismen im Rahmen der klinischen Prüfung.
	(8) [1]Die zuständige Bundesoberbehörde übermittelt die Entscheidung nach Artikel 8 Absatz 1 Unterabsatz 1 der Verordnung (EU) Nr. 536/2014 über das EU-Portal an den Sponsor. [2]Sie ist dabei an den Bewertungsbericht der Ethik-Kommission nach Absatz 5 gebunden. [3]Weicht die Bundesoberbehörde von der Stellungnahme der Ethik-Kommission nach Absatz 4 Satz 2 ab, so bezeichnet sie die zuständige Ethik-Kommission, gibt das Ergebnis der Stellungnahme der Ethik-Kommission wieder und begründet ihr Abweichen von dieser Stellungnahme. [4]In der Begründung kann auf in englischer Sprache abgefasste Bewertungsberichte Bezug genommen werden. [5]Die zuständige Bundesoberbehörde übermittelt die Entscheidung nach Artikel 8 Absatz 2 Unterabsatz 3 der Verordnung (EU) Nr. 536/2014.
~~§ 40 Allgemeine Voraussetzungen der klinischen Prüfung~~	**§ 40a Allgemeine Voraussetzungen für die klinische Prüfung**
~~(1) [1]Der Sponsor, der Prüfer und alle weiteren an der klinischen Prüfung beteiligten Personen haben bei der Durchführung der klinischen Prüfung eines Arzneimittels bei Menschen die Anforderungen der guten klinischen Praxis nach Maßgabe des Artikels~~	[1]Über die Voraussetzungen nach der Verordnung (EU) Nr. 536/2014 hinaus darf eine klinische Prüfung bei Menschen nur durchgeführt werden, solange 1. ein Sponsor oder ein Vertreter des Sponsors bei

11.01.2017 © by BPI e.V. ohne Gewähr-yk

Bisheriger Stand	Viertes Gesetz zur Änderung arzneimittelrechtlicher und anderer Vorschriften vom 20. Dezember 2016; veröffentlicht im Bundesgesetzblatt 2016 Teil I Nr. 63, S. 3048

~~1 Abs. 3 der Richtlinie 2001/20/EG einzuhalten. [2]Die klinische Prüfung eines Arzneimittels bei Menschen darf vom Sponsor nur begonnen werden, wenn die zuständige Ethik-Kommission diese nach Maßgabe des § 42 Abs. 1 zustimmend bewertet und die zuständige Bundesoberbehörde diese nach Maßgabe des § 42 Abs. 2 genehmigt hat. [3]Die klinische Prüfung eines Arzneimittels darf bei Menschen nur durchgeführt werden, wenn und solange~~

~~1. ein Sponsor oder ein Vertreter des Sponsors vorhanden ist, der seinen Sitz in einem Mitgliedstaat der Europäischen Union oder in einem anderen Vertragsstaat des Abkommens über den Europäischen Wirtschaftsraum hat,~~

~~2. die vorhersehbaren Risiken und Nachteile gegenüber dem Nutzen für die Person, bei der sie durchgeführt werden soll (betroffene Person), und der voraussichtlichen Bedeutung des Arzneimittels für die Heilkunde ärztlich vertretbar sind,~~

~~2a. nach dem Stand der Wissenschaft im Verhältnis zum Zweck der klinischen Prüfung eines Arzneimittels, das aus einem gentechnisch veränderten Organismus oder einer Kombination von gentechnisch veränderten Organismen besteht oder solche enthält, unvertretbare schädliche Auswirkungen auf~~

~~a) die Gesundheit Dritter und~~

~~b) die Umwelt~~

~~nicht zu erwarten sind,~~

~~3. die betroffene Person~~

~~a) volljährig und in der Lage ist, Wesen, Bedeutung und Tragweite der klinischen Prüfung zu erkennen und ihren Willen hiernach auszurichten,~~

~~b) nach Absatz 2 Satz 1 aufgeklärt worden ist und schriftlich eingewilligt hat, soweit in Absatz 4 oder in § 41 nichts Abweichendes bestimmt ist und~~

~~c) nach Absatz 2a Satz 1 und 2 informiert worden ist und schriftlich eingewilligt hat; die Einwilligung muss sich ausdrücklich auch auf die Erhebung und Verarbeitung von Angaben über die Gesundheit beziehen,~~

~~4. die betroffene Person nicht auf gerichtliche oder behördliche Anordnung in einer Anstalt unterge-~~

rein nationalen sowie bei national und in Drittstaaten durchgeführten klinischen Prüfungen vorhanden ist, der seinen Sitz in einem Mitgliedstaat der Europäischen Union oder in einem anderen Vertragsstaat des Abkommens über den Europäischen Wirtschaftsraum hat,

2. die Person, bei der die klinische Prüfung durchgeführt werden soll (betroffene Person) nicht auf gerichtliche oder behördliche Anordnung in einer Anstalt untergebracht ist,

3. für den Fall, dass bei der Durchführung der klinischen Prüfung ein Mensch getötet oder der Körper oder die Gesundheit eines Menschen verletzt wird, eine Versicherung, die auch Leistungen gewährt, wenn kein anderer für den Schaden haftet, nach folgenden Maßgaben besteht:

a) die Versicherung muss zugunsten der von der klinischen Prüfung betroffenen Person bei einem in einem Mitgliedstaat der Europäischen Union oder einem anderen Vertragsstaat des Abkommens über den Europäischen Wirtschaftsraum zum Geschäftsbetrieb zugelassenen Versicherer genommen werden,

b) der Umfang der Versicherung muss in einem angemessenen Verhältnis zu den mit einer klinischen Prüfung verbundenen Risiken stehen und auf der Grundlage der Risikoabschätzung so festgelegt werden, dass für jeden Fall des Todes oder der fortdauernden Erwerbsunfähigkeit einer von der klinischen Prüfung betroffenen Person mindestens 500 000 Euro zur Verfügung stehen,

4. nach dem Stand der Wissenschaft im Verhältnis zum Zweck der klinischen Prüfung eines Arzneimittels, das aus einem gentechnisch veränderten Organismus oder einer Kombination von gentechnisch veränderten Organismen besteht oder solche enthält, unvertretbare schädliche Auswirkungen nicht zu erwarten sind auf

a) die Gesundheit Dritter und

b) die Umwelt,

5. sie in einer nach Artikel 50 in Verbindung mit Anhang I Nummer 67 der Verordnung (EU) Nr. 536/2014 geeigneten Einrichtung stattfindet.

[2]Bei xenogenen Arzneimitteln müssen die Anforderungen nach Satz 1 Nummer 3 im Hinblick auf eine Versicherung von Drittrisiken erfüllt sein. [3]Einer Versiche-

Bisheriger Stand	Viertes Gesetz zur Änderung arzneimittelrechtlicher und anderer Vorschriften vom 20. Dezember 2016; veröffentlicht im Bundesgesetzblatt 2016 Teil I Nr. 63, S. 3048

~~bracht ist,~~

~~5. sie in einer geeigneten Einrichtung von einem angemessen qualifizierten Prüfer verantwortlich durchgeführt wird und die Prüfung von einem Prüfer mit mindestens zweijähriger Erfahrung in der klinischen Prüfung von Arzneimitteln geleitet wird,~~

~~6. eine dem jeweiligen Stand der wissenschaftlichen Erkenntnisse entsprechende pharmakologischtoxikologische Prüfung des Arzneimittels durchgeführt worden ist,~~

~~7. jeder Prüfer durch einen für die pharmakologisch-toxikologische Prüfung verantwortlichen Wissenschaftler über deren Ergebnisse und die voraussichtlich mit der klinischen Prüfung verbundenen Risiken informiert worden ist,~~

~~8. für den Fall, dass bei der Durchführung der klinischen Prüfung ein Mensch getötet oder der Körper oder die Gesundheit eines Menschen verletzt wird, eine Versicherung nach Maßgabe des Absatzes 3 besteht, die auch Leistungen gewährt, wenn kein anderer für den Schaden haftet, und~~

~~9. für die medizinische Versorgung der betroffenen Person ein Arzt oder bei zahnmedizinischer Behandlung ein Zahnarzt verantwortlich ist.~~

~~[4]Kann die betroffene Person nicht schreiben, so kann in Ausnahmefällen statt der in Satz 3 Nummer 3 Buchstabe b und c geforderten schriftlichen Einwilligung eine mündliche Einwilligung in Anwesenheit von mindestens einem Zeugen, der auch bei der Information der betroffenen Person einbezogen war, erteilt werden. [5]Der Zeuge darf keine bei der Prüfstelle beschäftigte Person und kein Mitglied der Prüfgruppe sein. [6]Die mündlich erteilte Einwilligung ist schriftlich zu dokumentieren, zu datieren und von dem Zeugen zu unterschreiben.~~

~~(1a) [1]Der Prüfer bestimmt angemessen qualifizierte Mitglieder der Prüfgruppe. [2]Er hat sie anzuleiten und zu überwachen sowie ihnen die für ihre Tätigkeit im Rahmen der Durchführung der klinischen Prüfung erforderlichen Informationen, insbesondere den Prüfplan und die Prüferinformation, zur Verfügung zu stellen. [3]Der Prüfer hat mindestens einen Stellvertreter mit vergleichbarer Qualifikation zu benennen.~~

rung nach Satz 1 Nummer 3 bedarf es nicht bei einer minimalinterventionellen klinischen Prüfung nach Artikel 2 Absatz 2 Nummer 3 der Verordnung (EU) Nr. 536/2014, soweit eine anderweitige Versicherung für Prüfer und Sponsor besteht. [4]Soweit aus der Versicherung nach Satz 1 Nummer 3 geleistet wird, erlischt ein Anspruch auf Schadensersatz.

Bisheriger Stand	Viertes Gesetz zur Änderung arzneimittelrechtlicher und anderer Vorschriften vom 20. Dezember 2016; veröffentlicht im Bundesgesetzblatt 2016 Teil I Nr. 63, S. 3048
~~(1b) Einer Versicherung nach Absatz 1 Satz 3 Nummer 8 bedarf es nicht bei klinischen Prüfungen mit zugelassenen Arzneimitteln, wenn die Anwendung gemäß den in der Zulassung festgelegten Angaben erfolgt und Risiken und Belastungen durch zusätzliche Untersuchungen oder durch den Therapievergleich gering sind und soweit eine anderweitige Versicherung für Prüfer und Sponsor besteht.~~	
~~(2) [1]Die betroffene Person ist durch einen Prüfer, der Arzt oder, bei zahnmedizinischer Prüfung, Zahnarzt ist, oder durch ein Mitglied der Prüfgruppe, das Arzt oder, bei zahnmedizinischer Prüfung, Zahnarzt ist, über Wesen, Bedeutung, Risiken und Tragweite der klinischen Prüfung sowie über ihr Recht aufzuklären, die Teilnahme an der klinischen Prüfung jederzeit zu beenden; ihr ist eine allgemein verständliche Aufklärungsunterlage auszuhändigen. [2]Der betroffenen Person ist ferner Gelegenheit zu einem Beratungsgespräch mit einem Prüfer oder einem Mitglied der Prüfgruppe, das Arzt oder, bei zahnmedizinischer Prüfung, Zahnarzt ist, über die sonstigen Bedingungen der Durchführung der klinischen Prüfung zu geben. [3]Eine nach Absatz 1 Satz 3 Nummer 3 Buchstabe b erklärte Einwilligung in die Teilnahme an einer klinischen Prüfung kann jederzeit gegenüber dem Prüfer oder einem Mitglied der Prüfgruppe schriftlich oder mündlich widerrufen werden, ohne dass der betroffenen Person dadurch Nachteile entstehen dürfen.~~	
~~(2a) [1]Die betroffene Person ist über Zweck und Umfang der Erhebung und Verwendung personenbezogener Daten, insbesondere von Gesundheitsdaten zu informieren. [2]Sie ist insbesondere darüber zu informieren, dass 1. die erhobenen Daten soweit erforderlich~~	
~~a) zur Einsichtnahme durch die Überwachungsbehörde oder Beauftragte des Sponsors zur Überprüfung der ordnungsgemäßen Durchführung der klinischen Prüfung bereitgehalten werden,~~	
~~b) pseudonymisiert an den Sponsor oder eine von diesem beauftragte Stelle zum Zwecke der wissenschaftlichen Auswertung weitergegeben werden,~~	
~~c) im Falle eines Antrags auf Zulassung pseudonymisiert an den Antragsteller und die für die Zulassung zuständige Behörde weitergegeben werden,~~	

Bisheriger Stand	Viertes Gesetz zur Änderung arzneimittelrechtlicher und anderer Vorschriften vom 20. Dezember 2016; veröffentlicht im Bundesgesetzblatt 2016 Teil I Nr. 63, S. 3048
~~d) im Falle unerwünschter Ereignisse des zu prüfenden Arzneimittels pseudonymisiert an den Sponsor und die zuständige Bundesoberbehörde sowie von dieser an die Europäische Datenbank weitergegeben werden,~~ ~~2. die Einwilligung nach Absatz 1 Satz 3 Nr. 3 Buchstabe c unwiderruflich ist,~~ ~~3. im Falle eines Widerrufs der nach Absatz 1 Satz 3 Nr. 3 Buchstabe b erklärten Einwilligung die gespeicherten Daten weiterhin verwendet werden dürfen, soweit dies erforderlich ist, um~~ ~~a) Wirkungen des zu prüfenden Arzneimittels festzustellen,~~ ~~b) sicherzustellen, dass schutzwürdige Interessen der betroffenen Person nicht beeinträchtigt werden,~~ ~~c) der Pflicht zur Vorlage vollständiger Zulassungsunterlagen zu genügen,~~ ~~4. die Daten bei den genannten Stellen für die auf Grund des § 42 Abs. 3 bestimmten Fristen gespeichert werden.~~ ~~[3]Im Falle eines Widerrufs der nach Absatz 1 Satz 3 Nr. 3 Buchstabe b erklärten Einwilligung haben die verantwortlichen Stellen unverzüglich zu prüfen, inwieweit die gespeicherten Daten für die in Satz 2 Nr. 3 genannten Zwecke noch erforderlich sein können. [4]Nicht mehr benötigte Daten sind unverzüglich zu löschen. [5]Im Übrigen sind die erhobenen personenbezogenen Daten nach Ablauf der auf Grund des § 42 Abs. 3 bestimmten Fristen zu löschen, soweit nicht gesetzliche, satzungsmäßige oder vertragliche Aufbewahrungsfristen entgegenstehen.~~ ~~(3) [1]Die Versicherung nach Absatz 1 Satz 3 Nr. 8 muss zugunsten der von der klinischen Prüfung betroffenen Personen bei einem in einem Mitgliedstaat der Europäischen Union oder einem anderen Vertragsstaat des Abkommens über den Europäischen Wirtschaftsraum zum Geschäftsbetrieb zugelassenen Versicherer genommen werden. [2]Ihr Umfang muss in einem angemessenen Verhältnis zu den mit der klinischen Prüfung verbundenen Risiken stehen und auf der Grundlage der Risikoabschätzung so festgelegt werden, dass für jeden Fall des Todes oder der dauernden Erwerbsunfähigkeit einer von der klinischen Prüfung betroffenen Per-~~	

Bisheriger Stand	Viertes Gesetz zur Änderung arzneimittelrechtlicher und anderer Vorschriften vom 20. Dezember 2016; veröffentlicht im Bundesgesetzblatt 2016 Teil I Nr. 63, S. 3048
~~son mindestens 500 000 Euro zur Verfügung stehen. [3]Soweit aus der Versicherung geleistet wird, erlischt ein Anspruch auf Schadensersatz.~~ ~~(4) [1]Auf eine klinische Prüfung bei Minderjährigen finden die Absätze 1 bis 3 mit folgender Maßgabe Anwendung:~~ ~~1. Das Arzneimittel muss zum Erkennen oder zum Verhüten von Krankheiten bei Minderjährigen bestimmt und die Anwendung des Arzneimittels nach den Erkenntnissen der medizinischen Wissenschaft angezeigt sein, um bei dem Minderjährigen Krankheiten zu erkennen oder ihn vor Krankheiten zu schützen. [2]Angezeigt ist das Arzneimittel, wenn seine Anwendung bei dem Minderjährigen medizinisch indiziert ist.~~ ~~2. [3]Die klinische Prüfung an Erwachsenen oder andere Forschungsmethoden dürfen nach den Erkenntnissen der medizinischen Wissenschaft keine ausreichenden Prüfergebnisse erwarten lassen.~~ ~~3. [4]Die Einwilligung wird durch den gesetzlichen Vertreter abgegeben, nachdem er entsprechend Absatz 2 aufgeklärt worden ist. [5]Sie muss dem mutmaßlichen Willen des Minderjährigen entsprechen, soweit ein solcher feststellbar ist. [6]Der Minderjährige ist vor Beginn der klinischen Prüfung von einem im Umgang mit Minderjährigen erfahrenen Prüfer, der Arzt oder, bei zahnmedizinischer Prüfung, Zahnarzt ist, oder einem entsprechend erfahrenen Mitglied der Prüfgruppe, das Arzt oder, bei zahnmedizinischer Prüfung, Zahnarzt ist, über die Prüfung, die Risiken und den Nutzen aufzuklären, soweit dies im Hinblick auf sein Alter und seine geistige Reife möglich ist; erklärt der Minderjährige, nicht an der klinischen Prüfung teilnehmen zu wollen, oder bringt er dies in sonstiger Weise zum Ausdruck, so ist dies zu beachten. [7]Ist der Minderjährige in der Lage, Wesen, Bedeutung und Tragweite der klinischen Prüfung zu erkennen und seinen Willen hiernach auszurichten, so ist auch seine Einwilligung erforderlich. [8]Eine Gelegenheit zu einem Beratungsgespräch nach Absatz 2 Satz 2 ist neben dem gesetzlichen Vertreter auch dem Minderjährigen zu eröffnen.~~ ~~4. [9]Die klinische Prüfung darf nur durchgeführt werden, wenn sie für die betroffene Person mit möglichst wenig Belastungen und anderen vorhersehbaren Risiken verbunden ist; sowohl der Belastungsgrad als auch die Risikoschwelle müssen im~~	

Bisheriger Stand	Viertes Gesetz zur Änderung arzneimittelrechtlicher und anderer Vorschriften vom 20. Dezember 2016; veröffentlicht im Bundesgesetzblatt 2016 Teil I Nr. 63, S. 3048
~~Prüfplan eigens definiert und vom Prüfer ständig überprüft werden.~~	
~~5. [10]Vorteile mit Ausnahme einer angemessenen Entschädigung dürfen nicht gewährt werden.~~	
~~(5) [1]Der betroffenen Person, ihrem gesetzlichen Vertreter oder einem von ihr Bevollmächtigten steht eine zuständige Kontaktstelle zur Verfügung, bei der Informationen über alle Umstände, denen eine Bedeutung für die Durchführung einer klinischen Prüfung beizumessen ist, eingeholt werden können. [2]Die Kontaktstelle ist bei der jeweils zuständigen Bundesoberbehörde einzurichten.~~	
~~§ 41 Besondere Voraussetzungen der klinischen Prüfung~~	**§ 40b Besondere Voraussetzungen für die klinische Prüfung**
~~(1) [1]Auf eine klinische Prüfung bei einer volljährigen Person, die an einer Krankheit leidet, zu deren Behandlung das zu prüfende Arzneimittel angewendet werden soll, findet § 40 Abs. 1 bis 3 mit folgender Maßgabe Anwendung:~~	(1) Ergänzend zu Artikel 29 der Verordnung (EU) Nr. 536/2014 gelten für die Einwilligung der betroffenen Person oder, falls diese nicht in der Lage ist, eine Einwilligung nach Aufklärung zu erteilen, ihres gesetzlichen Vertreters die Vorgaben nach den Absätzen 2 bis 5.
~~1. Die Anwendung des zu prüfenden Arzneimittels muss nach den Erkenntnissen der medizinischen Wissenschaft angezeigt sein, um das Leben dieser Person zu retten, ihre Gesundheit wiederherzustellen oder ihr Leiden zu erleichtern, oder~~ ~~2. sie muss für die Gruppe der Patienten, die an der gleichen Krankheit leiden wie diese Person, mit einem direkten Nutzen verbunden sein.~~	(2) Die betroffene Person oder, falls diese nicht in der Lage ist, eine Einwilligung nach Aufklärung zu erteilen, ihr gesetzlicher Vertreter ist durch einen Prüfer, der Arzt oder, bei einer zahnmedizinischen Prüfung, Zahnarzt ist, oder durch ein Mitglied des Prüfungsteams, das Arzt oder, bei einer zahnmedizinischen Prüfung, Zahnarzt ist, im Rahmen des Gesprächs nach Artikel 29 Absatz 2 Buchstabe c der Verordnung (EU) Nr. 536/2014 aufzuklären.
~~[2]Kann die Einwilligung wegen einer Notfallsituation nicht eingeholt werden, so darf eine Behandlung, die ohne Aufschub erforderlich ist, um das Leben der betroffenen Person zu retten, ihre Gesundheit wiederherzustellen oder ihr Leiden zu erleichtern, umgehend erfolgen. [3]Die Einwilligung zur weiteren Teilnahme ist einzuholen, sobald dies möglich und zumutbar ist.~~ ~~(2) [1]Auf eine klinische Prüfung bei einem Minderjährigen, der an einer Krankheit leidet, zu deren Behandlung das zu prüfende Arzneimittel angewendet werden soll, findet § 40 Abs. 1 bis 4 mit folgender Maßgabe Anwendung:~~ ~~1. Die Anwendung des zu prüfenden Arzneimittels muss nach den Erkenntnissen der medizinischen Wissenschaft angezeigt sein, um das Leben der betroffenen Person zu retten, ihre Gesundheit wie-~~	(3) [1]Eine klinische Prüfung darf bei einem Minderjährigen, der in der Lage ist, das Wesen, die Bedeutung und die Tragweite der klinischen Prüfung zu erkennen und seinen Willen hiernach auszurichten, nur durchgeführt werden, wenn auch seine schriftliche Einwilligung nach Aufklärung gemäß Artikel 29 der Verordnung (EU) Nr. 536/2014 zusätzlich zu der schriftlichen Einwilligung, die sein gesetzlicher Vertreter nach Aufklärung erteilt hat, vorliegt. [2]Erklärt ein Minderjähriger, der nicht in der Lage ist, Wesen, Bedeutung und Tragweite der klinischen Prüfung zu erkennen und seinen Willen hiernach auszurichten, nicht an der klinischen Prüfung teilnehmen zu wollen, oder bringt er dies in sonstiger Weise zum Ausdruck, so gilt dies als ausdrücklicher Wunsch im Sinne des Artikels 31 Absatz 1 Buchstabe c der Verordnung (EU) Nr. 536/2014.

Bisheriger Stand	Viertes Gesetz zur Änderung arzneimittelrechtlicher und anderer Vorschriften vom 20. Dezember 2016; veröffentlicht im Bundesgesetzblatt 2016 Teil I Nr. 63, S. 3048
~~derherzustellen oder ihr Leiden zu erleichtern, oder~~ ~~2.~~ ~~a) die klinische Prüfung muss für die Gruppe der Patienten, die an der gleichen Krankheit leiden wie die betroffene Person, mit einem direkten Nutzen verbunden sein,~~ ~~b) die Forschung muss für die Bestätigung von Daten, die bei klinischen Prüfungen an anderen Personen oder mittels anderer Forschungsmethoden gewonnen wurden, unbedingt erforderlich sein,~~ ~~c) die Forschung muss sich auf einen klinischen Zustand beziehen, unter dem der betroffene Minderjährige leidet und~~ ~~d) die Forschung darf für die betroffene Person nur mit einem minimalen Risiko und einer minimalen Belastung verbunden sein; die Forschung weist nur ein minimales Risiko auf, wenn nach Art und Umfang der Intervention zu erwarten ist, dass sie allenfalls zu einer sehr geringfügigen und vorübergehenden Beeinträchtigung der Gesundheit der betroffenen Person führen wird; sie weist eine minimale Belastung auf, wenn zu erwarten ist, dass die Unannehmlichkeiten für die betroffene Person allenfalls vorübergehend auftreten und sehr geringfügig sein werden.~~ ~~[2]Satz 1 Nr. 2 gilt nicht für Minderjährige, für die nach Erreichen der Volljährigkeit Absatz 3 Anwendung finden würde.~~ ~~(3) [1]Auf eine klinische Prüfung bei einer volljährigen Person, die nicht in der Lage ist, Wesen, Bedeutung und Tragweite der klinischen Prüfung zu erkennen und ihren Willen hiernach auszurichten und die an einer Krankheit leidet, zu deren Behandlung das zu prüfende Arzneimittel angewendet werden soll, findet § 40 Abs. 1 bis 3 mit folgender Maßgabe Anwendung:~~ ~~1. Die Anwendung des zu prüfenden Arzneimittels muss nach den Erkenntnissen der medizinischen Wissenschaft angezeigt sein, um das Leben der betroffenen Person zu retten, ihre Gesundheit wiederherzustellen oder ihr Leiden zu erleichtern; außerdem müssen sich derartige Forschungen unmittelbar auf einen lebensbedrohlichen oder sehr geschwächten klinischen Zustand beziehen, in dem sich die betroffene Person befindet, und die klinische Prüfung muss für die betroffene Person mit~~	(4) [1]Eine klinische Prüfung mit einer Person, die nicht in der Lage ist, Wesen, Bedeutung und Tragweite der klinischen Prüfung zu erkennen und ihren Willen hiernach auszurichten, darf nur durchgeführt werden, wenn 1. die Voraussetzungen des Artikels 31 Absatz 1 der Verordnung (EU) Nr. 536/2014 und 2. die Voraussetzungen des Artikels 31 Absatz 3 der Verordnung (EU) Nr. 536/2014 vorliegen. [2]Erklärt eine Person, die nicht in der Lage ist, Wesen, Bedeutung und Tragweite der klinischen Prüfung zu erkennen und ihren Willen hiernach auszurichten, nicht an der klinischen Prüfung teilnehmen zu wollen, oder bringt sie dies in sonstiger Weise zum Ausdruck, so gilt dies als ausdrücklicher Wunsch im Sinne des Artikels 31 Absatz 1 Buchstabe c der Verordnung (EU) Nr. 536/2014. [3]Bei einer volljährigen Person, die nicht in der Lage ist, Wesen, Bedeutung und Tragweite der klinischen Prüfung zu erkennen und ihren Willen hiernach auszurichten, darf eine klinische Prüfung im Sinne des Artikels 31 Absatz 1 Buchstabe g Ziffer ii der Verordnung (EU) Nr. 536/2014, die ausschließlich einen Nutzen für die repräsentierte Bevölkerungsgruppe, zu der die betroffene Person gehört, zur Folge haben wird (gruppennützige klinische Prüfung), nur durchgeführt werden, soweit die betroffene Person als einwilligungsfähige volljährige Person für den Fall ihrer Einwilligungsunfähigkeit schriftlich nach ärztlicher Aufklärung festgelegt hat, dass sie in bestimmte, zum Zeitpunkt der Festlegung noch nicht unmittelbar bevorstehende gruppennützige klinische Prüfungen einwilligt. [4]Der Betreuer prüft, ob diese Festlegungen auf die aktuelle Situation zutreffen. [5]Die Erklärung kann jederzeit formlos widerrufen werden. [6]§ 1901a Absatz 1, 4 und 5 des Bürgerlichen Gesetzbuches gilt im Übrigen entsprechend. [7]Die betroffene Person ist über sämtliche für die Einwilligung wesentlichen Umstände aufzuklären. [8]Dazu gehören insbesondere die Aufklärung über das Wesen, die Ziele, den Nutzen, die Folgen, die Risiken und die Nachteile klinischer Prüfungen, die unter den Bedingungen des Artikels 31 der Verordnung (EU) Nr. 536/2014 stattfinden, sowie die in Artikel 29 Absatz 2 Buchstabe a Ziffer ii und iv der Verordnung (EU) Nr. 536/2014 angeführten Inhalte. [9]Bei Minderjährigen, für die nach Erreichen der Volljährigkeit Satz 1 gelten würde, darf eine solche gruppennützige klinische Prüfung nicht durchgeführt werden.

Bisheriger Stand	Viertes Gesetz zur Änderung arzneimittelrechtlicher und anderer Vorschriften vom 20. Dezember 2016; veröffentlicht im Bundesgesetzblatt 2016 Teil I Nr. 63, S. 3048
~~möglichst wenig Belastungen und anderen vorhersehbaren Risiken verbunden sein; sowohl der Belastungsgrad als auch die Risikoschwelle müssen im Prüfplan eigens definiert und vom Prüfer ständig überprüft werden. [2]Die klinische Prüfung darf nur durchgeführt werden, wenn die begründete Erwartung besteht, dass der Nutzen der Anwendung des Prüfpräparates für die betroffene Person die Risiken überwiegt oder keine Risiken mit sich bringt.~~ ~~2. [3]Die Einwilligung wird durch den gesetzlichen Vertreter oder Bevollmächtigten abgegeben, nachdem er entsprechend § 40 Abs. 2 aufgeklärt worden ist. § 40 Abs. 4 Nr. 3 Satz 2, 3 und 5 gilt entsprechend.~~ ~~3. [4]Die Forschung muss für die Bestätigung von Daten, die bei klinischen Prüfungen an zur Einwilligung nach Aufklärung fähigen Personen oder mittels anderer Forschungsmethoden gewonnen wurden, unbedingt erforderlich sein. [5]§ 40 Abs. 4 Nr. 2 gilt entsprechend.~~ ~~4. [6]Vorteile mit Ausnahme einer angemessenen Entschädigung dürfen nicht gewährt werden.~~	(5) Eine klinische Prüfung darf in Notfällen nur durchgeführt werden, wenn die Voraussetzungen des Artikels 35 der Verordnung (EU) Nr. 536/2014 vorliegen. (6) [1]Die betroffene Person oder, falls diese nicht in der Lage ist, eine Einwilligung nach Aufklärung zu erteilen, ihr gesetzlicher Vertreter muss schriftlich und ausdrücklich in die Erhebung, Verarbeitung und Nutzung von personenbezogenen Daten, insbesondere von Gesundheitsdaten, einwilligen. [2]Sie ist über Zweck und Umfang der Erhebung und Verwendung dieser Daten aufzuklären. [3]Sie ist insbesondere darüber zu informieren, dass 1. die erhobenen Daten, soweit erforderlich, a) zur Einsichtnahme durch die Überwachungsbehörde oder Beauftragte des Sponsors zur Überprüfung der ordnungsgemäßen Durchführung der klinischen Prüfung bereitgehalten werden, b) pseudonymisiert an den Sponsor oder eine von diesem beauftragte Stelle zum Zwecke der wissenschaftlichen Auswertung weitergegeben werden, c) im Fall eines Antrags auf Zulassung pseudonymisiert an den Antragsteller und die für die Zulassung zuständige Behörde weitergegeben werden, d) im Fall unerwünschter Ereignisse und schwerwiegender unerwünschter Ereignisse nach Artikel 41 Absatz 1, 2 und 4 der Verordnung (EU) Nr. 536/2014 pseudonymisiert vom Prüfer an den Sponsor weitergegeben werden, e) im Fall mutmaßlicher unerwarteter schwerwiegender Nebenwirkungen nach Artikel 42 der Verordnung (EU) Nr. 536/2014 pseudonymisiert vom Sponsor an die Datenbank nach Artikel 40 Absatz 1 der Verordnung (EU) Nr. 536/2014 weitergegeben werden, f) im Fall unerwarteter Ereignisse nach Artikel 53 Absatz 1 der Verordnung (EU) Nr. 536/2014 pseudonymisiert vom Sponsor an das EU-Portal weitergegeben werden, 2. im Fall eines Widerrufs der nach Satz 1 und Absatz 1 erklärten Einwilligungen die gespeicherten Daten weiterhin verwendet werden dürfen, soweit dies erforderlich ist, um a) Wirkungen des zu prüfenden Arzneimittels festzustellen,

Bisheriger Stand	Viertes Gesetz zur Änderung arzneimittelrechtlicher und anderer Vorschriften vom 20. Dezember 2016; veröffentlicht im Bundesgesetzblatt 2016 Teil I Nr. 63, S. 3048
	b) sicherzustellen, dass schutzwürdige Interessen der betroffenen Person nicht beeinträchtigt werden, c) der Pflicht zur Vorlage vollständiger Zulassungsunterlagen zu genügen, 3. die Daten bei Prüfer und Sponsor für die aufgrund des Artikels 58 Unterabsatz 1 der Verordnung (EU) Nr. 536/2014 bestimmte Frist gespeichert werden. (7) Die Kontaktstelle im Sinne des Artikels 28 Absatz 1 Buchstabe g der Verordnung (EU) Nr. 536/2014 ist bei der nach § 77 zuständigen Bundesoberbehörde einzurichten. **§ 40c Verfahren bei Hinzufügung eines Mitgliedstaates, bei Änderungen sowie bei Bewertungsverfahren** (1) Für die Verfahren zur späteren Hinzufügung eines zusätzlichen betroffenen Mitgliedstaates der Europäischen Union nach Artikel 14 der Verordnung (EU) Nr. 536/2014 und zur Genehmigung einer wesentlichen Änderung einer klinischen Prüfung nach den Artikeln 15 bis 24 der Verordnung (EU) Nr. 536/2014 gelten die §§ 40 bis 40b entsprechend. (2) Im Rahmen des Bewertungsverfahrens nach Artikel 44 der Verordnung (EU) Nr. 536/2014 wird die Bewertung der zuständigen Ethik-Kommission einbezogen. (3) [1]Änderungen einer von der zuständigen Bundesoberbehörde genehmigten klinischen Prüfung mit Arzneimitteln, die aus gentechnisch veränderten Organismen bestehen oder diese enthalten und die geeignet sind, die Risikobewertung für die Gesundheit nicht betroffener Personen und die Umwelt zu verändern, darf der Sponsor nur vornehmen, wenn diese Änderungen von der zuständigen Bundesoberbehörde genehmigt wurden. [2]Die Genehmigung ist bei der zuständigen Bundesoberbehörde zu beantragen. [3]Der Antrag ist zu begründen. **§ 40d Besondere Pflichten des Prüfers, des Sponsors und der zuständigen Bundesoberbehörde** Bei klinischen Prüfungen mit Arzneimitteln, die aus einem gentechnisch veränderten Organismus oder einer Kombination von gentechnisch veränderten Organismen bestehen oder die solche Organismen enthalten,

Bisheriger Stand	Viertes Gesetz zur Änderung arzneimittelrechtlicher und anderer Vorschriften vom 20. Dezember 2016; veröffentlicht im Bundesgesetzblatt 2016 Teil I Nr. 63, S. 3048
	1. treffen der Sponsor und der Prüfer unabhängig vom Vorliegen einer Genehmigung nach § 40c Absatz 3 alle Maßnahmen, die zum Schutz der Gesundheit nicht betroffener Personen und der Umwelt vor unmittelbarer Gefahr geboten sind; 2. unterrichtet der Prüfer den Sponsor unverzüglich über Beobachtungen von in der Risikobewertung nicht vorgesehenen etwaigen schädlichen Auswirkungen auf die Gesundheit nicht betroffener Personen und die Umwelt; 3. teilt der Sponsor der zuständigen Bundesoberbehörde unverzüglich alle ihm bekannt gewordenen neuen Informationen über Gefahren für die Gesundheit nicht betroffener Personen und für die Umwelt mit; 4. informiert der Sponsor die zuständige Bundesoberbehörde unmittelbar nach Abschluss der klinischen Prüfung über die Ergebnisse in Bezug auf die Gefahren für die menschliche Gesundheit oder die Umwelt; 5. unterrichtet die zuständige Bundesoberbehörde die Öffentlichkeit über den hinreichenden Verdacht einer Gefahr für die Gesundheit Dritter oder für die Umwelt in ihrem Wirkungsgefüge einschließlich der zu treffenden Vorsichtsmaßnahmen; wird die Genehmigung zurückgenommen oder widerrufen, das befristete Ruhen der Genehmigung oder eine Änderung der Bedingungen für die klinische Prüfung angeordnet und ist diese Maßnahme unanfechtbar geworden oder sofort vollziehbar, so soll die Öffentlichkeit von der zuständigen Bundesoberbehörde auch hierüber unterrichtet werden; die §§ 17a und 28a Absatz 2 Satz 2 und 3, Absatz 3 und 4 des Gentechnikgesetzes gelten entsprechend. **§ 41 Stellungnahme der Ethik-Kommission** (1) Die Stellungnahme der Ethik-Kommission nach § 40 Absatz 4 Satz 2 muss ein klares Votum im Sinne einer Zustimmung, einer Zustimmung mit Auflagen im Sinne des Artikels 8 Absatz 1 Unterabsatz 3 der Verordnung (EU) Nr. 536/2014 oder einer Ablehnung der Vertretbarkeit der Durchführung der klinischen Prüfung sowie eine entsprechende Begründung enthalten. (2) [1]Die Ethik-Kommission kann eigene wissenschaftliche Erkenntnisse verwerten, Sachverständige hinzuziehen oder Gutachten von Sachverständigen anfordern. [2]Sie hat Sachverständige beizuziehen oder Gutachten anzufordern, wenn es sich um eine klinische Prüfung von xenogenen Arzneimitteln oder Genthera-

Bisheriger Stand	Viertes Gesetz zur Änderung arzneimittelrechtlicher und anderer Vorschriften vom 20. Dezember 2016; veröffentlicht im Bundesgesetzblatt 2016 Teil I Nr. 63, S. 3048
	peutika handelt.
	(3) [1]Die Stellungnahme ist von den zuständigen Bundesoberbehörden bei der Erfüllung ihrer Aufgaben nach § 40 Absatz 4 Satz 1 maßgeblich zu berücksichtigen. [2]Weicht die zuständige Bundesoberbehörde von dem Votum der Ethik-Kommission ab, so hat sie dies gegenüber der Ethik-Kommission schriftlich zu begründen.
§ 41a Registrierungsverfahren für Ethik-Kommissionen	**§ 41a Registrierungsverfahren für Ethik-Kommissionen**
(1) An dem Verfahren zur Bewertung eines Antrags auf Genehmigung einer klinischen Prüfung nach der Verordnung (EU) Nr. 536/2014 ~~des Europäischen Parlaments und des Rates vom 16. April 2014 über klinische Prüfungen mit Humanarzneimitteln und zur Aufhebung der Richtlinie 2001/20/EG (ABl. L 158 vom 27.5.2014, S. 1)~~ dürfen nur öffentlich-rechtliche Ethik-Kommissionen der Länder teilnehmen, die nach Landesrecht für die Prüfung und Bewertung klinischer Prüfungen bei Menschen zuständig sind und nach den Absätzen 2 bis 5 registriert sind.	(1) An dem Verfahren zur Bewertung eines Antrags auf Genehmigung einer klinischen Prüfung nach der Verordnung (EU) Nr. 536/2014 dürfen nur öffentlich-rechtliche Ethik-Kommissionen der Länder teilnehmen, die nach Landesrecht für die Prüfung und Bewertung klinischer Prüfungen bei Menschen zuständig sind und nach den Absätzen 2 bis 5 registriert sind.
§ 42 ~~Verfahren bei der Ethik-Kommission, Genehmigungsverfahren bei der Bundesoberbehörde~~	**§ 42 Korrekturmaßnahmen**
~~(1) [1]Die nach § 40 Abs. 1 Satz 2 erforderliche zustimmende Bewertung der Ethik-Kommission ist vom Sponsor bei der nach Landesrecht für den Prüfer zuständigen unabhängigen interdisziplinär besetzten Ethik-Kommission zu beantragen. [2]Wird die klinische Prüfung von mehreren Prüfern durchgeführt, so ist der Antrag bei der für den Leiter der klinischen Prüfung zuständigen unabhängigen Ethik-Kommission zu stellen. [3]Das Nähere zur Bildung, Zusammensetzung und Finanzierung der Ethik-Kommission wird durch Landesrecht bestimmt. [4]Der Sponsor hat der Ethik-Kommission alle Angaben und Unterlagen vorzulegen, die diese zur Bewertung benötigt. [5]Zur Bewertung der Unterlagen kann die Ethik-Kommission eigene wissenschaftliche Erkenntnisse verwerten, Sachverständige beiziehen oder Gutachten anfordern. [6]Sie hat Sachverständige beizuziehen oder Gutachten anzufordern, wenn es sich um eine klinische Prüfung bei Minderjährigen handelt und sie nicht über eigene Fachkenntnisse auf dem Gebiet der Kinderheilkunde, einschließlich ethischer und psychosozialer Fragen der Kinderheilkunde, verfügt oder wenn es~~	(1) Die zuständige Bundesoberbehörde ergreift die in Artikel 77 der Verordnung (EU) Nr. 536/2014 genannten Korrekturmaßnahmen nach Maßgabe der folgenden Absätze. (2) [1]Die Genehmigung einer klinischen Prüfung ist zurückzunehmen, wenn bekannt wird, dass die Voraussetzungen der Verordnung (EU) Nr. 536/2014 oder die Voraussetzungen des § 40a oder des § 40b Absatz 2 bis 6 bei der Erteilung der Genehmigung nicht vorlagen. [2]In diesem Fall kann auch das Ruhen der Genehmigung befristet angeordnet werden. (3) [1]Die Genehmigung ist zu widerrufen, wenn bekannt wird, dass die in Absatz 2 genannten Voraussetzungen nicht mehr vorliegen. [2]Die Genehmigung kann widerrufen werden, wenn die Gegebenheiten der klinischen Prüfung nicht mit den Angaben im Genehmigungsantrag übereinstimmen oder wenn Tatsachen Anlass zu Zweifeln an der Unbedenklichkeit oder der wissenschaftlichen Grundlage der klinischen Prüfung geben. [3]In den Fällen der Sätze 1 und 2 kann auch das Ruhen der Genehmigung befristet angeordnet werden.

Bisheriger Stand	Viertes Gesetz zur Änderung arzneimittelrechtlicher und anderer Vorschriften vom 20. Dezember 2016; veröffentlicht im Bundesgesetzblatt 2016 Teil I Nr. 63, S. 3048

~~sich um eine klinische Prüfung von xenogenen Arzneimitteln oder Gentherapeutika handelt.~~ [7]~~Die zustimmende Bewertung darf nur versagt werden, wenn~~

~~1. die vorgelegten Unterlagen auch nach Ablauf einer dem Sponsor gesetzten angemessenen Frist zur Ergänzung unvollständig sind,~~

~~2. die vorgelegten Unterlagen einschließlich des Prüfplans, der Prüferinformation und der Modalitäten für die Auswahl der Prüfungsteilnehmer nicht dem Stand der wissenschaftlichen Erkenntnisse entsprechen, insbesondere die klinische Prüfung ungeeignet ist, den Nachweis der Unbedenklichkeit oder Wirksamkeit eines Arzneimittels einschließlich einer unterschiedlichen Wirkungsweise bei Frauen und Männern zu erbringen, oder~~

~~3. die in § 40 Abs. 1 Satz 3 Nr. 2 bis 9, Abs. 4 und § 41 geregelten Anforderungen nicht erfüllt sind.~~

[8]~~Das Nähere wird in der Rechtsverordnung nach Absatz 3 bestimmt.~~ [9]~~Die Ethik-Kommission hat eine Entscheidung über den Antrag nach Satz 1 innerhalb einer Frist von höchstens 60 Tagen nach Eingang der erforderlichen Unterlagen zu übermitteln, die nach Maßgabe der Rechtsverordnung nach Absatz 3 verlängert oder verkürzt werden kann; für die Prüfung xenogener Arzneimittel gibt es keine zeitliche Begrenzung für den Genehmigungszeitraum.~~

~~(2)~~ [1]~~Die nach § 40 Abs. 1 Satz 2 erforderliche Genehmigung der zuständigen Bundesoberbehörde ist vom Sponsor bei der zuständigen Bundesoberbehörde zu beantragen.~~ [2]~~Der Sponsor hat dabei alle Angaben und Unterlagen vorzulegen, die diese zur Bewertung benötigt, insbesondere die Ergebnisse der analytischen und der pharmakologisch-toxikologischen Prüfung sowie den Prüfplan und die klinischen Angaben zum Arzneimittel einschließlich der Prüferinformation.~~ [3]~~Die Genehmigung darf nur versagt werden, wenn~~

~~1. die vorgelegten Unterlagen auch nach Ablauf einer dem Sponsor gesetzten angemessenen Frist zur Ergänzung unvollständig sind,~~

~~2. die vorgelegten Unterlagen, insbesondere die Angaben zum Arzneimittel und der Prüfplan einschließlich der Prüferinformation nicht dem Stand der wissenschaftlichen Erkenntnisse entsprechen,~~

(4) [1]Wenn der zuständigen Bundesoberbehörde im Rahmen ihrer Tätigkeit Tatsachen bekannt werden, die die Annahme rechtfertigen, dass die Voraussetzungen der Verordnung (EU) Nr. 536/2014 oder des § 40a oder des § 40b Absatz 2 bis 6 nicht mehr vorliegen, kann sie den Sponsor dazu auffordern, Aspekte der klinischen Prüfung zu ändern. [2]Maßnahmen der zuständigen Überwachungsbehörde gemäß § 69 bleiben davon unberührt.

(5) [1]In den Fällen der Absätze 2 bis 4 nimmt die zuständige Ethik-Kommission vor der Entscheidung der zuständigen Bundesoberbehörde Stellung, es sei denn, es ist Gefahr im Verzug. [2]Soll die Korrekturmaßnahme aufgrund des Fehlens von Voraussetzungen nach Artikel 6 Absatz 1 Buchstabe a, b und e der Verordnung (EU) Nr. 536/2014 oder von Voraussetzungen nach § 40a Satz 1 Nummer 4 oder nach § 40b Absatz 4 Satz 3 ergehen, so gilt § 41 Absatz 3 Satz 1 entsprechend. [3]Soll die Korrekturmaßnahme aufgrund des Fehlens von Voraussetzungen nach Artikel 7 der Verordnung (EU) Nr. 536/2014 oder von Voraussetzungen nach § 40a Satz 1 Nummer 2, 3 und 5, Satz 2 und 3 oder nach § 40b Absatz 2, 3, 4 Satz 1, 2 und 9, Absatz 5 und 6 ergehen, so ist die Bundesoberbehörde an die Stellungnahme der Ethik-Kommission gebunden.

(6) Ist die Genehmigung einer klinischen Prüfung zurückgenommen oder widerrufen oder ruht sie, so darf die klinische Prüfung nicht fortgesetzt werden.

(7) Die zuständige Bundesoberbehörde kann die sofortige Unterbrechung der klinischen Prüfung anordnen; in diesem Fall übermittelt sie diese Anordnung unverzüglich dem Sponsor.

(8) Widerspruch und Anfechtungsklage gegen den Widerruf, die Rücknahme, die Anordnung des Ruhens der Genehmigung, die Anordnung der sofortigen Unterbrechung der klinischen Prüfung sowie gegen Anordnungen nach Absatz 4 haben keine aufschiebende Wirkung.

Bisheriger Stand	Viertes Gesetz zur Änderung arzneimittelrechtlicher und anderer Vorschriften vom 20. Dezember 2016; veröffentlicht im Bundesgesetzblatt 2016 Teil I Nr. 63, S. 3048
~~insbesondere die klinische Prüfung ungeeignet ist, den Nachweis der Unbedenklichkeit oder Wirksamkeit eines Arzneimittels einschließlich einer unterschiedlichen Wirkungsweise bei Frauen und Männern zu erbringen,~~ ~~3. die in § 40 Abs. 1 Satz 3 Nr. 1, 2, 2a und 6, bei xenogenen Arzneimitteln auch die in Nummer 8 geregelten Anforderungen insbesondere im Hinblick auf eine Versicherung von Drittrisiken nicht erfüllt sind,~~ ~~4. der zuständigen Bundesoberbehörde Erkenntnisse vorliegen, dass die Prüfeinrichtung für die Durchführung der klinischen Prüfung nicht geeignet ist oder dass von dieser die in Nummer 2 bezeichneten Anforderungen an die klinische Prüfung nicht eingehalten werden können oder~~ ~~5. die in § 40 Absatz 4 oder § 41 geregelten Anforderungen nicht erfüllt sind.~~ ~~[4]Die Genehmigung gilt als erteilt, wenn die zuständige Bundesoberbehörde dem Sponsor innerhalb von höchstens 30 Tagen nach Eingang der Antragsunterlagen keine mit Gründen versehenen Einwände übermittelt. [5]Wenn der Sponsor auf mit Gründen versehene Einwände den Antrag nicht innerhalb einer Frist von höchstens 90 Tagen entsprechend abgeändert hat, gilt der Antrag als abgelehnt. [6]Das Nähere wird in der Rechtsverordnung nach Absatz 3 bestimmt. [7]Abweichend von Satz 4 darf die klinische Prüfung von Arzneimitteln,~~ ~~1. die unter die Nummer 1 des Anhangs der Verordnung (EG) Nr. 726/2004 fallen,~~ ~~2. die Arzneimittel für neuartige Therapien, xenogene Arzneimittel sind,~~ ~~3. die genetisch veränderte Organismen enthalten oder~~ ~~4. deren Wirkstoff ein biologisches Produkt menschlichen oder tierischen Ursprungs ist oder biologische Bestandteile menschlichen oder tierischen Ursprungs enthält oder zu seiner Herstellung derartige Bestandteile erfordert,~~ ~~nur begonnen werden, wenn die zuständige Bundesoberbehörde dem Sponsor eine schriftliche Genehmigung erteilt hat. [8]Die zuständige Bundesoberbehörde hat eine Entscheidung über den An-~~	

Bisheriger Stand	Viertes Gesetz zur Änderung arzneimittelrechtlicher und anderer Vorschriften vom 20. Dezember 2016; veröffentlicht im Bundesgesetzblatt 2016 Teil I Nr. 63, S. 3048
~~trag auf Genehmigung von Arzneimitteln nach Satz 7 Nr. 2 bis 4 innerhalb einer Frist von höchstens 60 Tagen nach Eingang der in Satz 2 genannten erforderlichen Unterlagen zu treffen, die nach Maßgabe einer Rechtsverordnung nach Absatz 3 verlängert oder verkürzt werden kann; für die Prüfung xenogener Arzneimittel gibt es keine zeitliche Begrenzung für den Genehmigungszeitraum.~~	
~~(2a) [1]Die für die Genehmigung einer klinischen Prüfung nach Absatz 2 zuständige Bundesoberbehörde unterrichtet die nach Absatz 1 zuständige Ethik-Kommission, sofern ihr Informationen zu anderen klinischen Prüfungen vorliegen, die für die Bewertung der von der Ethik-Kommission begutachteten Prüfung von Bedeutung sind; dies gilt insbesondere für Informationen über abgebrochene oder sonst vorzeitig beendete Prüfungen. [2]Dabei unterbleibt die Übermittlung personenbezogener Daten, ferner sind Betriebs- und Geschäftsgeheimnisse dabei zu wahren.~~	
~~(3) [1]Das Bundesministerium wird ermächtigt, durch Rechtsverordnung mit Zustimmung des Bundesrates Regelungen zur Gewährleistung der ordnungsgemäßen Durchführung der klinischen Prüfung und der Erzielung dem wissenschaftlichen Erkenntnisstand entsprechender Unterlagen zu treffen. [2]In der Rechtsverordnung können insbesondere Regelungen getroffen werden über:~~	
~~1. die Aufgaben und Verantwortungsbereiche des Sponsors, der Prüfer oder anderer Personen, die die klinische Prüfung durchführen oder kontrollieren einschließlich von Anzeige-, Dokumentations- und Berichtspflichten insbesondere über Nebenwirkungen und sonstige unerwünschte Ereignisse, die während der Studie auftreten und die Sicherheit der Studienteilnehmer oder die Durchführung der Studie beeinträchtigen könnten,~~	
~~2. die Aufgaben der und das Verfahren bei Ethik-Kommissionen einschließlich der einzureichenden Unterlagen, auch mit Angaben zur angemessenen Beteiligung von Frauen und Männern als Prüfungsteilnehmerinnen und Prüfungsteilnehmer, der Unterbrechung oder Verlängerung oder Verkürzung der Bearbeitungsfrist und der besonderen Anforderungen an die Ethik-Kommissionen bei klinischen Prüfungen nach § 40 Abs. 4 und § 41 Abs. 2 und 3,~~	
~~3. die Aufgaben der zuständigen Behörden und das behördliche Genehmigungsverfahren einschließlich~~	

Bisheriger Stand	Viertes Gesetz zur Änderung arzneimittelrechtlicher und anderer Vorschriften vom 20. Dezember 2016; veröffentlicht im Bundesgesetzblatt 2016 Teil I Nr. 63, S. 3048
~~der einzureichenden Unterlagen, auch mit Angaben zur angemessenen Beteiligung von Frauen und Männern als Prüfungsteilnehmerinnen und Prüfungsteilnehmer, und der Unterbrechung oder Verlängerung oder Verkürzung der Bearbeitungsfrist, das Verfahren zur Überprüfung von Unterlagen in Betrieben und Einrichtungen sowie die Voraussetzungen und das Verfahren für Rücknahme, Widerruf und Ruhen der Genehmigung oder Untersagung einer klinischen Prüfung,~~ ~~4. die Anforderungen an die Prüfeinrichtung und an das Führen und Aufbewahren von Nachweisen,~~ ~~5. die Übermittlung von Namen und Sitz des Sponsors und des verantwortlichen Prüfers und nicht personenbezogener Angaben zur klinischen Prüfung sowie Ergebnissen der klinischen Prüfung von der zuständigen Behörde an eine europäische Datenbank,~~ ~~6. die Befugnisse zur Erhebung und Verwendung personenbezogener Daten, soweit diese für die Durchführung und Überwachung der klinischen Prüfung erforderlich sind; dies gilt auch für die Verarbeitung von Daten, die nicht in Dateien verarbeitet oder genutzt werden,~~ ~~7. soweit Arzneimittel betroffen sind, die aus einem gentechnisch veränderten Organismus oder einer Kombination von gentechnisch veränderten Organismen bestehen oder solche enthalten,~~ ~~a) die Erhebung und Verwendung personenbezogener Daten, soweit diese für die Abwehr von Gefahren für die Gesundheit Dritter oder für die Umwelt in ihrem Wirkungsgefüge erforderlich sind,~~ ~~b) die Aufgaben und Befugnisse der Behörden zur Abwehr von Gefahren für die Gesundheit Dritter und für die Umwelt in ihrem Wirkungsgefüge,~~ ~~c) die Übermittlung von Daten in eine öffentlich zugängliche europäische Datenbank und~~ ~~d) den Informationsaustausch mit der Europäischen Kommission;~~ ~~ferner kann die Weiterleitung von Unterlagen und Ausfertigungen der Entscheidungen an die zuständigen Behörden und die für die Prüfer zuständigen Ethik-Kommissionen bestimmt sowie vorgeschrieben werden, dass Unterlagen auf elektronischen~~	

Bisheriger Stand	Viertes Gesetz zur Änderung arzneimittelrechtlicher und anderer Vorschriften vom 20. Dezember 2016; veröffentlicht im Bundesgesetzblatt 2016 Teil I Nr. 63, S. 3048
~~Speichermedien eingereicht werden. [3]In der Rechtsverordnung sind für zugelassene Arzneimittel Ausnahmen entsprechend der Richtlinie 2001/20/EG vorzusehen.~~	
§ 42a ~~Rücknahme, Widerruf und Ruhen der Genehmigung oder der zustimmenden Bewertung~~	**§ 42a Datenschutz**
~~(1) [1]Die Genehmigung ist zurückzunehmen, wenn bekannt wird, dass ein Versagungsgrund nach § 42 Abs. 2 Satz 3 Nr. 1, Nr. 2 oder Nr. 3 bei der Erteilung vorgelegen hat; sie ist zu widerrufen, wenn nachträglich Tatsachen eintreten, die die Versagung nach § 42 Abs. 2 Satz 3 Nr. 2, Nr. 3, Nummer 4 oder Nummer 5 rechtfertigen würden. [2]In den Fällen des Satzes 1 kann auch das Ruhen der Genehmigung befristet angeordnet werden.~~	Personenbezogene Daten sind vor ihrer Übermittlung nach Artikel 41 Absatz 2 und 4 der Verordnung (EU) Nr. 536/2014 durch den Prüfer oder nach Artikel 42 oder Artikel 53 Absatz 1 der Verordnung (EU) Nr. 536/2014 durch den Sponsor unter Verwendung des Identifizierungscodes der betroffenen Person zu pseudonymisieren.
~~(2) [1]Die zuständige Bundesoberbehörde kann die Genehmigung widerrufen, wenn die Gegebenheiten der klinischen Prüfung nicht mit den Angaben im Genehmigungsantrag übereinstimmen oder wenn Tatsachen Anlass zu Zweifeln an der Unbedenklichkeit oder der wissenschaftlichen Grundlage der klinischen Prüfung geben. [2]In diesem Fall kann auch das Ruhen der Genehmigung befristet angeordnet werden. [3]Die zuständige Bundesoberbehörde unterrichtet unter Angabe der Gründe unverzüglich die anderen für die Überwachung zuständigen Behörden und Ethik-Kommissionen sowie die Europäische Kommission und die Europäische Arzneimittel-Agentur.~~	
~~(3) [1]Vor einer Entscheidung nach den Absätzen 1 und 2 ist dem Sponsor Gelegenheit zur Stellungnahme innerhalb einer Frist von einer Woche zu geben. [2]§ 28 Abs. 2 Nr. 1 des Verwaltungsverfahrensgesetzes gilt entsprechend. [3]Ordnet die zuständige Bundesoberbehörde die sofortige Unterbrechung der Prüfung an, so übermittelt sie diese Anordnung unverzüglich dem Sponsor. [4]Widerspruch und Anfechtungsklage gegen den Widerruf, die Rücknahme oder die Anordnung des Ruhens der Genehmigung sowie gegen Anordnungen nach Absatz 5 haben keine aufschiebende Wirkung.~~	
~~(4) Ist die Genehmigung einer klinischen Prüfung zurückgenommen oder widerrufen oder ruht sie, so darf die klinische Prüfung nicht fortgesetzt werden.~~	

Bisheriger Stand	Viertes Gesetz zur Änderung arzneimittelrechtlicher und anderer Vorschriften vom 20. Dezember 2016; veröffentlicht im Bundesgesetzblatt 2016 Teil I Nr. 63, S. 3048
~~(4a) [1]Die zustimmende Bewertung durch die zuständige Ethik-Kommission ist zurückzunehmen, wenn die Ethik-Kommission nachträglich davon Kenntnis erlangt, dass ein Versagungsgrund nach § 42 Absatz 1 Satz 7 vorgelegen hat; sie ist zu widerrufen, wenn die Ethik-Kommission davon Kenntnis erlangt, dass nachträglich 1. die Anforderungen an die Eignung des Prüfers, seines Stellvertreters oder der Prüfstelle nicht mehr gegeben sind, 2. keine ordnungsgemäße Probandenversicherung mehr besteht oder die Voraussetzungen für eine Ausnahme von der Versicherungspflicht nicht mehr vorliegen, 3. die Modalitäten für die Auswahl der Prüfungsteilnehmer nicht mehr dem Stand der medizinischen Erkenntnisse entsprechen, insbesondere die klinische Prüfung ungeeignet ist, den Nachweis der Unbedenklichkeit oder der Wirksamkeit eines Arzneimittels einschließlich einer unterschiedlichen Wirkungsweise bei Frauen und Männern zu erbringen, oder 4. die Voraussetzungen für die Einbeziehung von Personen nach § 40 Absatz 4 oder § 41 nicht mehr gegeben sind. [2]Die Absätze 3 und 4 gelten entsprechend. [3]Die zuständige Ethik-Kommission unterrichtet unter Angabe der Gründe unverzüglich die zuständige Bundesoberbehörde und die anderen für die Überwachung zuständigen Behörden. (5) [1]Wenn der zuständigen Bundesoberbehörde im Rahmen ihrer Tätigkeit Tatsachen bekannt werden, die die Annahme rechtfertigen, dass der Sponsor, ein Prüfer oder ein anderer Beteiligter seine Verpflichtungen im Rahmen der ordnungsgemäßen Durchführung der klinischen Prüfung nicht mehr erfüllt, informiert die zuständige Bundesoberbehörde die betreffende Person unverzüglich und ordnet die von dieser Person durchzuführenden Abhilfemaßnahmen an; betrifft die Maßnahme nicht den Sponsor, so ist dieser von der Anordnung zu unterrichten. [2]Maßnahmen der zuständigen Überwachungsbehörde gemäß § 69 bleiben davon unberührt.~~	

Bisheriger Stand	Viertes Gesetz zur Änderung arzneimittelrechtlicher und anderer Vorschriften vom 20. Dezember 2016; veröffentlicht im Bundesgesetzblatt 2016 Teil I Nr. 63, S. 3048
§ 42b Veröffentlichung der Ergebnisse klinischer Prüfungen	**§ 42b Veröffentlichung der Ergebnisse klinischer Prüfungen**
(1) [1]Pharmazeutische Unternehmer, die im Geltungsbereich dieses Gesetzes ein Arzneimittel in den Verkehr bringen, das der Pflicht zur Zulassung oder Genehmigung für das Inverkehrbringen unterliegt und zur Anwendung bei Menschen bestimmt ist, haben Berichte über alle Ergebnisse konfirmatorischer klinischer Prüfungen zum Nachweis der Wirksamkeit und Unbedenklichkeit der zuständigen Bundesoberbehörde zur Eingabe in die Datenbank nach § 67a Absatz 2 zur Verfügung zu stellen. [2]Diese Berichte sind innerhalb von sechs Monaten nach Erteilung oder Änderung, soweit die Änderung auf konfirmatorischen klinischen Prüfungen beruht der Zulassung oder der Genehmigung für das Inverkehrbringen zur Verfügung zu stellen.	(1) [1]Pharmazeutische Unternehmer, die im Geltungsbereich dieses Gesetzes ein Arzneimittel in den Verkehr bringen, das der Pflicht zur Zulassung oder Genehmigung für das Inverkehrbringen unterliegt und zur Anwendung bei Menschen bestimmt ist, haben Berichte über alle Ergebnisse konfirmatorischer klinischer Prüfungen in Drittstaaten zum Nachweis der Wirksamkeit und Unbedenklichkeit der zuständigen Bundesoberbehörde zur Eingabe in die Datenbank nach § 67a Absatz 2 zur Verfügung zu stellen. [2]Diese Berichte sind innerhalb von sechs Monaten nach Erteilung oder Änderung, soweit die Änderung auf konfirmatorischen klinischen Prüfungen beruht der Zulassung oder der Genehmigung für das Inverkehrbringen zur Verfügung zu stellen.
~~(2) Wird eine klinische Prüfung mit einem bereits zugelassenen oder für das Inverkehrbringen genehmigten Arzneimittel durchgeführt und wird dieses nicht als Vergleichspräparat eingesetzt, hat der Sponsor die Ergebnisse der klinischen Prüfung innerhalb eines Jahres nach ihrer Beendigung entsprechend Absatz 1 zur Verfügung zu stellen.~~	
~~(3)~~ [1]Die Berichte nach ~~den Absätzen 1 und 2~~ müssen alle Ergebnisse der klinischen Prüfungen unabhängig davon, ob sie günstig oder ungünstig sind, enthalten. […]	(2) [1]Die Berichte nach Absatz 1 müssen alle Ergebnisse der klinischen Prüfungen unabhängig davon, ob sie günstig oder ungünstig sind, enthalten. […]
	§ 42c Inspektionen
	[1]Die folgenden Inspektionen nach Artikel 78 der Verordnung (EU) Nr. 536/2014 werden durch die zuständige Bundesoberbehörde durchgeführt:
	1. Inspektionen zur Überprüfung der Übereinstimmung der klinischen Prüfung mit
	a) den Angaben und Unterlagen der Genehmigung,
	b) den Angaben eines Zulassungsantrags nach der Verordnung (EG) Nr. 726/2004 oder
	c) den Unterlagen nach § 22 Absatz 2 Nummer 3,
	2. Inspektionen in Drittstaaten,
	3. Inspektionen zur Überprüfung der Meldepflicht nach Artikel 52 der Verordnung (EU) Nr. 536/2014 sowie

Bisheriger Stand	Viertes Gesetz zur Änderung arzneimittelrechtlicher und anderer Vorschriften vom 20. Dezember 2016; veröffentlicht im Bundesgesetzblatt 2016 Teil I Nr. 63, S. 3048
	4. Inspektionen zur Entscheidung über Maßnahmen nach Artikel 77 der Verordnung (EU) Nr. 536/2014, die die Genehmigung einer klinischen Prüfung betreffen.
	[2]Alle anderen Inspektionen nach Artikel 78 der Verordnung (EU) Nr. 536/2014 zur Überwachung der Einhaltung der Verordnung (EU) Nr. 536/2014 werden durch die zuständige Behörde durchgeführt. [3]Soweit in Durchführungsrechtsakten nach Artikel 78 Absatz 7 der Verordnung (EU) Nr. 536/2014 nicht anders bestimmt, hat die Bundesoberbehörde zur Durchführung der Inspektion die Befugnisse nach § 64 Absatz 4 Nummer 1 bis 3 und Absatz 4a, die im Benehmen mit der zuständigen Behörde ausgeübt werden. [4]Die zuständige Behörde hat zur Durchführung der Inspektion die Befugnisse nach § 64 Absatz 4 und 4a. [5]Das Grundrecht auf Unverletzlichkeit der Wohnung (Artikel 13 Absatz 1 des Grundgesetzes) wird insoweit eingeschränkt.
§ 63f Allgemeine Voraussetzungen für nichtinterventionelle ~~Unbedenklichkeitsprüfungen~~	**§ 63f Allgemeine Voraussetzungen für nichtinterventionelle Unbedenklichkeitsstudien**
(1) [1]Nichtinterventionelle ~~Unbedenklichkeitsprüfungen~~, die vom Inhaber der Zulassung auf eigene Veranlassung durchgeführt werden, sind der zuständigen Bundesoberbehörde anzuzeigen. [...]	(1) [1]Nichtinterventionelle Unbedenklichkeitsstudien, die vom Inhaber der Zulassung auf eigene Veranlassung durchgeführt werden, sind der zuständigen Bundesoberbehörde anzuzeigen. [...]
(2) Für nichtinterventionelle ~~Unbedenklichkeitsprüfungen~~, die vom Inhaber der Zulassung auf Grund einer Auflage nach § 28 Absatz 3, 3a oder 3b durchgeführt werden, gilt das Verfahren nach § 63g.	(2) Für nichtinterventionelle Unbedenklichkeitsstudien, die vom Inhaber der Zulassung auf Grund einer Auflage nach § 28 Absatz 3, 3a oder 3b durchgeführt werden, gilt das Verfahren nach § 63g.
(3) Die Durchführung von ~~Unbedenklichkeitsprüfungen~~ nach den Absätzen 1 und 2 ist nicht zulässig, wenn [...]	(3) Die Durchführung von Unbedenklichkeitsstudien nach den Absätzen 1 und 2 ist nicht zulässig, wenn [...]
2. sich Vergütungen für die Beteiligung von Angehörigen der Gesundheitsberufe an solchen ~~Prüfungen~~ nach ihrer Art und Höhe nicht auf den Zeitaufwand und die angefallenen Kosten beschränken oder [...]	2. sich Vergütungen für die Beteiligung von Angehörigen der Gesundheitsberufe an solchen Studien nach ihrer Art und Höhe nicht auf den Zeitaufwand und die angefallenen Kosten beschränken oder [...]
(4) [1]Der Inhaber der Zulassung hat ~~Unbedenklichkeitsprüfungen~~ nach den Absätzen 1 und 2 auch der Kassenärztlichen Bundesvereinigung, dem Spitzenverband Bund der Krankenkassen und dem Verband der Privaten Krankenversicherung e. V. unverzüglich anzuzeigen. [2]Dabei sind Ort, Zeit, Ziel und Protokoll der ~~Prüfung~~ sowie Name und lebens-	(4) [1]Der Inhaber der Zulassung hat Unbedenklichkeitsstudien nach den Absätzen 1 und 2 auch der Kassenärztlichen Bundesvereinigung, dem Spitzenverband Bund der Krankenkassen und dem Verband der Privaten Krankenversicherung e. V. unverzüglich anzuzeigen. [2]Dabei sind Ort, Zeit, Ziel und Protokoll der Studie sowie Name und lebenslange Arztnummer der beteilig-

Bisheriger Stand	Viertes Gesetz zur Änderung arzneimittelrechtlicher und anderer Vorschriften vom 20. Dezember 2016; veröffentlicht im Bundesgesetzblatt 2016 Teil I Nr. 63, S. 3048
lange Arztnummer der beteiligten Ärzte anzugeben. [...]	ten Ärzte anzugeben. [...]
§ 63g Besondere Voraussetzungen für angeordnete nichtinterventionelle ~~Unbedenklichkeitsprüfungen~~	**§ 63g Besondere Voraussetzungen für angeordnete nichtinterventionelle Unbedenklichkeitsstudien**
(1) Der Inhaber der Zulassung hat bei nichtinterventionellen ~~Unbedenklichkeitsprüfungen~~, die nach § 28 Absatz 3, 3a oder 3b angeordnet wurden, den Entwurf des ~~Prüfungsprotokolls~~ vor Durchführung	(1) Der Inhaber der Zulassung hat bei nichtinterventionellen Unbedenklichkeitsstudien, die nach § 28 Absatz 3, 3a oder 3b angeordnet wurden, den Entwurf des Studienprotokolls vor Durchführung
1. der zuständigen Bundesoberbehörde, wenn es sich um eine ~~Prüfung~~ handelt, die nur im Inland durchgeführt wird,	1. der zuständigen Bundesoberbehörde, wenn es sich um eine Studie handelt, die nur im Inland durchgeführt wird,
2. dem Ausschuss für Risikobewertung im Bereich der Pharmakovigilanz, wenn es sich um eine ~~Prüfung~~ handelt, die in mehreren Mitgliedstaaten der Europäischen Union durchgeführt wird,	2. dem Ausschuss für Risikobewertung im Bereich der Pharmakovigilanz, wenn es sich um eine Studie handelt, die in mehreren Mitgliedstaaten der Europäischen Union durchgeführt wird,
vorzulegen.	vorzulegen.
(2) [1]Eine nichtinterventionelle ~~Unbedenklichkeitsprüfung~~ nach Absatz 1 darf nur begonnen werden, wenn der Protokollentwurf bei ~~Prüfungen~~ nach Absatz 1 Nummer 1 durch die zuständige Bundesoberbehörde genehmigt wurde oder bei ~~Prüfungen~~ nach Absatz 1 Nummer 2 durch den Ausschuss für Risikobewertung im Bereich der Pharmakovigilanz genehmigt wurde und der Protokollentwurf der zuständigen Bundesoberbehörde vorliegt. [2]Die zuständige Bundesoberbehörde hat nach Vorlage des Protokollentwurfs innerhalb von 60 Tagen über die Genehmigung der ~~Prüfung~~ zu entscheiden. [3]Eine Genehmigung ist zu versagen, wenn die Anwendung des Arzneimittels gefördert werden soll, die Ziele mit dem ~~Prüfungsdesign~~ nicht erreicht werden können oder es sich um eine klinische Prüfung nach § 4 Absatz 23 Satz 1 handelt.	(2) [1]Eine nichtinterventionelle Unbedenklichkeitsstudie nach Absatz 1 darf nur begonnen werden, wenn der Protokollentwurf bei Studien nach Absatz 1 Nummer 1 durch die zuständige Bundesoberbehörde genehmigt wurde oder bei Studien nach Absatz 1 Nummer 2 durch den Ausschuss für Risikobewertung im Bereich der Pharmakovigilanz genehmigt wurde und der Protokollentwurf der zuständigen Bundesoberbehörde vorliegt. [2]Die zuständige Bundesoberbehörde hat nach Vorlage des Protokollentwurfs innerhalb von 60 Tagen über die Genehmigung der Studie zu entscheiden. [3]Eine Genehmigung ist zu versagen, wenn die Anwendung des Arzneimittels gefördert werden soll, die Ziele mit dem Studiendesign nicht erreicht werden können oder es sich um eine klinische Prüfung nach § 4 Absatz 23 Satz 1 handelt.
(3) [1]Nach Beginn einer ~~Prüfung~~ nach Absatz 1 sind wesentliche Änderungen des Protokolls vor deren Umsetzung,	(3) [1]Nach Beginn einer Studie nach Absatz 1 sind wesentliche Änderungen des Protokolls vor deren Umsetzung,
1. wenn es sich um eine ~~Prüfung~~ handelt, die nur im Inland durchgeführt wird, von der zuständigen Bundesoberbehörde,	1. wenn es sich um eine Studie handelt, die nur im Inland durchgeführt wird, von der zuständigen Bundesoberbehörde,
2. wenn es sich um eine ~~Prüfung~~ handelt, die in mehreren Mitgliedstaaten der Europäischen Union durchgeführt wird, von dem Ausschuss für Risikobewertung im Bereich der Pharmakovigilanz	2. wenn es sich um eine Studie handelt, die in mehreren Mitgliedstaaten der Europäischen Union durchgeführt wird, von dem Ausschuss für Risikobewertung im Bereich der Pharmakovigilanz

Bisheriger Stand	Viertes Gesetz zur Änderung arzneimittelrechtlicher und anderer Vorschriften vom 20. Dezember 2016; veröffentlicht im Bundesgesetzblatt 2016 Teil I Nr. 63, S. 3048
zu genehmigen. [2]Wird die ~~Prüfung~~ in den Fällen von Satz 1 Nummer 2 auch im Inland durchgeführt, unterrichtet der Inhaber der Zulassung die zuständige Bundesoberbehörde über die genehmigten Änderungen.	zu genehmigen. [2]Wird die Studie in den Fällen von Satz 1 Nummer 2 auch im Inland durchgeführt, unterrichtet der Inhaber der Zulassung die zuständige Bundesoberbehörde über die genehmigten Änderungen.
(4) [1]Nach Abschluss einer ~~Prüfung~~ nach Absatz 1 ist der abschließende ~~Prüfungsbericht~~	(4) [1]Nach Abschluss einer Studie nach Absatz 1 ist der abschließende Studienbericht
1. in den Fällen nach Absatz 1 Nummer 1 der zuständigen Bundesoberbehörde,	1. in den Fällen nach Absatz 1 Nummer 1 der zuständigen Bundesoberbehörde,
2. in den Fällen nach Absatz 1 Nummer 2 dem Ausschuss für Risikobewertung im Bereich der Pharmakovigilanz	2. in den Fällen nach Absatz 1 Nummer 2 dem Ausschuss für Risikobewertung im Bereich der Pharmakovigilanz
innerhalb von zwölf Monaten nach Abschluss der Datenerfassung vorzulegen, wenn nicht durch die nach Satz 1 Nummer 1 oder 2 zuständige Stelle auf die Vorlage verzichtet worden ist. [2]Der Abschlussbericht ist zusammen mit einer Kurzdarstellung der ~~Prüfungsergebnisse~~ elektronisch zu übermitteln.	innerhalb von zwölf Monaten nach Abschluss der Datenerfassung vorzulegen, wenn nicht durch die nach Satz 1 Nummer 1 oder 2 zuständige Stelle auf die Vorlage verzichtet worden ist. [2]Der Abschlussbericht ist zusammen mit einer Kurzdarstellung der Studienergebnisse elektronisch zu übermitteln.
§ 64 Durchführung der Überwachung	**§ 64 Durchführung der Überwachung**
(1) [...] [4]Satz 1 gilt auch für Personen, die diese Tätigkeiten berufsmäßig ausüben oder Arzneimittel nicht ausschließlich für den Eigenbedarf mit sich führen, für den Sponsor einer klinischen Prüfung oder seinen Vertreter ~~nach § 40 Abs. 1 Satz 3 Nr. 1~~ sowie für Personen oder Personenvereinigungen, die Arzneimittel für andere sammeln. Satz 1 findet keine Anwendung auf die Rekonstitution, soweit es sich nicht um Arzneimittel handelt, die zur klinischen Prüfung bestimmt sind. [...]	(1) [...] [4]Satz 1 gilt auch für Personen, die diese Tätigkeiten berufsmäßig ausüben oder Arzneimittel nicht ausschließlich für den Eigenbedarf mit sich führen, für den Sponsor einer klinischen Prüfung oder seinen Vertreter sowie für Personen oder Personenvereinigungen, die Arzneimittel für andere sammeln. Satz 1 findet keine Anwendung auf die Rekonstitution, soweit es sich nicht um Arzneimittel handelt, die zur klinischen Prüfung bestimmt sind. [...]
§ 66 Duldungs- und Mitwirkungspflicht	**§ 66 Duldungs- und Mitwirkungspflicht**
(1) [...] [2]Die gleiche Verpflichtung besteht für die sachkundige Person nach § 14, die verantwortliche Person nach § 20c, den Stufenplanbeauftragten, Informationsbeauftragten, die verantwortliche Person nach § 52a ~~und den Leiter der klinischen Prüfung~~ sowie deren Vertreter, auch im Hinblick auf Anfragen der zuständigen Bundesoberbehörde.	(1) [...] [2]Die gleiche Verpflichtung besteht für die sachkundige Person nach § 14, die verantwortliche Person nach § 20c, den Stufenplanbeauftragten, Informationsbeauftragten, die verantwortliche Person nach § 52a sowie deren Vertreter und den Hauptprüfer und den Prüfer, auch im Hinblick auf Anfragen der zuständigen Bundesoberbehörde.
§ 67 Allgemeine Anzeigepflicht	**§ 67 Allgemeine Anzeigepflicht**
(1) [1]Betriebe und Einrichtungen, die Arzneimittel entwickeln, herstellen, klinisch prüfen oder einer Rückstandsprüfung unterziehen, prüfen, lagern, verpacken, in den Verkehr bringen oder sonst mit	(1) [1]Betriebe und Einrichtungen, die Arzneimittel entwickeln, herstellen, klinisch prüfen oder einer Rückstandsprüfung unterziehen, prüfen, lagern, verpacken, in den Verkehr bringen oder sonst mit ihnen Handel

Bisheriger Stand	Viertes Gesetz zur Änderung arzneimittelrechtlicher und anderer Vorschriften vom 20. Dezember 2016; veröffentlicht im Bundesgesetzblatt 2016 Teil I Nr. 63, S. 3048
ihnen Handel treiben, haben dies vor der Aufnahme der Tätigkeiten der zuständigen Behörde~~, bei einer klinischen Prüfung bei Menschen auch der zuständigen Bundesoberbehörde,~~ anzuzeigen. [...]	treiben, haben dies vor der Aufnahme der Tätigkeiten der zuständigen Behörde anzuzeigen. [...]
[6]~~Ist nach Satz 1 eine klinische Prüfung bei Menschen anzuzeigen, so sind der zuständigen Behörde auch deren Sponsor, sofern vorhanden dessen Vertreter nach § 40 Absatz 1 Satz 3 Nummer 1 sowie der Prüfer und sein Stellvertreter, soweit erforderlich auch mit Angabe der Stellung als Leiter der klinischen Prüfung, namentlich zu benennen.~~ [7]Die ~~Sätze 1 bis 4~~ gelten entsprechend für Betriebe und Einrichtungen, die Wirkstoffe oder andere zur Arzneimittelherstellung bestimmte Stoffe herstellen, prüfen, lagern, verpacken in den Verkehr bringen oder sonst mit ihnen Handel treiben, soweit diese Tätigkeiten durch eine Rechtsverordnung nach § 54 geregelt sind. [8]Satz 1 findet keine Anwendung auf die Rekonstitution, soweit es sich nicht um Arzneimittel handelt, die zur klinischen Prüfung bestimmt sind.	[6]Die Sätze 1 und 3 bis 5 gelten entsprechend für Betriebe und Einrichtungen, die Wirkstoffe oder andere zur Arzneimittelherstellung bestimmte Stoffe herstellen, prüfen, lagern, verpacken in den Verkehr bringen oder sonst mit ihnen Handel treiben, soweit diese Tätigkeiten durch eine Rechtsverordnung nach § 54 geregelt sind. [7]Satz 1 findet keine Anwendung auf die Rekonstitution, soweit es sich nicht um Arzneimittel handelt, die zur klinischen Prüfung bestimmt sind.
~~(3a) Ist nach Absatz 1 der Beginn einer klinischen Prüfung bei Menschen anzuzeigen, so sind deren Verlauf, Beendigung und Ergebnisse der zuständigen Bundesoberbehörde mitzuteilen; das Nähere wird in der Rechtsverordnung nach § 42 bestimmt.~~	
(4) [1]Die Absätze 1 bis 3 gelten nicht für diejenigen, die eine Erlaubnis nach § 13, § 20b, § 20c, § 52a, § 72, § 72b oder § 72c haben, ~~und~~ für Apotheken nach dem Gesetz über das Apothekenwesen. [2]Absatz 2 gilt nicht für tierärztliche Hausapotheken.	(4) [1]Die Absätze 1 bis 3 gelten nicht für diejenigen, die eine Erlaubnis nach § 13, § 20b, § 20c, § 52a, § 72, § 72b oder § 72c haben, für Apotheken nach dem Gesetz über das Apothekenwesen und für klinische Prüfungen bei Menschen mit Arzneimitteln, die in den Anwendungsbereich der Verordnung (EU) Nr. 536/2014 fallen. [2]Absatz 2 gilt nicht für tierärztliche Hausapotheken.
(6) [...] [8]§ 42b ~~Absatz 3~~ Satz 1 und 4 gilt entsprechend. [9]Die Angaben nach diesem Absatz sind bei Untersuchungen mit Arzneimitteln, die zur Anwendung bei Menschen bestimmt sind, elektronisch zu übermitteln. [10]Hierfür machen die zuständigen Bundesoberbehörden elektronische Formatvorgaben bekannt; die zuständige Bundesoberbehörde hat ihr übermittelte Anzeigen und Abschlussberichte der Öffentlichkeit über ein Internetportal zur Verfügung zu stellen. [11]Für die Veröffentlichung der Anzeigen gilt § 42b ~~Absatz 3~~ Satz 4 entsprechend. [...]	(6) [...] [8]§ 42b Absatz 2 Satz 1 und 4 gilt entsprechend. [9]Die Angaben nach diesem Absatz sind bei Untersuchungen mit Arzneimitteln, die zur Anwendung bei Menschen bestimmt sind, elektronisch zu übermitteln. [10]Hierfür machen die zuständigen Bundesoberbehörden elektronische Formatvorgaben bekannt; die zuständige Bundesoberbehörde hat ihr übermittelte Anzeigen und Abschlussberichte der Öffentlichkeit über ein Internetportal zur Verfügung zu stellen. [11]Für die Veröffentlichung der Anzeigen gilt § 42b Absatz 2 Satz 4 entsprechend. [...]

Bisheriger Stand	Viertes Gesetz zur Änderung arzneimittelrechtlicher und anderer Vorschriften vom 20. Dezember 2016; veröffentlicht im Bundesgesetzblatt 2016 Teil I Nr. 63, S. 3048
[14]Für Arzneimittel, die zur Anwendung bei Tieren bestimmt sind, sind die Anzeigen nach Satz 1 nur gegenüber der zuständigen Bundesoberbehörde zu erstatten. [15]Die Sätze 1 bis 12 und 14 gelten nicht für ~~Unbedenklichkeitsprüfungen~~ nach § 63f.	[14]Für Arzneimittel, die zur Anwendung bei Tieren bestimmt sind, sind die Anzeigen nach Satz 1 nur gegenüber der zuständigen Bundesoberbehörde zu erstatten. [15]Die Sätze 1 bis 12 und 14 gelten nicht für Unbedenklichkeitsstudien nach § 63f.[3]
§ 72 Einfuhrerlaubnis	**§ 72 Einfuhrerlaubnis**
	(2a) [1]Die zuständige Behörde erteilt die Erlaubnis zur Einfuhr von Prüf- oder Hilfspräparaten im Sinne des Artikels 2 Absatz 2 Nummer 5 und 8 der Verordnung (EU) Nr. 536/2014 nach Artikel 61 Absatz 1 bis 3 der Verordnung (EU) Nr. 536/2014. [2]§ 13 Absatz 5 Satz 2 und Absatz 6 gilt entsprechend.
§ 72a Zertifikate	**§ 72a Zertifikate**
(1a) Absatz 1 Satz 1 gilt nicht für	(1a) Absatz 1 Satz 1 gilt nicht für
1. ~~Arzneimittel, die zur klinischen Prüfung beim Menschen oder zur Anwendung im Rahmen eines Härtefallprogramms bestimmt sind,~~ [...]	1. Arzneimittel, die zur klinischen Prüfung bei Menschen bestimmt sind, Hilfspräparate im Sinne des Artikels 2 Absatz 2 Nummer 8 und 10 der Verordnung (EU) Nr. 536/2014 oder Arzneimittel, die zur Anwendung im Rahmen eines Härtefallprogramms bestimmt sind, [...]
§ 73 Verbringungsverbot	**§ 73 Verbringungsverbot**
(2) Absatz 1 Satz 1 gilt nicht für Arzneimittel, die [...]	(2) Absatz 1 Satz 1 gilt nicht für Arzneimittel, die [...]
2. für den Eigenbedarf der Einrichtungen von Forschung und Wissenschaft bestimmt sind und zu wissenschaftlichen Zwecken benötigt werden~~, mit Ausnahme von Arzneimitteln, die zur klinischen Prüfung bei Menschen bestimmt sind~~, [...]	2. für den Eigenbedarf der Einrichtungen von Forschung und Wissenschaft bestimmt sind und zu wissenschaftlichen Zwecken benötigt werden oder die vom Sponsor einer klinischen Prüfung bei Menschen oder einer von diesem beauftragten Person als Hilfspräparate gemäß Artikel 59 der Verordnung (EU) Nr. 536/2014 für eine klinische Prüfung bei Menschen gemäß den Angaben des Prüfplans verwendet werden sollen, [...]
(4) [...] [2]Auf Arzneimittel nach Absatz 2 Nummer 1 bis 3 und 6 bis 10 und den Absätzen 3 und 3a finden die Vorschriften dieses Gesetzes keine Anwendung mit Ausnahme der §§ 5, 8, 13 bis 20a, 52a, 64 bis 69a und 78, ferner in den Fällen des Absatzes 2 Nummer 2 und der Absätze 3 und 3a auch mit Ausnahme der §§ 48, 95 Absatz 1 Num-	(4) [...] [2]Auf Arzneimittel nach Absatz 2 Nummer 1 bis 3 und 6 bis 10 und den Absätzen 3 und 3a finden die Vorschriften dieses Gesetzes keine Anwendung mit Ausnahme der §§ 5, 8, 13 bis 20a, 52a, 64 bis 69a und 78, ferner in den Fällen des Absatzes 2 Nummer 2 und der Absätze 3 und 3a auch mit Ausnahme der §§ 48, 95 Absatz 1 Nummer 1 und 3a, Absatz 2 bis 4, § 96

[3] ***Anmerkung BPI:*** *Aufgrund der vorherigen Änderungen in § 67 Abs. 6 AMG durch Artikel 1 Nr. 14. a) dieses Gesetzes ist die Satznummer nach Befehlsnummer Artikel 2, Nr. 19. d) bb) nicht 14, sondern Satz 15.*

Bisheriger Stand	Viertes Gesetz zur Änderung arzneimittelrechtlicher und anderer Vorschriften vom 20. Dezember 2016; veröffentlicht im Bundesgesetzblatt 2016 Teil I Nr. 63, S. 3048
mer 1 und 3a, Absatz 2 bis 4, § 96 Nummer 3, 10 und 11 sowie § 97 Absatz 1, 2 Nummer 1 ~~und 9~~ sowie Absatz 3, ferner in den Fällen des Absatzes 3a auch mit Ausnahme der §§ 20b bis 20d, 72, 72b, 72c, 96 Nummer 18b und 18d und des § 97 Absatz 2 Nummer 7a. […]	Nummer 3, 10 und 11 sowie § 97 Absatz 1, 2 Nummer 1 sowie Absatz 3, ferner in den Fällen des Absatzes 3a auch mit Ausnahme der §§ 20b bis 20d, 72, 72b, 72c, 96 Nummer 18b und 18d und des § 97 Absatz 2 Nummer 7a. […]
§ 96 Strafvorschriften	**§ 96 Strafvorschriften**
10. ~~entgegen § 40 Abs. 1 Satz 3 Nr. 2, 2a Buchstabe a, Nr. 3, 4, 5, 6 oder 8, jeweils auch in Verbindung mit Abs. 4 oder § 41 die klinische Prüfung eines Arzneimittels durchführt,~~	10. <u>entgegen § 40 Absatz 1 die klinische Prüfung beginnt,</u>
11. ~~entgegen § 40 Abs. 1 Satz 2 die klinische Prüfung eines Arzneimittels beginnt,~~ […]	11. <u>entgegen § 40a Satz 1 Nummer 2 oder Nummer 3, auch in Verbindung mit Satz 2, entgegen § 40a Satz 1 Nummer 4 Buchstabe a oder Nummer 5 oder § 40b Absatz 3, Absatz 4 Satz 1 Nummer 1, Satz 2, Satz 3 oder Satz 9 oder Absatz 5 eine klinische Prüfung durchführt,</u> […]
19. ein zum Gebrauch bei Menschen bestimmtes Arzneimittel in den Verkehr bringt, obwohl die nach § 94 erforderliche Haftpflichtversicherung oder Freistellungs- oder Gewährleistungsverpflichtung nicht oder nicht mehr besteht ~~oder~~	19. ein zum Gebrauch bei Menschen bestimmtes Arzneimittel in den Verkehr bringt, obwohl die nach § 94 erforderliche Haftpflichtversicherung oder Freistellungs- oder Gewährleistungsverpflichtung nicht oder nicht mehr besteht<u>,</u>
20. gegen die Verordnung (EG) Nr. 726/2004 des Europäischen Parlaments und des Rates vom 31. März 2004 zur Festlegung von Gemeinschaftsverfahren für die Genehmigung und Überwachung von Human- und Tierarzneimitteln […]	20. gegen die Verordnung (EG) Nr. 726/2004 des Europäischen Parlaments und des Rates vom 31. März 2004 zur Festlegung von Gemeinschaftsverfahren für die Genehmigung und Überwachung von Human- und Tierarzneimitteln […]
b. […] durch die Richtlinie 2004/28/EG des Europäischen Parlaments und des Rates vom 31. März 2004 (ABl. EU Nr. L 136 S. 58), eine Angabe nicht richtig oder nicht vollständig beifügt~~.~~	b. […] durch die Richtlinie 2004/28/EG des Europäischen Parlaments und des Rates vom 31. März 2004 (ABl. EU Nr. L 136 S. 58), eine Angabe nicht richtig oder nicht vollständig beifügt <u>oder</u>
	<u>21. gegen die Verordnung (EU) Nr. 536/2014 des Europäischen Parlaments und des Rates vom 16. April 2014 über klinische Prüfungen mit Humanarzneimitteln und zur Aufhebung der Richtlinie 2001/20/EG (ABl. L 158 vom 27.5.2014, S. 1) verstößt, indem er</u>
	<u>a) entgegen Artikel 5 Absatz 1 Unterabsatz 1 in Verbindung mit Artikel 25 Absatz 1 Satz 1 Buchstabe c oder Anhang I Nummer 41 Satz 1 ein Antragsdossier nicht richtig oder nicht vollständig übermittelt oder</u>
	<u>b) entgegen Artikel 28 Absatz 1 Buchstabe a, c oder Buchstabe e in Verbindung mit Artikel 29 Absatz 1 Satz 1 oder Satz 3, entgegen Artikel 32 Absatz 1 oder</u>

Bisheriger Stand	Viertes Gesetz zur Änderung arzneimittelrechtlicher und anderer Vorschriften vom 20. Dezember 2016; veröffentlicht im Bundesgesetzblatt 2016 Teil I Nr. 63, S. 3048
	Artikel 33 eine klinische Prüfung durchführt.
§ 97 Bußgeldvorschriften	**§ 97 Bußgeldvorschriften**
(1) Ordnungswidrig handelt, wer eine in [...]	(1) Ordnungswidrig handelt, wer eine in [...]
2. ~~§ 96 Nummer 6 oder Nummer 20~~ [...]	2. § 96 Nummer 6, 20 oder Nummer 21 [...]
(2) Ordnungswidrig handelt auch, wer vorsätzlich oder fahrlässig [...]	(2) Ordnungswidrig handelt auch, wer vorsätzlich oder fahrlässig [...]
~~9. entgegen § 40 Abs. 1 Satz 3 Nr. 7 die klinische Prüfung eines Arzneimittels durchführt,~~	
~~9a. ohne einen Stellvertreter nach § 40 Absatz 1a Satz 3 benannt zu haben, eine klinische Prüfung durchführt,~~	
~~9b.~~ entgegen § 42b Absatz 1 ~~oder Absatz 2~~ die Berichte nicht, nicht richtig, nicht vollständig oder nicht rechtzeitig zur Verfügung stellt, [...]	9. entgegen § 42b Absatz 1 die Berichte nicht, nicht richtig, nicht vollständig oder nicht rechtzeitig zur Verfügung stellt, [...]
24m. entgegen § 63g Absatz 2 Satz 1 mit einer ~~Unbedenklichkeitsprüfung~~ beginnt, [...]	24m. entgegen § 63g Absatz 2 Satz 1 mit einer Unbedenklichkeitsstudie beginnt, [...]
31. einer Rechtsverordnung nach § 7 Abs. 2 Satz 2, § 12 Abs. 1 Nr. 3 Buchstabe a, § 12 Abs. 1b, ~~§ 42 Abs. 3,~~ § 54 Abs. 1, § 56a Abs. 3, § 57 Absatz 2 oder Absatz 3, § 58 Abs. 2 oder § 74 Abs. 2 oder einer vollziehbaren Anordnung auf Grund einer solchen Rechtsverordnung zuwiderhandelt, soweit die Rechtsverordnung für einen bestimmten Tatbestand auf diese Bußgeldvorschrift verweist, [...]	31. einer Rechtsverordnung nach § 7 Abs. 2 Satz 2, § 12 Abs. 1 Nr. 3 Buchstabe a, § 12 Abs. 1b, § 54 Abs. 1, § 56a Abs. 3, § 57 Absatz 2 oder Absatz 3, § 58 Abs. 2 oder § 74 Abs. 2 oder einer vollziehbaren Anordnung auf Grund einer solchen Rechtsverordnung zuwiderhandelt, soweit die Rechtsverordnung für einen bestimmten Tatbestand auf diese Bußgeldvorschrift verweist, [...]
	(2d) Ordnungswidrig handelt, wer gegen die Verordnung (EU) Nr. 536/2014 des Europäischen Parlaments und des Rates vom 16. April 2014 über klinische Prüfungen mit Humanarzneimitteln und zur Aufhebung der Richtlinie 2001/20/EG (ABl. L 158 vom 27.5.2014, S. 1) verstößt, indem er vorsätzlich oder fahrlässig
	1. entgegen den Artikeln 36, 37 Absatz 1, 2, 3 oder Absatz 5 oder Artikel 54 Absatz 2 die zuständige Bundesoberbehörde nicht oder nicht rechtzeitig unterrichtet,

Bisheriger Stand	Viertes Gesetz zur Änderung arzneimittelrechtlicher und anderer Vorschriften vom 20. Dezember 2016; veröffentlicht im Bundesgesetzblatt 2016 Teil I Nr. 63, S. 3048
	2. entgegen Artikel 37 Absatz 4 Unterabsatz 1 Satz 1 in Verbindung mit Satz 2, Unterabsatz 2 oder Unterabsatz 3, entgegen Artikel 37 Absatz 4 Unterabsatz 4 oder Absatz 8 oder Artikel 43 Absatz 1 ein dort genanntes Dokument nicht, nicht richtig, nicht vollständig oder nicht rechtzeitig übermittelt,
	3. entgegen Artikel 37 Absatz 6 die zuständige Bundesoberbehörde nicht oder nicht rechtzeitig in Kenntnis setzt, 4. entgegen Artikel 38 Absatz 1 eine Mitteilung nicht oder nicht rechtzeitig macht oder
	5. entgegen
	a) Artikel 41 Absatz 1 oder Absatz 2 Unterabsatz 1 Satz 2 in Verbindung mit Unterabsatz 2 Satz 1 oder entgegen Artikel 41 Absatz 4 oder
	b) Artikel 42 Absatz 1 in Verbindung mit Absatz 2 Satz 1, entgegen Artikel 52 Absatz 1 oder Artikel 53 Absatz 1
	eine Meldung nicht, nicht richtig, nicht vollständig oder nicht rechtzeitig macht.
(4) Verwaltungsbehörde im Sinne des § 36 Absatz 1 Nummer 1 des Gesetzes über Ordnungswidrigkeiten ist in den Fällen	(4) Verwaltungsbehörde im Sinne des § 36 Absatz 1 Nummer 1 des Gesetzes über Ordnungswidrigkeiten ist in den Fällen
1. des Absatzes 1 Nummer 2, des Absatzes 2 Nummer 7 Buchstabe b, Nummer 7a, ~~9b~~ und 24e bis 24q, der ~~Absätze 2a bis 2c~~ und [...]	1. des Absatzes 1 Nummer 2, des Absatzes 2 Nummer 7 Buchstabe b, Nummer 7a, 9 und 24e bis 24q, der Absätze 2a bis 2c und des Absatzes 2d Nummer 1 bis 5 und 6 Buchstabe b [...]
	Zwanzigster Unterabschnitt **Übergangsvorschrift** **§ 148 Übergangsvorschrift aus Anlass des Vierten Gesetzes zur Änderung arzneimittelrechtlicher und anderer Vorschriften**
	(1) Für klinische Prüfungen bei Menschen, für die der Antrag auf Genehmigung vor dem Tag des Inkrafttretens dieser Vorschrift nach Artikel 13 Absatz 2 und 3 des Vierten Gesetzes zur Änderung arzneimittelrechtlicher und anderer Vorschriften vom 20. Dezember 2016 (BGBl. I S. 3048) gemäß dem Sechsten Abschnitt des Arzneimittelgesetzes eingereicht wurde, ist das Arzneimittelgesetz und ist die GCP-Verordnung vom 9. August 2004 (BGBl. I S. 2081), die durch Artikel 13 Absatz 4 des Vierten Gesetzes zur Änderung arzneimittelrechtlicher und anderer Vorschriften vom

Bisheriger Stand	Viertes Gesetz zur Änderung arzneimittelrechtlicher und anderer Vorschriften vom 20. Dezember 2016; veröffentlicht im Bundesgesetzblatt 2016 Teil I Nr. 63, S. 3048
	20. Dezember 2016 (BGBl. I S. 3048) aufgehoben worden ist, in der jeweils bis zum Tag vor dem Inkrafttreten dieser Vorschrift nach Artikel 13 Absatz 2 und 3 des Vierten Gesetzes zur Änderung arzneimittelrechtlicher und anderer Vorschriften vom 20. Dezember 2016 (BGBl. I S. 3048) geltenden Fassung für drei Jahre ab dem Tag des Inkrafttretens dieser Vorschrift nach Artikel 13 Absatz 2 und 3 des Vierten Gesetzes zur Änderung arzneimittelrechtlicher und anderer Vorschriften vom 20. Dezember 2016 (BGBl. I S. 3048) weiter anzuwenden. (2) [1]Eine klinische Prüfung bei Menschen, für die der Antrag auf Genehmigung innerhalb von zwölf Monaten nach dem Tag des Inkrafttretens dieser Vorschrift nach Artikel 13 Absatz 2 und 3 des Vierten Gesetzes zur Änderung arzneimittelrechtlicher und anderer Vorschriften vom 20. Dezember 2016 (BGBl. I S. 3048) eingereicht wurde, darf nach dem Arzneimittelgesetz sowie der GCP-Verordnung in der jeweils bis zu dem Tag vor dem Inkrafttreten dieser Vorschrift nach Artikel 13 Absatz 2 und 3 des Vierten Gesetzes zur Änderung arzneimittelrechtlicher und anderer Vorschriften vom 20. Dezember 2016 (BGBl. I S. 3048) geltenden Fassung begonnen werden. [2]Für die betreffende klinische Prüfung sind das Arzneimittelgesetz und die GCP-Verordnung in der jeweils bis zu dem Tag vor dem Inkrafttreten dieser Vorschrift nach Artikel 13 Absatz 2 und 3 des Vierten Gesetzes zur Änderung arzneimittelrechtlicher und anderer Vorschriften vom 20. Dezember 2016 (BGBl. I S. 3048) geltenden Fassung für drei Jahre ab dem Tag des Inkrafttretens dieser Vorschrift nach Artikel 13 Absatz 2 und 3 des Vierten Gesetzes zur Änderung arzneimittelrechtlicher und anderer Vorschriften vom 20. Dezember 2016 (BGBl. I S. 3048) weiter anzuwenden. (3) Für klinische Prüfungen mit Humanarzneimitteln, die nicht in den Anwendungsbereich der Verordnung (EU) Nr. 536/2014 fallen, sind das Arzneimittelgesetz und die GCP-Verordnung in der jeweils an dem Tag vor dem Inkrafttreten dieser Vorschrift nach Artikel 13 Absatz 2 und 3 des Vierten Gesetzes zur Änderung arzneimittelrechtlicher und anderer Vorschriften vom 20. Dezember 2016 (BGBl. I S. 3048) geltenden Fassung bis zum 23. Dezember 2024 weiter anzuwenden. (4) Die Anträge auf Registrierung nach § 41 Absatz 1, die bis zum 31. Juli 2017 gestellt werden, sind bis zum 30. September 2017 zu bearbeiten.

Bisheriger Stand	Viertes Gesetz zur Änderung arzneimittelrechtlicher und anderer Vorschriften vom 20. Dezember 2016; veröffentlicht im Bundesgesetzblatt 2016 Teil I Nr. 63, S. 3048

Artikel 2a

Änderung des Apothekengesetzes

Das Apothekengesetz in der Fassung der Bekanntmachung vom 15. Oktober 1980 (BGBl. I S. 1993), das zuletzt durch Artikel 3 des Gesetzes vom 18. April 2016 (BGBl. I S. 886) geändert worden ist.	***Das Apothekengesetz in der Fassung der Bekanntmachung vom 15. Oktober 1980 (BGBl. I S. 1993), das zuletzt durch Artikel 3 des Gesetzes vom 18. April 2016 (BGBl. I S. 886) geändert worden ist, wird wie folgt geändert:***[4]
§ 2	§ 2
(2) Abweichend von Absatz 1 ist einem approbierten Antragsteller, der nicht gemäß § 4 Abs. 1 Nr. 4 der Bundes-Apothekerordnung die pharmazeutische Prüfung im Geltungsbereich dieses Gesetzes bestanden hat, die Erlaubnis nur zu erteilen, wenn sie für eine Apotheke beantragt wird, die seit mindestens drei Jahren betrieben wird.	(2) Abweichend von Absatz 1 ist einem approbierten Antragsteller, der nicht gemäß § 4 Abs. 1 Nr. 4 der Bundes-Apothekerordnung die pharmazeutische Prüfung im Geltungsbereich dieses Gesetzes bestanden hat, die Erlaubnis nur zu erteilen, wenn sie für eine Apotheke beantragt wird, die seit mindestens drei Jahren betrieben wird.
(2a) ~~(weggefallen)~~	(2a) Absatz 2 gilt nicht für approbierte Antragsteller, deren förmliche Qualifikationen bereits durch die zuständigen Behörden für andere Zwecke anerkannt wurden und die tatsächlich und rechtmäßig die beruflichen Tätigkeiten eines Apothekers mindestens drei Jahre lang ununterbrochen im Geltungsbereich dieses Gesetzes ausgeübt haben.

[4] ***Anmerkung BPI:*** *Die Änderung dient der Umsetzung des durch die Richtlinie 2013/55/EU neu gefassten Artikels 21 Absatz 4 der Richtlinie 2005/36/EG. Infolge unzureichender Bestimmtheit konnte diese Änderung durch Artikel 3 Nr. 2 des Gesetzes zur Umsetzung der Richtlinie 2013/55/EU des Europäischen Parlaments und des Rates vom 20. November 2013 zur Änderung der Richtlinie 2005/36/EG über die Anerkennung von Berufsqualifikationen und der Verordnung (EU) Nr. 1024/2012 über die Verwaltungszusammenarbeit mit Hilfe des Binnenmarkt-Informationssystems („IMI-Verordnung") für bundesrechtlich geregelte Heilberufe und andere Berufe vom 18. April 2016 (BGBl. I S. 886) nicht wirksam umgesetzt werden. Dieses Versehen wird mit Artikel 2a korrigiert.*

Bisheriger Stand	**Viertes Gesetz zur Änderung arzneimittelrechtlicher und anderer Vorschriften vom 20. Dezember 2016; veröffentlicht im Bundesgesetzblatt 2016 Teil I Nr. 63, S. 3048**

Artikel 3

Änderung der Arzneimittel- und Wirkstoffherstellungsverordnung

Bisheriger Stand	Neue Fassung
Die Arzneimittel- und Wirkstoffherstellungsverordnung vom 3. November 2006 (BGBl. I S. 2523), die zuletzt durch Artikel 6c des Gesetzes vom 19. Dezember 2016 (BGBl. I S. 2986) geändert worden ist.	***Die Arzneimittel- und Wirkstoffherstellungsverordnung vom 3. November 2006 (BGBl. I S. 2523), die zuletzt durch Artikel 6c des Gesetzes vom 19. Dezember 2016 (BGBl. I S. 2986) geändert worden ist, wird wie folgt geändert:***
§ 15 Kennzeichnung	**§ 15 Kennzeichnung**
(5) [1]Produkte menschlicher Herkunft sind auf ihren Behältnissen und, soweit verwendet, ihren äußeren Umhüllungen in gut lesbarer Schrift in deutscher oder englischer Sprache und auf dauerhafte Weise mindestens wie folgt zu kennzeichnen: […]	(5) [1]Produkte menschlicher Herkunft sind auf ihren Behältnissen und, soweit verwendet, ihren äußeren Umhüllungen in gut lesbarer Schrift in deutscher oder englischer Sprache und auf dauerhafte Weise mindestens wie folgt zu kennzeichnen: […]
3. soweit zutreffend, Inhalt nach Gewicht oder ~~Rauminhalt~~; sind biologische Einheiten oder andere Angaben zur Wertigkeit wissenschaftlich gebräuchlich, so sind diese zu verwenden, […]	3. soweit zutreffend, Inhalt nach Gewicht oder Nennvolumen; sind biologische Einheiten oder andere Angaben zur Wertigkeit wissenschaftlich gebräuchlich, so sind diese zu verwenden, […]
§ 24 Kennzeichnung	**§ 24 Kennzeichnung**
(2) Zwischenprodukte und Wirkstoffe sind vor ihrem Inverkehrbringen auf ihren Behältnissen und, soweit verwendet, ihren äußeren Umhüllungen in gut lesbarer Schrift und auf dauerhafte Weise mindestens wie folgt zu kennzeichnen: […]	(2) Zwischenprodukte und Wirkstoffe sind vor ihrem Inverkehrbringen auf ihren Behältnissen und, soweit verwendet, ihren äußeren Umhüllungen in gut lesbarer Schrift und auf dauerhafte Weise mindestens wie folgt zu kennzeichnen: […]
3. Inhalt nach Gewicht oder ~~Rauminhalt~~; sind biologische Einheiten oder andere Angaben zur Wertigkeit wissenschaftlich gebräuchlich, so sind diese zu verwenden, […]	3. Inhalt nach Gewicht oder Nennvolumen; sind biologische Einheiten oder andere Angaben zur Wertigkeit wissenschaftlich gebräuchlich, so sind diese zu verwenden, […]

Bisheriger Stand	Viertes Gesetz zur Änderung arzneimittelrechtlicher und anderer Vorschriften vom 20. Dezember 2016; veröffentlicht im Bundesgesetzblatt 2016 Teil I Nr. 63, S. 3048

Artikel 4

Weitere Änderung der Arzneimittel- und Wirkstoffherstellungsverordnung

Artikel 4 tritt sechs Monate nach der Veröffentlichung der Mitteilung der Europäischen Kommission über die Funktionsfähigkeit des EU-Portals und der Datenbank nach Artikel 82 der Verordnung (EU) Nr. 536/2014 des Europäischen Parlaments und des Rates vom 16. April 2014 über klinische Prüfungen mit Humanarzneimitteln und zur Aufhebung der Richtlinie 2001/20/EG (ABl. L 158 vom 27.5.2014, S. 1) im Amtsblatt der Europäischen Union in Kraft, vgl. Artikel 13 Absatz 2.

Bisheriger Stand	Neue Fassung
Die Arzneimittel- und Wirkstoffherstellungsverordnung vom 3. November 2006 (BGBl. I S. 2523), die zuletzt durch Artikel 3 dieses Gesetzes geändert worden ist.	***Die Arzneimittel- und Wirkstoffherstellungsverordnung vom 3. November 2006 (BGBl. I S. 2523), die zuletzt durch Artikel 3 dieses Gesetzes geändert worden ist, wird wie folgt geändert:***
§ 1 Anwendungsbereich	**§ 1 Anwendungsbereich**
	(7) Diese Verordnung findet keine Anwendung auf Arzneimittel zur klinischen Prüfung bei Menschen und auf Hilfspräparate, die dem Anwendungsbereich der Verordnung (EU) Nr. 536/2014 des Europäischen Parlaments und des Rates vom 16. April 2014 über klinische Prüfungen mit Humanarzneimitteln und zur Aufhebung der Richtlinie 2001/20/EG (ABl. L 158 vom 27.5.2014, S. 1) unterliegen, soweit nicht in einzelnen Bestimmungen dieser Verordnung ausdrücklich auf die Verordnung (EU) Nr. 536/2014 Bezug genommen wird.
§ 2 Begriffsbestimmungen	**§ 2 Begriffsbestimmungen**
Im Sinne dieser Verordnung [...]	Im Sinne dieser Verordnung [...]
7. sind Prüfpräparate Arzneimittel im Sinne von § 3 Abs. 3 der GCP-Verordnung vom 9. August 2004 (BGBl. I S. 2081), ~~die durch die Verordnung vom 15. März 2006 (BGBl. I S. 542) geändert wurde~~, [...]	7. sind Prüfpräparate Arzneimittel im Sinne von § 3 Abs. 3 der GCP-Verordnung vom 9. August 2004 (BGBl. I S. 2081), die durch Artikel 13 Absatz 4 des Vierten Gesetzes zur Änderung arzneimittelrechtlicher und anderer Vorschriften vom 20. Dezember 2016 (BGBl. I S. 3048) aufgehoben worden ist, in der am Tag vor ihrem Außerkrafttreten geltenden Fassung, [...]
§ 13 Herstellung	**§ 13 Herstellung**
(4) [...] [2]Bei der Herstellung von Prüfpräparaten sind darüber hinaus besondere Vorsichtsmaßnahmen während und nach der Verblindung im Sinne von § 3 Abs. 10 der GCP-Verordnung einzuhalten.	(4) [...] [2]Bei der Herstellung von Prüfpräparaten sind darüber hinaus besondere Vorsichtsmaßnahmen während und nach der Verblindung im Sinne von § 3 Abs. 10 der GCP-Verordnung in der am Tag vor ihrem Außerkrafttreten nach Artikel 13 Absatz 4 des Vierten Gesetzes zur Änderung arzneimittelrechtlicher und anderer Vorschriften vom 20. Dezember 2016 (BGBl. I S. 3048) geltenden Fassung einzuhalten.

Bisheriger Stand	Viertes Gesetz zur Änderung arzneimittelrechtlicher und anderer Vorschriften vom 20. Dezember 2016; veröffentlicht im Bundesgesetzblatt 2016 Teil I Nr. 63, S. 3048
§ 18 Rückstellmuster	**§ 18 Rückstellmuster**
(3) [...] [2]Soweit Angaben nach § 5 der GCP-Verordnung in Begleitdokumenten gemacht werden, sind auch die Muster dieser Begleitdokumente für jede Charge aufzubewahren.	(3) [...] [2]Soweit Angaben nach § 5 der GCP-Verordnung in der am Tag vor ihrem Außerkrafttreten nach Artikel 13 Absatz 4 des Vierten Gesetzes zur Änderung arzneimittelrechtlicher und anderer Vorschriften vom 20. Dezember 2016 (BGBl. I S. 3048) geltenden Fassung in Begleitdokumenten gemacht werden, sind auch die Muster dieser Begleitdokumente für jede Charge aufzubewahren.
§ 19 Beanstandungen und Rückruf	**§ 19 Beanstandungen und Rückruf**
(3) [...] [2]Die Meldeverpflichtungen nach § 14 der GCP-Verordnung bleiben unberührt.	(3) [...] [2]Die Meldeverpflichtungen nach § 14 der GCP-Verordnung in der am Tag vor ihrem Außerkrafttreten nach Artikel 13 Absatz 4 des Vierten Gesetzes zur Änderung arzneimittelrechtlicher und anderer Vorschriften vom 20. Dezember 2016 (BGBl. I S. 3048) geltenden Fassung bleiben unberührt.
	(9) Die Absätze 1 bis 3 und 5 bis 8 gelten entsprechend für Hilfspräparate im Sinne von Artikel 2 Absatz 2 Nummer 8 und 10 der Verordnung (EU) Nr. 536/2014.
§ 20 Aufbewahrung der Dokumentation	**§ 20 Aufbewahrung der Dokumentation**
(3) ~~(weggefallen)~~	(3) Die Absätze 1 und 2 gelten entsprechend für Hilfspräparate im Sinne von Artikel 2 Absatz 2 Nummer 8 und 10 der Verordnung (EU) Nr. 536/2014.
	§ 44 Übergangsregelung aus Anlass des Vierten Gesetzes zur Änderung arzneimittelrechtlicher und anderer Vorschriften
	(1) Für klinische Prüfungen bei Menschen mit Arzneimitteln, die dem Anwendungsbereich der Verordnung (EU) Nr. 536/2014 unterliegen, ist diese Verordnung in der bis zum Tag vor dem Inkrafttreten dieser Vorschrift nach Artikel 13 Absatz 2 und 3 des Vierten Gesetzes zur Änderung arzneimittelrechtlicher und anderer Vorschriften vom 20. Dezember 2016 (BGBl. I S. 3048) geltenden Fassung für drei Jahre weiter anzuwenden, wenn der Antrag auf Genehmigung vor dem Tag des Inkrafttretens dieser Vorschrift nach Artikel 13 Absatz 2 und 3 des Vierten Gesetzes zur Änderung arzneimittelrechtlicher und anderer Vorschriften vom 20. Dezember 2016 (BGBl. I S. 3048) gemäß dem Sechsten Abschnitt des Arzneimittelgesetzes eingereicht wurde.
	(2) [1]Eine klinische Prüfung bei Menschen mit Arzneimitteln, die dem Anwendungsbereich der Verordnung (EU) Nr. 536/2014 unterliegen, darf nach dieser Ver-

Bisheriger Stand	Viertes Gesetz zur Änderung arzneimittelrechtlicher und anderer Vorschriften vom 20. Dezember 2016; veröffentlicht im Bundesgesetzblatt 2016 Teil I Nr. 63, S. 3048
	ordnung in der bis zum Tag vor dem Inkrafttreten dieser Vorschrift nach Artikel 13 Absatz 2 und 3 des Vierten Gesetzes zur Änderung arzneimittelrechtlicher und anderer Vorschriften vom 20. Dezember 2016 (BGBl. I S. 3048) geltenden Fassung begonnen werden, wenn der Antrag auf Genehmigung innerhalb von zwölf Monaten nach dem Tag des Inkrafttretens dieser Vorschrift nach Artikel 13 Absatz 2 und 3 des Vierten Gesetzes zur Änderung arzneimittelrechtlicher und anderer Vorschriften vom 20. Dezember 2016 (BGBl. I S. 3048) eingereicht wurde. [2]Für die betreffende klinische Prüfung ist diese Verordnung in der bis zu dem Tag vor dem Inkrafttreten dieser Vorschrift nach Artikel 13 Absatz 2 und 3 des Vierten Gesetzes zur Änderung arzneimittelrechtlicher und anderer Vorschriften vom 20. Dezember 2016 (BGBl. I S. 3048) geltenden Fassung für drei Jahre weiter anzuwenden.

Bisheriger Stand	Viertes Gesetz zur Änderung arzneimittelrechtlicher und anderer Vorschriften vom 20. Dezember 2016; veröffentlicht im Bundesgesetzblatt 2016 Teil I Nr. 63, S. 3048

Artikel 5

Änderung der Verordnung über radioaktive oder mit ionisierenden Strahlen behandelte Arzneimittel

Artikel 5 tritt sechs Monate nach der Veröffentlichung der Mitteilung der Europäischen Kommission über die Funktionsfähigkeit des EU-Portals und der Datenbank nach Artikel 82 der Verordnung (EU) Nr. 536/2014 des Europäischen Parlaments und des Rates vom 16. April 2014 über klinische Prüfungen mit Humanarzneimitteln und zur Aufhebung der Richtlinie 2001/20/EG (ABl. L 158 vom 27.5.2014, S. 1) im Amtsblatt der Europäischen Union in Kraft, vgl. Artikel 13 Absatz 2.

Bisheriger Stand	Neue Fassung
Die Verordnung über radioaktive oder mit ionisierenden Strahlen behandelte Arzneimittel in der Fassung der Bekanntmachung vom 19. Januar 2007 (BGBl. I S. 48).	***Die Verordnung über radioaktive oder mit ionisierenden Strahlen behandelte Arzneimittel in der Fassung der Bekanntmachung vom 19. Januar 2007 (BGBl. I S. 48), wird wie folgt geändert:***
§ 3 Kennzeichnung, Packungsbeilage, Fachinformation	**§ 3 Kennzeichnung, Packungsbeilage, Fachinformation**
~~[1]Radioaktive Arzneimittel im Sinne des § 4 Abs. 8 des Arzneimittelgesetzes dürfen im Geltungsbereich dieser Verordnung nur in den Verkehr gebracht werden, wenn~~	(1) Radioaktive Arzneimittel im Sinne des § 4 Absatz 8 des Arzneimittelgesetzes dürfen im Geltungsbereich dieser Verordnung nur in den Verkehr gebracht werden, wenn
~~1. die Behältnisse und äußeren Umhüllungen gemäß § 68 der Strahlenschutzverordnung vom 20. Juli 2001 (BGBl. I S. 1714, 2002 I S. 1459), die zuletzt durch § 3 Abs. 31 des Gesetzes vom 1. September 2005 (BGBl. I S. 2618, 2653) geändert worden ist, gekennzeichnet sind; auf den Behältnissen sind Name und Anschrift des Herstellers anzugeben. [2]Anforderungen an radioaktive Arzneimittel und ihre Verpackungen, deren Kennzeichnung und Beförderung mit Straßen-, Schienen-, Magnetbahn-, See- und Luftfahrzeugen nach den internationalen, europäischen und nationalen verkehrsrechtlichen Vorschriften für die Beförderung gefährlicher Güter bleiben unberührt,~~	1. die Behältnisse und äußeren Umhüllungen gemäß § 68 Absatz 1 Satz 1 Nummer 1 und Satz 2, Absatz 1a oder 5 der Strahlenschutzverordnung vom 20. Juli 2001 (BGBl. I S. 1714; 2002 I S. 1459), die zuletzt durch Artikel 8 des Gesetzes vom 26. Juli 2016 (BGBl. I S. 1843) geändert worden ist, gekennzeichnet sind; auf den Behältnissen sind Name und Anschrift des Herstellers anzugeben; Anforderungen an radioaktive Arzneimittel und ihre Verpackungen, deren Kennzeichnung und Beförderung mit Straßen-, Schienen-, Magnetbahn-, See- und Luftfahrzeugen nach den internationalen, europäischen und nationalen verkehrsrechtlichen Vorschriften für die Beförderung gefährlicher Güter bleiben unberührt,
~~2. auf den Behältnissen und äußeren Umhüllungen die Gesamtaktivität pro Behältnis benannt und ein definierter Kalibrierzeitpunkt, auf den sich die angegebenen Aktivitäten beziehen, und überdies der Verfallszeitpunkt mit Datum und Uhrzeit angegeben wurde. [3]Die Kennzeichnung der Behältnisse hat auch einen Hinweis auf in die Packungsbeilage aufgenommene Angaben zum Umgang mit radioaktiven Arzneimitteln, deren Entsorgung und, falls notwendig, spezielle Warnhinweise zu umfassen,~~	2. auf den Behältnissen und äußeren Umhüllungen die Gesamtaktivität pro Behältnis benannt und ein definierter Kalibrierzeitpunkt, auf den sich die angegebenen Aktivitäten beziehen, und überdies der Verfallszeitpunkt mit Datum und Uhrzeit angegeben wurde; die Kennzeichnung der Behältnisse hat auch einen Hinweis auf in die Packungsbeilage aufgenommene Angaben zum Umgang mit radioaktiven Arzneimitteln, deren Entsorgung und, falls notwendig, spezielle Warnhinweise zu umfassen,
~~3. die §§ 10, 11 und 11a des Arzneimittelgesetzes auf radioaktive Arzneimittel, die Arzneimittel im Sinne von § 2 Abs. 1 oder Abs. 2 Nr. 1 des Arznei-~~	3. die §§ 10, 11 und 11a des Arzneimittelgesetzes auf radioaktive Arzneimittel, die Arzneimittel im Sinne von § 2 Absatz 1 oder Absatz 2 Nummer 1 des Arzneimit-

Bisheriger Stand	Viertes Gesetz zur Änderung arzneimittelrechtlicher und anderer Vorschriften vom 20. Dezember 2016; veröffentlicht im Bundesgesetzblatt 2016 Teil I Nr. 63, S. 3048
~~mittelgesetzes sind, entsprechend angewendet wurden. [4]In Packungsbeilagen und Fachinformationen ist den jeweiligen Texten das Strahlenwarnzeichen mit dem Hinweis "Radioaktives Arzneimittel" voranzustellen und~~	telgesetzes sind, entsprechend angewendet wurden; in Packungsbeilagen und Fachinformationen ist den jeweiligen Texten das Strahlenwarnzeichen mit dem Hinweis „Radioaktives Arzneimittel" voranzustellen und
~~4. im Fall von für klinische Prüfungen vorgesehenen radioaktiven Arzneimitteln die Vorschriften der §§ 5 und 6 der GCP-Verordnung vom 9. August 2004 (BGBl. I S. 2081) entsprechend angewandt wurden.~~	4. im Fall von für klinische Prüfungen vorgesehenen Arzneimitteln, die nicht in den Anwendungsbereich der Verordnung (EU) Nr. 536/2014 des Europäischen Parlaments und des Rates vom 16. April 2014 über klinische Prüfungen mit Humanarzneimitteln und zur Aufhebung der Richtlinie 2001/20/EG (ABl. L 158 vom 27.5.2014, S. 1) fallen, § 5 Absatz 1, 2 Satz 1 und 2, Absatz 3 Satz 1, Absatz 4 Satz 1, Absatz 5 Satz 1, Absatz 6 Satz 1 und Absatz 7 und § 6 der GCP-Verordnung vom 9. August 2004 (BGBl. I S. 2081), die durch Artikel 13 Absatz 4 des Vierten Gesetzes zur Änderung arzneimittelrechtlicher und anderer Vorschriften vom 20. Dezember 2016 (BGBl. I S. 3048) aufgehoben worden ist, in der am Tag vor ihrem Außerkrafttreten geltenden Fassung angewandt werden.
	(2) Für klinische Prüfungen bei Menschen vorgesehene radioaktive Arzneimittel im Sinne des § 4 Absatz 8 des Arzneimittelgesetzes, die in den Anwendungsbereich der Verordnung (EU) Nr. 536/2014 fallen, dürfen im Geltungsbereich dieser Verordnung nur in den Verkehr gebracht werden, wenn die Vorgaben der Artikel 66 bis 68 in Verbindung mit Anhang VI der Verordnung (EU) Nr. 536/2014 in der jeweils geltenden Fassung beachtet werden.
§ 5 Ordnungswidrigkeiten	**§ 5 Ordnungswidrigkeiten**
Ordnungswidrig im Sinne des § 97 Abs. 2 Nr. 31 des Arzneimittelgesetzes handelt, wer vorsätzlich oder fahrlässig entgegen ~~§ 3 Nr. 1 Satz 1, Nr. 2 oder~~ 4 ein radioaktives Arzneimittel in den Verkehr bringt.	Ordnungswidrig im Sinne des § 97 Abs. 2 Nr. 31 des Arzneimittelgesetzes handelt, wer vorsätzlich oder fahrlässig entgegen § 3 Absatz 1 Nummer 1, 2 oder Nummer 4 ein radioaktives Arzneimittel in den Verkehr bringt.
§ 7 ~~(weggefallen)~~	**§ 7 Übergangsregelung aus Anlass des Vierten Gesetzes zur Änderung arzneimittelrechtlicher und anderer Vorschriften**
	(1) Für klinische Prüfungen bei Menschen mit Arzneimitteln, die dem Anwendungsbereich der Verordnung (EU) Nr. 536/2014 unterliegen, ist diese Verordnung in der bis zum Tag vor dem Inkrafttreten dieser Vorschrift nach Artikel 13 Absatz 2 und 3 des Vierten Gesetzes zur Änderung arzneimittelarzneimittelrechtlicher und anderer Vorschriften vom 20. Dezember 2016 (BGBl. I S. 3048) geltenden Fassung für drei Jahre weiter anzuwenden, wenn der Antrag auf Genehmigung vor dem Tag des Inkrafttretens dieser Vorschrift nach Arti-

Bisheriger Stand	Viertes Gesetz zur Änderung arzneimittelrechtlicher und anderer Vorschriften vom 20. Dezember 2016; veröffentlicht im Bundesgesetzblatt 2016 Teil I Nr. 63, S. 3048
	kel 13 Absatz 2 und 3 des Vierten Gesetzes zur Änderung arzneimittelrechtlicher und anderer Vorschriften vom 20. Dezember 2016 (BGBl. I S. 3048) gemäß dem Sechsten Abschnitt des Arzneimittelgesetzes eingereicht wurde. (2) [1]Eine klinische Prüfung bei Menschen mit Arzneimitteln, die dem Anwendungsbereich der Verordnung (EU) Nr. 536/2014 unterliegen, darf nach dieser Verordnung in der bis zum Tag vor dem Inkrafttreten dieser Vorschrift nach Artikel 13 Absatz 2 und 3 des Vierten Gesetzes zur Änderung arzneimittelrechtlicher und anderer Vorschriften vom 20. Dezember 2016 (BGBl. I S. 3048) geltenden Fassung begonnen werden, wenn der Antrag auf Genehmigung innerhalb von zwölf Monaten nach dem Tag des Inkrafttretens dieser Vorschrift nach Artikel 13 Absatz 2 und 3 des Vierten Gesetzes zur Änderung arzneimittelrechtlicher und anderer Vorschriften vom 20. Dezember 2016 (BGBl. I S. 3048) eingereicht wurde. [2]Für die betreffende klinische Prüfung ist diese Verordnung in der bis zu dem Tag vor dem Inkrafttreten dieser Vorschrift nach Artikel 13 Absatz 2 und 3 des Vierten Gesetzes zur Änderung arzneimittelrechtlicher und anderer Vorschriften vom 20. Dezember 2016 (BGBl. I S. 3048) geltenden Fassung für drei Jahre weiter anzuwenden.

Bisheriger Stand	Viertes Gesetz zur Änderung arzneimittelrechtlicher und anderer Vorschriften vom 20. Dezember 2016; veröffentlicht im Bundesgesetzblatt 2016 Teil I Nr. 63, S. 3048

Artikel 6

Änderung der DIMDI-Arzneimittelverordnung

Artikel 6 tritt sechs Monate nach der Veröffentlichung der Mitteilung der Europäischen Kommission über die Funktionsfähigkeit des EU-Portals und der Datenbank nach Artikel 82 der Verordnung (EU) Nr. 536/2014 des Europäischen Parlaments und des Rates vom 16. April 2014 über klinische Prüfungen mit Humanarzneimitteln und zur Aufhebung der Richtlinie 2001/20/EG (ABl. L 158 vom 27.5.2014, S. 1) im Amtsblatt der Europäischen Union in Kraft, vgl. Artikel 13 Absatz 2.

Bisheriger Stand	Neue Fassung
Die DIMDI-Arzneimittelverordnung vom 24. Februar 2010 (BGBl. I S. 140), die zuletzt durch Artikel 54 der Verordnung vom 31. August 2015 (BGBl. I S. 1474) geändert worden ist.	***Die DIMDI-Arzneimittelverordnung vom 24. Februar 2010 (BGBl. I S. 140), die zuletzt durch Artikel 54 der Verordnung vom 31. August 2015 (BGBl. I S. 1474) geändert worden ist, wird wie folgt geändert:***
§ 2 Datenübermittlung an das Deutsche Institut für Medizinische Dokumentation und Information	**§ 2 Datenübermittlung an das Deutsche Institut für Medizinische Dokumentation und Information**
(1) [1]Unbeschadet der Anforderungen anderer gesetzlicher Bestimmungen übermitteln die für den Vollzug des Arzneimittelgesetzes zuständigen Behörden des Bundes und der Länder an das Deutsche Institut für Medizinische Dokumentation und Information die in § 1 Absatz 1 Nummer 1, 2, Absatz 2 und 3 genannten Daten durch Datenfernübertragung oder auf automatisiert verarbeitbaren Datenträgern. [2]Die näheren Einzelheiten, insbesondere die technischen oder funktionsbedingten Anforderungen an die Datenübermittlung, einschließlich des Beginns und des Zeitraums der Übermittlung, werden vom Deutschen Institut für Medizinische Dokumentation und Information im Einvernehmen mit den zuständigen Behörden des Bundes und der Länder festgelegt; das Bundesamt für Sicherheit in der Informationstechnik ist zu beteiligen.	(1) [1]Unbeschadet der Anforderungen anderer gesetzlicher Bestimmungen übermitteln die für den Vollzug des Arzneimittelgesetzes zuständigen Behörden des Bundes und der Länder an das Deutsche Institut für Medizinische Dokumentation und Information die in § 1 Absatz 1 Nummer 1, 2, Absatz 2 und 3 genannten Daten durch Datenfernübertragung oder auf automatisiert verarbeitbaren Datenträgern. [2]Die näheren Einzelheiten, insbesondere die technischen oder funktionsbedingten Anforderungen an die Datenübermittlung, einschließlich des Beginns und des Zeitraums der Übermittlung, werden vom Deutschen Institut für Medizinische Dokumentation und Information im Einvernehmen mit den zuständigen Behörden des Bundes und der Länder festgelegt; das Bundesamt für Sicherheit in der Informationstechnik ist zu beteiligen. [3]Die Übermittlung der in Satz 1 genannten Daten an das Deutsche Institut für Medizinische Dokumentation und Information erfolgt nicht, soweit die zuständigen Behörden des Bundes oder der Länder die Daten nach § 64 Absatz 3g des Arzneimittelgesetzes oder nach der Verordnung (EU) Nr. 536/2014 des Europäischen Parlaments und des Rates vom 16. April 2014 über klinische Prüfungen mit Humanarzneimitteln und zur Aufhebung der Richtlinie 2001/20/EG (ABl. L 158 vom 27.5.2014, S. 1) an eine Datenbank der Europäischen Arzneimittel-Agentur übermitteln müssen.

Bisheriger Stand	Viertes Gesetz zur Änderung arzneimittelrechtlicher und anderer Vorschriften vom 20. Dezember 2016; veröffentlicht im Bundesgesetzblatt 2016 Teil I Nr. 63, S. 3048

Artikel 7

Änderung der Apothekenbetriebsordnung

Die Apothekenbetriebsordnung in der Fassung der Bekanntmachung vom 26. September 1995 (BGBl. I S. 1195), die zuletzt durch Artikel 1a des Gesetzes vom 21. November 2016 (BGBl. I S. 2623) geändert worden ist.	***Die Apothekenbetriebsordnung in der Fassung der Bekanntmachung vom 26. September 1995 (BGBl. I S. 1195), die zuletzt durch Artikel 1a des Gesetzes vom 21. November 2016 (BGBl. I S. 2623) geändert worden ist, wird wie folgt geändert:***
§ 14 Kennzeichnung	**§ 14 Kennzeichnung**
(1) [1]Rezepturarzneimittel müssen auf den Behältnissen und, soweit verwendet, den äußeren Umhüllungen, mindestens folgende Angaben aufweisen:	(1) [1]Rezepturarzneimittel müssen auf den Behältnissen und, soweit verwendet, den äußeren Umhüllungen, mindestens folgende Angaben aufweisen:
1. Name und Anschrift der abgebenden Apotheke und, soweit unterschiedlich, des Herstellers,	1. Name und Anschrift der abgebenden Apotheke und, soweit unterschiedlich, des Herstellers,
2. Inhalt nach Gewicht, ~~Rauminhalt~~ oder Stückzahl, […]	2. Inhalt nach Gewicht, Nennvolumen oder Stückzahl, […]

Artikel 8

Weitere Änderung der Apothekenbetriebsordnung

Artikel 8 tritt sechs Monate nach der Veröffentlichung der Mitteilung der Europäischen Kommission über die Funktionsfähigkeit des EU-Portals und der Datenbank nach Artikel 82 der Verordnung (EU) Nr. 536/2014 des Europäischen Parlaments und des Rates vom 16. April 2014 über klinische Prüfungen mit Humanarzneimitteln und zur Aufhebung der Richtlinie 2001/20/EG (ABl. L 158 vom 27.5.2014, S. 1) im Amtsblatt der Europäischen Union in Kraft, vgl. Artikel 13 Absatz 2.

Die Apothekenbetriebsordnung in der Fassung der Bekanntmachung vom 26. September 1995 (BGBl. I S. 1195), die zuletzt durch Artikel 7 dieses Gesetzes geändert worden ist.	***Die Apothekenbetriebsordnung in der Fassung der Bekanntmachung vom 26. September 1995 (BGBl. I S. 1195), die zuletzt durch Artikel 7 dieses Gesetzes geändert worden ist, wird wie folgt geändert:***
§ 1 Anwendungsbereich	**§ 1 Anwendungsbereich**
(2) Diese Verordnung findet auf den Apothekenbetrieb insoweit keine Anwendung, als eine Erlaubnis nach § 13, § 52a oder § 72 des Arzneimittelgesetzes erteilt worden ist.	(2) Diese Verordnung findet auf den Apothekenbetrieb insoweit keine Anwendung, als eine Erlaubnis nach § 13, § 52a oder § 72 des Arzneimittelgesetzes oder nach Artikel 61 der Verordnung (EU) Nr. 536/2014 des Europäischen Parlaments und des Rates vom 16. April 2014 über klinische Prüfungen mit Humanarzneimitteln und zur Aufhebung der Richtlinie 2001/20/EG (ABl. L 158 vom 27.5.2014, S. 1) erteilt worden ist.

Bisheriger Stand	Viertes Gesetz zur Änderung arzneimittelrechtlicher und anderer Vorschriften vom 20. Dezember 2016; veröffentlicht im Bundesgesetzblatt 2016 Teil I Nr. 63, S. 3048
§ 14 Kennzeichnung	**§ 14 Kennzeichnung**
(1b) Für die Kennzeichnung ~~von Arzneimitteln~~, die zur klinischen Prüfung am Menschen bestimmt sind, ist § 5 der GCP-Verordnung anzuwenden.	(1b) [1]Für die Kennzeichnung von Arzneimitteln, die in den Anwendungsbereich der Verordnung (EU) Nr. 536/2014 fallen, sind die Artikel 66 und 67 in Verbindung mit Anhang VI der Verordnung (EU) Nr. 536/2014 in der jeweils geltenden Fassung anzuwenden. [2]Für die Kennzeichnung sonstiger Arzneimittel, die zur klinischen Prüfung am Menschen bestimmt sind, ist § 5 der GCP-Verordnung vom 9. August 2004 (BGBl. I S. 2081), die durch Artikel 13 Absatz 4 des Vierten Gesetzes zur Änderung arzneimittelrechtlicher und anderer Vorschriften vom 20. Dezember 2016 (BGBl. I S. 3048) aufgehoben worden ist, in der am Tag vor ihrem Außerkrafttreten geltenden Fassung anzuwenden.
	§ 38 Übergangsvorschriften aus Anlass des Vierten Gesetzes zur Änderung arzneimittelrechtlicher und anderer Vorschriften
	(1) Für klinische Prüfungen bei Menschen mit Arzneimitteln, die dem Anwendungsbereich der Verordnung (EU) Nr. 536/2014 unterliegen, ist diese Verordnung in der bis zum Tag vor dem Inkrafttreten dieser Vorschrift nach Artikel 13 Absatz 2 und 3 des Vierten Gesetzes zur Änderung arzneimittelrechtlicher und anderer Vorschriften vom 20. Dezember 2016 (BGBl. I S. 3048) geltenden Fassung für drei Jahre weiter anzuwenden, wenn der Antrag auf Genehmigung vor dem Tag des Inkrafttretens dieser Vorschrift nach Artikel 13 Absatz 2 und 3 des Vierten Gesetzes zur Änderung arzneimittelrechtlicher und anderer Vorschriften vom 20. Dezember 2016 (BGBl. I S. 3048) gemäß dem Sechsten Abschnitt des Arzneimittelgesetzes eingereicht wurde.
	(2) [1]Eine klinische Prüfung bei Menschen mit Arzneimitteln, die dem Anwendungsbereich der Verordnung (EU) Nr. 536/2014 unterliegen, darf nach dieser Verordnung in der bis zum Tag vor dem Inkrafttreten dieser Vorschrift nach Artikel 13 Absatz 2 und 3 des Vierten Gesetzes zur Änderung arzneimittelrechtlicher und anderer Vorschriften vom 20. Dezember 2016 (BGBl. I S. 3048) geltenden Fassung begonnen werden, wenn der Antrag auf Genehmigung innerhalb von zwölf Monaten nach dem Tag des Inkrafttretens dieser Vorschrift nach Artikel 13 Absatz 2 und 3 des Vierten Gesetzes zur Änderung arzneimittelrechtlicher und anderer Vorschriften vom 20. Dezember 2016 (BGBl. I S. 3048) eingereicht wurde. [2]Für die betreffende klinische Prüfung ist diese Verordnung in der bis zu dem Tag vor dem Inkrafttreten dieser Vorschrift nach Artikel 13 Absatz 2 und 3 des Vierten Gesetzes zur Änderung arzneimittelrechtlicher und anderer Vorschriften vom

Bisheriger Stand	Viertes Gesetz zur Änderung arzneimittelrechtlicher und anderer Vorschriften vom 20. Dezember 2016; veröffentlicht im Bundesgesetzblatt 2016 Teil I Nr. 63, S. 3048
	20. Dezember 2016 (BGBl. I S. 3048) geltenden Fassung für drei Jahre weiter anzuwenden.

Artikel 9

Änderung der Bundes-Apothekerordnung

Bisheriger Stand	Neue Fassung
Die Bundes-Apothekerordnung in der Fassung der Bekanntmachung vom 19. Juli 1989 (BGBl. I S. 1478, 1842), die zuletzt durch Artikel 1 des Gesetzes vom 18. April 2016 (BGBl. I S. 886) geändert worden ist.	***Die Bundes-Apothekerordnung in der Fassung der Bekanntmachung vom 19. Juli 1989 (BGBl. I S. 1478, 1842), die zuletzt durch Artikel 1 des Gesetzes vom 18. April 2016 (BGBl. I S. 886) geändert worden ist, wird wie folgt geändert:***
§ 2	§ 2
(3) [1]Ausübung des Apothekerberufs ist die Ausübung einer pharmazeutischen Tätigkeit unter der Berufsbezeichnung „Apotheker" oder „Apothekerin". [2]Pharmazeutische Tätigkeiten umfassen insbesondere:	(3) [1]Ausübung des Apothekerberufs ist die Ausübung einer pharmazeutischen Tätigkeit unter der Berufsbezeichnung „Apotheker" oder „Apothekerin". [2]Pharmazeutische Tätigkeiten umfassen insbesondere:
1. Herstellung der Darreichungsform von Arzneimitteln,	1. Herstellung der Darreichungsform von Arzneimitteln,
2. ~~Herstellung und Prüfung von Arzneimitteln,~~	2. Arzneimittelforschung, Entwicklung, Herstellung, Prüfung von Arzneimitteln, Tätigkeiten in der Arzneimittelzulassung, Pharmakovigilanz und Risikoabwehr in der pharmazeutischen Industrie,
3. Arzneimittelprüfung in einem Laboratorium für die Prüfung von Arzneimitteln,	3. Arzneimittelprüfung in einem Laboratorium für die Prüfung von Arzneimitteln,
4. ~~Lagerung, Qualitätserhaltung und Abgabe von Arzneimitteln auf der Großhandelsstufe,~~	4. Lagerung, Qualitätserhaltung und Vertrieb von Arzneimitteln auf der Großhandelsstufe,
5. ~~Bevorratung, Herstellung, Prüfung, Lagerung, Verteilung und Verkauf von unbedenklichen und wirksamen Arzneimitteln der erforderlichen Qualität in der Öffentlichkeit zugänglichen Apotheken,~~	5. Bevorratung, Herstellung, Prüfung, Lagerung, Vertrieb und Abgabe von unbedenklichen und wirksamen Arzneimitteln der erforderlichen Qualität in der Öffentlichkeit zugänglichen Apotheken,
6. ~~Herstellung, Prüfung, Lagerung und Verkauf von unbedenklichen und wirksamen Arzneimitteln der erforderlichen Qualität in Krankenhäusern,~~	6. Herstellung, Prüfung, Lagerung und Abgabe von unbedenklichen und wirksamen Arzneimitteln der erforderlichen Qualität in Krankenhäusern,
7. Information und Beratung über Arzneimittel als solche, einschließlich ihrer angemessenen Verwendung,	7. Information und Beratung über Arzneimittel als solche, einschließlich ihrer angemessenen Verwendung,

Bisheriger Stand	Viertes Gesetz zur Änderung arzneimittelrechtlicher und anderer Vorschriften vom 20. Dezember 2016; veröffentlicht im Bundesgesetzblatt 2016 Teil I Nr. 63, S. 3048
8. Meldung von unerwünschten Arzneimittelwirkungen an die zuständigen Behörden,	8. Meldung von unerwünschten Arzneimittelwirkungen an die zuständigen Behörden,
9. personalisierte Unterstützung von Patienten bei Selbstmedikation,	9. personalisierte Unterstützung von Patienten bei Selbstmedikation,
10. Beiträge zu örtlichen oder landesweiten gesundheitsbezogenen Kampagnen.	10. Beiträge zu örtlichen oder landesweiten gesundheitsbezogenen Kampagnen,
	11. Tätigkeiten im Arzneimittel-, Apotheken- und Medizinproduktewesen der öffentlichen Gesundheitsverwaltung in Behörden des Bundes, der Länder und der Kommunen sowie in Körperschaften des öffentlichen Rechts und in Berufs- und Fachverbänden,
	12. Tätigkeiten in Lehre und Forschung an Universitäten sowie in der Lehre an Lehranstalten und Berufsschulen in pharmazeutischen Fachgebieten.

Artikel 10

Änderung der Arzneimittelfarbstoffverordnung

Artikel 10 tritt sechs Monate nach der Veröffentlichung der Mitteilung der Europäischen Kommission über die Funktionsfähigkeit des EU-Portals und der Datenbank nach Artikel 82 der Verordnung (EU) Nr. 536/2014 des Europäischen Parlaments und des Rates vom 16. April 2014 über klinische Prüfungen mit Humanarzneimitteln und zur Aufhebung der Richtlinie 2001/20/EG (ABl. L 158 vom 27.5.2014, S. 1) im Amtsblatt der Europäischen Union in Kraft, vgl. Artikel 13 Absatz 2.

Bisheriger Stand	Neue Fassung
Die Arzneimittelfarbstoffverordnung vom 17. Oktober 2005 (BGBl. I S. 3031), die durch Artikel 8 des Gesetzes vom 17. Juli 2009 (BGBl. I S. 1990) geändert worden ist.	***Die Arzneimittelfarbstoffverordnung vom 17. Oktober 2005 (BGBl. I S. 3031), die durch Artikel 8 des Gesetzes vom 17. Juli 2009 (BGBl. I S. 1990) geändert worden ist, wird wie folgt geändert:***
§ 1	§ 1
(1) [1]Bei der Herstellung von Arzneimitteln im Sinne des § 2 Abs. 1 des Arzneimittelgesetzes, die dazu bestimmt sind, in einem Mitgliedstaat der Europäischen Gemeinschaften oder in einem anderen Vertragsstaat des Abkommens über den Europäischen Wirtschaftsraum in den Verkehr gebracht zu werden, dürfen zur Färbung nur die in Anhang I der Richtlinie 94/36/EG des Europäischen Parlaments und des Rates vom 30. Juni 1994 über Farbstoffe, die in Lebensmitteln verwendet werden dürfen (ABl. EG Nr. L 237 S. 13), in der jeweils geltenden Fassung aufgeführten Stoffe oder Zubereitungen aus diesen Stoffen verwendet werden; diese Stoffe sowie deren Zubereitungen müssen den Reinheitskriterien gemäß Anhang der Richtlinie	(1) [1]Bei der Herstellung von Arzneimitteln im Sinne des § 2 Abs. 1 des Arzneimittelgesetzes, die dazu bestimmt sind, in einem Mitgliedstaat der Europäischen Gemeinschaften oder in einem anderen Vertragsstaat des Abkommens über den Europäischen Wirtschaftsraum in den Verkehr gebracht zu werden, dürfen zur Färbung nur die in Anhang I der Richtlinie 94/36/EG des Europäischen Parlaments und des Rates vom 30. Juni 1994 über Farbstoffe, die in Lebensmitteln verwendet werden dürfen (ABl. EG Nr. L 237 S. 13), in der jeweils geltenden Fassung aufgeführten Stoffe oder Zubereitungen aus diesen Stoffen verwendet werden; diese Stoffe sowie deren Zubereitungen müssen den Reinheitskriterien gemäß Anhang der Richtlinie 95/45/EG der Kommission vom 26. Juli 1995 zur

Bisheriger Stand	Viertes Gesetz zur Änderung arzneimittelrechtlicher und anderer Vorschriften vom 20. Dezember 2016; veröffentlicht im Bundesgesetzblatt 2016 Teil I Nr. 63, S. 3048
95/45/EG der Kommission vom 26. Juli 1995 zur Festlegung spezifischer Reinheitskriterien für Lebensmittelfarbstoffe (ABl. EG Nr. L 226 S. 1) in der jeweils geltenden Fassung entsprechen. [2]Sofern Farbstoffe in Monographien des Europäischen Arzneibuchs beschrieben sind, müssen sie zusätzlich den dort aufgeführten Anforderungen entsprechen.	Festlegung spezifischer Reinheitskriterien für Lebensmittelfarbstoffe (ABl. EG Nr. L 226 S. 1) in der jeweils geltenden Fassung entsprechen. [2]Sofern Farbstoffe in Monographien des Europäischen Arzneibuchs beschrieben sind, müssen sie zusätzlich den dort aufgeführten Anforderungen entsprechen. [3]Die Sätze 1 und 2 gelten nicht, soweit die Stoffe und Zubereitungen aus diesen Stoffen zur Färbung ausschließlich in Arzneimitteln verwendet werden, die in den Anwendungsbereich der Verordnung (EU) Nr. 536/2014 des Europäischen Parlaments und des Rates vom 16. April 2014 über klinische Prüfungen mit Humanarzneimitteln und zur Aufhebung der Richtlinie 2001/20/EG (ABl. L 158 vom 27.5.2014, S. 1) fallen.

Bisheriger Stand	Viertes Gesetz zur Änderung arzneimittelrechtlicher und anderer Vorschriften vom 20. Dezember 2016; veröffentlicht im Bundesgesetzblatt 2016 Teil I Nr. 63, S. 3048

Artikel 11

Änderung der AMG-Zivilschutzausnahmeverordnung

Bisheriger Stand	Neue Fassung
Die AMG-Zivilschutzausnahmeverordnung vom 17. Juni 2003 (BGBl. I S. 851), die zuletzt durch Artikel 1 der Verordnung vom 29. März 2006 (BGBl. I S. 594) geändert worden ist.	*Die AMG-Zivilschutzausnahmeverordnung vom 17. Juni 2003 (BGBl. I S. 851), die zuletzt durch Artikel 1 der Verordnung vom 29. März 2006 (BGBl. I S. 594) geändert worden ist, wird wie folgt geändert:*
Verordnung über die Zulassung von Ausnahmen von Vorschriften des Arzneimittelgesetzes für die Bereiche des Zivil- und Katastrophenschutzes, der Bundeswehr, der Bundespolizei sowie der Bereitschaftspolizeien der Länder (~~AMG-Zivilschutzausnahmeverordnung~~)	**Verordnung über die Zulassung von Ausnahmen von Vorschriften des Arzneimittelgesetzes für die Bereiche des Zivil- und Katastrophenschutzes, der Bundeswehr, der Bundespolizei sowie der Bereitschaftspolizeien der Länder (AMG-Zivilschutzausnahmeverordnung – AMGZSAV)**
§ 1 Zweck und Anwendungsbereich der Verordnung	**§ 1 Zweck und Anwendungsbereich der Verordnung**
(2) Diese Verordnung gilt für Arzneimittel im Sinne des § 2 Abs. 1 und 2 des Arzneimittelgesetzes, die auf besondere Veranlassung der zuständigen obersten Bundes- oder Landesbehörden für die Bereiche des Zivil- und Katastrophenschutzes, der Bundeswehr, der Bundespolizei oder der Bereitschaftspolizeien der Länder beschafft und von ihnen oder durch die von ihnen beauftragten Stellen zur Aufgabenerfüllung in diesen Bereichen in den Verkehr gebracht werden.	(2) Diese Verordnung gilt für Arzneimittel im Sinne des § 2 Abs. 1 und 2 des Arzneimittelgesetzes, die auf besondere Veranlassung der zuständigen obersten Bundes- oder Landesbehörden für die Bereiche des Zivil- und Katastrophenschutzes, der Bundeswehr, der Bundespolizei oder der Bereitschaftspolizeien der Länder beschafft und von ihnen oder durch die von ihnen beauftragten Stellen zur Aufgabenerfüllung in diesen Bereichen, einschließlich der Teilnahme an internationalen Hilfsaktionen, in den Verkehr gebracht werden.
§ 3 Ausnahmen vom ~~Siebenten~~ Abschnitt des Arzneimittelgesetzes	**§ 3 Ausnahmen vom Siebten Abschnitt des Arzneimittelgesetzes** *Änderungen betreffen nur die Überschrift des § 3.*
§ 4 Ausnahmen vom Dreizehnten Abschnitt des Arzneimittelgesetzes	**§ 4 Ausnahmen vom Dreizehnten Abschnitt des Arzneimittelgesetzes**
(2) Liegt weder ein Zertifikat nach § 72a Abs. 1 Satz 1 Nr. 1 des Arzneimittelgesetzes noch eine Bescheinigung nach § 72a Abs. 1 Satz 1 Nr. 2 des Arzneimittelgesetzes vor, so gilt die Erteilung eines Auftrages zur Beschaffung von Arzneimitteln durch die veranlassende Stelle im Sinne des § 1 Abs. 2 als Bescheinigung nach § 72a Abs. 1 Satz 1 Nr. 3 des Arzneimittelgesetzes, dass die Einfuhr im öffentlichen Interesse liegt.	(2) [1]Liegt weder ein Zertifikat nach § 72a Abs. 1 Satz 1 Nr. 1 des Arzneimittelgesetzes noch eine Bescheinigung nach § 72a Abs. 1 Satz 1 Nr. 2 des Arzneimittelgesetzes vor, so gilt die Erteilung eines Auftrages zur Beschaffung von Arzneimitteln durch die veranlassende Stelle im Sinne des § 1 Abs. 2 als Bescheinigung nach § 72a Abs. 1 Satz 1 Nr. 3 des Arzneimittelgesetzes, dass die Einfuhr im öffentlichen Interesse liegt. [2]Arzneimittel menschlicher, tierischer oder mikrobieller Herkunft, die zur Anwendung bei Menschen bestimmt sind, werden im Benehmen mit der zuständigen Bundesoberbehörde beschafft; § 72a Absatz 1c des Arzneimittelgesetzes ist insoweit nicht anzuwenden.

Bisheriger Stand	Viertes Gesetz zur Änderung arzneimittelrechtlicher und anderer Vorschriften vom 20. Dezember 2016; veröffentlicht im Bundesgesetzblatt 2016 Teil I Nr. 63, S. 3048
	§ 5a Ausnahmen vom Dritten Abschnitt des Arzneimittelgesetzes
	Bei Arzneimitteln nach § 1 Absatz 2, die im Geltungsbereich des Arzneimittelgesetzes hergestellt werden und zur Anwendung bei Menschen bestimmt sind, kann die zuständige Behörde im Benehmen mit der zuständigen Bundesoberbehörde Ausnahmen von den Anforderungen nach den §§ 13 bis 15 des Arzneimittelgesetzes zulassen, wenn dies zur Versorgung der Bevölkerung erforderlich ist und die Qualität, Wirksamkeit und Sicherheit der herzustellenden Arzneimittel gewährleistet ist.

Artikel 12

Änderung des Heilmittelwerbegesetzes

Bisheriger Stand	Neue Fassung
Das Heilmittelwerbegesetz in der Fassung der Bekanntmachung vom 19. Oktober 1994 (BGBl. I S. 3068), das zuletzt durch Artikel 8a des Gesetzes vom 15. April 2015 (BGBl. I S. 583) geändert worden ist.	***Das Heilmittelwerbegesetz in der Fassung der Bekanntmachung vom 19. Oktober 1994 (BGBl. I S. 3068), das zuletzt durch Artikel 8a des Gesetzes vom 15. April 2015 (BGBl. I S. 583) geändert worden ist, wird wie folgt geändert:***
§ 1	§ 1
(2) [1]Andere Mittel im Sinne des Absatzes 1 Nr. 2 sind kosmetische Mittel im Sinne des ~~§ 2 Absatz 5 Satz 1 des Lebensmittel- und Futtermittelgesetzbuches~~. [2]Gegenstände im Sinne des Absatzes 1 Nr. 2 sind auch Gegenstände zur Körperpflege im Sinne des § 2 Absatz 6 Nummer 4 des Lebensmittel- und Futtermittelgesetzbuches.	(2) [1]Andere Mittel im Sinne des Absatzes 1 Nr. 2 sind kosmetische Mittel im Sinne des Artikels 2 Absatz 1 Buchstabe a der Verordnung (EG) Nr. 1223/2009 des Europäischen Parlaments und des Rates vom 30. November 2009 über kosmetische Mittel (ABl. L 342 vom 22.12.2009, S. 59), die zuletzt durch die Verordnung (EU) 2015/1298 (ABl. L 199 vom 29.7.2015, S. 22) geändert worden ist. [2]Gegenstände im Sinne des Absatzes 1 Nr. 2 sind auch Gegenstände zur Körperpflege im Sinne des § 2 Absatz 6 Nummer 4 des Lebensmittel- und Futtermittelgesetzbuches.
	(3a) Teleshopping im Sinne dieses Gesetzes ist die Sendung direkter Angebote an die Öffentlichkeit für den Absatz von Arzneimitteln gegen Entgelt oder die Erbringung von ärztlichen, zahnärztlichen und tierärztlichen Behandlungen und Verfahren gegen Entgelt.
(8) Das Gesetz findet ferner keine Anwendung auf die auf Anforderung einer Person erfolgende Übermittlung der nach den §§ 10 bis 11a des Arzneimittelgesetzes für Arzneimittel vorgeschriebenen vollständigen Informationen und des öffentlichen Beur-	(8) Das Gesetz findet ferner keine Anwendung auf die auf Anforderung einer Person erfolgende Übermittlung der nach den §§ 10 bis 11a des Arzneimittelgesetzes für Arzneimittel vorgeschriebenen vollständigen Informationen, des genehmigten und veröffentlichten Schu-

Bisheriger Stand	Viertes Gesetz zur Änderung arzneimittelrechtlicher und anderer Vorschriften vom 20. Dezember 2016; veröffentlicht im Bundesgesetzblatt 2016 Teil I Nr. 63, S. 3048
teilungsberichts für Arzneimittel nach § 34 Absatz 1a Satz 1 Nummer 2 des Arzneimittelgesetzes und auf die Bereitstellung dieser Informationen im Internet.	lungsmaterials für Arzneimittel nach § 34 Absatz 1f des Arzneimittelgesetzes und des öffentlichen Beurteilungsberichts für Arzneimittel nach § 34 Absatz 1a Satz 1 Nummer 2 des Arzneimittelgesetzes und auf die Bereitstellung dieser Informationen im Internet.
§ 8	**§ 8**
[1]~~Unzulässig ist die Werbung, Arzneimittel im Wege des Teleshopping oder bestimmte Arzneimittel im Wege der Einzeleinfuhr nach § 73 Abs. 2 Nr. 6a oder § 73 Abs. 3 des Arzneimittelgesetzes zu beziehen.~~ [2]Die Übersendung von Listen nicht zugelassener oder nicht registrierter Arzneimittel, deren Einfuhr aus einem anderen Mitgliedstaat oder aus einem anderen Vertragsstaat des Abkommens über den Europäischen Wirtschaftsraum nur ausnahmsweise zulässig ist, an Apotheker oder Betreiber einer tierärztlichen Hausapotheke ist zulässig, soweit die Listen nur Informationen über die Bezeichnung, die Packungsgrößen, die Wirkstärke und den Preis dieses Arzneimittels enthalten.	[1]Das Teleshopping im Sinne des § 1 Absatz 3a sowie die Werbung für das Teleshopping sind unzulässig. [2]Die Werbung für das Beziehen bestimmter Arzneimittel im Wege der Einzeleinfuhr nach § 73 Absatz 2 Nummer 6a oder Absatz 3 des Arzneimittelgesetzes ist unzulässig. [3]Die Übersendung von Listen nicht zugelassener oder nicht registrierter Arzneimittel, deren Einfuhr aus einem anderen Mitgliedstaat oder aus einem anderen Vertragsstaat des Abkommens über den Europäischen Wirtschaftsraum nur ausnahmsweise zulässig ist, an Apotheker oder Betreiber einer tierärztlichen Hausapotheke ist zulässig, soweit die Listen nur Informationen über die Bezeichnung, die Packungsgrößen, die Wirkstärke und den Preis dieses Arzneimittels enthalten.
§ 15	**§ 15**
(1) Ordnungswidrig handelt, wer vorsätzlich oder fahrlässig [...]	(1) Ordnungswidrig handelt, wer vorsätzlich oder fahrlässig [...]
5. entgegen § 8 eine dort genannte Werbung betreibt, [...]	5. entgegen § 8 Satz 1 oder Satz 2 Teleshopping oder eine dort genannte Werbung betreibt, [...]

Bisheriger Stand	Viertes Gesetz zur Änderung arzneimittelrechtlicher und anderer Vorschriften vom 20. Dezember 2016; veröffentlicht im Bundesgesetzblatt 2016 Teil I Nr. 63, S. 3048

Artikel 12a

Änderung des Zweiten Gesetzes zur Änderung arzneimittelrechtlicher und anderer Vorschriften

Bisheriger Stand	Neue Fassung
Der Artikel 15 des Zweiten Gesetzes zur Änderung arzneimittelrechtlicher und anderer Vorschriften vom 19. Oktober 2012 (BGBl. I S. 2192).	***Der Artikel 15 des Zweiten Gesetzes zur Änderung arzneimittelrechtlicher und anderer Vorschriften vom 19. Oktober 2012 (BGBl. I S. 2192), wird wie folgt geändert:***
Artikel 15 Inkrafttreten	**Artikel 15 Inkrafttreten**
(2) ~~Artikel 1 Nummer 7 Buchstabe c tritt am ersten Tag des vierten Jahres in Kraft, der auf die Verkündung des delegierten Rechtsaktes der Europäischen Kommission nach Artikel 54a Absatz 2 der Richtlinie 2001/83/EG des Europäischen Parlaments und des Rates vom 6. November 2001 zur Schaffung eines Gemeinschaftskodexes für Humanarzneimittel (ABl. L 311 vom 28.11.2001, S. 67), die zuletzt durch die Richtlinie 2011/62/EU (ABl. L 174 vom 1.7.2011, S. 74) geändert worden ist, im Amtsblatt der Europäischen Union folgt.~~	(2) Artikel 1 Nummer 7 Buchstabe c tritt am 9. Februar 2019 in Kraft.[5]
(10) Das Bundesministerium für Gesundheit gibt die Tage des Inkrafttretens nach den Absätzen ~~2,~~ 4, 6 bis 8 im Bundesgesetzblatt bekannt.	(10) Das Bundesministerium für Gesundheit gibt die Tage des Inkrafttretens nach den Absätzen 4, 6 bis 8 im Bundesgesetzblatt bekannt.

[5] Durch **Artikel 1 Nummer 7 Buchstabe c** wird § 10 AMG wie folgt geändert: Nach Absatz 1b wird folgender Absatz 1c eingefügt:
„(1c) Bei Arzneimitteln, die zur Anwendung bei Menschen bestimmt sind, sind auf den äußeren Umhüllungen Sicherheitsmerkmale sowie eine Vorrichtung zum Erkennen einer möglichen Manipulation der äußeren Umhüllung anzubringen, sofern dies durch Artikel 54a der Richtlinie 2001/83/EG des Europäischen Parlaments und des Rates vom 6. November 2001 zur Schaffung eines Gemeinschaftskodexes für Humanarzneimittel (ABl. L 311 vom 28.11.2001, S. 67), die zuletzt durch die Richtlinie 2011/62/EU (ABl. L 174 vom 1.7.2011, S. 74) geändert worden ist, vorgeschrieben oder auf Grund von Artikel 54a der Richtlinie 2001/83/EG festgelegt wird."

Bisheriger Stand	Viertes Gesetz zur Änderung arzneimittelrechtlicher und anderer Vorschriften vom 20. Dezember 2016; veröffentlicht im Bundesgesetzblatt 2016 Teil I Nr. 63, S. 3048

Artikel 13

Inkrafttreten, Außerkrafttreten

	(1) Dieses Gesetz tritt vorbehaltlich des Absatzes 2 am Tag nach der Verkündung in Kraft.
	(2) Die Artikel 2, 4, 5, 6, 8 und 10 treten sechs Monate nach der Veröffentlichung der Mitteilung der Europäischen Kommission über die Funktionsfähigkeit des EU-Portals und der Datenbank nach Artikel 82 der Verordnung (EU) Nr. 536/2014 des Europäischen Parlaments und des Rates vom 16. April 2014 über klinische Prüfungen mit Humanarzneimitteln und zur Aufhebung der Richtlinie 2001/20/EG (ABl. L 158 vom 27.5.2014, S. 1) im Amtsblatt der Europäischen Union in Kraft.
	(3) Das Bundesministerium für Gesundheit gibt den Tag des Inkrafttretens nach Absatz 2 im Bundesgesetzblatt bekannt.
	(4) Die GCP-Verordnung vom 9. August 2004 (BGBl. I S. 2081), die zuletzt durch Artikel 8 des Gesetzes vom 19. Oktober 2012 (BGBl. I S. 2192) geändert worden ist, tritt sechs Monate nach der Veröffentlichung der Mitteilung der Europäischen Kommission über die Funktionsfähigkeit des EU-Portals und der Datenbank nach Artikel 82 der Verordnung (EU) Nr. 536/2014 im Amtsblatt der Europäischen Union außer Kraft.

Amtliche Begründung zum Vierten Gesetz zur Änderung arzneimittelrechtlicher und anderer Vorschriften (BT-Drs. 18/8034)

– Auszüge –

B. Besonderer Teil – Auszüge –

Zu Artikel 1
(Änderung des Arzneimittelgesetzes)

Zu Nummer 1 (Inhaltsübersicht)
Die Inhaltsübersicht wird angepasst.

Zu Nummer 2 (§ 10 Kennzeichnung)

Zu Buchstabe a Doppelbuchstabe aa, Buchstaben b und c (Abs. 1 Satz 1 Nr. 6, Abs. 1b Satz 3 Nr. 2, Abs. 4 Satz 1 Nr. 6, Abs. 5 Satz 1 Nr. 14, Abs. 8 Satz 3)

In der Praxis hat die Verwendung der Begriffe „Rauminhalt" und „Nennfüllmenge" in § 10 zu Zweifeln im Hinblick darauf geführt, ob die Begriffe unterschiedlich auszulegen seien. Eine Unterscheidung ist jedoch nicht angezeigt. Die Richtlinie 2001/83/EG verwendet durchgängig den Begriff „Volumen". Insofern wird in Anlehnung an die Richtlinie 2001/83/EG einheitlich nur der Begriff „Nennvolumen" verwendet.

Zu Buchstabe a Doppelbuchstabe bb (Abs. 1 Satz 1 Nr. 8a)
Durch den steten Fortschritt in Forschung und Entwicklung von Arzneimitteln können diese mittlerweile nicht mehr nur in Zelllinien und Mikroorganismen hergestellt werden; vielmehr ist es inzwischen möglich, auch höhere Lebewesen wie Pflanzen oder Tiere so gentechnisch zu verändern, dass sie Wirkstoffe produzieren. So sind bereits in der EU mit Ruconest® und ATryn® zwei Arzneimittel zugelassen, die aus der Milch transgener Kaninchen bzw. transgener Ziegen gewonnen werden. Insofern stellt die Streichung der Vorsilbe „Mikro" lediglich eine redaktionelle Anpassung an den aktuellen Stand von Wissenschaft und Produktion dar.

Zu Nummer 3 (§ 11 Abs. 1 Satz 1 Packungsbeilage)

Zu Buchstabe a (Nr. 6 Buchstabe e)
Es wird auf die Begründung zu § 10 Abs. 1 Satz 1 Nr. 6 verwiesen.

Zu Buchstabe b (Nr. 7)
Es handelt sich um eine redaktionelle Ergänzung.

Zu Nummer 4 (§ 13 Abs. 2 Nr. 4 Herstellungserlaubnis)

Mit der Änderung soll das Erfordernis einer Herstellungserlaubnis für Großhändler entfallen, die flüssigen Sauerstoff in ein mobiles Kleinbehältnis umfüllen, das zur Anwendung bei einem einzelnen Patienten in einem Krankenhaus oder einer Arztpraxis bestimmt ist. Das Umfüllen durch Großhändler bei den genannten Verbrauchern war bislang herstellungserlaubnispflichtig, weil nach der Großhandelsdefinition in § 4 Abs. 22 die Abgabe an Ärzte und Krankenhäuser, obwohl diese Verbraucher sind, als „Großhandel" eingestuft wird. Befüllt ein Großhändler im Krankenhaus oder in einer Arztpraxis ein mobiles Kleinbehältnis mit flüssigem Sauerstoff, das der Versorgung eines einzelnen Patienten dient, war für diese Tätigkeit bisher grundsätzlich eine Herstellungserlaubnis Voraussetzung. In der Sache besteht allerdings kein Unterschied zwischen der Tätigkeit des Abfüllvorgangs durch den Großhändler und der Tätigkeit des Abfüllvorgangs durch den Einzelhändler. Übt der Versorger (sog. Homecare-Provider) als Einzelhändler dieselbe Tätigkeit direkt beim Patienten in dessen privatem Bereich aus (Abgabe in unveränderter Form direkt an Verbraucher), so bedarf er keiner Herstellungserlaubnis. Es ist nicht sachgerecht, in den vergleichbaren Fällen der Versorgung von Patienten mit flüssigem Sauerstoff in Krankenhäusern und Arztpraxen hinsichtlich der Herstellungserlaubnis zu differenzieren. Die Änderung dient insofern der Angleichung der Anforderungen. Aus Gründen der Arzneimittelsicherheit wird in Anlehnung an die Regelungen für den Einzelhandel die erlaubnisfreie Befüllung durch den Großhändler auf mobile Kleinbehältnisse beschränkt.

Zu Nummer 5 (§ 26 Abs. 1 Satz 4 Arzneimittelprüfrichtlinien)
Es handelt sich um eine redaktionelle Berichtigung.

Zu Nummer 6 (§ 33 Abs. 1 Gebühren und Auslagen)
Es handelt sich um eine redaktionelle Berichtigung.

Zu Nummer 7 (§ 34 Information der Öffentlichkeit)

Zu Buchstabe a (Abs. 1b Satz 3)
Anstelle des bisherigen Antragsverfahrens wird die Möglichkeit einer Datenbankrecherche unter PharmNet.Bund eröffnet werden. So können die gewünschten Informationen direkt abgerufen werden. Es wird sichergestellt, dass Dienst- und Geschäftsgeheimnisse weiterhin unberührt bleiben werden.

Zu Buchstabe b (Abs. 1d Satz 1)
Es handelt sich um eine Ergänzung zur Möglichkeit der Veröffentlichung genehmigten Schulungsmaterials nach Buchstabe c (Abs. 1f). Dieses Schulungsmaterial ist für den Fall der Veröffentlichung ebenso wie die Informationen nach den Absätzen 1a und 1b elektronisch zur Verfügung zu stellen.

Zu Buchstabe c (Abs. 1f und 1g)

Zu Absatz 1f
Aus Gründen der Arzneimitteltherapiesicherheit kann es erforderlich sein, neben der Packungsbeilage, der Fachinformation, dem öffentlichen Beurteilungsbericht und den Zusammenfassungen der Risikomanagement-Pläne auch das für eine sichere Anwendung des Arzneimittels erforderliche und durch die nationale Zulassungsbehörde genehmigte Schulungsmaterial zu veröffentlichen. Dieses Schulungsmaterial beruht ebenso wie die anderen zu veröffentlichenden Informationen im Wesentlichen auf den Angaben in der Zulassung.

In zahlreichen arzneimittelrechtlichen Zulassungen wird als Nebenbestimmung angeordnet, dass das Arzneimittel nur unter Verwendung von Schulungsmaterialien in Verkehr gebracht werden darf. In der Regel werden in den jeweiligen Zulassungsentscheidungen nur die Kernelemente des Schulungsmaterials festgelegt und mit der Regelung verbunden, dass das Inverkehrbringen des Arzneimittels erst erfolgen darf, wenn die Einzelheiten des Schulungsmaterials mit der Zulassungsbehörde abgestimmt worden sind. Dazu reicht der pharmazeutische Unternehmer einen Entwurf des Schulungsmaterials bei der zuständigen Bundesoberbehörde ein. Diese prüft am Maßstab der zugrunde liegenden Zulassungsentscheidung sowie der GVP-Module V und XVI (European Medicines Agency – EMA, Guideline on good pharmacovigilance practice – GVP, Stand: 15. April 2014), ob der Entwurf des Schulungsmaterials die in der Zulassungsentscheidung niedergelegten Kernelemente in einem angemessenen Format ausführt und z. B. keine werblichen Aussagen enthält. Der Gebrauch von Firmenlogos, anderen Marken oder patentiertem Material ist zu vermeiden. Um eine einheitliche Informationsdarstellung zu gewährleisten, kann die Bundesoberbehörde gemäß GVP-Modul V verlangen, dass das Schulungsmaterial verschiedener pharmazeutischer Unternehmer zu demselben Wirkstoff in Layout, Inhalt, Farbe und Format möglichst ähnlich gestaltet ist. Die zuständige Bundesoberbehörde nimmt gegebenenfalls Änderungen an Inhalt und Layout des Schulungsmaterials vor. Sind die Voraussetzungen erfüllt, stimmt die Bundesoberbehörde dem Schulungsmaterial zu. Mit dieser Freigabe des Schulungsmaterials durch die Bundesoberbehörde wird mit unmittelbarer Rechtswirkung nach außen festgestellt, dass die Bedingungen für das Inverkehrbringen des Arzneimittels erfüllt sind. Es kann aus Gründen der Arzneimitteltherapiesicherheit angezeigt sein, das genehmigte Schulungsmaterial zu veröffentlichen. Auch in den GVP-Modulen V und XVI ist die Veröffentlichung dieser Materialien durch die nationalen Behörden der Mitgliedstaaten vorgesehen. Das Informationsinteresse der Patienten und Fachkreise kann die Interessen des Zulassungsinhabers im Einzelfall überwiegen. Die Regelungen des Urheberrechtsgesetzes bleiben unberührt.

Die in das Ermessen der Bundesoberbehörden gestellte Regelung ist notwendig, um die sichere Anwendung von Arzneimitteln entsprechend der Zulassung und damit die Arzneimitteltherapiesicherheit zu verbessern, insbesondere im Fall absehbarer besonderer Risiken oder bei Anwendung komplexer Arzneimittel-Applikationssysteme. In diesem Sinn gewährleistet die Regelung, dass das Schulungsmaterial für Patienten wie Fachkreise, insbesondere für die Ärzte- und Apothekerschaft, jederzeit, schnell, sicher und dauerhaft verfügbar ist.

Zu Absatz 1g

Mit der Änderung soll der Bundesoberbehörde ermöglicht werden, über die in Deutschland prinzipiell verfügbare Anzahl der nach § 32 Abs. 1 freigegebenen Chargen und der darin enthaltenen Dosen sachgerecht zu informieren. Diese der Bundesoberbehörde von den pharmazeutischen Unternehmen übermittelten Informationen sind vor allem bei Liefer- und Versorgungsengpässen bei Impfstoffen von Bedeutung. Die Angaben ermöglichen z. B. der Ständigen Impfkommission und den medizinischen Fachgesellschaften, Handlungsempfehlungen zum Umgang mit Lieferengpässen vorzubereiten. Derartige Handlungsempfehlungen sind zum Schutz der öffentlichen Gesundheit erforderlich. Die Änderung basiert auf dem zusätzlichen Erfordernis einer staatlichen Chargenprüfung, z. B. bei Impfstoffen, als nachfolgendes Verfahren zum Zulassungsverfahren. Durch das in § 32 Abs. 1 Satz 1 konstituierte Verfahren der staatlichen Chargenprüfung entsteht ein Zwischenschritt, bevor das Arzneimittel in den Verkehr gebracht werden darf. Die Chargenprüfung ist Voraussetzung für das Inverkehrbringen und damit für die Verkehrsfähigkeit. Es entspricht der bisherigen Praxis, dass der pharmazeutische Unternehmer mit dem Antrag auf Chargenfreigabe auch die Informationen über die Anzahl der darin enthaltenen Dosen übermittelt.

Zu Nummer 8 (§ 41a bis § 41c)

Zu § 41a Registrierungsverfahren für Ethik-Kommissionen

Die Vorschrift regelt das Verfahren der Registrierung der Ethik-Kommissionen, die Stellungnahmen und Bewertungsberichte für die Genehmigung klinischer Prüfungen erstellen.

Nach Absatz 1 können nur öffentlich-rechtliche Ethik-Kommissionen der Länder, die registriert sind, an den Verfahren zur Bewertung von Anträgen auf die Genehmigung klinischer Prüfungen mitwirken.

Nach Absatz 2 ist der Antrag auf Registrierung durch den Träger der jeweiligen Ethik-Kommission beim BfArM zu stellen.

Nach Absatz 3 genehmigt das BfArM den Antrag auf Registrierung im Einvernehmen mit dem Paul-Ehrlich-Institut (PEI), wenn das Vorliegen der Voraussetzungen für die Registrierung nach den Nummern 1 bis 7 durch geeignete Unterlagen nachgewiesen wird. Durch organisatorische Maßnahmen wird sichergestellt, dass die Registrierung bei einer von der für die Genehmigung klinischer Prüfungen unabhängigen Arbeitseinheit erfolgt sowie dass die Entscheidung über die Registrierung, die Aufhebung oder das Ruhen der Registrierung in geeigneten Fällen vorab dem Bundesministerium für Gesundheit vorzulegen ist. Diese organisatorischen Maßnahmen stellen eine besondere Ausprägung der Rechts- und Fachaufsicht dar.

Nach Nummer 1 ist durch geeignete Unterlagen nachzuweisen, dass die Ethik-Kommission über die für die ethische Bewertung klinischer Prüfungen erforderliche wissenschaftliche Expertise verfügt. Diese Expertise kann sich aus dem Fachwissen sowohl der Mitglieder als auch der externen Sachverständigen, die hinzugezogen werden können, zusammensetzen. Es muss sichergestellt sein, dass diese Personen zusammen über die erforderliche Qualifikation und Erfahrung verfügen. Um zu gewährleisten, dass sich das Fachwissen stets auf dem aktuellen Stand befindet, sorgt die Ethik-Kommission dafür, dass die Mitglieder und externen Sachverständigen sich regelmäßig fortbilden. Geeignete Unterlagen können beispielsweise landesrechtliche Regelungen oder eine Geschäftsordnung sein.

Nach Nummer 2 muss sichergestellt sein, dass die Ethik-Kommission interdisziplinär besetzt ist. Es sollen mindestens ein Jurist, also eine Person mit dem Ersten juristischen Staatsexamen, eine Person mit wissenschaftlicher oder beruflicher Erfahrung auf dem Gebiet der Ethik in der Medizin, drei Ärzte, die über Erfahrung in der klinischen Medizin verfügen sowie ein Laie beteiligt sein. Es kann sich bei diesen Personen um Mitglieder oder externe Sachverständige handeln. Bei dem Laien, dessen Beteiligung an der Bewertung gemäß Artikel 9 Abs. 3 der EU-Verordnung vorgeschrienen ist, muss es sich um eine Person handeln, die nicht zu dem im Übrigen in Nummer 2 genannten Personenkreis zählt.

Nach Nummer 3 müssen der Ethik-Kommission sowohl weibliche als auch männliche Mitglieder angehören. Zudem müssen bei der Auswahl der Mitglieder und der externen Sachverständigen Frauen und Männer mit dem Ziel der gleichberechtigten Teilhabe berücksichtigt werden. Mit Blick auf eine gleichberechtigte Teilhabe ist anzustreben, dass die Ethik-Kommission möglichst paritätisch besetzt ist, dass bei einer Wahl des Vorsitzes möglichst weibliche und männliche Mitglieder zur Wahl stehen und dass der Vorsitz möglichst abwechselnd durch weibliche und männliche Mitglieder ausgeübt wird.

Nach Nummer 4 ist eine Geschäftsordnung, die die wesentlichen Grundlagen für die Arbeitsweise der Ethik-Kommission regelt, vorzulegen. Neben den beispielhaft genannten Regelungsaspekten kommen des Weiteren Regelungen zu Tätigkeitsberichten, Sitzungsprotokollen und Aufbewahrungsfristen in Betracht. Aus der Geschäftsordnung sollte insgesamt hervorgehen, dass die Ethik-Kommission so organisiert ist, dass Stellungnahmen und Bewertungsberichte entsprechend der gesetzlichen Anforderungen und im Rahmen der europarechtlich vorgegebenen Fristen erstellt und übermittelt werden können.

Nach Nummer 5 muss eine Geschäftsstelle der Ethik-Kommission eingerichtet werden. Das Personal sollte über ausreichende Kenntnisse der englischen Sprache verfügen, um mögliche englischsprachige Unterlagen bearbeiten zu können.

Nach Nummer 6 ist eine sachliche Ausstattung vorzuhalten, die gewährleistet, dass die europarechtlich vorgegebenen Fristen eingehalten werden können. Dazu gehören insbesondere die erforderliche IT-Ausstattung und die Ausstattung, um Abstimmungsverfahren per Telekommunikation durchzuführen.

Nach Nummer 7 muss die Ethik-Kommission zu jedem Antrag, für den sie zuständig ist, Nachweise der Unabhängigkeit aller an der Bearbeitung und Beschlussfassung Beteiligten einholen. Zu den Interessen, die Auswirkungen auf die Unabhängigkeit haben können, gehört insbesondere das Interesse an der Genehmigung einer klinischen Prüfung aufgrund einer geplanten oder bereits feststehenden eigenen Beteiligung an der Durchführung dieser klinischen Prüfung oder aufgrund einer Tätigkeit in der Einrichtung, in der diese klinische Prüfung durchgeführt werden soll. Der Nachweis gegenüber der Bundesoberbehörde kann mittels einer Verpflichtungserklärung erbracht werden.

Absatz 4 regelt die Pflicht der Ethik-Kommissionen, dem BfArM Änderungen, die die Voraussetzungen der Registrierung betreffen, unverzüglich mitzuteilen.

Absatz 5 regelt die Möglichkeit der Aufhebung und des Ruhens der Registrierung. Diese Maßnahmen erfolgen durch das BfArM im Einvernehmen mit dem PEI. Eine Aufhebung der Registrierung kommt insbesondere dann in Betracht, wenn bekannt wird, dass die Voraussetzungen der Registrierung nicht oder nicht mehr vorliegen oder wenn die registrierte Ethik-Kommission gegen die aufgrund des § 41b Abs. 1 erlassene Verfahrensordnung verstößt, insbesondere die dort festgelegten Fristen nicht einhält. Dabei haben das BfArM und das PEI einen Ermessensspielraum. Dieser ermöglicht es, dass beispielsweise bei einem vorübergehenden Wegfall der Voraussetzungen der Registrierung, der keinerlei Auswirkungen auf die Arbeitsfähigkeit der Ethik-Kommission hat, eine Aufhebung und eine darauf folgende erneute Registrierung und somit unnötiger Verwaltungsaufwand vermieden werden können.

Absatz 6 regelt die Pflicht des BfArM, eine Liste der registrierten Ethik-Kommissionen zu veröffentlichen und bei Bedarf zu aktualisieren. Die Veröffentlichung kann auf der Internetseite des BfArM erfolgen. Etwaige personenbezogene Daten dürfen nur mit ausdrücklicher Einwilligung der betroffenen Person veröffentlicht werden.

Zu § 41b Verfahrensordnung und Geschäftsverteilungsplan

Es ist vorgesehen, dass die Bundesregierung durch eine Rechtsverordnung mit Zustimmung des Bundesrates eine Verfahrensordnung über die Zusammenarbeit der Bundesoberbehörden und der registrierten Ethik-Kommissionen erlässt. Die registrierten Ethik-Kommissionen geben sich einen Geschäftsverteilungsplan.

Nach Absatz 1 sollen in der Verfahrensordnung neben den Einzelheiten der Organisation und Durchführung des Registrierungsverfahrens insbesondere die Fristen für die Stellungnahmen und Bewertungsberichte der Ethik-Kommissionen festgelegt werden, da europarechtlich allein die Fristen für die endgültigen Bewertungsberichte der Mitgliedstaaten geregelt sind.

Zudem sollen Gebührensätze für die Stellungnahmen und Bewertungsberichte der Ethik-Kommissionen festgelegt werden. Die Gebühren der Bundesoberbehörden hingegen werden in der Übergangszeit bis zum Erlass der Besonderen Gebührenverordnung des Bundesministeriums für Gesundheit in der AMG-Kostenverordnung und in der Kostenverordnung für Amtshandlungen des PEI nach dem Arzneimittelgesetz beziffert. Sie werden entsprechend Artikel 87 der EU-Verordnung durch einen Gebührenbescheid der zuständigen Bundesoberbehörde geltend gemacht. In diesem Gebührenbescheid werden zudem die Gebühren der Ethik-Kommissionen enthalten sein. Die zuständige Bundesoberbehörde reicht diese sodann an die Ethik-Kommissionen weiter.

Weiterhin bedarf es der Kriterien für einen Geschäftsverteilungsplan, der die Zuständigkeiten der registrierten Ethik-Kommissionen regelt. Berücksichtigt werden dabei insbesondere die Kapazitäten der einzelnen bestehenden öffentlich-rechtlichen Ethik-Kommissionen als auch die Gesamtzahl der bestehenden öffentlich-rechtlichen Ethik-Kommissionen.

Schließlich soll festgelegt werden, in welchen Fällen die Bundesoberbehörden bzw. die Ethik-Kommissionen zusätzliche Informationen beim Sponsor z. B. nach Artikel 6 Abs. 8, Artikel 7 Abs. 2 Unterabs. 2, Artikel 14 Abs. 6 und 7, Artikel 18 Abs. 6, Artikel 20 Abs. 6, Artikel 22 Abs. 2 der EU-Verordnung ersuchen können.

Nach Absatz 2 soll der Geschäftsverteilungsplan durch die bis zum Stichtag des 30. September 2017 registrierten Ethik-Kommissionen bis zum 1. Januar 2018 erlassen werden. Die Stichtagsregelung und die Fristsetzung sind notwendig, da der Geschäftsverteilungsplan auf der Grundlage der Anzahl und der Kapazitäten der für die Bewertung von Anträgen zur Verfügung stehenden Ethik-Kommissionen rechtzeitig erstellt werden muss, bevor die EU-Verordnung Anwendung findet. Absatz 2 sieht zudem eine jährliche Aktualisierung sowie eine Aktualisierung in besonderen Fällen vor. Ein solcher Fall ist beispielsweise die Registrierung einer weiteren Ethik-Kommission, die sodann in den Geschäftsverteilungsplan aufgenommen werden muss. Das BfArM ist verpflichtet, den jeweils aktuellen Geschäftsverteilungsplan zu veröffentlichen. Personenbezogene Daten dürfen nur mit Einwilligung der betroffenen Person veröffentlicht werden. Die Veröffentlichung kann auf der Internetseite des BfArM erfolgen.

Zu § 41c Verordnungsermächtigung

Für den Fall, dass nicht ausreichend nach Landesrecht gebildete Ethik-Kommissionen registriert sind, ist vorgesehen, dass das Bundesministerium für Gesundheit durch Rechtsverordnung eine Bundes-Ethik-Kommission einrichten kann. Von der Ermächtigung soll nur Gebrauch gemacht werden, wenn dies erforderlich ist, um die Bearbeitung der in der EU-Verordnung geregelten Verfahren sicherzustellen.

Zu Nummer 9 (§ 48 Verschreibungspflicht)

Zu Buchstabe a (Abs. 1)
Zu Doppelbuchstabe aa (Satz 2 und 3)

Es wird klargestellt, dass eine Abgabe von verschreibungspflichtigen Arzneimitteln grundsätzlich nicht erfolgen darf, wenn die Verschreibung offenkundig nicht nach einem direkten Arzt-Patienten-Kontakt ausgestellt wurde. Für die Abgabe eines verschreibungspflichtigen Arzneimittels ist es entscheidend, dass sich die oder der Verschreibende von dem Zustand der Person überzeugt hat. Die Regelung dient dazu, die Qualität der Versorgung zu sichern. Die Patientinnen und Patienten sollen vor den Risiken, die bei einer Abgabe eines Arzneimittels bestehen, das ohne In-Augenscheinnahme der Patientin oder des Patienten verschrieben wurde, geschützt werden. Behandlungen und Diagnosen über das Telefon oder über das Internet reichen nicht aus, sondern bergen das Risiko von Fehldiagnosen und können so die Patientinnen und Patienten gefährden.

Die Regelung flankiert die im ärztlichen Berufsrecht niedergelegten Regelungen. Nach § 7 Abs. 4 der (Muster-)Berufsordnung für die in Deutschland tätigen Ärztinnen und Ärzte (MBO), der rechtliche Geltung durch die Überführung in die Berufsordnungen der Länder erhält, ist es nicht gestattet, ärztliche Behandlungen ausschließlich über Print- und Kommunikationsmedien durchzuführen. Eine ausschließliche Fernbehandlung ist danach verboten. Zudem regelt § 8 Abs. 2 der Richtlinie des Gemeinsamen Bundesausschusses über die Verordnung von Arzneimitteln in der vertragsärztlichen Versorgung (Arzneimittel-Richtlinie (AM-RL)) in der Fassung vom 18. Dezember 2008/22. Januar 2009 (BAnz. 2009 Nr. 49a), die zuletzt am 17. Dezember 2015 geändert worden ist (BAnz AT 28.01.2016 B2) für Ärztinnen und Ärzte, die im Rahmen der gesetzlichen Krankenversicherung tätig werden, dass eine Verordnung von Arzneimitteln, abgesehen von Ausnahmefällen, nur zulässig ist, wenn sich die behandelnde Ärztin oder der behandelnde Arzt von dem Zustand der oder des Versicherten überzeugt hat oder ihnen der Zustand aus der laufenden Behandlung bekannt ist. Eine entsprechende Regelung ist auch in § 15 Abs. 2 des Bundesmantelvertrags der Ärzte vorgesehen. Damit der Schutzzweck der Verschreibungspflicht umfassend erreicht wird, werden die bereits geltenden untergesetzlichen Regelungen für Ärzte nunmehr durch entsprechende Vorgaben für die Abgabe von Arzneimitteln durch Apotheker ergänzt. Wenn es für den Apotheker offenkundig ist, dass eine Verschreibung ohne direkten Kontakt mit der Ärztin oder dem Arzt, beispielsweise über ein Internetportal, erfolgt ist, darf das Arzneimittel nicht abgegeben werden.

Das Verbot der Abgabe von verschreibungspflichtigen Arzneimitteln ohne vorherigen direkten Arzt-Patienten-Kontakt gilt nicht uneingeschränkt. In begründeten Ausnahmefällen ist eine Abgabe aufgrund einer Verordnung von Arzneimitteln ohne unmittelbaren persönlichen Patientenkontakt zulässig. Dies ist insbesondere dann der Fall, wenn die Patientin oder der Patient der verschreibenden Person aus einem vorangegangenen direkten Kontakt hinreichend bekannt ist und es sich lediglich um die Wiederholung der Verschreibung oder eine erstmalige oder wiederholte Verschreibung im Rahmen der Fortsetzung der Behandlung handelt. Dabei muss das Vorgehen einer gewissenhaften Versorgung mit geeigneten Untersuchungs- und Behandlungsmethoden nach dem Stand der medizinischen Wissenschaft entsprechen.

Zu Doppelbuchstabe bb (Satz 4)
Mit dieser Änderung wird für die Abgabe von Arzneimitteln durch Apotheken für Kauffahrteischiffe eine Ausnahme von dem Abgabeverbot bei offenkundigem Fehlen eines direkten Arzt-Patienten-Kontaktes geschaffen.

Zu Buchstabe b (Abs. 2 Satz 1)
Zu Doppelbuchstabe aa (Nr. 1)
Es handelt sich um eine Folgeänderung.

Zu Doppelbuchstabe bb (Nr. 7)
Es handelt sich um eine redaktionelle Folgeänderung.

Zu Doppelbuchstabe cc (Nr. 8)
Das Bundesministerium für Gesundheit wird ermächtigt, im Einvernehmen mit dem Bundesministerium für Wirtschaft und Energie durch Rechtsverordnung mit Zustimmung des Bundesrates Ausnahmen zum Erfordernis eines direkten Arzt-Patienten-Kontaktes vor Abgabe verschreibungspflichtiger Arzneimittel zu regeln.

Zu Nummer 10 (§ 52a Abs. 2 Nr. 1)

Die Ergänzung stellt klar, dass mit dem Antrag auf Erteilung der Erlaubnis, einen Großhandel mit bestimmten Arzneimittel zu betreiben, neben der Betriebsstätte auch die Tätigkeiten im Zusammenhang mit dem Großhandel von Arzneimitteln sowie die Arzneimittel benannt werden müssen. Dies trägt den einheitlichen europäischen Vorgaben hinsichtlich der Erlaubniserteilung Rechnung, um bestimmte Tätigkeiten und besondere Gruppen von Arzneimitteln (z. B. Betäubungsmittel, Blutprodukte, immunologische Arzneimittel, radioaktive Arzneimittel, medizinische Gase, kühlkettenpflichtige Arzneimittel) in der Erlaubnis ausweisen zu können.

Zu Nummer 11 (§ 56a Abs. 4 Verschreibung, Abgabe und Anwendung von Arzneimitteln durch Tierärzte)

Die Änderung dient der Beseitigung eines Redaktionsversehens, das mit dem Sechzehnten Gesetz zur Änderung des Arzneimittelgesetzes vom 10. Oktober 2013

(BGBl. I S. 3813, 2014 I S. 272) entstanden ist. Mit dem genannten Änderungsgesetz ist in § 56a Abs. 3 Satz 1 eine neue Nummer 2 eingefügt worden und die bisherige Nummer 2 ist die neue Nummer 4 Buchstabe b geworden. Diese Änderung ist allerdings nicht in § 56a Abs. 4 nachvollzogen worden, so dass dort nun auf eine inhaltlich nicht zutreffende Vorschrift verwiesen wird. Um sinnvoll von den Ermächtigungen des § 56a Abs. 3 Satz 1 Gebrauch machen zu können, bedarf es der Anpassung des Verweises.

Zu Nummer 12 (§ 62 Organisation des Pharmakovigilanz-Systems der zuständigen Bundesoberbehörde)

Zu Buchstabe a (Abs. 1 Satz 1)
Durch das Zweite Gesetz zur Änderung arzneimittelrechtlicher und anderer Vorschriften vom 19. Oktober 2012 (BGBl. I S. 2192) wurden in § 4 Abs. 40 und 41 Definitionen für gefälschte Arzneimittel und gefälschte Wirkstoffe eingeführt. Die Änderung in § 62 Abs. 1 Satz 1 dient der Angleichung der Terminologie und der Klarstellung, dass das Erfassen, Auswerten und Koordinieren der Maßnahmen in Bezug auf Risiken, die sich aus Fälschungen von Arzneimitteln oder Wirkstoffen ergeben, Aufgabe der zuständigen Bundesoberbehörde ist.

Zu Buchstabe b (Abs. 2 Satz 4)
Biologische Arzneimittel, definiert in Anhang I.3.2.1.1 der Richtlinie 2001/83/EG, bergen besondere Risiken. Eine eindeutige Identifizierung von Nebenwirkungsmeldungen ist daher sinnvoll. Daher erhalten die zuständigen Bundesoberbehörden auf der Grundlage von Artikel 102 Buchstabe e der Richtlinie 2001/83/EG den gesetzlichen Auftrag, im Fall von Nebenwirkungsmeldungen bei biologischen Arzneimitteln gegebenenfalls durch Nachverfolgung einer nicht vollständigen Meldung nach Möglichkeit für eine Komplettierung der Meldung zu sorgen.

Zu Nummer 13 (§ 63j Abs. 2 Ausnahmen)
Mit der Ergänzung des § 63j wird klargestellt, dass § 63c für Tierarzneimittel keine Anwendung findet. Für Tierarzneimittel gelten die Meldepflichten für Nebenwirkungen nach § 63h.

Zu Nummer 14 (§ 64 Durchführung der Überwachung)

Zu Buchstabe a (Abs. 3f Satz 2)
Die Änderung trägt den europäischen Vorgaben in der Sammlung der Gemeinschaftsverfahren (Leitlinien zu den Grundsätzen für die Inspektionen nach Artikel 111 der Richtlinie 2001/83/EG) Rechnung. Danach soll ein GDP-Zertifikat

(Zertifikat über die Einhaltung der Grundsätze und Leitlinien der Guten Vertriebspraxis) im Gegensatz zu GMP-Zertifikaten (Zertifikate über die Einhaltung der Grundsätze und Leitlinien der Guten Herstellungspraxis), deren Gültigkeitsdauer auf drei Jahre begrenzt sein sollte, nicht länger als fünf Jahre gelten.

Zu Buchstabe b (Abs. 3g)
Die Änderung erfolgt aufgrund des Umstandes, dass die Erlaubnisse gemäß § 52a (Großhandelserlaubnisse) sowie die GDP-Zertifikate beim DIMDI bislang nicht erfasst werden, da eine entsprechende Datenbank beim DIMDI nicht besteht. Vielmehr werden diese Zertifikate und die Angaben über die Erlaubnis nach § 52a von den zuständigen Landesbehörden direkt in die Datenbank der EMA eingegeben.

Zu Nummer 15 (§ 69 Maßnahmen der zuständigen Behörden)

Zu Buchstabe a (Abs. 1 Satz 2 Nr. 2a)
Gefälschte Arzneimittel dürfen wegen des Verbots nach § 8 Abs. 2 weder in den Verkehr gebracht werden, noch darf mit gefälschten Arzneimittel Handel getrieben werden. Dies gilt unabhängig davon, ob das betreffende Arzneimittel tatsächlich qualitätsgemindert ist oder nicht. In der bisherigen Auflistung der Voraussetzungen nach § 69 Abs. 1 Satz 2 Nr. 1 bis 7 für Maßnahmen der zuständigen Behörden war der begründete Verdacht auf Fälschungen nicht gesondert aufgeführt. Dies hat in der Vollzugspraxis vor dem Hintergrund der vermehrt bekannt gewordenen Fälle über gefälschte Arzneimittel zu Zweifeln geführt, ob zusätzlich zum Fälschungsverdacht noch weitere Voraussetzungen vorliegen müssen (z. B. eine Qualitätsminderung), um Maßnahmen gegen ein weiteres Inverkehrbringen des Arzneimittels treffen zu können. Durch die Änderung wird sichergestellt, dass Maßnahmen der zuständigen Behörden zur Untersagung eines Inverkehrbringens bzw. des Handels mit gefälschten Arzneimitteln beim begründeten Verdacht des Vorliegens einer Fälschung unabhängig davon möglich sind, ob zugleich eine Qualitätsminderung oder ein Verdacht auf schädliche Wirkungen des Arzneimittels gegeben ist.

Zu Buchstabe b (Abs. 1a Satz 4)
Durch die Änderung wird sichergestellt, dass bei einem Fälschungsverdacht zentral zugelassener Arzneimittel auch die zuständige Bundesoberbehörde aus Gründen des Gesundheitsschutzes in dringenden Fällen das Ruhen der Zulassung oder den Rückruf anordnen kann. Bei Fälschungen zentral zugelassener Arzneimittel handelt es sich in der Regel um mehrere Staaten übergreifende Sachverhalte, bei denen eine enge Abstimmung des Vorgehens zwischen den europäischen Behörden und der EMA sowie der Europäischen Kommission erforderlich ist. Diese Rolle können

die Bundesoberbehörden schneller wahrnehmen als einzelne Landesbehörden. In dringenden Fällen kann es daher erforderlich sein, dass die zuständige Bundesoberbehörde auch die erforderlichen Abwehrmaßnahmen gegen Fälschungen zentral zugelassener Arzneimittel selber trifft.

Zu Nummer 16 (§ 71 Abs. 2 Satz 1 Ausnahmen)

Die Änderung stellt klar, dass die Ermächtigung zum Erlass von Rechtsverordnungen über Ausnahmeregelungen vom AMG und von den aufgrund des AMG erlassenen Rechtsverordnungen in den in § 71 Abs. 2 genannten Bereichen auch zum Zwecke einer Beteiligung an internationalen Hilfsaktionen greift. Eine entsprechende Änderung wird in der AMG-Zivilschutzausnahmeverordnung vorgenommen (Artikel 11 Nr. 2).

Die Klarstellung erfolgt vor dem Hintergrund der Erfahrungen bei der Bekämpfung des Ebolafiebers in Afrika, bei dem Deutschland medizinisches Hilfspersonal zur Verfügung gestellt hatte. Für derartige Einsätze muss das Hilfspersonal in Deutschland bereits mit gegebenenfalls vorhandenen, aber noch nicht zugelassenen Impfstoffen geimpft werden können, auch wenn in Deutschland selbst kein Ausbruch der jeweiligen Krankheit zu verzeichnen ist. Eine Beschaffung und Anwendung von Arzneimitteln nach der AMG-Zivilschutzausnahmeverordnung ist in solchen Fällen eines vorgesehenen Einsatzes von Hilfspersonal im Ausland möglich.

Zu Nummer 17 (§ 80 Satz 1 Ermächtigung für Verfahrens- und Härtefallregelungen)

Zu Buchstaben a bis e (Nrn. 1a, 1b, 3a, 3b, 3c, 4a und 4b)
Die Ermächtigungsgrundlage nach § 80 Satz 1 zum Erlass von Verfahrensregelungen wird auf das Genehmigungs- und Bescheinigungsverfahren für Gewebezubereitungen im Sinne von § 21a Abs. 1 Satz 1, für Blutstammzellzubereitungen im Sinne von § 21a Abs. 1 Satz 3 und für Arzneimittel für neuartige Therapien im Sinne des § 4b Abs. 1 Satz 1 (Buchstabe a) erweitert. Gleiches gilt hinsichtlich der diesbezüglichen Verfahren zur Anzeige von Änderungen (Buchstabe b) sowie hinsichtlich der Verfahren zur Anzeige von Änderungen der Registrierungsunterlagen (Buchstabe d). Bei den Buchstaben c und e handelt es sich um redaktionelle Folgeänderungen.

Zu Buchstabe f (Nr. 6)
Die Ermächtigungsgrundlage nach § 80 Satz 1 Nr. 6 zur Regelung der elektronischen Einreichung wird insgesamt auf die Nummern 1 bis 5 erstreckt. Die Rege-

lung der elektronischen Einreichung ist ein wichtiger Bestandteil des digitalen Führens von Akten bei den zuständigen Bundesoberbehörden und damit für die Umsetzung des E-Government-Gesetzes.

Zu Nummer 18 (§ 96 Nr. 13)

Die Strafvorschrift wird erweitert auf die Abgabe von Arzneimitteln, deren Verschreibungspflicht bereits unmittelbar auf § 48 Abs. 1 Satz 1 Nr. 3 und nicht erst auf einer Rechtsverordnung nach § 48 Abs. 2 Satz 1 Nr. 1 beruht.

Zu Artikel 2 (Weitere Änderung des AMG)

Zu Nummer 1 (Inhaltsübersicht)
Die Inhaltsübersicht wird angepasst.

Zu Nummer 2 (§ 4 Abs. 23 bis 25, 34 und 42 Sonstige Begriffsbestimmungen)

Zu Buchstabe a (Abs. 23 bis 25)
In Absatz 23 wird die Definition der klinischen Prüfung an die Definition des Artikels 2 Abs. 2 Nr. 2 der EU-Verordnung angepasst. Über die Genehmigungspflicht einer klinischen Prüfung entscheidet auf Antrag einer zuständigen Landesbehörde weiterhin nach § 21 Abs. 4 die zuständige Bundesoberbehörde.

In Absatz 24 wird die Definition des Sponsors an die Definition des Artikels 2 Abs. 2 Nr. 14 der EU-Verordnung angepasst.

In Absatz 25 werden die Definitionen des Prüfers und des Hauptprüfers an die Definitionen des Artikels 2 Abs. 2 Nr. 15 und 16 der EU-Verordnung angepasst.

Zu Buchstabe b (Abs. 34)
Die Begrifflichkeit wird an Artikel 2 Abs. 2 Nr. 1 der EU-Verordnung angepasst.

Zu Buchstabe c (Abs. 42)
Der Begriff des durch die EU-Verordnung eingeführten EU-Portals wird unter Verweis auf Artikel 80 der EU-Verordnung definiert. Hintergrund ist, dass die EMA zur Straffung des Informationsflusses und zur Gewährleistung größtmöglicher Transparenz eine EU-Datenbank errichtet und unterhält, in der alle relevanten Informationen zu klinischen Prüfungen erfasst werden. Auf diese EU-Datenbank kann über das EU-Portal zugegriffen werden.

Nummer 3 (§ 10a Kennzeichnung von Prüf- und Hilfspräparaten)

Nach Artikel 69 der EU-Verordnung kann jeder betroffene Mitgliedstaat bestimmen, in welcher Sprache Prüf- und Hilfspräparate gekennzeichnet sein müssen. Die bestehende, bisher in § 5 Abs. 2 und 6 Satz 1 der GCP-Verordnung geregelte Rechtslage hinsichtlich der Prüfpräparate wird durch die Regelung in § 10a beibehalten. Für Hilfspräparate soll das gleiche gelten wie für Prüfpräparate.

Zu Nummer 4 (§ 12 Abs. 1b Nr. 2 Ermächtigung für die Kennzeichnung, die Packungsbeilage und die Packungsgrößen)

Der Anwendungsbereich der Ermächtigung, die Kennzeichnung von Arzneimitteln, die zur klinischen Prüfung bestimmt sind, durch Rechtsverordnung zu regeln, wird eingeschränkt. Die Kennzeichnung von Arzneimitteln, die zur klinischen Prüfung bei Menschen bestimmt sind, wird nunmehr durch Kapitel X und Anhang VI der EU-Verordnung sowie in § 10a geregelt. Daher gilt die Ermächtigung nur noch für die Kennzeichnung von Arzneimitteln, die nicht in den Anwendungsbereich der EU-Verordnung fallen. Dies sind insbesondere Arzneimittel, die zur klinischen Prüfung bei Tieren bestimmt sind, Blutzubereitungen im Sinne des Artikels 3 Abs. 6 der Richtlinie 2001/83/EG und Gewebezubereitungen, die unter § 21 oder § 21a fallen und die jeweils zur klinischen Prüfung bestimmt sind. Arzneimittel für neuartige Therapien (ATMP) hingegen sind von der EU-Verordnung erfasst, die als unmittelbar geltendes Recht vorrangig anzuwenden ist.

Zu Nummer 5 (§ 13 Herstellungserlaubnis)

Zu Buchstabe a (Abs. 1a Nr. 4)
Die Änderung dient der Anpassung an die Vorgaben der EU-Verordnung. Die Regelung des Absatzes 1a Nr. 4 wird auf klinische Prüfungen mit Arzneimitteln begrenzt, die nicht in den Anwendungsbereich der EU-Verordnung fallen. Insoweit wird die bisherige Rechtslage beibehalten, soweit es nicht um klinische Prüfungen mit Humanarzneimitteln im Anwendungsbereich der EU-Verordnung geht. Für die Rekonstitution von Arzneimitteln im Anwendungsbereich der EU-Verordnung bedarf es keiner Herstellungserlaubnis.

Zu Buchstabe b (Abs. 2)
Die Änderungen dienen ebenfalls der Anpassung an die Vorgaben der EU-Verordnung. Für die Änderungen der Nummerrn 1 und 2 (Doppelbuchstabe aa) wird auf die Begründung zu Absatz 1a Nr. 4 verwiesen.

Die neue Nummer 2a bestimmt die Personen, die zu den nach Artikel 61 Abs. 5 der EU-Verordnung erlaubnisfreien Herstellungstätigkeiten berechtigt sind. Dies sind ausschließlich Apotheken bzw. Leiter einer Apotheke. Dies schließt die Mitwirkung auch des dem Apotheker unterstehenden Apothekenpersonals ein, soweit eine Delegation von Tätigkeiten nach der Apothekenbetriebsordnung möglich ist. Die erlaubnisfreie Tätigkeit ist nur unter den in Artikel 61 Abs. 5 der EU-Verordnung näher genannten Voraussetzungen und im dort vorgesehenen Umfang zulässig. Die herzustellenden Prüfpräparate müssen danach u. a. ausschließlich zur Anwendung in Krankenhäusern, Gesundheitszentren oder Kliniken bestimmt sein, die an derselben klinischen Prüfung in demselben Mitgliedstaat teilnehmen und in diesen Einrichtungen zubereitet und angewendet werden. Eine Zubereitung in den Betriebsräumen der Krankenhausapotheke oder einer krankenhausversorgenden Apotheke im Sinne des § 1a Abs. 1 der Apothekenbetriebsordnung erfüllt diese Voraussetzungen. Sonstige öffentliche Apotheken können dagegen nur von der Ausnahme profitieren, sofern sie, ohne dass ein Versorgungsvertrag nach § 14 Abs. 4 des Apothekengesetzes besteht, Teil eines Krankenhauses, eines Gesundheitszentrums oder einer Klinik sind, in dem die klinische Prüfung durchgeführt wird. Für die in Artikel 61 Abs. 5 der EU-Verordnung genannten Tätigkeiten und die Zubereitung der dort aufgeführten Prüfarzneimittel gelten im Übrigen die Anforderungen der Apothekenbetriebsordnung.

Zu Buchstabe c (Abs. 2a)
Bei den Änderungen handelt es sich um Folgeänderungen zu Absatz 2 Nr. 2a. Die Rückausnahmen des Absatzes 2a gelten deshalb nicht für den neuen Absatz 2 Nr. 2a.

Zu Buchstabe d (Abs. 5 und 6)
Der neue Absatz 5 regelt die Herstellung von Prüf- und Hilfspräparaten zur klinischen Prüfung bei Menschen. Ungeachtet des Wortlauts von Artikel 61 der EU-Verordnung, der nur von „Prüfpräparaten" spricht und die Hilfspräparate nicht unmittelbar erwähnt, ergibt sich aus Artikel 60 in Verbindung mit Erwägungsgrund 55 und Anhang I, Buchstaben H.55, F.33 und F.34 der EU-Verordnung, dass die Anforderungen des Kapitels IX der EU-Verordnung für Prüf- und für Hilfspräparate gelten sollen. Die EU-Verordnung orientiert sich im Hinblick auf die Herstellung an den Vorgaben der Richtlinien 2001/83/EG und 2001/20/EG und trifft nur punktuelle Sonderregelungen, um die Durchführung der klinischen Prüfung zu erleichtern. Dies betrifft lediglich die Anforderungen an die Erlaubniserteilung und bestimmte Ausnahmen für die Art der jeweiligen Tätigkeit.

Für die Herstellung von Prüf- und Hilfspräparaten, die nach Artikel 61 Abs. 1 der EU-Verordnung einer Erlaubnis bedarf, richten sich die Voraussetzungen, unter denen die zuständige Landesbehörde die Erlaubnis erteilt, unmittelbar nach Maßgabe des Artikels 61 Abs. 1 bis 3 der EU-Verordnung. Darüber hinaus regelt die EU-Verordnung in Artikel 61 Abs. 4, dass die Artikel 42 bis 45 und Artikel 46 Buchstabe e der Richtlinie 2001/83/EG entsprechende Anwendung finden. Die §§ 16, 17 und § 64 Abs. 3a Satz 2 AMG, die die in Bezug genommenen Richtlinienbestimmungen in das Arzneimittelgesetz umsetzen, werden deshalb auch hier für entsprechend anwendbar erklärt.

Der neue Absatz 6 setzt in Bezug auf die sachkundige Person, auf deren Dienste der Erlaubnisinhaber nach Artikel 61 Abs. 2 Buchstabe b der EU-Verordnung stets zurückgreifen können muss, die Vorgabe des Artikels 46 Buchstabe e der Richtlinie 2001/83/EG um. Diese Bestimmung aus der Richtlinie 2001/83/EG wird in Artikel 61 Abs. 4 der EU-Verordnung ebenfalls für entsprechend anwendbar erklärt. Da die Vorgaben über das Personal in der AMWHV für die Herstellung von Prüf- oder Hilfspräparaten keine Anwendung mehr findet, bedarf es einer Sonderregelung im Arzneimittelgesetz.

Zu Nummer 6 (§ 21 Abs. 1 Satz 1 Zulassungspflicht)

Die Änderung dient der Anpassung an die EU-Verordnung, mit der die Richtlinie 2001/20/EG aufgehoben wird.

Zu Nummer 7 (§ 22 Abs. 2 Satz 1 Nr. 4 Zulassungsunterlagen)

Die Änderung dient der Anpassung an die EU-Verordnung, mit der die Richtlinie 2001/20/EG aufgehoben wird.

Zu Nummer 8 (§ 28 Auflagenbefugnis)

Es handelt sich um Folgeänderungen zu § 4 Abs. 34 und damit um eine sprachliche Anpassung an die EU-Verordnung.

Zu Nummer 9 (§ 33 Abs. 1)

Es handelt sich um eine Anpassung an die Verordnung (EG) Nr. 1234/2008 der Kommission vom 24. November 2008 über die Prüfung von Änderungen der Zulassungen von Human- und Tierarzneimitteln (ABl. L 334 vom 12.12.2008, S. 7), die durch die Verordnung (EU) Nr. 712/2012 der Kommission vom 3. August 2012 zur Änderung der Verordnung (EG) Nr. 1234/2008 über die Prüfung von Änderungen der Zulassungen von Human- und Tierarzneimitteln (ABl. L 209 vom 4.8.2012, S. 4) geändert worden ist, und an die EU-Verordnung. Es wird eine Rechtsgrundlage für die Erhebung von Gebühren und Auslagen für Widerspruchsverfahren gegen Verwaltungsakte in Änderungsverfahren, die auf der Grundlage der Verordnung (EG) Nr. 1234/2008 oder auf der Grundlage der EU-Verordnung geführt werden, geschaffen. Zudem wird eine Rechtsgrundlage für die Erhebung von Gebühren und Auslagen für die in § 33 Abs. 1 genannten Tätigkeiten geschaffen.

Zu Nummer 10 (§ 40 Verfahren zur Genehmigung einer klinischen Prüfung)

§ 40 konkretisiert das in Kapitel II der EU-Verordnung geregelte Verfahren zur Genehmigung einer klinischen Prüfung.

Absatz 1 stellt klar, dass für die Durchführung einer klinischen Prüfung eine Genehmigung der zuständigen Bundesoberbehörde erforderlich ist. Die Genehmigung nach Artikel 8 der EU-Verordnung kann nur erteilt werden, wenn die Voraussetzungen der EU-Verordnung sowie der §§ 40a und 40b vorliegen.

Absatz 2 sieht vor, dass das Antragsdossier in deutscher oder englischer Sprache abgefasst sein muss. Durch die Ermöglichung der Einreichung des Antragsdossiers in einer weiteren, in medizinischen Kreisen allgemein verstandenen Sprache soll das reibungslose Funktionieren der Bewertung eines Antrags auf Genehmigung einer klinischen Prüfung sichergestellt werden. Damit wird auch der Forschungsstandort Deutschland gestärkt. Der nationale Regelungsspielraum ergibt sich aus Artikel 26 der EU-Verordnung. Das Wahlrecht zwischen der deutschen und der englischen Sprache gilt nicht für die Unterlagen, die für die betroffene Person oder deren gesetzlichen Vertreter bestimmt sind. Diese müssen stets auch in deutscher Sprache vorliegen.

Absatz 3 weist die Zuständigkeit für die Validierung des Antrags der zuständigen Bundesoberbehörde zu. Die Zuständigkeitszuweisung umfasst sowohl die Validierung selbst als berichterstattender Mitgliedstaat als auch die Mitteilung von Anmerkungen, die für die Validierung von Belang sind, als betroffener Mitgliedstaat. Weiterhin wird die Beteiligung der zuständigen Ethik-Kommission geregelt. Sie entspricht der Beteiligung bei der Bewertung des Antrags selbst nach den Absätzen 4 und 5.

Die Absätze 4 und 5 gestalten die Verfahren nach Artikel 6 und 7 der EU-Verordnung aus. Die Bewertung des Antrags zu Teil I erfolgt durch die zuständige Bundesoberbehörde unter maßgeblicher Berücksichtigung der Stellungnahme der zuständigen Ethik-Kommission. Unter den Begriff der Bewertung des Antrags fallen sowohl die Erarbeitung des Bewertungsberichts, wenn Deutschland berichterstattender Mitgliedstaat ist, als auch die Erarbeitung von Anmerkungen zum Bewertungsbericht, wenn Deutschland betroffener Mitgliedstaat ist. Zudem wird auch auf Artikel 11 der EU-Verordnung verwiesen. Absatz 4 gilt also gleichermaßen für den Fall, dass der Sponsor den Antrag auf Genehmigung nur auf die in Teil I des Bewertungsberichts behandelten Aspekte erstreckt. Die Bewertung des Antrags zu Teil II erfolgt allein durch die zuständige Ethik-Kommission. Diese hat aufgrund ihrer interdisziplinären Zusammensetzung und der aktuellen wissenschaftlichen Expertise ihrer Mitglieder die fachliche Kompetenz. Die ethische Bewertung von klinischen Prüfungen durch unabhängige Ethik-Kommissionen erfolgt in Deutschland auf einem auch international anerkannten hohen Standard. Die Ethik-Kommissionen gewährleisten durch ihre interdisziplinäre Zusammensetzung und ihre fachliche Kompetenz mit aktueller wissenschaftlicher Expertise ihrer Mitglieder, dass eine ethisch vertretbare Durchführung von klinischen Prüfungen mit Arzneimitteln gewährleistet ist. Mit der Regelung der Zuständigkeiten wird dem Erfordernis der Trennung der Verwaltungsräume von Bund und Ländern bei gleichzeitiger kooperativer Verwaltungsorganisation Rechnung getragen. Es wird sichergestellt, dass die Bundesoberbehörden und die Ethik-Kommissionen ihre jeweiligen Aufgaben eigenverantwortlich wahrnehmen.

Artikel 87 schreibt vor, dass nie mehrere Zahlungen an unterschiedliche an der Bewertung des Antrags beteiligte Stellen erfolgen dürfen. Daher erhebt die zuständige Bundesoberbehörde nach Absatz 6 eine Gesamtgebühr im Sinne der Artikel 86 und 87 der EU-Verordnung. Die zuständige Ethik-Kommission berechnet ihre Gebühr nach Maßgabe der Rechtsverordnung nach § 41b Abs. 1, die das Nähere zur Gebührenhöhe regelt, und teilt diese Gebühr der Bundesoberbehörde mit. Die Bundesoberbehörde nimmt die Gebühr der Ethik-Kommission in den Gebührenbescheid auf. Der Gebührenschuldner erhält so im Ergebnis nur einen Gebührenbescheid der Bundesoberbehörde, der die Gebühren der Bundesoberbehörde und der Ethik-Kommission beinhaltet. Die Bundesoberbehörde leitet die Gebühr der Ethik-Kommission, die der Gebührenschuldner an die Bundesoberbehörde zahlt, sodann an die Ethik-Kommission weiter.

Mit Absatz 7 wird die bisherige Rechtslage nach § 7 Abs. 4 Nr. 3 und § 9 Abs. 4 Satz 3 der GCP-Verordnung beibehalten; der Wortlaut der übernommenen Regelung wurde redaktionell überarbeitet.

Absatz 8 sieht vor, dass die zuständige Bundesoberbehörde den Bescheid über die Genehmigung, die Genehmigung unter Auflagen oder die Versagung der klinischen Prüfung nach Artikel 8 der EU-Verordnung, gegebenenfalls unter Bezugnahme auf Bewertungsberichte in englischer Sprache, über das EU-Portal übermittelt. Der

Tenor des Bescheids ergibt sich aus den Bewertungsberichten zu Teil I und Teil II. Enthält mindestens einer der Bewertungsberichte ein negatives Votum, so ist die Genehmigung insgesamt zu versagen. Die Bundesbehörde ist also an den Bewertungsbericht der Ethik-Kommission gebunden. Die Bezugnahme auf Bewertungsberichte in englischer Sprache ist für den Fall, dass Deutschland betroffener Mitgliedstaat ist, europarechtlich vorgegeben. Denn Artikel 8 Abs. 2 der EU-Verordnung regelt, dass die Schlussfolgerung des berichterstattenden Mitgliedstaates in Bezug auf Teil I des Bewertungsberichts als die Schlussfolgerung des betroffenen Mitgliedstaats gilt, wenn der berichterstattende Mitgliedstaat zu dem Schluss kommt, dass die Durchführung der klinischen Prüfung vertretbar oder unter bestimmten Auflagen vertretbar ist. Die Bundesoberbehörde ist zudem zuständig für die Übermittlung einer etwaigen Ablehnung der Schlussfolgerung des berichterstattenden Mitgliedstaats über das EU-Portal an die Europäische Kommission, die Mitgliedstaaten und den Sponsor nach Artikel 8 Abs. 2 Unterabs. 2 der EU-Verordnung.

Zu Nummer 11 (§§ 40a bis 40d)

Zu § 40a (Allgemeine Voraussetzungen für die klinische Prüfung)

Die Voraussetzungen für die Durchführung einer klinischen Prüfung ergeben sich zunächst aus der EU-Verordnung selbst. Darüber hinaus legt § 40a nationale Voraussetzungen für die Durchführung einer klinischen Prüfung fest.

Mit Nummer 1 wird die bisherige Rechtslage nach § 40 Abs. 1 Satz 3 Nr. 1 hinsichtlich rein nationaler sowie in Deutschland und in Drittstaaten durchgeführter klinischer Prüfungen beibehalten. Im Übrigen regelt Artikel 74 Abs. 1 der EU-Verordnung die rechtliche Vertretung des Sponsors in der Europäischen Union. Von Artikel 74 Abs. 2 und Abs. 3 der EU-Verordnung wird kein Gebrauch gemacht. Sinn und Zweck der Regelung in Nummer 1 ist es, sicherzustellen, dass eine verantwortliche Person zur Verfügung steht, Durchsetzungsmaßnahmen ergriffen und in geeigneten Fällen gerichtliche Schritte unternommen werden können.

Mit Nummer 2 wird die bisherige Rechtslage nach § 40 Abs. 1 Satz 3 Nr. 4 beibehalten. Der nationale Regelungsspielraum ergibt sich aus Artikel 34 der EU-Verordnung.

Mit Nummer 3 Buchstaben a bis b wird die bisherige Rechtslage nach § 40 Abs. 1 Satz 3 Nr. 8 und Abs. 3 Satz 1 und 2 beibehalten. Der nationale Regelungsspielraum ergibt sich aus Artikel 76 Abs. 1 der EU-Verordnung. Bei der Probandenversicherung handelt es sich um eine Versicherung sui generis. Der Sponsor muss nicht zwangsläufig selbst eine Versicherung abschließen, er ist aber insgesamt dafür verantwortlich, dass ausreichend Versicherungsschutz existiert, bevor er mit der klinischen Prüfung beginnt. Die Regelungen zum Umfang der Versicherung stellen klar, dass der Versicherungsumfang auf der Basis einer Risikoabschätzung festgelegt wird (vgl. BT-Drs. 15/2109 S. 30). Voraussetzung für einen Anspruch auf Entschädigungsleistungen für den Fall, dass bei der Durchführung der klinischen Prüfung ein Mensch getötet oder verletzt wird, ist lediglich, dass zwischen dem Schadenseintritt und der Teilnahme an der klinischen Prüfung Kausalität besteht.

Mit Nummer 4 wird die bisherige Rechtslage nach § 40 Abs. 1 Satz 3 Nr. 2a für gentechnisch veränderte Organismen oder Kombinationen von gentechnisch veränderten Organismen beibehalten. Der nationale Regelungsspielraum ergibt sich aus Artikel 90 der EU-Verordnung. Die Bewertung sowohl durch Bundesoberbehörde als auch durch Ethik-Kommission ist fachlich erforderlich. Die Bundesoberbehörden haben in dieser für die Bewertung der klinischen Prüfung wichtigen Fragestellung fachliche Kompetenz. Die Ethik-Kommissionen gewährleisten durch ihre interdisziplinäre Zusammensetzung und ihre fachliche Kompetenz mit aktueller wissenschaftlicher Expertise ihrer Mitglieder, dass eine ethisch vertretbare Durchführung von klinischen Prüfungen mit Arzneimitteln gewährleistet ist. Deshalb ist es auch weiterhin erforderlich, dass dieser Sachverstand der Ethik-Kommissionen maßgeblich eingebracht wird.

Mit Nummer 5 wird die bisherige Rechtslage bezüglich der Geeignetheit der Einrichtung, in der die klinische Prüfung durchgeführt wird aufrechterhalten, vgl. § 40 Abs. 1 Satz 3 Nr. 5. Die Geeignetheit richtet sich nunmehr nach Anhang 1 Nr. 67. An das Gebot ist auch weiterhin eine Strafbewehrung geknüpft.

Mit Satz 2 wird die bisherige Rechtslage nach § 42 Abs. 2 Satz 3 Nr. 3 für xenogene Arzneimittel beibehalten, wonach die Anforderungen an die Versicherung auch im Hinblick auf Drittrisiken, also Risiken, die nicht die Prüfungsteilnehmerin und den Prüfungsteilnehmer sowie die Anwenderin oder den Anwender des Prüfpräparates betreffen, erfüllt sein müssen. Der nationale Regelungsspielraum ergibt sich aus Artikel 90 der EU-Verordnung.

Mit Satz 3 wird die bisherige Rechtslage nach § 40 Abs. 1b entsprechend Artikel 76 Abs. 3 der EU-Verordnung beibehalten. Der Anwendungsbereich wird jedoch in Anpassung an die Definition minimalinterventioneller klinischer Prüfungen in Artikel 2 Abs. 2 Nr. 3 der EU-Verordnung um klinische Prüfungen mit zugelassenen Arzneimitteln, bei denen die Anwendung außerhalb der in der Zulassung festgelegten Angaben erfolgt, erweitert.

Mit Satz 4 wird die bisherige Rechtslage nach § 40 Abs. 3 Satz 3 aufrechterhalten.

Zu § 40b (Besondere Voraussetzungen für die klinische Prüfung)

Ergänzend zu Artikel 29 der EU-Verordnung enthält § 40b besondere Voraussetzungen für die klinische Prüfung.

Mit Absatz 2 wird der Arztvorbehalt aus § 40 Abs. 2 Satz 1 erster Teilsatz für das Aufklärungsgespräch beibehalten. Der nationale Regelungsspielraum ergibt sich aus Artikel 29 Abs. 2 Buchstabe c der EU-Verordnung. In dieser Vorschrift ist auch das verpflichtende Aufklärungsgespräch geregelt, auf das aus Klarstellungsgründen verwiesen wird.

Mit Absatz 3 wird die bisherige Rechtslage nach § 40 Abs. 4 Nr. 3 Satz 4 beibehalten. Der nationale Regelungsspielraum ergibt sich aus Artikel 29 Abs. 8 der EU-Verordnung.

Mit Absatz 4 Satz 1 wird unter Verweis auf die EU-Verordnung ein Gebot statuiert, an das wie nach bisheriger Rechtslage eine Strafbewehrung geknüpft ist.

Absatz 4 Satz 2 sieht vor, dass bei volljährigen Personen, die nicht in der Lage sind, Wesen, Bedeutung und Tragweite der klinischen Prüfung zu erkennen und ihren Willen hiernach auszurichten, eine klinische Prüfung, die ausschließlich einen Nutzen für die repräsentierte Bevölkerungsgruppe, zu der die betroffene Person gehört, zur Folge haben wird (gruppennützige klinische Prüfung), nur durchgeführt werden darf, soweit ergänzend zu den Voraussetzungen des Artikels 31 Abs. 1 und 3 der Verordnung (EU) Nr. 536/2014 eine Patientenverfügung nach § 1901a Abs. 1 Satz 1 des Bürgerlichen Gesetzbuches die gruppennützige klinische Prüfung gestattet. Die Patientenverfügung der betroffenen Person (1. Schritt) ist die Grundlage für die konkrete Einwilligung nach einer umfassenden Aufklärung in die jeweilige klinische Prüfung durch den gesetzlichen Betreuer (2. Schritt). Die Regelung greift nur für nicht einwilligungsfähige Erwachsene, die im Stadium der Einwilligungsfähigkeit eine Patientenverfügung erteilt haben (Bsp. Menschen mit degenerativen Erkrankungen). Bei Menschen, die bereits vor Erreichen der Volljährigkeit nicht einwilligungsfähig sind und die Einwilligungsfähigkeit auch später nicht erlangen (Bsp. Menschen mit Behinderungen von Geburt an), ist eine gruppennützige klinische Prüfung also weiterhin verboten, da diese Menschen keine Patientenverfügung abgeben können. Mit der Regelung wird dem Selbstbestimmungsrecht der betroffenen Personenkreise Rechnung getragen. Der nationale Regelungsspielraum ergibt sich aus Artikel 31 Abs. 2 der EU-Verordnung. Weiterhin darf nach Artikel 15 Abs. 1 Satz 2 des Übereinkommens über die Rechte von Menschen mit Behinderungen vom 13. Dezember 2006 (BGBl. II S. 1419) niemand ohne seine freiwillige

Zustimmung medizinischen oder wissenschaftlichen Versuchen unterworfen werden. Vor diesem Hintergrund wurde in § 40b Abs. 4 Satz 2 neben der Zustimmung des gesetzlichen Betreuers eine freiwillige Zustimmung in Form einer Patientenverfügung vorgesehen.

Mit Absatz 4 Satz 3 wird klargestellt, dass bei Minderjährigen, die nach Erreichen der Volljährigkeit nicht in der Lage sein werden, Wesen, Bedeutung und Tragweite der klinischen Prüfung zu erkennen und ihren Willen hiernach auszurichten, eine gruppennützige klinische Prüfung nicht durchgeführt werden darf.

Die genannten Voraussetzungen werden sowohl von der Bundesoberbehörde als auch von der Ethik-Kommission geprüft. Die Bundesoberbehörden verfügen in dieser für die Bewertung der klinischen Prüfung besonders wichtigen Fragestellung über die erforderliche fachliche Kompetenz. Die ethische Bewertung von klinischen Prüfungen durch unabhängige Ethik-Kommissionen erfolgt in Deutschland auf einem auch international anerkannten hohen Standard. Die Ethik-Kommissionen gewährleisten durch ihre interdisziplinäre Zusammensetzung und ihre fachliche Kompetenz mit aktueller wissenschaftlicher Expertise ihrer Mitglieder, dass eine ethisch vertretbare Durchführung von klinischen Prüfungen mit Arzneimitteln gewährleistet ist. Deshalb ist es auch weiterhin erforderlich, dass dieser Sachverstand der Ethik-Kommissionen maßgeblich in die Bewertung eingebracht wird.

Mit Absatz 5 wird unter Verweis auf die EU-Verordnung ein Gebot statuiert, an das wie nach bisheriger Rechtslage eine Strafbewehrung geknüpft ist.

Mit Absatz 6 wird die bisherige Rechtslage nach § 40 Abs. 1 Satz 3 Nr. 3 Buchstabe c, Abs. 2a hinsichtlich des Datenschutzes grundsätzlich aufrechterhalten. Nach Artikel 28 Abs. 3 Satz 2 der EU-Verordnung hat der Widerruf der Einwilligung nach Aufklärung keine Auswirkungen auf Tätigkeiten, die auf der Grundlage der Einwilligung nach Aufklärung bereits vor deren Widerruf durchgeführt wurden, oder auf die Verwendung der auf dieser Grundlage erhobenen Daten. In Nummer 2 Buchstabe a bis c wird die Weiterverwendung auf die dort bestimmten Fallgruppen beschränkt. Der nationale Regelungsspielraum ergibt sich aus Artikel 93 der EU-Verordnung.

Mit Absatz 7 wird Artikel 28 Abs. 1 Buchstabe g der EU-Verordnung ausgestaltet. Es wird die bisherige Rechtslage nach § 40 Abs. 5 Satz 2 aufrechterhalten.

Zu § 40c (Verfahren bei Hinzufügung eines Mitgliedstaates, bei Änderungen sowie bei Bewertungsverfahren)

Absatz 1 regelt das Verfahren zur späteren Hinzufügung eines zusätzlichen betroffenen Mitgliedstaates sowie das Verfahren zur Genehmigung einer wesentlichen Änderung einer klinischen Prüfung. In beiden Verfahren hat die zuständige Bundesoberbehörde die Ethik-Kommissionen zu den in den Teilen I und II behandelten Aspekten des Bewertungsberichts entsprechend des Genehmigungsverfahrens zu beteiligen.

Absatz 2 regelt die Einbeziehung der Bewertung der zuständigen Ethik-Kommission im Rahmen der Bewertung von Nebenwirkungsmeldungen nach Artikel 42 der EU-Verordnung und der Bewertung der jährlichen Berichterstattung nach Artikel 43 der EU-Verordnung. Das Nähere zum Verfahren wird in der Verfahrensordnung geregelt.

Mit Absatz 3 wird die bisherige Rechtslage nach § 10 Abs. 1 Satz 1 Nr. 5, Satz 2 und 3 der GCP-Verordnung aufrechterhalten.

Zu § 40d (Besondere Pflichten des Prüfers, des Sponsors und der zuständigen Bundesoberbehörde)

Die bisherige Rechtslage nach den §§ 11 Abs. 2, 12 Abs. 7, 13 Abs. 7, 13 Abs. 9a Satz 1, 14 Abs. 3 Satz 2, 14 Abs. 6 GCP-Verordnung wird aufrechterhalten; der Wortlaut der übernommenen Vorschriften wurde redaktionell überarbeitet.

Zu Nummer 12 (§ 41 Stellungnahme der Ethik-Kommission)

Absatz 1 regelt den Inhalt der Stellungnahme der Ethik-Kommissionen nach § 40a Abs. 4 Satz 2. Aus der Stellungnahme muss klar hervorgehen, ob die Ethik-Kommission die Durchführung der klinischen Prüfung ablehnt oder ihr zustimmt.

Mit Absatz 2 wird die bisherige Rechtslage nach § 42 Abs. 1 Satz 5 und 6 beibehalten. Im Hinblick auf die bisher ebenfalls in § 42 Abs. 1 Satz 6 enthaltene Regelung zu klinischen Prüfungen mit Minderjährigen bedarf es keiner gesonderten nationalen Regelung, da bereits Artikel 10 der EU-Verordnung vorschreibt, dass bei der Bewertung eines Antrags auf Genehmigung einer klinischen Prüfung mit minderjährigen Prüfungsteilnehmerinnen und -teilnehmern pädiatrisches Fachwissen herangezogen oder Beratung im Hinblick auf die klinischen, ethischen und psychosozialen Probleme im pädiatrischen Bereich eingeholt werden muss. Artikel 10 der EU-Verordnung ist als unmittelbares Recht direkt anwendbar. Der nationale Regelungsspielraum hinsichtlich der xenogenen Arzneimittel und der gentechnisch veränderten Organismen sowie der Kombinationen von gentechnisch veränderten Organismen ergibt sich aus Artikel 90 der EU-Verordnung.

Nach Absatz 3 muss die zuständige Bundesoberbehörde die Stellungnahme der Ethik-Kommission bei ihrer Entscheidung maßgeblich berücksichtigen. Die Formulierung „maßgeblich zu berücksichtigen" ist dabei nicht im Sinne von „in Erwägung ziehen" zu verstehen, sondern bedeutet vielmehr, dass die Stellungnahme ausschlaggebend und richtungsweisend für die Entscheidung der Bundesoberbehörde ist. Die Vorgabe der „maßgeblichen Berücksichtigung" bewirkt, dass die Bundesoberbehörde grundsätzlich der Stellungnahme der Ethik-Kommission zu folgen hat. Sie hat nur in eng begrenzten Fällen die Möglichkeit, sich über die Stellungnahme der Ethik-Kommission hinwegzusetzen. Dies gilt insbesondere dann, wenn die Bewertung der Ethik-Kommission offensichtlich gegen die Grundsätze der Wissenschaftlichkeit verstößt. In diesem Fall kommt zudem eine Aufhebung der Registrierung nach § 41a Abs. 5 in Betracht. Die zuständige Bundesoberbehörde hat eine Abweichung vom Votum der zuständigen Ethik-Kommission dieser gegenüber schriftlich zu begründen. Im Ergebnis wird den Ethik-Kommissionen eine maßgebliche Prüfzuständigkeit im Bewertungsverfahren zu Teil I und damit eine bedeutende Rolle bei der Entscheidung über die Bewertung der Grundfrage des Nutzen-Risiko-Profils einer klinischen Prüfung zugewiesen.

Zu Nummer 13 (§ 41a Abs. 1 Registrierungsverfahren für Ethik-Kommissionen)

Es handelt sich um eine redaktionelle Änderung.

Zu Nummer 14 (§ 42 Korrekturmaßnahmen und § 42a Datenschutz)

Zu § 42 Korrekturmaßnahmen

Nach Artikel 77 der EU-Verordnung können Korrekturmaßnahmen ergriffen werden. Im deutschen Verwaltungsverfahren sind dies wie nach bisheriger Rechtslage die Rücknahme und der Widerruf der Genehmigung, die befristete Anordnung des Ruhens der Genehmigung, die Anordnung von Abhilfemaßnahmen und die Anordnung der sofortigen Unterbrechung der klinischen Prüfung.

Mit Absatz 1 wird die Zuständigkeit wie nach bisheriger Rechtslage der zuständigen Bundesoberbehörde zugewiesen.

Absatz 2 sieht eine Ermessenseinschränkung dahingehend vor, dass Maßnahmen zu treffen sind, wenn bekannt wird, dass die Voraussetzungen der EU-Verordnung oder des § 40a oder § 40b Abs. 2 bis 6 nicht mehr vorliegen. Die bisherige Rechtslage nach § 42a Abs. 1 wird im Grundsatz beibehalten.

Mit Absatz 3 wird die bisherige Rechtslage nach § 42a Abs. 1 Satz 1 zweiter Halbsatz und Satz 2 sowie nach § 42a Abs. 2 Satz 1 und 2 beibehalten.

Mit Absatz 4 wird die bisherige Rechtslage nach § 42a Abs. 5 beibehalten und in Anpassung zum Artikel 77 Abs. 1 Buchstabe c der EU-Verordnung modifiziert.

Mit Absatz 5 wird die bisherige Rechtslage nach § 42a Abs. 4a mit Blick auf das neue Genehmigungsverfahren modifiziert. Da die Bundesoberbehörde die Genehmigung der klinischen Prüfung gegenüber dem Antragsteller erteilt, kann auch nur sie Korrekturmaßnahmen ergreifen. Bei der Entscheidung über die Korrekturmaßnahme ist die zuständige Ethik-Kommission jedoch einzubeziehen, es sei denn, es besteht Gefahr in Verzug. Daher nimmt die zuständige Ethik-Kommission Stellung. Soweit erforderlich, muss die zuständige Bundesoberbehörde der zuständigen Ethik-Kommission ausreichend Gelegenheit zur Stellungnahme geben. Die Bindungswirkung der Stellungnahme der Ethik-Kommission zur Korrekturmaßnahme entspricht der Bindungswirkung der Stellungnahme zum Bewertungsbericht zu Teil I bzw. der Bewertung des Teils II. Im Zuständigkeitsbereich der Ethik-Kommission zu Teil I sind Stellungnahmen von der Bundesoberbehörde maßgeblich zu berücksichtigen. Da die Ethik-Kommission den Bewertungsbericht zu Teil II in eigener Zuständigkeit verfasst und an den Sponsor übersendet, ohne dass die Bundesoberbehörde Einfluss nimmt, ist diese auch bei den Korrekturmaßnahmen, die Teil II betreffen, an die Bewertung der Ethik-Kommission gebunden.

Mit Absatz 6 wird die bisherige Rechtslage nach § 42a Abs. 4 beibehalten. Mit Absatz 7 und 8 wird die bisherige Rechtslage nach § 42a Abs. 3 Satz 3 und 4 beibehalten.

Zu § 42a Datenschutz

Es wird die bisherige Rechtslage nach § 12 Abs. 4 Satz 2, § 13 Abs. 1 Satz 3, Abs. 2 Satz 2 und Abs. 3 Satz 2 der GCP-Verordnung aufrechterhalten. Im Übrigen ergeben sich die datenschutzrechtlichen Vorgaben aus dem Datenschutzrecht, Artikel 58 der EU-Verordnung sowie dem Landesrecht.

Zu Nummer 15 (§ 42b Veröffentlichung der Ergebnisse klinischer Prüfungen)

Der Anwendungsbereich des Absatzes 1 wird auf klinische Prüfungen in Drittstaaten beschränkt. Drittstaaten sind keine EU-Mitgliedstaaten. Im Übrigen regelt Artikel 37 Abs. 4 der EU-Verordnung die Einreichung der Ergebnisse der klinischen

Prüfung an die öffentlich zugängliche EU-Datenbank. § 42b Abs. 2 wird daher aufgehoben.

Zu Nummer 16 (§ 63f Besondere Voraussetzungen für angeordnete nichtinterventionelle Unbedenklichkeitsstudien)

Es handelt sich um Folgeänderungen zu § 4 Abs. 34 und damit um eine sprachliche Anpassung an die EU-Verordnung.

Zu Nummer 17 (§ 63g Besondere Voraussetzungen für angeordnete nichtinterventionelle Unbedenklichkeitsstudien)

Es handelt sich um Folgeänderungen zu § 4 Abs. 34 und damit um eine sprachliche Anpassung an die EU-Verordnung.

Zu Nummer 18 (§ 66 Abs. 1 Satz 2 Duldungs- und Mitwirkungspflicht)

In Anpassung an die EU-Verordnung wird der Begriff des Leiters der klinischen Prüfung gestrichen. In Folge dieser Streichung wird die Duldungs- und Mitwirkungspflicht nach § 66 Abs. 1 Satz 1 stattdessen auf die Prüferin bzw. den Prüfer und die Hauptprüferin bzw. den Hauptprüfer erstreckt.

Zu Nummer 19 (§ 67 Allgemeine Anzeigepflicht)

Zu Buchstabe a (Abs. 1)
Zu Doppelbuchstabe aa (Satz 1)
Es handelt sich um eine Anpassung an die EU-Verordnung. Diese sieht abschließende Anzeigepflichten vor.

Zu Doppelbuchstabe bb (Satz 6)
Es handelt sich um eine Anpassung an die EU-Verordnung. Diese sieht abschließende Anzeigepflichten vor.

Zu Doppelbuchstabe cc (Satz 7)
Es handelt sich um eine redaktionelle Folgeanpassung des Verweises, da im Rahmen des Zweiten Gesetzes zur Änderung arzneimittelrechtlicher und anderer Regelungen in § 67 Abs. 1 ein neuer Satz 2 eingefügt wurde, ohne das der Verweis gleichzeitig geändert wurde.

Zu Buchstabe b (Abs. 3a)
Es handelt sich um eine Anpassung an die EU-Verordnung. Diese sieht abschließende Anzeigepflichten vor.

Zu Buchstabe c (Abs. 4)
Die Pflicht, eine klinische Prüfung bei Menschen mit Arzneimitteln, die in den Anwendungsbereich der Verordnung (EU) Nr. 536/2014 fallen, bei der zuständigen Behörde und der zuständigen Bundesoberbehörde anzuzeigen, wird aufgehoben, da alle Behörden die Information über das EU-Portal erhalten.

Zu Buchstabe d (Abs. 6)
Zu Doppelbuchstabe aa (Satz 8 und 11)
Es handelt sich um eine redaktionelle Folgeänderung zur Aufhebung von § 42b Abs. 2.

Zu Doppelbuchstabe bb (Satz 14)
Es handelt sich um Folgeänderungen zu § 4 Abs. 34 und damit um eine sprachliche Anpassung an die EU-Verordnung.

Zu Nummer 20 (§ 72 Abs. 2a)

Der neue Absatz 2a trifft mit Rücksicht auf Artikel 61 der EU-Verordnung eine Sonderregelung zur Erteilung der Einfuhrerlaubnis für Prüf- und Hilfspräparate zur klinischen Prüfung bei Menschen. Inhaltlich decken sich die Anforderungen an die Erteilung der Einfuhrerlaubnis mit denen zur Erteilung einer Herstellungserlaubnis. Auf die Begründung zu der entsprechenden Regelung zur Herstellungserlaubnis im neuen § 13 Abs. 5 und 6 wird insoweit Bezug genommen.

Zu Nummer 21 (§ 73 Verbringungsverbot)

Zu Buchstabe a (Abs. 2 Nr. 2)
Die Änderung dient der Anpassung an die Vorgaben des Artikels 59 Abs. 2 und 3 der EU-Verordnung. Danach können unter den dort vorgesehenen Voraussetzungen auch nicht zugelassene Arzneimittel als Hilfspräparate im Sinne des Artikels 2 Abs. 2 Nr. 8 der EU-Verordnung zum Zweck der Verwendung in einer klinischen Prüfung gemäß Prüfplan eingeführt werden. Voraussetzung für das Verbringen und die Einfuhr der nicht zugelassenen Hilfspräparate ist, dass der Prüfplan den Einsatz der betreffenden Hilfspräparate vorsieht, weil in der Union kein zugelassenes Hilfspräparat zur Verfügung steht oder vom Sponsor billigerweise nicht erwartet werden kann, dass er ein zugelassenes Hilfspräparat verwendet. Die materiellen Voraussetzungen für die Verwendung eines nicht zugelassenen Hilfspräparates in einer klinischen Prüfung und die im Prüfplan aufgeführt Rechtfertigung werden dabei von der zuständigen Bundesoberbehörde im Rahmen der Genehmigungserteilung überprüft.

Die zuständige Landesbehörde, die die Einfuhrerlaubnis erteilt, muss, falls nicht zugelassene Hilfspräparate eingeführt werden sollen, überprüft, ob dies dem genehmigten Prüfplan der klinischen Prüfung entspricht. Sie kann als an der Überwachung beteiligte Behörde die benötigten Informationen in der EU-Datenbank nach Artikel 81 der EU-Verordnung einsehen. Die erteilte Genehmigung für die klinische Prüfung und der Prüfplan werden gemäß Artikel 81 Abs. 4 der EU-Verordnung in die öffentlich zugängliche EU-Datenbank eingestellt.

Die Ausnahme vom Verbringungsverbot in § 73 Abs. 2 Nr. 2 für Arzneimittel, die zur klinischen Prüfung bei Menschen bestimmt sind, wird aufgehoben. Da Arzneimittel, die zur klinischen Prüfung bei Menschen bestimmt sind, nach § 21 Abs. 2 Nr. 2 nicht der Zulassungspflicht und somit nicht dem Verbringungsverbot des § 73 Abs. 1 unterliegen, hatte die Ausnahme vom Verbringungsverbot in § 73 Abs. 2 Nr. 2 nur rein deklaratorischen Charakter.

Zu Buchstabe b (Abs. 4 Satz 2)
Es handelt sich um eine redaktionelle Änderung in Folge der Aufhebung des bisherigen § 97 Abs. 2 Nr. 9.

Zu Nummer 22 (§ 96 Strafvorschriften)

Zu Buchstabe a (Nr. 10 und 11)
Aus redaktionellen Gründen werden die bisher in den Nummern 10 und 11 geregelten Strafvorschriften in der Reihenfolge getauscht. Bei Nummer 10 handelt es sich im Weiteren um eine Folgeänderung zu § 40 Abs. 1. Die nun in Nummer 11 geregelten Strafvorschriften werden an die Änderungen in den §§ 40 ff. angepasst. Die bisher genannten Regelungen des § 40 Abs. 1 Satz 3 Nr. 2a Buchstabe a, Nr. 3, Nr. 4, Nr. 5 und Nr. 8, jeweils auch in Verbindung mit Abs. 4 oder § 41, finden sich nunmehr in § 40a Satz 1 Nr. 2, Nr. 3, diese auch in Verbindung mit Satz 2, § 40a Satz 1 Nr. 4 Buchstabe a und Nr. 5 sowie in § 40b Abs. 3, Abs. 4 Satz 1 Nr. 1, Satz 2 oder Satz 3 und Abs. 5. Strafbewehrte Verstöße gegen Vorschriften, die nicht mehr im Arzneimittelgesetz, sondern in der EU-Verordnung geregelt sind, finden sich nicht mehr in Nummer 11, sondern in Nummer 21.

Zu Buchstabe b (Nr. 19)
Es handelt sich um eine redaktionelle Anpassung.

Zu Buchstabe c (Nr. 20 Buchstabe b)
Es handelt sich um eine redaktionelle Anpassung.

Zu Buchstabe d (Nr. 21)
Es handelt sich um eine Folgeänderung zur Aufhebung von § 40 Abs. 1 Satz 3, Abs. 4 und § 41 in Anpassung an die EU-Verordnung. Die § 40 Abs. 1 Satz 3 Nr. 2, 3, 5 und 6, Abs. 4 und § 41 entsprechenden Regelungen finden sich nun in den Artikeln 5, 25, 28, 29, 32 und 33 der EU-Verordnung. Die neuen Strafvorschriften erfüllen zugleich die Vorgaben des Artikels 94 der EU-Verordnung.

Zu Nummer 23 (§ 97 Bußgeldvorschriften)

Zu Buchstabe a (Abs. 1 Nr. 2)
Es handelt sich um eine Folgeänderung zu § 96 Nr. 21. Die bei vorsätzlicher Begehung in § 96 Nr. 21 geregelten Straftaten sind im Fall ihrer fahrlässigen Begehung als Ordnungswidrigkeiten mit einem Bußgeld zu bewehren.

Zu Buchstabe b (Abs. 2)
Zu Doppelbuchstabe aa (Nr. 9 und 9a)

Es handelt sich um Änderungen in Folge der Aufhebung des bisherigen § 40 Abs. 1 Satz 3 Nr. 7 und Abs. 1a Satz 3, zu denen es keine entsprechenden Folgeregelungen im Arzneimittelgesetz oder in der EU-Verordnung gibt.

Zu Doppelbuchstabe bb (Nr. 9b)
Es handelt sich um eine redaktionelle Anpassung.

Zu Doppelbuchstabe cc (Nr. 9)
Es handelt sich um eine redaktionelle Folgeänderung zu der Streichung des § 42b Abs. 2.

Zu Doppelbuchstabe dd (Nr. 24m)
Es handelt sich um eine redaktionelle Folgeänderung zu § 63g Abs. 2 Satz 1.

Zu Doppelbuchstabe ee (Nr. 31)
Die GCP-Verordnung tritt nach Maßgabe des Artikels 13 Abs. 4 außer Kraft. Als Folge des Außerkrafttretens der GCP-Verordnung als Rechtsverordnung nach § 42 Abs. 3 war § 97 Abs. 2 Nr. 31 entsprechend zu ändern.

Zu Buchstabe c (Abs. 2d)
In Absatz 2d werden Verstöße gegen die Mitteilungs-, Melde- und Übermittlungspflichten der Artikel 36 bis 38, 41 bis 43 und 52 bis 54 der EU-Verordnung, die bisher nach § 97 Abs. 2 Nr. 31 i. V. m. § 16 der GCP-Verordnung sanktioniert waren, mit einem Bußgeld bewehrt. Die neuen Bußgeldvorschriften erfüllen zugleich die Vorgaben des Artikels 94 der EU-Verordnung.

Zu Buchstabe d (Abs. 4 Nr. 1)
Hinsichtlich § 97 Abs. 1 Nr. 9 und 9b handelt es sich um eine redaktionelle Anpassung. Im Übrigen handelt es sich um eine Folgeänderung zu § 97 Abs. 2d. Abs. 4 Nr. 1 weist der nach § 77 zuständigen Bundesoberbehörde die Zuständigkeit für die in § 97 Abs. 2d geregelten Bußgeldvorschriften bei Verstößen des Sponsors gegen die Mitteilungs-, Melde- und Übermittlungspflichten nach der EU-Verordnung zu. Ausgenommen von der Zuständigkeitszuweisung an die Bundesoberbehörden ist die Ahndung der Verstöße der Prüferin oder des Prüfers gegen die Meldepflichten nach Artikel 41 Abs. 1, Abs. 2 Unterabs. 1 Satz 2 oder 4 der EU-Verordnung. Im Einklang mit der Zuständigkeit der Länder für die Überwachungsmaßnahmen nach § 64 sind dafür die Länder zuständig.

Zu Nummer 24 (Zwanzigster Unterabschnitt)

Die Abs. 1 und 2 enthalten Übergangsbestimmungen, die aufgrund der Übergangsbestimmungen der EU-Verordnung erforderlich sind.

Nach Artikel 98 Abs. 1 der EU-Verordnung gilt die Richtlinie 2001/20/EG für eine klinische Prüfung, für die der Antrag auf Genehmigung vor dem ersten Geltungstag der EU-Verordnung gestellt wurde, noch drei Jahre ab diesem ersten Geltungstag fort. Für diese klinischen Prüfungen sind auch das AMG und die GCP-Verordnung für denselben Zeitraum weiterhin anwendbar. Für klinische Prüfungen, für die der Antrag vor dem ersten Geltungstag der EU-Verordnung gestellt wurde, gilt die alte Rechtslage also für drei Jahre ab dem ersten Geltungstag der EU-Verordnung weiter. Wie in der Praxis mit nach alter Rechtslage begonnen Prüfungen, die länger andauern, zu verfahren ist, wird auf europäischer Ebene zu entscheiden sein.

Nach Artikel 98 Abs. 2 der EU-Verordnung darf mit einer klinischen Prüfung, für die der Antrag innerhalb eines Jahres ab dem ersten Geltungstag der EU-Verordnung gestellt wird, nach Maßgabe der Artikel 6, 7 und 9 der Richtlinie 2001/20/EG begonnen werden. Für diese klinischen Prüfungen sind das AMG und die GCP-Verordnung für denselben Zeitraum weiterhin anwendbar. Dieses Wahlrecht wird durch die Antragstellung nach alter Rechtslage oder über das Portal nach neuer Rechtslage ausgeübt. Nach drei Jahren Weitergeltung der alten Rechtslage gilt für alle klinischen Prüfungen die neue Rechtslage. Wie in der Praxis mit nach alter Rechtslage begonnen Prüfungen, die länger andauern, zu verfahren ist, wird auf europäischer Ebene zu entscheiden sein.

In Absatz 3 werden das AMG und die GCP-Verordnung für klinische Prüfungen mit Arzneimitteln, die nicht in den Anwendungsbereich der EU-Verordnung fallen, für weitere fünf Jahre nach dem Ablauf der dreijährigen Übergangsfrist für anwendbar erklärt. Dies sind insbesondere Blutzubereitungen im Sinne des Artikels 3 Abs. 6 der Richtlinie 2001/83/EG und Gewebezubereitungen, die unter § 21 oder § 21a fallen. Arzneimittel für neuartige Therapien (ATMP) hingegen sind von der EU-Verordnung erfasst, die als unmittelbar geltendes Recht vorrangig anzuwenden ist.

Mit Absatz 4 soll sichergestellt werden, dass die Ethik-Kommissionen, die bis zum Stichtag des 31. Juli 2017 einen Antrag auf Registrierung stellen, bis zum 30. September 2017 registriert werden. Dies ist erforderlich, damit die sodann registrierten Ethik-Kommissionen einen angemessenen Zeitrahmen zur Verfügung haben, um den Geschäftsverteilungsplan bis zum 1. Januar 2018 zu erlassen. Die zeitlichen Vorgaben sollen insgesamt die Anwendung der EU-Verordnung im Zeitpunkt ihres Inkrafttretens ermöglichen.

Zu Artikel 3 (Änderung der AMWHV)

Zu Nummer 1 (§ 15 Abs. 5 Satz 1 Nr. 3 Kennzeichnung)

Es handelt sich um eine Folgeänderung zu den Änderungen in den §§ 10 und 11 AMG.

Zu Nummer 2 (§ 24 Abs. 2 Nr. 3 Kennzeichnung)

Es handelt sich um eine Folgeänderung zu den Änderungen in den §§ 10 und 11 AMG.

Zu Artikel 4 (Weitere Änderung der AMWHV)

Zu Nummer 1 (§ 1 Abs. 7 Anwendungsbereich)

Die Begrenzung des Anwendungsbereichs der AMWHV stellt eine Folgeänderung zu § 13 Abs. 5 und 6 AMG dar (Artikel 2 Nr. 5). Die Herstellung von Prüf- und Hilfspräparaten zur klinischen Prüfung bei Menschen richtet sich, von wenigen Ausnahmen abgesehen, nicht mehr nach dem AMG und der AMWHV, sondern nur noch nach der EU-Verordnung.

Eine Ausnahme gilt für die Sicherheitsberichterstattung für Hilfspräparate im Sinne von Artikel 2 Abs. 2 Nr. 8 und 10 der EU-Verordnung. Diese erfolgt nach Artikel 46 der EU-Verordnung gemäß Titel IX Kapitel 3 der Richtlinie 2001/83/EG (Artikel 107 bis 107 l der Richtlinie 2001/83/EG). Die Vorgaben der in Bezug genommenen Richtlinie sind in den §§ 63a ff. AMG und in den §§ 19 und 20 umgesetzt. Insoweit gelten für die Sicherheitsberichterstattung in Bezug auf Hilfspräparate weiterhin die Regelungen des Arzneimittelgesetzes in Verbindung mit § 19 und § 20.

Von der Neuregelung nicht betroffen sind Prüfarzneimittel, die nicht dem Anwendungsbereich der EU-Verordnung unterliegen. Dies gilt für solche Arzneimittel, die nicht dem Anwendungsbereich der Richtlinie 2001/83/EG unterliegen, jedoch nach dem AMG in Deutschland als Arzneimittel einzustufen sind. Dies sind insbesondere Blutzubereitungen im Sinne des Artikels 3 Abs. 6 der Richtlinie 2001/83/EG und Gewebezubereitungen, die unter § 21 oder § 21a AMG fallen. Arzneimittel für neuartige Therapien (ATMP) sind hingegen von der EU-Verordnung erfasst, die als unmittelbar geltendes Recht vorrangig anzuwenden ist.

Zu Nummer 2 (§ 2 Nr. 7 Begriffsbestimmungen)

Die bisherige GCP-Verordnung soll für die Prüfpräparate weiterhin Anwendung finden, die nicht der EU-Verordnung unterfallen (siehe oben zu Nr. 1).

Zu Nummer 3 (§ 13 Abs. 4 Satz 2 Herstellung)

Die bisherige GCP-Verordnung soll für die Prüfpräparate weiterhin Anwendung finden, die nicht der EU-Verordnung unterfallen (siehe oben zu Nr. 1).

Zu Nummer 4 (§ 18 Abs. 3 Satz 2 Rückstellmuster)

Die bisherige GCP-Verordnung soll für die Prüfpräparate weiterhin Anwendung finden, die nicht der EU-Verordnung unterfallen (siehe oben zu Nr. 1).

Zu Nummer 5 (§ 19 Beanstandungen und Rückruf)

Zu Buchstabe a (Abs. 3 Satz 2)
Nach Absatz 3 Satz 2 soll die bisherige GCP-Verordnung für die Prüfpräparate weiterhin Anwendung finden, die nicht der EU-Verordnung unterfallen.

Zu Buchstabe b (Abs. 9)
Im neuen Absatz 9 wird geregelt, dass § 19 vollumfänglich in Bezug auf Hilfspräparate im Rahmen einer klinischen Prüfung nach der EU-Verordnung Anwendung findet. Für die Hilfspräparate trifft die EU-Verordnung keine Sonderregelungen, sondern verweist auf die Bestimmungen der Artikel 107 bis 107 l der Richtlinie 2001/83/EG. Insoweit verbleibt es für die Sicherheitsberichterstattung in Bezug auf diese Präparate bei der bisher schon bestehenden Rechtslage.

Zu Nummer 6 (§ 20 Abs. 3 Aufbewahrung und Dokumentation)

Da der Stufenplanbeauftragte nach § 19 auch verantwortlich ist für die Sicherheitsberichterstattung in Bezug auf Hilfspräparate im Rahmen einer klinischen Prüfung nach der EU-Verordnung, werden die Aufbewahrungs- und Dokumentationspflichten auch für diese Präparate entsprechend geregelt.

Zu Nummer 7 (§ 44 Übergangsregelung aus Anlass des Vierten Gesetzes zur Änderung arzneimittelrechtlicher und anderer Vorschriften)

Die Absätze 1 und 2 enthalten Übergangsbestimmungen, die aufgrund der Übergangsbestimmungen der EU-Verordnung und des AMG erforderlich sind.

Zu Artikel 7 (§ 14 Abs. 1 Satz 1 Nr. 2 ApBetrO)

Es handelt sich um eine Folgeänderung zu den Änderungen in den §§ 10 und 11 AMG.

Zu Artikel 8 (Weitere Änderung der ApBetrO)

Zu Nummer 1 (§ 1 Abs. 2 Anwendungsbereich)

Es handelt sich um eine Anpassung an die EU-Verordnung und zugleich um eine Folgeänderung zu den Änderungen in § 13 AMG. Die Herstellungserlaubnis für Prüfpräparate richtet sich nicht mehr nach § 13 AMG, sondern nach Artikel 61 der EU-Verordnung.

Zu Nummer 2 (§ 14 Abs. 1b Kennzeichnung)

Es handelt sich um eine Anpassung an die EU-Verordnung. Für Arzneimittel im Sinne der EU-Verordnung gelten die Artikel 66 und 67 der EU-Verordnung. Für sonstige Arzneimittel, insbesondere Blutzubereitungen im Sinne des Artikels 3 Abs. 6 der Richtlinie 2001/83/EG und Gewebezubereitungen, die unter § 21 oder § 21a AMG fallen, gilt weiterhin § 5 der GCP-Verordnung. Ausgenommen davon sind Arzneimittel für neuartige Therapien (ATMP); da diese von der EU-Verordnung erfasst sind.

Zu Nummer 3 (§ 38 Übergangsvorschriften aus Anlass des Vierten Gesetzes zur Änderung arzneimittelrechtlicher und anderer Vorschriften)

Die Absätze 1 und 2 enthalten Übergangsbestimmungen, die aufgrund der Übergangsbestimmungen der EU-Verordnung erforderlich sind.

Zu Artikel 10 (Änderung der Arzneimittelfarbstoffverordnung)

Es handelt sich um eine Folgeänderung zu der Aufhebung des Verbringungsverbots in § 73 Abs. 2 Nr. 2 AMG. Mit § 73 Abs. 2 Nr. 2 AMG wird die in Artikel 59 Abs. 3 der EU-Verordnung geforderte Möglichkeit, dass nicht zugelassene Hilfspräparate zum Zweck der klinischen Prüfung eingeführt werden können, geschaffen. Mit der Änderung der AMFarbV wird vermieden, dass die AMG-Änderung ins Leere geht.

In Deutschland wird der Zusatz von Farbstoffen zu Arzneimitteln durch die AMFarbV geregelt. Nach Anhang I der Richtlinie 2001/83/EG müssen zur Herstellung von Humanarzneimitteln verwendete Farbstoffe den Anforderungen der Verordnung (EG) Nr. 1333/2008 bzw. Verordnung (EU) Nr. 231/2012 genügen. Aufgrund von Artikel 3 Nr. 3 der Richtlinie 2001/83/EG sind Arzneimittel, die für Versuche in Entwicklung und Forschung bestimmt sind, jedoch unbeschadet der Regelungen der EU-Verordnung vom Geltungsbereich der Richtlinie 2001/83/EG ausgenommen. Die EU-Verordnung erlaubt die Einfuhr und Anwendung von Prüf- und Hilfspräparaten ohne besondere Voraussetzungen für Farbstoffe, auch wenn sie nicht in der EU oder in Drittstaaten zugelassen sind. Die Arzneimittel, die in den Anwendungsbereich der EU-Verordnung fallen, müssen daher von den Vorgaben der AMFarbV ausgenommen werden.

Zu Artikel 12 (Änderung des Heilmittelwerbegesetzes)

Zu Nummer 1 (§ 1)

Zu Buchstabe a (Abs. 2 Satz 1)
Für die Definition von kosmetischen Mitteln wird nunmehr die unmittelbar geltende Verordnung (EG) Nr. 1223/2009 in Bezug genommen.

Zu Buchstabe b (Abs. 3a)
Das Teleshopping stellt eine besondere Ausprägung der Werbung dar. Die Definition erfasst in Umsetzung von Artikel 1 Abs. 1 Buchstabe l der Richtlinie 2010/13/EU (Richtlinie über audiovisuelle Mediendienste) sowohl den entgeltlichen Absatz von Arzneimitteln als auch die entgeltliche Erbringung von Behandlungen und Verfahren durch Ärzte, Zahnärzte und Tierärzte. Erfasst von der Definition ist nur die

direkte Sendung von Angeboten an die Öffentlichkeit. Erforderlich ist somit ein konkretes Angebot im Rahmen eines audiovisuellen Mediendienstes.

Zu Buchstabe c (Abs. 8)
Durch die Ergänzung wird klargestellt, dass auch die Übermittlung behördlich genehmigten und zur Verfügung gestellten Schulungsmaterials für Arzneimittel und die Bereitstellung dieses Schulungsmaterials im Internet nicht dem Anwendungsbereich des Heilmittelwerbegesetzes unterfällt.

Zu Nummer 2 (§ 8)

Zu Satz 1
Die Änderung ist eine Umsetzung der verpflichtenden Vorgaben von Artikel 21 der Richtlinie 2010/13/EU (Richtlinie über audiovisuelle Mediendienste). Es wird geregelt, dass nicht nur die Werbung für das Teleshopping, sondern auch das Teleshopping selbst als besondere Ausprägung der Werbung verboten ist. Neu ist, dass das Teleshopping auch für Behandlungen und Verfahren durch Ärzte, Zahnärzte und Tierärzte verboten ist. Der europäische Gesetzgeber unterscheidet im Gemeinschaftskodex für Humanarzneimittel nicht zwischen Ärzten und Zahnärzten. Dies ergibt sich beispielsweise aus Artikel 1 Nr. 19 der Richtlinie 2001/83/EG, die unter ärztlicher Verschreibung jede Verschreibung eines Angehörigen eines Gesundheitsberufes erfasst. Dieses Schutzniveau soll wegen der vergleichbaren Interessenlage auch für tierärztliche Behandlungen gelten, um ein hohes Verbraucherschutzniveau im Sinne des Erwägungsgrundes 99 der Richtlinie 2010/13/EU herzustellen. Das Teleshoppingverbot für Behandlungen und Verfahren entspricht grundsätzlich bereits den Vorgaben in den einschlägigen Berufsordnungen, die insbesondere eine anpreisende Werbung als berufswidrige Werbung untersagen. In Umsetzung der Richtlinie werden von dem Werbeverbot auch Dritte erfasst, die für solche Behandlungen und Verfahren im Wege des Teleshopping werben.

Die Regelungen sind zur Verhinderung von Gesundheitsgefährdungen notwendig. Eine Anpreisung von Arzneimitteln oder ärztlichen, zahnärztlichen oder tierärztlichen Dienstleistungen im Wege des Teleshoppings ist unter dem Gesichtspunkt des Verbraucher- und Tierschutzes mit besonderen Gefahren verbunden. Das Teleshopping beinhaltet ein direktes Angebot mittels Fernsehsendung an die Zuschauer mit dem Anreiz, dieses Angebot sofort, d. h. ohne einen angemessenen Zeitraum zur sachgerechten Entscheidungsfindung, anzunehmen. Um sich das Angebot zu sichern, besteht die Gefahr, dass der Verbraucher ohne die für eine sachgerechte Entscheidung notwendigen Überlegungen zum Abschluss des Rechtsgeschäfts verleitet wird. Davor ist der Verbraucher in dem besonders sensiblen Bereich des Erwerbs von Arzneimitteln und medizinischen Behandlungen zu schützen. Durch die Ausdehnung des Verbots des Teleshoppings auf ärztliche, zahnärztliche und tierärztliche Behandlungen werden solche Einflüsse, die zu nicht sachgerechten Entscheidungen führen können, zurück gedrängt und damit die Entscheidungsfreiheit betroffener Personen geschützt. Dadurch wird im Ergebnis vermieden, dass sich Personen unnötigerweise Risiken aussetzen, die ihre Gesundheit gefährden können. Gleiches gilt für die Gefährdung der Gesundheit der Tiere.

Zu Satz 2
Die Änderung ist eine rein redaktionelle Anpassung aufgrund der neuen Satzstruktur des § 8.

Zu Nummer 3 (§ 15 Abs. 1 Nr. 5)

Es handelt sich um eine Folgeänderung zu der Änderung in § 8.

Zu Artikel 13 (Inkrafttreten, Außerkrafttreten)

Der Artikel regelt in Absatz 1 das Inkrafttreten und sieht in Absatz 2 ein gesondertes Inkrafttreten für die Vorschriften vor, die aufgrund der EU-Verordnung angepasst werden müssen und daher auch erst mit Anwendbarkeit der EU-Verordnung in Kraft treten sollen.

Absatz 3 bestimmt, dass das Bundesministerium für Gesundheit den Tag des gesonderten Inkrafttretens im Bundesgesetzblatt bekannt gibt.

Nach Absatz 4 tritt die GCP-Verordnung mit dem ersten Tag der Anwendbarkeit der EU-Verordnung außer Kraft. Grund für das Außerkrafttreten ist, dass der Regelungsgegenstand der GCP-Verordnung von der EU-Verordnung sowie von Artikel 1 erfasst wird. Die Verpflichtungen aus der GCP-Verordnung, die für Wirtschaft und Verwaltung Erfüllungsaufwand bedingen, werden mit diesem Gesetz übernommen.

Beschlussempfehlung und Bericht zum Vierten Gesetz zur Änderung arzneimittelrechtlicher und anderer Vorschriften (BT-Drs. 18/10056)

– Auszüge –

A. Allgemeiner Teil – Auszüge –

IV. Beratungsverlauf und Beratungsergebnisse im federführenden Ausschuss

Der Ausschuss für Gesundheit hat in seiner 71. Sitzung am 13. April 2016 beschlossen, zu dem Gesetzentwurf der Bundesregierung auf Drucksache 18/8034 sowie der Stellungnahme des Bundesrates und der Gegenäußerung der Bundesregierung auf Drucksache 18/8333 vorbehaltlich der Überweisung der Vorlagen durch das Plenum des Deutschen Bundestages eine öffentliche Anhörung durchzuführen.

In seiner 73. Sitzung am 27. April 2016 hat der Ausschuss die Beratungen über die Vorlagen aufgenommen.

Die Anhörung fand in der 74. Sitzung am 9. Mai 2016 statt. Als sachverständige Organisationen waren eingeladen: ABDA – Bundesvereinigung Deutscher Apothekerverbände, Aktion Psychisch Kranke e. V. (APK), Allianz Chronischer Seltener Erkrankungen ACHSE e. V., Arbeitsgemeinschaft der Wissenschaftlichen Medizinischen Fachgesellschaften e. V. (AWMF), Arbeitskreis Medizinischer Ethik-Kommissionen in der Bundesrepublik Deutschland e. V., Arzneimittelkommission der deutschen Ärzteschaft (AkdÄ), Bundesarbeitsgemeinschaft Selbsthilfe von Menschen mit Behinderung und chronischer Erkrankung und ihren Angehörigen e. V. (BAG SELBSTHILFE), Bundesärztekammer (BÄK), Bundesverband der Arzneimittel-Hersteller e.V. (BAH), Bundesverband der Pharmazeutischen Industrie e.V. (BPI), Bundesverband Deutscher Krankenhausapotheker e. V. (ADKA), Bundesverband Deutscher Versandapotheken e. V. (BVDVA), Bundesverband Managed Care e. V. (BMC), Bundesvereinigung Lebenshilfe e. V., Deutsche Alzheimer Gesellschaft e. V. Selbsthilfe Demenz, Deutsche Arbeitsgemeinschaft Selbsthilfegruppen e. V. (DAG SHG), Deutsche Gesellschaft für Hämatologie und Medizinische Onkologie e. V.

(DGHO), Deutsche Gesellschaft für Medizinische Informatik, Biometrie und Epidemiologie e. V. (GMDS), Deutsche Gesellschaft für Transfusionsmedizin und Immunhämatologie e. V. (DGTI), Deutsche Krankenhausgesellschaft e. V. (DKG), Gesellschaft für Pädiatrische Onkologie und Hämatologie e. V. (GPHO), GKV-Spitzenverband, KKS-Netzwerk, Medizinischer Fakultätentag der Bundesrepublik Deutschland e. V. (MFT), Pro Generika e. V., Verband der Arzneimittelimporteure Deutschlands e. V. (VAD), Verband der Privaten Krankenversicherung e. V. (PKV), Verband Forschender Arzneimittelhersteller e. V. (VFA), Verbraucherzentrale Bundesverband (vzbv), Zentralverband der deutschen Werbewirtschaft e. V. (ZAW) und als Einzelsachverständige waren geladen Dr. Guido Grass, Dr. Dr. Adem Koyuncu, Dr. Heike Wachenhausen, Prof. Dr. Martin Hildebrandt, Prof. Dr. Wolfgang Maier und Dr. Katrin Grüber. Auf das entsprechende Wortprotokoll der öffentlichen Anhörung und die als Ausschussdrucksachen verteilten Stellungnahmen der Sachverständigen wird verwiesen.

Der **Ausschuss für Gesundheit** hat seine Beratungen über die Vorlagen in seiner 89. Sitzung am 28. September 2016 fortgesetzt und abgeschlossen. Als Ergebnis empfiehlt er mit den Stimmen der Fraktionen der CDU/CSU und SPD gegen die Stimmen der Fraktion BÜNDNIS 90/DIE GRÜNEN bei Stimmenthaltung der Fraktion DIE LINKE. die Annahme des Gesetzentwurfs auf Drucksachen 18/8034, 18/8333 in geänderter Fassung sowie einstimmig, zu Artikel 2 Nr. 11 § 40 b des Gesetzentwurfs einen Beschluss herbeizuführen.

Der Ausschuss für Gesundheit hat eine Reihe von Änderungen zu verschiedenen Aspekten des Gesetzentwurfs auf Drucksachen 18/8034, 18/8333 beschlossen. Diese haben im Wesentlichen folgenden Inhalt:

- § 40 Abs. 8 AMG: Transparenz bei abweichender Bewertung: Berücksichtigt die Bundesoberbehörde nicht die Stellungnahme der Ethik-Kommission zu Teil I des Bewertungsberichts, so hat sie Name und Ergebnis der Stellungnahme der Ethik-Kommission sowie eine Begründung für die Abweichung im Endbescheid an den Sponsor aufzunehmen.
- § 41 Abs. 1 AMG: Auflagenbefugnis der Ethik-Kommission: Die Ethik-Kommission kann in ihrer Stellungnahme zu Teil I des Bewertungsberichts auch für eine Zustimmung mit Auflagen votieren.
- § 41a Abs. 1 AMG: Klarstellung, dass nur die nach Landesrecht zuständigen öffentlich-rechtlichen Ethik-Kommissionen der Länder am Registrierungsverfahren und somit am Verfahren zur Genehmigung einer klinischen Prüfung teilnehmen können.

- § 41a Abs. 3 Nr. 2 AMG: Zusammensetzung der Ethik-Kommission: Von den drei Ärzten muss einer ein Facharzt für klinische Pharmakologie oder für Pharmakologie und Toxikologie sein. Zudem muss es eine Person mit Erfahrung auf dem Gebiet der Versuchsplanung und Statistik geben.
- § 41b Abs. 1 Satz 2 AMG: Klarstellung, dass in der Verfahrensordnung über die Zusammenarbeit der Bundesoberbehörden und der registrierten Ethik-Kommissionen die für die Verteilung der Anträge maßgeblichen Faktoren bestimmt werden.
- § 41c Satz 1 AMG: Bundes-Ethik-Kommission: Die Verordnungsermächtigung wird an die tatbestandliche Voraussetzung gebunden, dass die Bundes-Ethik-Kommission erforderlich sein muss, um die Bearbeitung der in der Verordnung (EU) Nr. 536/2014 geregelten Verfahren sicherzustellen.
- § 42c AMG: Regelung der Zuständigkeiten für Inspektionen nach der Verordnung (EU) Nr. 536/2014, da die Regelungen im AMG nur für Maßnahmen nach dem AMG gelten.
- § 63f Abs. 4 AMG und § 67 Abs. 6 AMG: Anwendungsbeobachtungen: Klarstellung, dass bei Veränderungen die jeweils geänderten Informationen vollständig zu übermitteln sind. Schaffung einer Ermächtigung zur Festlegung von Formatvorgaben für die elektronische Übermittlung der Angaben.
- § 64 Abs. 1 Satz 4 AMG: Redaktionelle Streichung eines Verweises.
- § 69 Abs. 1 Satz 2 Nr. 2a AMG: Erstreckung der Befugnis der zuständigen Behörde, gegen ein Inverkehrbringen vorzugehen, auf gefälschte Wirkstoffe.
- § 72a Abs. 1a Nr. 1 AMG: Ergänzung der für Prüfpräparate in § 72a AMG bestehenden Ausnahme vom Erfordernis eines Einfuhrzertifikats um Hilfspräparate im Sinne der Verordnung (EU) Nr. 536/2014.
- § 73a Abs. 1 AMG: Klarstellung, dass auch die Ausfuhr gefälschter Arzneimittel – mit Genehmigung der Behörde des Bestimmungslands – möglich ist, z. B. für Zwecke der Strafverfolgung.
- § 146 Abs. 11 AMG: Übergangsvorschrift aus Anlass des Zweiten Gesetzes zur Änderung arzneimittelrechtlicher und anderer Vorschriften sowie der Durchführungsverordnung (EU) Nr. 699/2014 der Kommission vom 24. Juni 2014.
- Apothekengesetz: Umsetzung des durch die Richtlinie 2013/55/EU neu gefassten Artikels 21 Abs. 4 der Richtlinie 2005/36/EG.

- Zweites Gesetz zur Änderung arzneimittelrechtlicher und anderer Vorschriften: Redaktionelle Anpassung einer Inkrafttretensregelung, nachdem der delegierte Rechtsakt der Europäischen Kommission nach Artikel 54a Abs. 2 der Richtlinie 2001/83/EG am 9. Februar 2016 im Amtsblatt veröffentlicht wurde.

Die Änderungsanträge der Fraktionen der CDU/CSU und SPD auf Ausschussdrucksache 18(14)202.1 wurden mit den Stimmen der Fraktionen der CDU/CSU, SPD und DIE LINKE. bei Stimmenthaltung der Fraktion BÜNDNIS 90/DIE GRÜNEN angenommen.

Zu dem Gesetzentwurf lagen dem Ausschuss für Gesundheit drei Petitionen vor, zu denen der Petitionsausschuss um eine Stellungnahme gemäß § 109 GO-BT gebeten hat.

1. Der Petent forderte, „der Deutsche Bundestag möge beschließen, dass auch die Würde behinderter und geistig beeinträchtigter Menschen unantastbar ist und gerade diese besonders schutzbedürftigen und widerstandsunfähigen Menschen davor geschützt werden, Objekte eines ungezügelten und unethischen Forscherdrangs in der Arzneimittelforschung zu werden".
2. Der Petent forderte, dass mit dem Entwurf eines Vierten Gesetzes zur Änderung arzneimittelrechtlicher und anderer Vorschriften die Unabhängigkeit und das Vetorecht der Ethik-Kommission in arzneimittelrechtlichen Studien garantiert werden.
3. Der Petent forderte, dass die in der geplanten Änderung des Arzneimittelgesetzes unter gewissen Voraussetzungen vorgesehene gruppennützige klinische Prüfung an Personen mit Demenz abgelehnt wird und die alte Regelung im AMG bestehen bleibt.

Die Petitionen wurden in den Beratungen des Ausschusses berücksichtigt. Der Petitionsausschuss wurde entsprechend informiert.

Die **Fraktion der CDU/CSU** erklärte, es sei eine gute Entscheidung gewesen, sich mehr Zeit zu nehmen als ursprünglich geplant. Selten seien in einem Gesetzgebungsprozess mehr Anregungen aus einer Anhörung und auch von der Opposition aufgenommen worden. So seien die Fachkompetenz bei den Ethik-Kommissionen erweitert und präzisere Voraussetzungen der Einrichtung einer Bundes-Ethik-Kommission eingeführt worden. Die Frage der klinischen Prüfungen an nichteinwilligungsfähigen Personen werde in einem gesonderten Verfahren geklärt, da die Auffassungen hierzu innerhalb der einzelnen Fraktionen sehr unterschiedlich seien.

Die **Fraktion der SPD** machte deutlich, dass man mit der AMG-Novelle etwas gegen die Liefer- und Versorgungsengpässe getan habe. Auch leiste man einen entscheidenden Beitrag zur Bekämpfung von Arzneimittelfälschungen. Außerdem werde mit dem Gesetz die Arzneimittelwerbung im Teleshopping verboten und das Berufsbild der Apotheker entscheidend verändert. Auch mit der Neuregelung würden die Entscheidungen der Landes-Ethik-Kommissionen weiterhin das Maß aller Dinge sein. Das Gesetz sei gut und wichtig, auch wenn man im Nachgang zum E-Health-Gesetz bei der Regelung des Arzt-Patienten-Verhältnisses etwas mutiger hätte sein können.

Die **Fraktion DIE LINKE.** betonte, klinische Forschung an Menschen sei ein ethisch sehr sensibles Thema. Aufgrund der Erfahrungen mit den Verbrechen während des Nationalsozialismus habe man aus guten Gründen nach 1949 ein Arzneimittelrecht entwickelt, das den Schutz und die Selbstbestimmung von Probandinnen und Probanden sehr hoch gewichte. Dies dürfe nicht durch kurzfristige ökonomische Interessen auf das Spiel gesetzt werden. Ein hoher Schutz für Personen, die freiwillig an medizinischen Studien teilnähmen, sei kein Hindernis für die Entwicklung neuer, wirksamer Arzneimittel. Im Gegenteil, er sei sogar ein Pluspunkt für den Forschungsstandort Deutschland. Es sei sehr wichtig, dass die zustimmende Empfehlung einer Ethik-Kommission ein verbindlicher Teil des Genehmigungsprozesses bleibe. Die Koalitionsfraktionen hätten mit den vorgelegten Änderungsanträgen Teile der Diskussion des Ausschusses übernommen, dies sei positiv zu bewerten. Allerdings bleibe es dabei, dass die Ethik-Kommissionen der Länder weiterhin unter Druck stünden. Die Fraktion kritisierte zudem, dass die Bundes-Ethik-Kommission von der Bundesoberbehörde besetzt werden solle, die gleichzeitig für die Genehmigung zuständig sei. Das Prinzip der Unabhängigkeit von Ethik-Kommissionen sei damit nicht mehr gewährleistet. Die anderen Teile des Gesetzes wie das Verbot einer Abgabe von Teleshopping-Arzneimitteln und die Neudefinition des Apothekerberufs gingen in die richtige Richtung. Bei der Bekämpfung der Korruption bei Anwendungsbeobachtungen gebe es allerdings noch viel Luft nach oben.

Die **Fraktion BÜNDNIS 90 / DIE GRÜNEN** kritisierte die Zentralisierung der Ethik-Kommissionen und damit deren Schwächung bei der Durchführung von klinischen Prüfungen. Das Votum der Ethik-Kommission auf Länderebene sei ein zentraler Punkt im Zulassungsprozess. Die Öffnung der fremdnützigen Forschung an nichteinwilligungsfähigen Erwachsenen stelle einen großen Einschnitt in den Schutz und die Selbstbestimmung von Probandinnen und Probanden an klinischen Studien dar. Die hierdurch aufgeworfenen ethischen Fragen würden auch nicht dadurch gerechtfertigt, dass die Öffnung einen Mehrwert an Forschung böte – von diesem sei nicht auszugehen. Außerdem spreche sich die Fraktion dafür aus, die fachliche Kompetenz der Bundes-Ethik-Kommission mit Juristen, die die Befähigung zum Richteramt hätten, zu erweitern. Weiterhin frage man sich, wie das Verbot der Fernbehandlung und Fernverschreibung mit dem im nächsten Jahr inkrafttretenden E-Health-Gesetz und der Einführung der Videosprechstunde vereinbar sein werde. Ein rigoroses Verbot passe nicht zu einem modernen, patientenorientierten Versorgungskonzept. Schließlich habe es die Bundesregierung versäumt, mit der AMG-Novelle ein transparentes und insbesondere korruptionsfreies Verfahren für die Anwendungsbeobachtungen zu schaffen.

B. Besonderer Teil

Soweit der Ausschuss für Gesundheit die unveränderte Annahme des Gesetzentwurfs auf Drucksachen 18/8034, 18/8333 empfiehlt, wird auf die Begründung in der Drucksache verwiesen. Zu den vom Ausschuss vorgenommenen Änderungen ist darüber hinaus Folgendes zu bemerken:

Zu Buchstabe b

Zu Nummer 1 (Artikel 1)

Zu Buchstabe a Doppelbuchstabe aa (§ 41a Abs. 1 AMG)
Die Änderung geht auf einen Vorschlag des Bundesrats zurück. Es wird klargestellt, dass nur die nach Landesrecht für die Prüfung und Bewertung klinischer Prüfungen von Arzneimitteln bei Menschen zuständigen öffentlichrechtlichen Ethik-Kommissionen der Länder am Registrierungsverfahren nach § 41a und somit am Verfahren zur Bewertung klinischer Prüfungen mit Humanarzneimitteln teilnehmen können.

Zu Buchstabe a Doppelbuchstabe bb (§ 41a Abs. 3 Nr. 2 AMG)
Fachärztinnen und Fachärzte für klinische Pharmakologie oder für Pharmakologie und Toxikologie und Personen mit Erfahrung auf dem Gebiet der Versuchsplanung und Statistik verfügen über die für die Planung und Durchführung klinischer Prüfungen wesentlichen Kenntnisse und sind daher geeignet für die Bewertung von Anträgen auf die Genehmigung klinischer Prüfungen.

Zu Buchstabe a Doppelbuchstabe cc (§ 41b Abs. 1 Satz 2 AMG)
Die Änderung geht auf einen Vorschlag des Bundesrats zurück. Es wird klargestellt, dass in der Verfahrensordnung über die Zusammenarbeit der Bundesoberbehörden und der registrierten Ethik-Kommissionen bei der Bearbeitung von Anträgen auf die Genehmigung von klinischen Prüfungen nach der Verordnung (EU) Nr. 536/2014

des Europäischen Parlaments und des Rates vom 16. April 2014 über klinische Prüfungen mit Humanarzneimitteln und zur Aufhebung der Richtlinie 2001/20/EG (ABl. L 158 vom 27.5.2014, S. 1) die für die Verteilung der Anträge maßgeblichen Faktoren bestimmt werden.

Zu Buchstabe a Doppelbuchstabe dd (§ 41c Satz 1 AMG)
Die Verordnungsermächtigung wird an die tatbestandliche Voraussetzung gebunden, dass die Bundes-Ethik-Kommission erforderlich sein muss, um die Bearbeitung der in der Verordnung (EU) Nr. 536/2014 des Europäischen Parlaments und des Rates vom 16. April 2014 über klinische Prüfungen mit Humanarzneimitteln und zur Aufhebung der Richtlinie 2001/20/EG (ABl. L 158 vom 27.5.2014, S. 1) geregelten Verfahren sicherzustellen.

Zu Buchstabe b (§ 63f Abs. 4 AMG)

Zu Buchstabe a (Satz 4)
Es handelt sich um eine Änderung entsprechend der Änderung des § 67 Abs. 6 Satz 5.

Zu Buchstabe b (Satz 6)
Es handelt sich um eine Änderung entsprechend der Änderung des § 67 Abs. 6. Da nach § 63f Abs. 4 die Anzeigepflichten nach § 67 Abs. 6 auch für nichtinterventionelle Unbedenklichkeitsprüfungen bestehen, sollen die Regelungen zu einheitlichen Formatvorgaben bei der elektronischen Übermittlung der Daten auch für Anzeigen nach § 63f Abs. 4 gelten.

Zu Buchstabe c (§ 67 Abs. 6 AMG)

Zu Buchstabe a (Satz 5)
Bereits nach geltender Rechtslage sind Veränderungen der in § 67 Abs. 6 Satz 4 genannten Informationen innerhalb von vier Wochen nach jedem Quartalsende zu übermitteln und die tatsächlich geleisteten Entschädigungen sind mit Zuordnung zu beteiligten Ärzten namentlich mit Angabe der lebenslangen Arztnummer zu übermitteln. Mit der Änderung wird lediglich klargestellt, dass bei einer Veränderung die jeweils geänderten Informationen nach § 67 Abs. 6 Satz 4 vollständig zu übermitteln sind. Ändern sich beispielsweise die beteiligten Ärzte, so ist die geänderte Liste der Ärzte vollständig neu einzureichen, nicht jedoch weitere, davon unabhängige Informationen.

Zu Buchstabe b (Satz 13)
Der Durchführende einer Anwendungsbeobachtung hat nach § 67 Abs. 6 Informationspflichten gegenüber der Kassenärztlichen Bundesvereinigung, dem Spitzen-

verband Bund der Krankenkassen und dem Verband der Privaten Krankenversicherung e.V.. In § 67 Abs. 6 Satz 9 ist geregelt, dass Angaben zu Untersuchungen mit Arzneimitteln, die zur Anwendung bei Menschen bestimmt sind, auf elektronischem Weg zu übermitteln sind. Eine einheitliche elektronische Übermittlung dieser Angaben entspricht dem modernen Kommunikationsstandard und dient der Vereinfachung der bereits bestehenden Anzeigepflicht. Die Ermächtigung zur Festlegung und Bekanntgabe von Formatvorgaben dient der Entbürokratisierung und der Transparenz.

Zu Buchstabe c (Satz 15)
Es handelt sich um eine redaktionelle Folgeänderung.

Zu Buchstabe d (§ 69 Abs. 1 Satz 2 Nr. 2a AMG)
Die Änderung geht auf einen Vorschlag des Bundesrates zurück. Die Befugnis der zuständigen Behörde, gegen ein Inverkehrbringen vorzugehen, soll sich nicht nur auf Fälle gefälschter Arzneimittel, sondern in gleicher Weise auch auf Fälle gefälschter Wirkstoffe erstrecken.

Zu Buchstabe e (§ 73a Abs. 1 AMG)
Die Änderung dient der Korrektur eines redaktionellen Versehens. Mit dem Zweiten Gesetz zur Änderung arzneimittelrechtlicher und anderer Vorschriften vom 19. Oktober 2012 (BGBl. I S. 2192) – Zweites AMG-Änderungsgesetz – wurde die Definition für gefälschte Arzneimittel aus § 8 Abs. 1 Nr. 1a a.F. nach § 8 Abs. 2 überführt und neu gefasst. § 73a Abs. 1, der abweichend von § 8 Abs. 1 die Möglichkeit einer Ausfuhr oder eines Verbringens aus dem Geltungsbereich des AMG von qualitätsgeminderten Arzneimitteln bei Vorliegen einer Genehmigung des Bestimmungslandes gestattet und der bis zu der Änderung durch das Zweite AMG-Änderungsgesetz auch für gefälschte Arzneimittel galt, wurde nicht entsprechend angepasst. Eine Ausfuhr von gefälschten Arzneimitteln oder ein Verbringen von gefälschten Arzneimitteln aus dem Geltungsbereich des AMG mit ausdrücklicher Genehmigung der zuständigen Behörde des Bestimmungslandes sollte aber nicht ausgeschlossen werden. Ein Bedürfnis für eine solche Ausfuhr bzw. ein solches Verbringen kann sich beispielsweise für Zwecke der Untersuchung oder der Strafverfolgung ergeben (vgl. § 73 Abs. 1b im Hinblick auf das Verbringen in den Geltungsbereich des AMG).

Zu Buchstabe f (§ 146 Abs. 11 AMG)
Zum Zeitpunkt des Inkrafttretens des Zweiten Gesetzes zur Änderung arzneimittelrechtlicher und anderer Vorschriften vom 19. Oktober 2012 (BGBl. I S. 2192) stand das Datum des Inkrafttretens von § 67 Abs. 8 noch nicht fest. Das Inkrafttreten war

von der Verkündung des Durchführungsrechtsaktes der Europäischen Kommission nach Artikel 85c Abs. 3 der Richtlinie 2001/83/EG abhängig. Die Durchführungsverordnung (EU) Nr. 699/2014 der Kommission vom 24. Juni 2014 über die Gestaltung des gemeinsamen Logos zur Identifizierung von Personen, die der Öffentlichkeit Arzneimittel zum Verkauf im Fernabsatz anbieten, und über die technischen, elektronischen und kryptografischen Anforderungen zur Überprüfung der Echtheit desselben wurde unterdessen veröffentlicht (ABl. L 184 vom 25.6.2014, S. 5). Mit der Übergangsvorschrift soll für die nach § 67 Abs. 8 erforderliche Anzeige eine angemessene Übergangsfrist geschaffen werden.

Zu Nummer 2 (Artikel 2)

Zu Buchstabe a (Inhaltsverzeichnis)
Es handelt sich um eine Anpassung des Inhaltsverzeichnisses in Folge der Änderung in Artikel 2 Nr. 15a neu (§ 42c).

Zu Buchstabe b (§ 40 Abs. 8 AMG)
Aus Gründen der Verfahrenstransparenz sollen die Bezeichnung der zuständigen Ethik-Kommission, die Wiedergabe des Ergebnisses der Stellungnahme der Ethik-Kommission und die Begründung für ein Abweichen von der Stellungnahme der Ethik-Kommission in die Entscheidung nach Artikel 8 Abs. 1 Unterabsatz 1 der Verordnung (EU) Nr. 536/2014 des Europäischen Parlaments und des Rates vom 16. April 2014 über klinische Prüfungen mit Humanarzneimitteln und zur Aufhebung der Richtlinie 2001/20/EG (ABl. L 158 vom 27.5.2014, S. 1) aufgenommen werden, wenn die Bundesoberbehörde von der Stellungnahme der Ethik-Kommission abweicht. Die Entscheidung nach Artikel 8 Abs. 1 Unterabsatz 1 der Verordnung (EU) Nr. 536/2014 wird stets durch die zuständige Bundesoberbehörde über das EU-Portal an den Sponsor übermittelt, unabhängig davon, ob Deutschland berichterstattender oder betroffener Mitgliedstaat ist. Daher besteht nur hier die Möglichkeit, zu jeder Entscheidung eine ausführliche Begründung hinsichtlich Artikel 6 der Verordnung (EU) Nr. 536/2014 an den Sponsor zu übermitteln.

Zu Buchstabe c (§ 41 Abs. 1 AMG)
Die Ethik-Kommission hat zu Teil I der Bewertung eine Stellungnahme an die zuständige Bundesoberbehörde abzugeben, die diese maßgeblich berücksichtigen muss. Artikel 8 Abs. 1 der Verordnung (EU) Nr. 536/2014 sieht vor, dass die klinische Prüfung genehmigt, unter Auflagen genehmigt oder versagt werden kann. Dementsprechend soll auch die Ethik-Kommission die Möglichkeit haben, in ihrer Stellungnahme für eine Zustimmung, Zustimmung unter Auflagen oder Ablehnung der Vertretbarkeit der Durchführung der klinischen Prüfung zu votieren. Dabei darf

die Ethik-Kommission nur solche Auflagen in ihre Stellungnahme aufnehmen, die nach Artikel 8 Abs. 1 Unterabsatz 3 der Verordnung (EU) Nr. 536/2014 zulässig sind. Danach sind nur solche Auflagen rechtlich zulässig, die ihrer Art wegen zum Zeitpunkt der Genehmigung noch nicht erfüllt werden können. Enthält die Zustimmung rechtlich unzulässige Auflagen, so kann die Bundesoberbehörde die Stellungnahme der Ethik-Kommission insofern nicht berücksichtigen.

Zu Buchstabe d (§ 42c AMG)
Wegen der Aufhebung der GCP-Verordnung und der in § 15 der GCP-Verordnung geregelten Zuständigkeitsverteilung für Inspektionen bedarf es einer Neuregelung im Arzneimittelgesetz.

Inspektionen nach Artikel 78 der Verordnung (EU) Nr. 536/2014 können sich auf laufende oder abgeschlossene klinische Prüfungen beziehen und grundsätzlich alle Einrichtungen betreffen, die Tätigkeiten im Rahmen einer klinischen Prüfung durchführen, d.h. zum Beispiel Sponsor, Prüfer, Prüfeinrichtung, Auftragsforschungsunternehmen oder beteiligte Labore.

Für solche Inspektionen nach Artikel 78 der Verordnung (EU) Nr. 536/2014, die die Überprüfung der Genehmigungsbedingungen oder die Übereinstimmung mit Angaben von Zulassungsunterlagen betreffen, sowie für Inspektionen in Drittstaaten soll wie bisher die zuständige Bundesoberbehörde zuständig sein. Ebenso soll die zuständige Bundesoberbehörde für Inspektionen nach Artikel 78 der Verordnung (EU) Nr. 536/2014 zuständig sein, die erfolgen, nachdem der Sponsor den betroffenen Mitgliedstaaten einen schwerwiegenden Verstoß nach Artikel 52 der Verordnung (EU) Nr. 536/2014 über das Portal gemeldet hat, oder wenn der Verdacht eines schwerwiegenden Verstoßes vorliegt, sowie für Inspektionen im Rahmen von nach Artikel 77 der Verordnung (EU) Nr. 536/2014 zu ergreifenden Korrekturmaßnahmen, die zu einer Rücknahme oder Änderung der Genehmigung der klinischen Prüfung führen können.

Für sonstige Inspektionen zur Überwachung der Einhaltung der Vorgaben der Verordnung (EU) Nr. 536/2014, z. B. von Herstellungstätigkeiten von Prüfpräparaten oder der Durchführung einer klinischen Prüfung bei dem Sponsor, Auftragsforschungsunternehmen (CRO) oder Prüfer, sind die Landesbehörden zuständig.

Im Hinblick auf die Befugnisse der jeweils zuständigen Bundes- oder Landesbehörde zur Durchführung von Inspektionen auf der Basis des Artikels 78 der Verordnung (EU) Nr. 536/2014 finden für die Bundesoberbehörde § 64 Abs. 1 Nr. 1 bis 3 und Absatz 4a Anwendung. Diese Befugnisse können nur im Benehmen mit der zuständigen Landesbehörde ausgeübt werden. Für die Landesbehörden gelten wie bisher die Befugnisse des § 64 Abs. 4 und 4a. Anders als die Bundesoberbehörde kann die Landesbehörde auch zur Verhütung dringender Gefahren für die öffentliche Sicherheit und Ordnung den Betrieb einer Einrichtung nach § 64 Abs. 4 Nr. 4 ganz untersagen. Der Vorbehalt für Durchführungsrechtsakte der Kommission bezieht sich auf Artikel 78 Abs. 7 der Verordnung (EU) Nr. 536/2014. Danach kann die Kommission Einzelheiten des Inspektionsverfahrens im Wege von Durchführungsrechtsakten auf europäischer Ebene festlegen.

Zu Buchstabe e (§ 64 Abs. 1 Satz 4 AMG)
Es handelt sich um eine redaktionelle Änderung. Nach Inkrafttreten des Vierten Gesetzes zur Änderung arzneimittelrechtlicher und anderer Vorschriften bedarf es der Verweisung auf § 40 Abs. 1 Satz 3 Nr. 1 nicht mehr. Für klinische Prüfungen, die in den Anwendungsbereich der Verordnung (EU) Nr. 536/2014 des Europäischen Parlaments und des Rates vom 16. April 2014 über klinische Prüfungen mit Humanarzneimitteln und zur Aufhebung der Richtlinie 2001/20/EG (ABl. L 158 vom 27.5.2014, S. 1) fallen, hat die Verweisung wegen der vollständigen Neufassung des § 40 keine Bedeutung mehr. Für klinische Prüfungen mit Humanarzneimitteln, die nicht in den Anwendungsbereich der Verordnung (EU) Nr. 536/2014 fallen, gilt gemäß der Übergangsvorschrift des § 148 Abs. 3 die Rechtslage vor Inkrafttreten des Vierten Gesetzes zur Änderung arzneimittelrechtlicher und anderer Vorschriften unverändert fort. Auch für klinische Prüfungen mit Tierarzneimitteln hat die Verweisung keine Bedeutung, da sich § 40 a. F. ohnehin nur auf klinische Prüfungen eines Arzneimittels bei Menschen bezog.

Zu Buchstabe f (§ 72a Abs. 1a Nr. 1 AMG)
Die Verordnung (EU) Nr. 536/2014 trifft nicht nur Sonderregelungen für die Einfuhr von Prüfpräparaten, sondern auch für die Einfuhr von sogenannten Hilfspräparaten. Hierbei handelt es sich nach der Definition der Verordnung (EU) Nr. 536/2014 um Arzneimittel, die für die Bedürfnisse einer klinischen Prüfung entsprechend der Beschreibung im Prüfplan eingesetzt, ohne jedoch als Prüfpräparate verwendet zu werden. Die für Prüfpräparate in § 72a bestehende Ausnahme vom Erfordernis eines Einfuhrzertifikats ist daher um Hilfspräparate im Sinne der Verordnung (EU) Nr. 536/2014 zu ergänzen.

Zu Nummer 3 (Artikel 2a)
Die Änderung dient der Umsetzung des durch die Richtlinie 2013/55/EU neu gefassten Artikels 21 Abs. 4 der Richtlinie 2005/36/EG. Aufgrund eines Versehens konnte diese Änderung durch das Gesetz zur Umsetzung der Richtlinie 2013/55/EU des Europäischen Parlaments und des Rates vom 20. November 2013 zur Ände-

rung der Richtlinie 2005/36/EG über die Anerkennung von Berufsqualifikationen und der Verordnung (EU) Nr. 1024/2012 über die Verwaltungszusammenarbeit mit Hilfe des Binnenmarkt-Informationssystems („IMI-Verordnung“) für bundesrechtlich geregelte Heilberufe und andere Berufe nicht wirksam umgesetzt werden.

Zu Nummer 4 (Artikel 12a)

Zu 1 (Abs. 2)
Der delegierte Rechtsakt der Europäischen Kommission nach Artikel 54a Abs. 2 der Richtlinie 2001/83/EG des Europäischen Parlaments und des Rates vom 6. November 2001 zur Schaffung eines Gemeinschaftskodexes für Humanarzneimittel (ABl. L 311 vom 28.11.2001, S. 67), die zuletzt durch die Richtlinie 2012/26/EU (ABl. L 299 vom 27.10.2012, S. 1) geändert worden ist, ist mittlerweile im Amtsblatt veröffentlicht (ABl. L 32 vom 9.2.2016, S. 1). Die delegierte Verordnung (EU) 2016/161 der Kommission vom 2. Oktober 2015 zur Ergänzung der Richtlinie 2001/83/EG des Europäischen Parlaments und des Rates durch die Festlegung genauer Bestimmungen über die Sicherheitsmerkmale auf der Verpackung von Humanarzneimitteln (ABl. L 32 vom 9.2.2016, S. 1) gilt ab dem 9. Februar 2019. Zeitgleich muss § 10 Abs. 1c des Arzneimittelgesetzes (AMG) in Kraft treten. Daher wird die Inkrafttretensregelung an die europäische Vorgabe angepasst.

Zu 2 (Abs. 10)
Die Notwendigkeit einer Bekanntmachung des Inkrafttretens von § 10 Abs. 1c AMG entfällt. Dies ergibt sich als Folgeänderung aus der Änderung zu Nummer 1, durch die das Datum des Inkrafttretens des § 10 Abs. 1c AMG benannt wird.

Änderungsantrag der Abgeordneten Dr. Dr. Georg Nüßlein, Dr. Karl Lauterbach, Maria Michalk, Hermann Gröhe, Ingrid Fischbach, Annette Widmann-Mauz und Rudolf Henke (BT-Drs. 18/10235)

zu der zweiten Beratung des Gesetzentwurfs der Bundesregierung – Drucksachen 18/8034, 18/8333, 18/8461 Nr. 1.5, 18/10056 –

Entwurf eines Vierten Gesetzes zur Änderung arzneimittelrechtlicher und anderer Vorschriften

Der Bundestag wolle beschließen:

1. In Artikel 2 Nr. 11 werden in § 40b Abs. 4 Satz 2 die Wörter „eine Patientenverfügung nach § 1901a Abs. 1 Satz 1 des Bürgerlichen Gesetzbuches die gruppennützige klinische Prüfung gestattet" durch die Wörter „die betroffene Person als einwilligungsfähige volljährige Person für den Fall ihrer Einwilligungsunfähigkeit schriftlich nach ärztlicher Aufklärung festgelegt hat, dass sie in bestimmte, zum Zeitpunkt der Festlegung noch nicht unmittelbar bevorstehende gruppennützige klinische Prüfungen einwilligt. Der Betreuer prüft, ob diese Festlegungen auf die aktuelle Situation zutreffen. Die Erklärung kann jederzeit formlos widerrufen werden. § 1901a Abs. 1, 4 und 5 des Bürgerlichen Gesetzbuches gilt im Übrigen entsprechend. Die betroffene Person ist über sämtliche für die Einwilligung wesentlichen Umstände aufzuklären. Dazu gehören insbesondere die Aufklärung über das Wesen, die Ziele, den Nutzen, die Folgen, die Risiken und die Nachteile klinischer Prüfungen, die unter den Bedingungen des Artikels 31 der Verordnung (EU) Nr. 536/2014 stattfinden, sowie die in Artikel 29 Abs. 2 Buchstabe a Ziffer ii und iv der Verordnung (EU) Nr. 536/2014 angeführten Inhalte" ersetzt.

2. In Artikel 2 Nr. 10 werden in § 40 Abs. 4 Satz 1 die Wörter „§ 40b Abs. 4 Satz 2" durch die Wörter „§ 40b Abs. 4 Satz 2 hinsichtlich der Nutzen-Risiko-Bewertung nach Artikel 6 Abs. 1 Buchstabe b der Verordnung (EU) Nr. 536/2014" ersetzt.

3. In Artikel 2 Nr. 10 werden in § 40 Abs. 4 Satz 2 die Wörter „§ 40b Abs. 4 Satz 2" durch die Wörter „§ 40b Abs. 4 Satz 2 hinsichtlich der Nutzen-Risiko-Bewertung nach Artikel 6 Abs. 1 Buchstabe b der Verordnung (EU) Nr. 536/2014" ersetzt.

4. In Artikel 2 Nr. 10 werden in § 40 Abs. 5 Satz 1 die Wörter „4 Satz 1 und 3" durch die Wörter „4 Satz 1, Satz 2 hinsichtlich der Festlegung der Einwilligung, Satz 3 bis 8" ersetzt.

Begründung

Zu Nummer 1

Es handelt sich um eine Klarstellung, weil der Verweis auf § 1901a BGB zu rechtlichen Unklarheiten führen könnte. Mit einer Verfügung einer betroffenen Person wird die Einwilligung nach ärztlicher Aufklärung in eine spätere klinische Prüfung antizipiert. Mit dieser Vorschrift wird der Gestaltungsspielraum des Artikels 29 Abs. 2 Buchstabe c der Verordnung (EU) Nr. 536/2014 genutzt. Die Vorgabe des § 40b Abs. 2, dass die Aufklärung über klinische Prüfungen durch einen Arzt erfolgen muss, muss gleichermaßen für die antizipierte Einwilligung gelten. Die Festlegung ist nur wirksam, wenn die betroffene Person vorher ärztlich aufgeklärt wurde. Sofern eine Vorsorgevollmacht oder eine Betreuungsurkunde vorliegt, soll die Verfügung beigefügt werden.

Zu den Nummern 2 bis 4

Es handelt sich um Folgeänderungen zur Änderung des § 40b Abs. 4 AMG im Hinblick auf die Prüfzuständigkeit.

Änderungsantrag des Abgeordneten Hubert Hüppe (BT-Drs. 18/10236)

zu der zweiten Beratung des Gesetzentwurfs der Bundesregierung – Drucksachen 18/8034, 18/8333, 18/8461 Nr. 1.5, 18/10056 –

Entwurf eines Vierten Gesetzes zur Änderung arzneimittelrechtlicher und anderer Vorschriften

Der Bundestag wolle beschließen:

1. In Artikel 2 Nr. 11 wird dem § 40b Abs. 3 folgender Satz angefügt: „Erklärt ein Minderjähriger, der nicht in der Lage ist, Wesen, Bedeutung und Tragweite der klinischen Prüfung zu erkennen und seinen Willen hiernach auszurichten, nicht an der klinischen Prüfung teilnehmen zu wollen, oder bringt er dies in sonstiger Weise zum Ausdruck, so gilt dies als ausdrücklicher Wunsch im Sinne des Artikels 31 Abs. 1 Buchstabe c) der Verordnung (EU) Nr. 536/2014."
2. In Artikel 2 Nr. 11 wird nach § 40b Abs. 4 Satz 1 folgender Satz eingefügt:

   „Erklärt eine Person, die nicht in der Lage ist, Wesen, Bedeutung und Tragweite der klinischen Prüfung zu erkennen und ihren Willen hiernach auszurichten, nicht an der klinischen Prüfung teilnehmen zu wollen, oder bringt sie dies in sonstiger Weise zum Ausdruck, so gilt dies als ausdrücklicher Wunsch im Sinne des Artikels 31 Abs. 1 Buchstabe c der Verordnung (EU) Nr. 536/2014."

Begründung

Die Ergänzungen dienen dem Schutz nicht einwilligungsfähiger Minderjähriger und Erwachsener in klinischen Arzneimittelprüfungen.

Sie stellen Rechtsklarheit darüber her, dass auch eine nonverbal, z. B. durch abwehrende Gesten geäußerte Ablehnung der Teilnahme an einer Arzneimittelprüfung gültig und zu beachten ist, es also nicht eines verbal geäußerten ausdrücklichen Wunsches bedarf.

Zudem wird präzisiert, dass eine solche Ablehnung auch dann verbindlich ist, wenn sie von einer nicht einwilligungsfähigen Person geäußert wird, die definitionsgemäß nicht in der Lage ist, Wesen, Bedeutung und Tragweite der klinischen Prüfung zu erkennen und ihren Willen hiernach auszurichten.

Die Änderungen sollen sicherstellen, dass eine Teilnahme an klinischen Prüfungen gegen den aktuellen natürlichen Willen eines Probanden verboten bleibt, wobei unerheblich ist, ob der entgegenstehende Wille verbal oder nonverbal geäußert wird und ob der Proband einwilligungsfähig ist.

§ 40 Abs. 4 Nr. 3 Arzneimittelgesetz in der geltenden Fassung anerkennt ein nonverbales Ablehnungsrecht, denn „erklärt der Minderjährige, nicht an der klinischen Prüfung teilnehmen zu wollen, oder bringt er dies in sonstiger Weise zum Ausdruck, so ist dies zu beachten".

Die EU-Verordnung 536/2014 verlangt in Artikel 31, „der ausdrückliche Wunsch eines nicht einwilligungsfähigen Prüfungsteilnehmers, der in der Lage ist, sich eine Meinung zu bilden und die in Artikel 29 Abs. 2 genannten Informationen zu beurteilen, die Teilnahme an der klinischen Prüfung zu verweigern oder seine Teilnahme daran zu irgendeinem Zeitpunkt zu beenden, wird vom Prüfer beachtet". Diese Bestimmung findet sowohl auf nicht einwilligungsfähige Volljährige wie auch auf nicht einwilligungsfähige Minderjährige Anwendung, siehe Artikel 2 Abs. 3 EU-Verordnung 536/2014. Die genannten Informationen nach Artikel 29 Abs. 2 umfassen unter anderem die obligatorischen Aufklärungsinhalte über Wesen, Ziele, Nutzen, Folgen, Risiken und Nachteile der klinischen Prüfung, Rechte der Prüfungsteilnehmer, Bedingungen und Dauer der klinischen Prüfung, alternative Behandlungsmöglichkeiten einschließlich der Nachsorgemaßnahmen bei Abbruch der Teilnahme.

In der Bundestags-Anhörung vom 19. Oktober 2016 wurde kritisiert, dass es für eine gültige Ablehnung nicht darauf ankommen dürfe, dass ein ausdrücklicher Wunsch formuliert wird und dass die betroffene Person fähig sein müsse, die komplexen und von der Alltagserfahrung weit entfernten Aufklärungsinhalte nach Artikel 29 zu beurteilen. Dazu ist ein nicht einwilligungsfähiger Minderjähriger und Erwachsener typischerweise nicht in der Lage.

Die vorgeschlagenen Änderungen beugen der Fehlvorstellung vor, die nonverbale Ablehnung nicht einwilligungsfähiger Minderjähriger und Erwachsener sei nicht ebenso zu beachten wie ein ausdrücklicher Wunsch zur Nichtteilnahme. Sie greifen die entsprechende Formulierung in § 40 Abs. 4 Nr. 3 der geltenden Fassung des Arzneimittelgesetzes auf, der gemäß § 41 Abs. 3 Nr. 2 Satz 2 auch auf nicht einwilligungsfähige Volljährige Anwendung findet. Damit sind jedwede in sonstiger Weise zum Ausdruck gebrachten ablehnenden Willensäußerungen einer nicht einwilligungsfähigen Person zu allen Zeitpunkten einer klinischen Prüfung zu beachten.